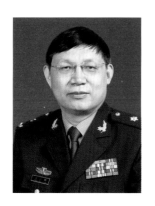

封志纯

国家临床重点专科主任，全军儿科研究所所长，出生缺陷防控关键技术国家工程实验室主任，发育生物学全军重点实验室主任，儿童器官功能衰竭北京市重点实验室主任。中国医师协会新生儿科医师分会会长和儿童重症医师分会名誉会长，全军医学科委会计划生育优生优育专业委员会主任委员，中国医学救援协会副会长和儿科救援分会会长，北京医学会围产医学分会主任委员，中华围产医学会副主任委员；任《发育医学杂志》主编，*Neural Regeneration Research* 等 SCI 杂志特邀编委，《中华儿科杂志》等 6 种专业杂志副主编、*Pediatrics*（中文版）等 12 种学术杂志编委。

获国家科技进步二等奖 1 项，军队医疗成果一等奖 3 项、二等奖 6 项，北京市科学技术二等奖 2 项。获军队杰出专业技术人才，全国科技工作先进个人，军队科技创新群体带头人，爱军精武标兵等奖励。专业为儿童（含新生儿）重病医学。

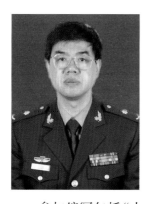

许煊

医学博士，主任医师，陆军总医院附属八一儿童医院儿童重症医学科主任。现担任中国医师协会儿童重症医师分会会长、中国医学救援协会儿科救援分会副会长、国家卫生和计划生育委员会儿科呼吸内镜专家组成员、中华医学会北京分会儿科学分会委员、中华医学会北京分会儿科学分会重症学组副组长、中国人民解放军重症医学专业委员会委员，担任《中华实用儿科临床杂志》、《中国小儿急救医学》、《国际儿科学杂志》的审稿专家。

参加编写包括"十二五"普通高等教育国家级规划教材《小儿内科学》、《儿科疾病与生长发育》、《实用儿童重症医学》等著作 10 余部。主要研究方向为儿童重症医学和小儿介入肺脏病学。

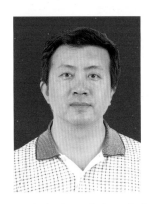

刘春峰

医学博士,教授、主任医师、博士生导师。现任中国医科大学附属盛京医院儿科副主任、小儿急诊急救内科主任,任中华医学会儿科学分会急救学组副组长,中华医学会急诊分会儿科学组副组长,中国医师协会儿科重症医师分会副会长,中国医学救援协会儿科救援分会常委,中国医学救援学会儿科救援分会事故与灾难专业委员会主任委员,国家卫生和计划生育委员会安全用药专业委员会儿科组委员,中国医师协会儿科规范化培训专业委员会委员,中国心胸血管麻醉学会急救与复苏分会委员,辽宁省医学会儿科学分会委员,《中国小儿急救医学》杂志副主编兼编辑部主任,《中国实用儿科杂志》副主编,《中国实用乡村医生》杂志副主编,《中华儿科杂志》《中国循证儿科杂志》《中国当代儿科杂志》《中华实用临床儿科杂志》等杂志编委。

获国家自然基金在内的课题 7 项。曾获省部级科技进步奖 5 项。其中关于小儿脓毒症系列研究获 2010 年"吴阶平 – 杨森医学研究奖",先后在国际、国内刊物上发表论文 100 余篇,SCI 论文 5 篇,并参加编写了 10 余部图书著作,其中 4 部主编,3 部为副主编。

前　言

　　儿童是人类的未来,但儿童也是社会最羸弱的群体,在灾害中尤为如此。发达国家灾害救援医学比较发达,灾害儿童医学救援的预案也比较完善。相比之下,我国灾害儿童救援医学则比较滞后,在近年国内的灾害医学救援的实践中常常显示出对儿童医学救援力不从心。究其原因,主要是由于传统战场救护沿袭而来的"外科独揽"观念的影响,我国儿科工作者被纳入救援行动的机会甚少,组织管理和现场救援的经验匮乏,该领域的理论和技术的研究几近空白。为弥补这方面的不足,中国医学救援协会儿科救援分会成立以来,一直在积极推进我国儿童医学救援知识体系的构建,希冀借此为儿科救援医学奠定理论基础,为救援实际行动提供规范和指引,从而推动我国儿童医学救援工作健康启步和发展。

　　在人民卫生出版社的大力支持下,中国医学救援协会儿科救援分会组织有关专家经过近三年的共同努力,《灾害儿童救援医学》一书终于得以面世。本书内容上较为全面地叙述了儿童医学救援的基本特点、组织原则、基础技术以及各种类型灾害医学救援实施要点,并特别注重贴近实战;力求系统与实用结合,成为我国儿童救援医学志愿者的启蒙教材和应用指导;唯愿它能体现出应有的价值。

　　然而,本书毕竟是我国自行编写第一本儿童救援医学专著,可参考的国内外资料不多,绝大部分章节都是历年来参加各种医学救援工作的儿科医疗及护理专家与管理专家亲身体验的凝练,有待进一步上升到科学规律的理论层次;由此局限性所决定,本书中肯定存在不少缺点和不足,本书出版之际,恳切希望广大读者在阅读过程中不吝赐教,欢迎发送邮件至邮箱 renweifuer@pmph.com,或扫描封底二维码,关注"人卫儿科",对我们的工作予以批评指正,以期再版修订时进一步完善,更好地为大家服务。

　　本书编写过程中,中国医学救援协会李宗浩会长和金辉副秘书长给予了很多支持和指导,陆军总医院附属八一儿童医院肖利军博士付出了辛勤的努力,在此一并致谢!

封志纯

2017 年 2 月

Disaster Relief Medicine for Children

灾害儿童救援医学

主 编 封志纯 许 煊 刘春峰
副主编 刘秋玲 喻文亮 王玉林

编委名单（按姓氏笔画排序）

丁 辉	中国人民武装警察部队后勤学院附属医院	肖 岳	南京医科大学附属儿童医院
王 军	中国武警总医院	张育才	上海交通大学附属儿童医院
王玉林	山东省立医院	张国英	成都市妇女儿童中心医院
王丽杰	中国医科大学附属盛京医院	张秋月	哈尔滨医科大学附属第一医院
王君霞	兰州军区总医院	陈志钧	南京医科大学附属儿童医院
牛 杰	中国人民解放军三〇六医院	郑成中	中国人民解放军三〇六医院
史 源	第三军医大学大坪医院	郑荣秀	天津医科大学总医院
刘春峰	中国医科大学附属盛京医院	封志纯	陆军总医院附属八一儿童医院
刘秋玲	中国武警总医院	郭 虎	南京医科大学附属儿童医院
许 煊	陆军总医院附属八一儿童医院	郭 锋	山东省立医院
许 巍	中国医科大学附属盛京医院	谈林华	浙江大学医学院附属儿童医院
贡海蓉	复旦大学附属儿科医院	黄 群	南京医科大学附属儿童医院
李 灼	南京医科大学附属儿童医院	黄柳明	陆军总医院附属八一医院
李 静	南京医科大学附属儿童医院	梁月竹	首都医科大学附属北京安定医院
杨 苏	南京医科大学附属儿童医院	喻文亮	南京医科大学附属儿童医院
		靳有鹏	山东省立医院

人民卫生出版社

图书在版编目（CIP）数据

灾害儿童救援医学 / 封志纯，许煊，刘春峰主编 . —北京：
人民卫生出版社，2016

ISBN 978-7-117-23251-7

Ⅰ . ①灾…　Ⅱ . ①封…②许…③刘…　Ⅲ . ①儿童 – 灾害 –
急救医疗　Ⅳ . ①R720.597

中国版本图书馆 CIP 数据核字（2016）第 305916 号

人卫智网　www.ipmph.com	医学教育、学术、考试、健康，
	购书智慧智能综合服务平台
人卫官网　www.pmph.com	人卫官方资讯发布平台

灾害儿童救援医学

主　　编：封志纯　许　煊　刘春峰
出版发行：人民卫生出版社（中继线 010-59780011）
地　　址：北京市朝阳区潘家园南里 19 号
邮　　编：100021
E - mail：pmph @ pmph.com
购书热线：010-59787592　010-59787584　010-65264830
印　　刷：三河市宏达印刷有限公司
经　　销：新华书店
开　　本：787 × 1092　1/16　　印张：30　　插页：3
字　　数：730 千字
版　　次：2017 年 3 月第 1 版　2017 年 3 月第 1 版第 1 次印刷
标准书号：ISBN 978-7-117-23251-7/R · 23252
定　　价：90.00 元
打击盗版举报电话：010-59787491　E-mail：WQ @ pmph.com
（凡属印装质量问题请与本社市场营销中心联系退换）

目　录

第一章 儿童救援医学概论

第一节 灾害的基本概论

一、灾害的定义

1. 灾害（disaster） 指任何能引起设施破坏、经济严重受损、人员伤亡、健康状况及卫生服务恶化的事件超过社区处理能力、必须要求社区外部介入援助的一种状况，也称之为灾害事件。

2. 联合国"国际减灾十年"专家组定义 "灾害"是一种超出受影响社区现有资源承受能力的人类生态环境的破坏。

二、灾害分类

广义的灾害包括突发公共事件和战争，本节重点介绍前者。突发公共事件是指突然发生，造成或者可能造成重大人员伤亡、财产损失、生态环境破坏和严重社会危害，危及公共安全的紧急事件，包括：

（1）自然灾害：火山爆发、地震、水灾、海啸等。

（2）事故灾难：矿难；交通运输事故，如"泰坦尼克"的沉没；MH飞机失联等。公共设施和设备事故：化学毒气泄漏事故；核泄漏事故等。环境污染和生态破坏事件。

（3）公共卫生事件：群体性不明原因疾病；食品安全和职业危害；动物疫情烈性传染病：如鼠疫、霍乱、鼠疫等。

（4）社会安全事件：如恐怖袭击事件。

三、灾害的严重性

无论是地震、火灾、洪水、海啸、台风、暴风雪、火山喷发等自然灾害，还是交通事故、生产事故、核辐射、恐怖袭击、战争、暴力等人为灾害都可引发灾难，由原生灾害带来的次生灾难及衍生灾难更加令人防不胜防。与之相对应，灾难医学的灾害可以导致人员伤亡、经济损害、环境破坏、社会混乱、文明退步或毁灭、心理伤害。根据"世界灾害报告2000"的数据显示，从受灾地区、灾害所造成的死亡人数到受灾人群等都以亚洲地区居高。另外，根据亚洲防灾中心的数据显示，在亚洲地区，洪水、暴风、地震三大灾害占全部灾害的71%。而这其中又以地震所造成的死亡人数为最多,占因灾死亡人数总数的49%。其次为暴风与洪水,三者共占亚洲地区因灾死亡人数总数的92%。有文献显示我国是世界上地震最频繁的国家之一:从20世纪初到2000年,中国境内发生6级以上地震600余次中7.0~7.9地震近百次,8级和8级以上9次;由于我国人口众多,建筑物的抗震性能差,地震的成灾率非常高,仅新中国成立以来,我国死于地震的人数高达27万余人,伤残近70万人,直接经济损失达数百亿元。2008年5月12日,我国四川省汶川县发生了里氏8.0级的地震,造成7万余人遇难。2003年春季新发现的SARS疫情,波及广,病死率高,死亡774人。2001年9月11日,恐怖分子劫持两架波音客机,撞向美国纽约世贸中心大楼,造成3000余人丧生。2011年3月11日,日本发生里氏9.0级地震,继而引发海啸、核泄漏事故,导致3万余人遇难。上述公共卫生事件,对人类的健康造成了严重威胁,曾引起了社会的极大恐慌与不安。

四、儿童灾害医学学科发展的特点

1. **学科交叉性**　儿童灾害医学的发展不仅需要与儿科急诊医学、儿科重症医学、创伤医学、公共卫生学、核医学、放射医学、生物学、医学心理学、康复医学、检验医学、影像医学等临床医学相关的多学科、多专业的融合交叉,还需要与政治经济学、社会学、管理学、气象学、地质学、天文学、水文学、建筑学等理工农医多学科、多专业的融合与交叉。

2. **社会协作性**　儿童灾害救援实施过程几乎涉及全社会的各个部门。本着"救人第一"的原则,一旦灾难发生,医学救援往往被置于最显著的位置。造成大批人员伤亡的灾难现场的环境往往极端恶劣复杂,其完全不同于人员齐备、设备精良的医院,加上灾难发生时的通信、交通、水电、物资供应匮乏,由此会引发一系列社会问题,从而制约医学救援的开展。儿童灾害医学不仅面对单纯的医学技术及装备问题,还要面对如何保存救援医务人员生命的问题。灾难医学救援有效与否,取决于灾难发生后政府能否在最短的时间内对社会资源整合并发挥作用的程度,离不开强有力的科学组织指挥,与相关机构的密切配合,协同作战。灾难医学实施者不仅要听从政府调遣,更要立足专业特长,为政府抗灾救难提供准确、全面的咨询和制定决策的依据。因此,儿童灾难医学是一项巨大的系统工程,需要全社会多方面的投入及参与,必要时还应取得国际救援机构的支持与帮助。

五、灾害中儿童的特殊性

既往认为儿童是灾难的次要受害者。但事实上并非如此,儿童的解剖、生理、生长特点及心理因素决定了他们是灾难中非常容易受到伤害的群体。联合国相关数据显示,每年受灾害影响的儿童有6650万。由于受年龄、生活阅历等因素影响,儿童和青少年难以应对突如其来的意外事件。当灾难来临时,他们的生活往往比成年人更易受影响。

1. 儿童往往不能主动地寻求帮助,主要依赖成年人得到他们所需要的帮助。儿童特别是婴幼儿一般不具备逃生技能。即便能走,但他们缺乏判断灾难是否存在的能力,所以他们不会逃生。更糟糕的是,出于好奇心,他们会趋向那些天然气、有色剂或者其他异常的地方。

2. 儿童较成人矮小,活动和呼吸的空间更接近地面。许多化学、生物制剂具有较高的蒸汽密度因而漂浮在接近地面的空间;核爆炸后的放射性尘埃迅速降落到地面成为空气中放射源,加之儿童呼吸频率快于成人、呼吸道黏膜稚嫩且血流丰富,因而儿童更容易通过呼吸道吸收到空气中气雾状毒素。儿童的皮肤没有完全角质化,体表面积相对较大。因而儿童的皮肤更易直接吸收有害物质,也更容易散热导致低体温。

3. 儿童对治疗干预反应很快,但治疗方法及药物的使用受到年龄和体重的限制,如果不仔细监测,病情容易恶化。例如:因为儿童循环和肾脏代偿功能差,当腹泻或呕吐时,比成人更容易脱水甚至导致低血容量性休克。因而儿童伤病员需要特殊的专科治疗护理。

4. 儿童是发育中的个体,灾难中恶劣的生存环境和经历,营养物质、看护条件的匮乏和心理恐怖的打击必然影响儿童的体格发育和精神心理发育。灾难事件对儿童精神心理的伤害比成人更深重。在大灾面前,所有的儿童经历着诸如焦虑或创伤后的应激反应甚至精神创伤。儿童往往无法理解正在发生的灾难事件或为减轻事件所造成的伤害而采取的救援步骤。当看到他们的父母焦虑或不堪重负的模样,他们的情感反应会更加强烈。儿童目击受伤或生死离别的场景,这其中可能有他们的父母、亲人和朋友,这些会对他们产生短期和长期的心理创伤,可表现为急性应激障碍或创伤后应激障碍综合征。

5. 儿童是家庭的希望和民族的未来,也是灾难事件中的焦点。非洲战乱及灾荒导致儿童重度营养不良引起国际社会普遍关注与我国汶川特大地震大批儿童遇难引起家长的情绪震荡的事例说明:儿童被伤害的结果被放大为对家庭和社会的共同和长远的伤害。正因为如此,恐怖分子为谋求对人类造成最大程度的伤害而将袭击的矛头对准儿童。如:2002 年截获的埃塔恐怖组织文件中把杀死 400 万美国人及他们的孩子作为袭击目标;2003 年,新加坡政府阻止了一宗恐怖袭击计划(此计划旨在攻击在新加坡的美国学校中的 3000 名儿童);2004 年,车臣恐怖分子进行对俄罗斯学校攻击事件,导致大量的儿童死亡。

因此,应该特别强调灾难中救援儿童的特殊性,并把儿童救援工作放在首位。

(许　煊　封志纯)

第二节　救援组织机构

在一些有识之士的倡导下,世界各国陆续建立了许多保护和救援儿童的组织。其中国际性的组织主要有联合国儿童基金会、红十字国际委员会等。

1. **联合国儿童基金会**　联合国儿童基金会(United Nations Children's Fund,简称UNICEF),原名联合国国际儿童紧急救助基金会,于 1946 年 12 月 11 日创建,其目的是满足战后欧洲与中国儿童的紧急需求。1950 年起,它的工作扩展到满足全球所有发展中国家儿童和母亲的长期需求。1953 年,UNICEF 成为联合国系统的永久成员,隶属联合国系统,受联合国大会的委托,致力于实现全球各国儿童的生存、发展、受保护和参与的权利。联合国儿童基金会在 1947~1951 年间曾向中国提供援助,援助内容包括:紧急救援、食品营养以及提供卫生保健培训等。现在联合国儿童基金会正为世界各地处于战火中的儿童提供援助。

2. **红十字国际委员会**　红十字国际委员会(International Committee of the Red Cross,ICRC),1863 年由亨利·杜南、古斯塔夫·穆瓦尼耶等人发起创立,它是一个独立、中立的国际组织,其使命是为战争和武装暴力的受害者提供人道保护和援助。现在红十字国际委员会的总部位于瑞士日内瓦,在大约80个国家设有办事机构,员工总数超过12 000名。红十字国际委员会为保护受战争影响的儿童做了一系列的工作,如努力为战争中的儿童提供如食品、水、住所、医疗等各种援助以保护他们的生命和健康并减轻他们的苦难,使因战争而与家人失散的儿童与亲人重聚,防止出现招募儿童兵的现象,遣散众多儿童兵等。

3. **英国救助儿童会**　英国救助儿童会是一个国际儿童慈善机构,致力于实现儿童权利、为儿童创造一个美好的世界,是一个非营利、非政治、非宗教的非政府组织。英国救助儿童会中国项目在中国设有五个办公室,包括北京代表处、昆明办公室、西藏办公室、新疆办公室及四川办公室(四川办公室是512地震后新开设的办公室;之前的合肥办公室已经关闭)。所开展的工作覆盖中国二十多个省市(自治区),与各地政府部门和社区合作,共同促进儿童在健康、教育和福利方面的发展工作,重点为弱势儿童如流浪儿童、残疾儿童、被拐儿童、少数民族儿童、违法儿童及流动儿童等领域。

4. **中华少年儿童慈善救助基金会**　中华少年儿童慈善救助基金会成立于2009年9月10日,为全国性公募基金会,业务主管单位是民政部。基金会救助的对象主要是社会上无人监管抚养的孤儿(包括艾滋病致孤儿童)、流浪儿童、辍学学生、问题少年和其他有特殊困难的少年儿童。通过创办"博爱儿童新村"、少儿"慈善服务之家"、"就业发展桥梁"、"自强奋进奖"以及"慈善救助通道"等形式,对他们实施"生存救助"、"医疗救助"、"心理救助"、"技能救助"、"成长救助"等。

(郑荣秀　许　煊　封志纯)

第三节　灾害应急管理

在当代,各种各样的自然和人为灾害越来越普遍并且不可避免,大量的时间和财力被投入到灾害的预防和管理当中,然而灾害管理中儿童救援有着特殊的需求,因此是其中极为重要的部分。儿童的脆弱性和特殊的生理特点,使其遭受更高的受到伤害的风险,因此应该加大力度研究灾害中儿童救援需求。灾后有可能发生很多疾病,儿童是遭受这些疾病威胁最脆弱的群体。而一旦在儿童中发生传染病,就很容易在人群中扩散。因此,必须在灾后加强对儿童疾病的监测和防治。因此要对灾害中儿童的特殊需求进行评估并实施对策。

(一)儿童特殊需求的评估

灾害中儿童的需求应当给予特别的关注。开始就以一种预见性的方法去救助孩子,可以产生完全不同的后果。灾害发生后要尽快对儿童的紧急状态和救援需求作出评估和判断。

1. **总体评估**　首先要了解受灾范围和受灾人口总数,再根据人口的构成估算出不同年龄段受灾儿童的数量,包括新生儿、婴幼儿、学龄前儿童、学龄儿童和孕妇的数量,根据伤病的初步统计,估算出儿童伤病的严重程度和数量。

这些资料的原始数据,可以从地方政府和紧急救援指挥机关获得,然后由儿童救援专家进行分析和判断。依据这些初步的评估,可以估算出儿童紧急救援所需的人力资源和救灾物资的需求。随着救援工作的开展,要根据统计资料的变化,不断更新对救援需求的评估。

2. 现场观察 儿童救援人员到达现场后,在实施救援的同时进行实地观察也可以为快速评估提供有价值的信息,现场观察包括以下内容:

(1)儿童生活需求调查:对灾区儿童生活状况进行实地观察,包括:儿童吃什么,如何得到食品,穿着如何,是否穿鞋,一般营养状况,有无受伤,是否恐惧或焦虑,以及他们是否无人陪伴,母亲们是否能继续母乳喂养年幼的婴儿,儿童是否得到安全的安置等。

(2)儿童疾病调查:对就诊于急救站、临时医疗点或在帐篷中居住的儿童进行简单的询问调查。调查对他们的诊断是什么? 最常见的问题是哪些? 是否发现腹泻、肺炎、痢疾、麻疹、疟疾、脑膜炎、脑炎、脱水和(或)营养不良的病例?

(3)免疫接种调查:可通过访问本地医疗机构和卫生人员,或询问家长获得有关儿童免疫接种的信息。

(4)儿童死亡率评估:可通过躯体计数或与特定数量的家庭面谈,开展死亡率评估。

(5)儿童心理创伤评估:尽快开展儿童创伤后应激问题和心理创伤的有关调查,安排与一些家庭进行面谈,以了解儿童中最常见的应激反应和原因,这些可能包括家庭成员死亡、目睹伤害、灾难现场、饥饿、丧失家庭以及急性创伤或疾病等。

(6)以上调查还应当包括对父母扶养能力的评估,例如,他们已经忍受了什么样的创伤以及哪些损失? 他们的营养状况如何? 他们受伤或生病了吗? 妇女怀孕了吗? 多少人正在母乳喂养?

(7)儿童紧急救援工作者要根据以上信息,进行分析和判断,提出报告,并对改进儿童紧急救援提出建议。

(二)紧急状态中儿童紧急救援的主要任务

1. 组织现场抢救,设立医疗急救站和组织伤员转运。

2. 即时记录受灾儿童的姓名、年龄和性别,以及 10 岁以下儿童的身份标识。

3. 快速评估应急情况和受影响的儿童人群,明确数量,环境条件,主要的健康 / 营养需求和本地的救助能力。

4. 提供足够的避难场所和衣物。

5. 提供适合不同年龄的儿童食品,保证儿童得到足够的食物和用餐频率,支持母乳喂养。

6. 提供基本的卫生设施和清洁的饮用水。

7. 实施腹泻等疾病的预防控制计划,社区教育,改善卫生条件和水资源,环境消毒。

8. 接种疫苗,补充维生素 A。

9. 制定本地可能发生的疾病的预防方案和诊疗规范。

10. 建立疾病监督和健康信息系统。

11. 建立社会儿童支持组织,确保儿童饮水、食物和衣服等救灾物资的发放,支持婴幼儿养护,临时收养无人陪伴的儿童。

12. 协调和配合 本地政府,救援专业队,救援部队,社区组织,志愿者队伍等。

(三)医疗急救

抢救和治疗在灾害中受伤的儿童,挽救生命,减少残疾是儿童救援工作的首要和最紧迫

的任务。根据儿童的特殊情况,在现场儿童医疗急救中要考虑以下问题:

1. 在救灾医疗队和医疗急救站中,要配备儿科医师和护士,为患儿提供及时的儿科专业服务。

2. 在救灾医疗队和医疗急救站中,要配备儿科的专用设备、器械、医用材料和药品,包括儿科专用的喉镜、气管插管、呼吸机、手术器械、各种导管(导尿管、鼻饲管等)、婴幼儿的输液器和针头等。

3. 在转运伤员的过程,同样要考虑到儿科的专业支持。

4. 在临时医疗机构中要设置专门的区域,安置儿童伤员,有专门人员看护,并避免儿童再次目睹死亡或严重创伤的恐惧情景。

5. 密切观察病情变化,儿童无诉说症状的能力,且病情变化快,要认真观察、及时发现病情加重或恶化的征兆,如持续哭闹、萎靡嗜睡、反应性差、面色苍白、四肢厥冷、呼吸加快、呼吸和脉搏微弱、呕吐、脱水、惊厥等。如发生上述症候,要立即寻找原因,及时处理,转送上级专科医院。

6. 帮助无陪伴的儿童找到亲人或邻居陪护,如无上述人员,应安排志愿者临时陪护。

7. 加强护理和喂养,保证足够的入量,尤为婴幼儿,避免脱水和低血糖。

(四) 紧急安置

对于失去家园的群众,要进行紧急安置。在安置受灾群众的过程中,应充分考虑儿童及其家庭的特殊需求。

1. 要优先安置受灾儿童及其家庭。

2. 为儿童及其家庭设置相对集中的安置区,确保安全,方便儿童食品和生活用品的供给。

3. 登记儿童及其家庭的信息,为儿童佩带包括姓名、家长、联系方式等信息的标识,以免失散。

4. 为新生儿和哺乳期婴儿及其家庭安排相对隐蔽的场所,并提供母乳喂养的支持。

5. 有专人负责婴幼儿食品、饮水、衣服、尿布和生活用品的筹集和发放。

6. 安置点的食堂要创造条件,提供适合儿童的膳食和次数。

7. 方便儿童使用的卫生设施,简易的洗澡条件。

8. 在可能的条件下,为儿童安排安全的活动空间和条件。

9. 为无人陪伴的儿童安排临时收养点,每个儿童都要有专人看护,鼓励临时收养家庭或养护人,做好儿童相关信息的登记,尽快寻找散失的父母和亲人。

10. 要安排儿童保健人员对儿童安置点进行巡访,并进行安全和保健知识的宣传。

（郑荣秀　许　煊　封志纯）

第四节　国际灾害医学救援

不同类型灾害条件下的国际医学救援应包括准备阶段、动员阶段、行动阶段、撤离阶段及总结阶段,但对儿童的医学救援有特殊的原则和注意事项。

（一）准备及动员阶段

准备阶段是指在非灾害响应时期,回顾以往经历,总结以往医学救援经验,改善和修正救援程序,制订未来响应计划等。动员阶段是指灾害发生后,响应援助受灾国需要立即采取的准备工作。国际儿童医学救援从接受命令开始至到达灾区展开工作需要2~3天的时间,此阶段的工作重点是信息收集、药品保障及自身预防。要掌握受灾儿童数量、范围、分布等灾情资料。依据灾害类型的不同而有针对性地选择药品,还需考虑受灾国的文化信仰、本地风俗、照顾患者的方法、性别约束、娱乐限制、分不分场合吸烟、饮酒等敏感问题。如灾区已发生疫情或可能发生疫情,可针对性地选择疫苗接种,以保证队员的身体健康,顺利地完成救援任务。

（二）行动阶段

救援队伍抵达灾区后,实施搜救和医学救援,直至宣布行动结束所需要做的全部工作。灾后对幸存儿童的搜索与营救是医学救援工作的重要内容,医疗队员随时都要深入废墟下指导营救和医学救治;搜救与医学救助工作同步进行,可依托移动医院和医学巡诊相结合,为灾区儿童提供日常医疗、急救和留观后送、卫生防疫和宣教、心理治疗等工作。

1. 现场搜救 现场搜救具有时限性,一般是"搜索、营救、医疗"三位一体式的救援模式,发现幸存儿童后首先要评估其伤势、躯体埋压情况、体力和精神状态,必要时采取初步的急救措施,如清理呼吸道、通畅气道、吸氧等;在营救过程中,要对其及时采取各种医疗支持手段提高其生存能力,如补液、保暖、镇静、止痛等;同时及时进行心理安慰和疏导,增强其生存欲望,为营救赢取时间;在营救成功后,采取必要措施避免其受到二次损害,如颈托固定颈椎,疑有骨折、脊柱损伤的要用夹板固定和脊柱板搬运和后送,局部止血、消毒、包扎预防感染等;同时眼罩保护幸存者眼睛,避免瞬间强光照射导致失明等。病情平稳后通过担架、救护车、直升飞机等多种运输工具迅速将其转运至后方医院。

2. 医疗救治 医疗救治有其自身的特点和内容,依托移动医院能够更好地为灾区儿童提供医疗救治服务。依托移动医院建立一条流畅的就诊流程,登记与分诊相结合,依据优先原则,合理安排就诊人数和速度;针对多系统、多器官疾病患儿就诊比例高的特点,采取分流措施,合理分配医疗资源,可有效保障患儿得到医治;针对就诊时语言沟通障碍问题,减少问诊时间,增加视诊和触诊时间,依据患儿主诉和临床表现,有针对性地查体,做到全面细致,重点突出,保证诊断的准确率;药品的领取由药师在药房来完成,减轻救援人员的工作量,把更多的精力放在诊治上,同时药师对药品的使用起监督和管理作用,并把每天药品消耗情况及时反馈给救援人员,使得整个医疗活动可持续进行,杜绝浪费的发生;留观与转运相结合,对于病情危重或病情发生变化的儿童应及时联系救护车,迅速转移至本地医院;针对疑似肠道、虫媒传染病例做好血液、尿便标本的采集、化验,同时做好自身防护和洗消,保证医疗职业暴露安全。

3. 医疗巡诊 由于灾后公共设施,如交通、通信、电力等瘫痪,使得信息流通不畅,偏远地区的儿童无法转移到移动医院,医疗队员携带小型医疗设施和常用药品进入灾民居住区现场提供医疗救治。这种医疗模式是对移动医院开展大规模医疗救治活动的补充与完善,是医疗救援活动的外延,虽然投入不多的人力、物力,但却可以解决许多实际问题,同时在巡诊过程中还可以发现潜在的疾病和危险因素。在巡诊过程中向患儿及家属开展、普及医疗小常识也是重要的工作内容,配合卫生防疫人员对灾民聚集地的水源进行检疫和居住环境的消毒。

4. 心理治疗　灾后儿童心理障碍的识别和心理治疗是医学救援的重要工作内容。灾害会导致儿童,尤其是学龄期儿童产生无法抵御的感觉,引发一系列生理、心理、行为反应,如沮丧、紧张、焦虑、恐惧等。在日常医疗救治和外出巡诊过程中,要充分认识到儿童心理障碍的普遍性和危害性,把医疗救治和心理治疗有机地结合在一起。

(三)撤离与总结阶段

撤离阶段是指救援队伍接到搜救行动结束的通知后,着手撤离,从受灾国灾区离境所要做的工作。总结阶段是指救援队伍回到本国后,为了提高未来灾害响应的效率,进行必要的经验教训总结。医学救援总结是灾害救援后期的工作重点。医学救援任务完成后,对本次救援工作做出总结是非常必要的。深入研究自然灾害所致儿童伤病发生的特点及规律,改善和修正灾害医学救援流程和工作内容,总结经验和教训以待改进,为下次救援提供宝贵的参考依据。国际灾害儿童医学救援整个工作流程见图 1-1。

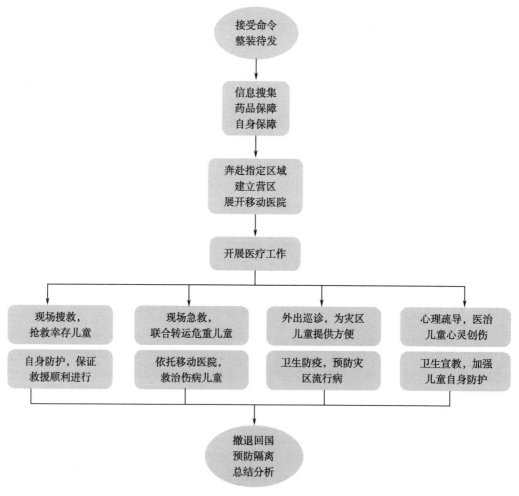

图 1-1　国际灾害儿童医学救援整个工作流程

（郑荣秀　许　煊　封志纯）

参 考 文 献

1. 许煊,封志纯.儿科医生与恐怖袭击突发公共卫生事件救援.中国急救复苏与灾害医学杂志,2011,6(1):70-76.

2. 刘保池,赵中辛.突发公共事件与医学救援.上海医学,2012,35(7):625-626.

3. 刘中民.灾难医学恰逢其时.上海医学,2012,7:561-563.

第二章　灾害儿童医学救援队伍建设

第一节　灾害医学救援队的组建与分类

灾害医学是研究灾害条件下进行医学救援的科学规律、方式、方法、组织的一门科学,涉及灾害救援的各个方面、阶段,是灾害救援的重要组成部分。灾害救援医学是一项社会系统工程,需要政府主导、全社会投入的一门实践性很强的新兴交叉综合性学科。灾害救援医学是以灾害学、临床医学、预防医学、护理学、心理学为基础,融社会学、管理学、工程力学、国际法学、通讯、运输、建筑、消防等多学科。

灾害救援医学不同于院内急诊科、ICU,也不同于入院前急救(急救中心)。灾害救援医学内涵非常广泛,包括:灾害、事故现场大规模伤员的搜索、分类、救治、危重伤员的运输、移动医院的建立和运作,本地医院的恢复重建,灾区的防疫等。

灾害医学救援需要强有力的组织体系和多部门协作。重大灾害、事故具有突发性、群体性、复杂性等特点,常常在人们意想不到的情况下发生,瞬间造成大量伤亡。伤病员处在恶劣的环境下,如有的被埋在废墟内,有的被挤压在破毁的车辆、飞机残骸中,施行卫生救援非常困难。灾害医学救援的实施不应仅着眼于医疗救治,首先应在本地政府和(或)救援指挥中心领导下开展工作,建立强有力的组织指挥系统和科学的应急救援网络,动员一切可以借助的卫生资源,以及通讯、交通、能源、建筑、保险、气象、供水等部门的力量,密切依靠军队、消防、警察等救援人员,共同完成救援任务。

在发生大的灾害事故后,灾区、事故发生地遭到严重破坏。建筑物倒塌,破坏严重;道路桥梁破坏,扭曲变形,交通受阻;水电煤气供应中断,照明困难,生活用水和清洁用水无法保证,煤气中断给灾区群众生活带来更大的困难;灾区各项设施尤其是卫生设施遭到严重破坏,失去全部和部分的现场急救能力。而短时间内又需要包括大量医务人员的各类救援力量和各种救援、医药物品进入灾区。车辆不能通行,外援力量和救灾物资无法及时进入灾区,往往依靠徒步行进和直升机的支援,延误救援人员进入灾区的时间以及医疗物质的供应。

儿童在人口中占有很大比例,又是灾害、事故中最易受伤害的群体之一,只有让儿科医师参与灾害、事故医学救援规划的各个方面,儿童的特殊需求,如发育、营养、心理等才能在规划和预案中得到真正体现。儿科医师应在灾害应急以及防灾预案中担当重要角色。

灾害、事故儿童医学救援工作应在中国医学救援协会领导下,儿童医学救援分会履行相关职能与责任。

一、平时的组织体系与职能

（一）组织体系

1. 中国医学救援协会儿童救援分会

（1）儿童灾害事故医疗救援领导小组。

（2）专家组。

（3）儿童医疗卫生救援机构。

（4）现场医疗卫生救援指挥部。

2. 儿童救援分会的各专业委员会成立与学会灾害、事故医疗救援领导小组相对应的组织（小组）。

（1）平时与所在辖区的省、市卫计委等相关部门保持联系,成立协调小组。

（2）灾害事故多发的县级以上政府卫生行政部门,根据需要成立相应的领导协调组织。

（二）职能

1. 各级、各层次灾害事故医疗救援领导小组要及时了解掌握国家或本地灾害事故的特征、规律、医疗救护资源、地理交通状况等信息,组织、协调、部署在灾害、事故、公共卫生事件发生时与儿童医疗救护有关的工作。

2. 各级政府卫生行政部门要制订医疗救援预案;建立数支救灾医疗队,并配备一点数量的急救医疗器械,由医疗队所在的单位保管、定期更换。

二、灾害、事故、公共卫生事件发生后的组织体系与职能

1. 在灾害、事故、公共卫生事件发生后,到达事故现场的卫生行政主管部门领导即为灾害事故现场医疗救援总指挥,负责组织现场医疗救援工作。

2. 参加儿童医疗救援的单位和个人,到达现场后应向现场医疗救援指挥部报告,并接受统一指挥及调度。

3. 灾害事故现场医疗救援指挥部的任务

（1）视伤亡情况设立伤病员分检处。

（2）对现场伤亡情况及事态发展做出快速、准确的评估。

（3）指挥、调遣现场及辖区各医疗救护力量。

（4）向本地灾害、事故或（和）公共卫生事件的医疗救援领导小组报告有关情况并接受指令。

第二节　儿童医学救援队的组队模式

儿童是一特殊群体,又是最易受伤害的群体之一,儿童的发育、营养、心理等需求不同于成人,灾害、事故中儿童医学救援具有其特殊性、困难性和复杂性,儿科医师除了在灾害应急、事故救援中担当重要角色外,需要反应快捷的组织领导、层次分明的急救体系、专业化的救治力量、性能良好的救治器材、畅通的急救转运通道、高效的保障系统,实施儿童医学救援

的组织要有系统性、动态性。

（一）按照类别（各专业委员会分工）

1. 自然灾害医疗救援队。

2. 事故灾害医疗救援队。

3. 公共卫生事件医疗救援队。

4. 意外伤害医疗救援队。

（二）按照救援装备

1. **轻型**　儿童医疗救援队应以便携式装备为主，属于轻型。

2. **重型**　拥有重型救援车辆、装备等专业救援设施等。主要是国家、军队、消防等大型救援队。

（三）按照救援任务特点

1. **现场救治**　搜救现场伴随着医疗保障，止血、包扎、固定、搬运、通气，现场心肺复苏、紧急救命手术的开展。

2. **巡视、巡诊**　深入安置点提供医疗帮助，以内科病诊治为主，覆盖面广，并同时进行流行病调查。

3. **移动医院**　比照解放军野战医疗所建制，对伤病员进行序贯性治疗，可开展全麻下大手术、进行危重症抢救与监护，整合医疗资源，提高救治水平。

4. **卫生防疫**　传染病筛查、安置点洗消、预防接种、流行病学调查、水源检疫。

5. **心理干预**　灾害应激中容易发生心理-躯体性疾病，尤其儿童心理脆弱，更易出现心理问题，应早期干预、早期阻断。

（四）按照救援性质

1. **行业救援队**　以搜索、营救为主，把后续治疗交给本地医疗部门；或以医疗为主，不能开展搜索、营救、自身保障等任务。

2. **综合型救援队**　融合搜索、营救、医疗、保障等各类人员及设施。

实际情况是各类救援队到达现场后，灾区不提供任何保障措施，尤其是在国外灾害现场，救援队需要完全自给自主地开展工作，就需要各类人员在工程力学、地震专业人员指导下搜救，医疗人员共同参与综合救援。

灾害现场混乱，饮食、医疗、后勤保障都需要救援队自身保障；灾后传染病防控、心理问题的处理都需要医疗队员的参与。所以，儿童医疗救援队在组建时，应综合考虑以上因素，保障救援队可以在任何天气、场合、各类灾害事故下开展工作。

第三节　儿童医学救援队的行动预案

凡事预则立，不预则废。平时凭主观想象筹备药品、设备，必将为后续工作带来隐患甚至是灾难的后果。各救援队一定要根据我国《灾害事故医疗救援工作管理办法》《国家突发公共卫生事件总体应急预案》《国家突发公共卫生事件医疗卫生应急救援预案》和救援队的特点，制订科学性强、操作性强的预案。预案应该是一个连续的过程。应根据情况变化及时作出调整和修改。预案应建立在对未来发生情况合理估计的基础上，包括预期可能发生的问题和选择合适的解决方法两个方面。目的是在未来发生问题时采用正确的解决措施。

预案的主要要素包括救援队的组织机构,指挥行动流程图,准备阶段、动员阶段、行动阶段、撤离阶段、善后阶段的职责,以及药材筹措、生活保障、医疗保障、通讯保障、车辆保障、资金保障等。

一、队员选拔

(一) 医疗队员

儿外科、儿内科、儿童心理、护理等专业都需要,针对儿童特殊生理、发育、营养等特点,儿科护士、儿童心理医务人员不可缺。

(二) 保障队员

必须立足于自身保障,要设立专人负责救援队的后勤保障,具备专业自救本领。

驾驶员、炊事员、通讯员等。

(三) 人员配比

医疗、保障约为 1.5~2:1。

二、分队建制

(一) 5 人分队建制

队长 1 人,内科医师 1 人,外科医师 2 人,护士 1 人。

(二) 10 人分队建制

队长 1 人,内科组 3 人(内科医师 2 人,护士 1 人),外科组 5 人(外科医师 3 人,护士 1 人),检验防疫 1 人。

(三) 20 人以上分队建制

按流动医院模式。

三、物资准备

(一) 救援装备

1. 医疗救援装备　按照《国家突发公共卫生事件医疗卫生应急救援预案》等相关文件进行准备。

2. 保障类装备

(1) 生活区、工作区保障:专人负责;包括设建工作营地、生活帐篷等,负责医疗救援工作展开前后的各类保障及安全警卫等,如饮食、供水、照明等。

(2) 车辆、通讯保障:配备海事卫星等通讯设施,保证救援队在任何角落可以与后方保持通讯通畅,发送高清静态图片、动态视频,浏览网页新闻了解灾区情况(灾情、伤亡、救援进展等)。实时远程会诊等。

对讲机(可充电)、通讯相关软件等。

医疗、其他各类车辆要符合复杂环境要求。

(二) 队员装备

1. 个人装备　个人急救及生活保障背囊(包括雨衣、蚊帐、床垫、被褥及保障 3 天的食品);统一制式救援服等。

2. 个人救援用品。

四、训练与演练

(一) 通用技能训练

搜索与营救常识、通讯设备的使用、野外生存常识、外语训练、救援人文常识、体能训练、心理训练等。

(二) 基本技能训练

灾害与事故现场创伤急救技术、检伤分类技术、心肺脑复苏术、救援医疗设备的使用等。

(三) 专科技能训练

灾害和事故常见外科疾病、内科疾病、专科疾病、传染病的救治等。

(四) 救援合成演练

在训练场地,设立模拟现场和伤员,动用车辆、人员、装备按照救援预案进行救援合成演练。

五、出队前准备

(一) 预警

救援队接到预警命令后,立即进入红色警戒期,信息员立即收集灾害相关的信息,主要内容包括受灾地状况、人员伤亡情况(人数、伤情等)、传染病流行情况、气候、语言、文化宗教等。通知救援队员做好出发准备。

(二) 正式命令

当接到正式出队命令后,启动出队预案,确定救援队出队队员名单,医疗队长负责协调各类事宜。

(三) 人员集结

通知有关部门及人员迅速集结,包括宣传、物资、保障、消供等部门及人员、救援队员等。

(四) 分组行动

人员集结完毕后,立即按照预案分组行动,迅速做好出队准备。

1. **信息组**　信息员进一步收集与灾情有关的信息,并将材料打印出来以备队员在途中传阅。

2. **联络组**　负责与上级部门、队员及其他相关部门联络,以保证信息通畅。

3. **常规物质组**　负责队员到装备库搬运成建制的急救医疗箱以及队员随身背囊。

4. **药品组**　按照出队药品清单专人到药库领取药品、分类装箱,并做好标识,确保每箱都有清单,并备份交给医疗队负责人。

5. **器械耗材组**　负责队员到器材库、消毒供应科、手术室及相关科室准备器械、耗材,分类装箱并做好标识,确保每箱都有清单,并备份交给医疗队负责人。

6. **特殊救援物质组**　专人负责筹备特殊药品和装备(根据灾区/事故的特点,如疫苗、灾区需要而医院没有的药品、队员用雨靴、蚊帐,工作用笔记本、摄像机等)。

7. **生活物品组**　专人负责救援队员的公共生活物品。

8. **运输组**　负责准备车辆,装载上述物质和队员背囊,并负责集中装、卸。

9. **宣传组**　具体负责出队前后的对外新闻发布事宜及医疗队展开工作的各种资料收

集、宣传报道等。

10. **队内保障组**　保健背囊由专人负责携带。

六、救援工作

救援队到达现场后,按照救援队总体分工,展开工作。

1. **建立营地医院**　选好营地后,搭建帐篷、卸下物资,全部拆开,按照功能配置把医疗物品全部归置到位。

2. **现场抢救**　搜救现场伴随着医疗保障,止血、包扎、固定、通气、现场心肺复苏、紧急救命手术的开展等。

到达现场的医疗救援队伍,要迅速将伤员转送出危险区,本着"先救命后治伤、先救重后救轻"的原则开展急救工作,检伤、分类(用蓝、黄、红、黑四种颜色对轻、重、危重、死亡病例做出标识),以便后续医疗工作的展开。

3. **转运伤员**　搬运及后送工作。

4. **建立流动医院**　比照解放军野战医疗所及维和医院建制,对伤病员实行序贯性救治,可实施全麻下外科大手术,同时进行危重症的抢救及监护,整合医疗资源,提高救治水平。

5. **医疗巡诊**　深入灾民或医疗集中点提供医疗帮助,以内科病诊治或简单的清创换药为主,覆盖面广,可同时进行传染病的防疫及流行病调查等。

6. 帮助恢复本地医疗卫生机构,培训本地医疗卫生人员,帮助本地医院开展医疗工作。

7. **疫情防治**　传染病筛查,集中居住点洗消,检水、检毒、预防接种,在灾区开展卫生防疫、宣传工作。

8. **心理疏导和治疗**　灾害应急反应可导致心理 - 躯体性疾病,应早期干预、阻断,要及时对灾区或事故的儿童(包括伤儿)进行心理疏导和治疗。

9. **工作总结及安排**　每天工作要总结及安排次日工作。专人负责宣传、报道,以鼓舞士气,做好记录、照相、录像。

10. **保障救援队自身的健康、安全**　救援同时注意救援队员的洗消、防疫、心理疏导等。同时进行健康宣教。

七、撤离

1. 在接到结束任务的命令后,及时清点、回收医疗药品及器械,登记入册。

2. 记录捐赠物品和所剩需要运回的物品清单。

3. 返回,队员查体,服装清洗、登记入库等,补充耗材、药品等。

4. 工作总结。

第四节　儿童医学救援队装备

一、救援物资

(一)按照性质分类

1. **急救设备**　救援医疗设施、器械、药材等。

2. **耗材类**　包括医疗耗材、文书(标志)类等。

3. 其他类。

(二) 按照使用时分类

1. **携行物资**　为了保证接到命令后,在道路被破坏,车辆不能通行的情况下,随身携带的急救药材,以便迅速到达指定地点、立即展开救治工作,要求轻便,适合人背、马驮。

2. **运行物资**　保证救治工作的进行,将大量需要的物质用车辆运行。

3. **移交或留守物资**　平时需要而灾害发生时不能携带的笨重物质和固定设备。

二、保障类物质

(一) 工作区、生活区保障

1. 宿营、医疗方舱、工作营地、生活帐篷等。

2. 发电、照明、饮食、自供水等设施、设备。

(二) 通讯器材、其他等

配备可充电的对讲机、海事卫星等通讯设施,保证救援队互相之间并与后方保持通讯通畅等。

(三) 运输工具、卫生技术车辆

医疗、其他各类车辆要符合复杂环境要求。

第五节　灾害儿童医学救援中的护理组织

当救援人员到达抢救现场后,首先应迅速地处理直接威胁伤儿生命的伤情或症状,同时迅速对伤员进行护理体检。判明损伤部位和伤情程度。检伤分类,从而为现场救援的初步处置及安全转运提供资料。

一、现场护理体检

(一) 生命体征

呼吸、脉搏、血压、体温:

1. 呼吸道是否通畅,呼吸频率、节律、深浅度。

2. 测量脉率、脉律以及脉搏强弱。

3. 血压是反映机体生命活动的重要指标。

4. **体温**　手触碰体表,测其有无皮肤湿冷等。

(二) 意识、瞳孔

根据病人对刺激(语言或疼痛)所产生的觉醒反应的程度,觉醒水平及维持觉醒时间来判断意识状态。意识状态改变是脑功能损害的基本表现,其程度一般与脑功能障碍的程度相应。

观察伤儿的瞳孔是否等大等圆,对光反射是否灵敏等。颅脑损伤常发生颅内压增高而导致脑疝,观察瞳孔可及时发现脑疝,为救援处理提供信息。

(三) 主要脏器体征

1. **头颅、五官体征**　观察头面部皮肤、颅骨是否完整,有无血肿或凹陷。舌是否后坠、口唇颜色等;鼻腔是否完整、通畅;眼球表面、外耳道等。

2. **颈部体征**　颈部有无损伤、出血、血肿等,气管位置等。

3. **脊柱、四肢、骨盆**　有无骨折、出血、血肿、血管损伤等,完整性、感觉、温度等。

4. **胸、腹部体征**　观察胸腹壁有无创伤、出血或畸形;可能伤及的脏器及范围;肋骨有无骨折等。

现场体检远期迅速、轻巧,不同病因伤员检查的侧重点不同,在检查中要随时处理直接危及伤员生命的症状和体征。

二、检伤分类

大批伤病员时,护士常规配合医师进行检伤分类工作,医务人员奇缺时,有经验的护士可以单独担任检伤分类工作。

三、现场护理救援措施

1. 脱离险境,解除致伤因素。
2. 保持气道通畅,防止窒息。
3. 创伤出血的现场处理。
4. 合理安置伤病员。
5. 建立良好的静脉通道。

四、转运途中的监护

1. 保持呼吸道通畅,有效氧疗。
2. 心电监护。
3. 建立和维持有效的静脉通道。

五、心理护理

灾害及事故会给受到影响的人带来很大的伤害,尤其是心理创伤后的短期、中长期乃至终生的影响。

儿童及青少年是一特别脆弱的群体,他(她)们对灾害的反应取决于他们的心理发育阶段、儿童的个性、对成人的情感及依赖程度。在灾害和事故发生后,很多儿童都产生一种心理反应,多数都是一种"对不正常环境的正常反应",如果这种反应过于强烈或持续过久,则应立即进行专业的帮助和支持。了解和掌握儿童早期的心理问题,可能是预防出现长期心理不良反应的最有效方法。

儿科医务人员具有特殊优势,是儿童-家庭-学校-社会-政府的一个关键纽带。因为他们知道发育阶段中儿童的生理、心理需要,也是家庭、学校、社会支持和帮助的重要信息来源。在防灾方面能够发挥积极、重要的主导作用。

(王君霞)

参 考 文 献

1. 朱宗涵,戴耀华,宋国维,等.灾害儿科学.北京:人民卫生出版社,2010.

2. 郑静晨,侯世科,樊毫军.灾害救援医学手册.北京:科学出版社,2009.

3. 李树刚,常心坦.灾害学.第2版.北京:煤炭工业出版社,2015.

4. 李宗浩.中国灾害救援医学.天津:天津科学技术出版社,2013.

第三章　儿童医学救援基本技能训练

第一节　灾害现场创伤急救技术

一、通气

气道阻塞最常见原因是舌后坠和异物阻塞,也是一切昏迷患者气道不通畅的最重要原因。气道阻塞可为部分或完全阻塞。完全性气道阻塞可无症状,如未纠正,可在5~10分钟内导致窒息(低氧、高碳酸血症)、呼吸暂停和心脏停搏。部分性气道阻塞虽然不会立即窒息,也必须纠正,否则也可引起脑或肺水肿、衰竭,继发性呼吸暂停,心脏停搏和低氧性脑损伤。

（一）舌后坠处理

舌根附于下颌,若将下颌向前推移,舌根即离开咽后壁,气道即可开放。

1. 传统方法

（1）托颈法:操作者一手手心向下,放在患儿前额上并向下加压,另一手手心向上,在患儿颈下将其颈部上抬。但是此种方法禁用于头、颈部有外伤的患儿。

（2）提颏法:操作者一手置于患儿前额并向下加压使其头部后仰,另一手的示指和中指置于患儿下巴的凹陷中将下颏向前、向上抬起。

（3）抬颌法:操作者位于患儿头部前方,将双手放在患儿两侧下颌处,用双手中指、示指及无名指将患儿下颌前拉,同时用双手拇指推开患儿口唇。此种方法常用于疑有颈部损伤患儿。

（4）舌颏上举法:操作者位于患儿头部前方,将双手拇指深入患儿口腔内,示指放在患儿颏下,将舌连同下颌骨一并提起。

2. 专业救援方法

（1）口咽通气道:口咽通气道也称口咽管,是由无毒塑料制成的S形扁腔软管,一头转弯较大,一头转弯较小,分别适用于成人和儿童。口咽通气道应该应用于那些无知觉(无反应)并缺乏咳嗽或者咽反射的患儿,目的在于阻止舌头阻塞气道,从而达到应用球囊 - 面罩充分通气的目的。操作时患儿仰卧位,口咽管经其口插入,沿着舌弓和腭部之间的自然缝隙一直到达会厌的气管开口处,可以使患儿的呼吸道充分开放。操作简便,可以迅速打开患儿的呼吸道,不用专人持续操作,并且可以避免在口对口人工呼吸时抢救者和患儿之间口腔直接接触,从而避免了许多不便和交叉感染的可能。口咽管法操作简便、效果良好、价格低廉,是急救医学的基本装备之一。

（2）鼻咽通气道:对于那些下颌很紧,置入经口气道有困难的患儿鼻咽通气道更为适用。对于那些并没有很深的意识障碍的患儿鼻咽通气道比经口的通气道更易于耐受。约30%置入鼻咽通气道的患儿会出现气道出血,鼻咽通气道应慎用于严重头面部损伤的患儿。

（3）气管内插管:气管内插管可以保持气道开放,便于吸痰,输送高浓度氧,提供备选的给药途径,输送已稳定的潮气量,避免误吸,是救援中最好的开放气道的方法。属于进一步生命支持内容。

（4）垫肩法:在救援现场可以使用垫肩法开放气道。将枕头或同类物品置于仰卧患儿的双肩下,重力作用使患儿头部自然后仰（头部与躯干的交角应小于120°）,拉直下坠的舌咽部肌肉,使呼吸道通畅。鉴于本法的易操作性和良好效果,建议在现场急救的专业及科普教育、训练中推广,让非专业人员能够掌握并能够在现场复苏时使用该法,在没有装备口咽管的专业救援人员进行现场复苏时也可使用该法。使用垫肩法的禁忌证是颈椎损伤。

（二）异物阻塞气道处理

无意识患者是不能自行排出异物（如呕吐物、血）的,如上呼吸道刺激致喉痉挛或因支气管痉挛、支气管分泌物、黏膜水肿、胃扩张内容物或其他异物致下呼吸道阻塞。处理方法为:

1. **指取异物**　将示指沿患者颊内侧向咽部深入,直达会厌背侧,用屈指法掏出异物。

2. **背击法**　当口对口呼吸不能吹入气体,疑有异物阻塞气道时,可使患者背对操作者或俯卧用一手掌猛而迅速地连续4次捶击患者背部,以诱发呼气排出异物。

3. **推压法**　在背击法无效时采用,在站立或仰卧位行腹部或下胸部连续推压4次,注意不要推压肋缘,防肋骨骨折和内脏破裂,对晚期妊娠和高度肥胖者,以推下胸部为宜。

4. **背击法及推压法**　交替进行,可能效果更好。背击法可产生瞬间较高压力,推压法产生气道压增高,能更有利于异物排出。

5. **器械取异物**　若有条件可用纤维喉镜或纤维气管镜直视下取出异物。

对于小儿和婴儿宜拍背法,即将脸向下,用两手指托起下颌及颈,用膝和一只手将患者胸部压在操作者的前臂上（如压胸样）,另一手在肩胛骨之间击背;若小儿为气道部分阻塞,有意识,可直立位呼吸,不要头向下。婴儿和小儿不用腹部推压法。

（丁　辉）

二、止血

出血（bleeding）在各种意外伤害中最为常见,出血,尤其是大出血,属于外伤的危重急症,若抢救不及时,伤患者会有生命危险。止血技术是外伤急救技术之首,常用的止血方法有指压止血法、加压包扎止血法、止血带止血法三种,其中加压包扎止血法为当前主要的止血方法。

（一）出血的种类和性质的判断

按出血的部位可分为外出血和内出血两种:①内出血:体表见不到。血液由破裂的血管流入组织、脏器或体腔内。②外出血:体表可见到,血管破裂后,血液经皮肤损伤处流出体外。

按血管分类可分为：

1. 动脉出血　因血管内压力高，出血呈鲜红色，并与动脉搏动同步的搏动性喷射状出血。可短时间内大量失血，引起生命危险。

2. 静脉出血　呈暗红色持续性出血，一般危险性小于动脉出血。

3. 毛细血管出血　血色多为鲜红色，自伤口渐渐流出，常能自行凝固止血，但如伤口较大，也可造成大量出血。

（二）出血量的估计

出血量的正确估计，在处理大批伤员和急救时十分重要。小量出血，伤员情绪稳定或稍有激动，唇色正常，四肢温度无变化，脉率无明显增加，血压一般正常或稍高；中度失血，伤员情绪烦躁或抑郁，对外界反应淡漠，口唇苍白，四肢湿冷，脉率增加，收缩压下降；大量失血，伤员反应迟钝，神智不清或躁动不安，口唇灰色，发绀，四肢冰冷，脉搏极弱或不能测出，收缩压明显下降或测不出。

（三）外出血的止血方法

1. 指压止血法　是用手指压住出血动脉近端经过骨骼表面的部分，以达到暂时应急止血目的，一般只能有限地暂时性应急止血，且效果有限，紧急情况下可先用指压止血，后根据具体部位和伤情采用其他止血措施。

（1）头颈部出血指压法：用手指在伤口上方的近心端将血管压在骨骼上，中断血液流动达到止血目的，包括：①颞浅动脉指压法：用拇指压在耳屏前上方正对下颌关节处，适用于头顶及颞部的皮肤或血管出血；②面动脉指压法：拇指或示指压在下颌角前大约3cm处，适用于腮部及颜面部的出血；③颈总动脉指压法；④枕动脉指压法：一只手四指压迫伤侧耳后与枕骨粗隆间的凹陷处，另一只手固定伤员头部。

（2）四肢出血指压法

1）上肢动脉指压法：①指动脉止血：指根部两侧，用于手指出血；②尺、桡动脉止血：腕部表面两侧，同时按压桡、尺两动脉，用于腕及手止血；③肱动脉止血：上臂中段内侧，拇指按压，用于前臂及手出血；④锁骨下动脉止血：用拇指在伤侧锁骨上窝搏动处向内下方用力压至第一肋骨骨面，其余四指固定肩部；⑤锁骨下动脉：方法是用拇指压迫同侧锁骨上中窝部的锁骨下动脉搏动点，用力向下、向后压迫。

2）下肢动脉指压法：①股动脉：腹股沟韧带中点偏内侧的下方，拇指或掌根向外上压迫，用于下肢大出血；②腘动脉：腘窝中部拇指按下，用于小腿以下严重出血；③压迫胫前动脉和胫后动脉：方法用两手拇指分别压迫足部中部近脚处（胫前动脉）和足跟内侧与内踝之间（胫后动脉）止血。

2. 加压包扎止血法　用消毒纱布或干净的手帕、毛巾、衣物等敷于伤口上，然后用三角巾或绷带加压包扎。压力以能止住血而又不影响伤肢的血液循环为合适。若伤处有骨折时，须另加夹板固定。关节脱位及伤口内有碎骨存在时不用此法。

3. 加垫屈肢止血法　适用于上肢和小腿出血。在没有骨折和关节伤时可采用。

4. 止血带止血法　止血带一般只适用于四肢大动脉破裂出血，且在上述方法不能有效止血时才使用止血带止血法。因为压力大容易损伤局部组织，而在止血带以下的部位，血流被阻断，造成组织缺血，时间过长引起组织坏死；如力量较小，对组织损伤虽小，却达不到止血的目的。因此，正确使用止血带可挽救生命和肢体，但使用不当会造成严重的出血、肢体缺血坏死以致截肢等严重后果。非四肢大动脉出血,或加压包扎即可止血的,均不应使用止血带止血。

(1)止血带的选择:专用的止血带有充气止血带和橡皮止血带两种。充气止血带弹性好,压力均匀、压迫面积大,可控制压力,对组织损伤小、易于定时放松及有效控制止血,较其他止血带佳。橡皮止血带易携带和发放,弹性好,易勒闭血管,但压迫面积细狭,对组织易致损伤,紧急情况下也可因地制宜,选用三角巾、绷带、布带等代替。

(2)上止血带的部位:止血带只用于四肢创伤性动脉止血,原则上应在出血稍上方,但前臂和小腿因血管在双骨间通行,结扎止血带不仅达不到止血的目的,还会造成局部组织的损伤,因此,一般结扎止血带的部位是:上臂宜在上 1/2 处,大腿宜在上 1/3 处。

(3)操作方法:上止血带前,先将患肢抬高2分钟,使血液尽量回流后,在肢体适当部位,平整地裹上一块毛巾或棉布类,然后再上止血带,上橡皮止血带时,以左手拇、中指和示指持住一端,右手紧拉止血带绕肢体一圈,并压住带在左手持的一端,然后再绕一圈,再将右手所持一端交左手示、中指夹住,并从两圈止血带拉过去,使之形成一个活结。

(4)使用止血带的注意事项:①上止血带时,皮肤与止血带之间不能直接接触,应加垫敷料、布垫或将止血带上在衣裤外面,以免损伤皮肤。②上止血带要松紧适宜,以能止住血为度。扎松了不能止血,扎得过紧容易损伤皮肤、神经、组织,引起肢体坏死。③上止血带时间过长,容易引起肢体坏死。因此,止血带上好后,要记录上止血带的时间,并每隔40~50分钟放松一次,每次放松 2~3 分钟。为防止止血带放松后大量出血,放松期间应在伤口处加压止血。④运送伤者时,上止血带处要有明显标志,不要用衣物等遮盖伤口,以妨碍观察,并用标签注明上止血带的时间和放松止血带的时间。⑤在松解止血带之前,要先建立静脉通道,充分补液,并准备好止血器材再松止血带。

5. 钳夹止血法　如可能在伤口内用止血钳夹住出血的大血管断端,连同止血钳一起包扎在伤口内。切不可盲目钳夹,以免损伤邻近的血管及神经。

6. 血管结扎法　无修复条件而需要长途运送者,可初步清创后结扎血管断端,缝合皮肤,不上止血带,迅速转送,可减少感染机会,防止出血,避免长时间使用止血带造成的后果。

禁忌证:肢体有感染、肿瘤及血管病变,血栓闭塞性脉管炎,动脉血栓形成幼儿或明显消瘦者。

三、包扎

包扎(pack up)法是最常用的急救方法之一,伤口包扎具有压迫止血、保护伤口免受污染、固定骨折以止痛并为伤口愈合创造条件等作用。包扎伤口应将伤口全部覆盖,包扎稳妥,松紧适度,并应尽可能注意遵守无菌操作原则,以便为后期处理创造良好的条件。包扎常使用的材料是:绷带和三角巾。在紧急情况下也可因地制宜使用干净的毛巾、布料等包扎。

(一)三角巾的使用方法

三角巾的包扎方法较多,目前常用的有以下几种:

1. 头面部伤口包扎方法　可根据伤口的位置分别选用风帽式包扎法、面具式包扎法以及普通头部包扎法和普通面部包扎法(图 3-1)。

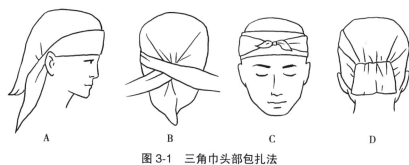

图 3-1　三角巾头部包扎法

2. 胸背部伤口包扎法　将三角巾顶角放在伤侧肩上,将底边围在背后打结,然后再拉到肩部与顶角打结而成。也可将两块三角巾顶角连接,呈蝴蝶巾,后采用蝴蝶式包扎法,将三角巾绕会阴部后可包扎会阴部、臀部伤口(图 3-2、3-3)。

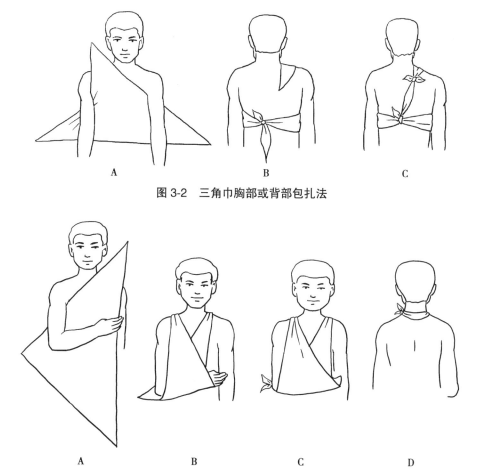

图 3-2　三角巾胸部或背部包扎法

图 3-3　三角巾托臂包扎法

3. 四肢伤口包扎法　将患手或足放在三角巾上,顶角在前拉在手或足的背上,然后将底边缠绕打结固定(图 3-4)。

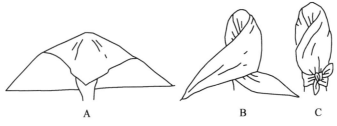

图 3-4　三角巾手掌包扎法

(二) 绷带的使用方法

绷带使用方便,可根据伤口灵活运用。绷带使用于胸腹部时如包扎过急可影响伤员呼吸运动,因此,一般多用于四肢和头面部的包扎。

1. 绷带包扎的基本方法

(1)环绕法:将绷带作环形重叠缠绕即成。通常第一圈稍成斜形,第二圈后即环形并将第一圈斜角压于环形圈内,最后将尾部撕开打结,多用于额部、腕、腰部伤(图3-5)。

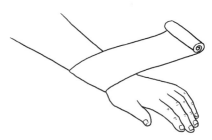

图 3-5　绷带环形包扎法

(2)蛇形法:先将绷带作环形法缠绕数圈后,按绷带的宽度作间隔的斜形缠绕即成,多用于固定(图3-6)。

(3)螺旋法:先接环绕法缠数周后,上绕每圈压着前圈的1/3形成螺旋形,多用于躯干和四肢伤(图3-7)。

(4)螺旋反折法:先作螺旋状缠绕,绕到渐粗的地方就每圈把绷带反折一下,盖住前圈的2/3,这样由下而上缠绕即成,多用于粗细不均的部位(图3-8)。

(5)"8"字法:开始先作环绕法,斜过关节时,上下交替于关节处交叉,并压前一圈的1/3,再由上而下成为"8"字形的来回缠绕,多用于关节处(图3-9)。

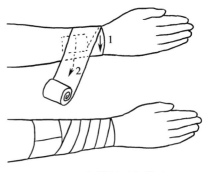

图 3-6　绷带蛇形包扎法

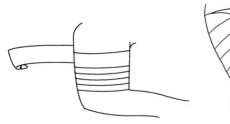

图 3-7　绷带螺旋包扎法

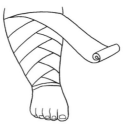

图 3-8　绷带螺旋反折法

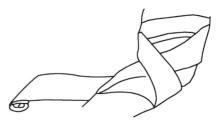

图 3-9　绷带"8"字包扎法

(6)头部绷带固定较特殊,可用单绷带回返缠法和双绷带回返缠法两种方法。单绷带回返缠法是经耳上由前额至枕部先绕几圈,由助手在后将绷带固定后,将绷带由枕部经头顶到额部后,也由助手固定,如此反复由前向后,由后向前,左右交替来回包扎,每次盖住前次的1/3~1/2,直至包扎完头顶为止,最后环绕头部数周,于健侧打结。

2. 使用绷带的注意事项

（1）包扎方向应从里向外，从远向近。开始和结束时均要重复缠绕一圈以固定。打结、扣针固定应在伤口的上部，肢体的外侧。

（2）包扎时应注意松紧度。乳房下、腋下、两指间、骨隆起部分一定加垫，不可过紧或过松，以不妨碍血液循环为宜。

（3）包扎肢体时不得遮盖手指或脚趾尖，以便观察血液循环情况。

（4）检查远端脉搏跳动，触摸手脚有无发凉等。

（5）不可在受伤或炎症部位打结固定，不可在关节面或骨突处打结固定，不可在肢体内侧打结固定，不可在经常摩擦处打结固定。

（6）不要使用潮湿的绷带，以免干后收缩可能过紧。

四、骨折的输送固定

急救现场抢救伤员时，对伤员疑有骨折的肢体或躯干所施行的临时固定，称为输送固定。对有较重骨折，关节损伤，血管、神经损伤及大面积软组织伤都应作临时固定，目的是减少伤员在输送时的痛苦和继发损伤，以便迅速送往医院治疗。

（一）四肢骨折、关节损伤

可用小夹板临时固定，若无夹板时可因地制宜采用木板、竹片、树枝，战地可用炮弹箱板等材料临时固定，开放性骨折若损伤主要动脉应先止血后在伤口处用无菌敷料包扎后再作固定。闭合性骨折若有明显成角、旋转畸形、压迫血管神经、骨折尖端顶于皮下或即将穿破形成开放性骨折时，可先顺肢体纵轴牵引后固定。

1. 上肢骨折的输送固定

（1）三角巾临时固定法：上肢的任何部位骨折、脱位，临时固定时均可用三角巾将患肢固定于胸壁。这种固定方法简单，所需器材少，但由于胸壁有一定幅度运动，因此，固定不够确定，故只适用于急救。其固定方法是先将第一块三角巾放在躯干前面，上端经伤侧肩部搭在颈后，将伤肢肘关节屈曲90°横放于胸前，再将三角巾下端提起，搭过伤员健侧肩部，在颈后将两端结扎，将伤肢悬吊于颈上，第二条三角巾折叠成宽带，将伤肢上臂部固定在胸侧壁。

（2）铁丝夹板固定法：对肩关节或肱骨骨折可应用铁丝夹板将肩关节完全固定，用一个1m长的铁丝夹板，用棉垫包绕后，上端从健侧肩峰开始，绕过背部、伤侧肩部和肘部的外侧到掌横纹，先将上臂和前臂固定于夹板上，再将上肢固定于胸前壁（图3-10）。

2. 下肢的输送固定

（1）三角巾固定法：急救现场如缺乏工具时最简单的固定方法是将伤肢固定于健肢上，先在骨突出部用棉垫隔开后用三角巾或绷带分别在踝上部，膝上、下部及大腿根部将两腿绑扎在一起即可达到固定的目的。

（2）简易夹板固定法：急救时可利用易于找到的木板、竹板等作为临时固定工具固定，对于大腿，特别是髋关节的损伤，

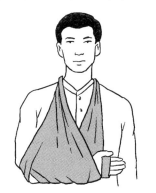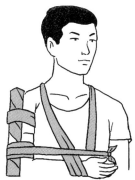

图3-10　上肢骨折夹板固定法

为了固定确实,长度最好上抵腋窝,下面长出足底,用绷带或三角巾将其固定于伤肢和躯干部(图3-11~3-13)。

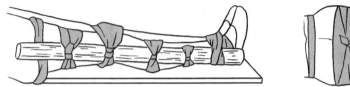

图 3-11　小腿骨折夹板固定法

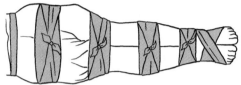

图 3-12　小腿骨折健肢固定法

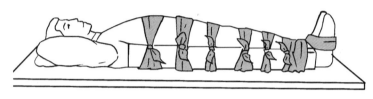

图 3-13　大腿骨折夹板固定法

(3)铁丝夹板固定法:铁丝夹板易于制作和供应,因此,下肢的骨折和关节损伤也可利用铁丝夹板来固定。大腿和髋关节损伤的固定外侧夹板应从腋部开始直到足底作外侧固定膝关节,小腿、踝关节和足部损伤可利用铁丝、夹板从后侧固定,下端应超过趾端,以免足趾受压。

(二)脊柱骨折的输送

对于疑有脊柱损伤,无论有无肢体麻木,均应按有脊柱骨折对待。不能让伤员试行站立,应特别注意脊柱平直,不应作任意搬动或扭曲脊柱,搬运时应顺应伤员脊柱轴线滚身移至硬担架或平板上。一般采取仰卧位,密切观察全身情况保持呼吸道通畅,防治休克。若颈椎骨折脱位伤员,搬运时应由一人牵头部,保持与躯干长轴一致,并随之转动,防止颈椎过伸过屈或旋转,平卧后头两侧用软物垫好,防止运输中发生意外。严禁对疑有脊柱脊髓损伤者1个人抱送或2个人抬肢体远端扭曲伤员搬动(图3-14)。

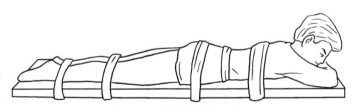

图 3-14　脊柱骨折固定法

(三)骨盆骨折

应注意防治失血性休克和并发直肠、尿道、阴道、膀胱等脏器损伤,临时搬运时可用三角巾或被单折叠后兜吊骨盆,置担架或床板上后两膝保持半屈位(图3-15)。

注意事项:

1. 要注意伤口和全身状况,如伤口出血,应先止血,包扎固定。如有休克或呼吸、心搏骤停者应立即进行抢救。

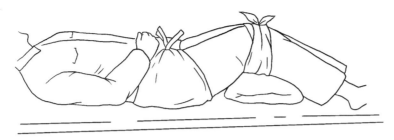

图 3-15　骨盆骨折固定法

2. 在处理开放性骨折时,局部要作清洁消毒处理,用纱布将伤口包好,严禁把暴露在伤口外的骨折断端送回伤口内,以免造成伤口污染和再度刺伤血管和神经。

3. 对于大腿、小腿、脊椎骨折的伤者,一般应就地固定,不要随便移动伤者,不要盲目复位,以免加重损伤程度。

4. 固定骨折所用的夹板的长度与宽度要与骨折肢体相称,其长度一般应超过骨折上下两个关节为宜。

5. 固定用的夹板不应直接接触皮肤。在固定时可用纱布、三角巾垫、毛巾、衣物等软材料垫在夹板和肢体之间,特别是夹板两端、关节骨头突起部位和间隙部位,可适当加厚垫,以免引起皮肤磨损或局部组织压迫坏死。

6. 固定、捆绑的松紧度要适宜,过松达不到固定的目的,过紧影响血液循环,导致肢体坏死。固定四肢时,要将指(趾)端露出,以便随时观察肢体血液循环情况。如发现指(趾)苍白、发冷、麻木、疼痛、肿胀、甲床青紫时,说明固定、捆绑过紧,血液循环不畅,应立即松开,重新包扎固定。

7. 对四肢骨折固定时,应先捆绑骨折断处的上端,后捆绑骨折端处的下端。如捆绑次序颠倒,则会导致再度错位。上肢固定时,肢体要屈着绑(屈肘状);下肢固定时,肢体要伸直绑。

8. 移动伤者时,首先应检查伤者的头、颈、胸、腹和四肢是否有损伤,如果有损伤,应先作急救处理,再根据不同的伤势选择不同的搬运方法。

9. 病(伤)情严重、路途遥远的伤病者,要做好途中护理,密切注意伤者的神志、呼吸、脉搏以及病(伤)势的变化。

10. 用担架搬运伤者时,一般头略高于脚,休克的伤者则脚略高于头。行进时伤者的脚在前,头在后,以便观察伤者情况。

11. 用汽车、大车运送时,床位要固定,防止起动、刹车时晃动使伤者再度受伤。

（靳有鹏　王玉林）

第二节　伤病员检伤分类技术

创伤的检伤分类(triage)是灾难医学的重要组成部分,是灾害现场医疗急救的首要环节。当医疗救护人员面对现场大批伤员,第一步救援措施必然是快速检伤分类,将重伤员尽快从伤亡人群中筛选出来;然后再分别按照伤情的轻重,依先后顺序给予医疗急救和转运送院。因此,灾难救援现场的检伤分类具有十分重要的作用。

一、现场检伤分类的目的和意义

1. 在突发的灾害事故现场,医疗救援力量往往是有限的,尤其在事发初期急救医疗资源可能十分匮乏。因此必须将有限的急救资源用在刀刃上,优先保证抢救重伤员。检伤分类就是要尽快把重伤员从一批伤亡人群中筛查出来,争取宝贵的时机在第一时间拯救,从而避免重伤员因得不到及时救治而死于现场。轻伤员由于身体重要部位和脏器未受损伤,没有生命危险,可以在现场轮候,等待稍后的延期医疗处理。

2. 面对重大的灾害事故,检伤分类可以将众多的伤员分为不同等级,按伤势的轻重缓急有条不紊地展开现场医疗急救和梯队顺序后送,从而提高灾害救援效率,合理救治伤员,积极改善预后。同时,通过检伤分类可以从宏观上对伤亡人数、伤情轻重和发展趋势等,作出一个全面、正确的评估,以便及时、准确地向有关部门汇报灾情,指导灾害救援,决定是否增援。

3. 对于每一位伤员,在灾害现场都应该进行院前检伤分类,确定其个人在伤亡群体中的伤情等级,决定是否给予优先救治和转送。当伤员抵达医院后,仍应逐个院内检伤分类完成分诊,并且动态地对照比较创伤评分,有助于准确判断伤情的严重程度,因为某个伤员的全身伤情往往要比其所有局部伤中最重的情况还要严重;检伤分类亦有助于推测每个伤员的预后和治愈时间。

二、检伤分类的四个等级、标识与救治顺序

1. 按照国际公认的标准,灾害现场的检伤分类分为四个等级——轻伤、中度伤、重伤与死亡,统一使用不同的颜色加以标识,必须遵循下列的救治顺序:

第一优先　　重伤员(红色标识)

其次优先　　中度伤员(黄色标识)

延期处理　　轻伤员(绿色或者蓝色标识)

最后处理　　死亡遗体(黑色标识)

2. 据有关资料报道,轻伤在整个灾害事故中所占的比例最高,发生率至少为35%~50%。轻伤员的重要部位和脏器均未受到损伤,仅有皮外伤或单纯闭合性骨折,而无内脏伤及重要部位损毁,因此伤员的全部生命体征稳定,不会有生命危险。轻伤的预后很好,一般在1~4周内痊愈,不会遗留后遗症。

3. 中度伤的发生率约占伤员总数的25%~35%,伤情介于重伤与轻伤之间。伤员的重要部位或脏器有损伤,生命体征不稳定,如果伤情恶化则有潜在的生命危险,但短时间内不会发生心搏呼吸骤停。及时救治和手术完全可以使中度伤员存活,预后良好,治愈时间约需1~2个月,可能遗留功能障碍。

4. 重伤的发生率约占伤亡总数的20%~25%,伤员的重要部位或脏器遭受严重损伤,生命体征出现明显异常,有亟时的生命危险,呼吸心跳随时可能骤停;常因严重休克而不能耐受根治性手术,也不适宜立即转院(但可在医疗监护的条件下从灾难现场紧急后送),因此重伤员需要得到优先救治。重伤员治愈时间需2个月以上,预后较差,可以遗留终生残疾。尽管重伤员属于第一优先的救治对象,但也不是绝对的,当重大的灾害事故造成很多人受伤,

而医疗急救资源又十分有限的情况下,就不得不放弃救治部分极重度伤员,即对没有希望存活的重伤员采取观望态度,转而优先抢救和运送中度伤,把主要医疗力量放在大多数有希望存活的伤员身上,以节省有限的医疗资源并取得实际救治效果。

5. 死亡约占灾害伤亡总数的 5%~20%。创伤造成的第一死亡高峰在伤后 1 小时内,严重的重伤员如得不到及时救治就会死亡。死亡的标志为脑死亡和自主循环停止,心电图持续呈一条直线;同时,伤员心脏停搏时间已超过 10 分钟且现场一直无人进行心肺复苏,或者伤员明显可见的头颈胸腹任一部位粉碎性破裂、断离甚至焚毁,即可现场诊断伤员生物学死亡。生物学死亡意味着人体整个功能的永久性丧失,死亡已不可逆转,心肺脑复苏不可能成功,故而全无抢救价值,以免徒劳地浪费宝贵医疗资源。

三、伤情分类的判断依据

1. 伤员的一般情况 如年龄、性别、基础疾病、既往史、心理素质以及致伤因子的能量大小等,都可影响到伤情程度和检伤分类等级。但决不可以根据伤员的呻吟喊叫程度来判断伤情的轻重。

2. 重要生命体征 如伤员神志(格拉斯哥评分≥11 分)、脉搏(正常 60~100 次/分、有力)、呼吸(正常 14~28 次/分、平稳)、血压(正常收缩压 >100mmHg 或平均动脉压 >70mmHg)、经皮血氧饱和度(SpO_2>95%)、毛细血管充盈度(正常 <2 秒钟)、尿量(正常 >30ml/h)等生理指标和动态变化参数,是判断伤情严重程度的客观定量指标,对检伤分类具有重要的指导价值。

3. 受伤部位(伤部) 根据解剖生理关系,通常将人体笼统地划分为九个部位(CHAN-SPEMS),即胸部 C、头部 H、腹部 A、颈部 N、脊柱脊髓 S、骨盆 P、上下肢体 E、颌面 M、体表皮肤 S,其中以 CHANS(头部、颈部、胸部、腹部和脊柱)最为重要。在对伤员充分暴露、完成全身查体后,伤部的定位应具体化描述,如上下、左右、前后等,并尽量用数字表达受伤范围。据统计,在整个灾害中伤以四肢伤的发生率最高,约为 50%~65%,而多发伤大约15%~35%。

4. 损伤类型(伤型) 根据受伤后体表是否完整、体腔是否被穿透以及伤道形态,可大致分为开放伤/闭合伤、穿透伤/钝挫伤、贯通伤/盲管伤等,以开放伤和穿通伤最为严重。

5. 致伤原因(伤因) 导致人体受伤的原因通常分为四大类,即交通事故伤(如机动车、飞机、舰船)、机械性损伤(如钝器、锐器、挤压、高处坠落)、枪械火器伤(如刀刃、枪弹、爆炸、冲击)以及其他理化因素致伤(如烧伤、烫伤、冻伤、电击伤、放射性损伤、化学品灼伤等)。上述多种原因混合在一起共同致伤,称为复合伤,与多发伤是两个不同的概念。

四、检伤分类的方法学概述

(一)按是否定量评估

可将检伤分类分为模糊定性法与定量评分法两大类。其中模糊定性法简单方便,不用记忆分值和评分计算,即可迅速完成现场检伤分类,但缺乏科学性与可比性,仅适用于院前对灾害事故的快速检伤分类。而定量评分法通过量化打分,用数字直观地评价,因此具有科学性、符合标准化,方便搞科研、写论文及国际交流;但必须记忆分值并进行评分计算,比较繁琐、复杂和费时。创伤评分始创于 20 世纪 70 年代初,目前已有几十种定量评分方法,各有其特点及应用范围。

（二）按适用范围的不同

还可将检伤分类法分为院前与院内两种体系。院前检伤评估每个伤员必须在 5~10 秒钟内完成，否则面对重大灾害事故造成的上百人伤亡，如果需花费 60 分钟以上的时间才能完成现场检伤分类，重伤员就会失去最佳的抢救时机，这种检伤分类变得没有任何实用价值。所以，用于院前的检伤分类法，必须具备简便、快捷的特点。而院内检伤分类在时间上不需要那么紧迫，因此其方法应该尽量全面、详尽、准确，只能使用多参数定量评分法，即使繁琐、费时一些也没有关系，常用的创伤评分法如 AIS-ISS、ASCOT 或 APACHE Ⅱ 等。下面，本文专门就灾害事故的院前检伤分类体系，分别从模糊定性法与定量评分法中，各推荐一种最常用和先进的方法。

1. 院前模糊定性法——ABCD 法

（1）ABCD 法来源于伤情判断依据中的四项重要生命体征指标，即神志（C）、脉搏（P）、呼吸（R）、血压（BP）。一旦确定伤员的神志昏迷，脉搏超过 50~120 次 / 分，呼吸超过 10~30 次 / 分，或者血压低于正常值（收缩压 <100mmHg 或平均动脉压 <70mmHg），只要其中一项有明显异常，即可判断为重伤。但请注意，如果单纯使用上述生理指标作为伤情分类依据是有严重缺陷的，因为测量和计算这些生命体征指标需要耗费时间，并且容易将重伤轻判，这是现场检伤分类不允许出现的致命错误。因此，在此基础上结合伤部和伤型，本人提出了更加正确而且便于记忆的 ABCD 法。

（2）ABCD 代表着创伤的各种危重症情况，其含义分别为：

A. Asphyxia——窒息与呼吸困难：伤员胸部、颈部或颌面受伤后，很快出现窒息情况，表现为明显的吸气性呼吸困难，呼吸十分急促或缓慢，伴有发绀、呼吸三凹征、气胸或连枷胸等体征。常见原因为胸部穿透伤、张力性气胸、冲击性肺损伤、多发性肋骨骨折或急性上呼吸道机械梗阻。

B. Bleeding——出血与失血性休克：创伤导致伤员活动性出血，不管哪一个部位损伤出血，一旦短时间内失血量超过 800ml，出现休克的早期表现，如收缩压低于 100mmHg 或脉压 <30mmHg，脉搏超过 100 次 / 分，伤员神志虽清楚但精神紧张、烦躁不安，伴有面色苍白、四肢湿冷，口干尿少，即应判断为重伤。休克的快速检查方法为一看（神志、面色）、二摸（脉搏、肢端）、三测（毛细血管充盈度，但暂时不用急于测量血压）、四量（估计出血量）。

C. Coma——昏迷与颅脑外伤：伤员受伤后很快陷入昏迷状态，并且伴有双侧瞳孔改变和神经系统定位体征，即使头部没有外伤迹象，也暂时无法做头颅 CT 证实，仍可初步诊断为颅脑损伤，当然属重伤员。

D. Dying（die 的现在时）——正在发生的突然死亡：重度的创伤会导致伤员当场呼吸心搏骤停，如果医疗急救人员能够及时赶到现场，面对正在发生的猝死，只要伤员心脏停搏的时间不超过 10 分钟，心肺复苏仍有抢救成功的可能，故可归为重伤范围。但是，如果在事发 10 分钟以后急救人员才来到现场，或者伤员头颈胸腹任一部位的粉碎性破裂甚至断离，诊断生物学死亡即可放弃救治。即便是刚刚发生的临床死亡，如遇重大灾害事故现场的医疗救护人员人手严重不足，仍不得不将此类伤员划归为死亡，只好忍痛放弃抢救，因为此时拯救活着的人更加重要和有实际意义。

（3）ABCD 法属于模糊定性的方法，只要一看见伤员出现 ABCD 其中一项以上明显异常,即可快速判断为重伤,异常的项目越多说明伤情越严重;相反,如果 ABCD 四项全部正常,则归类为轻伤;而介于两者之间,即 ABC 三项(D 项除外)中只有一项异常但不明显者,则应判定为中度伤。该法简便快捷,只需 5~10 秒钟即可完成对一个伤员的检伤分类,非常适合于灾害现场的医疗检伤评估。

2. 院前定量评分法——PHI 法

(1)迄今为止,具有临床实用价值的院前检伤评分方法共有 6 种,评价如表 3-1 所示。

表 3-1　各种院外定量评分法

评分方法	问世年代	作者	总体评价
创伤指数法(trauma index,TI)	1971 年	Kirkpatrick	灵敏度 60% 特异度 82% 目前已很少使用
创伤记分法(trauma score,TS)	1981 年	Champion	灵敏度 71% 特异度 99% 易将重伤轻判
修正创伤记分法(简称 RTS)	1985 年	Champion	灵敏度 95% 特异度 37% 较好反映颅脑伤
CRAMS 评分法(5 个参数英文字头的缩写)	1982~1985 年	Gormican Clemmer	灵敏度 82% 特异度 86% 评分较为复杂
儿童创伤记分法(pediatric TS,PTS)	1986 年	Tepas	灵敏度 91% 特异度 85% 仅适用于儿童
院前指数法(prehospital index,PHI)	1986 年	Koehler	灵敏度 94% 特异度 91% 目前最好的方法

(2)评价某种创伤评分法是否科学实用,比较其方法的优劣性,有两个客观指标可供衡量:灵敏度与特异度以及两者之间的平衡。灵敏度反映判断重伤的敏感程度,越高越敏感,但太高则可能出现假阳性(轻伤重判);而特异度表达判定重伤的准确程度,越高越准确,但太高则可能出现假阴性(重伤轻判)。鉴于灾害现场急救的特殊性,为避免将重伤员误判为轻伤,防止因延误救治而造成的严重后果,应允许在事故现场将一定数量的轻伤员评判为重伤,亦就是容忍出现假阳性"重伤员"。所以,院前的检伤评分方法应保持较高的灵敏度,同时合理降低其特异度。

(3)PHI 法即"院前指数法"(Prehospital Index,缩写 PHI),在 CRAMS 评分法的基础上改进、简化而产生,是上述 6 种评分法中灵敏度与特异度最高,并且保持最佳均衡的一种方法。因而,PHI 属于目前灾害现场检伤评分体系中最好的一种院前定量分类法,得到世界各国的广泛应用,见表 3-2。

表 3-2　院前指数法

参数	级别		分值
收缩压	>100mmHg		0
	<100mmHg		1
	<85mmHg		3
	<75mmHg		5
脉搏（次／分）	51~119		0
	>120		3
	<50		5
呼吸（次／分）	正常（14~28）		0
	费力或表浅 >30		3
	缓慢 <10		5
神智	正常		0
	模糊或烦躁		3
	不可理解的言语		5
附加伤部及伤型	胸或腹部穿透伤	无	0
		有	4

HI 法的检伤分类标准为，将表 3-2 中上述 5 项指标的每个参数所得分值相加，根据总的分数进行评判：

评分 0~3 分　轻伤

评分 4~5 分　中度伤

评分 6 分以上　重伤

PHI 法用数据定量评判，因而比 ABCD 定性法更加科学、准确，但评分过程相对复杂、费时。故在灾害现场检伤分类可将这两种方法结合起来，即首先采用 ABCD 法初步筛查，然后再对筛选出的重伤员和中度伤用 PHI 定量评分，综合两者的优点与长处，比单用一种方法更加合理、正确。

五、检伤分类的标识和现场登记

1. 实施现场检伤分类的分检人员，应当由急救经验丰富和组织能力较强的主治医师以上职称的医师担任。在检伤分类的进行过程中，必须在每一位甄别后的伤员身上，立即作出分类标志，即边分类边标识，同步完成，以防止差错、提高效率。完成检伤分类后，由参加急救的医护人员按伤情标识给予相应的顺序处理。

2. 检伤分类标志国际通行采用"伤情识别卡"。伤情识别卡可用不同材料制作（最好是硬纸卡），必须采用国际公认的四色系统颜色（如前所述）加以显著区别，整张卡片用一种纯颜色明显标示；卡片上必须记录伤员的重要资料，格式化打勾选择伤情和注明检伤评分分值；卡片一式两联、预先编好号码（两联同号），一联挂在每一位伤员身体的醒目部位，另一联现场留底方便统计。

3. 检伤分类的同时，必须安排专人负责灾害现场的登记和统计工作，边分类边登记，最好采用一式两联并编号的伤情识别卡进行统计。现场登记有利于准确统计伤亡人数和伤情程度,正确掌握伤员的转送去向与分流人数,以便及时汇报伤情,有效地组织调度医疗救援力量(图 3-16)。

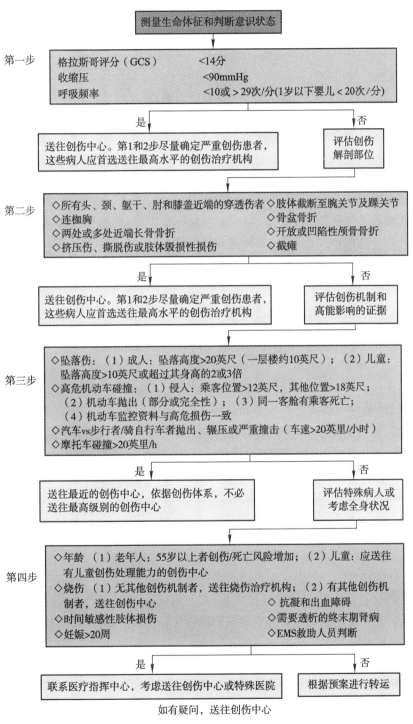

图 3-16　美国现场检伤分类决策程序

（靳有鹏　王玉林）

第三节　心肺复苏术

一、概述

心跳呼吸骤停是指患儿突然呼吸及循环功能停止。是临床上最紧急情况,必须分秒必争进行抢救。对心跳、呼吸骤停采取的一切急救措施,恢复已中断的呼吸、循环称心肺复苏(cardiopulmonary resuscitation,CPR)。鉴于心肺复苏的最终目的是恢复患者的神志和生活能力,因此心肺复苏也被称为心肺脑复苏。

二、临床要点

(一)病史采集

1. **发病原因**　包括新生儿窒息、喉痉挛、喉梗阻、中毒、代谢性疾病、心肌炎、心肌病、心力衰竭、心血管介入治疗操作过程、各种意外损伤等。

小儿心跳呼吸骤停高危因素:

(1)心血管系统不稳定:如大量失血、难治性心衰、低血压、反复心律失常等。

(2)急速进展的肺部疾病:如严重哮喘、喉炎、重症肺炎、肺透明膜病等。

(3)外科术后早期:如应用全麻及大量镇静剂使患儿对各种刺激的反射能力改变。

(4)安有人工气道的患儿气管插管堵塞或脱管。

(5)神经系统疾病急剧恶化时:如昏迷患儿无足够的呼吸驱动以保证正常的通气。

另外,临床的一些操作对于高危因素的患儿能加重或触发心跳呼吸骤停,包括:①气道吸引:引起低氧、肺泡萎陷及反射性心动过缓;②不适当的胸部物理治疗:分泌物溢出,阻塞气道,也可使患儿产生疲劳;③任何形式的呼吸支持的撤离:如拔除气管插管、撤离呼吸机改为CPAP辅助呼吸、撤离CPAP等;④镇静剂的应用:如麻醉剂、镇静药或止咳药的应用引起的呼吸抑制;⑤各种操作:如腰穿时呼吸屏住,可出现心搏骤停;⑥迷走神经兴奋性增加:如插胃管、气管插管等操作。

再者,高危婴儿喂养时由于吞咽-呼吸的不协调可引起心跳呼吸骤停。如出现外周循环不良、心动过缓、呼吸形式的改变、呼吸暂停、发绀、对刺激反应性下降等。有上述表现者应尽可能停止相关操作,并给予生命支持。

2. **主要临床症状**　突然出现无自主呼吸,大动脉搏动消失,伴随昏迷、面色灰暗、发绀。

3. **既往史**　是否有心肺、神经系统疾病,有无用药史、手术外伤史及特殊操作史。

4. **传染病史**　询问既往传染病史和预防接种史,近期有无急性传染病接触史。

(二)体格检查

1. **一般体征**　昏迷、全身灰暗、面色发绀。

2. **胸腹部体征**　表现为胸廓及腹部无起伏,听诊无呼吸音。

3. **心血管体征**　触摸大动脉搏动消失,听诊无心音。

4. **神经系统**　瞳孔散大,对光反射消失。深浅反射均无法引出。

(三)实验室检查

1. **血常规**　无特异性,可正常,亦可异常。

2. **生化**　提示肝肾缺氧缺血后损伤。严重程度和缺氧缺血时间长短密切相关。

3. **心电图**　等电位线、心电机械分离或心室颤动等。

三、诊断思路

（一）诊断依据

根据病史、症状体征，可作出临床诊断。追问病史，查找原因。

（二）鉴别诊断

本病根据病史及体征即可明确诊断，无需与其他疾病鉴别。

四、治疗原则及方案

（一）急救治疗

2010 年 10 月，美国心脏协会在对大量文献进行系统回顾与评价的基础上，对 2005 年国际小儿心肺复苏与心血管急救指南进行修订，发布了新版指南。新版指南所作的修订主要包括：将"ABC"更改为"CAB"；心肺复苏从胸外按压开始；确认婴儿使用除颤仪的安全性；心肺复苏后处理等。

1. **检查反应及呼吸**　轻拍患儿双肩，并大声呼唤（图 3-17）。对于婴儿，轻拍足底。如患儿无反应，快速检查是否有呼吸。如没有自主呼吸，或呼吸不正常，须大声呼救，并启动紧急反应系统，获得自动体外除颤仪（automatic external defibrillator，AED）（图 3-18）或手动除颤仪，并准备开始进行 CPR。

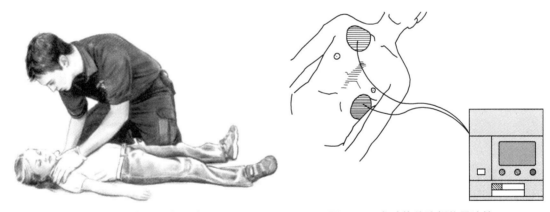

图 3-17　检查反应及呼吸　　　　　图 3-18　自动体外除颤仪及连接

2. **启动紧急反应系统**　院内复苏或多人在场时，应立即派人启动紧急反应系统并获取除颤监护仪或 AED；院外单人复苏应首先进行 5 个回合 CPR（图 3-19）后，再启动紧急反应系统。然而，目击心搏骤停时应首先启动紧急反应系统，并获得除颤仪，再回到患儿身边进行 CPR。

3. **评估脉搏**　医疗人员可最多用 10 秒触摸脉搏（婴儿肱动脉，儿童颈动脉或股动脉）。如 10 秒内无法确认触摸到脉搏，或脉搏明显缓慢（低于 60 次 / 分钟），需开始胸外按压。非医疗人员可不评估脉搏。

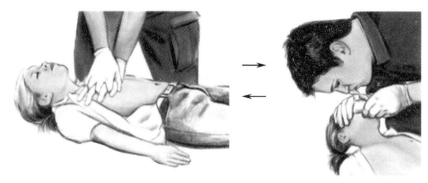

图 3-19　院外单人 CPR

4. 胸外按压　儿童胸外按压时使用单手或双手按压法,掌根按压胸骨下 1/2(中指位于双乳头连线中点)。婴儿胸外按压时,单人使用双指按压法,位于乳头连线下;双人使用双手环抱法,拇指置于胸骨下 1/2 处。胸外按压时,按压速率至少为每分钟 100 次,按压幅度至少为胸部前后径的 1/3(婴儿大约为 4cm,儿童大约为 5cm),用力按压和快速按压,减少胸外按压的中断,每次按压后胸部须回弹。

5. 打开气道及人工通气　不怀疑存在头部或颈部损伤的患儿,采用"仰头 - 提颏"法打开气道。怀疑可能存在头部或颈部外伤的患儿,采用"推举下颌"法打开气道。"推举下颌"法无法有效打开气道时,仍可使用"仰头 - 提颏"法。患儿无自主呼吸或呼吸不正常时,予两次人工呼吸。在院外,采用口对口或口与口鼻进行通气。医疗人员在院内进行人工呼吸可使用气囊面罩通气。应避免过度通气,仅需要使胸廓抬起的最小潮气量即可。不推荐常规使用环状软骨压迫法。

6. 按压与通气的协调

(1)未建立高级气道(气管插管)时,单人复苏按压通气比 30∶2,双人复苏按压通气比 15∶2。一般要求每 2 分钟两名施救者应交换职责,每次交换 5 秒内完成。

(2)建立高级气道后,负责胸外按压的医疗人员以每分钟 100 次的频率进行不间断按压,负责通气者以每 6~8 秒给予 1 次人工呼吸的速度(8~10 次 / 分钟)进行通气。两名施救者不再进行按压与呼吸的配合。

(3)当患儿无自主呼吸或呼吸衰竭时,但存在大动脉搏动,且脉搏 >60 次 / 分钟,无需给予胸外按压,可仅予呼吸支持,每 3~5 秒 1 次人工呼吸通气(12~20 次 / 分钟),每次呼吸时间持续 1 秒,并观察胸廓是否随每次呼吸而抬举。

7. 监护仪或除颤仪评估心律

(1)如为不可电击心律(心跳停搏或无脉电活动),应尽快建立静脉或骨髓通路,给予肾上腺素,剂量为 0.01mg/kg(0.1ml/kg,1∶10 000)静脉注射或骨髓腔注射;或者 0.1mg/kg(0.1ml/kg,1∶1000)气管内给药,3~5 分钟后可重复,每 2 分钟评估心律。

(2)如为可电击心律(心室颤动或无脉室性心动过速),应尽快除颤,首剂 2J/kg;2 分钟后再评估心律,无效可加倍除颤剂量,最大不超过 10J/kg。顽固性心室颤动或室性心动过速可予胺碘酮或利多卡因,同时寻找病因并进行相应处理。

高级心脏生命支持:①推荐应用连续定量的二氧化碳仪,以确定和监测气管内插管的位置;②对心搏骤停救治流程重新设计并简化,强调高治疗 CRP 的重要性;③对治疗无脉性电活动/心搏停止,不再推荐常规应用阿托品;④CRP后自主循环是否恢复,进行生理性监测;⑤对于有症状的心动过缓,作为起搏替代治疗,推荐使用变时性药物;⑥对稳定性、规律性单相宽QRS波心动过速初始治疗,推荐使用腺苷,该药安全,潜在有效。

心肺复苏后除维持血压及气体交换外,尚需扩容、应用血管活性药物及正性肌力药物、亚低温治疗和有创监护,保护各脏器功能,防治多脏器功能衰竭。若患儿心肺功能仍不能恢复,可床旁行体外生命支持,应用体外膜肺ECMO,待患儿心肺功能恢复后,撤离ECMO。

(二)保护各脏器功能

1. **脑细胞**　镇静、脱水、降颅压、亚低温。
2. **胃肠道**　胃肠减压、抑酸、保护胃肠黏膜。
3. **肝细胞**　保肝、退黄。
4. **肾功能**　密切监测尿量、肾功能,必要时给予限液、腹膜透析、血液滤过治疗。

(三)对症治疗

1. **抗感染**　应用抗生素。
2. **呼吸支持**　呼吸机辅助呼吸。
3. **循环支持**　血管活性药物维持循环稳定。

附:溺水的现场复苏

溺水者被救上岸后,将其仰卧,头偏向一侧,立即清除口鼻内的污泥、呕吐物、藻草等保持呼吸道通畅。牙关紧闭者,用手按捏两侧面颊用力启开。然后:①看一看双侧瞳孔是否散大;②摸一摸颈动脉、股动脉是否有搏动;③听一听心音和呼吸音,是否有气流,胸部是否起伏,判断呼吸心跳是否停止。对呼吸微弱或已经停止者,立即进行口对口人工呼吸,如果呼吸心跳均已停止,应立即进行徒手心肺复苏术。注意溺水患儿心肺复苏应遵循ABC原则,而非CAB原则。原则上在心肺复苏之初先给予5次人工通气再行心脏按压。

心肺复苏成功的判断:能扪及大动脉搏动,收缩压>60mmHg,颜面、口唇、指甲及皮肤转红;散大的瞳孔缩小,自主呼吸恢复;意识神态开始恢复。如果抢救时间超过30分钟以上,溺水者呼吸心跳仍未恢复,应考虑放弃抢救。

现场急救应着重于基本的心肺复苏,使自主呼吸循环迅速恢复。溺水者经现场抢救,在呼吸心跳恢复后,重症病人应立即转送附近的医院,途中仍需不停地对溺水者做人工呼吸和心脏按压,同时注意保暖。对于不能恢复自主呼吸和意识者,如有条件,应尽早进行高级生命支持及辅助呼吸,面罩吸氧,气管插管人工呼吸,扩容,电除颤和血管活性药物的应用。

(许　煊　封志纯　郭　锋　王玉林)

第四节　灾害现场急救的组织与指挥

灾害事故现场一般都很混乱,组织指挥特别重要,应快速组成临时现场救护小组,统一指挥,加强灾害事故现场一线救护,这是保证抢救成功的关键措施之一。

一、灾害事故应急组织机构

（一）指挥机构和 120 指挥系统

1. 灾害事故急救医疗指挥机构由本地卫生行政部门和卫生应急机构组成。决定各级应急预案的启动。

2. "120"急救指挥调度系统是区域内院前急救医疗统一的指挥调度机构。

3. 急救医疗机构应与本地"120"急救指挥中心共同组成急救医疗网络。

4. "120"急救指挥中心与所有急救机构的急救车、急诊科之间应安装专用的有线、无线通讯设备，并保证设备的运行和完好。

（二）灾害事故急救组织

1. **建立各级急救领导小组**　各级急救机构应成立由领导和相应科室负责人组成的领导小组，组织现场急救、转运和组织院内急救。

2. **组成急救梯队**

（1）第一梯队：由事发本地急救机构当日急救值班的车辆、医护人员、司机、担架人员组成。

（2）第二梯队：由本地卫生应急部门领导、急救指挥中心值班领导、专家、司机及所有增援的急救应急队伍组成。

（3）第三梯队：急救医疗网络后续车辆、医护、司机及相关人员。

3. **急救专家组**

（1）建立急救专家组，急救专家由本地重点学科副高以上的专业技术人员担任。

（2）在本地发生大型突发公共卫生事件和灾害事故时，急救专家能确保在 10 分钟内出发，以最短的时间到达现场指导并参与急救工作。

（3）急救专家除有精湛的技术外，还应具有团结协作、以大局为重的团队精神，在处置突发事件时，服从本地"120"指挥中心的统一指挥。

（三）急救人员、车辆

1. 二级以上医疗机构，专业从事院前急救任务的急救小组不少于 3 组，每组由从事临床工作三年以上的医师、两年以上的护士和司机、担架员组成。

2. 各急救机构配备急诊专用急救车不少于 2 辆。

3. 急救车车内药械、急救、通讯等设备按国家卫生和计划生育委员会相关要求装备。

4. 急救车应保持车况良好，应备有监护型急救救车。

二、灾害事故的应急流程

（一）指挥调度流程

1. "120"在接到事故呼救电话后调度员应立即做出反应：详细了解事故性质、地点和伤亡人数。

2. 迅速调度离事故现场最近的急救机构人员和车辆前往事故地点，并根据事故性质调度其他值班车辆赶往现场或待命做好应急准备。

3. 向急救指挥中心领导、本地卫生局应急办和局总值班报告：灾情性质、地点、人数、伤情、灾情趋势（是否发展）、已经采取的措施、现场急需的救援物资。

4. 通知有关人员(各级部门领导、需继续增派的急救单位),迅速赶往急救现场或按领导指示到指定地点报到、集结、待命。

5. 通知相关网络医疗机构按急救预案集中车辆、人员,各医院急诊科做好接收伤病员准备。

6. 根据现场汇报和领导指示派出增援车辆、人员。

(二)第一梯队现场急救流程

1. 最先到达现场的急救小组应立即了解现场的情况,及时进行检伤分类并向"120"指挥中心报告。

报告内容:①灾害事故的性质,现场准确地点与路线。②人员伤亡情况:伤亡人数、受伤程度和部位;已采取措施和急需支援的内容(车辆、药品、器械)。③重要伤、病员的身份以及后送情况。④事故是否已被控制,有否发展趋势。

2. 驾驶员应将车辆停放在便于开展急救和分流的安全地点。

3. 本地卫生行政领导到达前急救医师临时担任现场指挥任务。

(三)灾害事故的现场指挥

1. 现场指挥的确立

(1)到达现场的本地最高卫生行政部门领导即为灾害事故现场医疗救援总指挥。

(2)"120"急救指挥中心现场领导应配合现场医疗救援总指挥做好救援工作,在本地最高卫生行政部门领导未到达之前临时担任现场医疗救援总指挥。

2. "120"现场指挥工作流程

(1)根据"120"值班调度人员的报告迅速判断事故的性质,根据指挥原则迅速赶往现场。

(2)与本地卫生领导和急救专家迅速查看伤病员并再次检伤分类,准确统计现场伤亡人员的数量。

(3)保持与"120"指挥中心的联系,紧急调动急救资源。

(4)及时联络领导机构,在省、市和卫生行政部门领导下统一开展现场急救,并与其他应急系统(公安、武警、消防、交通、军队)联络,协调配合做好现场救援工作。

(5)利用本地条件组织急救医疗和转运,对重伤和必须进行紧急处理的伤员进行本地急救。

(6)根据事故性质、伤病员情况请示现场总指挥,确定分流地点和人数,果断组织伤病员的分流。

(7)指挥车驾驶员作为医疗运输员与交警配合负责调配和指挥现场急救车辆。

3. 现场分流原则

(1)灾害抢救现场的分流应由"120"急救指挥中心统一指挥,任何单位和个人必须服从统一安排。

(2)伤病员的分流遵循就近、专科、实力和承受能力的原则合理分流。

(3)特大灾害事故伤病员特别多时,应遵照卫生行政部门统一部署,按急救预案分流。

(4)社会影响重大的事故,伤病员原则分流至本地最高级别医院救治并相对集中。

(靳有鹏　王玉林)

第五节　救援医疗设备的使用

因发生灾害时受具体条件的限制,只能使用较简单的仪器设备,故在此仅介绍如下几种急救设备的使用方法。

一、除颤仪

当监护仪屏幕显示患者为心室扑动或心室颤动时立即进行电除颤(electric defibrillation),步骤如下:

1. 接除颤仪(defibrillator)电源线、地线,保证患者安全。
2. 打开电源开关,将选择开关旋至 on 处。
3. 将患者平卧于木板或平地上,检查并去除导电物质,松解衣扣,暴露胸部。
4. 若心室颤动为细颤时,遵医嘱给予肾上腺素适量静脉注射,使细颤转为粗颤。
5. 将电击部位皮肤擦干。
6. 选择非同步除颤,选电量 2J/kg,按 charge 键,任何人、金属等导电物质均不可接触患者。
7. 正确放置电击板,一个电极放在右前壁锁骨下,靠近但不与胸骨重叠,另一个电极板放在心尖。紧压电击板于患者胸部,迅速放电除颤,无效时可重复电除颤,最大为 360J。

近年来,发达国家大力推荐自动心脏除颤器(AED)用于非专业急救部门的重要急救装备,是"生存链"中四个"早期"中的第三环——早期心脏除颤在装备上的重要保障。

自动体外除颤器,是一种便携式、易于操作,稍加培训即能熟练使用,专为现场急救设计的急救设备,从某种意义上讲,AED 不仅是一种急救设备,更是一种急救新观念,一种由现场目击者最早进行有效急救的观念。它有别于传统除颤器,可以经内置电脑分析和确定发病者是否需要予以电除颤。除颤过程中,AED 的语音提示和屏幕显示使操作更为简便易行。自动体外除颤器对多数人来说,只需几小时的培训便能操作。美国心脏病协会(AHA)认为,学用 AED 比学心肺复苏(CPR)更为简单。虽然 AED 的使用十分便捷,但是目前国内配置的 AED 尚不允许未受训练的非专业人员使用。

与医院中专业除颤器不同的是,自动体外心脏除颤器只需要短期的教学即可会使用。机器本身会自动判读心电图然后决定电击。半自动机型则会提醒施救者去按下电击钮。在大部分的场合施救者即使误按了电击钮,机器也不会作出电击,有些机型更可使用在儿童身上(低于 25kg 或小于 8 岁),但一般必须选择儿童专用的电极贴片。美国心脏医学会更建议即使没有儿童专用贴片仍可以使用成人贴片取代;目前没有证据显示成人用的贴片电极会造成更严重的损害。

使用步骤:

1. 开启 AED,打开 AED 的盖子,依据视觉和声音的提示操作(有些型号需要先按下电源)。
2. 给患者贴电极,在患者胸部适当的位置上,紧密地贴上电极。通常而言,两块电极板分别贴在右胸上部和左胸左乳头外侧,具体位置可以参考 AED 机壳上的图样和电极板上的图片说明。也有使用一体化电极板的 AED,如将在本次北京奥运会会场配置的 ZOLL

AED Plus。

3. 将电极板插头插入 AED 主机插孔。

4. 开始分析心律，在必要时除颤。按下"分析"键(有些型号在插入电极板后会发出语音提示，并自动开始分析心率，在此过程中请不要接触患者，即使是轻微的触动都有可能影响 AED 的分析)，AED 将会开始分析心率。分析完毕后，AED 将会发出是否进行除颤的建议，当有除颤指征时，不要与患者接触，同时告诉附近的其他任何人远离患者，由操作者按下"放电"键除颤。

5. 一次除颤后未恢复有效灌注心律，进行 5 个周期 CPR。除颤结束后，AED 会再次分析心律，如未恢复有效灌注心律，操作者应进行 5 个周期 CPR，然后再次分析心律、除颤、CPR，反复至急救人员到来。

常用语音提示：

● attach pads(连接电极板)

● do not touch the patient，analyzing ECG/rhythm(请不要接触患者，正在分析心电图/心律)

● shock advised/no shock advised(建议除颤/未建议除颤)

● stand clear(远离患者)

● charging(充电中)

● press the shock button(按下"电击"键)

● shock delivered(放电完毕)

● check patient，if no pulse do CPR(检查患者，如没有脉搏，进行 CPR)

二、便携式除颤监护仪

近年来开发的便携式除颤监护仪比起以往的除颤监护仪来说，体积小，重量轻，操作简便，特别适用于院外环境。这种仪器一般备有内置式血氧饱和度和无创测搏功能，还可选择增加自动除颤功能。通过同一种多功能外接粘接电极就可进行起搏和除颤。这种仪器可选择增加直流电源模块，使用救护车上的直流电源，特别适合在救护车上使用。

(靳有鹏　王玉林)

第六节　救援合成训练

救援训练(rescue training)是应急救援行动成功的前提和保证。训练的内容要按人员类型、实际水平分别设计。对于各类人员的培训要达到基本应急培训，即对参与应急行动所有相关人员进行的最低程度的应急培训，要求应急人员了解和掌握如何识别危险、如何采取必要的应急措施、如何启动紧急警报系统、如何安全疏散人群等基本操作。

一、医院前阶段

(一)需要进行的相关训练

救护车辅助急救人员和现场救护医师的技能包括基础的和后续的创伤生命支持，以及脊椎四肢骨折，胸、腹、头部损伤和烧伤的早期处理。要获得此种技能需要在实地和在医院内进行训练。实地训练是为了了解由于相对恶劣环境所带来的限制和障碍，并决定在很不理想的环境下如何适当地利用技术和设备。医院训练是为了获得创伤处理的理论和实用技术，如气管内插管、环甲膜切开、静脉内插管和输液、药物治疗方法等。

1. **伤员分类**　伤员分类技术的训练可以通过救灾演习进行，也可以通过书面练习进行传授。可向学员提供一张若干伤员的伤情清单，并告知现有设备情况和人员情况，要求学员分配伤员的优先顺序，并给出这样做的理由。

2. **依靠简便急救设备工作**　一般来讲，灾害条件下的实际情况与医院的环境是截然不同的，工作场地不存在，只有简陋的医疗设备，也可能没有助手。所以，对于从事救援工作的医师应进行相应的训练，可以作为陪同人员跟随本地急救车辆出诊，也可以以专业医疗人员的身份出席一些危险的体育项目比赛，如汽车赛等，锻炼利用最少的设备进行工作。

3. **指挥系统**　重大事件的处理需要一个有效的指挥系统。卫生救护专业人员必须准备接受来自其他方面的指挥，如消防队、爆破专家、军方或警方等。在许多重大事件时需要严格的安全防卫措施，医务人员需要携带识别卡。灾害演练训练应包括安全检查和指挥系统的参与，以便使所有各方都了解与其他各方统筹优先次序的必要性。

4. **实际工作中的灵活性**　医务人员在灾害条件下必须灵活机动。每个医师都必须受过基本复苏方法的训练，如气道处理、人工呼吸、止血及静脉内通道的建立等。被指定参加处理医院外实际事故的人应该经过后续创伤生命支持程序相对应的课程训练，包括中心静脉通道快速输液、胸部插管引流以及四肢及脊柱骨折和烧伤的处理。必须牢记，灾害可能是"复合性"的，即医疗设备本身也可能受到诸如地震或恐怖分子炸弹爆炸的影响。在这种情况下，工作的灵活性是必不可少的，必须迅速重新制订计划和安排行动，以便后送伤员到灾区以外的医院，或使用由军队或类似部门提供的帐篷式野战医院。

5. **环境危险**　许多灾害事件都伴随着环境危险，如核污染或化学污染，存在着受到不寻常的感染的危险，医务人员也可能需要在极其恶劣的气候条件下工作，这就需要穿着适当的保护服，而且进行特别是暴露在核或化学剂条件下时保护服用法的训练，还要熟悉清除核、化学污染的程序。所有人员都应了解救援人员（包括医务人员）可能由于在这些危险环境中过多暴露而被损害后的症状表现，并准备将他们送到休息、恢复和清除污染的地方。

6. **通讯联络**　大多数灾害事件都有相当程度的通讯中断的问题。极有可能野外与医院彼此之间不能进行有效的通讯联络，医院内部人员之间也互相不能联络。经验证明，医院中关键人员使用移动无线电话是必要的，在野外需要有移动无线电话和移动电话。医师和护士需要接受无线电操作的训练以及使用国际通用的表示字母表中字母的词语的训练。

7. **心理因素**　即使是对医务人员也应提醒他们，在灾害场合下，他们常会受恐怖因素的影响而使自己的判断力和专业技能失常。由于在面对实际情况之前，我们几乎没有人知道我们会做何种反应，所以几乎没有办法进行训练。另外，大家都应该记住没有哪个人是必不可少的，而且所有人都会疲劳。因此，任何人都不应该在现场值班时间超过 8 小时，每个人都必须准备在适当的时候把工作移交给同事。

（二）应该接受训练的人员

1. **救护车急救部门**　很显然，对灾害受害者进行救护主要由救护车急救部门来承担。越来越多的人在接受训练，达到医务辅助人员的水平。

2. **医师**　大多数医疗救灾计划包括把医疗队派往事故现场，这些医疗队一般包括麻醉师和急救医师。他们需要进行伤员分类、指挥系统,克服在野外、急救车上、直升机上、不良环境条件下工作的障碍,以及对自身局限性的认识等方面的训练。

3. 护士　护士除了作为专业医务助手之外,还可以其护理专业人员的一般形象而给不幸的伤员及其亲朋好友带来极大的宽慰。护士需要重点对指挥系统、野外医学和环境危险等进行特殊训练。

4. 其他救援机构　警察、消防队、飞机和船上工作人员、机场人员、工厂及饭店工作人员等都应进行基础生命支持及现场救护的训练。他们都应了解有关的救灾计划,并学会准确地报告灾情,以便将急迫的危险、伤员的大致数量、伤员的主要类型等重要信息有效地报告到有关部门。

二、医院中阶段

有大量伤员的事件中,伤员的处理原则一般来说也是按照正常临床实际原则来进行的。但是,还需要若干特别技能,并需要一些与正常临床不同的做法,以使最大量的伤员得到最大的好处。所有医院工作人员必须熟悉医院的救灾计划,必须安排正规训练以适应不同的救灾方案,并适应任何大医院都不断进行的工作人员的变换。

医院前阶段所需的许多特殊技能在医院中也是需要的,这包括伤员的动态分类、通讯联络以及对指挥系统和安全防卫措施的了解。在可能的情况下,还需要指定一些人员并进行训练,来照顾那些悲痛欲绝的伤亡者亲属。医院行政人员应接受与新闻界和警方的联络方法的训练,并能解释医疗报告。

有大量伤员时,手术室和手术者可能是非常紧缺的。一个手术室中可能需要同时使用2张手术台,这样麻醉师可以在训练有素的护士或手术室助手的协助下同时管理2名患者。这些非常规做法应在外科医师、麻醉师及手术室工作人员训练时体现出来。

(靳有鹏　王玉林)

第七节　环甲膜切开术

环甲膜(cricothyroidotomy)切开术是快速开放气道,解除窒息的方法,较气管切开术更快捷。在成人,由于环甲膜具有位置浅、解剖标志清晰、表面解剖结构简单等有利条件,环甲膜切开术在危急情况下建立紧急临时气道具有明显优势。但是儿童喉部发育不成熟,环甲间隔小,甲状软骨及环状软骨脆软,较难正确确认环甲膜。因此,对儿童尤其是婴幼儿应慎重实行环甲膜切开术。此外,声门下良性或恶性肿瘤,或者声门下炎症等病变;预计患者需要长时间佩戴气管套管者,也不宜实行环甲膜切开术。

(一)应用解剖

环甲膜位于环状软骨和甲状软骨之间,是喉弹力圆锥的前部,呈三角形,较坚韧,两侧是环甲肌。由于位置表浅,是最易进入喉腔的部位(图3-20)。手术时定位要准确,切开环甲膜时应避开环甲动脉,一般采用横切口切开环甲膜,这样可以避免损伤上面的声带和下面的环状软骨,套管一般选用软而有弹性的橡胶或硅胶管,以免损伤环状软骨和声门下的黏膜,减少喉狭窄形成的可能。

（二）适应证

环甲膜切开术虽然作为一种抢救呼吸道急性梗阻的快速有效手段，但由于手术中易损伤声带和环状软骨，导致术后喉狭窄，因此临床上仅应用于以下几种情况：①急性呼吸道阻塞，病情紧急，行气管插管失败者；②患者牙关紧闭，无法完成气管插管，而时间急迫，来不及行气管切开者；③颈部畸形的窒息患者，无法暴露声门完成插管，以及无法摆放手术头位，使气管切开困难者；④颈部外伤，插管或气管切开需移动患者头部，有可能加重病情者；⑤条件设备或技术有限，无法行气管插管和气管切开手术者；⑥非常规情况下，现场紧急抢救窒息患者，如无任何专门器械，可用刀片立即切开环甲膜，挽救患者的生命。

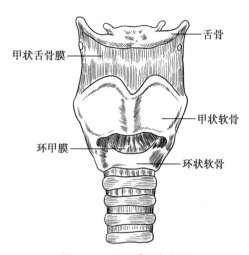

图 3-20　环甲膜局部解剖

（三）操作方法

先测定甲状软骨与环状软骨的位置。于甲状软骨与环状软骨间作一长约 3~4cm 的横行皮肤切口，分离颈前肌，于环甲膜处作约 1cm 的横切口（图 3-21），用刀柄或血管钳撑开伤口（图 3-22），使空气进入，随即插入橡皮管或塑料管并固定。

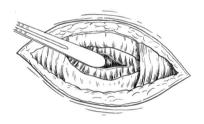

图 3-21　切开环甲膜

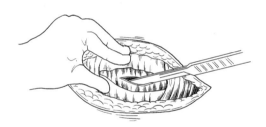

图 3-22　用刀柄撑开切口

（四）注意事项

1. 手术时应避免切伤环状软骨，以免术后引起喉狭窄。

2. 环甲膜切开术后的插管时间，以不超过 24 小时为宜，并避免选用金属套管，以防磨损环状软骨，导致喉狭窄。

3. 情况十分紧急时，用一粗的注射针头，经环甲膜直接刺入声门下区，亦可暂时减轻喉阻塞症状。穿刺深度要掌握恰当，防止针头未进入声门下区，或刺入气管后壁。如备有环甲膜穿刺器时，用该穿刺器可迅速缓解呼吸困难。

（郭　锋　王玉林）

第八节　气管切开术

气管切开术（tracheostomy）是一种抢救危重病人的急救手术，是切开颈段气管前壁，使患者可以经过新建立的通道进行呼吸的一种手术,主要应用于抢救喉阻塞患者。

（一）应用解剖

颈段气管位于颈部正中,前面有皮肤、筋膜、胸骨舌骨肌及胸骨甲状肌等组织覆盖。两侧带状肌的内侧缘在颈中线互相衔接,形成白线,施行气管切开术时循此线向深部分离,较易暴露气管(图3-23)。颈段气管约有7~8个气管环,甲状腺峡部,一般位于第2~4气管环,气管切口宜在峡部下缘处进行,避免损伤甲状腺引起出血。无名动脉、静脉位于第7~8气管环前壁,故切口亦不宜太低。气管后壁无软骨,与食管前壁相接,切开气管时,不可切入过深,以免损伤食管壁。

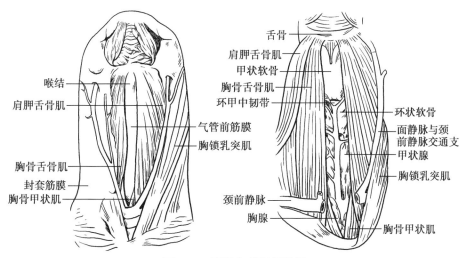

图3-23　颈段气管局部解剖

颈总动脉、颈内静脉位于两侧胸锁乳突肌的深部,在环状软骨水平上述血管距离中线位置较远,向下逐渐移向中线,于胸骨上窝处与气管靠近。将胸骨上窝为顶,胸锁乳突肌前缘为边形成一个三角形区域,气管切开水平在此三角区内沿中线进行,可避免损伤颈部大血管。

（二）适应证

1. **喉阻塞**　任何原因引起的Ⅲ~Ⅳ度喉阻塞,尤其是病因不能很快解除时。

2. **下呼吸道分泌物潴留**　昏迷,颅脑病变,神经麻痹,严重的脑、胸、腹部外伤及呼吸道烧伤等引起的下呼吸道分泌物潴留。为了吸出痰液,亦可行气管切开。

3. **预防性气管切开**　在某些口腔、颌面、咽、喉部手术时,为了保持术后呼吸道通畅,可以先期施行气管切开术。

4. **长时间辅助呼吸时**　气管切开术亦为装置辅助呼吸器提供了方便。

（三）操作方法

1. **体位**　最适合作气管切开术的位置是仰卧位,肩下垫枕,头后仰,使气管上提并与皮肤接近,便于手术时暴露气管。但后仰不宜过度,以免加重呼吸困难。若呼吸困难严重,患者无法仰卧,则可在半卧位或坐位进行手术,但暴露气管比平卧位时困难。

2. **消毒**　按外科方法消毒颈部皮肤,病情十分危急时,可不予消毒而立即作紧急气管切开。

3. 麻醉　一般采用局麻。以 1% 普鲁卡因或 1% 利多卡因于颈前中线作皮下及筋膜下浸润注射。

4. 步骤

（1）切口：可采用直切口（图 3-24），自甲状软骨下缘至接近胸骨上窝处，沿颈前正中线切开皮肤及皮下组织至胸骨上窝处。或于环状软骨下缘 3cm 处取横切口。

（2）分离颈前肌层：用止血钳沿颈中线作钝性分离，以拉钩将胸骨舌骨肌、胸骨甲状肌用相等力量向两侧牵拉，以保持气管的正中位置，并常以手指触摸环状软骨及气管，以便手术始终沿气管前中线进行。

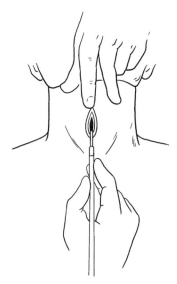

图 3-24　直切口位置

（3）暴露气管：甲状腺峡部覆盖于第 2~4 环的气管前壁，若其峡部不宽，在其下缘稍行分离，向上牵拉，便能暴露气管；若峡部过宽，可将其切断，缝扎止血以便暴露气管。

（4）确认气管：分离甲状腺后，可透过气管前筋膜隐约看到气管环，并可用手指摸到环形的软骨结构。可用注射器穿刺，视有无气体抽出，以免在紧急时把颈侧大血管误认为气管。必要时也可先找到环状软骨，然后向下解剖，寻找并确认气管。

（5）切开气管：确定气管后，气管内注入 0.5% 丁卡因 2ml 或 1% 利多卡因。于第 2~4 环处，用刀片自下向上挑开 2 个气管环。或 ∩ 形切开气管前壁，形成一个舌形气管前壁瓣。将该瓣与皮下组织缝合固定一针，以防以后气管套管脱出后，或换管时不易找到气管切开的位置，从而造成窒息。

（6）插入气管套管：用气管扩张器或弯止血钳撑开气管切口，插入已选好的带管芯的套管（图 3-25），立即取出管芯，放入内管。若有分泌物自管口咳出，证实套管确已插入气管。如无分泌物咳出，可用少许纱布纤维置于管口，视其是否随呼吸飘动。如发现套管不在气管内，应拔出套管，套入管芯，重新插入。

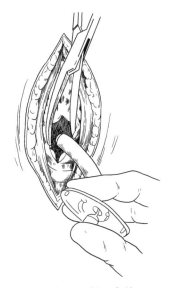

图 3-25　插入套管

（7）固定套管：套管板的两外缘，以布带将其牢固地缚于颈部，以防脱出；系带松紧要适度。

（8）缝合：若颈部软组织切口过长，可在切口上端缝合 1~2 针，但不宜缝合过密，以免加剧术后皮下气肿。

（四）术后处理

1. 保持套管通畅　气管切开后，必须时刻保持套管通畅，有分泌物咳出时，应立即用纱布擦去。内管应定时取出清洗，消毒。然后及时重新插入，以防分泌物干结堵塞外管。一般每隔 4~6 小时清洗内套管 1 次。如分泌物较多，应增加清洗次数。

2. 维持下呼吸道通畅　室内应保持适当的温度和湿度，用蒸汽吸入治疗，或定时通过气管套管滴入少许生理盐水、0.05% 糜蛋白酶溶液、1% 碘化钾或抗生素溶液等，以稀释痰液，便于咳出。必要时可用吸引器吸出下呼吸道痰液。

3. **防止伤口感染**　由于痰液污染,术后伤口易有感染,应每天换药一次。消毒切口周围皮肤,必要时,可酌情应用抗生素药物,控制感染。

4. **防止套管脱出**　套管过短或固定套管的带子过松,均可导致外管脱出。应经常检查套管是否在气管内。如发现套管脱出,应立即重行插入,以免发生窒息。术后1周内,不宜调换外管,以免因气管前组织尚未形成窦道,插管困难而造成意外。如必须调换时应准备好拉钩、血管钳等器械。

5. **拔管**　若喉阻塞及下呼吸道分泌物堵塞症状已经消除,可考虑拔管。拔管前先连续堵管24~48小时。如患者在活动、睡眠时呼吸平稳,可拔除套管,创口不必缝合,用蝶形胶布将创缘拉拢,数天后多可自行愈合。拔管后1~2天内应严密观察,如有呼吸困难应及时处理。

（五）并发症

1. **皮下气肿**　是术后最常见的并发症,皮下气肿的原因主要为:①暴露气管时,周围软组织剥离过多;②气管切口过长,或气管前筋膜切口小于气管切口,空气易由切口两端漏出;③切开气管或插入套管后,发生剧咳,促使气肿形成;④缝合皮肤切口过于紧密。多发生于颈部,有时扩展至头和胸腹部。皮下气肿大多数于数天后可自行吸收,不需作特殊处理。

2. **气胸**　暴露气管时,过于向下分离,损伤胸膜后,可引起气胸。亦有因喉阻塞严重,胸内负压过高,剧烈咳嗽时使肺泡破裂,形成自发性气胸。轻度的气胸一般可自行吸收。气胸明显,引起呼吸困难者,则应行胸腔穿刺或行闭式引流排出积气。

3. **伤口出血**　术后伤口少量出血,可于气管套管周围填入碘仿纱条,压迫止血,或酌情加用止血药物。若出血较多,应在充分准备下,检查伤口,结扎出血点。

4. **拔管困难**　原因主要为:①若切开气管部位过高,损伤环状软骨,造成喉狭窄;②气管切口处肉芽增生或气管软骨环切除过多,造成气管狭窄;③原发疾病未治愈,拔管易造成呼吸困难者;④气管套管型号偏大,堵管试验时呼吸不畅。应根据不同的原因,酌情处理。

（郭　锋　王玉林）

第九节　清　创　术

清创术(debridement)是用手术的方法处理污染的新鲜伤口,彻底清除伤口内的污物和异物,切除因损伤而失去活力的组织,消灭空腔,彻底止血,将已污染的伤口变成或接近清洁的伤口,并作初期缝合或延期缝合。

（一）适应证

有污染、带有异物的新鲜伤口均应清创;清创时机应在伤后越早越好,一般宜在伤后6~8小时内施行,在下列情况下也可适当延长,争取在伤后12~24小时内进行清创:①伤口污染较轻、伤口整齐、局部血液循环良好或气候寒冷;②伤后早期已应用广谱抗生素;③头、颈、颜面部血运丰富部位的伤口或关节附近,有大血管、神经等重要结构暴露的伤口。

（二）术前准备

1. 判断伤情,以防漏诊。根据受伤机制、临床表现和全面体检,了解创伤的严重程度及全身情况,判断是否有颅脑、胸、腹、四肢深部等合并伤或多发性损伤。

2. 患者如出现休克,应先抢救休克,待病情稳定后再进行清创,或在积极抗休克的同时进行清创、止血。

3. 对局部进行检查,了解伤口的部位、大小、污染程度,观察创伤局部有无骨、血管、神经、肌腱等损伤,如有活动性出血,应在抗休克同时先行止血,如伴有较大血管损伤的大出血,应先用无菌纱布填塞,压迫包扎或用止血带止血。

4. 有骨折或金属异物存留者,术前应行 X 线片检查。但在清创前一般禁用器械或手指等探查伤口。

5. 四肢远端清创术,术前可加用止血带,并记录时间,每 0.5~1 小时应松解止血带 1~2 分钟,同时在伤口加压止血。

6. 术前做好输液、输血的准备。

7. 伤部及其周围皮肤剃毛消毒。轻伤可在麻醉前准备,重伤需在麻醉后进行。

(三)麻醉方式

依年龄、损伤部位和伤口情况等来选择麻醉方式。浅表伤口可选择局部浸润麻醉或神经阻滞麻醉,大而深或复杂的伤口可根据情况选用腰麻、硬膜外麻醉或全身麻醉,上肢多采用臂丛神经或腕部神经阻滞麻醉,下肢可采用硬膜外麻醉或静脉复合麻醉。

(四)清创步骤

1. **清洗去污** 麻醉后,用无菌纱布填塞和覆盖伤口,剃除伤口周围的毛发,范围应大一些,以备必要时延长切口,剪除患肢趾(指)甲。用汽油或乙醚将皮肤上的油垢擦洗干净。术者洗手并戴无菌手套,更换填塞在伤口内的无菌纱布,用无菌软毛刷蘸取消毒肥皂水刷洗伤口周围皮肤,然后用生理盐水冲洗,再换毛刷刷洗、冲洗共 2~3 遍,直至清洁为止(图 3-26)。

2. **清洗、检查伤口** 去掉覆盖伤口的纱布,用大量的生理盐水冲洗创口(图 3-27),然后依次用 0.3% 过氧化氢溶液、生理盐水、1/1000 苯扎溴铵、生理盐水冲洗伤口,注意每一个死角、凹处,力求洗尽,较大的异物可取出,明显的出血点应钳夹止血。检查伤口深度,有无肌肉、肌腱、重要的神经及血管、骨骼等损伤。

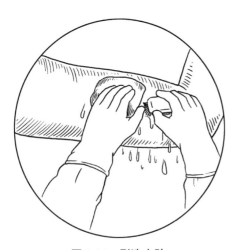

图 3-26 刷洗皮肤

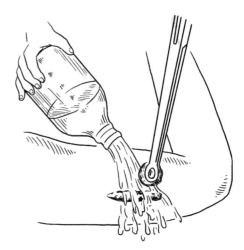

图 3-27 生理盐水冲洗伤口

3. 清理伤口　常规消毒、铺盖无菌巾。术者重新洗手、穿无菌手术衣、戴无菌手套进行伤口清理。四肢伤在伤口近端预置充气止血带以备用。用拉钩轻轻牵开伤口，仔细检查伤口后，清除血凝块、异物和组织碎片，切除明显坏死和失活组织以及明显挫伤的创缘组织（皮肤、皮下组织等）。必要时可适当扩大伤口、切开筋膜，以充分暴露创腔，便于清理。

4. 各种组织损伤的处理

（1）皮肤：伤口整齐、受伤时间短、污染不重者，皮缘可不切除。皮缘不整齐者，切除2~3cm明显受损、失活的创缘皮肤，将皮缘修剪整齐（图3-28）。头、颈、手部血供丰富，可紧贴创缘切除损伤的皮肤。颜面、手指、关节附近的正常皮肤要尽量少切除，以免影响缝合和功能。皮肤大片撕脱，或脱套性撕裂者，可将撕脱的皮肤行一期全层或中厚皮片游离植皮，争取创面全部覆盖。

（2）筋膜：破碎的皮下组织及坏死筋膜应全部切除（图3-29）。肢体深部软组织有挫伤者，应将深筋膜作菱形、"十"字形或"工"字形切开，有利于筋膜间隙的减压。

（3）肌肉：应彻底切除坏死、失活的肌肉组织（图3-30）。判断标准：刺激后无收缩反应；切之不出血；失去固有弹性；色泽暗红，表面水肿。

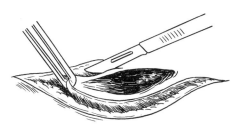

图 3-28　切除伤口皮缘

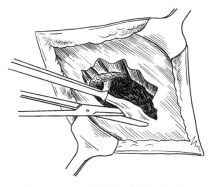

图 3-29　切除失去活力的筋膜

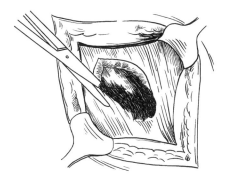

图 3-30　切除失去活力的肌肉

（4）骨、关节：已完全与骨膜及周围组织分离的小碎骨折片应清除，但与软组织相连的骨片必须保留；无骨膜覆盖的尖锐断端及污染骨端不易清除者可用咬骨钳咬除；伴有重要血管、神经部位的骨折清创时，应防止骨折端再刺伤血管、神经；髓腔内的污染，可用刮匙刮净；然后再行骨折复位、固定。复位及固定方法应根据具体情况选择。关节囊修补后，一般不在关节囊内放置引流。

（5）肌腱：清创后尽可能行一期修复。如已坏死、污染严重或挤压破坏者应予切除。若为钝性拉断，或不能缝合者，可将两断端固定在附近肌肉上，以防收缩，待创口愈合后再行修补。在掌横纹至指间关节之间的屈指肌腱一律不宜作初期缝合，以免粘连挛缩，影响手指功能。

（6）血管：一般的血管可予以结扎，较大的血管损伤时，如侧支循环良好，不妨碍远端血运，可用中号丝线双重结扎，如结扎后影响远端血供、肢体存活者，应施行血管吻合、修补或移植。

（7）神经：神经如有污染，只将鞘膜连同污染物切除，不可切除神经。有神经损伤时，应尽早清创后争取一期修复缝合，同时应避免过多地游离损伤的神经，以防加重损伤。作神经吻合前，须将神经的两断端用锋利刀片修成平整的创面，再作神经外膜或束膜对端吻合，如修复缝合有困难，可将神经两断端固定于邻近软组织上，防止其回缩，以便作二期修复术。

5. 缝合伤口　更换手术单、手术器械、手术衣和无菌手套，重新消毒铺巾。用生理盐水反复冲洗伤口，彻底止血，吸尽伤口内积液。伤口是开放还是缝合、是一期缝合还是延期缝合，应根据创口的污染程度、是否应用抗生素、受伤后的时间，创伤发生的部位、大小、深度和清创的彻底程度等具体情况而定。

（1）在受伤后 6~8 小时内清创彻底者，宜作初期缝合。伤后经过急救处理，局部曾早期使用过抗生素，伤后 12 小时清创后仍可作初期缝合。无明显感染的伤口和血运丰富、抵抗力和愈合力较强的颜面、头颈部伤口，为了保全容貌和外观，虽伤后 24~48 小时，经过适当清创，也可考虑作一期缝合。某些浆膜腔（如胸腔、腹腔、关节腔等）的开放性损伤，虽受伤时间较长，若无明显感染，彻底清创后可作一期缝合。

（2）伤后超过 12 小时，伤口污染严重、组织水肿者，可作延期缝合。

（3）火器伤的伤口一般不作初期缝合，但下列情况例外：①颜面和眼睑伤、头皮伤；②胸部穿透伤有开放性气胸者；③有肌腱或神经暴露的手外伤；④关节囊或滑膜囊损伤，囊腔中应留置塑料管或硅胶管，以便术后注入抗生素以及灌洗引流；⑤做血管吻合者，需用肌肉组织覆盖和皮肤缝合；⑥外阴部伤可作缝合，或作定位缝合。

（4）伤口引流：根据伤口情况，如伤后时间较长、污染严重等，可在缝合后的伤口内放置引流物，如橡皮片、凡士林纱布等以利引流，一般于术后 48 小时拔除。

（5）若伤口已感染，应每天换药，使炎症消退，创面长出新鲜的肉芽组织，在 8~14 天后行二期缝合。

（6）伤后两周仍不能缝合，如皮肤缺损过大者，可考虑施行植皮术。缝合时按照伤口层次，自内向外依次缝合，注意不留死腔。不缝合或延期缝合的伤口，清创后的肌腱、神经、血管和骨组织等均不能暴露在伤口之外，应用周围软组织覆盖。

（五）术后处理

1. 术后应严密观察患者，注意病情变化，警惕复合伤的存在。

2. 包扎和固定骨、关节损伤或神经、血管、肌腱修补，广泛软组织损伤者，均需固定，常用的固定方法有小夹板、石膏托和石膏夹板。抬高患肢以利于血液、淋巴液回流，减轻组织水肿和疼痛，促进伤口愈合。对包扎固定的肢体应密切注意肢体末梢血液循环。

3. 根据情况，行抗休克、抗感染治疗，并酌情使用镇静、止痛药物。

4. 预防特异性感染。伤后 24 小时内注射破伤风抗毒素。

5. 对于血管损伤缝合修复者，术后酌情应用低分子右旋糖酐、肝素等。

6. 对于神经损伤修复重建术者，术后应用大量 B 族维生素。

7. 注意伤口引流情况，有无出血、引流物有无恶臭等。除伤口有大量渗出液外，一般不宜过多地更换内层敷料。

8. 注意观察伤口情况，如出现局部严重感染、化脓或引流不畅，应及时扩大伤口引流，同时给予有效抗生素治疗。

（郭　锋　王玉林）

第十节　截　肢　术

截肢术（amputation）是用手术方法将肢体离断的一种治疗手段,其目的是截除严重病害的肢体以挽救生命和便于安装假肢,以改造一个运动器官。截肢是一种致残手术,手术指征掌握应十分严格,但病情确需截肢的,则应及时决定,以免拖延时间,产生不良后果。儿童截肢术的原则和技术与成人基本一致,但儿童有其自身特点,尤其在截肢平面的设计时要考虑到儿童的全身发育和残端生长发育因素。儿童对义肢的适应能力很强,由于儿童好动且生长发育快,要注意义肢的修理、套筒的改造或更换新的义肢。

（一）适应证

因疾病或损伤造成肢体缺血而已无法恢复是截肢的唯一适应证。

1. 创伤　肢体严重创伤后或经修复手术后,肢体发生坏死。冻伤、烧伤和电击引起肢体坏死。

2. 肿瘤　没有转移的恶性肿瘤是常见的截肢指征。有时已有远处转移的恶性肿瘤,为减轻因瘤体溃破、感染和病理性骨折引起的疼痛,可考虑截肢。

3. 感染　经内外科治疗无效的急性感染,有时需要截肢。暴发性气性坏疽是非常危急的,要求立即行高位截肢。慢性骨髓炎或感染致骨不连接,功能遭到严重破坏,为早日康复和改善功能,有时宁可截肢而配义肢。慢性瘘管刺激皮肤发生恶变而不得已时,应考虑截肢。

4. 畸形　先天性肢体畸形,无任何功能,截肢后装配义肢可改善肢体的功能,如多指、多趾、胫骨假关节、腓骨缺如等。后天性肢体畸形,因疾病或损伤引起肢体严重畸形,丧失功能,反成为累赘,可行截肢。

5. 其他　周围血管疾病、神经损伤、代谢性疾病等致肢体的坏死,但更多见于成人。

（二）截肢的要求和选择

1. 治疗方面的要求　截肢是破坏性手术,同时也是病残肢体的修复过程,要认识到残肢将影响患儿余生生活,要尽量保存肢体的功能。

2. 合理的截肢平面　基本原则是在满足外科治疗要求的前提下,尽可能保留肢体长度。最理想的义肢不能完全代替原来的肢体,以上肢最为明显,如能保存肢体的原有部分功能,也应尽量争取。儿童的骨骼正在生长,应尽可能保留骨骺,如能只作关节离断术,则较骺上截肢为好。关节离断术保留了长骨远端的骨骺,残端将按正常速度继续生长,而且避免了骨端的过度生长。四肢长骨骨骺出现和融合的时间各不相同,对肢体长度增长所起的作用也有异,应粗略估计不同部位截肢后残肢增长的潜力,若病儿年龄太小,就不会增长太多,在前臂桡骨比尺骨增长多些,在小腿,腓骨比胫骨增长多些,截肢时应予以考虑。

3. 闭合性截肢和开放性截肢　闭合性截肢要求术后能装配义肢,改善功能。患儿全身情况较好,局部无感染或已控制,均应作闭合性截肢术。开放性截肢术适用于病情危重,不能耐受较长时间手术,或者局部严重污染或感染者,抢救生命,控制感染以免向肢体近端发展者。术后需对残端再作手术处理。

（三）截肢的外科原则

1. 闭合性截肢术 应按照外科手术的基本原则进行操作,同时遵循截肢术的一些重要原则。

（1）止血带的使用:除了缺血性疾病外,一般均可在止血带控制下手术。在止血带充气前,先驱赶肢体血液至体循环。因感染或恶性肿瘤截肢者则抬高患肢5分钟,然后充气止血带。

（2）皮瓣设计:一般上肢采用前后等长皮瓣,下肢为前长后短皮瓣,手指或趾应尽量采用掌侧或跖侧长皮瓣。有时为了保留残肢的长度,宁可采用非正规皮瓣。无论截肢平面怎么样,截肢残端应有良好的皮肤覆盖,这是极为重要的。残肢皮肤要有活动度,要有感觉(图3-31)。由于现代全接触式义肢的出现,残端瘢痕的位置已不再被强调。

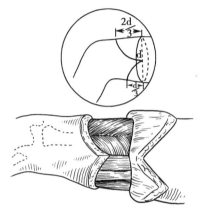

图3-31 皮瓣设计

（3）肌组织的处理:常规截肢的残端被做成圆锥形,骨肉应于截骨平面远侧切断,使肌肉断端恰好回缩至截骨端。在骨成形性截肢术中,肌肉的切断平面至少要在截骨平面远侧5cm,逐层切断肌肉,越近深面切断越高,形成漏斗形,在适当张力下前后或内外对抗肌群相互缝合盖住骨端,这样可改善肌肉功能和残端血液循环,有利于防止幻觉痛。

（4）神经的处理:游离神经,轻轻拉至伤口,用锐刀片行高位切断,使神经回缩到截骨平面较高的软组织或肌肉内。大的神经干有滋养血管,在切断神经之前,应先予以单独结扎。在操作中应避免过度牵拉神经,否则可能造成残端痛。

（5）血管的处理:大血管应游离,分别用不吸收缝线结扎切断。大血管要双重结扎,小血管可单道结扎,在关闭残端伤口前,放松止血带,仔细止血。

（6）骨端的处理:环形切开骨膜,并行切口远端的骨膜分离,然后在骨膜的断面横断骨干,残留骨端用骨锉磨成光圆的外形。在股骨和胫骨干的前方削成一斜面,应清除其棱角,减少对软组织的压迫。前臂桡侧断面应比尺骨高1~1.5cm,小腿腓骨断面应比胫骨断面高,不要过度剥离骨膜,以免导致软骨的环形坏死。

（7）皮肤的处理:在缝合前,放松止血带,生理盐水冲洗创面。缝合肌肉层或肌筋膜,在其深面置入引流条。皮肤缝合要求无张力,但也不能太松,伤口边缘对合整齐,以Penrose软橡胶管引流或硅胶管负压吸引引流为好,一般在术后48~72小时拔出。

2. 开放性截肢术 本术是指截肢完成以后,残端皮肤不予缝合,需要行二期残端修理皮肤缝合,完成修复或在更高的平面再截肢。开放性截肢一般有两种类型,即皮瓣内翻开放性截肢术和环形开放性截肢术。

（1）皮瓣内翻开放性截肢术:皮瓣可比一般截肢术留得稍长些,最好是前后等长皮瓣,有时也可采用不规则皮瓣,以尽量保留肢体长度。向近端翻转皮瓣,正好于截骨平面的远侧切断肌肉,使其回缩至截骨平面。结扎切断大血管。神经在高位切断。磨光截骨端,放松止血带,仔细止血后将皮瓣的皮肤缘与皮瓣根部的皮下组织、筋膜间断缝合,并一起打结,使皮肤边缘内翻。用网眼凡士林纱布覆盖残端,再用纱布垫包扎,敷料要较好地固定于残端上,以便术后患儿做纵向牵引。术后次日取下牵引,更换敷料,排出积血,重新包扎牵引,以后视其创面情况更换敷料,一般在 10~14 天后残端已有良好的肉芽覆盖,若无明显感染,可行残端伤口二期缝合。

（2）环形开放性截肢术:在截骨平面远侧环形切口,直达深筋膜,皮瓣向近侧回缩更新面切断肌肉。大血管、神经处理同前。在回缩肌肉缘水平截骨,残端伤口内敷凡士林纱布,术后即在残端近侧约 10~15cm 处行皮肤牵引,重量为 1.5~2.5kg,防止残端软组织向近侧回缩过多（图 3-32）。数周后创面有足够肉芽组织时拆去牵引,根据局部情况可行:①在更高位再截肢;②残端修整术;③残端成形修复术。

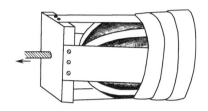

图 3-32 残端皮肤牵引

（四）术后处理

1. 残端用绷带均匀加压包扎,保证残端的软组织能很好收缩,减少肿胀,患肢抬高,减轻水肿。

2. 大腿中段以上及小腿截肢后,应用夹板固定髋关节和膝关节,在伸直位预防关节屈曲挛缩。

3. 术后 24~48 小时拔出引流条,10~14 天后拆线,伤口愈合良好者,早日开始练习残肢运动,为装配假肢做准备。一般术后 2~3 个月残端无肿胀、疼痛、压痛、皮肤柔软,可考虑装配假肢。

4. 截肢后的患儿要定期检查,骨端生长快、末端皮肤不能适应,假肢的大小、形状不能适应残端,应予以修改或更换假肢。

（五）并发症及其防治

1. **残端过度生长** 每个儿童截肢后均可发生,是由于新骨形成所致,与骨近端骨骺生长无关。多发生在肱骨,其次是腓骨、胫骨。截肢年龄越小,此并发症越多,而且切除后容易复发。处理方法是将过长的骨端切除,重新缝合软组织。

2. **血肿** 重要的是防止发生,仔细止血、采用残端引流可大大减少血肿的形成。血肿会延迟伤口愈合,容易招致感染,一旦出现血肿,应予抽吸后加压包扎。

3. **感染** 轻者可间断拆线,使伤口减压或引流;严重者可致伤口完全裂开,只有在更高平面截肢。

4. **神经瘤** 被切断的神经断端总会形成神经瘤,若让神经断端回缩到相当高的平面,进入正常组织内,一般可以防止因神经瘤引起的疼痛。若发生神经瘤疼痛,可适当变动假肢套筒,以避免病变部位的压迫和牵拉。保守治疗无效者,需行高位切断神经摘除神经瘤。

5. **幻肢感** 术后对已切除部分的肢体依然存在着一种虚幻感觉,年龄越小幻肢感持续时间越短。幻肢痛在儿童很少见。

（郭　锋　王玉林）

第十一节　离断器官保存术

保存好离断器官（主要是肢体），对再植手术的成功，有着重要的意义。一般认为手指伤断后再植时限在夏季为 6~8 小时，在冬季为 10~12 小时。断肢的近侧端用清洁敷料加压包扎，以防大出血，最好不要用止血带。对于不能控制大出血而必须应用止血带者，则每小时应放松 1 次，放松时应用手指压住近侧的动脉主干，以减少出血。对于大部断离的肢体，在运送前应用夹板固定伤肢，以免在转运时引起再度损伤。

离断肢体的保存可分为院前保存和院内保存。

（一）院前保存

1. 冰桶法　将断肢装入干燥、密封的塑料袋中，再将此袋装入冰桶内，在袋周装填冰块（图 3-33），盖好桶盖，与患者一同送至医院。

2. 冰塑料袋法　将断肢先装入可密闭的塑料袋中，然后将此袋再装入有冰块的塑料袋中，扎闭袋口（图 3-34），与患者一同送至医院。

3. 包裹法　在冬季可不采用冷存措施，可用毛巾或纱布直接将断肢包裹，随患者一同送至医院。

（二）院内保存

患者到达医院后如果有休克症状或同时存在危及生命的并发症，而不能立即进行再植手术时，应将断离的肢体先送至手术室，经过刷洗和皮肤灭菌，用肝素生理盐水灌注冲洗，然后用无菌巾将断肢（指）包好，置入 2~4℃的冰箱内，待全身情况许可时，施行再植手术。

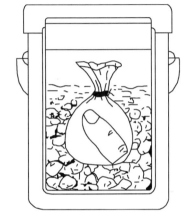

图 3-33　冰桶法

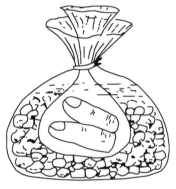

图 3-34　冰塑料袋法

（郭　锋　王玉林）

参 考 文 献

1. 王一镗. 急诊外科学. 北京：学苑出版社，2000：455-468.

2. 何剑鹏. 急救中心组织管理与灾难事故损伤抢救治疗技术实用手册（第一卷）. 长春：吉林音像出版社，2003：493-552.

3. 王正国. 灾难和事故的创伤救治. 北京：人民卫生出版社，2005：1-88.

4. Berg MD, Schexnayder SM, Chameides L, et al. Pediatric basic life support: 2010 American Heart Association Guidelines for Cardiopulmonary Resuscitation and Emergency Cardiovascular Care. Circulation, 2010, 122（18 Suppl 3）: S862-S875.

5. Graham DB, Eastman AL, Aldy KN, et al. Outcomes and long term follow-up after emergent cricothyroidotomy: is

routine conversion to tracheostomy necessary? Am Surg,2011,77(12):1707-1711.

6. Vanden Hoek TL,Morrison LJ,Shuster M,et al. Part 12:cardiac arrest in special situations:2010 American Heart Association Guidelines for Cardiopulmonary Resuscitation and Emergency Cardiovascular Care. Circulation,2010,122(18 Suppl 3):S829-S861.

7. Kleinman ME,Chameides L,Schexnayder SM,et al. Part 14:pediatric advanced life support:2010 American Heart Association Guidelines for Cardiopulmonary Resuscitation and Emergency Cardiovascular Care. Circulation,2010,122(18 Suppl 3):S876-S908.

第四章 灾害应急预案和儿童检伤分类

第一节 应急预案的制订

灾害应急预案是应对各种突发公共事件的应急救援计划、流程和职责。突发公共事件分为四类：自然灾害、事故灾害、公共卫生事件和社会安全事件。儿童是人类社会中的弱势群体，尤其在自然灾害情况下，如：地震、洪灾、台风、泥石流等，是最容易受到伤害的人群，尤其需要特殊的救助。本节主要针对自然灾害的应急预案制订进行阐述，作为中国国际救援队医疗分队和中国红十字会国际医疗队队员曾先后 5 次赴国外参加不同类型灾害条件下的儿童医疗救援工作。总结赴国外三种类型灾害条件下：地震、洪灾、台风儿童医疗救治的体会，并结合 2008 年汶川地震儿童现场搜救的经验，就灾害应急预案的内容、流程、职责和在执行过程中应注意的事项做一些阐述。

制订灾害应急预案目的是为了做好救援工作，应对不同类型自然灾害在流程上可分为三个阶段：准备阶段、执行阶段和总结阶段（图 4-1）。

一、医疗救援的准备阶段

国际医疗救援的准备阶段从接受命令开始，灾害发生后至到达灾区展开工作需要 3~5 天的时间，此阶段的工作重点是信息收集、药品保障及自身预防；国内医疗救援的准备阶段可在数小时内完成，以 2008 年汶川地震救援为例，在灾害发生后 2 小时接受命令，4 小时内完成准备阶段工作，震后 8 小时即抵达灾区，争取到了黄金抢救时间。作为儿科医师要掌握受灾儿童数量、分布，了解本地儿童的常态性疾病，对医疗数量及可能发生的疫情种类作出预判；此外，灾区的地理特征、气候、风土人情、宗教信仰等信息对医疗救治也有帮助。国际医疗救援的时间一般情况下是 20 余天，药品数量以 500 人份为基准，主要以呼吸系统、消化系统和抗生素类药物为主，同时准备皮肤外伤消毒类药物（如碘酒、酒精）；同时选择脊柱板、颈托、固定夹板、绷带、三角巾等外科器械。依据灾害类型的不同而有针对性地选择药品；到达灾区后还可以通过本地政府、国际社会慈善组织、非政府机构等来补充和完善药品的种类和数量。如灾区已发生疫情或可能发生疫情，可针对性地选择疫苗接种，以保证队员的身体健康，顺利地完成救援任务。

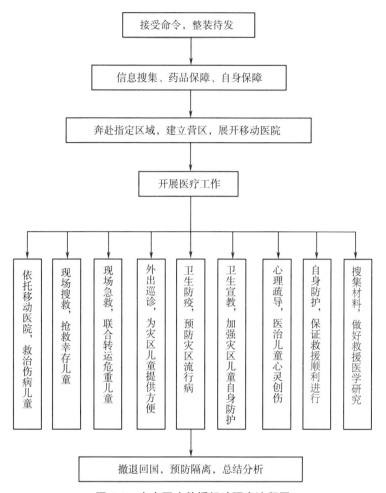

图 4-1 灾害医疗救援行动预案流程图

二、医疗救援的执行阶段

灾害早期建筑物废墟下可能压埋大量幸存儿童,大量外伤病员需要医治,而本地医疗机构瘫痪,此相应的医疗工作重点是联合本地志愿者分批、分组、全天候在废墟处进行现场搜救,对幸存者进行及时救治。在相对安全区域展开移动医院医治大量外伤病人。震后随着本地军方、政府以及外来救援队的进入,救灾物资也陆续抵达灾区,营地周围及交通便利的区域的伤病儿童已经得到初步的医疗救治,由于尸体不能及时清理、避难所卫生条件差,容易出现传染病暴发流行,此相应的医疗工作重点是卫生防疫、外出医疗巡诊,同时依托移动医院开展日常医疗工作、联合转运偏远地区重伤儿童。地震后期随着本地政府宣布灾后重建,此相应的医疗工作重点是协助本地各级医疗机构开展医疗工作,逐步恢复地震前的正常就医途径。

1. 现场搜救 灾后对幸存儿童的搜索与营救是医疗救援工作的重要内容。现场搜救具有时限性,是搜索、营救、医疗、转运三位一体式的救援模式;工作时间周期长,一般约 4~5 小时以上,医疗队员随时都要深入废墟下指导营救和医疗救治,可能因余震而再次发生房屋倒塌,危及队员生命。发现幸存儿童后首先要评估其伤势、躯体埋压情况、体力和精神状态,必要时采取初步的急救措施,如清理呼吸道、通畅气道、吸氧等。在营救过程中,要对其及时采取各种医疗支持手段提高其生存能力,如补液、保暖、镇静、止痛等;同时及时进行心理安慰和疏导,增强其生存欲望,为营救赢取时间。在营救成功后,采取必要措施避免其受到二次损害,如颈托固定颈椎,疑有骨折、脊柱损伤的要用夹板固定和脊柱板搬运和后送,局部止血、消毒、包扎预防感染等;同时眼罩保护幸存者眼睛,避免瞬间强光照射导致失明等。病情平稳后通过担架、救护车、直升飞机等多种运输工具迅速将其转运至后方医院。

2. 医疗救治　医疗救治工作既不同于院前急救,也不同于医院常态化的治疗,有其自身的特点和内容,依托移动医院能够更好地为灾区儿童提供医疗救治服务。依托移动医院建立一条流畅的就诊流程,登记与分诊相结合,依据优先原则,合理安排就诊人数和速度;就诊与检验密切合作,提高了诊断准确率,缩短就诊时间;药品的领取由药师在药房来完成,不仅减轻了儿科医师的工作量,使得医师能够把更多的精力放在诊治上,同时药师对药品的使用起到监督和管理的作用,并把每天药品消耗情况及时反馈给医师,使得整个医疗活动可持续进行,杜绝了浪费的发生;留观与转运相结合,对于病情危重或病情发生变化的儿童能够及时联系救护车,迅速转移至本地医院。

灾后儿童就诊量大、病情复杂,在分诊时对患儿进行疾病评估,优先诊治那些年龄小、病情重的患儿;针对多系统、多器官疾病患儿就诊比例高的特点,采取分流措施,合理分配医疗资源,有效地保证了患儿就医到位;针对就诊时语言沟通障碍问题,减少问诊时间,增加视诊和触诊时间,依据患儿主诉和临床表现,有针对性地查体,做到全面细致,重点突出,保证了诊断的准确率;针对危重患儿成立了抢救小组和转运绿色通道,多科协作,保证了极危重患儿的生命安全;针对疑似肠道、虫媒传染病例做好血液、尿便标本的采集、化验,同时做好自身防护和洗消,保证医疗职业暴露安全。

灾区儿童伤病的种类在灾后随时间呈动态变化。灾后 7~10 天内以灾害相关性疾病为主,如震后以四肢骨折和皮肤、软组织损伤多见,儿童的伤病主要是由地震直接造成建筑物倒塌引起的机械性损伤为主,多数儿童由于得不到及时、有效的医疗救助而合并感染,严重者可发生感染性休克而死亡。灾后 2~3 周由于居住条件差、生活环境改变、食品短缺和公共卫生设施瘫痪等因素造成儿童的免疫力低下,此时伤病主要以感染性疾病为主,以呼吸道、肠道、皮肤感染多见,由地震所造成的外伤和骨折病例数逐渐减少;呼吸道感染主要以细菌、病毒感染多见,肠道疾病以细菌性肠炎、腹泻多见,这一阶段为儿童肠道传染性疾病的好发时期,必须要做好灾后防疫工作。2006 年印尼日惹地震灾区发现 2 例细菌性痢疾,均是由于食用污染的奶粉而发病。灾后 1 个月,在这一阶段儿童疾病种类和发病率已基本接近本地灾前的水平,以常态性疾病为主。

3. 医疗巡诊　由于灾后公共设施,如交通、通信、电力等瘫痪,使得信息流通不畅,偏远地区的儿童无法转移到移动医院,医疗队员携带小型医疗设施和常用药品进入灾民居住区现场提供医疗救治,这种医疗模式是对移动医院开展大规模医疗救治活动的补充与完善,是医疗救援活动的外延,虽然投入不多的人力、物力,但却可以解决许多实际问题,同时在巡诊过程中还可以发现潜在的疾病和危险因素。在巡诊过程中向患儿及家属开展、普及医疗小常识也是重要的工作内容,配合卫生防疫人员对灾民聚集地的水源进行检疫和居住环境的消毒。一方面提高儿童及家属防病治病的水平和意识,加强了对灾区疫情有效地监控;另一方面扩大了救援队伍的影响,得到灾民们的信任和支持。

4. 心理治疗　灾后儿童心理障碍的识别和心理治疗是儿科医师在医疗救援中的重要工作内容,对儿科医师提出更高的要求。灾害会导致儿童,尤其是学龄期儿童产生无法抵御的感觉,引发一系列生理、心理、行为反应,如沮丧、紧张、焦虑、恐惧等。在日常医疗救治和外出巡诊过程中,儿科医师要充分认识到儿童心理障碍的普遍性和危害性,把医疗救治和心理治疗有机地结合在一起。

三、医疗救援的总结阶段

对医疗救援活动作出总结是儿科医师在灾害后期的工作重点。医疗救援任务完成后,对本次救援工作做出总结是非常必要的。儿科医师要深入研究自然灾害所致儿童伤病发生的特点及规律,探讨灾害医疗救援流程和工作内容。详尽的总结可以发现不足以待改进,为下次救援提供宝贵的参考依据。

(刘秋玲)

第二节　预　案　种　类

针对不同类型自然灾害的预案如:地震、洪灾、台风、海啸、泥石流等,总体上可遵循本章第一节所述执行。考虑到儿科医师参与不同编组、灾害发生的不同地域、实施医疗救援的性质不同,在按本章第一节预案实际操作过程中又有所偏重和不同。

一、参与不同编组的灾害应急预案

参与不同编组医疗救援队在执行救援任务时,基本结构和救援流程大体可以分为三种类型。

1. 5人医疗分队的任务与组成(小规模出队模式)　5人医疗小分队主要是协同搜索营救分队开展伤病员搜索营救工作,完成现场伤病员急救,协助伤病员后送转运,开展部分灾民巡诊和救援队员自身医疗保障和卫生防疫工作。

2. 10人医疗分队的任务与组成(中等规模出队模式)　中等规模医疗救援队通常执行现场伤病员紧急救治与救援队自我医疗卫生保障任务,开展伤病员现场救治、抗休克、抗感染治疗,部分紧急救命手术,以及门诊、巡诊和检水检毒、消毒杀虫等卫生防疫工作。

3. 20人以上医疗分队的任务与组成(移动医院模式)　移动医院的主要任务是派出急救力量开展伤病员现场急救,对灾区危重伤员实施以清创和救命手术为主的早期治疗;留置观察暂时不宜后送的伤病员,协同组织伤病员后送,适时开展门诊、巡诊以及卫生防疫工作,对救援实施医疗卫生保障。

二、参与灾害发生不同地域的灾害应急预案

既往我国儿科医生参与的7次灾害救援任务中涉及国外5次,国内2次;其中山区(巴基斯坦地震、汶川地震)救援2次,高原(青海玉树)1次,赤道热带区域(印尼海啸、巴基斯坦

洪灾、菲律宾台风)3 次,平原(印尼日惹地震)1 次。

1. 准备阶段　不同地域的灾害应急准备时间和内容上有所不同。国际医疗救援准备需要 3~5 天的时间,而国内医疗救援的准备阶段可在数小时内完成。赤道热带区域的物资要额外准备预防蚊虫类的药品和蚊帐、雨具等,高原区域的物资要额外准备防寒物资、氧气和输氧设备等。山区的物资要多准备皮肤外伤消毒类药物、颈托、绷带、三角巾等外科器械。

2. 执行阶段　不同地域的灾害应急执行阶段在工作内容上也有所不同。在平原和赤道地区主要是以依托移动医院展开大量伤病员的医疗救助工作为主,同时参与现场搜救。而在高原、山地地区主要是以现场搜索和现场救治以及转运后方为主,同时展开医疗巡诊、卫生消毒等工作。

3. 总结阶段　国际救援在归国后展开,国内救援在撤离灾区前完成。其目的就是总结不同地区、不同灾害类型下儿童医疗救援的经验与不足,为下次救援提供宝贵的参考依据。

三、参与实施医疗救援性质不同的灾害应急预案

因出队的性质不同在应急预案选择上也有所不同。

1. 准备阶段　出队性质的不同在准备阶段也有所不同。如在 2004 年印尼海啸、2005 年巴基斯坦地震第 2 批次出队,2010 年巴基斯坦洪灾是在灾后 1 个月出队,此时的主要任务是以医疗救助为主,在医疗物资上以诊治常态性疾病为主。2013 年菲律宾台风救援是以中国红十字会医疗救援队出队,因飞机运输问题导致药品和器械均受到严格限制,无法完善满足灾区儿童的医疗需要。

2. 执行阶段　医疗救援性质不同在执行阶段也有所不同。如 2008 年汶川地震,在震源区映秀镇以 5 人医疗分队的小规模出队模式,在现场以搜救工作为主,同时执行巡诊、卫生宣教和消毒等工作。2005 年巴基斯坦地震、2010 年巴基斯坦洪灾灾区以医疗救助为主,依托移动医院,展开门诊医疗、夜间急诊、巡诊、消毒、宣教、抢救、留观、转运、检验、放射等多项工作,共诊治灾区儿童 3000 余人,工作量极其繁重。

3. 总结阶段　国际救援在归国后展开,国内救援在撤离灾区前完成。其目的就是发现不足以待改进,为下次救援提供宝贵的参考依据。

(刘秋玲)

第三节　儿童伤病员检伤分类技术及医疗后送

一、儿童伤病员检伤分类技术

检伤分类(triage)就是将伤员按伤势的轻重程度进行快速归类,确定治疗及安排后送的技术,是灾害救援及突发事件的首要环节,也是最为重要的环节之一。19 世纪,法国拿破仑的总外科军医 Larry 首先提出利用检伤分类来处理大量伤员的优先顺序。1964 年,美国 New York Hospital 是最早分配检伤分类专员工作的医院。通过检伤分类可以对伤病员的情

况,包括伤亡人数、轻重程度和伤员分布等做出一个全面、正确的评估,以便及时、准确地向救援总指挥汇报灾情,协助修订救援策略及调配医疗资源。

（一）检伤分类的原则

在各种灾害现场,随时可能面对短时间出现的大量伤员,随时可能出现诸如:如何给每个伤员提供最佳的处理方式及后送安排;如何利用有限的医疗资源最大限度地发挥救援能力等问题。为此,检伤分类应遵循以下原则:

1. 简单快速原则 平均每位伤员检伤分类时间不超过1分钟,检查其基本生命体征,尽快将有抢救希望的重伤员优先分拣出来。

2. 救命优先原则 检伤分类一般不包括伤员的治疗,但对于威胁生命的紧急情况应坚持救命优先原则,先救后分或边救边分,如:气道梗阻、活动性大出血等情况。

3. 等级划分原则 必须根据伤员数量、轻重程度、救治条件等情况灵活把握分类标准,总体要求是先急后缓、先重后轻。

4. 重复检伤原则 在处理完危及伤员生命的危险后,为进一步发现其他可能存在的损伤或纠正初检的错漏,应进行复检。在后送过程及不同的救治机构中,因伤员伤势变化及医疗条件不同,仍需重复检伤分类。

5. 公平自主原则 检伤分类就是尽最大地努力抢救最多的伤员,在面临伤员多、伤情复杂、医疗资源远不能满足现场需求等情况时,必须兼顾公平性及有效性,以此作为检伤分类的道德基础。同时,自主决策伤员流向及处置类型,避免分类模糊而浪费有限的医疗资源。

（二）检伤分类的基本要求

1. 人员和设备 在救援现场,检伤分类是最需要经验、技巧和组织管理能力的工作。在由记录员、护士、医师等组成的检伤分类小组中,核心是分类医师。负责检伤分类的医师应具有丰富的临床经验、熟练掌握检伤分类的方法,同时具有一定的组织管理能力及全局统筹观念,了解本地的医疗资源水平、地区分布和承受能力,根据伤情轻重和优先等级原则,立即确定救治和组织后送的先后顺序。分类工作所需工具包括:分类标牌,记录卡,止血、包扎、通气、注射等抢救器材及药品。

2. 场所设置 可根据灾害现场情况及物资条件,在遇难现场周围划分为检伤分类区、治疗区、车辆调度区及隐蔽区域（死亡处理）等,保证伤员单向流动,可迅速后送至救治地点,如医院、创伤中心或烧伤中心等医疗机构进一步治疗。

3. 现场管理 首先,对于较轻伤员,由于其活动能力强,流动性大,要划分较宽广的活动区域集中救治,防止在其他救治区域活动,干扰重伤员的抢救;其次,由于灾害现场很容易出现拥挤混乱情况,尤其是伤者的家属及其他人员,常常由于救人心切,干扰伤员解救和后送的优先顺序,如果没有合理的流程秩序,很容易出现已经完成检伤分类的伤病员随意流动或被随意流动而混乱,以致影响救治效率。因此,一定要安排专员严密组织管理,保护伤病员及医疗人员的安全;最后,由于灾害现场条件无法预知,救援现场要因地制宜,不必完全苛求客观条件,即使只有一两个医务人员也应进行检伤分类,有时甚至需要在后送过程中进行检伤分类。

（三）检伤分类的常用方法

1. 优先等级划分 现代医疗救援的理念是优先处置能从现场处理中获得最大医疗效

果的伤病员,而对于不经过处理也可存活的伤病员和即使处理也会死亡的伤病员则不给予优先处理,最大限度地降低死亡率,让有限的医疗力量发挥最大的作用。

目前常用的优先等级划分标准是依据伤情的轻重缓急,根据临床经验及专家意见,并参考国际公认标准制定的,常分为以下四类:

(1)第一优先:需紧急处置的重伤员(immediate)。伤员有危及生命的创伤,及时治疗尚有生存机会。包括开放性创伤或挫伤引起盆腔、胸腹腔等出血,气道梗阻,休克,各种气胸导致的呼吸困难,远端脉搏消失的骨折及超过50%Ⅱ~Ⅲ度皮肤烧伤等。

(2)第二优先:可延迟处置的中度伤员(delayed)。伤员有重大创伤但可延迟处理而不致危及生命或导致肢体残缺,可能会伴有严重并发症。包括疑有体内大出血,无呼吸梗阻但需气管切开者,心脏挫伤,严重烧伤,严重头部创伤但清醒,椎骨受伤(颈椎除外)以及多发骨折等。

(3)第三优先:可常规处置的轻度伤员(minor)。指可自行走动及没有严重创伤,伤势比较稳定,不需复苏,延迟手术也不会危及生命或影响转归者。包括无休克的软组织损伤,烧伤程度<Ⅱ度且烧伤面积<20%者,烧伤部位不涉及面、手、眼、会阴及臀部,关节扭伤,感染性疾病以及轻微出血等。

(4)第四优先:指伤员死亡或不可救治的创伤(morgue)。指已经死亡或濒死状态,包括明显无生存希望及无呼吸脉搏者,超出目前的救治能力或即使全力抢救,存活可能也非常小者。

2. 分类标志 为避免分类工作的重复和遗漏,经过检伤分类的伤员应使用分类标志来标注,以便分类结果准确地传递到各级救治机构,常用的分类标志包括伤标、分类牌和伤票。伤标和分类牌多为医疗机构内部使用,国际通用的多为伤票。所有分类标志均应悬挂于伤员左前胸醒目位置,救治期间,各医疗机构可根据伤病情况的变化,更换或补充分类标志。

(1)伤标:常用各色布条或塑料做成,样式规格多参照解放军标准,大小15cm×3.5cm,一般用红、白、黑、蓝、黄分别代表大出血、骨折、传染病、放射损伤、中毒。

(2)分类牌:各类医疗救治机构可自行设计制作,可用不同的形状、颜色、孔洞和文字标注记录分类结果。样式力求醒目易区分、佩戴方便、不易损坏。

(3)伤票:目前国际通用红、黄、绿、黑四种颜色分别对应前述的四种优先分级,其中红色表示需紧急处置的重伤员(第一优先),黄色表示可延迟处置的中度伤员(第二优先),绿色表示可常规处置的轻度伤员(第三优先),黑色表示死亡或濒临死亡的伤员(第四优先)。图4-2所示为一种国际通用的检伤分类标牌(triage tag),已在国际及部分国内灾害案例中得到广泛应用。医疗人员检伤分类后,根据病情撕去对应颜色,第一个给伤员佩戴伤票的人员可不用填写任何内容,但建议注明分类时间。在后送及救治过程中,其他救援人员再填写有关内容。最新的伤票均内置条形码,可直接通过扫描设备快速输入电子病历系统。

3. 分类方法 目前的分类方法有两类,分为定性评估法和定量评分法,具体包括START(simple triage and rapid treatment)法、SAVE(secondary assessment of victim endpoint)法、修正创伤评分法(revised trauma score,RTS)、CESIRA(意识,出血,休克,呼吸障碍,骨折及其他情况)法、院前指数(prehospital index,PHI)、CRAMS(循环,呼吸,胸/腹,运动,语言)法及适用

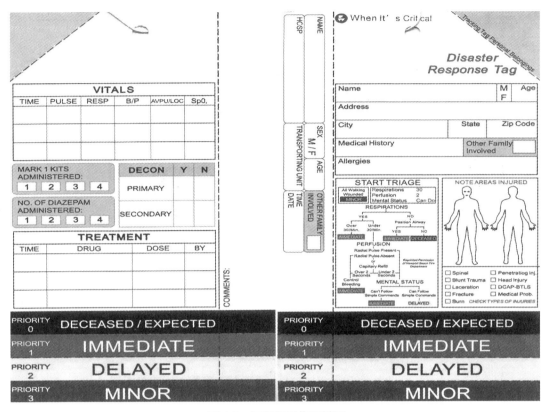

图 4-2　国际通用伤票样图

于儿童的 JumpSTART 和 PTT 法等几十种评分方法。目前没有任何一种分类法完全优于其他方法,定性评估简单、易用,但分类模糊,灵敏度低;量化评分科学、准确,但评分过程费时复杂,应根据灾害现场情况决定如何选用。但不论采用哪种方法,最终均将伤员分为四类,对应于相应的优先等级。

（1）START 法:国内外最广泛使用的一种评分方法。它是 1983 年由美国加州 Newport Beach、Hoag 医院和 The Newport 海岸警卫队所提出,主要基于呼吸、心跳和精神意识三个指标来进行判断,要求对每名伤员判定时间小于 60 秒,在救治方面只做以下三项措施:①开放气道 / 插入口咽通气管（OPA）;②止血;③抬高肢体。不进行更高级的抢救措施,如辅助通气、心肺复苏等。具体流程图见图 4-3。

（2）SAVE 法:主要用于伤病员多,分布范围广,资源严重不足,且持续时间长的严重灾难救援。它主要将伤员分为三类:一类是伤员不管怎么治疗都不太可能存活,一类是不管有没有治疗伤员都可存活,最后一类是伤员有治疗就可存活,没有治疗就会死亡。再按照其分类结果去分配医疗资源。对于重大灾难,在后送资源很有限且许多病患被迫留在灾区很久的情形下,这种检伤分类方法是相当适用的。事实上,在很多时候,灾区的野战医疗单位必须以这种检伤分类的方法来将伤员后送或就地医疗,这种方法也可以配合 START 分类法一起使用。

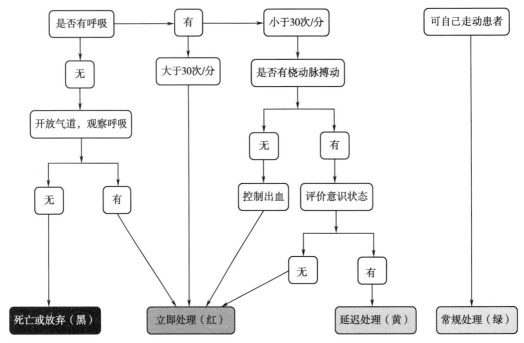

图 4-3　START 分类流程图

（3）创伤评分法（trauma score，TS）：将呼吸、呼吸幅度、收缩压、毛细血管再充盈时间的评分及 Glasgow 昏迷评分（GCS）相加作为得分（TS 值）。创伤评分法可以较好地反映创伤的严重性和病人的生理损害程度，还能预示伤病员的生存可能。TS 值计为 1~16 分，计分越高，伤病员的生存可能性越大。修正创伤评分（RTS）是在创伤评分法的基础上去除呼吸幅度和毛细血管充盈时间后的评分，适合于院前或院内进行简易评分。

（4）CESIRA 法：由意大利灾害医学会所制定的检伤流程，主要供给第一线救援人员使用。其特点是规避了判定"死亡"的部分，即没有黑色伤票，原因是一线救助者往往不是医师，因此在法律层面上没有判定患者是否死亡的权利。

（5）院前指数（PHI）：是灾害救援中常用的一种以评价生理指标为主的量化评分，主要从收缩压、脉搏、呼吸、神志情况、附加伤部位及伤型等进行评分，共计 24 分，3 分以下为轻伤，4~5 分为中度伤，6 分以上为重伤。

（6）CRAMS 法：主要评定循环（circulation）、呼吸（respiration）、腹部（abdomen）、活动（motor）和语言（speech）五个方面的情况。每个方面记 0~2 分，共 10 分，9 分以上为轻伤，8~7 分为重伤，6 分以下为极重伤，但对昏迷伤员不适用。

（7）Jump START 法：是专门用于儿童伤员的检伤分类方法，类似 START 法，将呼吸速率改为儿童的 15~45 次 / 分，每分钟小于 15 次或大于 45 次，即评定为红色伤票，另外一个最大的不同是在没有呼吸但有脉搏时，需要先做 5 次人工呼吸后再行判定。

4. 复检　复检是在危及生命的损伤已被诊治、对伤病员的进一步危害已降低到最低程度之后进行的检查，其目的是诊治伤病员可能存在的其他损伤。最理想的复检应是在脱离灾害事故现场的伤病员集结地完成。复检就是对伤病员进行全面系统的望、触、叩、听的体格检查。它可以获得受伤原因的简单病史和症状。当检查者与伤病员不能正常交流时，如伤病员为昏迷、小儿和聋哑伤员,复检就显得更为重要。复检时必需正确地进行检查,使伤员全身的每个部位都不会被漏检。复检完成之后,根据检查中获得的资料,结合重要体征和创伤计分方法,对伤病员进行重新分类,并选择合适的处理方法。

复检的原则是从头部开始,继之面部、颈部、胸部、腹部、四肢、神经系统,有条件时可进行 X 线检查和实验室检查。体格检查时应考虑到是否有外伤、内伤或穿透伤存在。复检可按照下面的方法进行:

(1)头面部检查:触摸头顶及脑后以及面部骨骼,寻找有无伤口、擦伤、挫伤和畸形,注意耳鼻有无出血及脑脊液漏出,打开口腔检查有无出血、伤口和异物,如折裂的牙齿或牙托,检查瞳孔大小及对光反应。

(2)颈部检查:颈部有无畸形以及气管的位置。

(3)上肢检查:触摸锁骨、肩胛骨、肱骨、肘部、尺骨、桡骨和手,以便确定有无畸形、压痛和肿胀。同时检查上肢运动、感觉及毛细血管充盈度,判定上肢神经血管功能,检查时注意双侧上肢对比。

(4)胸部检查:暴露胸部,观察呼吸幅度,检查胸壁有无伤口、擦伤、挫伤,触摸胸骨和肋骨,并做胸廓挤压试验,然后进行心脏和肺部听诊。

(5)腹部检查:检查有无擦伤、挫伤和伤口存在,触摸腹部各个象限,注意腹肌张力、压痛以及腹部膨胀。

(6)骨盆和下肢检查:触摸骨盆有无压痛。做骨盆挤压分离试验,检查骨盆是否完整。然后检查下肢,触摸股骨、髌骨、胫骨和腓骨,注意畸形、肿胀和压痛。同时检查下肢运动、感觉、毛细血管充盈度和足背动脉,判定下肢神经血管功能,检查时注意双侧下肢对比。

最后检查背部和臀部。如果病人是仰卧位,同时怀疑脊柱有损伤,翻转伤病员时应由三人扶伤员躯干,使之成一整体滚动,注意不要使躯干扭转。

二、医疗后送

医疗后送(medical evacuation)是将伤员运送至安全地带进一步救治的方法与过程,同样也被认为是由拿破仑“大军团”的医官巴伦·拉尔开创,但是截止到第二次世界大战,才形成针对在战争中受伤的伤员的医疗救治的分级结构。在第二次世界大战中,伤员从受伤到接受决定性的医疗救治的平均时间是 12~18 小时。截止到越南战争,经过改进的伤员检伤分类和空中救护车能够将伤员接受救治的平均时间减少 2 小时。早期的后送设备非常简陋,甚至没有医疗设备与人员,仅是可以平躺的车。直至 20 世纪 60 年代中期,很多需要紧急救护的患者仍是被灵柩车送到“急诊室”,因为当时还没有像现在这样配备医疗人员与医疗装备的救护车,灵柩车是唯一可以让患者平躺的运输工具,患者只有到达医院后才能获得治疗。很显然,连接急救网络的网线就是医疗后送,每个阶段之间都需要后送。即使常态下急救只有院前与院内两级阶段,但救护车也起到了医疗后送的作用。随着运输、通讯工具及医疗装备的进一步改善,以及救治人员素质和技术的提高,在后送的途中同时提供良好的医疗监护,医疗后送成为名符其实的有医疗监护条件下的后送并广为人们接受,其理论支持是医疗后送提高了整个系统的医疗救援效率。

(丁　辉)

第四节　群体伤亡的现场医疗救治技术

最新显示,全世界每年有 100 多万 14 岁以下的儿童死于意外伤害,在我国,意外伤害占儿童死因总数的 26.1%,而且这个数字还在以每年 7%~10% 的速度快速增加;国内外资料均显示:意外伤害而死亡已取代呼吸系统和消化系统疾病,成为 0~14 岁儿童的首位死亡原因。我国每年约有 4000 万儿童遭受各类伤害,120 万儿童的正常功能受损,40 万儿童因伤害造成残疾,估计每年经济损失 30 亿元。

对于创伤患儿的抢救不仅需要在设施完备的医疗场所进行,还需要现场、转运、急诊及专业科室联动才能提高抢救成功率,这也对现场救治技术提出了要求。

现场救治的目的:维持伤员的生命,避免继发性损伤,防止伤口污染。现场救治的好坏直接关系到患儿的预后,救治的水平过低可能导致患儿功能障碍、残疾,甚至可能导致患儿死亡。现场最重要的救治技术主要包括保持气道通畅、现场心肺复苏、止血、包扎、固定及搬运和转送等六项技术。

一、通气

气道阻塞最常见原因是舌后坠和异物阻塞,也是一切昏迷病人气道不通畅的最重要原因。气道阻塞可为部分或完全阻塞。完全性气道阻塞可无症状,如未纠正,可在 5~10 分钟内导致窒息(低氧、高碳酸血症)、呼吸暂停和心脏停搏。部分性气道阻塞虽然不会立即窒息,也必须纠正,否则也可引起脑或肺水肿、衰竭,继发性呼吸暂停,心脏停搏和低氧性脑损伤。

(一)舌后坠处理

舌根附于下颌,若将下颌向前推移,舌根即离开咽后壁,气道即可开放。

1. 传统方法

(1)托颈法:操作者一手手心向下,放在患儿前额上并向下加压,另一手手心向上,在患儿颈下将其颈部上抬。但是此种方法禁用于头、颈部有外伤的患儿。

(2)提颏法:操作者一手置于患儿前额并向下加压使其头部后仰,另一手的示指和中指置于患儿下巴的凹陷中将下颏向前、向上抬起。

(3)抬颌法:操作者位于患儿头部前方,将双手放在患儿两侧下颌处,用双手中指、示指及无名指将患儿下颌前拉,同时用双手拇指推开患儿口唇。此种方法常用于疑有颈部损伤患儿。

(4)舌颏上举法:操作者位于患儿头部前方,将双手拇指深入患儿口腔内,示指放在患儿颏下,将舌连同下颌骨一并提起。

2. 专业救援方法

(1)口咽通气道:口咽通气道也称口咽管,是由无毒塑料制成的 S 型扁腔软管,一头转弯较大,一头转弯较小,分别适用于成人和儿童。口咽通气道应该应用于那些无知觉(无反应)并缺乏咳嗽或者咽反射的患儿,目的在于阻止舌头阻塞气道,从而达到应用球囊 - 面罩充分通气的目的。操作时患儿仰卧位,口咽管经其口插入,沿着舌弓和腭部之间的自然缝隙一直到达会厌的气管开口处,可以使患儿的呼吸道充分开放。操作简便,可以迅速打开患儿的呼吸道,不用专人持续操作,并且可以避免在口对口人工呼吸时抢救者和患儿之间口腔直接接触,从而避免了许多不便和交叉感染的可能。口咽管法操作简便、效果良好、价格低廉,是急救医学的基本装备之一。

(2)鼻咽通气道:对于那些下颌很紧,置入经口气道有困难的患儿鼻咽通气道更为适用。对于那些并没有很深的意识障碍的患儿鼻咽通气道比经口的通气道更易于耐受。约30%置入鼻咽通气道的患儿会出现气道出血,鼻咽通气道应慎用于严重头面部损伤的患儿。

(3)气管内插管:气管内插管可以保持气道开放,便于吸痰,输送高浓度氧,提供备选的给药途径,输送已稳定的潮气量,避免误吸,是救援中最好的开放气道的方法。属于进一步生命支持内容。

(4)垫肩法:在救援现场可以使用垫肩法开放气道。将枕头或同类物品置于仰卧患儿的双肩下,重力作用使患儿头部自然后仰(头部与躯干的交角应小于120°),拉直下坠的舌咽部肌肉,使呼吸道通畅。鉴于本法的易操作性和良好效果,建议在现场急救的专业及科普教育、训练中推广,让非专业人员能够掌握并能够在现场复苏时使用该法,在没有装备口咽管的专业救援人员进行现场复苏时也可使用该法。使用垫肩法的禁忌证是颈椎损伤。

(二)异物阻塞气道处理

无意识病人是不能自行排出异物(如呕吐物、血)的,如上呼吸道刺激致喉痉挛或因支气管痉挛、支气管分泌物、黏膜水肿、胃扩张内容物或其他异物致下呼吸道阻塞。处理方法为:

1. 指取异物 将示指沿病人颊内侧向咽部深入,直达会厌背侧,用屈指法掏出异物。

2. 背击法 当口对口呼吸不能吹入气体,疑有异物阻塞气道时,可使病人背对操作者或俯卧用一手掌猛而迅速地连续4次捶击病人背部,以诱发呼气排出异物。

3. 推压法 在背击法无效时采用,在站立或仰卧位行腹部或下胸部连续推压4次,注意不要推压肋缘,防肋骨骨折和内脏破裂,对晚期妊娠和高度肥胖者,以推下胸部为宜。

4. 背击法及推压法 交替进行,可能效果更好。背击法可产生瞬间较高压力,推压法产生气道压增高,能更有利于异物排出。

5. 器械取异物 若有条件可用纤维喉镜或纤维气管镜直视下取出异物。

对于小儿和婴儿宜拍背法,即将脸向下,用两手指托起下颌及颈,用膝和一只手将病人胸部压在操作者的前臂上(如压胸样),另一手在肩胛骨之间击背;若小儿为气道部分阻塞,有意识,可直立位呼吸,不要头向下。婴儿和小儿不用腹部推压法。

二、止血技术

(一)出血的种类

按出血的部位可分为:①内出血:体表见不到。血液由破裂的血管流入组织、脏器或体腔内;②外出血:体表可见到,血管破裂后,血液经皮肤损伤处流出体外。

按血管分类可分为:①动脉出血:创口出血急促、颜色鲜红,呈波动喷射状;②静脉出血:出血暗红色,流出缓慢。

(二)外出血的止血方法

1. 指压止血法 指压止血法是一种简单有效的临时性止血方法。它根据动脉的走向,在出血伤口的近心端,通过用手指压迫血管,使血管闭合而达到临时止血的目的,然后再选择其他的止血方法。指压止血法适用于头、颈部和四肢的动脉出血。

（1）头颈部出血指压法：用手指在伤口上方的近心端将血管压在骨骼上，中断血液流动达到止血目的，包括：①颞浅动脉指压法：用拇指压在耳屏前上方正对下颌关节处，适用于头顶及颞部的皮肤或血管出血；②面动脉指压法：拇指或示指压在下颌角前大约3cm处，适用于腮部及颜面部的出血；③颈总动脉指压法在气管外侧，胸锁乳突肌前缘，将伤侧颈动脉向后压于第五颈椎上，禁止同时压双侧；④枕动脉指压法：一只手四指压迫伤侧耳后与枕骨粗隆间的凹陷处，另一只手固定伤员头部。

（2）四肢出血指压法

1）上肢动脉指压法：①指动脉止血：指根部两侧，用于手指出血；②尺、桡动脉止血：腕部表面两侧，同时按压桡、尺两动脉，用于腕及手止血；③肱动脉止血：上臂中段内侧，拇指按压，用于前臂及手出血；④锁骨下动脉止血：用拇指在伤侧锁骨上窝搏动处向内下方用力压至第一肋骨骨面，其余四指固定肩部。

（3）下肢动脉指压法：①股动脉：腹股沟韧带中点偏内侧的下方，拇指或掌根向外上压迫，用于下肢大出血；②腘动脉：腘窝中部拇指按下，用于小腿以下严重出血；③压迫胫前动脉和胫后动脉：方法用两手拇指分别压迫足部中部近脚处（胫前动脉）和足跟内侧与内踝之间（胫后动脉）止血。

2. 加压包扎止血法　用消毒纱布或干净的手帕、毛巾、衣物等敷于伤口上，然后用三角巾或绷带加压包扎。压力以能止住血而又不影响伤肢的血液循环为合适。若伤处有骨折时，须另加夹板固定。关节脱位及伤口内有碎骨存在时不用此法。

3. 加垫屈肢止血法　适用于上肢和小腿出血。在没有骨折和关节伤时可采用。

4. 止血带止血法　当遇到四肢大动脉出血，使用上述方法止血无效时采用。常用的止血带有橡皮带、布条止血带等。不到万不得已时不要采用止血带止血。

5. 钳夹止血法　如可能在伤口内用止血钳夹住出血的大血管断端，连同止血钳一起包扎在伤口内。切不可盲目钳夹，以免损伤邻近的血管及神经。

6. 血管结扎法　无修复条件而需要长途运送者，可初步清创后结扎血管断端，缝合皮肤，不上止血带，迅速转送，可减少感染机会，防止出血，避免长时间使用止血带造成的后果。

（1）禁忌证：肢体有感染、肿瘤及血管病变，血栓闭塞性脉管炎，动脉血栓形成幼儿或明显消瘦者。

（2）注意事项：①上止血带时，皮肤与止血带之间不能直接接触，应加垫敷料、布垫或将止血带上在衣裤外面，以免损伤皮肤。②上止血带要松紧适宜，以能止住血为度。扎松了不能止血，扎得过紧容易损伤皮肤、神经、组织，引起肢体坏死。③上止血带时间过长，容易引起肢体坏死。因此，止血带上好后，要记录上止血带的时间，并每隔40~50分钟放松一次，每次放松2~3分钟。为防止止血带放松后大量出血，放松期间应在伤口处加压止血。④运送伤者时，上止血带处要有明显标志，不要用衣物等遮盖伤口，以妨碍观察，并用标签注明上止血带的时间和放松止血带的时间。

三、包扎技术

常用的包扎材料有绷带、三角巾及其他临时代用品（如干净的手帕、毛巾、衣物、腰带、领带等)。绷带包扎一般用于支持受伤的肢体和关节,固定敷料或夹板和加压止血等,其包扎方法包括:螺旋、环形、回返、8字及人字形等5种包扎方法。三角巾包扎主要用于包扎、悬吊受伤肢体,固定敷料,固定骨折等。

常用的包扎法如下:

1. 环形绷带包扎法　此法是绷带包扎法中最基本的方法,多用于手腕、肢体、胸、腹等部位的包扎。

(1)方法:将绷带作环形重叠缠绕,最后用扣针将带尾固定,或将带尾剪成两头打结固定。

(2)注意事项

1)包扎方向应从里向外,从远向近。开始和结束时均要重复缠绕一圈以固定。打结、扣针固定应在伤口的上部,肢体的外侧。

2)包扎时应注意松紧度。乳房下、腋下、两指间、骨隆起部分一定加垫,不可过紧或过松,以不妨碍血液循环为宜。

3)包扎肢体时不得遮盖手指或脚趾尖,以便观察血液循环情况。

4)检查远端脉搏跳动,触摸手脚有无发凉等。

5)不可在受伤或炎症部位打结固定,不可在关节面或骨突处打结固定,不可在肢体内侧打结固定,不可在经常摩擦处打结固定。

2. 三角巾包扎法　三角巾全巾:三角巾全幅打开,可用于包扎或悬吊上肢;三角巾宽带:将三角巾顶角折向底边,然后再对折一次。可用于下肢骨折固定或加固上肢悬吊等;三角巾窄带:将三角巾宽带再对折一次。可用于足、踝部的"8"字固定等。

四、骨折固定技术

(一)骨折的症状

疼痛、肿胀、畸形、骨擦音、功能障碍、大出血。

(二)骨折的固定材料

夹板。

(三)急救原则和注意事项

1. 要注意伤口和全身状况,如伤口出血,应先止血,包扎固定。如有休克或呼吸、心搏骤停者应立即进行抢救。

2. 在处理开放性骨折时,局部要作清洁消毒处理,用纱布将伤口包好,严禁把暴露在伤口外的骨折断端送回伤口内,以免造成伤口污染和再度刺伤血管和神经。

3. 对于大腿、小腿、脊椎骨折的伤者,一般应就地固定,不要随便移动伤者,不要盲目复位,以免加重损伤程度。

4. 固定骨折所用的夹板的长度与宽度要与骨折肢体相称,其长度一般应超过骨折上下两个关节为宜。

5. 固定用的夹板不应直接接触皮肤。在固定时可用纱布、三角巾垫、毛巾、衣物等软材料垫在夹板和肢体之间,特别是夹板两端、关节骨头突起部位和间隙部位,可适当加厚垫,以免引起皮肤磨损或局部组织压迫坏死。

6. 固定、捆绑的松紧度要适宜,过松达不到固定的目的,过紧影响血液循环,导致肢体坏死。固定四肢时,要将指(趾)端露出,以便随时观察肢体血液循环情况。如发现指(趾)苍白、发冷、麻木、疼痛、肿胀、甲床青紫时,说明固定、捆绑过紧,血液循环不畅,应立即松开,重新包扎固定。

7. 对四肢骨折固定时,应先捆绑骨折断处的上端,后捆绑骨折端处的下端。如捆绑次序颠倒,则会导致再度错位。上肢固定时,肢体要屈着绑(屈肘状);下肢固定时,肢体要伸直绑。

五、搬运与转送

伤员在经过止血、包扎及固定处理后,要将伤员按照先转运危及生命者,然后转运开放性外伤和多发骨折者,然后转运轻伤员。需要时应当给伤员镇静剂。

(一)搬运的方法

常用的搬运有徒手搬运和担架搬运两种。可根据伤者的伤势轻重和运送的距离远近而选择合适的搬运方法。徒手搬运法适用于伤势较轻且运送距离较近的伤者,担架搬运适用于伤势较重,不宜徒手搬运,且需转运距离较远的伤者。

(二)注意事项

1. 移动伤者时,首先应检查伤者的头、颈、胸、腹和四肢是否有损伤,如果有损伤,应先作急救处理,再根据不同的伤势选择不同的搬运方法。

2. 病(伤)情严重、路途遥远的伤病者,要做好途中护理,密切注意伤者的神志、呼吸、脉搏以及病(伤)势的变化。

3. 上止血带的伤者,要记录上止血带和放松止血带的时间。

4. 搬运脊柱骨折或疑有脊柱骨折的伤员,不能让伤病员试行站立,应特别注意脊柱平直,以免发生或加重脊髓损伤,禁忌一人抬肩、一人抱腿的错误搬运方法;若颈椎骨折脱位伤员,搬运时应由一人牵头部,保持与躯干长轴一致,并随之转动,防止颈椎过伸过屈或旋转,平卧后头两侧用软物垫好,防止运输中发生意外。

5. 用担架搬运伤者时,一般头略高于脚,休克的伤者则脚略高于头。行进时伤者的脚在前,头在后,以便观察伤者情况。

6. 用汽车、大车运送时,床位要固定,防止起动、刹车时晃动使伤者再度受伤。出血,尤其是大出血,属于外伤的危重急症,若抢救不及时,伤病人会有生命危险。止血技术是外伤急救技术之首。

(三)特殊伤的处理

1. **出现鼻漏、耳漏**　严禁填塞止血、冲洗,应伤侧朝下、充分引流;嘱伤员不要擤鼻涕,保持口腔清洁。以防颅内压增高及颅内感染的发生。

2. **颅脑伤**　颅脑损伤脑组织膨出时,可用保鲜膜、软质的敷料盖住伤口,再用干净碗扣住脑组织,然后包扎固定,伤员取仰卧位,头偏向一侧,保持气道通畅。

3. **肠内容物脱出**　①脱出的肠管不还纳;②包扎固定后,不压迫肠管。无碗时,可用皮带卷成圈或利用棉织品卷成圈,围在脱出的肠管周围。

4. **开放性气胸**　应立即封闭伤口,防止空气继续进入胸腔,用不透气的保鲜膜、塑料袋等敷料盖住伤口,再垫上纱布、毛巾包扎,伤员取半卧位。

5. **异物插入**　无论异物插入眼球还是插入身体其他部位,严禁将异物拔除,应将异物固定好,再进行包扎。

重点提示:对于特殊伤的处理,一定要掌握好救护原则,不增加伤员的损伤及痛苦,严密观察伤病人的生命体征(意识、呼吸、心跳),迅速拨打"120"急救电话。

(四) 损伤控制理论

损伤控制理论(damage control surgery,DCS)具体地说就是在创伤发生后,为避免再损伤和伤势恶化,利用现有条件、设备,采用简单可行、有效而损伤小的手术控制伤情继续发展,继而通过纠正低温、凝血障碍和酸中毒、呼吸支持、营养支持等治疗手段,使患儿的机体恢复正常生理状态,生命体征平稳后再接受进一步分期确定性手术。其目的是强调严重多发伤早期采用快速的临时控制措施,如止血、清创等技术使后期手术得以安全地进行,并最大限度地改善患儿生活质量。

六、心肺复苏

由于心搏骤停患儿的存活率与急救开始时间密切相关,当发现有疑似心搏骤停伤员,应立即启动基础生命支持程序。

(一) 心脏停搏的现场判断

突然意识丧失或抽搐,发生于心室停搏后 15 秒内;大动脉(颈、股动脉)搏动消失;叹息样呼吸或呼吸停止伴发绀,发生于心室停搏后 20~30 秒内;心音消失,血压测不出;瞳孔散大,多出现于心室停搏后 45 秒后,1~2 分钟后瞳孔固定。方法:一只手压患儿额头,一只手触动脉,眼睛看患儿胸部有无起伏,成人应触诊颈动脉,婴儿触肱动脉。方法:示指、中指指腹触及喉结,然后向外侧轻轻滑动 2~3cm。

(二) 高质量的心肺复苏

1. **手法**　掌根,中指指向患儿乳头,双手重叠,手指翘起,手臂垂直;婴儿按压采用双手拇指及双指按压法(图 4-4~ 图 4-7)。

2. **摆放的体位**　患儿为仰卧位;直接放在地面或硬床板上;脊椎外伤整体翻转;身体平直无扭曲;重点保护头颈。

3. **按压速率**　至少为每分钟 100 次;成人按压幅度至少为 5cm;婴儿和儿童的按压幅度至少为胸部前后径的 1/3(婴儿大约为 4cm,儿童大约为 5cm)。注意不再使用 5cm 的成人范围,而且为儿童和婴儿指定的绝对深度较《美国心脏协会心肺复苏及心血管急救指南》早期版本中指定的深度更深;保证每次按压后胸部回弹,尽可能减少胸外按压的中断,避免过度通气。口诀为:快快按、用力按、少中断、要回弹。

(三) 急救呼气

1. 要确保有效的急救呼气,必要时需再次打开呼吸道并重新尝试换气,急救员可能需要试很多次,以提供两次有效的呼气。

2. 对有脉搏的患儿提供急救呼气时,对婴儿及儿童的速率是每分钟 12~20 次,对成年患者的速率是每分钟 10~12 次。

3. 在两名急救员的心肺复苏术中,当呼吸道建立后(如气管内插管、硬弯式喉头罩气管插管组、食管气管组合管),压胸者应不停地给予每分钟 100 下的胸部按压,不因换气动作而有所停顿;而负责换气的急救员,则给予每分钟 8~10 次的换气。

4. 特别注重对婴儿或儿童患儿提供有效的换气,因为窒息性心跳停止比突发性心跳停止更常发生在小孩身上。

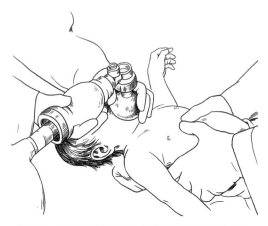

图 4-4　双手拇指胸外心脏按压和气囊面罩通气

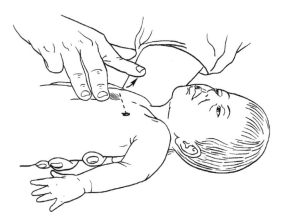

图 4-5　双指按压法

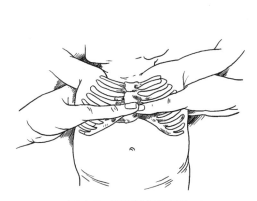

图 4-6　双手拇指按压法

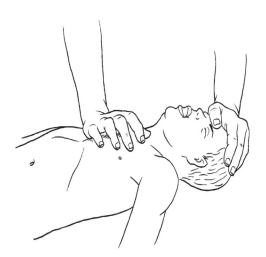

图 4-7　儿童心脏按压法

（丁　辉）

参 考 文 献

1. 万任华,林亚忠,林村河,等 . 一种医疗后送的信息编码方案 . 解放军医院管理杂志,2011,18（2）:135-137.

2. 李英 . 高新技术与卫生勤务 //Editor. City:Publisher;Year:Pages.［Series Editor（Series Editor^Editors）:Series Title,vol Series Volume］.

3. 王运斗,高万玉 . 高技术局部战争与野战卫生装备 . 北京:解放军出版社,2000.

4. 曹广文 . 灾难医学 . 上海:第二军医大学出版社,2011.

5. 王谦,陈文亮 . 非战争军事行动卫勤应急管理 . 北京:人民军医出版社,2009.

6. 郑静晨,侯世科,樊毫军 . 灾害救援医学 . 北京:科学出版社,2008.

7. 李宗浩 . 中国灾害救援医学 . 天津:天津出版传媒集团,2013.

8. Vanden Hoek TL,Morrison LJ,Shuster M,et al. Part 12:cardiac arrest in special situations:2010 American

Heart Association Guidelines for Cardiopulmonary Resuscitation and Emergency Cardiovascular Care. Circulation, 2010, 122 (18 Suppl 3): S829-S861.

9. Berg MD, Schexnayder SM, Chameides L, et al. Part 13: pediatric basic life support: 2010 American Heart Association Guidelines for Cardiopulmonary Resuscitation and Emergency Cardiovascular Care. Circulation, 2010, 122 (18 Suppl 3): S862-S875.

10. Kleinman ME, Chameides L, Schexnayder SM, et al. Part 14: pediatric advanced life support: 2010 American Heart Association Guidelines for Cardiopulmonary Resuscitation and Emergency Cardiovascular Care. Circulation, 2010, 122 (18 Suppl 3): S876-S908.

11. 向宾, 刘筱娴. 儿童意外伤害及影响因素. 国外医学社会医学分册, 2003, 20 (3): 104-108.

12. 李杨, 魏珉. 儿童期意外伤害的研究现状. 中华护理杂志, 2006, 41 (12): 1136-1138.

13. 蒋耀辉, 钟燕, 刘康香, 等. 儿童意外伤害 2543 例原因分析及干预对策探讨. 中国儿童保健杂志, 2008, 16 (2): 231-232.

第五章　灾害常见儿童损伤

第一节　颅脑外伤

创伤性脑损伤(traumatic brain injury,TBI)多见于交通、工矿等事故、自然灾害、爆炸、火器伤、坠落、跌倒以及各种锐器、钝器对头部的伤害,常与身体其他部位的损伤复合存在。TBI是导致创伤儿童死亡的主要原因,通常继发于机动车碰撞、高处坠落、自行车事故、运动损伤,非意外创伤仍然是2岁以下儿童TBI的重要原因。通常,小儿的颅骨较薄且更为柔软,故当遭受外力时对脑的冲击较成人更为剧烈。在解剖上,年幼儿头部比例较大且颈部肌肉较薄弱,当受到创伤时,头部往往"首当其冲"。

一、颅脑损伤的分类

颅脑损伤可分为头皮损伤、颅骨损伤与脑损伤,三者可能单独或合并存在。临床上可将颅脑损伤分为开放性和闭合性两类。前者多由锐器或火器直接造成,皆伴有头皮裂伤、颅骨骨折和硬脑膜破裂、脑脊液漏,后者为头部接触较钝物体或间接暴力所致,伴/不伴有头皮或颅骨损伤,脑膜完整,无脑脊液漏。

TBI可分为原发性和继发性,原发性脑损伤是指创伤期间造成的脑损伤,原发性脑损伤指暴力作用于头部时立即发生的脑损伤,主要有脑震荡、脑挫裂伤、弥漫性轴索损伤、原发性脑干损伤或颅内出血等。

继发性脑损伤包括那些由于代谢的影响在创伤后的一段时间出现的损伤表现,如脑缺血、脑水肿和颅内血肿。脑水肿继发于脑挫裂伤;颅内血肿因颅骨、硬脑膜或者脑的出血而形成,与原发性脑损伤可相伴发生,也可单独发生;继发性脑损伤因产生颅内压增高或脑压迫而造成危害。原发性脑损伤的症状和体征一般在受伤当时立即出现,并且不再继续加重。同样的症状和体征,如果不是在受伤当时出现,而是在伤后过一段时间(长短依病变性质和发展速度而定)出现,且有进行性加重的趋势或受伤当时的症状和体征在伤后呈进行性加重趋势,皆属于继发性颅脑损伤所致。这类继发性脑损伤多见于创伤后数小时至数天,及时正确的治疗能降低其发生率。

二、颅脑损伤的病理生理学

颅脑损伤最主要的表现是颅内压升高与脑组织受压引起的一系列病理生理改变。当严重颅内压升高导致发生脑疝时,移位的脑组织在小脑幕切迹或枕骨大孔处挤压脑干致脑干功能衰竭,危及病人生命。脑干受压移位还可致其实质内血管受到牵拉,严重时基底动脉进入脑干的中央支可被拉断而致脑干内部出血,常呈斑片状出血,可沿神经纤维走行方向达内囊水平。由于通车的大脑脚受到挤压而造成病变对策偏瘫,同侧动眼神经受到挤压可产生动眼神经麻痹症状。移位的沟回、海马回可将大脑后动脉挤压于小脑幕切迹缘上,致枕叶皮层缺血坏死。小脑幕切迹裂孔及枕骨大孔被移位的脑组织堵塞,从而使脑脊液循环通路受阻,则进一步加重了颅内压增高,形成恶性循环,使病情迅速恶化。

1. 小脑幕切迹疝

(1)颅内压增高的症状:变现为剧烈头痛,频繁的喷射性呕吐,头痛程度进行性加重,伴烦躁不安。急性脑疝患者视神经乳头水肿可有可无。

(2)瞳孔改变:病初由于患侧动眼神经受刺激,导致患侧瞳孔变小,对光反射迟钝,随病情进展,患侧动眼神经麻痹,患侧瞳孔逐渐散大,直接和间接对光反射均消失,并有患侧上睑下垂、眼球外斜。如果脑疝进行性恶化,影响脑干血供时,由于脑干内动眼神经核功能丧失可致双侧瞳孔散大,对光反射消失,此时病人多已处于濒死状态。

(3)运动障碍:表现为病变对侧肢体的肌力减弱或麻痹,病理征阳性。脑疝进展时可致双侧肢体自主活动消失,严重时可出现去大脑强直发作,这是脑干严重受损的信号。

(4)意识改变:由于脑干内网状上行激动系统受累,病人随脑疝进展可出现嗜睡、浅昏迷至深昏迷。

(5)生命体征紊乱:由于脑干受压,脑干内生命中枢功能紊乱或衰竭,可出现生命体征异常。表现为心率减慢或不规则,血压忽高忽低,呼吸不规则、大汗淋漓或汗闭,面色潮红或苍白。体温可高达41℃以上或体温不升。最终因呼吸循环衰竭而致呼吸停止,血压下降,心脏停搏。

2. 枕骨大孔疝

由于脑脊液循环通路被堵塞,颅内压增高,病人剧烈头痛,频繁呕吐,颈项强直,强迫头位。生命体征紊乱出现较早,意识障碍出现较晚。因脑干缺氧,瞳孔忽大忽小。由于位于延髓的呼吸中枢受损严重,病人早期可突发呼吸骤停而死亡。

当儿童有明显的颅脑损伤表现时,要考虑脑供氧和脑灌注压(cerebral perfusion pressure,CPP)情况。大脑代谢的需要完全取决于外源性葡萄糖,脑血流(CBF)和代谢需求紧密配合,脑灰质(活跃的神经元)CBF超过白质(代谢不太活跃)。影响CBF的其他因素包括平均动脉压、动脉血二氧化碳分压、动脉血氧分压和年龄。成人正常脑血流量为50ml/(100g·min),新生儿是40ml/(100g·min),儿童为100ml/(100g·min)。缺血或脑电图(EEG)变化的临界阈值,在成人为20ml/(100g·min),婴儿大约5~10ml/(100g·min)以下。如同所有的器官,在大脑中,脑灌注压(CPP)=平均动脉压(MAP)-颅内压(ICP)。保持良好的平均动脉压与降低颅内压对维持CPP十分重要,CPP测量一般在ICU进行。

人体通过自动调节可以在很宽范围内的动脉血压保持稳定的CBF,毛细血管前动脉扩张或收缩的产生是必要的。图5-1表明一个正常的成年人的自身调节。在极低的脑灌注压(CPP),CBF降低,缺血发生。反之,CPP在自动调节范围以上,过多的CBF产生脑水肿。随着时间的推移,通过自动调节患者CPP范围适应其正常血压。一般来说,自动调节下限为慢性高血压患者的平均动脉压(MAP)25%以下,这应该是最大限度地减少脑缺血危险的低血压水平。由于儿童和婴儿MAP相对于成人普遍较低,可以接受CPP略低于60~70mmHg,但仍无法科学地确定儿科病人的最优CPP值。

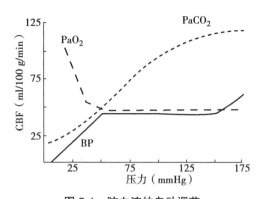

图 5-1　脑血流的自动调节

CBF= 脑血流，Pressure= 压力，BP= 血压，PaO_2= 动脉血氧分压，$PaCO_2$= 动脉血二氧化碳

Monro-Kellie 学说认为大脑（80%）、血液（10%）、脑脊液（10%）组成了一个固定容量的器官——被厚的、无弹性的硬脑膜和半刚性的颅骨所包裹。这些成分在体积压力上取得平衡，一个部分的扩张会导致另外两个部分的减少。图 5-2、图 5-3 显示颅内顺应性和颅内这 3 个内容物（脑、脑脊液、脑血流）的相互作用的生理机制，提供了神经系统监护的框架。

囟门开放的婴儿可能容易发生颅内高压，因为非弹性的硬脑膜，它包围着大脑，限制着颅内容物的膨胀。此外，婴儿有一个较短的脑脊髓轴（从颅骨硬膜下椎管长度比成人腰骶部），这为脑脊液或脑血容量的位移提供的潜在空间更少。

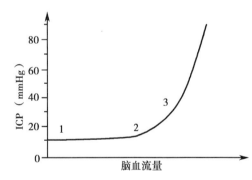

图 5-2　颅内顺应性

1 和 2 点之间，尽管在颅内容积增加（如肿瘤、水肿或出血），颅内内容物保持在一个恒定的压力，脑脊髓液（CSF）和脑血管移到脊髓空间。在 2 点曲线代表区的地方，虽然颅内压（ICP）是正常的，但容量的任何进一步增加（如肿瘤、水肿、阻塞性脑积水或颅内出血）会产生在 ICP 指数上升，这可能会危及生命。3 点代表一个失代偿和危险的高 ICP 神经外科急症的状态

图 5-3　颅内容物之间的相互作用

最上面的图形表明颅内 3 个内容在正常 ICP 的状态下是平衡的。中间图代表占位病变（如：出血），补偿机制包括脑脊液及静脉血容量的减少挤压。这相当于图 5-2 上从点 1 到点 2 的移动，ICP 仍维持正常。底部图说明了失代偿的状态，发生颅内液体从颅内空间的最大移位，但 ICP 升高。这相当于在图 5-2 上从 2 点到 3 点。颅内这 3 个内容物的相互作用的生理机制，提供神经系统监护的框架

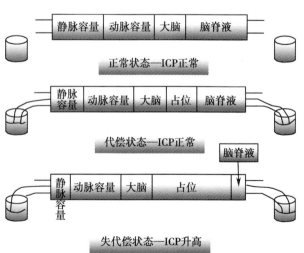

颅内压显著上升,可以导致生命体征改变。Cushing 三联征由高血压、心动过缓以及不规则的呼吸方式组成。在儿童,心动过缓通常最先出现,可作为脑疝的发生标志。

三、儿科病人神经系统评估

(一)意识水平

在紧急情况下,神经系统检查旨在评估意识水平和颅内高压症状或局灶性病变。年幼的孩子无法听从命令和口头交流,不能进行某些方面评估。然而,意识水平是测试中最重要的组成部分。激惹的行为可能是一个神经功能受损的标志。一个安静的孩子的眼睛闭合可能是在一个正常的睡眠状态,或者意识状态欠佳。通常此类患者对有害刺激的反应为意识改变提供线索。格拉斯哥昏迷量表(GCS)广泛用于成人患者,在多数婴儿和儿童中使用改良的格拉斯哥昏迷量表,见表 5-1。一般来说,评分在 8 分以下即可认为是昏迷,9 分以上即不能称之为昏迷。分数越高,其意识状态越佳。最低分为 3 分,最高分为 15 分。该评分不包括瞳孔大小、对光反射、眼球运动和其他脑干功能,如呼吸形式等,故在昏迷评分之外,不能忽略这些表现,对判定神经功能状态有很重要参考意义。

表 5-1 婴儿和儿童改良的格拉斯哥昏迷量表

临床参数	婴幼儿(0~12 个月)	儿童(1~5 岁)	分值[*]
睁眼	自发的	自发的	4
	对语言有反应	对语言有反应	3
	对疼痛有反应	对疼痛有反应	2
	没有反应	没有反应	1
语言反应	咕嘟	恰当的语言	5
	易哭	不恰当的语言	4
	哭	持续的哭泣	3
	呻吟	咕噜	2
	没有反应	没有反应	1
最佳运动反应	正常的	自发的	6
	收缩反应	疼痛定位	5
	疼痛收缩	疼痛收缩	4
	屈肌反应	屈肌反应	3
	伸肌反应	伸肌反应	2
	没有反应	没有反应	1

注:[*]格拉斯哥昏迷评分量表总分 = 眼球运动 + 语言 + 运动反应;最佳分 =15;最差分 =3

(二)运动

仔细观察四肢及面部、眼部肌肉的非对称运动,可以提供诊断线索。运动异常可能表明癫痫发作(强直阵挛,定型),毒素或代谢病(震颤,扑翼样震颤,肌阵挛),或基底神经节损害(舞蹈症,肌张力障碍)。刺激后(包括吸痰及其他程序)异常体位姿势,包括过伸、过曲和松弛的姿势。必须检查所有四肢对刺激的反应,适当的回应提示完整的感觉和效应器途径。术语"去皮层状态"和"去大脑强直"过于简单化,但这些病程变化通常表明更严重或更多的病变。另一方面,适当的反应表明感觉和运动途径的完整性。在合作的患者,仔细评估运动或感觉水平可以查明一个特定的脊髓病变的位置。

(三)运动和感觉的评估

脑干反射(颅神经检查)允许对病变进行定位,为诊断提供线索,判断气道反射和呼吸驱动是否保持完整。评估意识水平下降的患者的瞳孔反射、角膜反射、眼头反射(娃娃的眼睛)、前庭反射(热/冷水)和咽反射可帮助确定病变的位置和严重程度。然而,如果怀疑患者有颈椎损伤,不应该测试眼头反射。

用神经肌肉阻滞剂治疗的患者,瞳孔反应可能是整个神经系统检查的方法。瞳孔反应常常仍存在于代谢性疾病导致的持续深度昏迷中,但是瞳孔反应消失提示病变位于第三颅神经或中脑,包括可能是脑疝综合征。咽反射消失或减弱显著增加病人气道阻塞的风险。

(四)呼吸方式

不同的呼吸方式可能表明特定的病变,或潜在需要安全人工气道。陈-施呼吸(潮式呼吸),周期性地呼吸由浅慢逐渐加快加深,达高潮后逐渐变浅变慢,暂停数秒之后又出现上述状态的呼吸的模式。持续的过度换气(大潮气量)提示延髓脑干损伤,但必须与肺水肿导致的过度换气鉴别,后者也可能是神经系统疾病引起的(神经源性肺水肿)。中枢过度通气的患者有动脉血氧分压升高(或正常),动脉 pH 值增加。另一方面,患者可能有 Kussmaul 呼吸(大而快速的呼吸)以代偿代谢性酸中毒(如糖尿病酮症酸中毒)。脑干呼吸中枢的病变可导致吸气暂停,通常持续 2~3 秒。延髓病变可发生不规则深/浅呼吸变化的共济失调性呼吸。病变位置越低,病人需要机械通气的可能性越大,长或共济失调呼吸的患者需要机械呼吸支持可能性更高。

(五)脑疝综合征

与中枢神经系统内容物疝入到另一腔隙,可以看到一系列症状,其中的任何一种症状预示着预后不良和需要即刻干预。大脑半球和基底核移位通过小脑幕切迹向下即发生中央疝。最初患者有神志抑制或意识改变,陈-施呼吸,小而有反射的瞳孔,这个阶段眼睛通常保持共轭。随病情进展患者可呈现上肢屈肌,进一步发展出现中枢性过度换气、瞳孔固定位于中间、过伸姿态、伴有抽搐发作,在这个阶段患者对眼头测试或冷热水测试可能也非共轭的眼球运动表现。

外侧的病变将内侧钩回、海马回推到幕外侧缘时发生钩回疝。早期最常见的症状是单侧瞳孔散大,钩回疝患者可能伴随进展极快的意识丧失和对侧肢体的先伸展后屈曲的姿势,也会发展为共轭凝视。

四、儿童创伤性颅脑损伤的临床特征和治疗

儿童创伤性颅脑损伤可表现为轻度(GCS 13~15)、中度(GCS 9~12)或重度(GCS 3~8)。轻度脑损伤的患儿通常症状轻微,然而,尽管这些患儿表现良好,已证实有多达53%的患者头部 CT 影像学异常。多达57%的儿童和85%的婴儿有硬膜外血肿,但碰撞的时候没有意识丧失,和7%的患者在损伤后的任何时间内没有精神状态改变。这些统计数据强调尽管

损伤开始患者表现良好,危及生命的损伤仍可能存在。

中~重度脑外伤患者大多不会出现颅内占位性改变的表现,而是出现弥漫性脑肿胀的表现,这与脑动脉压自动调节功能丧失导致损伤部位大多数血管性水肿和其他部位充血有关。虽然可能需要通过脑室底排脑脊液以协助降低颅内压(ICP),但此类患者的治疗主要是通过非手术方式。然而颅内占位病变可能立即需要神经外科评估,由外科干预进行排水或减压。硬膜外血肿,在儿童期较罕见,如果能及时发现并由外科进行清除,其预后良好。然而通常在成人身上可以观察到典型的清醒间隔,却在儿童身上不常看到。相反,硬膜下血肿在儿童和成人身上都比较常见,并且更加致命,这是因为其总是与脑组织损伤一齐存在。如果中线移位超过 5mm 或一个大脑内血肿对患者影响较大,则需要神经外科进行清除手术。

中~重度创伤性脑损伤患儿的治疗需要密切监测通气和血流动力学状态以及颅内压(ICP)。神经突发事件和其他紧急情况一样需要优先使用 ABC(通畅的气道、有效的呼吸和循环)来管理 TBI 的患儿。治疗的目标是防止复苏不足引起的缺氧和低灌注可能导致原发性脑损伤加重,这种加重称为继发性脑损伤。中度创伤性脑损伤儿童(GCS 评分 9~12 分)可能因为其他征象而不是因为脑损伤需要插管和机械通气。那些有严重创伤性脑损伤(GCS 评分 3~8)的患者应考虑气管插管、机械通气和 ICP 监测,而 GCS 评分迅速恶化 2 分及 2 分以上的头部损伤的患者也应重点考虑气管插管、机械通气和 ICP 监测。当头部创伤患者符合此标准,机械通气的目标是正常的氧合(SpO_2 94%~99%)和正常的通气($PaCO_2$ 的 35~40mmHg),因为高碳酸血症和碳酸血症都可能通过充血或缺血性损伤使结果恶化。因此,只有在即将或已经发生脑疝的时候需要过度通气。因为低氧血症和低血压都会显著增加 TBI 患者的发病率和死亡率,所以必需密切注意呼吸和血流动力学状态。控制癫痫发作和维护正常的体温是其他抑制脑损伤进展到细胞死亡和脑软化的重要措施。还必须提供足够的镇痛和镇静。如果没有特别禁忌,患者的床头应抬高 30°,患儿头部应位于中线,避免屈曲、外展或旋转,否则会损害颈静脉回流。任何已知或怀疑的创伤在气道开放处理中需要稳定颈椎,在保护颈椎的同时维持气道开放。

根据病情需要,进行创伤相关实验室检查和 X 线检查,可以得到包括血清电解质、血糖、全血细胞计数(CBC)、部分凝血活酶时间(PTT)、凝血酶原时间(PT)以及国际标准化比值(INR)(严重 TBI 可导致凝血功能改变)。

严重 TBI 患者(GCS 评分 3~8 分),ICP 监测器应被放置在侧脑室(脑室底)、硬膜下(间隙)或脑实质。优先选择脑室引流管,因为它不仅可以监测 ICP,还可以引流脑脊液作为降低 ICP 一种手段。成人 ICP 的正常值小于 10mmHg,婴幼儿更低。任何年龄 ICP 异常超过 20mmHg 都是异常的。ICP 急性的持续增加(穿刺)需及时通过皮囊 - 面罩或气管插管机械通气实现轻度过度通气来治疗。注射高渗盐水(3%)或静脉注射甘露醇 0.5g/kg(范围 0.25~1g/kg),以提高血浆渗透压(300~310mOsm/L)和降低 ICP。

血液循环方面主要包括维持平均动脉压和防止低血压。需要建立静脉通道,并给予生理盐水、乳酸林格液或红细胞。如果扩容后仍有低血压表现,则需要应用血管升压药物。一旦患儿处于等容量水平,静脉输液可维持在一定的速率。必须密切监测 TBI 患者脑灌注压(CPP),它代表平均动脉压(MAP)和 ICP 的压差(CPP=MAP-ICP)。成人 CPP 通常在 60~70mmHg。现在没有数据记录儿童和婴儿正确的 CPP。然而,鉴于儿童较低 MAP 和 ICP,可以推断大概的范围,儿童和婴幼儿合理的 CPP 范围分别是 50~60mmHg 和

40~50mmHg。其他控制 ICP 的方法维持包括镇静或镇痛药物,如咪达唑仑(0.1mg/kg)和芬太尼(1~2μg/kg),神经肌肉阻滞作用,抬高头部,轻度低温(~35℃),通过主动冷却方式严格避免高温,吸痰前气管内滴注或静脉注射利多卡因,维持正常血容量,如果需要的话维持血浆渗透压在 360mOsm/L(血清钠 ~150mEq/L)。

如果有颅内压升高的临床表现,如瞳孔放大且不对称、异常体位,或 Cushing 三联征等,则需要额外的治疗措施,包括深度镇静、甘露醇(0.5~1g/kg)和过度换气治疗(PCO_2 维持在 25~30mmHg),直到临床症状改善。过度换气仅限于严重损伤且其他治疗措施都不理想的情况下。对于严重外伤后颅脑损伤的患者考虑安置 Foleg 导尿管及经鼻或口腔插入胃管。

如前所述,高渗盐水(3%)对控制不断升高的 ICP 是首选,因为它会增加血浆渗透压而不会造成血管内血容量减少。在顽固性 ICP 升高的情况下,正性肌力药物或血管加压素也可用通过增加 MAP 而增加 CPP,甚至可以将血压提高到相对全身性高血压。除非存在顽固性颅高压,甘露醇作为减轻脑水肿和降低 ICP 一种手段逐渐被废弃,因为甘露醇是一种强效渗透性利尿剂,可能会导致低血压。并且,当不继续使用甘露醇后 ICP 可能会反弹。类固醇对 TBI 患者无作用。

(谈林华)

第二节　脊柱骨折和脊髓损伤

脊柱是人体的中轴,身体任何部位的冲击力或压力均可传导至脊柱,造成损伤。脊髓损伤为脊柱骨折、脱位、疾病的严重并发症。儿童脊柱脊髓损伤与成人相比相对少见,相应有关儿童脊柱脊髓损伤的报道也较少。儿童脊柱损伤男孩相对于女孩较多,随着年龄增大,男女比例逐渐增大,这可能与男性少儿的运动量及从事危险活动较多有关。致伤原因有机动车事故、坠落伤、运动伤、枪伤、产伤等。

由于处于生长发育中未成熟的儿童脊柱在解剖及生物力学方面有其特性,故其损伤的特点、影像学特征、诊治以及预后与成人脊柱损伤相比也颇有差异。年龄小的儿童(<11 岁)颈椎损伤主要是由于机动车辆碰撞、高处坠落和行人事故,其高位颈椎损伤、颈椎脱位、无放射影像异常颈髓损伤(spinal cord injury without radiographic abnormality,SCIWORA)的风险较高,后者由于为小关节的水平方向的和椎间韧带的弹性好,这使得力量作用下,上段颈髓移动而不是断裂,从而导致头部和颈部成角移动。年龄较大的儿童(>11 岁)和成人低位颈椎损伤和颈椎骨折的风险较高。

损伤模式的差异,可能是由于小孩子和年龄较大的儿童 / 成人的解剖差异造成的。年龄小的儿童有较大比例的头部和相对薄弱的颈部肌肉,这使得他们更容易受到屈伸损伤。年龄小的儿童颈椎运动的支点在 $C_{2~3}$,而青少年和成人在 $C_{5~6}$,增加了儿童上颈椎的损伤机会。年龄小的儿童脊髓可能很容易拉伸、撕裂,或继发脊柱韧带松弛的挫伤,它可以拉伸到 5cm 而不撕裂,而成人脊髓牵引 5~6mm 就可能破裂。儿童椎体骨质胶原纤维组织较多,椎体未完全骨化,相对于成人韧带更有弹性,脊柱髓核含水丰富,使椎间盘很像一个减震器,使椎体受力后多表现为压缩骨折,暴裂骨折较少见,终板损伤较重。而成人则以骨质损伤为主,脊柱小关节形态结构未成熟,关节面角度小,呈水平位,椎体呈楔形,以及不完全发育的钩突使脊柱活动明显较成人大,韧带与关节囊的松弛与周围椎旁肌的未完全成熟,共同导致儿童脊柱的高可动性,使脱位或半脱位相对容易发生。儿童完全性脊髓损伤或严重脊髓损伤发生率高,这可能与儿童脊髓微脉管系统发育不全有关。

一、脊髓损伤病理分类

外伤性脊髓损伤不论是完全性或不完全性损伤,急性期均可发生"脊髓休克"现象,临床表现为损伤阶段以下感觉、运动和反射功能完全或近乎完全丧失。脊髓损伤的病例变化是一个连续的病理过程,即使外力作用停止后,某些病理变化也将继续下去,试验研究证实,开始表现为脊髓灰质出血,并逐渐出现中心坏死,组织水肿,最后发展为脊髓崩解。根据临床特征,脊髓损伤的临床病理分为原发性和继发性改变。

(一)原发性病理改变

1. 脊髓休克 脊髓组织遭受严重损伤,失去高级中枢的调节或脊髓神经细胞发生超限抑制,组织学检查脊髓本身无明确改变。脊髓休克是严重脊髓损伤后远端脊髓功能暂时性抑制状态,系指脊髓损伤平面以下脊髓功能暂时性完全丧失或大部分丧失,其临床特征为损伤脊髓平面以下呈弛缓性瘫痪,损伤平面以下运动、感觉、反射以及大小便功能丧失,但肛周感觉及肛门反射、球海绵体反射可保留。脊髓休克持续时间可为数小时至数周,甚至数月,脊髓休克的结束以损伤平面以下反射的恢复为标志,肛门反射、球海绵体反射、小腿屈肌反射恢复在前,较为复杂的反射恢复在后。反射恢复后变为亢进,脊髓休克的结束并不改变脊髓损伤的程度。大多数仍表现为完全截瘫,目前对脊髓休克的发生机制有多种解释,有待于进一步证实。

2. 脊髓震荡 是脊髓轻微损伤后发生的一种可逆性功能紊乱,病理改变为脊髓组织中央灰质中有少数小灶性出血,无片状出血。神经细胞与神经纤维绝大多数正常,少数组织中出血吸收,脊髓功能恢复正常。脊髓震荡的临床特点表现为损伤平面以下脊髓功能的迅速、完全恢复,一般恢复时间为24~48小时。

3. 脊髓损伤 各种机械因素致椎体骨折、脱位,骨折片、黄韧带、破裂的椎间盘挤压脊髓或锐器和火器伤直接作用于脊髓,导致脊髓实质性损伤,严重时脊髓可完全横断,脊髓失去正常外观,根据其损伤程度分为脊髓挫伤、脊髓挫裂伤、脊髓撕裂伤等。主要病理改变为:①髓内出血、血肿,血管痉挛,形成血栓;②神经细胞肿胀,尼氏小体聚集,染色体溶解,核消失,胞浆无定形或空泡状;③神经轴索裸露,轴索间隙加大,形成空泡,脱髓鞘,髓鞘断裂,轴索断裂缩成球状,脊髓挫裂伤后外形连续,而内部发生退变坏死。上述病理改变在轻度损伤可见于脊髓表面,重者可见于整个横断面。

4. 脊髓断裂 是脊髓损伤中最严重的损伤,断端常有间隙,神经元、胶质成分以及经过断裂处的轴突缺损是永久性的,伤后4小时断端灰质中央片状出血坏死,白质无变化,24小时后白质也坏死,72小时后达到高峰。发生坏死的原因是由于轴索断裂,形成空泡,空泡破裂后释放出溶酶体及自溶酶而使断端自溶、坏死、脱落,此过程需3周,最后,断端形成空腔并被瘢痕组织所填充。

5. 脊髓血管损伤 脊髓动脉、静脉、毛细血管断裂后,导致脊髓损伤区广泛出血,红细胞可从损伤的毛细血管壁渗出,毛细血管与小血管可发生血栓,损伤血管经过一段时间后可见血管再生。

(二)继发性脊髓损伤

急性脊髓损伤后,脊髓发生一系列病理变化,包括出血、水肿、轴突及神经元坏死和脱髓鞘,继以梗死和囊肿形成。

1. 脊髓微循环的改变　脊髓损伤后血管改变分为两区。第一区为出血及不成活组织,在急性阶段,微血管床逐渐丧失灌注能力。第二区的血管床仍保持通畅,其灌注决定于遭受损伤但仍存活组织的恢复,对急性脊髓损伤的治疗在于尽量限制第一区不使其扩大,同时使第二区仍然存活的组织维持灌注。微血管造影显示微血管及血流量降低并非完全由于血管遭受破坏,而是缺少灌注,很可能由于血管痉挛引起。

2. 缺血　脊髓损伤后,伤后几分钟即可发生形态改变,随时间逐渐加重,先在灰质有点状出血,肌性小静脉壁有小的破裂,灰白质细胞外间隙加大,髓鞘变薄细,轴旁间隙扩大,轴浆内有小管空泡状陷入,轴浆破坏。

3. 脊髓水肿　外力作用于脊髓,发生创伤反应,脊髓缺氧或脊髓压迫突然解除等因素,使脊髓发生不同程度的水肿,开始水肿较轻,以后逐渐加重,一般 7~14 天水肿逐渐消退,脊髓功能可以恢复。

4. 出血　硬脊膜内或硬脊膜外小血管破裂,开始出血量少,可无影响,随着出血量增多,硬脊膜内外压力增高,压迫脊髓,出现脊髓受压,如出血、血肿向上蔓延,脊髓损害程度加重,瘫痪平面上升。

5. 缺氧　微循环障碍,神经递质的改变,阿片类、氧自由基等许多代谢物质可造成脊髓损伤。脊髓完全损伤的病理演变过程随着时间的推移而逐渐加重,损伤时脊髓组织可无断裂,以后中央管、中央灰质出现病变,从灰质到白质逐渐加重,大约在伤后 6 小时开始至 2~4 周,大部分脊髓为神经胶质所代替,周围轴索形成空泡结构。

二、脊柱脊髓损伤的临床症状、体征

脊柱损伤与脊髓损伤的部位基本相符,最多有 1~2 节段的出入,如有明显不符,应考虑有其他原因,如椎间盘病变、多发骨折等。四肢或双下肢感觉、运动和反射功能障碍,诊断一般不困难。

由于儿童脊柱损伤后疼痛、恐惧及不合作,除了体格检查外,影像检查显得尤为重要。我们在读片时应充分了解儿童脊柱的正常发育、正常变异的影像特点,以免漏诊、误诊。颈椎侧位 X 片通常可筛选颈椎损伤,但 15% 可能会被漏诊。加拍前后位和齿状突位片有助于发现大多数骨折。虽然 CT 越来越多地用于明确诊断儿童和成人颈椎骨折,但是由于晚期癌症的风险,最好将 CT 检查用于标准摄片尚不能明确的病例。重大创伤儿童颈椎损伤影像学的有效临床预测规则还没有确立,但已知与之相关的八个因素,包括精神状态改变、局灶性神经系统表现、颈部疼痛、斜颈、躯干损伤、颈髓损伤易感因素、潜水和高风险车祸,如果缺乏这些因素应限制常规使用 CT 诊断可能存在颈髓损伤。无论如何,应实施保护颈椎的预防措施包括半刚性颈托和胸腰段脊柱运动限制,直到通过正确的临床和影像学手段排除了颈髓损伤,这些手段包括脊柱外科会诊和磁共振成像。儿童可见因脊髓拉伸导致的无影像学异常的脊髓损伤(SCIWORA),而成人没有,故无放射影像异常脊髓损伤不能排除完全性脊髓损伤。

1. 脊髓休克期　脊髓遭受创伤和病理损害时,发生功能暂时性抑制,肌张力低下或消失,深浅感觉完全丧失,腱反射消失。

2. 脊髓横断伤　伤后数天或数周,脊髓休克期后脊髓反射活动逐渐恢复,损伤平面以下完全瘫痪,肌力0级,肢体运动功能完全丧失,患者呈痉挛性瘫痪,肌张力增高,腱反射亢进,出现病理反射,损伤平面以下深感觉完全消失,包括肛门周围与肛门感觉消失,大小便功能障碍。

3. 脊髓不完全性损伤　脊髓不完全性损伤临床表现因损伤部位、损伤程度和损伤平面高低而有所差异。脊柱疾病导致的脊髓损伤多为不完全性损伤,临床上多为不完全性瘫痪。在损伤早期,因脊髓休克,临床表现与脊髓横断伤鉴别,脊髓休克期后临床为感觉、运动、括约肌功能、自主神经功能部分丧失,运动障碍与脊髓损伤平面范围有较大的差别,重者可仅有某些活动,轻度可完成日常工作或可以行走,损伤平面以下感觉减退,反射减弱或不对称丧失。

4. 圆锥损伤　胸腰段脊柱骨折、脱位或破裂的椎间盘组织压迫圆锥,出现膀胱、直肠括约肌自主控制功能障碍,大小便失禁,损伤平面以下运动、感觉丧失,呈弛缓性瘫痪,痛温觉功能丧失,触觉存在的感觉分离现象,肛门反射、提睾反射减弱或消失,跟腱反射减弱或消失。

5. 马尾神经损伤　截瘫症状多不典型,支配区肌肉呈弛缓性瘫痪,损伤后所支配区域感觉,包括痛温和触觉功能丧失,跟腱反射消失。马尾神经损伤轻者与周围神经一样可以再生,甚至恢复。

6. 神经根损伤综合征　损伤节段神经根支配区域感觉、运动障碍,也可能症状不典型,仅出现支配区麻木、感觉过敏。

7. 迟发型脊髓损伤　脊柱损伤早期无截瘫的症状、体征,随着时间的推移,数周、数月甚至数年后逐渐出现脊髓损害的症状、体征,相应的感觉、运动和反射功能障碍,重者出现瘫痪。引起脊髓迟发型损害的原因多见于椎间盘受伤后突出、脊柱不稳、椎体成角、椎体压缩或粉碎性骨折向椎管内移位;骨痂向椎管内生长压迫脊髓,在脊柱活动过程中脊髓长期受慢性磨损,损害脊髓而引起功能障碍;椎管内囊肿压迫脊髓或慢性蛛网膜炎均可造成脊髓受累的症状、体征。

三、儿童脊椎脊髓损伤的急救处理

儿童脊椎脊髓损伤的早期处理与成人的基本相似,包括维持生命体征、恰当的转运、适当制动以及激素的应用等。首先应通畅气道、面罩给氧、有经验的临床医师施行气管插管,有报道不熟练的气管插管时有可能进一步加重颈椎脱位患儿的损伤。脊髓损伤后,由于交感神经受到影响,而造成低血压和脉搏缓慢,所以维持循环稳定是很重要的。儿童脊柱脊髓损伤后,不合作,哭闹极易加剧脊髓的损伤,故必须安置合适的颈托适当地制动。在转运中如何保持儿童中立位制动也是关键因素,因为儿童头与身体比例不协调,当平躺时颈部呈屈曲位,因儿童上颈椎是最易发生损伤的部位,屈曲位则可能加剧损伤,故应有一凹陷以盛放儿童枕部使其头部与身体成一线。

颈髓和高位胸髓损伤的儿童易同时存在呼吸衰竭和神经源性休克。前者可能因为C_4以下脊髓损伤致肋间肌失神经支配,或C_4以上脊髓损伤致膈肌和肋间肌失神经支配。后者是由于交感神经血管张力丧失,导致心动过缓及低血压休克。然而,在脊髓损伤患者中,失血性休克比神经性休克常见,并且可能和神经性休克共存。因此,即使患者存在脊髓损伤,也应仔细检查排除出血的可能。

因膈肌麻痹和(或)肺部清理,呼吸衰竭患者需要气管插管。治疗神经源性休克应进行积极的容量复苏治疗,当足够的容量复苏后血压仍低则应选择性地使用血管活性药物。脊髓休克这个术语是指损伤后矛盾性的脊髓反射丧失,其使用应仅限于神经系统并发症,而不是错误地被用来描述脊髓损伤的血流动力学结果。最后,必须足够重视防止压疮的发生,脊髓损伤后1小时即可发生。目前还没有科学证据支持脊髓损伤后使用糖皮质激素,事实上使用糖皮质激素可增加并发症,如高血糖和大关节如髋关节股骨头的缺血性坏死。

（谈林华）

第三节　胸部创伤

胸部创伤通常由钝挫伤所致,死亡率很高,在儿童创伤致死的原因中排第二位(排在颅脑损伤后)。据报道,胸部损伤如伴随头部和腹部创伤,总体死亡率将从5%增加至25%。在婴儿和幼儿的胸部创伤最常发生在机动车辆碰撞和虐待。学龄儿童胸部创伤最有可能由于自行车、滑板车、滑冰意外,而青少年胸部创伤最有可能发生在机动车碰撞中。

由于小儿的肋骨及胸骨与成人相比弹性较佳,故骨折少见。但对内部脏器的保护能力较差,其内部更易遭受外力的冲击。据研究报道,儿童创伤中胸部损伤的发生率分别为肺挫伤/裂伤53%、气胸/血胸38%、肋骨/胸骨骨折36%、心脏5%、膈肌2%、大血管1%。

在评价胸部创伤时,胸片应该用做初步诊断性检查。由于儿童胸壁顺应性非常好,相对于成人,其肋骨骨折风险低,但肺挫伤风险高。因此,如果有肋骨骨折,则说明作用胸部的作用力大。肺挫伤是儿童最常见的胸部创伤,并可能伴有低氧血症、通气不足、通气血流比异常、呼吸功增加、肺顺应性降低。在挫伤的部位可能有实变、水肿、肺泡出血。肺挫伤可能不会在早期的X片上看到,但是迟些会在X片上表现出来。当存在相应的损伤机制时,应该高度警觉胸外伤的可能性。治疗包括避免液体超负荷、吸氧、镇痛、密切监测,必要时气管插管、呼气末正压(PEEP)机械通气。

肋骨骨折尤其是后肋骨骨折,应高度怀疑身体虐待。这些骨折通常继发于显著的胸部受压,比如晃动。其他潜在的病因包括产伤和骨头骨化异常,如化成骨不全症和佝偻病。第一肋骨骨折并发相当高概率的胸腔创伤,包括气胸和血胸,应立即做CT血管造影对明显的血管损伤进行诊断。已证明多根多处肋骨骨折要与儿童的严重损伤有关;随着肋骨骨折数的增加,死亡率也会增加。尽管肌肉痉挛可能会限制小的枷链段的运动,但两个或更多连续肋骨骨折可导致连枷胸造成矛盾胸壁运动(吸气时胸廓向内运动和呼气时胸廓向外运动)。连枷胸通常需要镇痛作用下的保守治疗,也有可能需要正压。

创伤性气胸有1/3是单独发生,2/3伴发其他损伤。气胸常常是无症状的,只有通过胸部X线检查发现。发生气胸时空气进入胸腔,导致胸腔内负压消失及肺不张。空气可以通过胸壁、肺泡、支气管或气管上的破口进入胸腔。当胸壁上存在破损使胸腔内部与外界连通时为开放性气胸,必须要迅速将开放性气胸改变为闭合性气胸,立即用尽量清洁的敷料封闭胸壁伤口。气胸可分为单纯性气胸和张力性气胸,其治疗主要是通过胸腔引流管引流气体。

胸膜腔内积累大量气体导致同侧肺压缩,气管和纵隔移位导致血流动力学不稳定称为张力性气胸。出现张力性气胸征象包括气管移位、患侧肺无呼吸音、心动过速、低血压、呼吸困难、低氧血症。当临床怀疑张力性气胸时,不能因为等待 X 线胸片证实而延迟张力性气胸的引流,应立即用粗针头在患侧第 2 肋间锁骨中线处刺入胸膜腔或在第 4~5 肋间腋中线处放置一个闭式引流管以排气减压,这对防止血流动力学失代偿是必需的。

血液积聚在胸腔内为血胸,导致肺组织受压。大量血胸提示广泛性肺损伤,并且可能合并大血管损伤,可出现低血容量性休克。血胸通常由于胸部钝伤或穿透伤导致胸部血管断裂、肋间血管断裂或肺实质损伤,可能因失血和阻塞性休克而使心输出量急剧降低,也可能会导致通气 / 血流比例异常,应通过积极液体复苏纠正低血容量和闭式胸腔引流(后位)血液为治疗关键,血胸引流后最重要是预防继发感染、慢性肺不张、肺气肿。

心脏挫伤发生最常见的原因是钝性损伤,可能表现为胸痛、心律失常或低血压,心电图(ECG)显示 ST 段改变、房性心动过速、窦性心动过速或早搏。心包填塞指液体积聚在心包腔内,创伤时积聚液体通常为血液,且在数分钟到数小时内就出现心胞填塞症状。血液积聚限制心肌活动,导致心输出量减少和阻碍静脉回流。临床上,心包填塞表现为 Beck 三联征,包括:脉压减小、颈静脉充盈和心音低钝。心律失常表现常见心动过缓、无脉性电活动(PEA)和心搏骤停。治疗主要包括心包穿刺和静脉补液。心前区穿透伤或胸部挤压伤时需考虑心包填塞可能,故需特别注意锐器伤入口或胸壁挫伤的创口位置,当在乳头线、锁骨线、肋缘之间的区域范围发现有穿通伤时应怀疑有心包填塞,并通过创伤快速 B 超或超声心动图证实。治疗包括经心包开窗或紧急开胸心包液去除术,心包穿刺术可以作为一个暂时的治疗措施直到有经验的外科医师行心包引流术,发现出血源并予以止血等治疗。

膈肌损伤不常见。一旦损伤多见于左后外侧膈肌。胸片可看到鼻胃管返折向上和腹腔内容物疝入胸腔。高达 50% 膈肌损伤在最初的诊治过程中会被漏诊,只有在随后的胸片上表现出来。

穿通伤是食管破裂最常见的原因。由于急性胃内容物进入食管,挫伤也可引起胃食管交界处撕裂,可能会导致溢出的胃内容物至胸膜腔和纵隔。食管造影提示造影剂外渗明确诊断。治疗包括抗生素应用和手术修复。

气管支气管损伤在儿童中比较少见,但死亡率高达 30%。支气管损伤的原因可能有挫伤或穿透性创伤。患者表现有皮下气肿、气胸、咯血和持续从胸腔引流管漏出气体。可通过支气管镜诊断,但可能需要进一步支气管造影发现远端支气管撕裂。

(谈林华)

第四节　腹　部　损　伤

腹部外伤是导致小儿外伤的第三位死因,仅次于颅脑损伤和胸部外伤。腹部损伤分为开放性和闭合性两类,以闭合性创伤多见。由于体表无伤口,确定有无内脏损伤具有更重要的临床意义。儿童腹部特点包括:腹壁薄、前后径小、脊柱前凸明显、肝脾比例较大且超出肋骨下缘、肾脏位置靠前且周围脂肪组织较少。儿童由于其胸壁顺应性好及腹壁肌肉和脂肪少,其比成人腹部外伤时遭受重要脏器损伤的风险更高。此外,由于儿童体型小,给一定的外力会打击相对较大的体表面积比例,从而发生多个器官的损伤。由自行车车把和汽车安全带造成的腹腔内脏器损伤很可能需要手术,体检发现腹胀、擦伤、挫伤、腰部瘀斑、腹膜炎、局灶性或弥漫性压痛。血流动力学不稳定的患者需要紧急复苏和剖腹手术,血流动力学稳定的患者需要进一步评估。

腹部创伤的诊断从实验室评估开始,血红蛋白和红细胞压积降低应怀疑腹腔内出血。几项研究表明了血清天门冬氨酸转氨酶和丙氨酸转氨酶升高可能与腹部外伤有关。一项研究表明血清丙氨酸转氨酶大于 131U/L 合并腹部压痛,用来预测腹部损伤的敏感性为 100%。血清淀粉酶和脂肪酶可以预测胰腺损伤。胰腺损伤发生后不久查血清淀粉酶可能是正常的,但随着时间推移,在损伤 3 小时或以后的血清淀粉酶 100% 会升高。血清淀粉酶升高也可见于无胰腺损伤的头部外伤患者。

腹部创伤超声快速评估(FAST)检查在儿科患者中的应用受到限制。大多数血流动力学稳定的腹部损伤儿童不需要手术治疗。FAST 检查可能适用于两类特殊的儿科患者:①在多发伤和血流动力学不稳定的患者,可以用于检查寻找血流动力学不稳定的原因如腹部出血;②可以和体格检查、实验室评估一起,筛选那些受益于 CT 检查的患者。

腹部 CT 的指征包括体检异常、实验室检查异常、因意识不清或精神状态改变而体检不合作或迫切需要知道特定的器官损伤或伤残等级等精确信息。腹部 CT 可评估腹部创伤,对发现实质脏器损伤是最有用的,例如肝、肾、脾,增强 CT 更好地明确损伤的脏器。初始的腹部 CT 检查可能会遗漏胰腺损伤和肠损伤,尤其是在损伤后不久进行的 CT 检查。如果临床征象提示隐蔽的小肠损伤,口服造影剂和后续的 CT 扫描是有帮助的。再次强调,在无腹痛主诉、无呕吐史、无腹壁创伤征象、GCS 评分≥14、无腹部压痛、无胸壁损伤证据、无呼吸音减低患者可避免 CT 检查及潜在患癌症风险。腹部 CT 检查结果和化验值是在变的,空腔脏器损伤后不久检查可能不是非常敏感。

腹部外伤发生于实质脏器或空腔脏器,亦可见于盆腔或腹膜后脏器损伤。脾损伤是最常见的腹部闭钝性创伤,通常可有大量内出血积聚在腹腔而导致低血容量性休克。腹部 CT 及静脉造影是发现脾损伤最特异性的检查。为了防止免疫低下,保存脾是儿童标准治疗方法。只有在血流动力学不稳定且脾损伤不能修复时才行脾切除术。

肝损伤是第二个常见的腹部钝性创伤,肝损伤最好的诊断方法也是腹部 CT 和静脉造影。类似于脾,大多数肝损伤是不需要手术治疗的。然而,在必需手术时,手术控制出血是常用的保守的手术措施,而不是切除术。

儿童肾损伤同样也很少需要外科干预,除非在无法控制的出血、尿漏或肾蒂损伤。儿童胰腺损伤比其他实质性器官损伤少见,往往因自行车把的冲击所致,并可能作为一个孤立的损伤的发生。腹部 CT 是可选择的诊断方法。除非胰胆管横断,其治疗通常是非手术治疗。

空腔脏器损伤比实质脏器损伤少,并且这些损伤不容易被发现,所以需要对这些损伤保持高警惕。在机动车碰撞中,约束不佳的安全带可能导致儿童肠道损伤。在腹部 CT 上可看到气腹或口服造影剂外渗。通常情况下,游离腹腔液体是唯一和非特异性的异常发现。同样在机动车碰撞事故中儿童约束不佳导致膀胱损伤,膀胱顶破裂时静脉造影剂外渗到腹腔,可通过剖腹手术修复。膀胱的其余部分的破裂,可以通过静脉造影剂外渗到腹膜外帮助诊断,可通过导尿管或膀胱造瘘管减压治疗。

由于儿童不能明确地指出所伤部位和对疼痛的恐惧,所以在对儿童进行紧急救助时应掌握以下几点：①在第一时间到达现场时，第一时间观察儿童的受伤姿势，大概判断儿童所伤部位，观察儿童精神、呼吸、脉搏防止患儿休克，进一步检查患儿的四肢和其他部位，观察是否有其他严重创伤如颅内损伤、胸部损伤等，防止漏诊。②要准确判断患儿的气道是否通畅，不通畅时要及时清除气道异物防止因呼吸困难而造成休克，并且要时刻观察患儿的呼吸。如果呼吸暂停要及时进行人工心肺复苏。患儿的体表面积较小，要及时进行扩容治疗，以免造成低血性休克。③医务人员一旦发现有其他合并伤或多处伤的患儿，一定要准确判断各受伤部位的情况，要首先处理病情最严重可能危及生命的和开放性损伤的部位，再进行腹部创伤的治疗，对以腹部创伤为主的创伤，要先进行腹部治疗，再对其他的部位进行治疗。④医师在到达现场时要及时对患儿采取正确的体位。在患儿四肢没有骨折的前提下，该院应采取患儿的头部和四肢略抬高，以减轻腹壁的张力，减轻腹壁的疼痛和增加有效循环血量。⑤在搬运患儿时一定要轻柔，不要大幅度地移动，尽量避免患儿的再次出血，造成患儿的病情加剧。

腹部创伤一般较严重，大多数是实质脏器的损伤，出血较快，易出现低血性休克，因此，要及时建立静脉通道，补充循环血容量，防止出现休克现象。对于腹部创伤。诊断性腹腔穿刺是最常见、最简单的方法，在不能确诊的情况下，要及时进行各科会诊，防止漏诊或延误治疗。手术的伤疤可能会使患儿产生自卑的心理，因此，在对患儿进行治疗时不可盲目进行手术治疗，对能进行保守治疗的应积极进行保守治疗。对于手术治疗的判断标准是：①腹膜穿刺阳性者；②有腹膜刺激征者；③检查确定脏器破裂者；④血压急剧下降者；⑤经保守治疗腹痛不减轻反而加剧者，有其中一条就可以进行手术，在没有这其中任何一条时尽量不进行手术。在进行手术时，对于脏器的切除，该院应尽量采取多留的方式，毕竟患者是儿童，他们正是发育的时候，尽量多留不影响他的生长发育。

根据血流动力学状态给予补液和输血是治疗关键，对大部分儿童患者来说并不需要外科手术止血。但当体检或腹部 CT 检查结果模棱两可的时候，应保持高度怀疑并进行一系列后续的检查，必要时诊断性腹腔镜检查在特定的情况下可能会有帮助。

腹腔间隔室综合征的定义为持续腹内压≥20mmHg，并存在腹胀、少尿或无尿、呼吸代偿、低血压或休克、代谢性酸中毒，在严重儿童创伤中比较罕见。和成人一样，一旦发生需要及时进行手术减压以期有好的恢复。

（谈林华）

第五节　泌尿系统损伤

泌尿系统损伤以男性尿道损伤最多见，肾、膀胱其次，输尿管损伤最少见。由于肾、输尿管、膀胱、后尿道受到周围组织和器官的良好保护，通常不易受伤。泌尿系统损伤大多是胸、腹、腰部或骨盆严重损伤的合并伤。因此，当有上述部位严重损伤时，应注意有无泌尿系统损伤；确诊泌尿系统损伤时，也要注意有无合并其他脏器损伤。

泌尿系统损伤主要表现为出血和尿外渗。大出血可引起休克，血肿和尿外渗可激发感染，严重时导致脓毒症、周围脓肿、尿瘘或尿道狭窄。尽早确定诊断，准确合理的初期处理，对泌尿系统损伤的预后极为重要。

一、肾损伤

由于儿童的肾脏按体表面积算相对大于成人。而且肾周脂肪组织稀少、肾周筋膜发育差,第12肋骨骨化不全,腹壁薄弱等原因,因此常被暴力所伤。小儿肾损伤在儿童时期泌尿系统损伤中最为多见,也是小儿腹部最常见的外伤。其发病中约占小儿腹部外伤的8%~10%。小儿外伤时,可在肾损伤同时合并其他脏器损伤,其中以腹腔脏器、颅脑损伤及骨折占多数。肾损伤分类方法见表5-2。

表5-2 美国创伤外科协会肾损伤分级

分级	类型	表现
I	挫伤	镜下或肉眼血尿,泌尿系统检查正常
	血肿	包膜下血肿,无实质损伤
II	血肿	局限于腹膜后肾区的肾周血肿
	裂伤	肾实质裂伤深度不超过1.0cm,无尿外渗
III	裂伤	肾实质裂伤深度超过1.0cm,无集合系统破裂或尿外渗
IV	裂伤	肾损伤贯穿肾皮质、髓质和集合系统
	血管损伤	肾动脉、静脉主要分支损伤伴出血
V	裂伤	肾脏破裂
	血管损伤	肾门血管撕裂、离断伴肾脏无血供

肾损伤最主要症状是临床上表现有血尿、腰痛及腰部肿块。血尿一般与肾损伤的程度相一致。但有时血尿与肾损伤程度不一致。如肾蒂伤可出现一过性血尿、输尿管断裂、腹膜后血肿过大压迫输尿管或肾盂、肾盏损伤极轻而未产生血尿等。而且血尿与损伤部位有关,有些病人临床症状消失但镜下血尿可持续较长时间。

在多发伤中,肾损伤的诊断除依靠外伤部位、临床症状、血尿外,影像学检查是诊断的重要手段。由于多器官损伤,部分患者病情较重。因此,B超、CT、静脉肾盂造影和肾动脉造影,对判断肾损伤类型及程度甚为重要。其中B超检查更适合于重度损伤合并腹部脏器损伤者。CT检查不但可确定肾损伤部位、程度,且可查明腹部其他脏器的合并伤。肾损伤合并多发伤,有时病情甚为危重,可能发生创伤性、失血性休克,要注意观察尿量、皮肤温度、血压及脉压等以指导临床治疗。

对于病情严重的III、IV类肾损伤,只要对侧肾功能正常应果断进行肾切除。有下列情况表示肾损伤严重,应及时进行手术:①严重休克,其他脏器损伤并不严重,经大量输血,抗休克治疗后血压不能纠正或回升后短期内又下降者;②腰部肿物继续增大者,提示肾脏严重破裂;③腹部疼痛剧烈,腹膜刺激征明显,腹穿大量血性腹水;④肉眼血尿进行性加重,全身情况进一步恶化,血压持续下降;⑤腹腔内脏合并伤,在术中或探查中发现肾脏严重裂伤。对于肾损伤不严重而合并伤危及生命的,如严重颅脑损伤、血气胸、肝脾破裂等,要及时率先予以处置。

血性腹水是腹腔内脏器损伤的重要征象,也是严重闭合性肾损伤的特征之一。表现为腹膜刺激征、腹部移动性浊音及腹腔穿刺阳性。肾损伤严重合并休克、多发伤或因伤肾功能抑制因素影响,对肾损伤程度的判断缺乏特异性和敏感性,不能准确反映伤肾情况而受到限制应用。积极抗休克、输血补液,血压平稳、贫血无加重、腹膜后血肿不再增大,证明出血也趋于稳定,则可继续行非手术治疗。

Ⅰ、Ⅱ类病情相对稳定的闭合性肾损伤多采用非手术治疗,除绝对卧床、止血、抗炎等治疗,在伤后 3 个月内避免重体力劳动,避免血尿再现。在保守治疗期间要密切观察病情变化,适时作 B 超监测。对保肾失败者及时手术。

二、输尿管损伤

输尿管是连接肾盂和膀胱输送尿液的肌性管道器官,其位于腹膜后间隙,受到脊柱、骨盆、腰背肌肉、腹前壁及腹腔脏器等周围组织的良好保护,由于输尿管管径细小,且本身有一定的活动范围。因此,临床上创伤性输尿管损伤并不常见。输尿管损伤如发现延迟或处理不当,可引起尿漏、瘘道形成、输尿管梗阻、感染甚至脓毒症,轻者导致肾功能的损害和住院时间的延长,重者导致肾脏的丢失甚至危及生命。

根据输尿管损伤的性质和类型,其临床表现不尽相同,如有其他重要脏器同时损伤,常可掩盖输尿管损伤的症状。常见症状包括血尿、尿外渗、尿瘘、梗阻症状和非特异性表现如腰肋部瘀斑等。术后不明原因的发热、长时间的肠麻痹、白细胞升高以及不明原因的血肌酐和尿素氮升高等要考虑输尿管损伤的可能。辅助检查的手段包括 B 超、排泄性尿路造影、CT、膀胱镜检查等。

外伤后输尿管损伤的处理原则应先抗休克,处理其他严重的合并损伤,而后处理输尿管损伤。只要病情允许,输尿管损伤应尽早修复,以利于尿液通畅,保护肾功能。尿外渗应彻底引流,避免继发感染。输尿管挫伤可不做特殊处理。

三、膀胱损伤

在泌尿系统损伤中,膀胱损伤发生率较低,因为膀胱为腹膜外盆腔内器官,解剖部位深,膀胱空虚时位于骨盆深处,受到周围筋膜、肌肉、骨盆及其他软组织的保护,除贯通伤或骨盆骨折外,很少为外界暴力所损伤。受伤时膀胱处于充盈状态是膀胱损伤的高危因素。儿童处于生长发育过程中,膀胱不像成人位于盆腔内,稍有充盈,就可突出至下腹部,因此儿童膀胱更易受到损伤。

膀胱挫伤一般症状轻微,仅有轻度下腹部疼痛、不适和镜检血尿,少数患者可因黏膜轻度水肿而有尿频、尿急,但无排尿障碍。膀胱破裂则往往症状较重,包括休克、排尿障碍、疼痛与腹膜刺激征以及全身中毒症状。

膀胱破裂一旦确诊即应及时给予治疗,其处理原则包括:①完全的尿流改道;②膀胱周围及其他尿外渗部位充分引流;③闭合膀胱壁缺损。

（谈林华）

第六节　骨 盆 骨 折

儿童骨盆关节松弛,未发育成熟的皮质骨多孔且有较厚的骨膜,骶髂复合体韧带强度大于附着骨,存在生长中心并具有一定程度的自身塑形性。这些解剖特点使得儿童骨盆损伤不同于成人,如:①由于骨盆容积浅、弹性好,盆腔脏器损伤较骨折更多见;②较厚骨膜能有效减少出血;③骨折后具有自身塑形能力但有可能发生畸形塑形。充分了解儿童骨盆的解剖特点对于骨折的诊断及治疗十分必要。

儿童骨盆骨折分型方法较多,如 Torode-Zieg 分型、Tile 分型、Young-Burgess 分型等,Torode-Zieg 分型引用最多,对合并伤治疗和估计预后有指导作用。Tile 分型则是将受伤机制与骨盆的稳定性相结合,优点在于能决定治疗方案及预后。Young-Burgess 分型主要描述受伤机制,成人骨盆骨折应用较多,儿童骨盆骨折文献中也有引用。Torode-Zieg 分型是以 X 片为依据分为:Ⅰ型多为软骨板(髂前上棘、髂前下棘、坐骨结节)的撕脱伤,类似运动伤;Ⅱ型多为直接暴力所致,多为侧方暴力引起的髂骨嵴或髂骨翼骨折;Ⅲ型多指耻骨支骨折或耻骨联合分离,因儿童骨盆有弹性,其骶髂前韧带的部分撕裂伤,一般不伴有骶髂关节的不稳;Ⅳ型多指骑跨伤所致的双侧耻骨支骨折,一侧耻骨支骨折或耻骨联合分离累及骨盆后部骨折,或骶髂关节分离、累及前环和髋臼的骨折。Shore 等根据 CT 检查情况将Ⅲ型骨折进一步分为:骨盆前环简单稳定骨折和同时累及前后环的稳定骨折;定义稳定骨折(Ⅲ型)为骨盆挤压试验阴性且 CT 示前后环骨折移位 <2mm;不稳定骨折(Ⅳ型)为骨盆挤压试验阳性和(或)CT 示前后环骨折移位 >2mm,修订后的分型对于预测病死率及指导治疗有明显意义。

儿童骨盆骨折治疗不仅要关注骨折本身,更要警惕合并伤的存在。据报道儿童骨盆骨折病死率为 2%~25%,死亡原因多与伴随的严重合并伤相关。严重合并伤包括脑外伤、出血及腹膜后血肿、泌尿系统损伤如膀胱损伤及尿道损伤、会阴撕裂伤,以及其他合并伤包括胸外伤、四肢骨折、腹部脏器损伤等。

儿童骨盆骨折类型较多,包括简单撕脱骨折以及危及生命的复杂前后环骨折,因此应根据临床及影像学检查制订合理治疗方案。儿童骨盆骨折由于愈合率高、塑形能力强,以往多采用卧床、牵引、髋人字石膏等非手术治疗。近年研究认为骨盆的自身塑形往往只能纠正部分畸形,非手术治疗严重骨盆骨折易导致下腰痛以及下肢长度不等,近年来学者提出儿童不稳定骨盆骨折应采取手术治疗,预后较保守治疗好。

骨盆骨折的治疗效果取决于损伤部位和类型,应尽可能使骨折在满意的位置愈合。儿童骨盆骨折的稳定性是决定治疗方案关键。对于骨盆环稳定骨折,如髂嵴、髂前上棘、坐骨支等肌肉附着点处的撕脱骨折,可以采取早期活动、负重以及适当镇痛等治疗,效果较为满意,但对于移位大、运动功能需求高的患者,可采取手术固定加快恢复速度。骨盆环部分稳定骨折患者由于骶髂关节韧带仍保持部分完整,可采取麻醉下闭合复位,髋人字石膏固定直至愈合;对于年长儿童可采用前环外固定架固定,早期下地活动,但应定期判断外固定的稳定性,可采用观察双侧髂前上棘间距或耻骨联合间距的方式,如稳定性消失则应尽早采取措施,更换外固定装置或手术切开复位内固定。对于骨盆环不稳定骨折,如前所述,为防止腰痛、下肢长度不等的远期并发症,通常需手术治疗恢复其稳定性,尤其是后环的稳定性。

骶髂关节前脱位好发于儿童。由于儿童骨盆的解剖特点,其生物力学稳定性要优于成人,因此外伤时易出现骶髂关节前脱位,脱位常合并耻骨联合分离、耻骨支或髂骨翼骨折。根据髂骨的位置可将骶髂关节脱位分为骶髂关节后脱位和骶髂关节前脱位;根据髋部骨折的情况进一步将骶髂关节前脱位分为骶髂关节前脱位无骨盆环其他部位骨折或合并骨盆环其他部位稳定骨折和骶髂关节前脱位合并骨盆环其他部位不稳定骨折或对侧骶髂关节损伤。儿童骶髂关节前脱位保守治疗包括手法复位后持续骨牵引以及髋人字石膏固定。根据脱位的严重程度可采取患侧或双侧下肢骨牵引，必要时可同时行对侧髋部牵引以获得解剖复位。手术治疗则可采取切开复位内外联合固定恢复骨盆环的稳定性。

总之，儿童骨盆骨折的治疗具有挑战性和复杂性，受伤机制及合并伤方面均与成人明显不同；需警惕的是儿童骨盆骨折常合并其他器官损伤，充分理解儿童骨盆骨折特点、掌握常见相关损伤的处理方法、选取合适的治疗方案对儿童骨盆骨折的治疗及预后至关重要。

（谈林华）

第七节 四肢及关节骨折

四肢外伤非常多见，最常见的是闭合性或开放性桡骨、尺骨和股骨骨折。必须要进行神经系统检查。四肢外伤的初级管理，包括定位、夹板固定、神经血管检查和止痛治疗。

如果是开放性创口，首先应清洗伤口并用敷料包扎。可选择不同类型的夹板固定。在事故现场，可以使用木板、杂志、桌脚等任何替代物，在医疗机构则可选用更为理想的 PP 复合材料夹板，因为它比石膏更坚固和耐水。夹板固定要点：在夹板固定前，清洁和包扎创口；在夹板内加入敷料填充，并在压力点加入额外的填充物；夹板固定范围必须包括骨折处上下相邻的关节。

股骨骨折因为有大肌群的牵引而较少发生移位。必要时可给予麻醉剂、镇静剂或肌松剂止痛。

处理开放性骨折还需要注意感染的可能。开放性骨折通常提示遭受巨大外力伤害，故必须确定有无其他损伤。除了感染，开放性骨折的并发症还有神经压迫。治疗开放性骨折的方法包括清洁伤口、包扎而不缝合、静脉注射抗生素和制动，如条件允许，行外科清创术。

盆腔骨折常见于高冲击性钝伤，并可能导致大量失血。骨盆环仅发生一处断裂为稳定骨折，多处断裂则为不稳定骨折。骨盆骨折的并发症包括泌尿生殖道及腹部损伤、血管异常（盆腔静脉断裂）。用绷带紧包盆腔部位可能是手术治疗前处理盆腔骨折不稳定及出血的唯一措施。

儿童肌肉骨骼创伤很少导致危及生命的出血，但不稳定型骨盆骨折和双侧股骨骨折除外。应用骨盆带限制骨盆容量是控制骨盆破裂相关的腹膜后出血的第一步，并进行积极的容量复苏，然后根据需要行选择性栓塞或外部固定。长骨骨折后尽快固定以限制疼痛、减少出血、尽快恢复肢体的灌注。肢体灌注受损往往与肘部和膝盖骨折有关，骨折复位后可缓解外部冲击对动脉血流的影响。缺血性和挤压伤多见于四肢远端，可导致骨筋膜室综合征，需要紧急筋膜切开术和积极的水化以防止肌红蛋白沉积在肾小管和其后续发的急性肾衰竭。一旦伴有严重的心肌坏死和血清肌酸磷酸激酶以及肌红蛋白显著升高的情况下，应用碳酸氢钠碱化尿液，并进一步减少肌红蛋白沉积于肾小管。

需要整形矫正的骨折包括：骨折合并有关节或骨骺损伤，骨折靠近肘关节或膝关节并有显著软组织肿胀（可能合并骨筋膜室综合征）以及开放性骨折合并神经血管损伤征象。

机动车辆撞击行人时发生的骨盆和股骨骨折,可同时伴有头部和躯干受伤。年幼儿童经受大的钝挫伤时,比如机动车辆碰撞,很少出现单一脏器损伤,因此必须仔细寻找全身的损伤。

(谈林华)

第八节　肢(指)离断伤

一份来源于美国的数据显示,离断伤占全部创伤数量的1%,其中手指及拇指离断伤占到69%,上肢近端离断伤接近9%。目前,大部分的离断伤都是由非专科医师进行首诊,再转至显微外科。损伤早期最初正确的处理方式对于治疗结果起决定性作用。

指(肢)体离断伤后,再植是否存活主要取决于两大方面:一是肢体伤残程度、损伤性质。二是医疗水平和技术环境。但是,指(肢)体离断伤后,现场的急救处理很重要。在断指(肢)的急救处理中,很好地保存断指(肢)是非常重要的,是再植是否成功的重要保证。

多发离断伤是导致患者死亡的独立危险因子。首先要注意伤员有无休克情况,有无其他部位的合并损伤。如有休克或其他危及生命的创伤,迅速以抢救休克和保护重要器官,维持生命体征为主。

一般现场急救包括止血、包扎、保存断指(肢)及迅速转送等4个方面。急救时若指(肢)仍在机器中,切不可强行把指(肢)拉出,也不可将机器倒转,以免增加损伤。应立即停止机器转动,迅速拆开机器,取出断指(肢)。

急诊钳夹血管止血可能会损伤血管周围组织。有时为了止血,可让患者抬高患肢,并在创口包扎非黏附加压敷料。在战争环境中止血带可以挽救生命,而在日常损伤中则很少用到。创面要用无菌或清洁敷料加压包扎。若有大血管出血,在无血管夹或止血钳可局部止血的情况下,用止血带止血。如在指端离断,应在指根部止血。腕部或前臂离断,应用类似毛巾样物品垫在上臂后,上止血带。如果转运得较远,每隔1小时,需松止血带1次,间隔约5分钟,可再次止血。每次上止血带时间要逐步缩短,否则时间过长易造成神经损伤或缺血性损伤。

不完全性断指(肢),要将断指(肢)放在夹板上,然后确实固定,以便转送和避免加重组织损伤。完全离断指(肢)体的远端,除非污染严重,一般无需冲洗,应使用无菌或清洁的布料、毛巾等物品包裹。如现场距离医院较远,可用干燥冷藏法保存。即先用无菌或清洁敷料包裹断指(肢),放入塑料袋中,再放入加盖的容器内,其外围以冰块保存。断肢用无菌生理盐水浸泡过的纱布包裹后,密封在标本袋中,4℃冷藏或放在冰水中。注意不应将断肢直接放置于冰块中,容易导致组织冻伤。肌肉组织的代谢需求最高,动脉缺血是加速肌肉组织坏死的主要原因。在20~25℃环境中,肌肉会在离断伤6小时后发生不可逆组织坏死。当热缺血的时间超过6~8小时后,不推荐对包含较多肌肉的断肢再植,而手指则可相应地延长至10~12小时。有报道称,采用冷储存法可延长残肢耐受缺血时间,断肢离体94小时后仍能再植成功。

在转送途中要注意,一是断指(肢)不能与冰块直接接触,以防冻伤而不能再植。二是不要把断指(肢)泡入溶液中,放入酒精溶液可造成蛋白凝固,放入盐水中造成细胞水肿而不能再植。三是没有条件低温保存时,仅用洁物包裹速送即可,将断指(肢)放入怀里紧贴身体,体温促使断指(肢)代谢加快,加速细胞坏死,影响断指(肢)的存活。

一般手术距外伤的时间以 6~8 小时为限(热缺血时间)。若外伤后,早期即开始冷藏保存(冷缺血时间),可适当延长时限。一般高位断臂和大腿断离,时限宜严加控制。低位断掌、断指和断足,因肌肉较少,时限可延长到 12~24 小时。当然,随着缺血时间的延长,其存活率必将逐渐下降。

此外,可预防性应用破伤风针及广谱抗生素。根据患者预估的失血量和血液动力学状况,确定是否需要交叉配血。早期有效地镇痛对于评估伤情是非常必要的。如果可能的话,我们建议使用局部麻醉,因为其不仅可持久镇痛,并且相关的副作用也很少。

一份详细的病史应该包括:受伤时间以判断组织缺血的时间、损伤机制、合并损伤、年龄、利手、职业和习惯、一般身体情况(尤其是有无糖尿病、心血管疾病及是否吸烟)以及患者的期望值。当决定是否再植时,应充分考虑以上因素,以确定在技术上是否有成功的可能以及再植能否满足患者的功能需求。

再植手术的绝对禁忌证为存在危及生命的创伤,应首先处理后者;此外,存在严重的多发伤也应视为禁忌,因为其无法耐受长时间的手术(单根手指通常需要 2~6 小时,而多指离断的手术时间可能超过 24 小时)。再植术后康复阶段是漫长且困难的,在此期间需要不断鼓励患者。

存在任何严重的精神和身体疾病都不适合进行再植手术,因为这会影响再植手术的康复训练。对行再植手术没有确切的年龄限制,患者的总体健康状况以及合并症的情况比实际年龄要重要得多。虽然糖尿病和闭塞性血管疾病不是再植手术的禁忌证,但其失败率更高。

吸烟对再植手术是有害的,有 meta 分析显示,不吸烟者断指再植的成功率是吸烟者的11.8 倍,因此应鼓励患者戒烟。对于儿童离断伤,都应考虑进行再植手术,因为儿童具有较强的神经再生能力和自我感觉修复能力,往往可以获得比成人更好的功能结果。

断肢如粉碎或破坏严重、储存不当及污染严重,都无法进行再植手术。清洁整齐的切割离断伤,比挤压或撕脱的断肢成活的可能性更大。

对于肘关节以远的断肢能进行再植手术的断肢尽量进行再植,因为再植肢体术后功能远远高于假肢。多指离断伤应对所有可能的断指进行再植,如果不能挽救所有的手指,应将条件最好的断肢移植到最有用的残端上(异位再植),或者按照最有可能获得最大功能的方案进行再植。

应尽一切可能保留拇指,因为失去拇指,会降低整手 40%~50% 的功能。即使拇指僵硬,但仍可保存抓握功能。一项包括 59 例单指再植的病例系列研究发现,手指中节离断位于指浅屈肌腱止点以远时,再植以后可明显改善全手的功能,而如果位于肌腱止点近侧,再植后功能较差。

最近有报道回顾了 30 篇文章 2273 名进行断指再植的患者,发现伤肢都有较高的存活率和较好的术后功能恢复。因此,对于单一手指远端离断伤应该考虑断肢再植。

在手术室中进行断肢和残肢的清创。对神经、血管、肌腱进行识别和标记。再植手术一般先进行骨折固定,以提供后续操作的稳定性。可能需要截骨或关节融合。在手指再植手术中,我们首先修复伸肌腱和屈肌腱,然后行固定骨折,最后修复动脉、神经和静脉。在缺血的手指中,静脉很难发现,所以我们一般先行修复动脉使静脉充盈。如果是重要的肌肉组织——例如前臂离断伤——及早修复血管减少组织缺血时间。如果是肌肉组织丰富的断肢,行筋膜切开术可预防骨筋膜室综合征继发肿胀。

动静脉功能不全和感染是最显著的早期并发症。术后护理的重点是最大限度地恢复血流灌注和减少在血管吻合处血栓形成的风险。患者应保持温暖、水分充足、无疼痛(疼痛会引起血管收缩)。常见临床症状,包括皮肤颜色、温度、肿胀和毛细血管再充盈时间、脉搏氧饱和度等可以帮助监测断肢和残肢的情况。动脉血栓形成临床表现为肤温下降,颜色苍白,无脉。怀疑血管吻合失败或血栓形成,都需要紧急进行手术探查。

有报道 42 例行拇指再植手术的患者,有近 50% 需要进行探查。静脉淤血患者会因毛细血管回流过度出现紫绀和肿胀。可以用水蛭抗凝疗法挽救一个肿胀的手指,有报道包括 19 例患者均获得成功,患者住院天数一般为 6~7 天。

晚期并发症包括畏寒、僵硬、肌腱粘连和骨骼畸形愈合或不愈合。肢体不耐低温通常在两年内消退。肌腱粘连可以进行松解,但是这种治疗方式存在再植手指血行阻断的风险。再植后骨骼仍可以再生长。有报道在 120 名儿童进行 162 指再植手术,儿童患者在成年后再植手指能恢复正常长度的 81%。

(谈林华)

第九节 休 克

休克是各种强烈致病因子作用于机体引起的急性循环衰竭,其特点是微循环障碍、重要脏器的灌流不足和细胞功能代谢障碍,由此引起的全身性危重的病理过程。在灾害环境下可发生不同类型的休克,如感染性休克、低血容量性休克,还可由疼痛诱发神经源性休克,其临床特征和处理原则基本相同,但仍需注意病因的处置。

一、临床特征

(一)休克代偿期(休克早期)

相当于微循环收缩期,持续时间短,有效循环血量的降低在 20%(800ml)以下,机体可通过提高中枢神经兴奋性、刺激交感 - 肾上腺轴的活动代偿循环血容量的减少。典型临床表现为精神紧张、兴奋或烦躁不安、面色苍白、手足湿冷、心率加速、过度换气等。血压正常或稍高,反映小动脉收缩情况的舒张压升高,故脉压缩小,以及心跳加快、四肢冷、出冷汗。尿量正常或减少。尿比重升高,尿 pH 下降,尿钾改变不明显,尿钠不高。若处理及时、得当,休克可得到纠正。

(二)休克失代偿期(休克期)

神志淡漠、反应迟钝,甚至神志不清或昏迷,口唇肢端发绀,出冷汗、脉搏细速、血压下降、脉压更缩小,严重时,全身皮肤、黏膜明显发绀,四肢冰冷,脉搏摸不清,血压测不出,尿少甚至无尿。还可有代谢性酸中毒表现。若皮肤、黏膜出现瘀斑或消化道出血,表示病情已发展到 DIC 阶段。若出现进行性呼吸困难、脉速、烦躁、发绀或咳出粉红色痰,PaO_2 降至 8kPa

（60mmHg）以下，吸入大量氧也不能改善症状和提高氧分压时，常提示急性呼吸窘迫综合征（ARDS）的存在。

二、休克的监测

通过对休克病人的监测，既可以进一步肯定诊断，又可以较好地判断病情程度和指导治疗。

（一）一般监测

1. 精神状态　能反映脑组织灌流情况。病人神志清楚，反应良好，是有效循环血量充足的表现。若病人神志淡漠、烦躁、头晕、眼花、谵妄或昏迷，说明脑循环血流不足。

2. 皮肤温度、色泽　反映体表灌流的情况。四周温暖，皮肤干燥，毛细血管充盈时间（轻压指甲或口唇时，局部暂时缺血苍白，松压后迅速转红润）正常，表示血容量充足。发绀、毛细血管充盈时间延长，皮肤花斑说明血液瘀滞；皮肤黏膜有出血点提示有 DIC。

3. 血压　应定时测量血压，以进行动态比较。休克代偿期血管收缩，血压正常。收缩压减低，脉压小于 20mmHg 是休克存在的证据。

4. 脉搏　脉搏增快常出现在血压下降之前。脉快时要注意休克是否已经发生；有时血压虽低，但脉搏由快变慢，由弱变强，手足温暖，往往表示休克趋于好转。

5. 尿量　是反映肾脏血液灌流情况的指标，也可反映生命器官血液灌流的情况。应留置导尿管，观察每小时尿量。尿量小于 25ml/h，比重增大，表明肾血管收缩或血容量不足；血压正常，尿量仍少，尿比重偏低者，常表明有急性肾衰竭的可能。尿量稳定在 30ml/h 以上，表示休克纠正。

（二）特殊监测

中心静脉压（CVP）；动脉血气分析；心排血量（CO）和心脏指数（CI）；动脉血乳酸盐测定；DIC 的实验室检查。

三、感染性休克的治疗

（一）初期复苏

1. 建议最初给予面罩吸氧，而对于呼吸窘迫和低氧血症的患儿，如果需要并且条件具备，给予高流量鼻导管吸氧或经鼻咽导管行持续气道正压通气（CPAP）。当中心静脉尚未建立，可以通过外周静脉通路或者骨髓腔输液进行液体复苏和使用正性肌力药物。对于心血管功能尚不稳定的患儿，如需机械通气，需经过适当的心血管复苏再进行气管插管。

2. 建议感染性休克初期复苏的终点目标为：毛细血管再充盈时间≤2 秒；血压维持于同龄儿正常范围；脉搏正常且外周脉搏与中心动脉搏动无差异；四肢温暖；尿量 >1ml/(kg·h)；精神状态正常。达到以上目标后，努力保证 $ScvO_2$，达到 ≥70%，心脏指数达到 3.3~6.0L/(min·m²)。

3. 推荐依照美国危重病学会 - 儿科高级生命支持指南来管理感染性休克（图 5-4）。

4. 推荐对难治性休克患儿，评估和纠正可能存在的气胸、心包压塞或内分泌急症：主要表现为低血糖、低血钠、酸中毒、休克、意识障碍等，及时给予足量激素、纠正可能存在的各种内分泌代谢紊乱是纠正此类休克的关键。

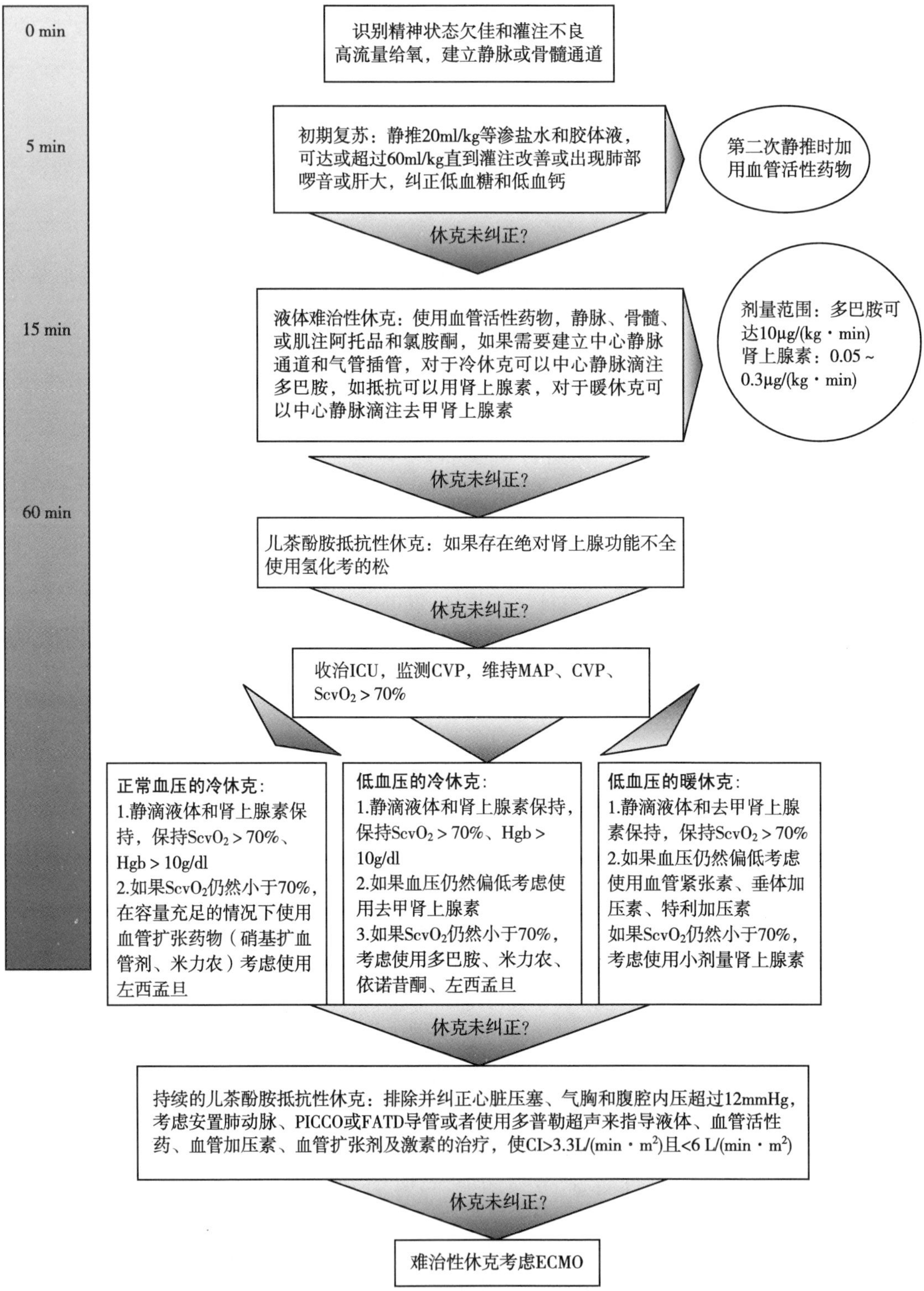

0 min

5 min

15 min

60 min

识别精神状态欠佳和灌注不良
高流量给氧，建立静脉或骨髓通道

初期复苏：静推20ml/kg等渗盐水和胶体液，可达或超过60ml/kg直到灌注改善或出现肺部啰音或肝大，纠正低血糖和低血钙

第二次静推时加用血管活性药物

休克未纠正？

液体难治性休克：使用血管活性药物，静脉、骨髓、或肌注阿托品和氯胺酮，如果需要建立中心静脉通道和气管插管，对于冷休克可以中心静脉滴注多巴胺，如抵抗可以用肾上腺素，对于暖休克可以中心静脉滴注去甲肾上腺素

剂量范围：多巴胺可达10μg/(kg·min)
肾上腺素：0.05~0.3μg/(kg·min)

休克未纠正？

儿茶酚胺抵抗性休克：如果存在绝对肾上腺功能不全使用氢化考的松

休克未纠正？

收治ICU，监测CVP，维持MAP、CVP、$ScvO_2 > 70\%$

正常血压的冷休克：
1.静滴液体和肾上腺素保持，保持$ScvO_2 > 70\%$、Hgb > 10g/dl
2.如果$ScvO_2$仍然小于70%，在容量充足的情况下使用血管扩张药物（硝基扩血管剂、米力农）考虑使用左西孟旦

低血压的冷休克：
1.静滴液体和肾上腺素保持，保持$ScvO_2 > 70\%$、Hgb > 10g/dl
2.如果血压仍然偏低考虑使用去甲肾上腺素
3.如果$ScvO_2$仍然小于70%，考虑使用多巴胺、米力农、依诺昔酮、左西孟旦

低血压的暖休克：
1.静滴液体和去甲肾上腺素保持，保持$ScvO_2 > 70\%$
2.如果血压仍然偏低考虑使用血管紧张素、垂体加压素、特利加压素
如果$ScvO_2$仍然小于70%，考虑使用小剂量肾上腺素

休克未纠正？

持续的儿茶酚胺抵抗性休克：排除并纠正心脏压塞、气胸和腹腔内压超过12mmHg，考虑安置肺动脉、PICCO或FATD导管或者使用多普勒超声来指导液体、血管活性药、血管加压素、血管扩张剂及激素的治疗，使CI>3.3L/(min·m²)且<6 L/(min·m²)

休克未纠正？

难治性休克考虑ECMO

图 5-4 小儿血流动力学逐步支持指南

CVP:中心静脉压;MAP:平均动脉压;$ScvO_2$:上腔静脉氧饱和度;Hb:血红蛋白;PICCO:脉搏轮廓心输出量;
FATD:股动脉热稀释法;CI:心脏指数;ECMO:体外膜肺氧合;IV:静脉内;IO 注射:骨髓内;IM:肌内注射

（二）抗生素和感染源控制

1. 推荐在诊断严重脓毒症后 1 小时内即给予经验性抗微生物药物治疗。尽可能在使用抗生素前留取血培养,但不可因此延迟启动抗生素的使用。经验性的药物选择应根据当地流行病学及地方病作适当改变(如:H1N1,耐甲氧西林金黄色葡萄球菌,氯喹抗药性疟疾,耐青霉素的肺炎链球菌,最近入住过 ICU,中性粒细胞减少症)。

2. 建议使用克林霉素和抗毒素治疗伴有难治性低血压的中毒性休克综合征。儿童患者较成人更易于发生中毒性休克,因为儿童血液循环中缺少针对毒素的抗体。儿童严重脓毒症患者同时患有红皮病样皮疹,并怀疑其中毒性休克时,应予克林霉素治疗,以减少毒素产生。中毒性休克时静脉丙种球蛋白的使用原则尚不明确,难治性中毒性休克时可以考虑使用。

3. 推荐早期和积极控制感染源。严重脓毒症和脓毒性休克的清创和感染源控制极为重要。需要清创或引流情况包括坏死性肺炎、坏死性筋膜炎、坏疽性肌坏死、脓胸、脓肿、腹腔内脏穿孔需要修补并腹膜冲洗。延迟使用合适抗生素,感染源控制不力、未能去除感染的装置,都会以协同的方式增加病死率。

4. 难辨梭状芽孢杆菌结肠炎。如果患者可以耐受应给予肠道内抗生素,严重者首选口服万古霉素。在成人,甲硝唑是第一选择,然而,对于治疗难辨梭状芽孢杆菌最好选用万古霉素。在转移回肠造口术或结肠切除术的严重情况下,应考虑肠外治疗直到确认临床改善。

（三）液体复苏

在能够获得正性肌力药和进行机械通气的发达国家中,我们建议对低血容量性休克首先每次于 5~10 分钟内,推注 20ml/kg 等渗晶体液(或相当量的白蛋白),逐步增量以纠正低血压,增加尿量,使毛细血管再充盈时间、外周脉搏及意识水平恢复正常,同时避免导致肺部啰音和肝脏肿大。如果出现肺部啰音和肝脏肿大,应用正性肌力药物,而不是液体复苏。不伴有低血压的严重溶血性贫血儿童(严重疟疾或镰状细胞贫血危象),输血优于输晶体或胶体。

（四）正性肌力药 / 血管收缩药 / 血管扩张药

1. 对儿科无反应性液体复苏,若中心静脉尚未建立,可通过外周静脉开始给予正性肌力药物支持,在中心静脉通路建立后,改用中心静脉给药。

2. 建议对心输出量降低、全身血管阻力增高但血压正常的患儿在使用正性肌力药的同时加用血管扩张药物。

（五）体外膜肺氧合（ECMO）

建议 ECMO 可用于儿科难治性感染性休克或脓毒症伴难治性呼吸衰竭。ECMO 可以用来支持儿童和新生儿感染性休克或脓毒症相关的呼吸衰竭。新生儿脓毒症行 ECMO 支持生存率为 73%,较大儿童为 39%,其中静脉静脉 ECMO 生存率最高。诊断为脓毒症且存在难治性呼吸衰竭需要 ECMO 支持的患儿,其住院生存率为 41%。静脉动脉（V-A）ECMO 在难治性感染性休克具有优势。

（六）激素

建议当患儿存在液体抵抗、儿茶酚胺抵抗性休克,且存在可疑或已证实的肾上腺功能减退时可给以氢化可的松治疗。

（七）蛋白 C 和活化蛋白浓度

不推荐用于所有儿童患者。

（八）血制品及血浆疗法

1. 建议儿童血红蛋白目标值要求与成人相同。在对上腔静脉血氧饱和度低（<70%）的休克患儿进行复苏时，其血红蛋白目标值应为 10/dl；当血流动力学稳定，休克和低氧血症纠正后，则血红蛋白最低 7g/dl 是合理的。

2. 建议儿童血小板输注标准　即在严重脓毒症患儿，当血小板 <10 000/mm³（10×10^9/L）且无明显出血时可予预防性输注血小板；当血小板 <20 000/mm³（20×10^9/L）且患儿具有明显出血风险时可予预防性输注血小板；当患儿具有活动性出血、需行外科手术或行侵入性操作时，可维持较高的血小板水平≥50 000/mm³（50×10^9/L）。

3. 建议采用血浆疗法纠正脓毒症诱导的血栓性紫癜疾病，包括 DIC、继发性血栓性微血管病、血栓性血小板减少性紫癜。血小板减少引起的多器官衰竭和进行性紫癜为特征的血栓性微血管病可以通过血浆输注得以纠正。因为新鲜冰冻血浆中存在蛋白 C、抗凝血酶Ⅲ和其他抗凝蛋白。快速的休克复苏可以纠正大多数的 DIC；然而一些患儿紫癜进展则是由于抗血栓蛋白的大量消耗（如蛋白 C、抗凝血酶Ⅲ和 ADAMTS 13）。血浆输注可以纠正延长的凝血酶原 / 部分凝血活酶时间，延缓紫癜发生。大量的血浆输注需同时给以利尿治疗或连续肾脏替代治疗，避免出现液体超载 >10%。

（九）机械通气

建议机械通气期间采用肺保护通气策略。一些 ARDS 患儿常需要提高 PEEP 以维持肺的功能残气量及氧合状况，气道峰压需大于 30~35cmH$_2$O（1cmH$_2$O=0.098kPa）以获得 6~8ml/kg 的潮气量并足以清除 CO$_2$。对于此类患儿，临床医师常将传统的压力控制通气转换为压力释放通气（气道压力释放通气）或转为高频振荡通气。这些通气方式是通过肺开放策略提高平均气道压以维持氧合。为达到效果，这些通气方式需要提升平均气道压，比传统通气方式高 5cmH$_2$O。然而带来的弊端是减少了回心血量，需要更多的液体复苏和血管加压药物。

（十）镇静 / 镇痛 / 药物毒性

1. 推荐机械通气脓毒症患儿应用镇静药物以达到镇静目的。虽然目前没有数据支持任何一种药物或疗法，但丙泊酚由于有报道称其具有致命性的酸中毒目前不支持用于年龄 <3 岁患儿长期镇静。而依托咪酯和（或）右旋美托咪啶在感染性休克中的使用也不建议，或至少要慎重，因为这些药物可以分别抑制肾上腺轴和交感神经系统。这两个系统对于维持血流动力学稳定是非常重要的。

2. 由于严重脓毒症时药物代谢减弱，建议监测药物毒性。

（十一）血糖控制

建议血糖水平控制在≤180mg/dl。新生儿和儿童在输注葡萄糖的同时要给以胰岛素治疗。一般而言，婴儿仅予静脉输液时较易发生低血糖。因此，糖的输注速度需保持 4~6mg/（kg·min）或予 10% 葡萄糖生理盐水液［6~8mg/（kg·min）新生儿］维持输液。胰岛素治疗只有在密切监测血糖下才能进行，以避免发生低血糖。低血糖在新生儿和儿童比较多见，原因有以下几点：①儿童糖原和肌糖原储备相对缺乏，糖原异生不足；②存在一些异质性人群，他们体内无内源性胰岛素分泌，或体内胰岛素水平增高但存在胰岛素抵抗。

（十二）利尿剂和肾脏替代治疗

建议在休克缓解后给利尿剂以纠正液体过载,但若利尿剂效果不佳,可采用持续血液滤过或间断透析以避免液体过载超过体质量 10%。

（十三）深静脉血栓的预防

大多数儿童深静脉血栓形成与中心静脉导管有关。肝素化中心静脉导管可以减少导管相关性深静脉血栓形成。

（十四）应激性溃疡

机械通气患儿,常需进行应激性溃疡的预防,常用药物为质子泵抑制剂或 H2 受体阻滞剂。

（十五）营养

患儿如果能够耐受则选用肠内营养,如不能耐受则选用肠外营养。用 10% 葡萄糖(在儿童通常含钠)维持可以满足新生儿和儿童的糖需求。脓毒症患者糖需求增加,故这种营养方式可以满足其需求。由于脓毒症患儿对热量的需求通常较正常儿童减少,故通过代谢车测量热量需求更准确。

四、低血容量性休克的治疗

低血容量休克治疗的关键是扩充血容量,必要时辅以血管活性药,并积极针对病因进行治疗。

1. **液体复苏** 补液治疗是低血容量性休克治疗的关键。

（1）如果是腹泻等引起的脱水,补液以晶体液为主,给予生理盐水、林格液进行补液,并根据失液量及脱水性质(高渗、低渗或等渗)适当调整补液的张力,代谢性酸中毒显著时可适当补充碳酸氢钠,一般最初以 20ml/kg 静脉快速补液,5~10 分钟内输入,视脱水量和休克纠正情况可给予第 2 剂或第 3 剂。通常给第 3 剂时最好应用胶体液,条件允许行中心静脉压监测指导补液。

（2）失血性休克:首先给以晶体(如生理盐水)或血浆代用品、胶体液快速扩容,补液的速度同上,通常补液的量要多于失血量 2~3 倍,通常失血性休克在未处理伤口或找到出血点止血情况,不推荐血压完全恢复正常甚至超过正常血压,尤其有创面的情况下,过高的血压会加重出血,大量的晶体液输注还要注意造成体温过低、凝血障碍加重出血、心律失常等。失血性休克在输注了晶体液后一定要输注一定量的红细胞,尤其出血量较大者仅给予晶体或胶体液不能改善携氧能力,不能达到治疗目的。输血量(ml)=Hct(预测值)−Hct(实测值)× 血容量 /Hct(输入血),小儿血容量一般按 80ml/kg 计算,输入血 Hct 按 40% 计算。

2. **血管活性药** 在最初的扩容后血压回升不显著,则要给以血管活性药。

3. **脏器功能支持** 休克严重、持续时间较长会导致多脏器功能障碍或衰竭,则按感染性休克所述处理。

4. **病因治疗** 在抗休克的同时要给以病因治疗,尤其失血性休克要及时给予包括外科干预在内的止血治疗。

五、神经源性休克的治疗

1. **一般治疗** 如外伤患者需按外伤的处理原则对患者进行气道、呼吸、循环及神经等的评估,并给予畅通气道和维持通气等处理。患者应保持安静,取平卧位,除去枕头,下肢抬高 15°~30°,使其处于头低脚高的休克体位,以增加回心血量,增加脑部血供。如有意识丧失,应将头部置于侧位,抬起下颏,以防舌根后坠堵塞气道。

2. 液体复苏 液体复苏扩容会改善神经源性休克的灌注。大多数神经源性休克扩容本身即可改善,纠正低血压和改善灌注。

3. 血管加压药 能够改善外周血管张力,减少血管床容积、增加静脉回流,但必须在排除低血容量休克情况下并且明确神经源性休克的诊断后使用。如果认为扩容量已经充分的情况下血压仍无改善,可首先给予多巴胺,也可选择 α 受体兴奋剂如盐酸去氧肾上腺素注射液,尤其对多巴胺反应不好的情况下。血管收缩剂通常持续 24~48 小时。另一方面,危及生命的心律失常和低血压可能发生在脊髓损伤后 14 天,神经源性休克需要血管加压药维持的时间可能与预后及神经功能恢复有关,恰当的迅速血压和循环灌注的改善可能改善脊髓的灌注,防止进行性脊髓缺血,减少二次脊髓损伤,在任何稳定脊柱骨折的手术前应恢复血压和灌注。紧急情况下可给予肾上腺素皮下或肌内注射。

4. 镇痛、镇静药物 由于剧烈疼痛引起的休克需要应用镇痛药物,可用吗啡、哌替啶等;情绪紧张患者应给予镇静药物如地西泮或苯巴比妥钠肌注。

5. 糖皮质激素 该药能改善微循环,提高机体的应激能力。可给予地塞米松或氢化可的松、甲泼尼松龙静滴。

6. 对因治疗 根据导致患者神经源性休克的不同病因进行相应处理。

六、过敏性休克的治疗

迅速脱离过敏源,如输注药物应迅速终止可疑药物输注,保持气道通畅和吸氧,迅速给予肾上腺素肌内注射,休克者给予晶体液扩容,休克纠正不满意者,肾上腺素可每 5 分钟重复,必要时静脉给予或持续输注,液体复苏第一剂效果不好,可给予第 2 或 3 剂,在第 2 或 3 剂时可用胶体液,以上效果不佳,可加用其他血管活性药。待最初的抗休克处理后应给予抗过敏药及皮质激素。出现脏器衰竭时给予对症支持治疗。

(李 灼)

第十节 昏 迷

任何灾难性事件对患儿的损害均可导致昏迷,如地震、战争中的颅脑外伤,各种情况引起的休克、缺氧、窒息、中毒、感染等均可引起昏迷。昏迷(coma)是指各种原因导致的中枢神经系统抑制状态,包括觉醒障碍和意识内容障碍。意识障碍程度反映脑功能的状态,意识障碍的严重程度临床可分为嗜睡、意识模糊、昏睡和昏迷四种表现。昏迷是最严重的意识障碍,其主要特征为随意运动丧失,对外界刺激失去正常反应并出现病理反射活动。儿童昏迷往往病因复杂、病情严重,需要及时作出判断和及时处理。

一、概述

昏迷即意识丧失(unconsciousness),是处于对外界刺激无反应状态,而且不能被唤醒去认识自身或周围环境。意识丧失的涵义既包括"意识内容"的丧失,又包括"觉醒状态"的丧失。所以,昏迷是觉醒状态与意识内容以及躯体运动均完全丧失的一种极严重的意识障碍,对强烈的疼痛刺激也不能觉醒。意识状态取决于大脑半球与脑干上行激活系统之间连接是否受损。昏迷通常是持续性意识完全丧失,是高级神经活动的高度抑制状态,也是脑功能衰竭的主要表现之一。昏迷常见两大类病因是颅内病变和代谢性脑病。在英国 16 岁以下儿童非外伤性昏迷的发生率为 30.8/10 万,1 岁以下儿童发生率约 160/10 万。

二、病因

昏迷的病因复杂,进行分类有多种方法,其中 Adams 的昏迷病因分类主要根据有无脑局灶症状、脑膜刺激征和脑脊液改变,将昏迷的病因分为:①无局灶症状和脑脊液改变;②有脑膜刺激征、脑脊液血性或白细胞增多,常无局灶性症状;③有局灶症状,伴或不伴脑脊液改变。能较客观地对昏迷的病因作出鉴别诊断,适宜于有一定临床经验的医师使用。儿童时期常见昏迷病因包括以下:

1. **中枢神经系统感染** 最常见,包括细菌性脑膜炎(常见包括肺炎链球菌、脑膜炎奈瑟菌和流感嗜血杆菌等)、结核性脑膜炎、病毒性脑炎或脑膜炎(常见包括单纯疱疹病毒、肠道病毒、虫媒病毒等)、真菌性脑膜炎等。

2. **中枢神经系统非感染性疾病** 儿童时期最常见为脑肿瘤,其次是脑血管畸形、癫痫、白血病神经系统浸润等。

3. **中枢神经系统损伤** 包括新生儿缺血缺氧性脑损伤、颅脑外伤、心肺复苏后脑灌注损伤等。

4. **神经系统外疾病** 包括:①脓毒症脑病;②遗传及代谢性疾病,如糖尿病、甲状腺功能减退、肾上腺皮质增生症、糖原累积病、Willson 病等;③肝性脑病、尿毒症、肺性脑病、先天性心脏病(青紫型)等;④中毒,如有机磷中毒、食物中毒、药物中毒等。

三、发病机制

意识的内容包括"觉醒状态"及"意识内容与行为"。觉醒状态有赖于脑干网状结构上行激活系统的完整,意识内容与行为有赖于大脑皮质的高级神经的完整。当脑干网状结构上行激活系统抑制,或丘脑的非特异性投射系统受损,或两侧大脑皮质广泛性损害时,觉醒状态减弱,意识内容减少或改变,即可造成意识障碍。颅内病变可直接或间接损害大脑皮质及网状结构上行激活系统,如大脑广泛急性炎症,幕上占位性病变造成钩回疝压迫脑干和脑干出血等,均可造成严重意识障碍。

颅外疾病主要通过影响神经递质和脑的能量代谢而影响意识。例如:颅外病变所引起的缺血缺氧,可致脑水肿、脑疝形成,或使兴奋性神经介质去甲肾上腺素合成减少或停止,均可间接影响脑干网状结构上行激活系统、丘脑或大脑皮质;肝脏疾病时的肝功能不全,代谢过程中的苯乙胺和鳝胺不能完全被解毒,形成假介质(去甲新福林、苯乙醇胺等),取代去甲肾上腺素(竞争性抑制),导致肝性脑病;各种酸中毒情况下,突触后膜敏感性降低,亦可致不同程度的意识障碍;低血糖时由于脑部能量供应降低及干扰了能量代谢,可致低血糖性昏迷等。

四、临床表现

昏迷患者觉醒状态丧失,临床表现为患者的觉醒 - 睡眠周期消失,处于持续的"深睡"之中,不能觉醒。患者的知觉、注意、思维、情感、定向、判断、记忆等许多心理活动全部丧失。对自身和外界环境毫不理解,对外界刺激毫无反应。对简单的命令不能执行。给予强烈的疼痛刺激,除有时可出现痛苦表情或呻吟外,完全无意识性反应。根据觉醒状态、意识内容及躯体运动丧失的病程演变和脑功能受损的程度与广度的不同,临床上通常将昏迷或昏迷程度分为以下三个阶段:

(一)浅昏迷

表现为睁眼反应消失或偶呈半闭合状态,语言丧失,自发性运动罕见,对外界的各种刺激及内在的需要,完全无知觉和反应。但强烈的疼痛刺激可见患儿有痛苦表情、呻吟或肢体的防御反射和呼吸加快。脑干的反射如吞咽反射、咳嗽反射、角膜反射及瞳孔对光反射仍然存在,眼脑反射亦可存在。呼吸、脉搏、血压一般无明显改变。大小便潴留或失禁。

(二)中度昏迷

此期介于浅昏迷与深昏迷之间,也有学者不同意"中度昏迷"提法。此期病人的睁眼、语言和自发性运动均已丧失,对外界各种刺激均无反应,对强烈的疼痛刺激或可出现防御反射。眼球无运动,角膜反射减弱,瞳孔对光反射迟钝,呼吸减慢或增快,可见到周期性呼吸、中枢神经元性过度换气等中枢性呼吸障碍。脉搏、血压也有改变。伴或不伴四肢强直性伸展和角弓反张(去皮质强直)。大小便潴留或失禁。

(三)深昏迷

全身肌肉松弛,对强烈的疼痛刺激也无反应,去皮质强直。眼球固定,瞳孔扩大,瞳孔对光反射、角膜反射、眼前庭反射、吞咽反射、咳嗽反射、跖反射全部消失。呼吸不规则,血压或有下降,大小便失禁。

以上标准对儿童昏迷进行定量诊断有一定困难。美国耶鲁大学制定小儿昏迷分期标准对昏迷患儿程度判断具有参考价值:①Ⅰ期:轻刺激时自发运动增多,但对简单命令无任何反应;②Ⅱ期:对疼痛刺激有躲缩动作,不能唤醒,有自发动作;③Ⅲ期:自发性或剧痛时出现去大脑(伸展)姿势,对光反应仍可保持;④Ⅳ期:四肢松软,对疼痛刺激无反应,无深腱反射和瞳孔对光反应消失,无自主呼吸。通常Ⅰ、Ⅱ期对应于浅昏迷,Ⅲ、Ⅳ期对应于深昏迷。

格拉斯哥昏迷量表(Glasgow coma scale,GCS)对成人昏迷,特别是颅脑外伤致昏迷判断具有重要价值。澳大利亚学者 Simpson 和 Cockington 等于 1982 年发表了适合儿童昏迷评估的改良版 GCS,见表 5-3。

表 5-3　改良格拉斯哥昏迷评分

项目	得分
睁眼反应	
自动睁眼	4
语言吩咐睁眼	3
疼痛刺激睁眼	2

续表

项目	得分
对于刺激不睁眼	1
语言反应	
微笑,声音定位,互动	5
哭闹,可安慰,不正确互动	4
呻吟,对安慰异常反应	3
无法安慰	2
无语言反应	1
运动反应	
(≤1岁)自发运动/(>1岁)服从命令运动	6
对疼痛刺激定位反应	5
对疼痛刺激肢体回缩	4
对疼痛刺激弯曲反应	3
对疼痛刺激伸直反应	2
无任何反应	1

五、实验室检查

在问病史和全面而有重点查体基础上,重点是检查意识障碍患者的生命体征、神经体征和脑膜刺激征,以便迅速按病因诊断进行分类。

选择性的实验室检查项目包括:血常规、血电解质、血糖、尿素氮、尿常规。

辅助检查项目包括:胃内容物鉴定、心电图、超声波、脑脊液、颅部摄片、CT及MRI等,可选择性检查。

六、诊断与鉴别诊断

(一)诊断

昏迷的完整诊断与鉴别要点应包括定位诊断、定性诊断及病因诊断三方面。根据病史、伴发症状和体征通常可初步判断昏迷的程度和原发疾病线索,然后根据辅助检查和实验室证据进一步判断。重点注意以下几点:

1. **病史采集与分析**　①重点了解昏迷起病的缓急及发病过程。急性起病者常见于外伤、感染、中毒、脑血管病及休克等。②了解昏迷是否为首发症状,若是病程中出现,则应了解昏迷前有何病症。如糖尿病人可出现高渗昏迷和低血糖昏迷,肝硬化病人可出现肝昏迷,肾上腺皮质增生症患儿可能发生严重电解质紊乱等。③有无外伤史。④有无农药、煤气、安眠镇静药、有毒植物等中毒。⑤对短暂昏迷病人,应注意癫痫或晕厥等疾病。

2. **一般体征**　仔细观察体温、呼吸、血压、脉搏、皮肤及头颈情况。高热者应注意严重感染、中暑、阿托品中毒等,低体温者需注意休克、低血糖、镇静剂中毒、冻伤等;脉搏过缓要注意颅内高压、房室传导阻滞或暴发性心肌炎等,心率过快者常见于心脏异位节律、发热及急性心力衰竭等;呼吸节律改变类型有助于判定脑部病损部位,注意呼吸气味(糖尿病酸中毒有水果气味、尿毒症有尿臭味、肝昏迷有腐臭味、酒精中毒有酒味、有机磷中毒有蒜臭味);皮肤呈樱桃红色为 CO 中毒,皮肤瘀点见于脓毒症、流行性脑脊髓膜炎,抗胆碱能药物中毒或中暑时皮肤干燥,休克时皮肤湿冷多汗;注意耳、鼻、眼结膜有无流血或溢液等外伤证据。

3. 神经系统检查 应注意有无局灶性神经系统体征,瞳孔及眼底情况,压迫眶上缘有无防御反应及表情反应,刺激足底有无肢体逃避反应,注意眼球位置,腱反射是否对称及病理反射;颅内高压及蛛网膜下腔出血病人,常有视神经乳头水肿出血;双侧瞳孔散大见于脑缺氧、阿托品类药物中毒、中脑严重病变。双侧瞳孔针尖样缩小见于有机磷和吗啡类药物中毒。一侧瞳孔散大见于同侧大脑钩回疝;一侧缩小见于霍纳征或同侧大脑钩回疝早期。脑膜刺激征常见于中枢神经系统感染和颅内出血性疾病。

(二)鉴别诊断

1. 闭锁综合征(locked-in syndrome) 又称失传出状态。病人意识清醒,但只能用眼的垂直运动及眨眼来示意。四肢瘫痪和眼球运动神经以下的脑神经麻痹,系双侧脑桥腹侧病变引起,累及皮质脊髓束、皮质脑桥束及皮质延髓束。本症成人常见于由基底动脉血栓引起的脑桥梗死,儿童多见于脑干肿瘤、吉兰-巴雷综合征、重症肌无力等,及使用神经肌肉接头阻滞药也可出现类似闭锁综合征的瘫痪状态。

2. 癔症 表现为躺卧不动、呼之不应、双眼紧闭,有时呈现木僵状态,对疼痛刺激反应迟钝或消失。多见于女孩,常受父母或老师责备后发生。具有高度情感性、易暗示性和自我显示的性格特点,常表现为阵发性、一过性过程,暗示性治疗易恢复。

3. 持续性植物状态(persistent vegetative state) 病人丧失认知神经功能,但保留自主功能诸如心脏活动、呼吸及维持血压。此状态在昏迷之后出现,特点为对周围事物无意识或认知功能缺如,但保持睡眠-觉醒周期。自发动作可出现,对外界刺激会睁眼,但不会说话、不会服从命令。许多未确切下定义的综合征被用做持续性植物状态的同义词,包括 α 昏迷、新皮质死亡(neocortical death)及持久性无意识(permanent unconsciousness)。本症的诊断要谨慎,只在长时期观察后才能作出。

4. 假昏迷(pseudocoma) 表现类似昏迷,不睁眼、不言、不动,对疼痛不躲避,但检查均无异常。儿童少见,这是一种逃避责任而假装的"昏迷",并非癔症性昏睡,两者有时不易区别。

(三)脑死亡的判断

脑干功能是否严重受损是昏迷严重程度和预后判断的关键。脑死亡是指中枢神经系统(包括大脑、小脑及脑干)功能的不可逆损害状态。只能依靠呼吸机维持呼吸,靠药物维持心血管功能。通常脑干功能判断包括瞳孔形态及对光反应、呼吸活动、角膜反射、肌张力及姿势形态等。按照传统观念,呼吸、心跳停止就意味死亡或生命停止。然而,现代医学可以通过呼吸机或其他生命支持技术可以长时间保持心脏跳动,传统观念不再适用,因此提出脑死亡概念。从 1968 年哈佛大学首次提出脑死亡标准以来,世界各国或医疗组织多次修改本国或地区的脑死亡标准,但依然存在很多法律和伦理的争论。中国在国家卫生和计划生育委员会脑损伤质控评价中心牵头下,发布了《脑死亡判断标准与技术规范(成人质控版)》,儿童脑死亡质控标准也在抓紧制定中。

脑死亡是不可逆的深昏迷,基本判断包括判断的先决条件、临床判断和确认试验。临床判断最核心的是:深昏迷、无自主呼吸、脑干反射消失和脑电图呈等电位活动。见相关章节。

七、治疗

(一) 病因治疗

接诊昏迷病人并紧急初步病因和严重程度评估及初步治疗后,均应尽快住院进行进一步诊治,儿童专科医院宜收入 PICU,以便迅速查明病因,对因治疗。如脑肿瘤行手术切除、糖尿病用胰岛素、低血糖者补糖、中毒者行排毒解毒等。

(二) 对症治疗

1. **呼吸功能的维护和治疗** 保持呼吸道通畅,吸氧。及时进行气管切开或插管进行机械通气或人工呼吸。

2. **维持有效的循环功能** 给予强心、升压药物,纠正休克。

3. **有颅压增高者** 给予脱水、降颅压药物,如皮质激素、20% 甘露醇、呋塞米等利尿脱水剂等。必要时行脑室穿刺引流等。

4. **低温疗法** 控制过高体温或予以亚低温治疗,特别适用于心肺复苏后或脑外伤后昏迷状态。

5. **控制抽搐** 止抽搐用地西泮、鲁米那等。

6. **营养** 纠正水电解质平衡紊乱,补充营养。

7. **其他治疗** 包括给予脑代谢促进剂、苏醒剂等。

8. **护理** 注意口腔、呼吸道、泌尿道及皮肤的护理。

(张育才)

第十一节 重 症 肺 炎

在灾难性事件中,重症肺炎多出现于灾难发生后小儿面对当时环境不能适应产生的最常见的呼吸系统征象。小儿肺炎是最常见的和最主要的导致患儿住院的主要原因之一。然而,小儿重症肺炎的病死率仍居住院疾病首位。小儿重症肺炎的特点:具有发病快、进展快、变化快、并发症多,治疗矛盾多,及易产生医源性疾病,促使病情恶化甚至死亡,故小儿重症肺炎的诊断和正确治疗仍为今后儿科重点关注的重要课题之一。

一、临床特征

几乎所有的肺炎都可表现为发热、咳嗽、气急,肺部听诊可听到啰音,小儿常见的为支气管肺炎。从引起肺炎的常见病原来说有细菌性肺炎、病毒性肺炎、支原体肺炎等。对肺炎早期进行有效的、合理的治疗则起效快,疗程短、并发症少,不需要特殊治疗即可痊愈。但是,要特别注意伴有高危因素的肺炎患儿,有可能出现各种并发症或(和)合并症,引起小儿重症肺炎。

(一) 灾难中重症肺炎的高危因素

当灾难来临时,有些儿童极易患有重症肺炎,除环境因素外尚有以下因素:

1. 新生儿尤其是早产儿、非母乳喂养、严重营养不良、空气污染、低体重、未接种麻疹疫苗、昏迷、异物吸入及反复呼吸道感染等。

2. 患有严重先天性心脏病、先天性或获得性免疫功能缺陷、先天性代谢遗传性疾病。

3. 过敏性体质和(或)支气管哮喘等。

4. 医源性　长期住院尤其久住 ICU、机械通气、长期经鼻留置胃管、外科手术,长期应用广谱抗生素、糖皮质激素、组织毒性药物和免疫抑制剂等。

5. 对一些变异的或者特殊种类的病毒缺乏特异性免疫功能的易感人群。

(二)重症肺炎的并发症

重症肺炎患儿由于其肺部炎症的作用引起通气功能和(或)换气功能障碍。所有的重症肺炎患儿都伴有不同程度的低氧血症、酸碱失衡及电解质紊乱,由于低氧血症导致无氧酵解增加,乳酸等酸性代谢产物增多,堆积引起代谢性酸中毒。造成机体重要器官的正常功能异常甚至出现严重的代谢紊乱和衰竭。同时二氧化碳潴留,引起呼吸性酸中毒;严重时可引起呼吸抑制。上述诸因也是造成多器官功能不全或衰竭的主要因素。最常见的器官功能不全或衰竭有以下方面:

1. **呼吸系统功能不全或衰竭的症状**　患儿起病急、进展快。最初出现流涕、咳嗽、发热、热型不规律。有喘息、出虚汗、呼吸增快、食欲减退、拒食。睡眠不稳、烦躁不安、哭闹和(或)嗜睡交替出现。严重喘憋、鼻扇、三凹征阳性、点头样呼吸,双肺可闻及哮鸣音、痰鸣音、喘鸣音和湿性啰音。随着病情的加重,肺部的并发症发生和出现相应的表现。如:①肺不张:由于小儿支气管道内痰液或者痰痂阻塞引起肺不张。可以是小段或者是小叶甚至是整个大叶,引起严重的肺不张,缺氧明显,呼吸困难。②脓胸、气胸、脓气胸:多见于葡萄球菌肺炎时,表现为高热、咳嗽、胸痛及气急等。③皮下气肿:首先在下颌部、颈部、胸部等出现广泛的隆起和肿胀。有明显的握雪感。并且逐渐加重,影响正常的呼吸功能。严重的可能引起患儿的猝死。

2. **心功能不全或衰竭的症状**　由于心脏受到缺氧、二氧化碳的潴留和(或)肺动脉压力的增高等多方面的影响,心脏的负荷加重,表现为心率增快,不同程度的呼吸频率增快和困难、极度烦躁不安,明显发绀,面色灰白,指甲微循环再充盈时间延长,肝脏迅速增大,心音低钝,或有奔马律,颈静脉怒张。少尿或无尿,颜面、眼睑或下肢水肿。严重时出现端坐呼吸、咳嗽、咳粉红色泡沫样痰、气促、两肺干湿性啰音、心悸等。双侧肺(泡)间质水肿、大汗淋漓、面色苍白、血压显著升高是急性左心衰竭特征性体征。

3. **胃肠功能紊乱的症状**　胃肠功能紊乱是重症肺炎患儿最常见的临床表现。初始为食欲缺乏、呕吐、腹泻、腹胀和间断性腹痛,而有些则表现便秘。腹胀会使膈肌抬高,阻碍肺的膨胀,加重呼吸困难,同时由于腹腔压力的增高,肠道微生物的移位和(或)肠道毒素进入体内引起严重的感染中毒症状。严重时出现中毒性肠麻痹,引起不全性肠梗阻,肠鸣音减弱或消失,严重时出现消化道的出血,甚至出现 NEC 或穿孔表现。同时也会加重或者促使其他组织器官功能的损伤。

4. **中枢神经系统功能紊乱(中毒性脑病)**　随着缺氧、二氧化碳的潴留、水电和酸碱平衡紊乱,神经细胞的代谢功能出现异常和损伤,患儿出现烦躁、嗜睡,双眼上翻,斜视,凝视。球结膜水肿,前囟紧张。严重时出现昏迷,昏睡,反复惊厥(高热、低钙除外),瞳孔改变,对光反射迟钝或消失。中枢性呼吸节律不整或暂停。脑脊液压力增高,细胞数、蛋白正常或仅轻度偏高。

5. 肝肾损害 随着病情的进一步加重,继发出现肾脏、肝脏等器官的受累表现,并且出现相应的临床症状和体征。反过来又促进病情的恶化,形成恶性循环。最后导致全身衰竭,直至死亡。文献报道多脏器功能衰竭、并发症、电解质紊乱、小年龄四个因素对婴幼儿重症肺炎死亡率有明显影响。其中,多脏器损害是重症肺炎死亡的主要原因。

(三)诊断

1. 诊断依据 ①临床表现和临床症状;②影像学改变(胸部 X 片、CT 片、磁共振等);③超声检查;④实验室检查(常规、病原学、生化、电解质)和血气分析等。近年来,Cheong HF 等的研究表明:尿液肺炎链球菌抗原检测(PUAT)可作为辅助诊断肺炎链球菌引起重症肺炎的重要检测手段之一。

2. 临床诊断

(1)WHO 儿童急性呼吸道感染防治规划认为,小儿在患肺炎的基础上同时出现的激惹或嗜睡、拒食、下胸壁凹陷及发绀等临床症状时,可诊断为重症肺炎。

(2)英国胸科学会(British Thoracic Society,BTS)提出的重症肺炎诊断标准为:①体温 >38.5℃,全身中毒症状重,或有超高热;②呼吸极度困难,发绀明显,肺部啰音密集或有肺实变体征,胸部 X 线示片状阴影;③有心力衰竭、呼吸衰竭、中毒性脑病、微循环障碍、休克任一项者;④并脓胸、脓气胸和(或)败血症、中毒性肠麻痹者;⑤多器官功能障碍者。其中①、②为必备条件,同时具备③~⑤中任一项即可诊断为重症肺炎。

(3)中华医学会儿科分会呼吸学组制定的重度肺炎诊断标准为:①婴幼儿:体温≥38.5℃,呼吸频率≥70 次/分(除外发热、哭吵等因素影响),胸壁吸气性凹陷,鼻扇,发绀,间歇性呼吸暂停,呼吸呻吟,拒食;②年长儿:体温≥38.5℃,呼吸频率≥50 次/分(除外发热、哭吵等因素影响),鼻扇,发绀,呼吸呻吟,有脱水征。

(4)《小儿内科学》重症肺炎诊断标准:①病情重,全身中毒症状明显;②除呼吸系统严重受累外,其他系统亦明显受累:急性心力衰竭、末梢循环衰竭、心肌炎,急性呼吸衰竭,中毒性脑病,败血症,明显水、电解质紊乱,中毒性肠麻痹,脓胸、脓气胸、张力性气胸、肺脓肿;③小儿肺炎合并下列疾病者:先天性心脏病并严重心血管功能不全者,Ⅱ度以上营养不良者,严重佝偻病者,免疫功能缺陷者。

(5)病理生理界定:①严重的通气、换气功能障碍;②重症全身炎性反应(出现低灌注、休克或多脏器功能障碍)。

目前,对于重症肺炎的定义尚未统一。最简单的也是目前认为比较认同的诊断标准是:肺炎患儿出现严重的通、换气功能障碍或全身炎症反应时,即可诊断为小儿重症肺炎。

3. 临床监测 重症肺炎的血气分析监测、电解质监测、血液生化监测、心电血压监护、影像学监测和实验室检测(外周血白细胞、C 反应蛋白、红细胞沉降率)、炎症介质检测[血清降钙素原(procalcitonin,PCT)是细菌感染很好的标志物。PCT 作为炎性指标,其敏感度优于 CRP,可以作为反应炎症强弱的指标]。有条件的医院可以进行有创的血压、中心静脉压、心功能等生命体征方面的监测。

二、一般治疗

(一)治疗原则

小儿重症肺炎的治疗原则是在积极抗感染治疗同时,努力改善缺氧状况、稳定机体内环境,调整机体的水电、酸碱的相对平衡,加强支持疗法、对症治疗和辅助治疗相结合。合理应用激素,防止并发症发生。参照临床监测的各种数据适时调整治疗方案,有条件的可使用新的治疗技术或手段。

(二) 治疗方法

1. **常规治疗**　患儿需要绝对卧床,尽量减少活动,避免躁动。保持室温度在 $18\sim22℃$,湿度 $50\%\sim60\%$,流食为主,重症患儿需要禁食,以液体治疗为主,可根据年龄、并发症的情况以及每天出入量调整液体的总量。伴有传染病的患儿要求隔离治疗,或者进入负压病房。

2. **保持呼吸道通畅**　对于重症肺炎的患儿由于气道分泌物增加,痰液为较黏稠,加之气道黏膜的水肿,痰液排泌不畅,影响正常的气体交换。其至导致气道梗阻和肺不张,导致窒息死亡。尤其在机械通气的过程中,也是导致撤机失败和死亡的重要原因。所以,正确、合理、有效的吸痰是一项非常重要的抢救措施。大约有 60% 的呼吸阻力是在上呼吸道,重症肺炎的患儿呼吸道的分泌物是造成气道梗阻、引起呼吸困难、出现缺氧和二氧化碳的蓄积。应当加强呼吸道管理,定时做好体位引流、翻身、拍背和吸痰,特别注意操作的规范性和有效性,熟练操作技巧,改善患儿的通气,尽早、及时、间断地清理呼吸道内分泌物。同时还要加强雾化吸入疗法。目前主张使用电子空气压缩泵驱动雾化吸入器(由于目前浮标式的氧气驱动的雾化吸入的危险性较大,目前已不主张使用)。

3. **氧气疗法**　氧疗指征为 PaO_2 低于 60mmHg 或 SaO_2 低于 $80\%\sim89\%$;存在明显呼吸急促、困难、口周及四肢末梢发绀、喘息等临床症状应给予氧气疗法;吸入氧气治疗(氧疗)是一种安全的方法。氧疗的目的是提高肺泡氧分压,增加氧的弥散,提高 PaO_2,从而使因缺氧所致的重要器官损害得到减轻,因此,氧疗应争取在短时间内提高 PaO_2 至 60mmHg、SaO_2 至 90% 以上。吸氧的方法可根据缺氧的程度分别给予鼻导管、口罩、头罩、病理口罩和经鼻气道正压给氧及气管插管等等方法。

4. **纠正酸中毒**　高碳酸血症主要是通过改善通气得到纠正。混合型或代谢性酸中毒常用碱性药物来调节。当 pH<7.25 可用碱性液。一般用 5%NaHCO₃:$2\sim3$mmol($3\sim5$ml)/($kg\cdot d$),先用半量。或者通过计算需要碳酸氢钠(mmol)=BE×0.3× 体重(kg)的总量后先给予总量的 1/2,后根据血气分析得出的指标进行调整。特别注意:①混合性酸中毒及代谢性酸中毒的患儿,如仅给碱性药而未注意改善通气,可使 PCO_2 升高。②纠酸勿矫枉过正。碳酸氢钠过量:可能引起高钠血症,使心脏的负荷加重;可能导致脑水肿、肺水肿的程度加重;引起代谢性碱中毒使得组织器官缺氧加重。

5. **血管活性药物的应用**

(1) 多巴胺:对心脏的作用是兴奋 β 受体,增加心肌收缩力,使心排血量增加;对血管的兴奋作用主要是直接兴奋血管的 α 受体,使血管收缩,但作用弱。小剂量对外周血管有轻度收缩作用,但对内脏血管有扩张作用。大剂量[$20\mu g/(kg\cdot min)$]则主要兴奋 α 受体,使全身小血管收缩。常用量 $10\sim20$mg 溶于 200ml 5% 葡萄糖溶液内,滴速每分钟 $5\sim10\mu g/kg$,在心、肾功能不全的休克患者,多巴胺的强心作用减弱而加速心率作用增强,故应慎用。

(2) 阿拉明(间羟胺):是间接兴奋 α 与 β 受体。阿拉明与去甲肾上腺素相比较,阿拉明的血管收缩作用弱,但作用慢而持久,维持血压平稳。常用剂量 $10\sim20$mg 溶于 5% 葡萄糖溶液 200ml 中静滴。

(3) 去甲肾上腺素:对 α 受体作用较 β 受体作用强,前者使血管收缩,后者加强心肌收缩力。去甲肾上腺素虽然使血压升高,但缩血管作用强,使重要脏器血流灌注减少,不利于纠正休克,故目前很少用来升压。

(4)异丙基肾上腺素:是一种纯粹的β受体兴奋剂。β受体兴奋时可增加心率及增加心肌收缩力,同时可扩张血管,解除微循环的收缩状态。本药通过增加心率和减低外周阻力的机制使心排出量增加,该药可引起心律失常。常用剂量0.2mg于200ml葡萄糖溶液中静滴。

(5)酚妥拉明、苯苄胺:属α肾上腺素能受体阻滞剂,使微循环扩张,改善血液灌注。酚妥拉明作用迅速,但维持时间短。需要持续静脉维持,常用剂量2~3μg/(kg·min)。苯苄胺作用时间长,扩张微血管改善微循环灌注,对增加肾血液量有一定作用。

6. 脑水肿的治疗　重症肺炎合并中毒性脑病或者有脑水肿的临床症状的患儿应用脱水剂和(或)利尿剂。常用20%甘露醇0.25~0.5mg/kg每4~8小时一次,每次3%的NaCl 2~3ml/kg。人体白蛋白每次0.5~1.5g/kg。可以交替静脉输入。根据病情酌情加减。呋塞米0.25~1mg/kg,每8~12小时一次,有惊厥可给予苯巴比妥、地西泮单用或者交替使用,或咪达唑仑持续静脉维持0.01~0.05μg/(kg·min)。

7. 抗感染治疗　选择抗感染药物的主要依据为:①病原流行病学资料、本地病原学分布和敏感性结果;②患者的临床情况,如用药限制因素(如肝肾功能损害)、免疫状态、临床病情严重性;③抗生素的药理特性、抗菌活性、药代动力学、药敏学、支气管肺渗透性及合理剂量、药物后效应、不良反应、给药途径及间隔等。

2002年欧洲临床微生物和感染会议提出了抗生素的选择原则:①抗生素应尽早使用。②基于局部情况和药代动力学的足够剂量及个体化用药。③选择具有良好肺穿透性的抗生素。④最初采用强力广谱抗生素经验治疗;一旦获得可靠的细菌培养和药敏结果,及时换用有针对性的窄谱抗生素,即降阶梯治疗。以防病情迅速恶化,逆转感染进程,减少细菌耐药,改善患者预后,避免广谱抗生素的不良反应或产生并发症,并减低费用。WHO对重症肺炎治疗原则包括:早期住院治疗,早期静脉使用抗生素。对于重症肺炎患儿,多数学者仍主张抗生素静脉给药或采用抗生素序贯治疗。

8. 激素的应用　对于重症肺炎,临床上对激素的使用尚有争议。一方面,部分专家认为重症肺炎由于IL-6、CRP、TNF等炎症介质的大量释放,引起全身炎症反应,出现各个组织器官并发症,而糖皮质激素可减轻炎症反应。Confalonieri M等的随机对照临床试验结果表明:小剂量糖皮质激素可加速重症肺炎患儿的肺部炎症消退,减少由于SIRS引起的并发症,此外,还可缩短机械通气时间,减少住院日期。另一方面,Salluh等根据GRADE系统检索文献荟萃分析得出以下结论:激素作为重症肺炎的基础用药并不值得推荐,在有效的抗感染治疗的情况下,使用激素是安全的,但是加用激素并不能提高疗效。

9. 其他辅助治疗

(1)锌的使用:国际上尚有争议。锌对重症肺炎的辅助治疗效果有待进一步研究。

(2)静脉用丙种球蛋白:IVIG是由人体B细胞产生的免疫球蛋白,除能防止某些细菌感染外,对许多呼吸道病毒,如禽流感病毒、H1N1型流感病毒等引起的感染性疾病也有较好的治疗作用。IVIG静注后15分钟可达峰值,24小时内约降低20%~30%,第3天末降低至50%,以后3~4天约递减10%,半衰期约18~32天,200~500mg/(kg·d),每天或隔天使用,连用3次。

(3)干扰素:干扰素能够诱导靶器官的细胞转录出TIP-mRNA蛋白,是正常人体体液中存在的一种具有抗病毒作用的低分子蛋白质,具有抗病毒、调节免疫细胞等作用,和免疫调节活性及增强巨噬细胞功能。对治疗病毒性肺炎疗效较好。一般的治疗剂量在 0.3 万 ~0.5 万 U/kg,每天 1 次,肌注,7 天一疗程。或者 2 岁以内 100 万 U,2 岁以上 200 万 U,每天肌注 1 次,疗程 4~5 天。

（4）胸腺肽:重症肺炎可引起患儿产生免疫功能紊乱,机体的特异性免疫功能低下。胸腺肽是一种较好的细胞免疫功能调节剂,维持机体的免疫平衡状态。联合应用胸腺肽治疗后,机体免疫功能被调整,辅佐抗生素的抗菌作用,同时胸腺肽对于病毒性肺炎具有良好的治疗作用,并有提高患儿机体 T 细胞亚群的作用。胸腺肽的用法:①静脉注射为:≤6 个月为每次 3~4mg,6 个月 ~1 岁为每次 4~6mg,>2 岁每次 10mg,每天静脉给药 1 次,疗程一周。②肌内注射为:≤1 岁,每次 1mg;>1 岁,每次 2mg,胸腺肽肌注,每天 1 次,疗程 6 天。

（5）纳洛酮:纳洛酮为 β- 内啡肽抑制剂,能迅速通过血脑屏障,与阿片受体呈专一性结合,消除 β- 内啡肽对心血管功能的抑制,从而提高平均动脉压,增加心肌收缩力,有利于心力衰竭的纠正;纳洛酮可提高呼吸系统对二氧化碳的反应,增加呼吸频率,改善通气障碍,缓解低氧呼吸衰竭;纳洛酮还能改善脑血流量,减轻脑水肿。纳洛酮在体内代谢快,作用时间短,需重复给药,皮下、肌内、静脉及气管内给药均可。

（6）肝素:肝素具有抗感染、抗凝、抗免疫反应的作用。应用微量肝素不必做血小板及出凝血时间测定,易于临床推广。给药途径:①以皮下注射为最佳,超微剂量为 24U/（kg·d）,分 4 次皮下注射;②超声雾化吸入,1~2 岁 500U,3 岁以上 500~1000U 加生理盐水 20ml,每次吸入 10~15 分钟,每天 2 次,连用 3~5 天。

（7）吸入一氧化氮（NO）:NO 作为一种内皮衍生舒张因子,由气管吸入后通过肺泡壁进入肺毛细血管平滑肌细胞,直接以 NO 气体形式或间接以 S- 亚硫基硫醇的形式激活鸟苷酸环化酶,使 cGMP 增加,后者能阻止肌浆网的钙离子释放,最终使平滑肌舒张。外源性 NO 气体经气道吸入肺内,可以迅速弥散入肺泡周围组织,选择性舒张小血管,从而降低血管阻力,这一方法属于肺局部替代治疗。吸入 NO 通常与呼吸机联合应用,要有能准确控制 NO 流量和监测 NO 浓度的仪器,从临床安全性出发,应强调 NO 在最低有效浓度,即低于 5×10^{-6}~10×10^{-6},逐渐减少浓度,再适当调高吸入氧浓度 10%~30%。因此,将吸入 NO 作为一种治疗手段时,应注意 NO 的毒副作用。

关于机械通气,可见相关专著,在此不作赘述。

（刘　政　喻文亮）

第十二节　吸入性肺损伤

吸入性损伤（inhalation lung injury）是指吸入高温或有毒烟雾、化学物质所致呼吸道损伤,严重者可直接损伤肺实质,多发生于大面积尤其是伴有头面部烧伤的病人。吸入性损伤是目前火灾引起死亡的最主要原因,病情进展快,发生呼吸衰竭比率高达 30%,病死率高达 16%。

一、病因

吸入性损伤致伤因素包括热力和化学两种因素。烟雾吸入后,绝大部分热力在上气道黏膜组织被吸收,故化学性因素在下气道尤其是吸入性肺损伤中占主导地位。

吸入性损伤程度与致伤的环境有关。密闭或不通风的环境内常发生严重吸入性损伤,原因如下:密闭或不通风的环境内热焰浓度大、温度高,不易迅速扩散;伤者不能立即撤离火灾现场;燃烧不完全,产生大量一氧化碳及其他有毒气体引起患者中毒昏迷,重则窒息死亡。合并爆炸燃烧时,高温、高压、高流速的气流和浓厚的有毒气体,可迅速引起下气道及肺实质的损伤。另外,病人站立或奔走呼喊致热焰吸入,也是致伤原因之一。

二、吸入性肺损伤的致伤机制

1. **热力对呼吸道的直接损伤**　热力包括干热和湿热两种,湿热损伤程度一般比干热严重。火焰和热空气属于干热,热蒸汽属于湿热。干热往往造成上呼吸道损伤。当吸入干热空气时,声带可反射性关闭;同时干热空气的传热能力较差;上呼吸道具有水热交换功能,可吸入大量热量使其冷却,干热空气到达支气管隆突部时,温度可下降至原来的 1/5~1/10。湿热空气比干热空气的热容量约大 2000 倍,传导能力较干热空气约大 4000 倍,且散热慢,因此,湿热除引起上呼吸道损伤和气管损伤外,亦可下气道尤其是肺实质损伤。

2. **气道阻塞**　烟雾中颗粒及有毒气体吸入后可直接刺激喉、气管及支气管致其痉挛。烟雾及有毒气体可直接导致气管黏膜细胞变性坏死,纤毛严重受损甚至消失,气道天然防御屏障作用丧失。气道屏障受损使烟雾中颗粒成分填塞气道后难以清除,造成广泛气道阻塞;同时气道排痰和清除细菌、异物的能力减弱,肺内巨噬细胞 / 单核细胞系统的免疫功能降低,易引起肺不张及肺部感染。呼吸道阻塞、肺不张及肺部感染等,可引起呼吸道阻力增加,通气及弥散功能障碍,动脉血氧分压下降、二氧化碳分压增高,最后可导致急性呼吸功能不全。

3. **有害物质对呼吸道的化学性损伤**　吸入烟雾中除颗粒外,含有大量的有害物质,如一氧化碳(CO)、二氧化氮、二氧化硫、过氧化氮、盐酸、氰氢酸、醛、酮等。氨、氯、二氧化硫等水溶性物质与水合成为酸或碱,导致化学性烧伤。氮化物与呼吸道黏膜上水、盐起反应,生成硝酸和亚硝酸盐,除直接腐蚀呼吸道外,吸收后还与血红蛋白结合,形成高铁血红蛋白,造成组织缺氧。CO 与血红蛋白的结合比氧强 200 倍,吸入空气中 CO 增加 0.1%,血液运输氧的能力即下降 50%;CO 还可降低周围组织的氧供,抑制细胞呼吸和心血管功能。当吸入烟雾中含 5% CO 时即可引起中毒,重者可当场死亡。氰氢酸能使细胞色素氧化酶失去递氧作用,抑制细胞内呼吸,引起组织缺氧;高代谢器官如中枢神经系统和心脏对氰化物特别敏感。血清中氰化物浓度达 100μmol/L 时即可使人死亡;且氰化氢与一氧化碳的两者联合毒性呈相加作用。醛类可降低纤毛活动,减低肺泡巨噬细胞活力,损伤毛细血管而致肺水肿。研究显示,吸入烟雾中丙烯醛浓度达 5.0×10^{-6} mol/L 即可发生化学性呼吸道损伤及肺水肿,吸入浓度增加至 10.0×10^{-6} mol/L 时几分钟内可致死。

另外,火灾时可产生高浓度的二氧化碳,二氧化碳可加重 CO 的中毒症状,并加重组织缺氧。

三、病理变化

1. 上气道损伤　吸入超过150℃的气体便可立即损伤口、咽、喉部黏膜,使之充血、水肿和溃破。除热力外,烟雾的毒性产物也可损伤上气道疏松黏膜组织,使其发生水肿;声带围以软骨环,水肿难以扩展,但可致气道狭窄,引起梗阻;成人声带水肿宽度增加超过8mm,则可致气道完全阻塞。吸入性损伤上气道水肿一般伤后45天才可消失。

2. 下气道损伤　除热力与化学损伤外,窒息也引起下气道损伤。吸入性损伤后,气管、支气管树常见水肿、充血,部分区域可见黏膜脱落和黏膜纤毛活动丧失,迅速发生炎性渗出和肺间质水肿。

3. 肺实质损害　一般分为2个时相:第一时相为吸入物质直接损伤肺泡-毛细血管基底膜,机制包括局部刺激、烧灼作用、纤毛-黏液排送系统的损伤、肺泡表面活性物质减少、肺血管紧张素转化酶活力升高、生物膜脂质过氧化作用、缺氧、酸中毒对肺泡上皮的直接作用等。第一时相的损伤通常比较局限。第二时相是由于第一时相引起的损伤激发了肺血管内皮细胞以及巨噬细胞等释放白介素、血栓素A2、肿瘤坏死因子(TNF-α)等炎症介质趋化多形核粒细胞(PMN)于肺内,释放自由基及蛋白酶等物质导致更为严重的肺损伤,肺泡壁毛细血管通透性增加,形成肺泡性水肿。动物实验研究显示,吸入性损伤后,肺动脉压于早期短暂升高,而后逐渐恢复至伤前水平,提示在肺水肿发生的早期,肺动脉高压可能起一定的作用;伤后部分肺泡发生肺萎陷,有的区域还可发生肺不张。

四、临床表现

(一)临床分期

1. 呼吸功能不全期　重度吸入性损伤,伤后2天内为呼吸功能不全期。主要表现呼吸困难,一般持续4~5天后,渐好转或恶化致呼吸衰竭而死亡。呼吸困难是由于广泛支气管、肺实质损伤,引起通气、换气障碍,通气与血流灌注比例失调,导致进行性低氧血症,可合并高碳酸血症。此期肺部听诊可闻及干、湿性啰音及哮鸣音。

2. 肺水肿期　肺水肿最早可发生于伤后1小时内,多数于伤后4天内发生。临床上出现气促、进行性呼吸困难、发绀、咳大量泡沫痰或粉红色泡沫痰、两肺密布湿性啰音、心率快、脉搏浅速、严重者血压下降;但无左心衰竭证据。

3. 感染期　通常发生于吸入性损伤后3~14天,病程进入感染期。肺部感染往往继发于机械性阻塞和肺不张。临床表现为发热,呼吸道分泌物增多及性状改变,影响学检查出现新的炎性渗出影,痰培养出现病原菌等。严重呼吸道感染者可诱发脓毒症及全身性炎症反应(SIRS),增加死亡率。

(二)临床分度

按病情严重程度分为轻、中、重三类。

1. 轻度吸入性损伤　指声门以上,包括鼻、咽和声门的损伤。临床表现为鼻咽部疼痛、咳嗽、唾液增多,有吞咽困难;局部黏膜充血、肿胀或形成水疱,或黏膜糜烂、坏死。病人无声音嘶哑及呼吸困难,肺部听诊无异常。

2. 中度吸入性损伤　指气管隆突以上,包括咽喉和气管的损伤。临床表现为刺激性咳嗽、声音嘶哑、呼吸困难、痰中可见炭粒及脱落的气管黏膜,喉头水肿导致气道梗阻,出现吸气性喘鸣。肺部听诊呼吸音减弱或粗糙,偶可闻及哮鸣音及干性啰音。病人常并发气管炎和吸入性肺炎。

3. 重度吸入性损伤　指支气管以下部位,包括支气管及肺实质的损伤。临床表现为伤后立即或几小时内出现严重呼吸困难,切开气管后不能缓解;伤者进行性缺氧,口唇发绀,心率增快,躁动,谵妄或昏迷;咳嗽多痰,可早期出现肺水肿,咳血性泡沫样痰;坏死内膜脱落,可致肺不张或窒息。肺部听诊呼吸音低、粗糙,可闻及哮鸣音,之后出现干、湿性啰音。严重的肺实质损伤病人,伤后几小时内可因肺泡广泛损害和严重支气管痉挛导致急性呼吸功能衰竭而死亡。

(三) 并发症

1. 吸入性肺损伤早期并发症

(1) 肺部感染:吸入性损伤后,气道黏膜的纤毛消除异物、分泌物和细菌功能迅速减弱,气道阻塞,充满分泌物、碎屑和坏死组织,有利于细菌繁殖。伤后肺泡巨噬细胞吞噬细菌、清除异物的功能减弱,再加上肺表面活性物质(pulmonary surfactant,PS)迅速减少、活性降低,使肺泡萎陷,也有利于细菌繁殖。

(2) 急性呼吸功能衰竭:重度吸入性损伤大多并发急性呼吸功能衰竭。肺水肿、肺萎陷及肺动脉压增高等病理生理变化,使肺的通气、换气及血流功能都发生异常,通气/灌流比率失调,空腔通气量增加,生理分流量增多,进而发生呼吸功能衰竭。

2. 吸入性损伤的后期并发症　吸入性损伤的后期较多见的并发症主要是气道狭窄,多因长期放置气管插管或气管切开所致。因吸入性损伤所致后期并发症中支气管息肉较常见,可能因吸入炽热炭粒致伤后形成的肉芽创面所致,能逐渐愈合而消失。偶可见支气管扩张和阻塞性细支气管炎。

五、诊断

吸入性损伤的诊断主要依据受伤时的情况及临床表现,结合实验室检查、X线及特殊检查等,以明确有无吸入性损伤、损伤的部位及程度等。

(一) 病史

应详细询问受伤时的情况,如有密闭空间烧伤史及吸入刺激性、腐蚀性气体病史者,应怀疑有吸入性损伤的可能。

(二) 临床表现

病人有头面尤其是有口鼻周围、颈部烧伤创面,口腔、咽部黏膜充血、水肿,有水疱形成;咳嗽、咳痰、痰中带炭粒;上气道尤其是咽喉部受损时,出现吸气性呼吸困难,声音嘶哑,有时发出尖厉的吸气性鸣笛声;肺水肿时表现为进行性呼吸困难,缺氧、烦躁、咳血性泡沫样痰,肺部可闻及散在密布湿啰音等。

(三) X线检查

1. 气管狭窄　伤后2~6小时出现气管内显示斑点状阴影,透光度减退,黏膜不规整及气管狭窄,可视为吸入性损伤的早期特征X线改变。

2. 肺水肿　弥散的、玻片状阴影,叶间影像,肺门扩大,线形或新月形影像;与心源性急性肺水肿的X线表现相似,但心脏大小和外形正常,无肺静脉高压征象。

3. 肺部炎症　在模糊的阴影中还可以看见斑点状、高密度阴影。

4. 肺不张　局部的肺实质出现密度增高现象,气体的含量降低,三角形或窄条形阴影的尖端面向肺门,病灶内可见支气管充气征。

5. 肺气肿或气胸　有时可看到由于代偿性肺气肿所显示的气球样透明度增强以及由于肺泡破裂或气肿样大泡破裂所致的气胸影像。

(四) 特殊检查

1. 血气分析　吸入造成肺损伤后,PaO_2 有不同程度的下降,多数低于 8.00kPa(60mmHg),PaO_2/FIO_2 比率降低,$A-aDO_2$ 早期升高,如进行性 PaO_2 低,$A-aDO_2$ 增高显著,提示病情重,预后不良。

2. 纤维支气管镜检查　纤维支气管镜下所见咽部水肿、充血、水疱形成、溃烂或出血,一般可见声门;重度损伤者黏膜高度水肿,梨状窦消失,室襞靠拢,声门显示不清;气管及支气管管壁黏膜充血、水肿,有粗大的血管网,管腔明显狭窄,软骨环模糊或外露,黏膜可逐渐脱落形成溃疡和出血,支气管开口红肿或闭合,开口处可被脱落的黏膜或分泌物堵塞;气管及支气管管腔内有异物存在,如烟雾微粒、分泌物、血液、坏死黏膜或脓性分泌物等。

3. ^{133} 氙肺扫描连续闪烁摄影检查　Moylan 于 1972 年首先应用 ^{133} 氙扫描方法诊断吸入性损伤,认为是一种安全而可靠的早期诊断方法,其结果与尸体解剖结果间的误差为 13%。正常情况下,^{133} 氙注射后 90~150 秒可完全从肺部清除;若 150 秒后仍未消除者称为扫描异常。延迟清除、清除不完全或 ^{133} 氙呈现节段性潴留者,表示有吸入性损伤。在闪烁摄影上可见放射性密度增大的灶性区域。此项检查一般于伤后 48 小时内进行,准确率可达 87%,但只能判定有无吸入性损伤和受损部位,对评估预后有一定帮助,不能判断损伤的严重程度。

4. 脱落细胞计分法　Ambiavagar 在 1974 年首次报道关于观察支气管分泌物中各种细胞形态和结构的改变以及有无烟雾颗粒,诊断有无吸入性损伤的情况。吸入性损伤后,纤毛细胞的形态与结构产生变异,包括纤毛脱落、终板消失,细胞质呈蜡状,石蓝染色,细胞核固缩,严重者破裂或溶解。

5. 肺功能检查　对低位吸入性损伤较敏感包括第一秒时间肺活量(FEV_1)、最大肺活量(FVC)、最大呼气流速 - 容积曲线($MEFV$)、高峰流速(peakflow)、50% 肺活量时流速和呼吸动力功能(肺顺应性、气道阻力、肺阻力等)。重度吸入性损伤后,累及小气道及肺实质,气道阻力增加,50% 肺活量时高峰流速可下降至 41.6% ± 14.3%,肺顺应性下降,肺阻力显著增高,$MEFV$ 显著低于正常值,FEV_1 和 FVC 均较早出现异常。肺功能测定对预计病情发展有一定意义。

六、治疗

(一) 保持气道通畅,防止及解除梗阻

1. 气管插管及气管切开术　吸入性损伤早期即可出现气道梗阻,水肿高峰期(8~24 小时)有逐渐加重趋势,需及时进行气管插管或切开术,以解除梗阻,保持气道通畅。中、重度吸入性损伤争取于伤后 6 小时内建立人工气道。

(1) 气管内插管指征:①面部,尤其是口鼻重度烧伤,有喉阻塞可能者;②声门水肿加重者;③气道分泌物排出困难,出现喘鸣加重及缺氧者。气管内插管留置时间不宜过久(一般不超过 1 周),否则可加重喉部水肿或引起喉头溃烂,甚至遗留声门狭窄。

（2）气管切开术指征：①严重的声门以上水肿且伴有面颈部环形焦痂者；②严重的支气管黏液漏者；③合并 ARDS 需要机械通气者；④合并严重脑外伤或脑水肿者；⑤气管插管留置时间超过 1 周者。行气管切开术可立即解除梗阻，便于药物滴入及气管灌洗，方便纤维支气管镜检查及机械通气。但气管切开术亦增加气道及肺感染的机会，加强无菌操作、术后护理及加强预防措施可减少感染发生率。

2. 焦痂切开减压术　吸入性损伤有颈、胸、腹环形焦痂者，可压迫气道及血管，限制胸廓及膈肌活动范围，影响呼吸，加重呼吸困难，降低脑部血液供应，造成脑缺氧。因此，及时行上述部位的焦痂切开减压术，对改善呼吸功能、预防脑部缺氧有重要意义。

3. 湿化、雾化　湿化有利于减轻气管、支气管黏膜因干燥而受损，增强纤毛活动能力，防止分泌物干燥结痂，对防止痰液堵塞、预防肺不张和减轻肺部感染具有重要意义。通过雾化吸入可进行气道药物治疗，以解痉、减轻水肿、预防感染、有利于痰液排出等。一般用生理盐水加地塞米松、庆大霉素、α- 糜蛋白酶、β- 激动剂如喘乐宁雾化吸入。

4. 纤支镜早期气管内灌洗　吸入性损伤后，淤积肺内的炽热炭粒除导致烧伤外，包被于其上的毒性物质能持续引起损伤，时间长达数小时甚至数天。因此，吸入性损伤后应尽早进行气管内灌洗，清除残存致伤物质，终止其继续损伤作用，同时清除继发炎性因子，减轻继发性炎症反应。

5. 糖皮质激素治疗　支气管痉挛持续发作，可给予激素治疗，同时激素具有阻止急性炎症引起的毛细血管通透性增强的作用，能减轻水肿，保持肺表面活化物质的稳定性及稳定溶酶体膜等作用。儿童可选用琥珀氢化可的松 5mg/（kg·次），q12h，或甲泼尼松龙 1~2mg/（kg·次），据病情选择 qd 或 q12h；一般疗程 5~7 天。但需注意皮质激素有增加肺部感染的风险。

（二）保证血容量，改善肺循环

1. 吸入性损伤后　早期不宜限制补液量，吸入性损伤伴有体表皮肤烧伤者，体液不仅从体表烧伤区域丧失，而且也从受损气道和肺内丧失。因此，应根据尿量、血压及生命体征等变化，进行正确的液体复苏，维持足够的血容量。避免因限制输液而不能维持有效循环量，最终导致组织灌液不良，进一步加重组织损害。

2. 严密监测心肺功能　防止并发肺动脉高压和心脏负荷过重：吸入性肺损伤可引起肺循环阻力增高，导致右心室后负荷增加甚至引起右心衰竭。因此，合并心功能障碍时需适当限液，必要时利尿，可用强心药物，如毒毛旋花子苷 K 和毛花苷丙（西地兰）及米力农增加心肌收缩力、降低肺循环阻力以改善心脏功能。低分子右旋糖酐可降低血液黏稠度，减少红细胞凝集，有利于改善微循环。

（三）维持气体交换功能，纠正低氧血症

1. 氧疗

（1）给氧浓度：严重吸入性损伤后应立即吸高浓度氧 1~2 小时。火焰吸入性损伤使病人受伤现场已吸入含氧量低但一氧化碳浓度高的有毒烟雾，故病人脱离现场后应立即吸纯氧。碳氧血红蛋白水平降至接近正常值时，吸氧浓度分数应降至 0.4 左右，维持氧分压（PaO_2）为 9.33kPa（70mmHg）。

（2）吸氧时间：一般认为长时间吸氧时，氧浓度不宜超过 50%~60%，时间不宜超过 1 天。吸纯氧时不得超过 4 小时。长时间吸入高浓度氧可损伤肺脏，轻者有胸痛及咳嗽，重者可出现肺顺应性下降,加重呼吸困难,肌肉无力,精神错乱,甚至死亡。

(3)吸氧方法:除鼻导管吸氧外,还有氧罩、氧帐及机械通气法。对吸入性损伤引起的呼吸功能不全者,使用鼻导管或面罩给氧往往无效,一般需要用正压给氧和机械通气。

2. 机械通气 机械通气是治疗呼吸衰竭的有效措施,可改善病人的通气和换气功能,维持有效通气量,纠正缺氧,防止二氧化碳潴留。

(1)机械通气的指征如下:①临床表现:患儿出现意识障碍;进行性呼吸困难,经气管切开、焦痂减压及氧疗后仍不能缓解;呼吸道内有脱落坏死组织,分泌物多但咳嗽无力。②经给予高浓度吸氧后,PaO_2 仍降至 9.33kPa(70mmHg)以下,肺分流量超过 30%,或肺泡 - 动脉血氧分压差大于 46.7kPa(350mmHg)。③肺部体征及 X 片:X 胸片显示透明度低,肺纹理增多、增粗,出现云雾片状肺水肿表现。

(2)机械通气策略:合并严重呼吸衰竭或呼吸窘迫综合征(ARDS)宜采用保护性通气策略,即小潮气量(6~8ml/kg),PEEP 7~15cmH_2O,吸气末平台压 <35cmH_2O 及允许性高碳酸血症(pH>7.25,$PaCO_2$ 50~55mmHg)策略。同时加强翻身拍背及吸痰等气道管理。

3. 体外膜式氧合器(extracorporeal membrane oxygenation,ECMO) ECMO 是由多单元平行的胶原膜组成的。其治疗原理是将病人的血液进行体外氧合,暂时替代肺的功能,可避免机械通气对肺的损伤,并减轻肺的负荷,有利于病肺的治疗与恢复。但目前用于吸入性损伤的治疗报道很少。ECMO 用于治疗难治性呼吸衰竭推荐指针为:在吸纯氧条件下,氧合指数(PaO_2/FiO_2)<100;肺泡动脉氧分压差[P(A-a)O_2]>600mmHg;Murray 肺损伤评分≥3.0;pH<7.2 持续 2 小时以上。

4. 防治感染 彻底清除气道内的异物和脱落的坏死黏膜组织,保持引流通畅,是防治感染的基本措施,其次是严格的无菌操作技术和消毒隔离,严格控制创面 - 肺 - 创面细菌交叉感染:定期做气道分泌物涂片和培养,选用敏感抗生素。此外,应加强全身支持疗法,以提高机体免疫功能,对防治感染有重要意义。

(崔 云 张育才)

第十三节 急性呼吸窘迫综合征

急性呼吸窘迫综合征(acute respiratory distress syndrome,ARDS)是由非心源性的各种肺内外致病因子所引发的急性进行性呼吸衰竭。在战争、溺水、海啸、重症肺炎等患儿中可以见到,但不是常见病。ARDS 为 1967 年 Ashbaugh 首次报道,因其症状、病理均与早产儿呼吸窘迫综合征(RDS)相似,故开始命名为成人呼吸窘迫综合征(adult respiratory distress syndrome,ARDS)。但该病非成人专有,小儿亦可出现,且 Ashbaugh 首次报道的 12 例中即有一例为 11 岁的患儿,故 1994 年美欧 ARDS 联席会议决定将其更名为急性呼吸窘迫综合征。ALI 与 ARDS 本质上是同一病理过程的两个阶段,ARDS 是 ALI 的最严重阶段。

机械通气几十年的进步与变迁,无一不与 ARDS 的救治紧密相连,从 20 世纪五六十年代的 PEEP 之争,到 20 世纪 90 年代的大小潮气量之争,到最近的肺复张技术、液体通气技术及体外膜肺技术的兴起,无不以 ARDS 为救治对象,一句话,一部 ARDS 的救治史,实质上是机械通气的进步史。如果我们对 ARDS 理解清楚并对其机械通气方式有深切的理解,必将有助于我们对整个机械通气的理解。

一、临床特征

(一)流行病学

小儿 ARDS 缺乏以人群为基数的流行病学研究。国外报道其在 PICU 中的发病率为 1%~3% 左右,我国上海 2003 年报道小儿 ARDS 在 PICU 中的发病率为 1.34%。病死率国外报道近年在 40%~60% 左右,我国上海报道为 71.4%。但采取的 ARDS 定义及 PICU 的基数均存在差异。我国 2005 年全国 25 家儿童医院 PICU 中 ARDS 的临床流行病学研究结果显示 ARDS 在 PICU 中的发生率为 1.44%,病死率为 61.0%。

(二)病因

直接对肺部的损伤,如细菌、真菌、病毒性感染,有害气体或液体吸入、高氧、栓塞、挫伤、放射照射,持续气道正压通气、手术导致肺缺血再灌注等。此类 ARDS 常称为肺源性 ARDS 或原发性 ARDS。

间接性肺损伤,如心跳呼吸骤停、休克、败血症、创伤和烧伤、大量输血、弥散性血管内凝血、药物性伤害、代谢性疾病等。近年来,危重病房多见因脏器移植手术后抗排斥药物和肿瘤化疗导致免疫功能低下并发肺部感染,发展为 ARDS 的患儿,且预后差。此类 ARDS 常称肺外源性 ARDS 或继发性 ARDS(表 5-4)。

表 5-4 肺源性及肺外源性 ARDS 常见病因

肺源性	肺外源性
肺炎(细菌、病毒、支原体、真菌等)	脓毒症
胃食管反流性肺炎	严重非胸部创伤合并休克及反复输血
溺水	心肺分流术后
吸入中毒(烟雾、氧气)	紧急心肺复苏时血制品输注过多
胸部创伤、肺挫伤	药物中毒
肺脂肪栓塞	急性胰腺炎
肺移植术后或肺栓塞切除术后再灌注性肺水肿	代谢性疾病
机械通气	

(三)病理

典型的 ARDS 在病理上分为可以相互重叠的三期:渗出期、增生期及纤维化期。在这三期中均可伴有呼吸机相关性肺损伤及院内感染性肺炎。渗出期一般在 ARDS 起病后持续一周,其组织学变化为弥漫性肺泡损害。肺组织重且僵硬,由于此时肺泡液中富含蛋白,切开后剖面无液体渗出。在起病 24 小时内肺泡即可见蛋白样物质、出血性间质及肺泡水肿伴有透明膜形成。毛细血管、间质及肺泡腔均可见到中性粒细胞增多。ARDS 起病后第二周开始进入增生期,一般持续一周。渗出物的机化和纤维化是本期的两个特征。此期肺组织依然重且坚实,镜下肺组织结构更加紊乱,毛细血管网受损,肺组织剖面示毛细血管数目进一步减少。小血管内膜增生,血管腔进一步缩小。间质腔隙增大,肺泡 I 型细胞坏死使肺泡上皮基底膜暴露,肺泡Ⅱ型细胞增生以覆盖裸露的肺泡上皮表面并衍化为Ⅰ型细胞。肺泡腔内充满了白细胞、红细胞、纤维蛋白及细胞碎片。成纤维细胞开始在肺泡间质随后在肺泡腔内明显增多。这些均导致气道、肺泡狭窄甚至阻塞。纤维蛋白逐渐为胶原纤维所替代。纤维化过程主要发生在肺泡内,亦可发生在肺泡间质。ARDS 起病 10 天后进入纤维化期。肺外观呈鹅卵石样,肺血管排列紊乱,管腔因内膜肌层增厚及黏膜纤维化而变窄。至于病情恢复期病理变化,因标本受限尚不清楚。研究发现恢复期病人 BAL 中中性粒细胞显著下降,淋巴细胞及巨噬细胞有所增多。最富戏剧性的变化是肺胶原纤维的变化,ARDS 最初两周肺部总胶原量为正常的 2 倍,但研究证实幸存者肺功能能恢复到相对正常状态。

(四) 病理生理

ARDS 特征是肺泡 - 毛细血管膜通透性增高,形成肺泡及间质水肿,进而导致肺顺应性下降、功能残气量降低、空腔样通气增大。肺高压及气道压增高导致的胸内压增高、淋巴回流减少可进一步加重水肿的形成,血管和肺泡损伤导致大分子蛋白也可以通过膜屏障,肺泡液和血浆的蛋白比值大于 0.7(心源性肺水肿小于 0.5),为富含蛋白的水肿渗出液。大量肺内分流引起顽固性低氧血症,即使用高氧也难以纠正,$PaCO_2$ 由于代偿性过度通气早期通常偏低。ARDS 在细胞水平上肺损伤呈均匀一致的改变,但其早期阶段肺水肿多为非均一性改变,以下垂部位为著。相对正常的肺组织或正常肺组织的邻近区域易致呼吸机相关性肺损伤。ARDS 后期,弥漫性肺纤维化病变常伴有局限性肺气肿及气道阻塞,其改变类似于支气管肺发育不良。

肺血管阻力增加和肺动脉高压:持续低氧血症可以导致肺阻力血管平滑肌收缩,增加肺血管阻力,肺血流显著减少,表现为肺动脉高压,进一步加重呼吸功能障碍。目前以多普勒彩超技术检查小儿 ARDS 肺外分流、肺动脉压和肺血管阻力比较安全。如果没有此条件,在机械通气时,吸入氧浓度 >0.6 时,经皮氧饱和度 <80%,应该考虑存在肺内分流。

缺氧可以导致肺泡上皮细胞代谢障碍;高氧及过氧化导致肺泡上皮细胞变性;细菌毒素和促炎症介质的抑制作用,均会影响到表面活性物质的合成和代谢。肺泡内液可以稀释表面活性物质,改变其降低表面张力的作用。此外,肺泡内血浆蛋白、代谢产物、细菌毒素也抑制表面活性物质,导致继发性表面活性物质缺乏,肺泡因此萎陷。肺部损伤导致肺外脏器损伤和功能障碍。肺部大量毒素、炎症介质可以不断释放经循环带到肺外脏器,致心、肝、脾、肾、脑、肠道功能障碍和损伤,最终导致多脏器功能衰竭的后果。

(五) 发病机制

急性肺损伤的发病机制不很清楚。如相同易感因素为什么有些患儿发展为 ARDS,而另一些患儿则几乎无反应?为什么在肺部纤维化病例中,仅 ARDS 的肺部纤维化在一些病人能几乎完全消退?目前已清楚 ARDS 在病理上的某些损害是由于机械通气所致或加重的。

某些特定的诱因可致肺损伤,但不恰当的机械通气策略可加重肺损伤。如肺泡过度扩张可产生促炎症反应,而不适当地应用低水平 PEEP 所致的肺泡周期性开放与闭合又可加重这种促炎症反应并导致肺结构的损害。

ALI/ARDS 本质上是失控的炎症反应的结果,或是失控的炎症反应在肺部的表现。炎症反应经过始动和放大引发全身炎症反应综合征(SIRS),失控的 SIRS 发展为 MODS。在MODS 中,肺脏是这一病理过程中易受损伤的首位靶器官。炎症反应过程一旦启动,白细胞产生增加并迅速向炎症区迁移积聚,同时激活炎症瀑布,产生细胞因子、趋化因子、急性时相蛋白、自由基、补体、凝血途径激活物等,黏附分子表达亦上调。同时启动抗炎症反应。

ALI/ARDS 时,循环中的白细胞被激活后,相互粘连聚集并在肺循环中扣押,继而黏附于内皮细胞表面,白细胞内的相关酶类被激活,发生呼吸爆发,产生和释放大量自由基、细胞因子、蛋白酶和阳离子蛋白等细胞产物,造成血管壁损伤;黏附的白细胞通过通透性增加的血管壁,游走、渗出到肺组织间隙和肺泡腔,进一步造成肺组织间隙和肺泡上皮细胞的损伤。造成广泛的肺泡炎症及肺泡毛细血管膜损伤,肺泡 II 型细胞的损害造成肺表面活性物质合成和再生障碍,富含蛋白的水肿液又抑制了表面活性物质的活性,从而产生肺水肿、肺不张及形成透明膜。

中性粒细胞是介导肺损伤的主要成分。研究发现 IL-8、ENA-78、MIP 等均是较为强烈的中性粒细胞的趋化因子,黏附分子尤其是 β_2 整合素介导了中性粒细胞与肺泡上皮细胞的结合。NF-κB 由于能调控许多细胞因子的表达而在肺损伤的研究中日益受到重视,但众多的促炎症介质系统参与 ALI/ARDS 的肺损伤过程,要寻求一个"共同通路"似乎不太可能。

肺动脉高压是 ARDS 顽固性低氧血症的原因之一。研究证实内皮素 -1(ET-1)、血栓素 $-B_2$(TBX-B_2)在肺高压的形成中起重要作用。TNF-α、IL-1β、TGF-α、Th2 细胞因子、IL-4、IL-13 等在诱发、促进 ARDS 肺纤维化中起重要作用,肺泡上皮细胞、TGF-β_1、整合素则在炎症与修复过程中起重要作用。

(六)临床表现及分期

Royall 等将小儿 ARDS 分为四期,急性肺损伤期、潜伏期、急性呼吸衰竭期、严重生理异常期。

1. 急性肺损害期　患儿主要表现为与原发病相关的症状。原发病为肺部疾病者可表现为早期 ARDS 的呼吸急促窘迫,经吸氧无法改善;对原发病为肺外疾病者,此期可无明显呼吸功能不全的表现,易被临床医师所忽略。

2. 潜伏期　出现在原发肺损伤后 6~72 小时,此阶段经过机械通气或氧疗,患儿病情相对稳定或较前有所改善,某些患儿血气 PaO_2 虽正常,但因过度通气出现呼吸性碱中毒,$PaCO_2$ 下降。此期 X 片上可示两肺细网格状影,为间质水肿的征象。

3. 急性呼吸衰竭期　此期临床多可诊断。患儿病情急剧进展,呼吸急促、窘迫,出现顽固性低氧血症,吸高浓度氧不能缓解,胸片示双侧肺部弥漫性渗出及不透亮影,如蒙"面纱",称"面纱征"(hazy appearance),示间质及肺泡内均有肺水肿,肺顺应性下降。听诊时可听到广泛的湿啰音。

胸片提示肺水肿似乎呈弥漫均一性改变,但 CT 显示水肿液积聚在两肺下垂区域。顽固性低氧血症的首要原因是大量肺内分流,需用 CPAP 方可纠正,单纯吸氧无效。肺顺应性进行性下降,常需依赖高气道压力进行机械通气。

本期中,部分患儿因为呼吸衰竭以外的原因死亡,部分患儿逐步缓解,另一部分继续发展为难治阶段。

此期应注意将 ARDS 的肺水肿与心源性肺水肿区别开来。

4. 终末期(严重生理异常期)　无明确界限,在病理上可与纤维化期相对应。患儿病情继续恶化,出现高碳酸血症、间质纤维化、多进行性、不可逆性呼吸衰竭,对呼吸机治疗反应差,最后导致死亡。近年随着呼吸管理技术的提高,ARDS 多死于多器官功能衰竭而非呼吸衰竭,幸存者多需长达数月的呼吸支持。

以上分期只是相对的,临床上或由于原发病引起的肺损伤过程隐匿且难以辨别,或由于病情发展迅速,往往难以确定急性肺损伤期及潜伏期,多到急性呼吸衰竭期才明确诊断。故对有潜在肺损伤易感因素的患儿,应及时行相关检查,以尽早识别并处理 ARDS。

(七) 诊断与鉴别诊断

1. **诊断**　数十年来 ARDS 诊断标准差异较大。具有较大影响的诊断标准有:1971 年,Petty 和 Ashbaugh 标准为严重呼吸窘迫、呼吸急促;吸氧时发绀;肺顺应性下降;胸片示肺部弥漫性浸润影;尸解示肺不张、肺充血、肺出血、肺水肿及肺透明膜形成。1988 年,Murray 等提出扩大的肺损伤定义,应用肺损伤评分诊断 ALI/ARDS,分别从胸片、低氧血症、呼吸系统顺应性及 PEEP 四个方面对患者进行评分,提出:0 分为无肺损伤;0.1~2.5 为 ALI;>2.5 为 ARDS。

1994 年美欧联席会议提出 ALI/ARDS 的新定义:①急性起病。②胸片示两侧浸润影。③ PAWP≤18mmHg 或无左心房压增高的证据。④ PaO_2/FiO_2≤300mmHg 时考虑 ALI;≤200mmHg 时考虑 ARDS。

2011 年在德国柏林,由欧洲危重症协会发起,联合美国胸科学会、美国危重症学会,成立了一个全球性专家小组,共同修订 ARDS 诊断标准,提出了 ARDS 的新定义(表 5-5)。该定义目前已获欧洲危重症学会、美国胸科学会及美国危重症学会签署同意,由美国医学会杂志 JAMA 于 2012 年 5 月 23 日正式公布。该标准的重要特征是取消 ALI 诊断,将 ARDS 分为轻、中、重三度进行诊断。

表 5-5　ARDS 柏林标准

急性呼吸窘迫综合征	
起病时间	起病一周以内具有明确的危险因素 或在一周以内出现新的 / 突然加重的呼吸系统症状
肺水肿原因	呼吸衰竭不能完全用心力衰竭或液体过负荷解释 如无相关危险因素,需行客观检查(如多普勒超声心动图)以排除静水压增高型肺水肿
胸部 X 线片 *	两侧浸润影。不能用积液、大叶 / 肺不张或结节影来解释
氧合状况 **	
轻度	在 CPAP/PEEP≥5cmH$_2$O # 时,200mmHg<PaO_2/FiO_2≤300mmHg
中度	在 CPAP/PEEP≥5cmH$_2$O 时,100mmHg<PaO_2/FiO_2≤200mmHg
重度	在 CPAP/PEEP≥5cmH$_2$O 时,PaO_2/FiO_2≤100mmHg

注:CPAP,持续气道正压;PEEP,呼气末正压;PaO_2,动脉血氧分压;FiO_2,吸入氧浓度

* 胸部 X 片或胸部 CT 扫描

** 若海拔高于 1000m,可用以下校正公式:[PaO_2/FiO_2 × 本地大气压 /760]

\# 轻度急性呼吸窘迫综合征患者,可用无创 CPAP

2. **鉴别诊断**

(1) 心源性肺水肿:有心血管疾病史或过量快速输液史,一般呼吸困难、啰音出现伴 X 线心影显著增大。经氧疗、控制输液量、强心、利尿等措施后,情况会迅速改善。

（2）继发性肺炎：可以在持续呼吸机通气治疗（>3 天）时出现 X 线胸片弥漫渗出阴影，可以有气道分泌物细菌培养阳性。如果 $PaO_2/FiO_2>300$，则作为继发性肺炎，≤300mmHg，则按急性肺损伤对待。在此种状况下，也作为呼吸机相关肺炎（VAP）或呼吸机诱发肺损伤（VILI）对待。在成人中，也有用纤维支气管镜做深部小气道保护性刷取分泌物培养细菌，针对性应用敏感抗生素治疗的办法。但无论何种方法从气道获得的细菌培养，并不对病因诊断有所帮助，因为许多寄生菌群可以为培养阳性，但并不致病。

（八）辅助检查

1. 常规检查　血、尿、便常规，肝肾功能，血电解质，出凝血状况及病原学检查为 ARDS 病人基本检查项目。ARDS 早期，由于中性粒细胞在肺内扣押，外周血 >10%。白细胞常一过性下降，最低可 $<1 \times 10^9/L$，杆状核粒细胞 >10%。随着病情的发展，外周白细胞很快回升至正常。血红蛋白、血细胞比容等可反映失血的情况。后者还可作为补液量间接监控指标。

2. 血气分析　反复检查动态血气，如果表现为持续低氧和高二氧化碳血症，并伴代谢性或混合性酸中毒，因考虑出现急性肺损伤和向 ARDS 发展的可能。动脉氧分压与吸入氧浓度比值（PaO_2/FiO_2）为主要判断 ARDS 危重程度的指标。$PaO_2/FiO_2<300mmHg$ 提示急性肺损伤的存在，<200mmHg 表明符合 ARDS 诊断（尚须结合临床、放射检查和呼吸机参数判断）。低氧血症持续时可以出现肝功能损害、心肌缺血缺氧、肾功能低下等继发改变。作为最初的吸氧治疗，应该注意对吸入氧浓度的监测。如果是鼻导管或头罩，一般实际吸入氧浓度在40%~70% 间。有条件时可以在鼻旁取样，测定氧浓度，作为判断肺损伤指数（PaO_2/FiO_2）的依据。

3. 气道清洗液中分泌物的分析　主要看肺表面活性物质饱和磷脂与总蛋白比值，前者代表肺泡上皮细胞磷脂合成，后者代表肺泡通透性和血浆蛋白渗出程度，可以反映肺损伤的程度。在疾病不同时期检查，也可判断治疗对肺泡通透性和肺泡上皮细胞修复上的影响。其他蛋白类的检测没有特异性和敏感性，但可能有助于提示炎症反应程度或肺纤维化等病变转归。测定其他特定蛋白、细胞因子、炎症介质均不具有对肺损伤和 ARDS 发展和预后的特异判断作用。

4. 胸部 X 线片　ARDS 病人的第一张胸片多表现为两侧对称、弥漫、不均一或均一的不透亮影。很快，可以是几个小时或几天，不透亮影变得更加均一，表明肺水肿由间质向弥漫性肺泡病变进展，肺泡为水肿及出血所充盈。最富特征性的是，第一张胸片的不透亮影多位于肺的周边，当然位于肺中央区的胸片亦可见到。心影及血管影正常。

将 ARDS 的肺水肿与心源性肺水肿区别开是较难的。一般认为血管影增宽、胸膜渗出、支气管周围袖口征及叶间积液为心源性肺水肿的特征，但有学者认为这些特征在 ARDS 都可见到。尽管如此，胸片依旧是评价肺水肿的重要工具。

急性期以两肺广泛渗出阴影为特征，与临床气道吸引出多量液体相吻合，代表肺血管向间质及肺泡渗出增加。渗出液先积聚在大血管周围，表现为放射检查肺纹理增加和微细网格状影。进一步发展到大量肺泡渗出时，表现为斑片状和实变，甚至有胸腔积液。在合并金葡菌感染时，可以出现小囊泡影。肺泡水肿和萎陷严重时，出现支气管扩张和充气征。

增生期由于成纤维细胞增多及胶原沉积，胸片示粗糙的、不均一的、线状及网格状影。在某些病人，胸片所有的异常都会消散，但常需几个月的时间。大多数病人呈现出继发于 ARDS 的慢性改变，胸片显示粗糙的线状、弧线状及网状的不透亮影，提示纤维化。肺内囊肿在急性期出现多由脓肿引起,在增生期及纤维化期多由气压伤或瘢块形成所致,常永久存在(图5-5)。

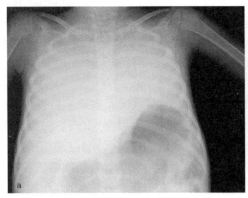
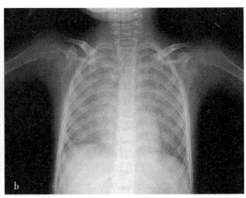

患儿,女,8岁。水痘肺炎合并 ARDS。本例示"大白肺"

患儿,女,4岁。急性淋巴细胞白血病化疗后。脓毒症合并 ARDS

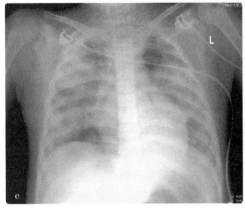
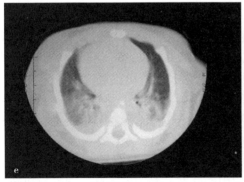

患儿,女,7岁。急性淋巴细胞白血病化疗后合并H1N1 感染,ARDS

患儿,男,11岁。肾病综合征合并曲霉菌肺炎,ARDS

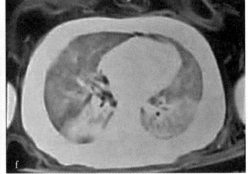

患儿,男,29天。心肺复苏后,ARDS

患儿,男,5个月。重症肺炎,ARDS

图5-5 ARDS 患儿的胸片与CT 表现

5. **胸部CT** CT 的价值正受到重视,它在判断 ARDS 病人的肺水肿及其分布起到 X 片无法替代的作用。

ARDS 早期的 CT 显示:正常及相对正常的肺组织常位于非下垂部位;毛玻璃样变见于

肺组织的前中侧;实变区见于下垂部位。导致 CT 这种改变的原因在于肺组织的重力对下垂部位的肺泡产生压力,导致不透亮影的不均一分布。

纤维化期 CT 显示呈粗糙的网格状且多分布于肺组织的前侧伴肺组织结构紊乱及支气管扩张。有学者认为此现象与机械通气时间的长短有关,亦有学者认为与前侧肺泡的过度扩张有关,且急性期前侧肺组织的毛玻璃样变表明是由于这种扩张所致的肺泡间隔炎症,从而最终导致纤维化。

6. 超声心动图　ALI/ARDS 病例的确诊条件之一是肺动脉楔压≤18mmHg 或临床上无左心房压增高的证据,根据我国儿科医学的现状及目前国际上的相关文献,我们在全国 25 家儿童医院进行的 ARDS 流行病学研究中建议采用超声心动图对 ARDS 病人进行床边心功能测定。测定时间:胸片显示有肺水肿时,间隔不超过 24 小时。

(1) 收缩压(指全身血压,BPs)-二尖瓣反流(MR)压差≈左房压(即肺动脉楔压,前提条件:存在二尖瓣反流)。若 >18mmHg,肺水肿考虑为心源性肺水肿,不能诊断 ARDS。

(2) 肺静脉血流频谱 AR 波流速 >0.3m/s 或时间 >30 毫秒。若存在,不能诊断 ARDS。

(3) 射血分数(EF)<50% 或短轴缩短率(FS)<30%。若存在,不能诊断 ARDS。

7. 心导管测定　测定肺动脉楔压(PAWP),ARDS 病人 PAWP≤18mmHg。若 >18mmHg,应考虑肺水肿为心源性。

二、一般治疗

(一)注意避免 ARDS 各种易患因素

分秒必争进行心肺脑复苏;尽快纠正休克;仔细清创,切除坏死组织;昏迷患者,应放置胃管,以免胃肠吸入;避免长时间(>15 小时)高浓度吸氧(>50%);避免过量过快或多次反复输血(液),避免输库存血。切实控制严重感染:①防止交叉感染;②防止医源性感染;③少用或不用 H_2 受体阻滞剂和强制酸剂;④清除口咽部及胃肠道感染源:呋喃西林液漱口等,以防肺部感染;⑤及时、有效、合理地应用抗生素。

(二)常规监护

ARDS 患儿一经诊断,均应收入 PICU 进行治疗。需行心电呼吸血压及血氧饱和度监测,有条件者应进行肺功能、呼出气二氧化碳、有创血压、中心静脉压监测并进行肺动脉楔压测定以指导治疗。

(三)营养支持

尽快建立肠道营养,可减轻肠道上皮细胞损害。对脓毒症者显得尤为重要,因可减少胃肠道菌丛向门脉循环移位。应用促胃肠动力药,避免应用影响胃排空的药物,如多巴胺、654-2 等;避免应用幽门后鼻饲,早期给予含 ω-3 脂肪酸、嘌呤核苷、精氨酸、谷氨酰胺及超常剂量的维生素的食物。

(四)输血与补液

有研究证实,ARDS 患者头三天液体量呈负平衡状态可显著改善患者病死率。

在无条件测中心静脉压或肺毛细血管楔压以指导补液的情况下,补液量保持在常规需要量的 70% 为宜,早期应用胶体液不一定有利于肺液吸收。根据病情可以通过输入红细胞,提高血细胞比容达到 40%~49%。有条件时可参照表 5-6 进行补液。

表 5-6 输液的参考指标

PAWP	MAP	CO	组织供氧不良	处理方案
↓	↓	↓	是	补液
↓	↓	↑	是	血管升压药 ± 补液
↓	↓	↑	否	血管升压药
↓	↑	↑	否	利尿剂加液体负平衡
↓	↑	↓	是	血管扩张剂
↓	↑	↓	否	血管扩张剂加液体负平衡
↑	—	—	—	血管扩张剂加液体负平衡

注:PAWP,肺动脉楔压;MAP,平均动脉压;CO,心输出量

若条件受限,可用 MAP 单项做参考

维持 ARDS 患儿液体负平衡是 ARDS 患儿救治的重要措施。应每天计 24 小时出入量,4~8 小时评估一次,确保患儿头一周出入量在负平衡状态,并维持患儿在轻度脱水状态。若患儿一个时间段内出现入量大于出量的情形,下一个时间段开始即给予利尿剂,以维持负平衡的存在,同时应避免出现休克。需指出的是,若患儿同时出现休克及 ARDS,应优先救治休克,因休克可短时间内导致患儿死亡,而 ARDS 因有机械通气,除极少数外,很少导致短时间内死亡。

(五)氧疗

在 ARDS 的早期,可以通过面罩,提供持续气道正压通气(CPAP)或经呼吸机联合提供压力支持通气(PSV)或容量支持通气(VSV)。这些通气模式的特点为保持通气量时,显著降低平均气道压(MAP),而且不需要气道插管。可以调节触发灵敏度并监测通气潮气量和每分通气量控制通气适度。在 ARDS 早期经气道插管吸氧和辅助通气有一定好处。首先,可以比较可靠地判断 PaO_2/FiO_2 比值,对病情危重程度有正确掌握。其次,便于了解并处理由于肺部炎症、吸入等在气道出现梗阻的原因,比如气道深部痰栓去除后的症状迅速缓解。再次,一旦病情恶化,可以及时给予适当的通气和特殊呼吸支持治疗,以免延误。

(六)肺表面活性物质

肺泡上皮细胞损伤会影响肺泡 Ⅱ 型细胞合成分泌表面活性物质,Ⅰ 型细胞对水盐电解质代谢和肺液转运。肺表面活性物质可以起到降低气液界面表面张力、减少呼吸做功、促进肺液吸收、防止血管通透增加的作用。随着肺表面活性物质治疗早产新生儿 RDS 的普遍应用,20 世纪 90 年代中期国外开始治疗小儿肺炎并发低氧性呼吸衰竭。对于气道峰压 >2.5kPa(25cmH$_2$O),顺应性 <0.5ml/(cmH$_2$O·kg),氧合指数(OI)>10,且持续低氧血症不得改善,可以气道内滴入肺表面活性物质 100~200mg/kg,必要时可以间隔 6~12 小时,再给予 2~3 次,每次 100mg/kg,可以获得迅速改善氧和、降低供氧浓度、缩短呼吸机治疗时间、提高存活率等效果。治疗宜在早期开始。在大量渗出时效果差,需要大剂量反复给药。在有肺血管痉挛导致通气 - 灌流失调时,要考虑扩张肺血管措施。

既往对肺表面活性物质救治 ARDS 的临床研究均显示其不能改善病死率。2005 年 JAMA 发表一篇美国小儿急性肺损伤及脓毒血症协作网发表的一篇文章,显示小牛肺表面

活性物质可显著降低病死率。这是小儿急性肺损伤临床研究的第一个突破性进展。说明肺表面活性物质在 ARDS 的救治中占有很重要的一席之地。

（七）吸入一氧化氮（NO）

ARDS 患儿多合并肺动脉高压，可以用气道吸入 NO 治疗。起始浓度在 1~3ppm，一般在 5~30 分钟内可以将动脉血氧分压提高到 >7kPa（52mmHg），经皮氧饱和度 >85%，并可以低 NO（<5ppm）持续维持，将呼吸机参数逐渐下调，经 1~3 天后停止吸入 NO，根据需要可适当延长时间，转回常规呼吸机治疗。必要时可以将吸入 NO 与高频振荡通气或肺表面活性物质联合应用，可以获得更好的治疗效果。吸入 NO 治疗也适宜在 ARDS 早期开展，效果快速持久。在气道阻塞、大量水肿渗出时效果差。

ARDS 时吸入 NO，与先天性心脏病时吸入 NO 不同，先天性心脏病时吸入 NO，由于其肺部正常，可用较高剂量（10~20ppm）吸入以扩张肺动脉，达到理想的通气 / 血流比值，而 ARDS，由于肺部病变较重，若以较高剂量吸入 NO，可致血流过多，使得通气 / 血流比值过高，引起另一种通气 / 血流比例失调，反而不利于气体交换。

（八）俯卧位

俯卧位通气本质上可减轻不张伤，有助于淋巴液的引流及分泌物的清除，同时可解除心脏重力对两肺下叶的压迫。第一周内最好不少于 24 小时，现有一种翻身床，专供由仰卧位翻转至俯卧位。但现有研究均认为其仅能改善氧合不能改善病死率。已为成人大量文献所证实。儿科仅见零星报道，亦显示改善氧合，不能改善预后。

1. **治疗时机及禁忌证** 俯卧位通气适用于氧合功能障碍的患者，对于其应用时机目前有两种观点，一种认为，无论任何原因的肺水肿，合理使用 PEEP 仍不能将吸入氧浓度（FiO₂）降至 60% 以下，即可以使用。另一种认为，在 ARDS 早期，即使没有严重的氧合功能障碍，也可以使用俯卧位通气。如果存在血流动力学不稳定、颅内高压、急性出血、脊柱受损、骨科手术、近期腹部手术、妊娠、不能耐受头部朝下的姿势等情况，建议不采用俯卧位通气。

2. **具体方法** 可使用特定的翻身床操作，若无翻身床亦可操作，注意床面必须柔软。先充分吸净气管内分泌物，给予适当肌松剂及镇定剂，稳定 10 分钟，然后由 2~3 人一起将患儿移至一侧再转俯卧位，并用软垫垫起双肩及髂部以保证胸腹部的活动，头偏向一侧，注意检查各种导管有无脱落并做好固定。

3. **治疗时间** 每次俯卧时间尚无统一标准，大多根据临床经验来确定，临床研究报道从 45 分钟到 136 小时不等，目前判断治疗有效的唯一标准是 PaO₂，而治疗效果及显效时间存在较大的个体差异，这可能与患者每阶段病理变化的程度不同有关。有人提出如果 PaO₂/FiO₂>100mmHg，则每 6 小时施行一次俯卧位；如果氧合指数为 60~100mmHg，于 4 小时后进行俯卧治疗，一次俯卧位时间 8 小时。如果氧合指数 <60mmHg，应立即行俯卧位治疗。在 ARDS 急性期，几乎 20% 患者需俯卧位治疗 8 小时以上。俯卧位治疗需持续维持到 PEEP 降至 5~7.5cmH₂O、FiO₂ 在 40% 以下、气道压力降至 15cmH₂O 以下，同时胸部 X 片或 CT 片有改善方能停止施行。

操作时应密切监测患儿生命体征及其他参数变化，严防管道脱落，严防神经损伤及面部眼鼻损害。

（九）肾上腺皮质激素

肾上腺皮质激素作为抑制炎症反应的药物，可以减少炎症介质及促纤维化介质的释放,20 世纪 80 年代起动物实验证实激素可显著减轻肺部炎症,但临床研究表明短期大剂量泼尼松龙冲击疗法(30mg/kg,q6h,连用 24 小时)并不能降低脓毒症、吸入及外伤所致早期 ARDS 病死率。相反,其增加了感染的风险、降低了 ARDS 恢复的可能性,同时也增加了病死率。Meta 分析认为该疗法尤其可增加脓毒症所致 ARDS 的相关副作用。

关于 ARDS 应用激素问题,历来存有争论。目前的研究多集中于成人,近二十年来的研究发现,在 ARDS 早期即开始七天应用大剂量短疗程激素,不能改善 ARDS 病死率,这一点似已成定论;而另一些小样本研究认为在长期 ARDS 病人应用中等剂量激素可能有益,有些研究认为中等剂量激素可改善病死率。

美国 NIH ARDS 协作网于 2006 年发布了他们的大样本随机多中心对照研究,该研究对 ARDS 起病至少七天的患者应用中等剂量甲泼尼松龙治疗,首剂 2mg/kg,继之 0.5mg/kg q6h,连用 14 天;然后 0.5mg/kg q12h,连用 7 天;再慢慢减量,如果该病人完成了全部 21 天疗程或预期 48 小时内不能撤机,则选择在 4 天内减完;如果该病人出现了真菌感染或在 48 小时内可以撤机,则选择将甲强龙在 2 天内减完。研究结果提示治疗组与对照组 60 天病死率及 180 天病死率无显著差异。而对那些在 ARDS 起病后 14 天以上才用甲强龙的患者,其病死率显著高于对照组。

2009 年 Crit Care Medicine 发表了一篇由 Benjamin 等对 ALI/ARDS 病人应用小剂量激素[0.5~2.5mg/(kg·d)]的所有相关临床研究文献进行系统回顾及 Meta 分析发现,小剂量甲强龙可显著降低 ALI/ARDS 病死率。

综合目前的研究可以发现,在 ARDS 患儿中应用大剂量甲强龙无效,但中等剂量及小剂量甲强龙尚有待进一步证实。若欲用激素,可于明确诊断后 >7 天选用,须在 ARDS 原发病控制后及确认无感染方可应用,可用甲泼尼松龙 2mg/(kg·d),3~4 周后减量。

(十)利尿

适当应用呋塞米类药物利尿,可有利于肺水肿的改善,促进肺液吸收,减轻心脏后负荷。

(十一)血液净化技术

近年应用血液净化技术救治 ARDS 屡有报道,提示具有很好的救治效果,可清除毒素及各种炎症因子,更重要的是其可控制液体平衡,即刻解除肺水肿,宜早期应用。

对于肾功能障碍者可以联合应用血液透析或腹膜透析技术,有利于排出代谢废物和细菌毒素,促进肺液吸收。

三、机械通气策略研究进展

机械通气是急性呼吸窘迫综合征最重要的治疗措施,然而不恰当的机械通气策略又可加重 ARDS 业已存在的肺损伤,延缓或加重患者的病程,ARDS 居高不下的死亡率引发了危重医学界对呼吸机相关性肺损伤(ventilator associate lung injury,VALI)的关注,并由此产生了旨在避免 VALI 两大原因肺泡过度扩张及周期性肺泡萎陷与复张且维持肺泡开放的肺保护性通气策略。

近年来,由于小潮气量治疗急性呼吸窘迫综合征(acute respiratory distress syndrome, ARDS)取得的突破性进展,肺保护性通气策略越来越受到危重病医学界的关注,相关研究及技术逐步深入与完善,本文试就肺保护性通气策略在 ARDS 方面的研究进展作一概述。

(一) 小潮气量治疗

1972 年,新英格兰医学杂志发表署名文章认为,经数千例机械通气的临床验证,潮气量为 10~15ml/kg 无肺损害证据。此后,潮气量 10~15ml/kg 几乎成为所有呼吸机治疗师的共识。但三十年后,美国 NIH ARDS 协作网经 861 例临床验证,提前中止试验,认为小潮气量(≤6ml/kg)治疗与大潮气量(12ml/kg)治疗相比,可显著降低 ARDS 患者死亡率。此项研究被当期新英格兰医学杂志社论誉为 "ARDS 治疗史上一个时代的巅峰"。

小潮气量治疗是与呼吸机所致肺损伤(ventilator induced lung injury, VILI)研究的进展相伴行的。实验动物模型中由机械通气所致肺损伤,称为 VILI, VILI 在形态学、生理学及放射学上均与急性肺损伤中肺泡弥漫性损害难以区分。而临床病人机械通气时所出现与 ARDS 相似的肺损伤,因难以证实其原因,且可与 ARDS 及其他肺部病变并存,称为呼吸机相关性肺损伤(ventilator associated lung injury, VALI)。

肺泡过度扩张是 VILI 的重要机制之一,潮气量过大及跨肺压过高则是肺泡过度扩张的原因。既往临床医师多注重气道压过高所致气漏等气压伤,且认为 VALI 多由气道压过高所致。Dreyfuss 等发现在动物模型中,高气道压大潮气量组及低气道压大潮气量组动物出现严重肺水肿,而高气道压小潮气量组动物则未见肺水肿样变化,提出肺泡过度扩张即容量伤(volutrauma)而非压力伤(barotrauma)是 VILI 的主要原因。在实验模型中,肺泡过度扩张可启动炎症反应,增加血管通透性,使肺表面活性物质失活及产生类似急性肺损伤的临床表现。Gattinoni 等发现成人 ARDS 患者其有效通气肺泡仅占正常时的 30%,其功能仅相当于 5~6 岁儿童的肺,称之婴儿肺,故 ARDS 患者应用 10ml/kg 的潮气量即相当正常肺的 33ml/kg,极易造成肺泡过度扩张引起的 VALI, ARDS 病死者肺组织病理显示存在肺泡过度扩张、囊泡化及细支气管扩张者超过 85%。尽管多器官功能衰竭(multiple organ failure, MOF)有多种原因,ARDS 时 VALI 确可启动炎症瀑布,引起 MOF。有证据显示,ARDS 居高不下的死亡率大多归因于 MOF,不恰当的机械通气策略可能无意中增加了 ARDS 患者的死亡率。

Hickling 等首次报道通过限制潮气量以降低气道压进而减轻肺泡过度扩张治疗 50 例 ARDS 病人,同时允许病人出现高碳酸血症(允许性高碳酸血症),ARDS 病人的死亡率比预期值降低 60%,但该研究系非前瞻性、非对照性研究,其可信度存在疑问。尽管如此,潮气量 5~7ml/kg、平台压 <35cmH₂O、允许性高碳酸血症渐为临床医师所接受,并为 1994 年欧美 ARDS 联席会议所采纳。

关于小潮气量治疗 ARDS 的临床验证,国际上在 20 世纪 90 年代中后期先后进行了五次样本量不同的临床多中心随机对照研究,所得结论不一,其中三项研究认为无效,两项研究显示能显著降低死亡率。两项显示有效的研究与三项显示无效的研究在研究设计上的区别在于前者治疗组潮气量更小,均≤6ml/kg;对照组潮气量更大,均为 12ml/kg。有学者对这五项研究死亡率相对危险度及各自提前结束研究所产生的偏倚等诸因素进行综合评价后得出结论,两项显示有效的研究显然更具说服力。其中最具说服力的是美国 NIH ARDS 协作网进行的大样本(861 例)研究,其肺保护性通气策略已广为国际学术界所接受,具体方案是:潮气量≤6ml/kg;平台压≤30cmH₂O;呼吸频率 6~35 次 / 分;吸呼比 1:1~1:3;氧合目标 PaO₂ 7.3~10.7kPa;SpO₂ 85%~95%;PEEP 依据相应的吸入氧浓度进行调节为 5~24cmH₂O 不等;出现高碳酸血症时引起的酸中毒时用碳酸氢钠校正。尽管存在许多争议,在没有出现新的更好的 ARDS 治疗方案的时候,该方案应视为标准方案,目前国际上进行的 ARDS 大规模临床研究均以此方案为基础。

小潮气量治疗是 ARDS 迄今为止唯一被证明是有效的治疗,它首次从临床上证实了避免肺泡过度扩张,让肺"休息"或采用更温和的治疗,可减轻 ARDS 时 VALI,并降低死亡率。其缺点是由于潮气量过小,易致新的肺泡萎陷,解决方案是加用叹息样呼吸或采用气管内吹气治疗,其机制在于小潮气量可能使局部区域通气灌注不良,产生吸收性肺不张,而附加低频率、高潮气量的叹息样通气或恒定气流的气管内吹气,可在通气不良区域提供足够的新鲜气体,阻止此类吸收性肺不张的形成。

(二)肺复张策略

蛋白渗出性肺水肿及肺不张是 ARDS 病人肺部的特征性变化,业已证实这种改变在肺部并非如过去所认为的弥漫性、均匀性改变,而是呈重力相关性、非均匀性改变,即从前侧到背侧、从肺尖到肺底均呈阶梯性改变,以下垂部位及背区(仰卧位)最明显。而打开肺泡所需的压力亦因为疾病的不同而不同(图 5-6)。ARDS 传统机械通气中由于 PEEP 设置过低,呼气末容量过低,造成部分肺不张区域在吸气末肺泡复张、呼气末肺泡萎陷,周而复始,产生肺泡周期性萎陷与复张,在受累区产生高剪切力及不张邻近区域的高机械应力,导致 VILI,又称不张伤。与容量伤实质是吸气末容量过高相对应,不张伤的实质是呼气末容量过低。

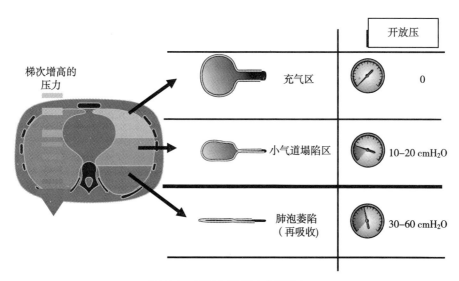

图 5-6 ARDS 肺部病变不均匀

若 ARDS 机械通气过程中在病人肺部背区及下垂区域闻及吸气末捻发音或水泡音,多提示存在肺泡周期性萎陷与复张,此时提高 PEEP 或采用肺复张手法,肺部啰音可消失。

ARDS 肺复张策略,目的就在于阻止不张伤的形成,关键是 PEEP 的调节。其主要内容及方法不一且相互重叠,为便于叙述的方便,本文将可阻止肺萎陷并维持应用的 PEEP 称最佳 PEEP;将可促进部分或大部分肺泡复张并短暂重复应用的高 PEEP 或 CPAP 称为肺复张手法(recruitment maneuver,RM),该手法多在容量通气模式中应用;将旨在完全打开肺泡、联合逐步应用高 PIP 及高 PEEP 的手法称为开放肺技术(open lung concept,OPC),该手法应在压力通气模式下应用。值得注意的是,肺复张手法及开放肺技术在许多文献中是同一概念。

1. 最佳 PEEP Esteban 等对 20 个国家 361 家 ICU 机械通气病人的研究发现,16% 的

ARDS 患者第一天未用 PEEP,另有 25% 的病人其 PEEP<4cmH₂O。动物模型表明更高的 PEEP 具有肺保护作用,能够阻止肺泡周期性萎陷与复张,降低不张邻近区域过高的机械应力。在 ARDS 治疗中,恰当的 PEEP 能够提高功能残气量、防止肺萎陷、促进肺水由肺泡向间质分布,从而达到以更低的氧浓度维持更好的氧合。最佳 PEEP 值应该是多少,目前尚无定论。

(1)根据压力容量曲线选择PEEP:理论上最佳 PEEP 选择应根据静态压力容量曲线(P-V 曲线)吸气相找出低位拐点所对应的压力 P_{flex},然后将 PEEP 定位在 P_{flex}+2cmH₂O 的水平(图 5-7),动物模型及临床研究均有文献证实该设置可有效减轻肺损伤。但无论采用大注射器法还是慢流速法或其他方法,静态 P-V 曲线在危重病人如 ARDS 的抢救过程中进行描记都欠可操作性,很难找出明确的拐点,故临床应用很少,且 P-V 曲线受胸壁顺应性等因素影响。

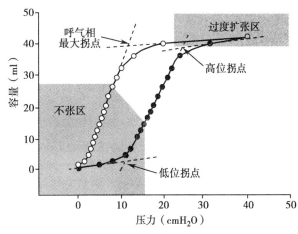

图 5-7　ARDS 的压力容量曲线

Hickling 应用 ARDS 数学模型证实静态 P-V 曲线吸气相低位拐点不一定标志着肺泡的复张,吸气相高位拐点也不一定标志着肺的过度扩张,相反高位拐点可能标志着肺刚刚完成复张。呼气相最大拐点显示了最佳顺应性。现有用静态 P-V 曲线呼气相最大拐点决定最佳 PEEP 的倾向,因为本质上呼气相最大拐点才切实反映了肺泡的闭合压,所谓滴定法(titration)确定 PEEP 本质上即是如此。近年新型呼吸机如 Servo i、Evita XL 等提供了较为简易的准静态 P-V 曲线测定方法,为临床应用 P-V 曲线指导 ARDS 病人最佳 PEEP 的选择提供了可能。

(2)FiO₂/PEEP 法:根据 Brower 等建议最佳 PEEP 的选择应根据 NIH ARDS 协作网的研究来设定。NIH 首先设定病人的目标氧合为血氧分压(PaO₂)为 55~80mmHg,SaO₂ 为 88%~95%,为达到这一目标进行 FiO₂/PEEP 的捆绑式调节,NIH 协作网设定 PEEP 依据相应的吸入氧浓度进行调节(FiO₂/PEEP:0.3/5,0.4/5,0.4/8,0.5/10,0.6/10,0.7/10,0.7/10,0.7/12,0.7/14,0.8/14,0.9/14,0.9/16,0.9/18,1.0/18,1.0/20~24)。亦有建议可将 PEEP 设置在 14~16cmH₂O,但均为成人设定,对 8 岁以上小儿可照搬,但 8 岁以下小儿只能参照,我们的经验是原则上新生儿最高不超过 12cmH₂O,婴儿随月龄增长最高不超过 12~16cmH₂O,2~8 岁随年龄增长不超过 16~20cmH₂O。有学者认为 PEEP 最高值不能大于胸廓前后径距离的厘米数(表 5-7)。

表 5-7　NIH ARDS 协作网 FiO₂ 及其对应 PEEP 值

FiO₂	.30	.40	.40	.50	.50	.60	.70	.70	.70	.80	.90	.90	.90	1.0	1.0
PEEP	5	5	8	8	10	10	10	12	14	14	14	16	18	18	20~24

(3)顺应性 -FiO₂/PEEP 法:而美国危重症学会则对机械通气患者提出了根据顺应性进行 FiO₂/PEEP 捆绑式调节的方法。同样首先设定目标 PaO₂ 为 60~80mmHg。对顺应性正常

者,FiO_2/PEEP 捆绑式调节为 0.3/5,0.4/8,0.5/10,0.6/12,0.7/14,0.75/16,0.8/18,0.9/20,1.0/22;对顺应性低者,FiO_2/PEEP 捆绑式调节为 0.3/10,0.4/12,0.5/14,0.6/16,0.7/18,0.75/20,0.8/22,0.9/22,1.0/24。与上段相似,此为成人设定,小儿参照上节。

（4）顺应性法:依据床边测定的肺顺应性来设定 PEEP,即认为获得最大顺应性所需的 PEEP 水平为最佳 PEEP。以往一般以静态顺应性指导 PEEP 的选择,临床应用十分繁琐。具体方法是:在充分肺复张的基础上,首先设定较高的 PEEP 水平(如 20cmH_2O),然后逐步缓慢降低 PEEP 水平,同时观察每次 PEEP 调整后的肺动态顺应性变化,直到肺动态顺应性突然下降,然后重新肺复张后将 PEEP 水平调至肺动态顺应性突然下降前的水平。最大顺应性法的实施要求呼吸机具有监测肺动态顺应性的功能,最好能监测每次呼吸肺动态顺应性的变化曲线。

最佳 PEEP 应是个体化的设置,应综合考虑患者呼吸力学、循环状况及全身情况,不应有固定的模式,但最佳 PEEP 值应高于传统机械通气的设定值。

2. 肺复张手法　肺复张手法(recruitment maneuver,RM)是在设定潮气量的基础上,在一短暂的时间内以较高的 CPAP 或 PEEP,一般是 30~45cmH_2O 不等,使尽可能多原先萎陷的肺泡复张,其目的就是把具有潜在复张可能的肺泡都打开。持续时间一般是 30 秒 ~2 分钟不等,其依据有二:某些肺泡需要这么长时间才能打开;肺表面活性物质需要一定的时间在新复张的肺泡表面展开重构。

Rimensberger 等将生理盐水灌洗肺损伤兔模型随机分为两组进行机械通气 4 小时,复张组应用一次 CPAP 30cmH_2O 持续 30 秒,两组均用 P-V 曲线的低位拐点来确定 PEEP 水平,潮气量均选择 5ml/kg,结果发现复张组在通气期间 PaO_2 显著高于对照组。Van der Kloot 等将狗分为三组,分别用生理盐水灌洗、油酸、气管内注入大肠埃希菌造成 ARDS 模型,然后各组均给予连续三次 RM,CPAP 40cmH_2O 30 秒、CPAP 60cmH_2O 30 秒、再次 CPAP 60cmH_2O 30 秒,然后均进行机械通气 30 秒,他们发现灌洗组、油酸组对 RM 反应良好而大肠埃希菌组反应欠佳,说明细菌性肺炎所致损伤肺相对较难复张。

Amato 等在应用小潮气量治疗 ARDS 病人时,首次应用肺复张手法维持肺的开放,其方法是:当病人因吸痰等操作或意外脱机后,应用 CPAP 35~45cmH_2O,然后小心地回到原先设定的 PEEP 水平。Grasso 等对 22 例 ARDS 病人在应用 NIH ARDS 协作网肺保护性通气策略的基础上同时应用肺复张手法,CPAP 40cmH_2O,持续 40 秒,同时观察 PaO_2/FiO_2,发现即刻有反应者为 50%,无反应者 50%;两分钟后有反应组 PaO_2/FiO_2 增加 20% ± 3%,无反应组 PaO_2/FiO_2 增加 175% ± 23%。

Lim 等将 47 例起病 7 天内的 ARDS 病人分为三组,复张高 PEEP 组 PEEP 从 10cmH_2O 在 7 分钟之内逐步升到 30cmH_2O 再降到 15cmH_2O,然后维持常频通气;高 PEEP 组直接将 PEEP 从 10cmH_2O 升到 15cmH_2O 维持常频通气;复张组,应用肺复张手法后回到 10cmH_2O 维持常频通气。结果发现三组在干预后即刻 PaO_2 均有显著增高,以复张高 PEEP 组及复张组为著,但 15 分钟后复张组 PaO_2 即降到高 PEEP 组水平,而复张高 PEEP 组 PaO_2 则能持续维持不变。由此得出结论认为 ARDS 病人在应用肺复张手法后应给予更高的 PEEP 以维持新复张肺泡的开放。他们在研究中还发现由肺外疾病引起的 ARDS 应用肺复张手法后其 PaO_2 要显著高于由肺内疾病所致 ARDS 的 PaO_2 水平。

NIH ARDS 协作网经 550 例的临床验证,认为肺复张手法可短暂改善氧合,不能改善死亡率,但可增加气胸发生率。目前法国及加拿大正在进行两项多中心临床研究,尚未报道结果。

肺复张手法中应注意的问题包括:复张前需评价复张的可能性,肺内疾病引起的 ARDS 可能更难于复张;复张时需要足够的 PEEP;复张结束后需将 PEEP 较原先水平抬高。

3. 开放肺技术　将肺打开取决于吸气相压力,严格来说应是跨肺压,跨肺压是气道压与胸膜内压的差值,气道压在压力控制模式指吸气峰压(peak inspiration pressure,PIP),在容量控制模式指平台压。跨肺压受诸多因素影响,如胸壁弹性、腹腔内压等。而维持肺的开放取决于跨肺泡压,即施加于肺泡上的压缩力与应用于肺泡内的压力之差值,若为负值,则肺泡开放;反之,肺泡趋于萎陷。故呼气末压力即 PEEP 对于维持肺泡的开放很重要。

根据开放肺技术(open lung concept,OLC)首倡者 Lachmann 的定义,"肺开放"是指气体交换达最佳水平,肺内分流小于 10%,吸纯氧下 PaO_2>450mmHg,该技术应用关键点有三:在吸气相需要一个足够的、能够打开肺泡的开放压即气道峰压;这一开放压需维持足够长的时间;在呼气相应用足够高的 PEEP 或内源性 PEEP 阻止肺泡萎陷。

Schreiter 等对 17 例严重胸部外伤引起的 ARDS 病人应用开放肺技术,全部存活。所有病例在进行 OLC 时均应用高频(80 次/分)反比通气(吸呼比 2:1)以造成内源性 PEEP,同时应用外源性 PEEP 10cmH$_2$O,均应用动态血气监护系统连续监测 PaO_2 及 $PaCO_2$,OLC开始后从低到高间歇性应用三个水平的开放压(50cmH$_2$O、65cmH$_2$O、80cmH$_2$O),直至 PaO_2/FiO_2>400mmHg,间歇期为 5 分钟,间歇期时 PIP 回到初始设定 35cmH$_2$O 并检查血流动力学状况,一旦开放肺成功后,将 PIP 降至 35cmH$_2$O,然后再缓慢继续降低 PIP(注意此时内源性PEEP 随 PIP 同步升高及降低,相应总 PEEP 亦随 PIP 同步升高及降低),直到血气出现明显变化时,记录此临界值,然后再以原先成功的开放压再应用一次,此时肺再次打开,然后将PIP 调至高于临界值 2cmH$_2$O,同时将外源性 PEEP 调高 2cmH$_2$O,稳定后维持 24 小时不变。全部病人中,开放压 65cmH$_2$O,稳定后平均总 PEEP 21cmH$_2$O。

Okamoto 等对 17 例临床相对稳定的 ARDS 病人应用开放肺技术,应用前呼吸机设置PEEP 10cmH$_2$O,潮气量 6ml/kg。应用时保持 PCV 在 PEEP 之上 15cmH$_2$O,FiO_2 100%,每隔 2 分钟逐步提高 PEEP 水平(25、30、35、40、45cmH$_2$O),直至 PaO_2+$PaCO_2$>400mmHg,然后在 6 小时内每隔 15~20 分钟逐步调低 PEEP 水平,直至 PaO_2 比前一 PaO_2 数值下降超过5%,将 PEEP 调回前一 PEEP 数值以维持 PaO_2 稳定。OLC 后,PaO_2+$PaCO_2$ 由(178.4±76.5)mmHg 上升到(487.8±139.1)mmHg,6 小时后 PEEP 调低时 PaO_2+$PaCO_2$ 维持在(521.4±95.4)mmHg,调低稳定后 PEEP 值平均(22±4)cmH$_2$O,若低于此值,PaO_2 立刻显著下降。

Marini 等认为应用此技术若氧合状况及肺力学不能显著改善,则说明在这种体位及这一特定时间肺泡复张的可能性低,可据情形多次应用。若有效,应维持高水平的 PEEP 以避免肺泡再萎陷;若无效,应尽可能调低 PEEP,维持在 5~10cmH$_2$O 为宜,无论有无效果,稳定后吸气末平台压均应 <30cmH$_2$O。

开放肺技术的缺点在于可能会出现肺部相对正常区域肺泡过度扩张,解决方法包括:通气模式应用压力控制模式;监测潮气量避免过高;应用俯卧位通气等。

4. 俯卧位通气　目前认为长时间俯卧位通气可显著改善重症 ARDS 病死率,每天俯卧大于 16 小时。但并非每一个小儿都适用,应根据当时情形决定取舍。

5. 争议与研究　应用肺复张手法及开放肺技术治疗 ARDS 病人目前争论较多,且结论截然相反。其原因可能有二:方法不一,在全部已发表的相关文献中,很难找出两种完全相同的肺复张手法及开放肺技术;标准不一,在病种、时机选择上存在很大差异。

进一步研究认为,肺的病理学变化不同,对肺复张策略的反应不一。如果肺泡充满了水肿液、纤维蛋白及细胞碎片,无论开放压用多高,要复张肺泡几乎不可能,但如果肺部病理学变化主要是间质性水肿,如果腹压过高或心脏压迫肺,就会出现小气道塌陷,从而远端小气道及肺泡出现吸收性肺不张(黏性肺不张),在这种情形下,如果应用足够的开放压,肺泡能够复张。前者多见于直接肺损伤如肺炎引起的 ARDS;后者多见于间接肺损伤如脓毒血症引起的 ARDS。

但无论是临床还是影像技术,都没有直接的方法将肺泡萎陷引起的肺不张与肺水肿引起的实变区别开,CT 值与其他影像学技术所指密度值均是指实体(mass)与容量(volume)的比率,故同样的 CT 值既可源于实体增加如肺水肿,也可源于气体减少如肺不张。在 CT 上 1.5mm × 1.5mm × 10mm 的体积,若肺水肿则相当于一个腺泡大约 2000 个肺泡,若是肺不张则相当于 8~12 个腺泡大约 20 000 个肺泡。这种情形无疑给肺复张策略的预评估带来了困难。

肺部病变的不均匀分布使得肺部同一区域甚至很小的区域不同肺泡所需的跨肺压差异很大。同样的吸气压力及 PEEP 可能使同一区域某些肺泡过度扩张,某些肺泡周期性萎陷与闭合,另一些则根本不开放,使得交界区的机械应力及剪切力显著升高。这种情形亦给肺复张策略的具体实施带来了困难。

肺复张策略的进一步完善尚有待临床与科研工作者更多的探索。

小潮气量最重要的目的是保护相对正常的肺泡免受肺损伤,是一种温和的治疗,但可能因通气量过低引起新的不张伤;而肺复张策略则是设法打开损伤的肺泡且阻止其再萎陷,相对来说是一种较为激进的治疗,其缺点是肺部疾病分布不均匀,可能会引起正常的肺泡过度扩张,产生新的容量伤。如何利用两者优点并避免其缺点,或者如何完善两种策略,尤其是肺复张策略,是临床医师及科研工作者迫切需要解决的问题。

(喻文亮)

第十四节　急性心力衰竭

急性心力衰竭(acute heart failure),也称急性心衰,是指各种心脏结构或功能性疾病导致心室充盈或射血受损而引起的一组临床综合征。由于心肌收缩或舒张功能下降、射血能力受损、心排血量不足,导致器官、组织血液灌注不足,不能满足机体代谢的需要,可同时出现肺循环和(或)体循环淤血。主要临床表现是呼吸困难、疲乏、心悸、喘息和水肿等。小儿各年龄段均可发生急性心力衰竭,是急诊室和 PICU 常见急危重症,如不及时抢救,危及生命。

一、概述

儿童急性心力衰竭以急性左心衰竭最为常见,急性右心衰竭相对少见。左心衰竭指急性发作或加重的左心功能异常所致的心肌收缩或舒张能力明显降低、心脏负荷加重,造成急性心排血量骤降、肺循环压力升高、周围循环阻力增加,引起肺循环充血而出现急性肺淤血、肺水肿,并可伴组织器官灌注不足和心源性休克的临床综合征。右心衰竭是指某些原因致右心室心肌收缩或舒张能力急剧下降,或右心室的前后负荷突然加重,从而引起右心排血量急剧减低的临床综合征。儿童急性心力衰竭可以突然发生(如暴发性心肌炎),也可以在慢性心力衰竭基础上突然加重(如心肌病)。

心功能不全或心功能障碍(cardiac dysfunction)理论上是一个更广泛的概念,伴有临床症状的心功能不全称之为心力衰竭,而有心功能不全者,不一定全是心力衰竭。美国过去10年中,成人因急性心力衰竭而急诊就医者达1千万例次,约15%~20%为首诊心力衰竭,大部分则为原有的心力衰竭加重。

二、病因

儿童急性心力衰竭原因很多,在灾难发生时由于患儿情绪及外在环境的变化,容易诱发心脏变化。几乎所有类型的心脏和大血管疾病均可引起心力衰竭。根据心肌舒缩功能障碍,可分为由原发性心肌损害和心脏长期容量及(或)压力负荷过重,导致心肌功能失代偿两大类:

1. 原发性心肌损害

(1)心肌炎和心肌病:各种类型的心肌炎及心肌病均可导致心力衰竭,儿童以病毒性心肌炎及原发性扩张型心肌病最为常见。

(2)缺血性心肌损害:各种原因导致的心肌缺血,如冠状动脉炎或大血管炎症(川崎病)或成人心肌梗死是引起心力衰竭的常见的原因之一。

(3)心肌代谢障碍疾病:代谢性疾病如糖和氨基酸代谢障碍、甲状腺功能减退、心肌淀粉样变性等。

2. 心脏负荷过重

(1)容量负荷(前负荷)过重:最常见,包括以下两种情况:①左、右心或动静脉分流性先天性心脏病,如房间隔缺损、室间隔缺损、动脉导管未闭等;②心脏瓣膜关闭不全,血液反流,如主动脉瓣关闭不全、二尖瓣关闭不全等。

(2)压力负荷(后负荷)过重:见于高血压、主动脉瓣狭窄、肺动脉高压、肺动脉瓣狭窄等左、右心室收缩期射血阻力增加的疾病。此外,全身血容量突然增多或循环血量增多的疾病,如重度贫血、甲状腺功能亢进症或不恰当快速输液等高容量、高代谢疾病。容量负荷增加早期,心室腔代偿性扩大,心肌收缩功能尚能维持正常,但超过一定限度心肌结构和功能发生改变即出现失代偿表现。

儿童急性心力衰竭的发生,往往在心脏疾病的基础上,由一些增加心脏负荷的因素所诱发。常见的诱发心力衰竭的原因有:

(1)感染:呼吸道感染是最常见、最重要的诱因。临床最常见的是左向右分流的先天性心脏病(如室间隔缺损、动脉导管未闭等)基础上,发生下呼吸道感染(支气管炎或肺炎),心脏负荷加重诱发急性心力衰竭。感染性心内膜炎也是心力衰竭的诱因之一,常因其发病隐袭而易漏诊。儿童严重脓毒症导致的全身性炎症反应(SIRS)常可能导致急性心力衰竭或增加原有心脏疾病负担而加重心力衰竭。儿童风湿热也为病因或诱发因素,但已逐年少见。

(2)心律失常:儿童各种类型的心律失常均可能诱发急性心力衰竭。最常见类型包括室上性心动过速、室性心动过速、心房颤动或完全性房室传导阻滞等,特别是在心脏疾病基础上发生以上心律失常,是诱发心力衰竭最重要的因素。

（3）血容量增加:如摄入钠盐过多,静脉输入液体过多、过快等。

（4）过度体力劳累或情绪激动:如剧烈或过度体育运动、过度情绪改变如暴怒等。

（5）治疗不当:如不恰当停用利尿药物或降血压药,长期使用糖皮质激素,或休克患儿突然停用血管活性药物等。

（6）其他:中毒、严重酸中毒、电解质紊乱、原发性或继发性高血压（如肾性高血压）、红斑狼疮等免疫性疾病。近年来由肠道病毒 71 型导致的脑炎或脑干脑炎,引起"儿茶酚胺风暴",导致全身血管系统收缩与心脏极度兴奋,也是发生急性心力衰竭的特殊原因之一。

三、病理生理

心力衰竭的发病机制十分复杂,目前已经认识到急性心力衰竭是一种即使在心脏没有新的病理损害依然会不断发展的疾病综合征。多种因素参与其病理生理变化,导致心功能不断恶化、进展。当基础心脏病损及心功能障碍时,机体首先发生多种代偿机制。这些机制可使心功能在一定的时间内维持在相对正常的水平,但这些代偿机制均有其负性的效应。当代偿失效而出现心力衰竭时病理生理变化则更为复杂。其中最重要的可归纳为以下四个方面:

（一）代偿机制

当心肌收缩力减弱时,为了保证正常的心排血量,机体通过以下的机制进行代偿:

1. Frank-Starling 机制　即增加心脏的前负荷,使回心血量增多,心室舒张末期容积增加,从而增加心排血量及提高心脏做功量。心室舒张末期容积增加,意味着心室扩张,舒张末压力也增高,相应的心房压、静脉压也随之升高。待后者达到一定高度时即出现肺的阻性充血或腔静脉系统充血。

2. 心肌肥厚　心脏后负荷增高时常以心肌肥厚作为主要的代偿机制。心肌肥厚心肌细胞数并不增多,以心肌纤维增多为主。细胞核及作为供给能源的物质线粒体也增大和增多,但程度和速度均落后于心肌纤维的增多。心肌从整体上显得能源不足,继续发展终至心肌细胞死亡。心肌肥厚,心肌收缩力增强,克服后负荷阻力,使心排血量在相当长时间内维持正常,患者可无心力衰竭症状,但这并不意味心功能正常。心肌肥厚者,心肌顺应性差,舒张功能降低,心室舒张末压升高,客观上已存在心功能障碍。

3. 神经体液的代偿机制　当心脏排血量不足,心腔压力升高时,机体启动神经体液机制进行代偿,包括:①交感神经兴奋性增强:心力衰竭患者血中去甲肾上腺素水平升高,作用于心肌 β1 肾上腺素能受体,增强心肌收缩力并提高心率,以提高心排血量。但与此同时周围血管收缩,增加心脏后负荷,心率加快,均使心肌耗氧量增加。除了上述血流动力学效应外,去甲肾上腺素对心肌细胞有直接的毒性作用,可促使心肌细胞凋亡,参与心脏重塑（remodeling）的病理过程。此外,交感神经兴奋还可使心肌应激性增强而有促心律失常作用。②肾素 - 血管紧张素 - 醛固酮系统（RAAS）激活:由于心排血量降低,肾血流量随之减低,RAAS 被激活。其有利的一面是心肌收缩力增强,周围血管收缩维持血压,调节血液的再分配,保证心、脑等重要脏器的血液供应。同时促进醛固酮分泌,使水、钠潴留,增加总体液量及心脏前负荷,对心力衰竭起到代偿作用。研究表明,RAAS 被激活后,血管紧张素 II（angiotensin II , A II）及醛固酮分泌增加使心肌、血管平滑肌、血管内皮细胞等发生一系列变化,称之为细胞和组织的重塑。在心肌上 AⅡ通过各种途径使新的收缩蛋白合成增加;细胞外的醛固酮刺激成纤维细胞转变为胶原纤维,使胶原纤维增多,促使心肌间质纤维化。在血管中使平滑肌细胞增生管腔变窄,同时降低血管内皮细胞分泌一氧化氮的能力,使血管舒张受影响。这些不利因素的作用,加重心肌损伤和心功能恶化,后者又进一步激活神经体液机制,如此形成恶性循环。

(二)心力衰竭时各种体液因子的改变

近年来发现一些新的肽类细胞因子参与心力衰竭的发生和发展,重要的有:

1. 心房利钠肽和脑钠肽(atrial natriuretic peptide,ANP,and brain natriuretic peptide,BNP) 正常情况下,ANP 主要储存于心房,心室肌内也有少量表达。当心房压力增高,房壁受牵引时,ANP 分泌增加,其生理作用为扩张血管,增加排钠,对抗肾上腺素、肾素-血管紧张素等的水、钠潴留效应。正常人 BNP 主要储存于心室肌内,其分泌量亦随心室充盈压的高低变化,BNP 的生理作用与 ANP 相似。心力衰竭时,心室壁张力增加,心室肌内不仅 BNP 分泌增加,ANP 的分泌也明显增加,使血浆中 ANP 及 BNP 水平升高,其增高的程度与心力衰竭的严重程度呈正相关。因此,血浆 ANP 及 BNP 水平可作为评定心力衰竭的进程和判断预后的指标。急性心力衰竭时,循环中的 ANP 及 BNP 降解很快,且其生理效应明显减弱,即使输注外源性 ANP 亦难以达到排钠、利尿降低血管阻力的有益作用。新近研究开发的重组人 BNP(Nesiritide)临床应用,可发挥排钠、利尿、扩血管等改善心力衰竭的有益作用。

2. 精氨酸加压素(arginine vasopressin,AVP) 由垂体分泌,具有抗利尿和周围血管收缩的生理作用,同时对维持血浆渗透压起关键作用。AVP 的释放受心房牵张受体(atrial stretch receptors)的调控。心力衰竭时心房牵张受体的敏感性下降,使 AVP 的释放不能受到相应的抑制,而使血浆 AVP 水平升高,继而水的潴留增加;同时其周围血管的收缩作用又使心脏后负荷增加;对于心力衰竭早期,AVP 的效应有一定的代偿作用,而长期的 AVP 增加,其负面效应将使心力衰竭进一步恶化。

3. 内皮素(endothelin) 是由血管内皮释放的肽类物质,具有很强的收缩血管的作用。急性心力衰竭时,受血管活性物质如去甲肾上腺素、血管紧张素、血栓素等的影响,血浆内皮素水平升高,且直接与肺动脉压力特别是肺血管阻力升高相关。除血流动力学效应外,内皮素还可导致细胞肥大增生,参与心脏重塑过程。

(三)心肌损害和心室重塑

原发性心肌损害和心脏负荷过重使心脏功能受损,导致心室扩大或心室肥厚等各种代偿性变化。在心腔扩大、心室肥厚的过程中,心肌细胞、胞外基质、胶原纤维网等均有相应变化,也就是心室重塑过程。研究表明,心力衰竭发生、发展的基本机制是心室重塑。由于基础心脏病的性质不同、进展速度不同以及各种代偿机制的复杂作用,心室扩大及肥厚的程度与心功能的状况并不平行,有些患者心脏扩大或肥厚已十分明显,但临床上尚可无心力衰竭的表现。从代偿到失代偿除了因为代偿能力有一定的限度、各种代偿机制的负面影响之外,心肌细胞的能量供应相对及绝对的不足及能量的利用障碍导致心肌细胞坏死、纤维化也是一个重要的因素。心肌细胞减少使心肌整体收缩力下降;纤维化的增加又使心室的顺应性下降,重塑更趋明显,心肌收缩力不能发挥其应有的射血效应,如此形成恶性循环,发展致不可逆转的终末阶段。

四、临床表现

急性心力衰竭的临床表现与基础疾病和年龄有关。年长儿多以一侧心力衰竭为主（左心或右心），症状与成人相似。婴幼儿起病多数急骤，以全心衰竭为主。儿童急性心力衰竭临床特征和诊断要点如下：

（一）小儿急性心力衰竭临床特点

1. 起病急骤　常常表现为突然出现烦躁不安、拒奶、吃奶费力、面色苍白、多汗或发绀等。

2. 呼吸困难明显　其至端坐时（小婴儿喜欢让大人竖着抱起）呼吸也急促，婴儿 >60 次 / 分，幼儿 >50 次 / 分，儿童 >40 次 / 分。心率快，新生儿可达 200 次 / 分，婴儿可达 180 次 / 分，幼儿可达 160 次 / 分，儿童可达 140 次 / 分以上。心动过速不能用发热、哭闹或其他原因来解释，听诊心音低钝，有时可出现奔马律。

3. 肝脏　在短时间内呈进行性增大。

4. 其他　有时可见眼睑或下肢水肿、体重增加、尿少等。婴幼儿心力衰竭时多表现为双侧心室受累的心力衰竭。

（二）小儿急性心力衰竭诊断要点

1. 具备引起心力衰竭的病因，并出现以下 4 点可考虑心力衰竭：

（1）呼吸急促，婴儿 >60 次 / 分，幼儿 >50 次 / 分，儿童 >40 次 / 分。

（2）心动过速，婴儿 >160 次 / 分，幼儿 >140 次 / 分，儿童 >120 次 / 分。

（3）心脏扩大。

（4）烦躁，哺喂困难、体重急剧增加，尿少，水肿，多汗，青紫，呛咳，阵发性呼吸困难等。

2. 以上 4 点加以下 1 点或以上 2 点加以下 2 点即可确诊心力衰竭。

（1）肝脏大，婴儿肋下 2~3cm；儿童 2cm 以上，进行性肝脏或伴触痛更有意义。

（2）肺水肿，提示急性左心衰竭。

（3）奔马律。

（4）严重急性心力衰竭可出现周围循环衰竭。

（三）急性心力衰竭的辅助检查

1. 胸部 X 线检查　可以观察心脏大小和肺淤血或肺水肿的程度。

2. 心电图　观察心律失常和心肌缺血情况。

3. 动脉血压、中心静脉压（CVP）及尿量监测　可反映组织灌注、循环血容量状态和心力衰竭程度。

4. 心肌酶及利钠肽测定　心肌钙蛋白 T（cTnT）、肌酸磷酸激酶同工酶（CK-MB）等反映急性心肌损伤，但 cTnT 在发病 6 小时内可能正常。利钠肽类包括心房利钠肽（ANP）、脑利钠肽（BNP）和氨基末端脑利钠肽前体（NT-proBNP）主要由心室肌细胞分泌。心室扩大、心室壁应力增高是刺激脑利钠肽分泌增多的主要因素，并与心力衰竭严重程度相关。

5. 无创心功能测定　目前常用的方法包括：①超声心脏功能测定：除探测心脏大小、瓣膜情况、血流方向、心内结构及心包积液等情况外，可以监测心搏出量（stroke volume，SV）及心输出量（cardiac output，CO）及心脏指数（cardiac index，CI）、左心室射血分数（left ventricular ejection fraction，LVEF）等，评估心脏泵功能状态。②连续无创超声心输出量监测

（ultrasound cardiac output monitoring,USCOM）和连续心输出量监测（noninvasive cardiac output monitoring,NiCOM）:连续监测 SV 和 CO,克服了传统超声只能进行非连续测定的缺点。特别是对暴发性心肌炎所致急性心力衰竭有重要意义,抢救时尽量维持 CI 3.5~5.5L/（min·m²）,LVEF 40% 以上（正常 LVEF≥60%）,LVEF 低于 40% 时,提示左心功能障碍。

6. **脉搏指示连续心排血量技术（pulse indicator continuous cardiac output,PiCCO）** 是近年来应用于临床的血流动力学监测方法,PiCCO 是经肺温度稀释法与动脉搏动曲线分析技术相结合,采用热稀释法测量单次 CO,通过分析动脉压力波形曲线下面积来获得连续的心输出量。PiCCO 通过在大动脉内测量温度 - 时间变化曲线,测量全心血流动力学参数。包括胸腔内血容量（intrathoracic blood volume,ITBV）、血管外肺水含量（extravascular lung water,EVLW）、肺血管通透性指数（pulmonary vascular permeability index,PVPI）、心功能指数（cardiac function index,CFI）和全心射血分数（global ejection fraction,GEF）、全心舒张末期容积（global end diastolic volume,GEDV）、每搏量变异（stroke volume variation,SVV）、脉压变异（pulse pressure variation,PPV）和体循环血管阻力（systemic vascular resistance,SVR）等。新一代 PiCCO 监测仪还可以动态监测中心静脉或混合静脉血氧饱和度（central venous oxygen saturation,ScvO₂）的变化。

（四）急性心力衰竭临床类型

1. **左心衰竭、右心衰竭和全心衰竭**　左心衰竭指左心室代偿功能不全而发生的心力衰竭,临床上较为常见,以肺循环淤血为特征。单纯的右心衰竭主要见于肺源性心脏病及某些先天性心脏病,以体循环淤血为主要表现。左心衰竭后肺动脉压力增高,使右心负荷加重,长时间后,右心衰竭也继之出现,即为全心衰竭。心肌炎心肌病患者左、右心同时受损,左、右心衰竭可同时出现。

2. **收缩性和舒张性心力衰竭**　心脏以其收缩射血为主要功能。收缩功能障碍,心排血量下降并有阻性充血的表现即为收缩性心力衰竭,也是临床上所常见的心力衰竭。心脏正常的舒张功能是为了保证收缩期的有效泵血。当心脏的收缩功能不全时常同时存在舒张功能障碍。舒张性（舒张期）心力衰竭可见于原发性高血压、肾性高血压或某些药物所致的高血压、冠状动脉炎等。严重的舒张期心力衰竭也见于原发性限制型心肌病、原发性肥厚型心肌病等。

（五）心力衰竭的分级

急性心力衰竭的分级方案由美国纽约心脏病学会（NYHA）提出,临床上沿用至今:① I 级:患者患有心脏病,但日常活动量不受限制,一般活动不引起疲乏、心悸、呼吸困难或心绞痛。② II 级:心脏病患者的体力活动受到轻度的限制,休息时无自觉症状,但平时一般活动下可出现疲乏、心悸、呼吸困难或心绞痛。③ III 级:心脏病患者体力活动明显受限,小于平时一般活动即引起上述的症状。④ IV 级:心脏病患者不能从事任何体力活动。休息状态下也出现心力衰竭的症状,体力活动后加重。

五、治疗

（一）治疗原则

急性心力衰竭治疗原则是:改善心脏功能、减轻心脏负荷、去除病因、保障重要器官和组织灌注。患者均须进入抢救室或 PICU 立即进行抢救,根据病情进入救治流程。存在严重呼吸困难、胸痛以及窘迫感的患者,及早吸氧、适当镇静治疗,并可应用吗啡;肺淤血明显的患者使用利尿剂及血管扩张剂治疗;血氧饱和度低于 95% 的患者,吸氧并提高氧浓度,若仍不能纠正,使用呼吸机辅助通气治疗;评价心律失常情况,根据心律失常情况(缓慢、快速、有否血流动力学障碍)选择临时人工心脏起搏、抗心律失常的药物及电复律治疗。合并休克血压不稳定者行有创血流动力学监测,指导补液及应用血管活性药物。

(二)一般治疗

患儿应卧床休息,采用半卧位。适当使用镇静剂防止躁动和哭闹不安。予以吸氧,严重者使用呼吸机。给予易消化、富含维生素的食物,保持大便通畅。适当限制输液量,一般不超过 60~70ml/(kg·d)(小婴儿)或不超过 1200~1400ml/(m²·d)(年长儿),并均匀补充液体。

(三)病因治疗

急性心力衰竭应尽快查明病因,在维护心功能同时,积极治疗原发疾病。如先心病合并肺炎者积极控制感染,其中部分患者肺炎反复、心功能障碍经保守治疗不能改善,也可在充分准备下提前手术治疗("抢先手术")。

(四)药物治疗

1. 利尿剂　是治疗急性心力衰竭的基础药物。适用于所有心力衰竭有体液潴留或者以往有过体液潴留证据的患者,但对 NYHA I 级的患者,一般不需要应用。利尿剂治疗急性心力衰竭的方法是:从小剂量开始,根据需要逐步增加剂量,重症患者静脉给药,水肿消失后,以最小剂量维持使用一段时间。可与血管紧张素转换酶抑制剂(ACEI)、β 受体阻滞剂等联用,用药时应适当限制钠盐的摄入量,并注意不良反应的监测。常用利尿剂有:①噻嗪类利尿剂:主要有氢氯噻嗪(双氢克尿塞)为代表,为中效利尿剂,作用于肾远曲小管,抑制钠的再吸收,由于钠 - 钾交换机制也可使钾的吸收降低。轻度心力衰竭,肾功能正常者可首选此药。剂量为氢氯噻嗪每次 0.5~1.5mg/kg,bid。噻嗪类利尿剂主要不良反应为低血钾、高尿酸血症、长期大剂量应用还可干扰糖及胆固醇代谢,应注意监测。②袢利尿剂:以呋塞米(速尿)为代表,作用于 Henle 样升支,在排钠的同时也排钾,为强效利尿剂,适用于重度心力衰竭,特别是伴有肾功能不全者。静脉注射每次 1~2mg/kg,bid,严重者可适当加大剂量或增加次数。主要不良反应是低钾血症,必须注意补钾。③保钾利尿剂:以螺内酯(安体舒通)为代表,作用于肾远曲小管,干扰醛固酮的作用,使钾离子吸收增加,同时排钠利尿,但利尿效果不强。在与噻嗪类或袢利尿剂合用时能加强利尿作用并减少钾的丢失。剂量为每次 1~2mg/kg,bid。主要不良反应是可能产生高血钾。一般与排钾利尿剂联用时,发生高钾血症的可能性不大。④托拉塞米:是新一代高效髓袢利尿剂,利尿作用迅速、强大且持久。适用于需要迅速利尿或不能口服利尿的充血性心力衰竭。成人初始剂量为 5mg 或 10mg,qd,缓慢静脉注射,也可以用 5% 葡萄糖溶液或生理盐水稀释后进行静脉输注。

2. 洋地黄类　洋地黄通过抑制心力衰竭心肌细胞膜上的 Na^+/K^+-ATP 酶,使细胞内 Na^+ 水平升高,促进 Na^+/Ca^{2+} 交换,细胞内 Ca^{2+} 水平提高,从而发挥正性肌力作用。近年来发现洋地黄的作用,部分是与非心肌组织 Na^+/K^+-ATP 酶的抑制有关。副交感传入神经的 Na^+/K^+-ATP 酶受抑制,提高了位于左心室、左心房和右心房入口处、主动脉弓和颈动脉窦的压力感受器的敏感性,抑制性传入冲动的数量增加,进而使中枢神经系统下达的交感兴奋性减弱。此外,肾脏的 Na^+/K^+-ATP 酶受抑制,可减少肾小管对钠的重吸收,增加钠向远曲小管的转移,导致肾脏分泌肾素减少。洋地黄抑制心力衰竭时神经内分泌系统的过度激活,降低交感神经的兴奋性,增强副交感神经活性,也是重要机制之一。

常用药物为地高辛,口服负荷量(洋地黄化量)未成熟儿 10~20μg/kg,足月新生儿 20~30μg/kg,婴幼儿 30~40μg/kg,年长儿 25~30μg/kg。静脉注射用量为上述量的 3/4。有心肌病变(如心肌炎)者,剂量宜适当减少。首次剂量为负荷量的 1/2,余量再分 2 次,每次间隔 6~8 小时。最后一次负荷量用后 12 小时,开始给予维持量,每次为负荷量的 1/10~1/8,bid,间隔 12 小时。也可静注毛花苷丙(西地兰),负荷量为:新生儿 20μg/kg,<2 岁 30μg/kg,>2 岁 40μg/kg。首次用负荷量的 1/3~1/2,余量分 2~3 次,每次间隔 6~8 小时。近年来,由于洋地黄制剂用量减少,胃肠反应如恶心、呕吐、厌食、腹泻很少见。洋地黄常见毒性反应为心律失常,如期前收缩、阵发性室上性心动过速、心房扑动、心房颤动、阵发性室性心动过速、房室传导阻滞等。

3. β- 肾上腺素受体激动剂 主要适用于心力衰竭患儿对洋地黄制剂疗效不显著或有毒性反应以及血压偏低的患儿。此类药物为环磷酸腺苷(cAMP)依赖性正性肌力药,兼有外周血管扩张作用。常用制剂有多巴胺(dopamine)、多巴酚丁胺(dobutamine)。多巴胺常用剂量为:2.5~20μg/(kg·min),由输液泵调控(不应与碱性液体同时输入),多巴酚丁胺剂量为:5~20μg/(kg·min),应尽量采用最小有效量。对特发性肥厚性主动脉瓣下狭窄(IHSS)、心房颤动、心房扑动患儿禁忌使用。

4. 磷酸二酯酶抑制剂 此类药属 cAMP 依赖性正性肌力药,兼有外周血管舒张作用。短期应用有良好的血流动力学效应,对心脏病手术后的心力衰竭患儿效果显著,但长期应用不能改善临床情况,反而增加病死率。常用制剂有氨力农和米力农。氨力农首剂静注 0.75~1mg/kg,必要时可再重复 1 次,然后按 5~10μg/(kg·min)持续静脉维持。副作用为心律失常、血小板减少。米力农药效是氨力农的 10 倍,静注首次剂量为 50μg/kg,10 分钟内给予,以后持续静脉滴注,剂量为 0.25~0.5μg/(kg·min)。

5. 血管紧张素转换酶抑制剂 ACEI,治疗心力衰竭的主要机制为抑制循环和组织中的肾素 - 血管紧张素系统(RAS)活性,抑制缓激肽的降解,提高缓激肽水平,使具有血管扩张作用的前列腺素生成增多,具有抗组织增生的作用。近年来,国内外大规模临床试验证明,重度心力衰竭应用 ACEI 可以明显改善远期预后,降低死亡率。成人主张提早对心力衰竭进行治疗,从心脏尚处于代偿期而无明显症状时,即开始给予 ACEI 的干预治疗。儿童需要进一步循证。常用制剂包括:卡托普利(captopril)剂量是:新生儿每次 0.1~0.5mg/kg,q8~12h 口服;儿童 0.5~1mg/kg,q8~12h,最大剂量不超过 4mg/(kg·d)。依那普利(enalapril)剂量是:新生儿每次 0.05~0.2mg/kg,q12h 或 qd;儿童 0.05~0.25mg/kg,q12h 或 qd,最大剂量不超过 0.5mg/(kg·d)。ACEI 不良反应主要是刺激性干咳、血管性水肿、皮疹、高血钾等。因 ACEI 引起干咳不能耐受可改用血管紧张素 II 受体拮抗剂(ARB),如氯沙坦(losartan)、缬沙坦(valsartan)。

6. 血管扩张剂 主要用于心室充盈压增高者,可使心排血量增加,而对左室充盈压降低或正常者不宜使用。选用血管扩张剂,应根据患儿血流动力学变化而定。常用药物有:①硝普钠:扩张周围小动脉和扩张静脉,减轻后负荷。剂量为 0.5~3μg/(kg·min),静脉连续滴注,最大可达 8μg/(kg·min)。②酚妥拉明:是 α 肾上腺素能受体阻滞剂,扩张小动脉,作用迅速,持续时间短。剂量为 2.5~15μg/(kg·min)。

7. 抗心律失常药 ①心动过缓或完全房室传导阻滞:但心率低于 50 次 / 分(婴儿低于 70~80 次 / 分)时,使用阿托品每次 0.01~0.03mg/kg,静脉注射,或异丙肾上腺素 0.05~0.2mg/

(kg·min)。效果不明显或出现阿斯综合征,安装临时心脏起搏器。②室性心动过速或心室颤动:合并血流动力学障碍时可首选电击复律,电击能量为每次 0.5~1J/kg。药物复律首选胺碘酮每次 2.5~5mg/kg,缓慢静脉注射,复律后可先维持静脉滴注 12~24 小时[2.5~5μg/(kg·min)]后,改口服,2.5mg/(kg·次),bid。需要注意的是不宜选择普罗帕酮或利多卡因等负性心律药物,特别是在急性心力衰竭情况下,快速注射普罗帕酮或利多卡因可能导致患儿心搏骤停甚至死亡。③室上性心动过速:同室性心动过速或心室颤动。

8. 钙增敏剂 主要有左西孟旦(levosimendan),是近年来应用于治疗心脏手术后和扩张性心肌病的心力衰竭,或其他药物效果不佳的顽固性心力衰竭。短期使用有良好疗效。负荷量静脉注射 12μg/kg,以后 0.1~0.2μg/(kg·min),一般用 24 小时。

(五)机械循环支持治疗

对于急性心力衰竭合并心源性休克、阿斯综合征和严重心律失常,单纯药物治疗往往是不够的,经常需要进行有效的生命支持措施。

1. 心脏临时起搏器 安装临时起搏器是严重心律失常,特别是心室率过慢(通常 <40 次/分)的心力衰竭患儿最直接的救治手段,可以帮助患儿度过最危险的时期。Ⅲ度房室传导阻滞伴阿斯综合征患儿紧急安装起搏器后,可以迅速恢复有效心脏输出量和组织灌注。PICU 内通常在超声引导下进行床旁紧急安装球囊漂浮电极起搏。可供采用的静脉穿刺部位主要有锁骨下静脉、右颈内静脉和右股静脉,将球囊漂浮电极送入右心室,根据心电监护或心电图Ⅱ导联图形可判断导管是在右心室心尖部还是右心室流出道。设置起搏电压一般为 4~6mV,起搏心率设置为基础心率上浮 5~10 次/分,一般婴幼儿 100 次/分,儿童 70~80 次/分。

2. 体外膜氧合器(extracorporeal membrane oxygenation,ECMO) ECMO 将血液从体内引流到体外,经膜式氧合器(膜肺)氧合后再用泵将血液注入体内,可以暂时代替心脏的泵功能和肺的氧合功能,保证机体有充分的循环灌注与氧供,使得心肺获得休息而得到功能恢复,为心源性休克患者短期内提供心肺功能支持,早期应用可尽快达到血流动力学的稳定。

目前 ECMO 有两种类型泵即滚轴泵和离心泵,两种引流模式即 V-V 模式(血液从静脉引出经过氧合器后回流至静脉)和 V-A 模式(血液从静脉引出经过氧合器后回流至动脉)。急性心力衰竭患者采用 V-A 模式 ECMO,作用机制主要包括:①替代心脏泵作用:即人工心脏作用,借助辅助泵的驱动,使部分血流在体外循环,使心脏负荷减轻,心脏得到"休息",并起到维持血压,改善组织低灌注状态,为心肺功能恢复赢得时间。②纠正低氧血症:人工肺作用,辅助泵的动力驱动使血流在动静脉间循环,同时将氧合的血液注入体内,氧合的血液注入体内,氧饱和度获得大幅度提高,一般可升至 95% 以上,有利于改善组织器官的代谢,纠正乳酸性酸中毒,也改善心肌缺氧状态,增加心肌收缩力,改善血流动力学状况。

(张育才)

第十五节 脑血管急症

在交通、坠落、跌倒、地震等灾难性事件中,脑血管急症出现于灾难发生时或发生后一段时间内,常与头皮损伤、颅骨损伤或脑实质损伤同时存在。脑血管急症是指脑血管破裂出血、血栓形成或梗死,引起脑出血或缺血性损伤。脑的血液供应包括脑动脉系统和脑静脉系统,前者由颈内动脉系统(前循环)和椎-基底动脉系统(后循环)组成,后者由脑静脉和静脉窦组成,受累后出现相应脑组织受损症状与体征。

二、脑出血

根据解剖部位不同,外伤性脑出血可分为硬膜上腔出血、硬膜下腔出血、蛛网膜下腔出血。脑出血导致脑水肿及颅内压升高,严重者可致死亡,幸存者遗留认知或运动障碍,轻者可较顺利地恢复。

(一)脑出血的病理生理

1. **血肿周围组织缺血水肿** 脑出血导致血肿周围组织受压、血流量下降,血管活性物质释放引起血管痉挛进一步导致脑组织供血不足、水肿及脑细胞损伤。血管周围组织水肿在血肿形成初期即有,并在24~48小时达高峰,3~5天后趋于消退。

2. **血肿溶解、血管活性物质释放和白细胞浸润** 血肿形成后很快即开始溶解释放出蛋白质等大分子物质使细胞外胶体渗透压升高引起渗透性脑水肿;释放出血管活性物质使血管进一步痉挛收缩、扩张、通透性改变;血肿使细胞代谢紊乱产生和释放细胞毒性物质,引起脑水肿并破坏血脑屏障;上述变化使得脑细胞损伤加剧,局部白细胞浸润。

(二)脑出血临床表现

1. **起病形式** 外伤后脑出血大多为急性起病,即刻或72小时内达高峰;少数为3天后的亚急性脑出血,亚急性脑出血容易被忽视,在突然急剧变化时处置困难。

2. **颅内高压** 颅内高压表现为头痛、呕吐、视神经乳头水肿、视物模糊等,严重者出现脑疝。在脑叶和小脑出血时头痛明显,而脑深部出血时甚至没有头痛。呕吐为喷射性呕吐,是由于病灶累及呕吐中枢或前庭结构的结果。颅内高压还可引起中枢性发热、心律失常、心力衰竭等。

3. **皮质损害** 皮质损害引起痫性发作、偏瘫、失语、脑神经麻痹等。

4. **意识障碍** 可表现为不同程度的意识障碍:嗜睡、意识模糊、昏睡、昏迷等。

5. **局灶性症状和体征** 脑出血部位不同可引起不同的局灶性症状和体征。临床出现意识障碍、痫性发作、运动障碍、失语、偏瘫、视物障碍、颅神经麻痹等不同症状与体征的组合。

(三)辅助检查

条件允许时可进行头颅CT或MRI检查。

(四)脑出血的急救处理

1. **维持生命体征** 注意体温、脉搏、呼吸、血压、意识状态、瞳孔监测。

2. **降低颅内压、控制脑水肿** 颅内压增高是引起脑出血患儿死亡的重要原因。20%甘露醇是治疗颅内压增高的主要药物,呋塞米、白蛋白、甘油果糖也可以降低颅内压。

3. 止血、控制血压及血糖、防止痫性发作。

4. 维持水电解质平衡、保护胃肠黏膜防止应激性溃疡。

5. 供氧、营养脑细胞。

6. 有手术适应证者尽快手术。

脑出血患儿出现脑干受压或梗阻性脑积水征象、脑叶出血占位效应明显者应尽快手术,但脑干出血、大脑深部出血不宜手术。

三、脑梗死

儿童外伤后脑梗死多由轻微的闭合性颅脑外伤引起,少数与开放性颅脑外伤并存,这与儿童特有颅脑血管的解剖特征有关,多见于低龄儿童及婴幼儿,基底节区受累多见,临床表现缺乏特异性,容易被外伤后的其他症状所掩盖,造成误诊。

(一)脑梗死的病理生理

1. 脑梗死的病理分期 脑梗死在1~6小时内(超早期),病变脑组织变化不明显,此时间内有效治疗可取得较好效果;6~24小时(急性期)缺血区脑组织肿胀、脑细胞缺血改变;24~48小时(坏死期)脑细胞坏死、炎性细胞浸润;72小时~3周(软化期)脑组织液化;3~4周后(恢复期)脑组织萎缩、瘢痕形成等。

2. 脑梗死的病理生理变化 脑梗死6小时后脑组织缺血-再灌注损伤,自由基、兴奋性氨基酸等细胞毒性物质释放、神经细胞内钙超载等一系列变化,脑血管痉挛、脑组织水肿加重,脑细胞坏死。

(二)脑梗死临床表现

1. 起病形式 外伤后脑梗死多为急性起病,即刻或48小时内出现神经系统症状、体征;少数可延迟出现,个别甚至在外伤后2周以后出现神经系统症状、体征。

2. 颅内高压 轻者仅轻微头痛、头晕,重者可出现明显头痛、呕吐等。

3. 基底节区损害 偏瘫、失语、运动障碍等表现。

4. 意识障碍 多无明显意识障碍,或仅轻微意识障碍,少数意识障碍明显。

5. 局灶性症状和体征 多与基底节区损害相关,也可以出现额叶、枕叶、脑干、小脑等受累表现,临床出现不同的症状与体征组合。

(三)辅助检查

脑梗死的CT表现迟于临床表现,有明确外伤史及相应脑梗死表现时,早期即开始治疗。条件允许时可进行头颅CT或MRI检查。

(四)脑梗死的急救处理

1. 维持生命体征。

2. 降低颅内压、控制脑水肿、防止痫性发作。

3. 改善血液循环、保证颅内灌注、供氧营养脑细胞。

4. 维持水电解质平衡、保护胃肠黏膜、控制血糖。

5. 病情需要且条件允许时亚低温治疗。

6. 脑疝形成患儿手术减压。

四、脑静脉和静脉窦血栓形成

脑静脉及静脉窦正常循环是保证脑血液流通的重要方面。外伤可引起脑静脉和静脉窦血栓形成,与血液浓缩、黏滞、不适当脱水等有关,儿童少见,发病率低,临床表现缺乏特异性,漏诊、误诊多。根据解剖部位不同,外伤性脑静脉和静脉窦血栓形成可分为上矢状窦血栓、横窦血栓、乙状窦血栓、直窦血栓、脑浅静脉血栓、脑深静脉血栓,轻者可完全恢复,严重者可致死亡。

（一）脑静脉和静脉窦血栓形成的病理生理

静脉及静脉窦淤血，静脉管壁肿胀，脑血流循环受阻，脑组织肿胀、坏死，炎性细胞浸润、毒性物质释放，脑细胞坏死。

（二）脑静脉和静脉窦血栓形成的临床表现

1. 起病形式　外伤后脑静脉和静脉窦血栓形成可以急性发病（1 周内），也可以亚急性发病（1 周~1 个月）、慢性发病（1 个月以上）。

2. 颅内高压　颅内高压是脑静脉和静脉窦血栓形成的常见症状，头痛、呕吐为常见表现。

3. 其他表现　意识障碍、痫性发作、运动障碍、颅神经麻痹、共济失调、复视等也可以出现。

（三）辅助检查

条件允许情况下可以进行 CT、MRI 及 MRV 检查，CT 正常或呈高密度改变，MRV 能更清楚地显示病变部位。

（四）脑静脉和静脉窦血栓形成的急救处理

1. 维持生命体征。

2. 降低颅内压、减轻脑水肿。

3. 改善脑血液循环、营养脑细胞、供氧、防止痫性发作。

4. 维持水电解质平衡。

5. 抗凝治疗　首选低分子肝素和华法林。

6. 溶栓　部分可选择尿激酶溶栓，但增加了出血风险。

7. 伴有血肿、脑疝形成患儿手术减压。

关于药物的详细剂量和用法可参见本书相关章节或相关专著，在此不作赘述。

（郭　虎　喻文亮）

第十六节　急性肾衰竭

急性肾衰竭（acute renal failure，ARF）是指肾小球滤过率突然或持续下降，引起氮质废物体内潴留，水、电解质和酸碱平衡紊乱，所导致各系统并发症的临床综合征。肾功能下降可发生在原来无肾脏病的患者，也可发生在原来稳定的慢性肾脏病患者，突然肾功能急剧恶化。2005 年急性肾损伤网络（Acute Kidney Injury Network，AKIN）将 ARF 命名为急性肾损伤（acute kidney injury，AKI）：肾功能（肾小球滤过功能）突然（48 小时以内）下降，表现为血肌酐值增加 $\geq 0.3\text{mg/dl}$（$\geq 26.5\mu\text{mol/L}$），或者增加 $\geq 50\%$（达到基线值的 1.5 倍），或者尿量 $<0.5\text{ml/}$（$\text{kg}\cdot\text{h}$）持续超过 6 小时（排出梗阻性肾病或脱水状态）。AKI 概念的提出与诊断分期，对危重症 ARF 的早期诊断与早期干预，改善患者预后，具有其积极意义。

一、病因

ARF 的病因多种多样，可分为肾前性、肾性和肾后性三类。灾难时大量出血、脱水、感染性休克均可引起。肾前性 ARF 的常见病因包括血容量减少（如各种原因的液体丢失和出血）、有效血容量减少、低心排血量、肾内血流动力学改变（包括肾脏血管收缩、扩张失衡）和肾动脉阻塞等。肾后性 ARF 的病因主要是急性尿路梗阻（结石和肿瘤压迫等）。肾性 ARF 是指肾实质损伤，常见的是肾缺血或肾毒性物质损伤肾小管上皮细胞（如急性肾小管坏死、ATN），也包括肾小球疾病、肾血管病和间质病变所伴有的肾功能急剧下降。患者所处环境的不同，ATN 的病因多种多样，常有感染、导致有效循环容量下降或血压下降的各种因素、各种肾毒性药物等。

PICU 中约高达 50% 的 AKI 患儿病因是脓毒症，其次是肾毒性药物（约占 25%）。心肺转流术（体外循环）、肾灌注及肾血流降低（例如应激介导的肾小球内皮细胞释放缩血管物质、蛋白激酶、氧自由基及一氧化氮等）、实体器官移植、缺血缺氧性损伤后、肿瘤组织溶解以及某些综合征（如溶血尿毒综合征等）也是发生 AKI 的原因。

二、临床表现

儿科遇到或诊治过程中发生的肾功能障碍，可能是独立发生的 AKI/ARF，更多情况是多器官功能障碍综合征（multiple organ dysfunction syndrome，MODS）的一部分。虽然对 ARF 的病理生理及发病机制研究已有很大进展，但 AKI/ARF 的病死率仍居高不下。资料显示，肾功能轻度损伤即可导致 AKI/ARF 发病率及病死率的增加。ATN 是肾性 ARF 最常见的类型，以 ATN 为例简述 ARF 的临床表现，目前多根据临床过程可分为少尿期、多尿期和恢复期。

1. **少尿期**　此期肾功能严重受损，一般持续 1~2 周，也可更长时间。肾小球滤过率保持在低水平。许多患儿可出现少尿（婴儿尿量 <150ml，儿童尿量 <300ml，或每天尿量 <250ml/m^2），或无尿（婴儿尿量 <50ml，儿童尿量 <100ml，或每天尿量 <50ml/m^2）。但也有些患者可没有少尿，称为非少尿型肾损伤，随着肾功能减退，出现一系列尿毒症的表现：

（1）消化系统：食欲减退、恶心、呕吐、腹胀、腹泻等，严重者可发生消化道出血。

（2）呼吸系统：除感染的并发症外，因容量负荷过多，可出现呼吸困难、咳嗽、憋气、胸痛等症状。

（3）心血管系统：包括高血压、心律失常、低血压、心肌病变、充血性心力衰竭等。急性左心衰竭及肺水肿是常见的死亡原因。

（4）神经系统：可出现意识障碍、躁动、谵妄、抽搐、昏迷等尿毒症脑病症状。

（5）血液系统：可表现为轻中度贫血，并可有出血倾向。

（6）水、电解质和酸碱平衡紊乱：可表现为：①代谢性酸中毒：主要是因为非挥发性酸代谢产物排泄减少，肾小管泌酸产氨和保存碳酸氢钠的能力下降所致。②高钾血症：除肾排泄钾减少外，酸中毒、组织分解过快也是主要原因；另外，输入陈旧血制品等因素均可加重高钾血症。高钾血症可出现恶心、呕吐、四肢麻木等感觉异常及心率减慢，严重者可出现神经系统表现，如血钾浓度在 6mmol/L 以上时，心电图可显示高尖 T 波，随血钾进一步升高可出现严重的心律失常，直至心室颤动。③水、钠平衡紊乱：少尿期 GFR 下降及易出现体内水、钠潴留，如水过多、大量应用利尿剂则可引起低钠血症。此外还可有低钙、高磷血症。

（7）感染：感染是 ARF 常见的并发症，常见的感染部位包括肺部、尿路、腹腔及手术部位。

2. **多尿期**　一旦出现尿量开始增多，说明病情开始好转。GFR 逐渐回复正常或接近正常，此期尿量呈进行性增加，部分患者出现多尿，每天尿量超过正常尿量 1.5 倍，通常持续 1~3 周，继而再恢复正常。多尿期由于排钾过多或使用排钾利尿剂、摄入减少等造成低血钾,如血清钾 <3mmol/L 时患者可出现疲乏、恶心呕吐、腹胀、肠蠕动减弱或消失,严重者可出现呼吸肌麻痹、定向力障碍及嗜睡、昏迷。心电图可见 T 波宽而低、Q-T 间期延长、出现 U 波,甚至出现心室颤动、心脏骤停。此期需要特别注意体液平衡和防止电解质紊乱。

3. 恢复期　此期血肌酐和尿素氮逐渐恢复至正常。肾小管重吸收功能较肾小球滤过功能恢复迟缓且滞后,多数肾小管功能完全恢复需 3 个月以上,少数患者可遗留不同程度的肾结构和功能损伤。

三、辅助检查和实验室检查

1. 血液检查　表现为轻、中度贫血。血肌酐和尿素氮进行性上升,如合并高分解代谢及横纹肌溶解引起者上升速度较快,可出现高钾血症(>5.5mmol/L)。血 pH 常低于 7.35,HCO_3^- 水平多呈轻中度降低。血钠浓度正常或偏低,可有血钙降低、血磷升高。

2. 尿液检查　尿常规检查:外观多浑浊、尿色深。尿蛋白多为 -~+,常以中、小分子蛋白为主。尿沉渣可见肾小管上皮细胞、上皮细胞管型和颗粒管型,并可见少许红白细胞等,尿比重常在 1.015 以下。尿渗透压低于 350mOsm/kg,尿与血渗透浓度之比低于 1.1。由于肾小管对钠重吸收减少,尿钠增高,多在 20~60mmol/L;尿肌酐与血肌酐之比降低,常低于 20;尿素氮与血尿素氮之比降低,常低于 3;肾衰竭指数常大于 1;钠排泄分数常大于 1。

3. 生物学标志物　近年来,对 ARF 生物学标志物的探讨取得了进展,可以帮助早期发现和诊断 AKI。通常理想的新型标志物应该具备:较血肌酐敏感度和特异性更高、检测简单、有助于病情严重程度和预后判断等优点。已发现并已用于临床协助早期诊断 AKI 的血清和尿生物学标志物,包括胱抑素 C(cystatin C,Cys C)、中性粒细胞明胶酶相关脂质运载蛋白(neutrophil gelatinase associated lipocalin,NGAL)、肾损伤分子 -1(kidney injury molecular-1,KIM-1)、尿 N- 乙酰 -β- 葡萄糖糖苷酶(NAG)、白介素 -18(IL-18)及多种经近端肾小管重吸收降解的小分子蛋白等。但这些标志物的价值依然需要进行进一步评估与完善。

4. 影像学检查　B 型超声检查最为常用,ARF 时肾体积常增大、肾皮质可增厚,而慢性肾衰竭时肾体积常缩小、肾皮质变薄。此外,超声检查还有助于鉴别是否存在肾后性梗阻,上尿道梗阻时可见双侧输尿管上段扩张或双侧肾盂积水,下尿路梗阻时可见膀胱尿潴留。腹部 X 线平片、静脉或逆行肾盂造影、CT 或磁共振成像等通常有助于寻找可疑尿路梗阻的确切原因。

5. 肾活检　是重要的诊断手段,对临床表现典型的 ARF 患者一般无需做肾活检。对于临床表现符合 ARF,但少尿期超过 2 周或病因不明,且肾功能 3~6 周仍不能恢复者,临床考虑存在其他导致急性肾损伤的严重肾实质疾病,均应尽早进行肾活检,以便早期明确病因诊断。

四、诊断与鉴别诊断

(一)诊断与分期

ARF 的诊断依据为:GFR 在短时间内(数小时至数天)下降 50% 以上或血肌酐上升超过 50% 即可诊断。如果婴儿尿量 <150ml,儿童尿量 <300ml,或每天尿量 <250ml/m²,则为少尿型 ARF;如果无少尿,则为非少尿型 ARF。根据原发病因,GFR 进行性下降,结合相应临床表现和实验室检查,ARF 的诊断一般不难作出。

除以上按临床表现分期外,为便于 AKI 早期诊断与分期治疗,急性透析质量指南(acute dialysis quality initiative,ADQI)提出了 AKI 及 RIFLE 分级诊断标准,随后 AKIN 又对 RIFLE 标准进行了修正。分层诊断标准包括如下 5 期:1 期,风险期(risk of renal dysfunction,R);2 期,损伤期(injury to the kidney,I);3 期,衰竭期(failure of kidney function,F);4 期,失功能期(loss of kidney function,L);5 期,终末肾病期(end-stage kidney disease,ESKD)。

(二) 鉴别诊断

1. 与肾前性氮质血症鉴别

(1)补液试验:发病前有容量不足、体液丢失等病史,体检发现皮肤和黏膜干燥、低血压、颈静脉充盈不明显者,应首先考虑肾前性少尿,可试用输液(5% 葡萄糖溶液或生理盐水 20ml/kg)和注射袢性利尿药(呋塞米 1~2mg/kg),以观察输液后循环系统负荷情况。如果补足血容量后血压恢复正常,尿量增加,则支持肾前性少尿的诊断。如尿量不见增多,2 小时内尿量 <6~10ml/kg,说明肾性 ARF 可能性大。注意点:补液实验不适应于合并心肺功能不全的患儿。

(2)尿液诊断指标检查:

肾衰竭指数(RFI)= 尿钠 /(尿肌酐 / 血肌酐)=(尿钠 × 血肌酐)/ 尿肌酐

钠排泄分数(%)=(尿钠 / 血肌酐)/(血钠 / 尿肌酐)× 100

RFI 正常值在 1 以下;肾性 ARF 时,一般在 1 以上;肾前性 ARF 在 1 以下。

2. 与肾后性尿路梗阻鉴别　有导致尿路梗阻的原发病如结石、肿瘤等病史;突然发生尿量减少或与无尿交替;年长儿自觉肾绞痛、腹部疼痛;肾区有叩击痛;如膀胱出口处梗阻,则膀胱区因积尿而膨胀,叩诊呈浊音;尿常规无明显改变。超声显像和 X 线检查可帮助确诊。

3. 肾小球或肾微血管疾病鉴别　重症急性肾小球肾炎,急进性肾炎,继发性肾病如狼疮性肾炎、紫癜性肾炎等和肾病综合征大量蛋白尿期亦可引起特发性 AKI/ARF。另外有部分是由小血管炎、溶血尿毒症综合征所致。根据病史、实验室检查和肾活检可帮助鉴别。

4. 与急性间质性肾炎鉴别　根据近期用药史,出现发热、皮疹、淋巴结肿大及关节酸痛、血嗜酸性粒细胞增多等临床表现,尿化验异常并有肾小管及肾小球功能损伤等作鉴别。肾活检有助于确诊。

5. 与肾血管阻塞鉴别　双侧肾或孤立肾肾动脉栓塞或静脉血栓形成均可引起肾损伤,临床上较罕见,可表现为严重腰痛、血尿和无尿等。血管造影能明确诊断。

五、治疗

1. 积极控制原发病因、去除加重肾损伤的可逆因素　AKI 首先要纠正可逆的病因。对于各种严重外伤、心力衰竭、急性失血等都应进行相应的治疗,包括扩容,纠正血容量不足、休克和控制感染等。停用影响肾灌注或肾毒性药物。注意调整药物剂量,如有可能检测血清药物浓度。

2. 维持机体的水、电解质和酸碱平衡

(1)维持体液平衡:在少尿期,患者容易出现水负荷过多,极易导致肺水肿。严重者还可出现脑水肿。应密切观察患者的体重、血压和心肺症状与体征变化,严格计算患者 24 小时液体出入量。补液时遵循"量入为出"的原则。每天补液量 = 显性失液量 + 不显性失液

量 - 内生水量。儿童简单计算方法可以是:补液量 = 前 1 日尿量 +300~400ml/m²(体表面积)。如出现急性心力衰竭则最有效的治疗措施是尽早进行透析治疗。

(2)纠正高钾血症:当血钾超过 6.0mmol/L,应密切检测心率和心电图,并紧急处理:10% 葡萄糖酸钙缓慢静注;11.2% 乳酸钠静脉注射,伴代谢性酸中毒者可给 5% 的碳酸氢钠静脉滴注;25% 葡萄糖 200ml 加普通胰岛素静脉滴注;应用口服降钾树脂类药物或呋塞米等排钾利尿剂促进尿钾排泄。如以上措施无效,尽早进行透析治疗。

(3)纠正代谢性酸中毒:如血液 pH<7.25,或 HCO_3^- 低于 15mmol/L,可根据情况选用 5% 碳酸氢钠静脉点滴,对于严重酸中毒患者,应立即开始透析治疗。

(4)其他电解质紊乱:如果体重增加,钠应限制,若钠正常,水不应限制。如出现定向力障碍、抽搐、昏迷等水中毒症状,可给予高渗盐水滴注或透析治疗。对于无症状性低钙血症,不需要处理。纠正酸中毒后,常因血中游离钙浓度降低,导致手足抽搐,可给予 10% 葡萄糖酸钙稀释后静脉注射。

3. 控制感染 一旦出现感染迹象,应积极使用有效抗生素治疗,可根据细菌培养和药物敏感试验选用对肾无毒性或毒性低的药物,并按 GFR 调整剂量。

4. 血液净化治疗 血液净化在 ARF 的救治中起到关键的作用,常用模式有血液透析、血液滤过和腹膜透析三大基本类型。对纠正氮质血症、心力衰竭、严重酸中毒及脑病等症状均有较好的效果,近年来连续性肾脏替代疗法(continuous renal replacement therapy,CRRT)的应用,死亡率明显下降。

CRRT 治疗各种原因所致 AKI 的适应证选择方面没有很大差别,例如脓毒症相关性 AKI 和其他 AKI 患者,如出现进行性氮质血症、容量超负荷、严重电解质紊乱和酸碱失衡等,均可及时进行 CRRT。血流动力学不稳定的脓毒症相关性 AKI 患儿也可以使用 CRRT 来管理液体平衡,此时 CRRT 优于其他肾替代模式是由于其在容量控制、稳定血流动力学、稳定低灌注时的酸碱平衡等方面的优势。儿童 AKI 第 2 期或液体超载量达到 10%~20% 时是进行 CRRT 治疗合适时期。在 ICU,CRRT 的模式已有多种,包括血液透析、高通量血液滤过、血液滤过透析、高分子截留技术(high cut-off hemofiltration,HCO)等。大剂量的 CRRT [35~45ml/(kg·h)]可改善脓毒症合并 AKI 病人的肾功能恢复率和存活率。如果是应用于重症脓毒症、脓毒症休克或 MODS 病人,剂量要更高[50~100ml/(kg·h)]。

CRRT 不同模式选择对于 AKI 患者治疗和预后的影响是类似的,起主要作用的是 CRRT 剂量。新近研究显示,治疗开始的时机也是影响病死率的重要因素,早期治疗可显著改善患者住院生存率。以往判断预后的指标包括尿量、尿素氮、血肌酐等。新近发现,重症 AKI 患者进入 ICU 至 CRRT 治疗开始的时间是影响住院病死率的独立危险因素。血肌酐升高 2 倍,或 GFR 降低 >50%,尿量超过 12 小时 <0.5ml/(kg·h)可进行 CRRT 治疗是最佳的起始治疗和肾功能损害的折中点。

5. 恢复期治疗 多尿开始时由于肾小球滤过率尚未完全恢复,仍应注意维持水、电解质和酸碱平衡,控制氮质血症,治疗原发病和防止各种并发症。大量利尿后要防止脱水及电解质的丢失,要及时补充。根据肾功能恢复情况逐渐减少透析次数直至停止透析。

(崔 云 张育才)

第十七节　烧　　伤

烧伤多见于爆炸、战争、森林火灾及其他火灾事故。由于烧伤损害独特的病理生理,在创伤中,烧伤的发病率和死亡率都较高,早期干预和复苏能直接影响生存率和远期致残率。有研究显示,小儿烧伤致死主要影响因素包括烧伤面积、年龄、吸入性损伤、复苏时间以及初步复苏液量。

一、病理生理

根据烧伤种类和程度不同,可以引起不同的局部病变和全身改变。局部病变除直接组织凝固外,还包括周围真皮层的微血管反应,以致损伤延续。全身反应包括释放血管活性物质,故烧伤体表面积在 20% 以上,就会由于化学介质和低蛋白血症而出现全身性间质水肿。

气道安全是初级评估中的最优先考虑。吸入性损伤,主要通过临床诊断,因为大部分烧伤患者,在初期胸部 X 片基本正常或很少出现肺功能不全表现。吸入性损伤体征,包括:意识水平下降,呼吸窘迫或上呼吸道阻塞征象,口鼻周围的炭末,鼻毛、眉毛或睫毛的烧伤和面颈部的烧伤。

吸入性损伤的病理生理表现,包括直接热损伤导致上呼吸道水肿,并因毛细血管渗漏加剧,吸入能阻塞小气道的颗粒刺激导致支气管痉挛和纤毛清除防御机制消失。此外,肺出血可增加无效腔和肺内分流,肺泡及间质水肿可降低肺的顺应性。

患儿一旦出现吸入性损伤,应早期进行气管插管,以免随水肿增加导致后期插管困难。对烧伤患者气管插管,气管插管的大小必须略小于正常号,且随时做好环甲软骨切开术的器械及应急准备。上呼吸道水肿通常在 2~3 天内,抬高床头、适当限制液体输入有助于水肿消退。

吸入一氧化碳或氰化物可拮抗人体对氧的利用。在初期治疗烧伤患者应必备呼吸面罩等能提供纯氧的通气用品。如果怀疑一氧化碳中毒(精神状态改变、意识丧失、头痛、呕吐等),特别是发生在密闭空间内的烧伤事件,用 100% 氧治疗,可使碳氧血红蛋白的半衰期从4.5 小时减少至 50 分钟。在这种情况下,脉搏血氧仪不能准确反映血氧饱和度,只能靠动脉血气来测定。氰化物中毒需要特殊的解毒剂。

另一个肺功能相关问题为吸入颗粒和气体导致支气管痉挛。急救处理包括:吸入或静脉注射支气管扩张剂、低剂量肾上腺素或类固醇药物输注。

严重的躯体烧伤会限制患者的通气水平,应及时行切痂术减少对胸部的束缚。

二、补液扩容

严重烧伤在数小时内因大量血浆成分从毛细血管渗漏到间质,必须立即复苏扩容,尤其是对于烧伤体表面积 15%~20% 的患者。补充液体的原则是,24 小时总补液量的 1/2 应该在前 8 小时内给予,剩下的 1/2 在之后的 16 小时内给予。通常,第一个 24 小时内的液体应为等渗晶体溶液或乳酸林格液。

在第一个 24 小时内,儿童 >20kg 时,应给予乳酸林格液:24 小时内每 1% 烧伤面积2~4ml/kg(前 1/2 在第一个 8 小时内给予)。不给胶体液。第二个 24 小时应注意给予晶体以保持尿量和电解质平衡,亦可将 5% 白蛋白加入乳酸林格液中补液。对烧伤面积在 0~30% 的患儿,无需继续补液;对 30%~50% 者,可给予每 1% 烧伤面积 0.3ml/kg;对 50%~70% 烧伤者,可给予每 1% 烧伤面积 0.4ml/kg;对 70%~100% 烧伤者,可给予每 1% 烧伤面积 0.5ml/kg 的液体。目标尿量依年龄而异,儿童:1ml/(kg·h);婴幼儿:1~2ml/(kg·h)。

三、烧伤程度估计

烧伤面积估计:小儿头部比例较成人大而下肢短小,故烧伤面积依年龄计算方法如下:

1. 人体体表面积中国九分法　见表 5-8。

表 5-8　人体体表面积中国九分法

部位	成人各部位面积(%)	小儿各部位面积(%)
头额	9×1=9(发部 3 面部 3 颈部 3)	9+(12− 年龄)
双上肢	9×2=18(双手 5 双前臂 6 双上臂 7)	9×2
躯干	9×3=27(腹侧 13 背侧 13 会阴 1)	9×3
双下肢	9×5+1=46(双臀 5 双大腿 21 双小腿 13 双足 7)	46−(12− 年龄)

2. 手掌法　伤员五指并拢,其手掌面积约为体表面积的 1%,用于散在的小面积烧伤(烧伤皮肤取加法)或特大面积烧伤(健康皮肤取减法)很方便,但欠准确。

3. Lund-Browder 图表　适用于各年龄儿童,它说明了随儿童年龄不同而改变的身体各部比例(图 5-8)。

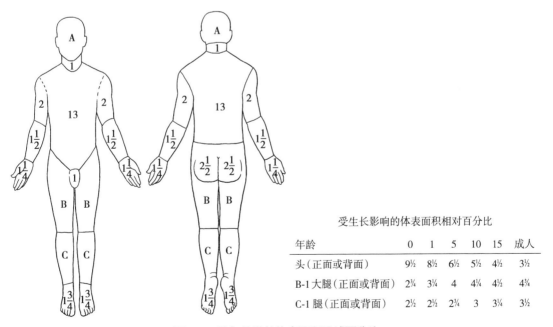

受生长影响的体表面积相对百分比

年龄	0	1	5	10	15	成人
头(正面或背面)	9½	8½	6½	5½	4½	3½
B-1 大腿(正面或背面)	2¾	3¼	4	4¼	4½	4¾
C-1 腿(正面或背面)	2½	2½	2¾	3	3¼	3½

图 5-8　随年龄增长体表面积区域百分比

注:伦德 - 布劳德图是估计烧伤程度最准确的方法,用于评价 15 岁以下患儿

依据成人身体比例可用九分法(图 5-9)。手掌法(不计手指)也可用于Ⅱ度以上烧伤面积估计,一掌面积为体表面积的 0.5%~1.0%。

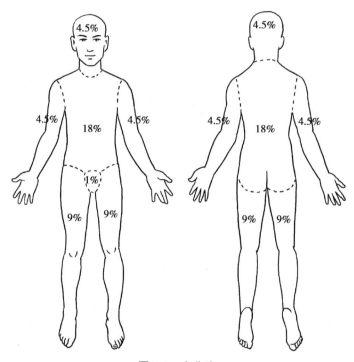

图 5-9 九分法

注:九分法最适合 15 岁以上的儿童

烧伤深度分级:Ⅰ度烧伤局部红肿干燥(又称红斑性烧伤),有疼痛和烧灼感。Ⅱ度烧伤局部红肿,有大小不一水泡,创面潮红,非常疼痛。Ⅲ度烧伤创面硬如皮革、干燥、无渗液、无感觉、蜡白。Ⅳ度烧伤深及组织、肌腱甚至骨骼。

四、口服补液

体表烧伤面积大于 15%~20% 的患者液体复苏建议通过静脉进行,若无条件者,需迅速启动口服补液,以减少发病率和死亡率。可使用渗透压范围 260~330mOsm/L 口服含盐液(如乳酸林格液加上葡萄糖,或世界卫生组织推荐的口服补液盐)来进行,亦可通过鼻胃管给予补液。烧伤患者口服补液与静脉补液相比的缺点是,吸收时间增加以及内脏灌注不足导致的肠道功能不良。

五、烧伤创面的早期处理

首先应灭,将儿童裹在一个毛毯或地毯里滚动,小心不要遮住面部以防止吸入烟雾。化学烧伤则用大量的清水冲洗。

除去衣物和配饰。烧伤不需冷敷或湿敷,用清洁干燥的绷带包扎伤口。随后的治疗包括清洗和清除松散的表皮和水泡,可应用包括凡士林纱布、磺胺米隆醋酸霜、三联抗生素软膏和硝酸银等。大部分较浅伤口(包括表皮)和面部可以用清洁干燥的敷料覆盖或用含抗生素或凡士林纱布覆盖。深度烧伤的清洗及覆盖可选用磺胺嘧啶银。用含银液处理易致继发性低钠血症,需要等渗晶体液和额外肠内含盐溶液补充。血清钠的监测是必要的,严重的低钠血症可能导致脑水肿和癫痫发作。并且不能忽视破伤风的预防。

应在烧伤急救中监测的是需要组织损伤的征象。某些类型的烧伤,如四肢、躯干或腹部的环形烧伤以及电烧伤,尤其有组织损伤的风险。不能靠疼痛和颜色来判断灌注水平;通常,温暖的肢端提示该肢体的灌注良好。移除对伤口有影响的衣物,在允许的情况下将烧伤区域抬高,并仔细监测脉搏。不要等到有间隔综合征表现出现时才进行切痂。因为焦痂无感觉,大多数患者可以使用镇静和止痛药后在床边进行切痂。大面积烧伤和广泛组织水肿的患者,可能需要筋膜切开术。

六、特殊烧伤

(一)电烧伤

中低电压能导致局部破坏性伤害以及全身性损伤后遗症。高压电可导致神经反应迟钝和眼的后遗症。必须系统性地检查受伤肢体,如有筋膜间水肿要立即减压。放置导尿管来记录和治疗肌红蛋白尿。

(二)化学烧伤

用大量的清水冲洗创口(如为眼球烧伤,则需选用等渗晶体液)。必须密切监测电解质变化。

(三)焦油烧伤

首先需要用水冲洗来使熔化的焦油冷却并阻止热力继续作用,然后用有机溶剂除去冷却的焦油。

总之,对烧伤患者的及时正确管理——包括仔细监测气道状态、液体和电解质以及临床状态——将直接影响患者的发病率和死亡率。依据损伤程度、并发症和可用资源来决定治疗处理方案。

第十八节　冻　　伤

冻伤是指在低温(-10~-2℃)作用下局部或全身组织受到的急性损伤,最容易累及耳、鼻、颊、指、趾等部位。灾难事件中的冻伤是由于地震、溺水等灾难过程中患儿保暖不够导致的一种综合征。冻伤是由于寒冷潮湿作用引起的人体局部或全身损伤。轻时可造成皮肤一过性损伤,要及时救治;重时可致永久性功能障碍,需进行专业救治。严重时可危及生命,需紧急抢救。

一、病因及发病机制

引起冻伤的因素除寒冷外,还与环境潮湿、人体局部血液循环不良或因体弱、过度疲劳、营养不良、创伤等引起的抗寒能力降低等因素有关。

冻伤的机制包括两个方面:初期当低温直接作用于机体后,引起血管强烈收缩、组织缺血,发生冻结,细胞间隙形成冰晶,细胞间液渗透压升高、细胞脱水、血管内皮细胞破裂,最终导致细胞变形、坏死;后期脱离寒冷,在复温的过程中,血管扩张,冰晶溶解,血液进入扩张的微血管后很快出现淤积,引起组织水肿和表皮下水疱,同时由于炎症反应产生了许多炎症介质,促进动静脉血栓形成,加重组织缺血。冻伤的程度与受冻温度、时间及局部组织的耐寒能力有关,温度越低、时间越长,则病变越重。

二、临床表现

1. 局部冻伤　好发于指(趾)、手、足、耳、鼻、面颊等身体末梢和暴露部位,此为局部冻伤。

(1) 手冻伤

1) 一度冻伤最轻,即常见的"冻疮",受损在表皮层,受冻部位皮肤红肿充血,自觉热、痒、灼痛,症状在数天后消失,愈后除有表皮脱落外,不留瘢痕。

2) 二度冻伤伤及真皮浅层,伤后除红肿外,伴有水疱,疱内可为血性液,深部可出现水肿,剧痛,皮肤感觉迟钝。

3) 三度冻伤伤及皮肤全层,出现黑色或紫褐色,痛感觉丧失。伤后不易愈合,除遗有瘢痕外,可有长期感觉过敏或疼痛。

4) 四度冻伤伤及皮肤、皮下组织、肌肉甚至骨头,可出现坏死,感觉丧失,愈后可有瘢痕形成。

(2) 脚冻伤:冻伤皮肤局部发冷,感觉减退或敏感。对冷敏感,寒冷季节皮肤出现苍白或青紫,痛觉敏感,肢体不能持重等。这些表现系由于交感神经或周围神经损伤后功能紊乱所引起。

2. 全身冻伤　也称冻僵,系因停留在极低温度中过久所致,很少见。冻伤后皮肤苍白、冰冷、疼痛和麻木,复温后才表现出特征,分为四度。

(1) Ⅰ度冻伤:仅为皮肤浅层的冻伤,复温后皮肤出现红斑、水肿、感觉异常,不形成水疱。1周后症状逐渐缓解,不留瘢痕。

(2) Ⅱ度冻伤:皮肤浅层和真皮上部的冻伤,局部红肿、疼痛,复温后可出现水疱和大疱。如无继发感染,2~3周水疱干涸,痂皮脱落,较少留有瘢痕。

(3) Ⅲ度冻伤:皮肤全层和皮下组织的冻伤,皮肤由苍白变为蓝色,再成黑色,感觉丧失;复温后出现水肿和水疱,甚至血疱,并有剧痛。坏死组织脱落后,溃疡面不易愈合,容易形成瘢痕,影响功能。

(4) Ⅳ度冻伤:皮肤、皮下组织、肌肉、骨骼都被冻伤,皮肤呈暗灰色,局部感觉和运动功能完全丧失。2~3周内转为干性坏疽,如合并感染则表现为湿性坏疽,愈合后可致功能障碍或致残。

三、预防及治疗

(一) 预防

在寒冷的环境中,要注意末梢、暴露部位的防寒、保暖,戴好手套、口罩、耳罩等,减少散热;防潮湿,保持局部干燥,衣物受潮后及时更换;适当运动,促进血液循环,避免在寒冷环境中长时间处于静止状态。

(二) 治疗

迅速脱离寒冷环境,防止继续受冻;治疗原则是根据冻伤的程度采取综合治疗措施,最大限度地保留正常组织,尽量减少瘢痕和伤残的发生。在伴有冻伤的低体温患者,最重要的是肢体复温以前先完成体液复苏和恢复核心体温,以预防突然出现的低血压和休克。

1. **快速复温** 迅速使病人脱离低温环境,并采用快速复温法,即将冻伤部位浸泡在38~42℃的温水中5~7分钟,使皮肤颜色和感觉恢复正常。然后用无菌温盐水冲洗干净。冻伤的肢体应稍抬高,并将伤肢制动,以免加重组织损伤。

2. **局部处理** Ⅰ度冻伤如发生肿胀和充血,应保持局部干燥、卧床休息、抬高患肢,数天后可痊愈。Ⅱ度冻伤局部用1%苯扎溴铵消毒后用干软的敷料保暖;有水疱时,应保持水疱的完整;较大水疱需要抽疱液时,应注意无菌操作,防止继发感染;有感染时应先用抗菌纱布,然后再用冻伤膏,促进上皮生长。Ⅲ~Ⅳ度冻伤首要保持创面的清洁、干燥,多采用暴露疗法;待坏死组织分界清楚后,可行清创术或植皮术;肢体严重坏疽者,可考虑截肢。严重的足跟冻伤患者,手术时可采用皮瓣移植修复,疗效较好。

3. **系统治疗** Ⅲ、Ⅳ度冻伤应考虑系统治疗。①加强支持治疗:给予高蛋白和高维生素、高热量的饮食。②抗瘀滞剂:低分子右旋糖酐(500~1000ml/d)和丹参(20ml/d)。③抗凝剂及纤溶剂:肝素,每次1~2mg/kg,加入10%葡萄糖溶液或生理盐水100ml中静脉滴注,每隔6小时一次;也可用尿激酶、双香豆素等。④血管扩张剂及解痉剂:硝苯地平20mg,每天3次;也可用烟酸、氨茶碱。⑤保护血管内膜药:维生素E,200mg,每天3次;也可用芦丁。⑥其他:注射破伤风抗毒素;创面较大时,使用抗生素预防感染。

当有全身冻伤时,除采用上述方法外,还需要保持呼吸道的通畅,防止休克和肺部感染,维持水、电解质、酸碱平衡。

第十九节 中 暑

凡有接触高温环境或有在烈日下曝晒病史的小儿,突起体温升高、大汗、脱水伴烦躁、嗜睡、肌肉抽动或意识障碍者,均应考虑中暑。体温升高是中暑的主要特征之一,体温越高,持续时间越久,预后越差。体温达41℃是一个危险指标,常出现昏迷或抽搐,超高热若持续数小时不退,存活者可能遗留永久性脑损害;体温高达42℃时,易继发中枢性呼吸循环功能衰竭而导致死亡;体内丢失大量氯化钠还可出现阵发性肢体肌肉痉挛和抽搐;因高热、脱水、酸中毒、血液浓缩或黏稠度增加可诱发DIC,使病情突然恶化,甚至死亡。

一、病因及发病机制

1. **体温调节中枢失衡** 正常人由于下丘脑体温调节中枢的作用,其产热及散热相对维持平衡。人体散热主要包括辐射、传导和对流。当外界环境温度高时,若通气不良,人体传导对流散热发生障碍,而外界温度过高或阳光直射则通过辐射反向使人体体温增高,此时人体只能通过出汗散热,当同时存在高温高湿时,出汗蒸发散热亦出现障碍,体温恶性升高,中枢神经系统兴奋性增高,代谢增高,产热更高,出现中暑。

2. **组织器官病理变化** 中暑最常见的变化是组织充血、出血、细胞广泛变性与坏死,细胞结构和酶功能异常改变。在脑出现脑膜血管充血和脑水肿。心血管方面有心内膜下出血、心肌组织损伤,起病初心率加快,心输出量增加,继而下降,继而出现心力衰竭。

患儿可因皮肤血管扩张、大量出汗,机体失水失盐、血容量不足出现循环衰竭,可有

DIC。体内丢失大量氯化钠可出现阵发性痛性痉挛和抽搐。

二、临床表现

可分为四型:高热型、循环衰竭型、热痉挛型和日射病型。

1. 高热型　病初表现为出汗、口渴、乏力,体温升至 38~39℃,继而出现面部潮红、呼吸加快、脉速,体温可持续升高达 41℃,患儿烦躁、谵妄、惊厥和昏迷。严重时并发脑水肿、呼吸衰竭和重要脏器功能损害而死亡。

2. 循环衰竭型　高热,出大汗后口渴、尿少、恶心、呕吐、明显失水征,可出现皮肤湿冷、面色苍白、脉细数、血压下降而休克,此时体温反而下降。患儿有神志改变或昏迷。

3. 热痉挛型　突出表现为四肢肌群有短暂的抽搐和痛性痉挛,尤以腓肠肌多见,数分钟后自行缓解,重者躯体肌群亦有抽搐。体温正常或低热。该类患儿神志多清楚。

4. 热射病型　小儿在烈日下活动较久,头部受日光中红外线照射引起脑膜和脑组织充血水肿,故其突出表现为头晕、头痛、眼花、耳鸣、恶心与呕吐,重者意识丧失。肛温可无明显增高。

三、治疗

1. 迅速降温　立即采取有力的降温措施。将患儿立即搬离高温高湿环境,转移到通风阴凉或有空调的房间。头部颈部腋下放置冰袋,用湿毛巾全身擦浴,再用电风扇向患儿吹风促使散热降温。可应用氯丙嗪 0.5~1.0mg/kg 加入适量 0.9% 盐水中在 1~2 小时内静脉滴完,可扩张周围血管,减少肌肉震颤,达到降温目的,但对面色苍白、肢端冷、血压已明显下降者不用。注意使用过程中若出现血压下降则停用改多巴胺维持血压。亦适量使用激素。氢化可的松 4~8mg/kg 加入葡萄糖液中静脉滴注。

2. 补充水分和电解质　对神志清楚者,可口服冷开水或含盐冷开水或饮料。病情较重、发热、口渴、烦躁、黏膜干燥、对血钠未测者可用 1/2 张含钠液静脉点滴,血钠偏高者应用 1/3 张的含钠液,对血钠测定偏低者用 2/3 张的含钠液或生理盐水。

注意纠正酸中毒。注意防止和纠正心力衰竭。

对中暑热痉挛者可用生理盐水静滴。对有肌肉抽搐者可用地西泮。

3. 治疗并发症

(1)防治脑水肿:超高热、酸中毒和休克均可产生脑水肿,应在快速降温和输液的同时,用甘露醇和呋塞米脱水降颅压。若有呼吸节律改变或发绀,应及时插管、给予机械通气。

(2)救治休克:中暑大汗者多易合并休克,可应用生理盐水或胶体液进行液体复苏,同时应用血管活性药物如多巴胺、多巴酚丁胺。

(3)防治 DIC:严重中暑超高热可出现休克、出血倾向和溶血,实验室检查可有血小板计数进行性下降、凝血酶原时间延长、纤维蛋白原含量下降或 3P 试验阳性、D- 二聚体增高,此时除积极降温、扩容、纠酸或抗休克外,应用肝素或低分子肝素抗凝、输注新鲜冰冻血浆;停用低分子右旋糖酐,用双嘧达莫阻止血小板黏附与凝聚;迅速纠正休克等。

(喻文亮)

第二十节　溺　　水

溺水是因淹没在水中导致原发性呼吸损害的过程,是小儿时期常见的意外事故,也是儿童意外死亡的重要原因。常由于呼吸道被外物堵塞或喉头、气管发生反射性痉挛而造成的窒息和缺氧,液体进入肺后造成呼吸、循环系统功能障碍,发生呼吸、心跳停止。淡水溺水血钾升高导致心室颤动;海水溺水电解质紊乱和急性肺水肿导致心力衰竭而死亡。溺水可发生原发性或继发性体温降低,决定溺水患者预后的最重要因素是缺氧的时间和其严重性。

一、临床特征

(一)流行病学

溺水大多发生在淡水,只有不足 4% 的溺水事件发生在海水中,但是在沿海地区溺水的发生率也较高。多见于沉船事故、战争、地震、海啸等灾难性事件。1999 年世界卫生组织年度报告中指出,每年全球有 45 万人死于溺水,其中 80% 发生在中低收入国家。在许多国家(包括我国),溺水都是 1~4 岁年龄组和 15~19 岁年龄组意外伤害致死的前 3 位死因,男孩比女孩的淹没损伤的发生率高。

(二)病理生理学

溺于淡水和海水都可引起反射性的气道关闭及肺顺应性降低而致缺氧,但两者形成肺泡通气障碍的机制不同:①淡水进入肺泡后,由于渗透压低,肺泡面积大,很快就经肺泡壁吸收入血,使血液稀释,在 2 分钟左右就可以使血容量增加 1 倍。吸入的水主要在静脉系统存留,静脉压迅速增高,动脉压很快降低,红细胞大量溶解,血红蛋白和钾离子释出,钠离子因血液稀释而减少,高血钾很快就可以引起心室纤颤或心搏骤停,血氧含量在数分钟内就降到原来的 1/10,造成脑缺氧和心肌缺氧,成为中枢性衰竭的主要原因。②海水进入肺泡后,由于海水的含盐量为 3.5%,渗透压高,血液中的液体渗入到肺泡,使肺泡内充满含蛋白的血色黏稠液体,还可能使部分肺泡破裂,严重影响血氧饱和度,数分钟以内可使血氧含量降到原来的 1/10,海水中的盐类可迅速进入血液,2 分钟左右血钠含量增加 2/3,血钙含量增加 1 倍,血镁含量增加数倍,造成严重的电解质紊乱。而心跳停止的主要原因是缺氧,出现的时间较迟,同时有全身组织普遍缺氧和代谢分解产物的增加,这些改变也较为迟缓,因此溺于海水的人死亡较晚,可以挽救的时间也长于溺淡水的人。溺水后当核心温度低于 30℃ 时可以导致受害人肌肉无力,易发生心房颤动,而更严重低温易导致心室颤动或心跳停止;凝血,血小板功能紊乱,免疫功能紊乱相继发生(核心温度低于 28℃)。

有人将溺水分为两大类:①干性溺水:约占溺死者的 10%~40%。人溺水后,因受强烈刺激(惊慌、恐惧、骤然寒冷等),引起喉头痉挛,以致呼吸道完全梗阻,造成窒息死亡。当喉头痉挛时,心脏可反射性地停搏,也可因窒息、心肌缺氧而致心脏停搏。②湿性溺水:绝大多数受害者溺水后,本能地引起反射性屏气,避免水进入呼吸道。由于缺氧持续,不能坚持屏气而被迫深呼吸,从而使大量水进入呼吸道和肺泡,阻滞气体交换,引起全身缺氧和二氧化碳潴留;呼吸道内的水迅速经肺泡吸收到血液循环。

（三）临床表现

1. 体液和电解质紊乱　溺水过程中会导致体液和电解质紊乱。尸检表明,溺死发生在淡水中者,导致轻度至中度低钠血症;发生在海水者,导致中度高钠、高氯和高镁血症。但并没有发现生还者的血清电解质浓度有明显异常。淡水引起的血液稀释和血容量过多也是很常见的。而在海水中溺死后,常引起血容量减少。

2. 呼吸系统和心血管系统功能障碍　溺水者都会经历缺氧期,短暂缺氧仅限于低通气或呼吸暂停,可能仅需要现场抢救或初步复苏即可恢复。然而,很多患者,即使是相对短期缺氧,也可能增加肺毛细血管通透性,肺泡液渗漏,表面活性物质减少,肺泡缺氧,导致肺塌陷,肺内分流,引起肺血管阻力增高,通气/血流比例失调。心功能不全导致左心房肺部毛细血管充血,引起肺毛细血管渗漏;大小气道阻力增加,功能障碍,气体交换减少;而神经源性肺水肿导致气体交换及肺功能进一步障碍;最终导致急性肺损伤和急性呼吸窘迫综合征（ARDS）。

呼吸系统临床表现部分患儿仅为轻度呼吸急促,咳或不咳,部分患儿呼吸急促、三凹征明显,严重者出现呼吸停止不能恢复或严重低氧血症、口鼻腔涌出大量泡沫样血性液体,出现肺出血或 ARDS 的一系列表现。

溺水引起心血管功能障碍主要是低温和与交感神经活动相关的潜水反射使全身和肺血管阻力都增加;中央静脉和肺静脉充血,心房的压力增高,心室舒张末期压力增高;低氧血症导致心肌收缩能力下降;较低的心肌收缩力,全身血管阻力增加,导致心输出量降低;临床表现为"冷"休克,血流灌注差和器官功能障碍。复苏可逆性主要取决于低氧血症的程度和低流量状态的持续时间。

严重者救出后多存在心跳呼吸骤停,到医院后多存有复苏后低血压。

3. 缺氧缺血性脑损伤　溺水的后遗症中,最重要的是缺氧缺血性脑损伤。低氧血症和低血容量引起的病理过程,包括:能量丢失,脂质过氧化,自由基的产生,炎症反应,炎性介质与兴奋性神经递质释放;神经元和胶质细胞功能和结构出现中断。CT 扫描可发现"分水岭"处的梗死,而严重的缺氧缺血性损伤,可显示整个颅脑信号衰减。可表现为意识不清、昏迷、呕吐、抽搐等颅内压增高表现,严重者出现植物人表现或不可逆性脑损害。

（四）诊断要点

1. 临床表现

（1）轻者:面色苍白,口唇青紫,恐惧,神志清楚,暂时性呼吸停止,心跳存在。

（2）重者:呼吸心跳先后停止。

1）全身症状:寒战,体温降低,眼、口、鼻充血,口鼻充满泡沫或污泥、藻草等,面部青紫、肿胀,皮肤黏膜苍白和发绀,四肢厥冷,腹部隆起。

2）呼吸系统:咳嗽,咳血性泡沫痰,呼吸衰竭。

3）神经系统:头痛、呕吐、谵妄、狂躁,四肢肌张力增强,记忆力减退,昏迷,抽搐。

4）循环系统:心悸,心率初增快后变慢,血压下降,心室纤颤。

2. 辅助检查

（1）胸片:肺水肿、肺炎、肺不张。

（2）生化:血糖升高,海水淹溺者呈现高钠血症、高氯血症、高镁血症,淡水淹溺者则相反,呈现低钠血症、低氯血症、高钾血症、低蛋白血症。

（3）血气分析:酸中毒。

二、一般治疗

（一）溺水现场急救处理

溺水者被救上岸后,将其仰卧,头偏向一侧,立即清除口鼻内的污泥、呕吐物、藻草等保持呼吸道通畅。牙关紧闭者,用手按捏两侧面颊用力启开。然后:①看一看双侧瞳孔是否散大;②摸一摸颈动脉、股动脉是否有搏动;③听一听心音和呼吸音,是否有气流,胸部是否起伏,判断呼吸心跳是否停止。对呼吸微弱或已经停止者,立即进行口对口人工呼吸,如果呼吸心跳均已停止,应立即进行徒手心肺复苏术。注意溺水患儿心肺复苏应遵循 ABC 原则,而非 CAB 原则。原则上在心肺复苏之初先给予 5 次人工通气再行心脏按压。

徒手心肺复苏术:①立即使溺水者头后仰,抢救者用拇指和示指捏住溺水者的鼻孔,另一手掰开溺水者的嘴,深吸一口气,屏气,迅速将病人口包住吹气,反复进行,直到恢复呼吸。②在胸骨中下 1/3 交界处为心脏按压部位,救护者将左手掌根部置于溺水者的按压部位,右手掌压在左手背上,两手平行重叠,手指交叉并将下手指钩起,双肘关节伸直,利用上半身、肩、臂部的重量垂直下压,儿童下压 3~4cm,按压的频率为 80~100 次 / 分钟。③按压与呼吸之比:儿童单人为 30 : 2,双人为 15 : 2。④心肺复苏成功的判断:能扪及大动脉搏动,收缩压 >60mmHg,颜面、口唇、指甲及皮肤转红;散大的瞳孔缩小,自主呼吸恢复;意识神态开始恢复。⑤如果抢救时间超过 30 分钟以上,溺水者呼吸心跳仍未恢复,应考虑放弃抢救。

现场急救应着重于基本的心肺复苏,使自主呼吸循环迅速恢复。溺水者经现场抢救,在呼吸心跳恢复后,重症病人应立即转送附近的医院,途中仍需不停地对溺水者做人工呼吸和心脏按压,同时注意保暖。对于不能恢复自主呼吸和意识者,如有条件,应尽早进行高级生命支持及辅助呼吸,面罩吸氧,气管插管人工呼吸,扩容,电除颤和血管活性药物的应用。

（二）临床专业继续救治

溺水者是一个临床急症,有些病人入院时可能是正常的,但也会迅速恶化,所以对每一个入院的溺水患儿进行快速评估非常重要。

1. 监护生命体征。住院治疗的 12 小时内应反复对格拉斯哥昏迷量表测定和神经系统检查。

2. 给氧或行气管插管、机械通气纠正低氧血症。高级生命支持的重点应是保证充足的氧气和通气,改善循环和进行神经功能评价。

3. 纠正心律失常,抗休克。对患儿体温极低者,尽早复温,关系到抢救是否成功。最简单的复温的技术包括:使用静脉输液升温,外辐射热,通风和加热气体,以及泡热水澡。中度低温应更积极地复温:温和的腹腔灌洗液或透析液和(或)以温热的液体进行膀胱冲洗。严重的低温,被动复温可引起"复温休克",外周血管舒张,影响心输出量。核心严重低温的复温,目前体外循环的使用比较广泛。如果复温达到≥32℃的在 30 分钟仍不能改善循环者,进一步复苏将难以成功。研究表明,对于有心脏骤停的低温成人治疗,冷却大脑后对神经系统具有保护作用。因此,对淹没后仍然昏迷的儿童,应考虑保持轻度低温(核心温度 32~35℃)。

5. 纠正水电解质及酸碱紊乱,维持有效的循环:淡水淹溺者补液 3% 氯化钠或血浆、白蛋白;海水淹溺者给 5% 葡萄糖,高血钾者按高钾处理。

6. 脑保护 亚低温,对体温正常或升高者,应给予亚低温(34~36℃),维持至少 24 小时。关于溺水的脑保护措施,最重要的是亚低温,此外应注意给予镇静及防寒颤,可用芬太尼或阿曲库胺。

7. 预防感染,给予适当的抗生素、肾上腺皮质激素,防止并发症。

8. 支持疗法和保护肝肾等脏器功能。

三、机械通气治疗

在急诊室不能恢复的儿童应转入儿科重症监护病房,进行积极的心肺功能障碍的治疗。

(一) 插管指征

进入 PICU 进行抢救的患儿均为危重患儿,在气管插管指征的把握上,应从宽进行,若在无法断定是否给予气管插管时,应选择更积极的插管上机措施。因为后续的炎症瀑布打击必定会使患儿更加严重。

1. 昏迷患儿。

2. 存有心跳呼吸骤停进行过心肺复苏患儿或电击除颤的患儿。

3. 呼吸不稳定患儿。

4. 急性肺损伤、ARDS 或肺出血的患儿。

(二) 模式选择

一般选用辅助 / 控制模式,因患儿多不存在气道梗阻,多存在肺顺应性下降情形,故以 PCV 为优选模式,对年龄较大患儿亦可选用 VCV。PRVC 亦是不错的选择,因其既可保证容量,又可限制压力。

(三) 参数选择

对肺部损害不明显的患儿,此类患儿上机原因多为昏迷患儿,只需要低参数即可。以维持正常的氧合与正常通气为原则。FiO_2 为 0.3~0.6;PIP 15~25cmH_2O;PEEP 4~5cmH_2O;潮气量 6~8ml/kg;呼吸频率根据年龄设置,可稍偏快,以维持 $PaCO_2$ 在 30~35mmHg。注意维持轻度的呼吸性碱中毒,以适当降低颅内压。但切记 $PaCO_2$ 不能长期维持在 30mmHg 以下,以免引起永久性肺损害。

急性肺损伤或 ARDS 患者应给予"开放肺"治疗。常见呼吸机设置包括限制高峰压力 25mmHg,潮气量为 6~8ml/kg,吸入氧浓度为 0.60;使用 PEEP 会显著改善缺氧现象;在溺水合并急性肺损伤与 ARDS 患儿应用 PEEP,已获得临床证实,在 20 世纪 70 年代即有文献报道溺水病人应用较高 PEEP 可显著改善患儿病情,增加存活机会。PEEP 选择一般在 5~15cmH_2O 之间,必要时可更高。允许性高碳酸血症,是常用的肺保护性措施,但颅内压增高禁忌,而溺水患儿多存在颅内压增高,故使用允许性高碳酸血症时应特别谨慎,可尽量不用。

对肺出血患儿,可直接应用高 PEEP,在 8~16cmH_2O 之间,注意用高 PEEP 时,需同步抬高 PIP,以维持合适的潮气量。肺出血应用 PEEP 有效后,注意避免吸痰,除非血性分泌物堵住气管插管引起血氧饱和度下降,否则一般情况下应维持至少 6 小时不要吸痰。若患儿烦躁时应予镇静处理。

（四）辅助治疗

严重急性呼吸窘迫综合征,怀疑表面活性物质破坏时,可给予外源性表面活性物质进行治疗,在各种措施治疗无效时,可试用体外膜肺治疗。

连续血液净化可以有效过滤过度炎症反应所致的炎症因子过高,保护多脏器功能,但这方面经验不多,可试用。

有人应用乌司他汀抑制炎症反应,但无循证医学证据。

（五）预后

溺水的预后与脑损伤的程度密切相关,然而,却难以预测。溺水者被发现和最初被救治的时间、复苏时间长短、心肺复苏措施以及昏迷程度和持续时间是关键因素。若溺水发现及抢救不及时,一般 4~6 分钟即可呼吸心跳停止死亡,研究表明,溺水 6~9 分钟死亡率达 65%,超过 25 分钟 100% 合并严重的后遗症甚至死亡。但若在 1~2 分钟内得到正确救护,挽救成功率可达 100%。此外,MRI 和磁共振波谱可以检测更微小的损伤,但扫描报告即使正常,脑功能障碍仍可能发生。脑电图在恢复阶段初期持续的低衰减波形往往提示预后差。

（陈爱勇　喻文亮）

第二十一节　挤压综合征

挤压综合征(crush syndrome),又称创伤性横纹肌溶解征(traumatic rhabdomyolysis),是由于创伤对肌肉丰富部位的挤压,引起的以骨骼肌的急性破坏和溶解为特点,以电解质紊乱、低血容量、高钾血症、代谢性酸中毒、凝血障碍以及急性肾衰竭(acute renal failure,ARF)为表现的一组临床综合征。并发 ARF 和多器官功能衰竭(multiple organ system failure,MOSF)是病死率增高的主要原因。

2008 年汶川大地震,我国儿科界逐渐认识了挤压综合征,重庆儿童医院收了 98 例地震伤患儿中有 15.3% 发生挤压综合征,且多发生在学龄期及青春期儿童。1999 年土耳其地震后对大批儿童进行研究显示,儿童出现了一系列部位的损伤,包括膝关节(30%)、大腿(28.6%)、头部(23.8%)和前臂(7%),其中许多为挤压综合征;12.6% 接受了截肢术和多筋膜切开术,27% 发生急性肾功能不全。

即使是短时间的受压也可能会导致肌肉压伤并可能会导致挤压综合征,也称为创伤性横纹肌溶解综合征。

（一）发病机制

挤压综合征是软组织受到长期严重挤压而出现的创伤和缺血的一种严重的系统性表现,主要累及骨骼肌。它导致细胞膜通透性增加,从细胞释放大量钾、酶和肌红蛋白。继发于低血压和低肾脏灌注的缺血性肾功能不全,可导致急性肾小管坏死和尿毒症。

挤压综合征/外伤性横纹肌溶解症,由肌肉缺血再灌注与随后的继发性全身效应导致。肌肉组织遭到破坏和肌红蛋白、钾和磷进入血液循环导致外伤性横纹肌溶解症的典型表现。该综合征的特点是低血容量性休克和高钾血症。必须尽早进行初期扩容。挤压综合征可导致严重的潜在病变,从而引发很高的发病率或死亡率。

（二）临床表现

主要包括以下几个方面的临床症状与体征。严重低血容量性休克；高血钾症；低钙血症；代谢性酸中毒；急性肌红蛋白尿性肾衰竭；筋膜间隔综合征。

患者典型临床症状包括肌肉无力、疲倦和发热。这些症状的真正危险在于心血管效应所造成的电解质失衡和肾衰竭。寻找受损肌肉部位的皮肤创伤或局部挤压征象（红斑、淤血、擦伤等）。远端肢体的脉搏消失可提示肌肉肿胀或循环受阻。进一步评估可能发现苍白、凉而发绀的肢体或脉搏减弱。受压的肢体张力增高，且由于血管循环阻滞导致水肿。挤压肢体的继发感觉和运动障碍也很常见。实验室检查包括尿肌红蛋白、血清肌酸磷酸激酶和血清电解质。

（三）诊断

诊断挤压伤综合征须符合三个条件：

1. 须有受累肌群。
2. 肌群受到持续压迫（通常 4~6 小时，但可以 <1 小时）。
3. 受累肌群局部循环受损。

（四）治疗

关键是静脉液体复苏扩容，碱化尿液，及时发现代谢异常。在现场或在可能的地点，尽快给予生理盐水 20ml/kg。一旦患者血流动力学稳定，则改用含 40mmol/L 碳酸氢钠的半张生理盐水静脉输注，以碱化尿液。尿液 pH 应维持在 6~7 之间。

利尿可以使用呋塞米（速尿）或甘露醇，呋塞米可使肾血管舒张、降低肾氧需求以及增加肾小管血流量。甘露醇可帮助渗透利尿和扩容。必要时使用止痛药，如阿片类药物或氯胺酮。

注：治疗关键是静脉液体复苏扩容，碱化尿液，及时发现代谢异常。

挤压伤的主要死亡原因是高钾血症（血清钾 >7mmol/L）。高钾血症导致心电图（ECG）的改变，如 T 波高耸、P 波消失及宽大畸形的 QRS 波。治疗临床高钾血症或仅有心电图改变的高钾血症可用 10% 氯化钙（0.2ml/kg，静脉注射）或 10% 葡萄糖酸钙（0.5~1ml/kg，静脉注射）来稳定细胞膜。值得注意的是，静脉注射钙作为高钾血症的治疗方法对伴有高磷血症的患者可能是无效的，这时有必要考虑尽早进行血液透析滤过。

其他治疗措施，包括通过血液碱化（碳酸氢钠 1mmol/kg，静脉注射）或 25% 的葡萄糖（0.5~1ml/kg，静脉注射）加胰岛素（0.1U/kg，静脉注射），以动员钾进入细胞内；沙丁胺醇气雾剂或聚苯乙烯磺酸钠 1mg/kg 口服或灌肠。严重病例可能需要血液透析滤过。

低钙血症指钙离子浓度 <9mg/dl。临床表现包括虚弱、感觉异常和烦躁，心电图表现为 QT 间期延长、心动过缓和心律失常。钙剂治疗，同时持续心电监护和血钙水平测定。

挤压综合征并发症往往需要重症监护支持。患者少尿或无尿，可能需要透析或血液滤过。积极的治疗能减少死亡率和发病率。急性期的横纹肌溶解症治疗，目的是维持足够的循环量和尿量，以防止肾脏、心脏和肺部并发症。

当筋膜间隔压力增高时发生筋膜间隔综合征，这可导致肌肉缺血性坏死和神经损伤（瘫痪）。下肢的前筋膜间隔有 4 个易受影响的筋膜间隔，故是最常见的受累部位。在严重创伤中，筋膜间隔的完整性可遭到破坏，防止高筋膜间隔压力。临床上，出现渐进性剧烈疼痛，尤其是疼痛伴随筋膜间隔的被动扩展，应注意此综合征发生的可能。

筋膜间隔综合征的典型表现为"5P"：

1. Pain 损伤不成比例的疼痛或被功运动手指或脚趾引起疼痛。

2. Pallor 肢端苍白。

3. Paralysis 瘫痪。

4. Paresthesias 感觉异常。

5. Pulse 脉搏消失或减弱。

直接测量筋膜间隔发现压力增高，筋膜间隔综合征可外科手术解除筋膜间隔结缔组织，即筋膜切开术。诊断挤压综合征同时，要始终考虑筋膜间隔综合征的可能。

挤压伤中由于体液进入受损肌肉组织，而且被强行限制在筋膜间隔内导致筋膜间隔综合征。筋膜间隔压力超过毛细管灌注压至约 30~40mmHg 时，筋膜间隔内组织缺血，并发展为筋膜间隔综合征。虽然筋膜间隔综合征的传统治疗是筋膜切开术，一些研究表明，用甘露醇初步治疗，也可以缓解筋膜间隔综合征，轻者可避免手术。

注：诊断挤压综合征同时，要始终考虑筋膜间隔综合征的可能性。

（谈林华）

第二十二节 冲击伤（爆炸伤）

冲击伤是冲击波的超压和负压引起的损伤，主要造成含气器官如肺脏、听器、胃肠道的损害，超强压还可以造成内脏破裂和肋骨骨折等，但一般较少造成体表损伤。

冲击伤的特点是多处受伤、复合伤多、伤情重、发展快、死亡率高。单纯冲击伤致伤时，体表多完好无损，但常有不同程度的内脏损伤，表现为外轻内重的特点。当冲击伤合并其他损伤时，体表损伤常较显著，而内脏损伤却容易被掩盖，易造成漏诊误诊。肺部冲击伤的主要病理改变是肺出血和水肿，轻者仅有短暂的胸痛、胸闷；重者可出现呼吸困难、发绀及口鼻流出血性泡沫样液体，部分伤员可在 24~48 小时后发展为急性呼吸窘迫综合征（acute respiratory dysfunction syndrome，ARDS）。听器冲击伤主要表现为耳鸣、耳痛、耳聋、眩晕、头痛等，外耳道可流出浆液或血性液体并可有鼓膜破裂。冲击伤治疗的关键是早期、正确的诊断，救治原则与其他伤类似。肺冲击伤应注意输血、输液量及输注速度，以免引起或加重肺水肿；中耳冲击伤时禁止填塞、冲洗，或向耳内滴注药液。

炸弹和炸药可造成独特的损伤。爆炸中的幸存者通常同时受到穿透伤和钝伤。肺冲击伤是最常见的致命损伤。半数初步伤员将需要 1 小时以上的医疗处理。

倒置三角检伤分类提醒人们，受损伤较小将首先抵达，而损伤较重、被困、接近爆炸现场或无法移动者，将在紧急医疗系统救援后小批量地到达。

爆炸物可以分为高等级（HE）或低等级（LE）爆炸物。高等级爆炸物，如 TNT、C-4、硝酸甘油或铵能造成超音速高压冲击波。低等级爆炸物，如黑色火药或硝化纤维素可造成亚音速冲击。

高等级爆炸物造成的损害大部分为钝伤、穿透伤和热损害。软组织损伤及颅脑损伤最常见，也常有骨科的损害。原发冲击伤是一种较不常见，往往不易发现且常是威胁生命的潜在病变，必须加以考虑。冲击波产生的压力突然改变是导致初级损伤产生的原因。

Friedlander 曲线显示,爆炸产生的冲击波球状扩散,瞬间达到超压力峰值,然后指数下降到低压区(爆炸高压区下的区域)(图 5-10)。快速压力变化是冲击伤初级损伤的原因,压力快速升高或降低都会造成损害。

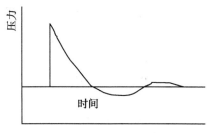

图 5-10　Friedlander 曲线

(一)冲击伤分类

1. 原发损伤　原发损伤是由于冲击波所产生的过度压力造成的(冲击波的初级效应),影响所有的空腔或含液腔脏器(肺,耳,消化道),可能会出现空气栓塞,导致卒中、急性腹部或脊髓损伤。

2. 二级损伤　二级损伤是由飞溅的碎片残骸造成的(冲击波的二级效应),如子弹一般,导致穿通伤或钝伤,其中约 10% 是眼伤。

3. 三级损伤　三级损伤是由于爆炸气流将身体抛掷造成的(冲击波的三级效应),包括骨折、颅脑损伤、外伤性截肢等。

4. 其他损伤　其他冲击伤损伤可能包括烧伤、挤压伤、呼吸道损伤(微尘/毒物)等。

肺冲击伤是爆炸伤患者中最常见的原发性冲击伤,可能出现于爆炸发生后 48 小时以内。加速/减速过程可能会导致肺实质与实质内血管剥脱碎裂,造成出血及空气栓塞。肺损伤也可能由吸入浓烟导致;症状包括呼吸困难、咳嗽、咯血、胸痛和缺氧。可能发生呼吸暂停、心动过缓和低血压的初期三联征,并可由损害程度不同出现肺淤血乃至肺出血。

通常,原发性冲击伤的肺部损害表现为肺挫伤。呼吸道症状和缺氧可能会暴发出现或在前 48 小时内逐渐出现。

其他潜在损伤,包括支气管胸膜瘘或动脉空气栓塞,其出现可能与出血后血管压力低或复苏正压通气中气道压力高有关。脑部或心脏的动脉空气栓塞是原发性冲击伤或辅助正压通气时最常见的猝死原因。

首先,对所有可能潜在原发性肺冲击伤的儿童伤者用纯氧治疗。

有非对称性吸气减弱和休克征象的伤患,建议立刻进行诊断性胸腔穿刺术来确诊张力性气胸并减压。

冲击伤的原发损伤、二级损伤、三级损伤和其他损伤都可能导致这种危及生命的情况。

急性呼吸窘迫综合征(ARDS)可出现于损伤后 24~48 小时内。

(二)颅脑冲击伤

冲击伤相关的颅脑损伤,可导致蛛网膜下腔及硬膜下出血。幸存者中,严重颅脑损伤通常很容易确定。然而要记住,轻度颅脑损伤也常会发生,并容易被忽视,躯体其他部位的严重损伤可能会分散医疗人员的注意力,忽略了不明显的神经学体征而导致诊断不明确。所以要注意潜在轻度颅脑损伤的不典型症状和体征,如记忆力下降、头痛、晕眩、步态不稳、视力模糊、烦躁不安和意识混乱。

(三)腹部冲击伤

原发性肠道冲击伤较为罕见,而且需要受到极高的空气压力冲击。损伤可能包括肠道淤血、出血、内壁血肿、肠破裂或穿孔。结肠,由于积累较多气体,是最常见损伤部位。肠破裂可能会即刻发生或由于牵拉、缺血以至肠壁薄弱而在数天之后表现。还可出现张力性气腹。其他潜在损伤包括:肠系膜、腹膜后或阴囊出血。

（四）眼冲击伤

爆炸幸存者可有 10% 以上出现眼冲击伤。高速飞射的碎片射穿眼部，可造成穿透伤。对患者的评估包括：视野改变、眼睛疼痛、异物感、视力下降或裂伤等。

注：爆炸幸存者 10% 以上出现眼冲击伤。

（五）耳冲击伤

耳冲击伤易被忽视，鼓膜穿孔是常见的损伤，且 33% 耳创伤为听骨链损伤，内耳感觉神经性听力损伤也有发生。冲击相关的鼓膜穿孔可导致局部感染、耳鸣、暂时性或永久性听力丧失、眩晕。这类伤患需要由耳鼻喉专科医师进一步诊疗。

（六）其他冲击伤

冲击伤相关的其他损伤，包括筋膜间隔综合征、横纹肌溶解症、急性肾衰竭、严重烧伤以及毒素吸入。如果爆炸发生在一个封闭的空间，或伴随着火灾，需要检测血中碳氧血红蛋白和电解质，并评估血酸 / 碱水平。高乳酸血症通常是由于氰化物中毒。

（谈林华）

参 考 文 献

1. Kim KI，Lee WY，Kim HS，et al. Extracorporeal membrane oxygenation in near-drowning patients with cardiac or pulmonary failure. Scand J Trauma Resusc Emerg Med，2014，12（22）：77.

2. Aronovich DM，Ritchie KL，Mesuk JL. Asystolic cardiac arrest from near drowning managed with therapeutic hypothermia. West J Emerg Med，2014，15（4）：369-371.

3. Buggia M，Canham L，Tibbles C，et al. Near drowning and adult respiratory distress syndrome. J Emerg Med，2014，46（6）：821-825.

4. Matsumoto R，Yamada G，Amano A，et al. Hypercalcemic crisis resulting from near drowning in an indoor public bath. Am J Case Rep，2013，19（14）：210-212.

5. Kapur N，Slater A，McEniery J，et al. Therapeutic bronchoscopy in a child with sand aspiration and respiratory failure from near drowning—case report and literature review. Pediatr Pulmonol，2009，44（10）：1043-1047.

6. Lawes R. Near-drowning. Nursing，2009，39（8）：64.

7. Oehmichen M，Hennig R，Meissner C. Near-drowning and clinical laboratory changes. Leg Med（Tokyo），2008，10（1）：1-5.

8. Handley AJ. Drowning. BMJ，2014，16：348.

9. Bartusch O，Finkl M，Jaschinski U. Aspiration syndrome：epidemiology，pathophysiology，and therapy. Anaesthesist，2008，57（5）：519-530.

10. Sheridan RL. Respiratory issues//Burns. A Practical Approach to Immediate Treatment and Long-Term Care. London：Mason Publishing Ltd，2012，1：48-54.

11. DriesDJ，Endorf FW. Inhalationinjury：epidemiology，pathology，treatment strategies. Scand J Trauma Resusc Emerg Med，2013，19（1）：21-31.

12. Huzar TF，George T，Cross JM. Carbon monoxide and cyanide toxicity：etiology，pathophysiology and treatment in inhalation injury. Expert Rev Respir Med，2013，7（2）：159-170.

13. Mizutani A, Enkhbaatar P, Esechie A, et al. Pulmonary changes ina mouse model of combined burnandsmokeinhalation-induced injury. J Appl Physiol, 2008, 105(2):678-684.

14. Woodson LC. Diagnosis and grading of inhalation injury. J Burn Care Res, 2009, 30:143-145.

15. Kim CH, Woo H, Hyun IG, et al. Pulmonary function assessment in the early phase of patients with smoke inhalation injury from fire. J Thorac Dis, 2014, 6(6):617-624.

16. Carr JA, Phillips BD, Bowling WM. The utility of bronchoscopy after inhalation injury complicated by pneumonia in burn patients: results from the national burn repository. J Burn Care Res, 2009, 30:967-974.

17. Endorf FW, Gamelli RL. Inhalation injury, pulmonary perturbations, and fluid resuscitation. J Burn Care Res, 2007, 28(1):80-83.

18. Latenser BA. Critical care of the burn patient: the first 48 hours. Crit CareMed, 2009, 37:2819-2826.

19. Wolthuis EK, Choi G, Dessing MC, et al. Mechanical ventilation with lower tidal volumes and positive end-expiratory pressure prevents pulmonary inflammation in patients without preexisting lung injury. Anesthesiology, 2008, 108(1):46-54.

20. Schuerer DJ, Kolovos NS, Boyd KV, et al. Extracorporeal membrane oxygenation: current clinical practice, coding, and reimbursement. Chest, 2008, 134(1):179-184.

21. Lameire NH, Bagga A, Cruz D, et al. Acute kidney injury: an increasing global concern. Lancet, 2013, 382(9887):170-179.

22. Askenazi D. Evaluation and management of critically ill children with acute kidney injury. Current Opinion Pediatrics, 2011, 23(2):201-207.

23. Hoste EA, Kellum JA. Incidence, classification, and outcomes of acute kidney injury. Contrib Nephrol, 2007, 156(1):32-38.

24. McCullough PA, Shaw AD, Haase M, et al. Diagnosis of acute kidney injury using functional and injury biomarkers: workgroup statements from the tenth Acute Dialysis Quality Initiative Consensus Conference. Contrib Nephrol, 2013, 182(1):13-29.

25. Sutherland SM, Zappitelli M, Alexander SR, et al. Fluid overload and mortality in children receiving continuous renal replacement therapy: the prospective pediatric continuous renal replacement therapy registry. Am J Kidney Dis, 2010, 55(2):316-325.

26. Fortenberry JD, Paden ML, Goldstein SL. Acute kidney injury in children: an update on diagnosis and treatment. Pediatr Clin North Am, 2013, 60(3):669-688.

27. Ashbaugh DG, Bigelow DB, Petty TL, et al. Acute respiratory distress in adults. Lancet, 1967, 2(7511):319-323.

28. Yu WL, Lu ZJ, Wang Y, et al. The epidemiology of acute respiratory distress syndrome in pediatric intensive care units in China. Intens Care Med, 2009, 35(1):136-143.

29. Bernard GR, Artigas A, Brigham KL, et al. The American-European Consensus Conference on ARDS, definitions, mechanisms, relevant outcomes, and clinical trial coordination. Am J Respir Crit Care Med, 1994, 149(3Pt1):818-824.

30. The ARDS Definition Task Force. Acute respiratory distress syndrome, the Berlin definition. JAMA, 2012, 307(23):E1-E8. (online first).

31. Willson DF, Thomas NJ, Markovitz BP, et al. Effect of exogenous surfactant (Calfactant) in pediatric acute lung

injury. JAMA, 2005, 293:470-476.

32. The National Heart, Lung, and Blood Institute Acute Respiratory Distress Syndrome (ARDS) Clinical Trials Network. Efficacy and safety of corticosteroids for persistent acute respiratory distress syndrome. N Engl J Med, 2006, 354:1671-1684.

33. Tang BM, Craig JC, Eslick GD, et al. Use of corticosteroids in acute lung injury and acute respiratory distress syndrome: a systematic review and meta-analysis. Crit Care Med, 2009, 37(5):1594-1603.

34. The Acute Respiratory Distress Syndrome Network. Ventilation with lower tidal volumes as compared with traditional tidal volumes for acute lung injury and the acute respiratory distress syndrome. N Engl J Med, 2000, 342:1301-1306.

35. Dreyfuss D, Soler P, Basset G, et al. High inflation pressure pulmonary edema: respective effects of high airway pressure, high tidal volume, and positive end-expiratory pressure. Am Rev Respir Dis, 1988, 137: 1159-1164.

36. Gattinoni L, Bombino M, Pelosi P, et al. Lung structure and function in different stages of severe adult respiratory distress syndrome. J Am Med Assoc, 1994, 271:1772-1779.

37. Hickling KG, Henderson SJ, Jackson R. Low mortality associated with low volume pressure limited ventilation with permissive hypercapnia in severe adult respiratory distress syndrome. Intensive Care Med, 1990, 16:372-377.

38. Esteban A, Anzueto A, Frutos F, et al. Characteristics and outcomes in adult patients receiving mechanical ventilation: a 28-day international study. JAMA, 2002, 16, 287(3):345-355.

39. Brower RG, Rubenfeld GD. Lung-protective ventilation strategies in acute lung injury. Crit Care Med, 2003, 31: S312-S316.

40. Amato MBP, Barbas CSV, Medeiros DM, et al. Effect of a protective-ventilation strategy on mortality in the acute respiratory distress syndrome. N Engl J Med, 1998, 338:347-354.

41. The ARDS Clinical Trials Network; National Heart, Lung, and Blood Institute; National Institutes of Health. Effects of recruitment maneuvers in patients with acute lung injury and acute respiratory distress syndrome ventilated with high positive end-expiratory pressure. Crit Care Med, 2003, 31(11):2592-2597.

42. Haitsma JJ, Lachmann RA, Lachmann B. Open lung in ARDS. Acta Pharmacol Sin, 2003, 24:1304-1307.

43. Gattinoni L, Caironi P, Pelosi P, et al. What has computed tomography taught us about the acute respiratory distress syndrome? Am J Respir Crit Care Med, 2001, 164:1701-1711.

44. Kantor PF, Lougheed J, Dancea A, et al. Presentation, diagnosis, and medical management of heart failure in children: Canadian Cardiovascular Society guidelines. Can J Cardiol, 2013, 29(12):1535-1552.

45. Rossano JW, Shaddy RE. Update on pharmacological heart failure therapies in children: do adult medications work in children and if not, why not? Circulation, 2014, 129(5):607-612.

46. Madriago E, Silberbach M. Heart failure in infants and children. Pediatr Rev, 2010, 31(1):4-12.

47. Undar A, Wang S. Current devices for pediatric extracorporeal life support and mechanical circulatory support systems in the United States. Biomed Mater Eng, 2013, 23(1-2):57-62.

48. Rossano JW, Shaddy RE. Update on pharmacological heart failure therapies in children: do adult medications work in children and if not, why not? Circulation, 2014, 129(5):607-612.

49. O'Connor MJ, Rossano JW. Ventricular assist devices in children. Curr Opin Cardiol, 2014, 29(1):113-121.

50. Rudan I,Boschi Pinto C,Biloglav Z,et al. Epidemiology and etiology of childhood pneumonia. Bull World Health Organ,2008,86(5):408-416.

51. 袁壮,马沛然,邓力,等. 50年来小儿肺炎诊治策略的变迁. 中国实用儿科杂志,2006,21(12):881-908.

52. 陈爱斌. 婴幼儿重症肺炎死亡高危因素分析. 实用全科医学,2005,3(5):437-439.

53. Cheong HF,Ger LP. Clinical application of the rapid pneumococcal urinary antigen test in the treatment of severe pneumonia in children. J Microbiol Immunol Infect,2008,41(1)41-47:

54. Heffelfinger JD,Davis TE,Gebrian B,et al. Evaluation of children with recurrent pneumonia diagnosed by World Health Organization Criteria. Pediatr Infect Dis J,2002,21(2):108-112.

55. British Thoracic Society of Standards of Care Committee. BTS guidelines for the community acquired pneumonia in childhood. Thorax,2002,57(supp1):S1-S24.

56. 中华医学会儿科学分会呼吸学组,《中华儿科杂志》编辑委员会. 儿童社区获得性肺炎管理指南(试行)(上). 中华儿科杂志,2007,45:83-90.

57. 吴梓梁. 小儿内科学. 郑州:郑州大学出版社,2003.

58. 耿荣,陈贤楠. 婴幼儿重症肺炎临床过程分析和治疗. 实用儿科临床杂志,2005,20(10):763.

59. 胡皓夫. 重症肺炎的诊断与治疗. 实用儿科临床杂志,2008,3(6):408-410.

60. MaraisBJ,Donald PR,Gie RP,et al. Diversity of disease manifestations in childhood pulmonary tuberculosis. Ann Trop Paed,2005,25(2):79-86.

61. Rojas MX,Granados C. Oral antibiotics versus parenteral antibiotics for severe pneumonia in children. Cochrane Database Syst Rev,2006,19(2):CD004979.

62. Confalonieri M,Trevisan R. Prolonged infusion of hydrocortisone in patients with severe community acquired pneumonia. Recenti Prog Med,2006,97(1):32-36.

63. Salluh JI,Povoa P,Soares M. The role of corticosteroids in severe community acquired pneumonia:a systematic review. Crit Care,2008,12(3):R76.

64. Schonfeld D,Bressan S,Da Dalt L,et al. Pediatric Emergency Care Applied Research Network head injury clinical prediction rules are reliable in practice. Arch Dis Child,2014,99(5):427-431.

65. Wing R,James C. Pediatric head injury and concussion. Emerg Med Clin North Am,2013,31(3):653-675.

66. Greer DM,Curiale GG. End-of-life and brain death in acute coma and disorders of consciousness. Semin Neurol,2013,33(2):157-166.

67. Koenig MA,Kaplan PW. Clinical neurophysiology in acute coma and disorders of consciousness. Semin Neurol,2013,33(2):121-132.

68. Ardolino A,Sleat G,Willett K. Outcome measurements in major trauma—results of a consensus meeting. Injury,2012,43(10):1662-1666.

69. Bouwes A,Binnekade JM,Kuiper MA,et al. Prognosis of coma after therapeutic hypothermia:a prospective cohort study. Ann Neurol,2012,71(2):206-212.

70. Gwer S,Chacha C,Newton CR,et al. Childhood acute non-traumatic coma:aetiology and challenges in management in resource-poor countries of Africa and Asia. Paediatr Int Child Health,2013,33(3):129-138.

71. Emeriaud G,Pettersen G,Ozanne B. Pediatric traumatic brain injury:an update. Curr Opin Anaesthesiol,2011,24(3):307-313.

72. Kemp AM,Jones S,Lawson Z,et al. Patterns of burns and scalds in children. Arch Dis Child,2014,99(4):316-321.

73. Gee Kee E,Kimble RM,Cuttle L,et al. Comparison of three different dressings for partial thickness burns in children:study protocol for a randomised controlled tria. Trials,2013,14:403.

74. Shakirov BM. Treatment of sandal burns of the feet in children in a moist environmen. Burns,2014,40(3):520-524.

75. Porter C,Cotter M,Diaz EC,et al. Amino acid infusion fails to stimulate skeletal muscle protein synthesis up to 1 year after injury inchildren with severe burns. J Trauma Acute Care Surg,2013,74(6):1480-1485.

76. Simons M,Ziviani J,Thorley M,et al. Exploring reliability of scar rating scales using photographs of burns from children aged up to 15 years. J Burn Care Res,2013,34(4):427-438.

77. Porro LJ,Al-Mousawi AM,Williams F,et al. Effects of propranolol and exercise training in children with severe burns. J Pediatr,2013,162(4):799-803.

78. Palmieri TL,Nelson-Mooney K,Kagan RJ,et al. Impact of hand burns on health-related quality of life in children younger than 5 years. J Trauma Acute Care Surg,2012,73(3 Suppl 2):S197-204.

79. de Jong AE,Tuinebreijer WE,Bremer M,et al. Construct validity of two pain behaviour observation measurement instruments for young childrenwith burns by Rasch analysis. Pain,2012,153(11):2260-2266.

80. Ostlie DJ,Juang D,Aguayo P,et al. Topical silver sulfadiazine vs collagenase ointment for the treatment of partial thickness burns inchildren:a prospective randomized trial. J Pediatr Surg,2012,47(6):1204-1207.

81. Stubbs TK,James LE,Daugherty MB,et al. Psychosocial impact of childhood face burns:a multicenter, prospective,longitudinal study of 390 children and adolescents. Burns,2011,37(3):387-394.

82. Miller K,Rodger S,Kipping B,et al. A novel technology approach to pain management in children with burns:A prospective randomized controlled trial. Burns,2011,37(3):395-405.

83. Khorasani EN,Mansouri F. Effect of early enteral nutrition on morbidity and mortality in children with burns. Burns,2010,36(7):1067-1071.

84. Poiner ZM,Kerr MD,Wallis BA,et al. Straight to the emergency department:burns in children caused by hair-straightening devices. Med J Aust,2009,191(9):516-517.

85. Mott J,Bucolo S,Cuttle L,et al. The efficacy of an augmented virtual reality system to alleviate pain in children undergoing burnsdressing changes:a randomised controlled trial. Burns,2008,34(6):803-808.

86. Handford C,Buxton P,Russell K,et al. Frostbite:a practical approach to hospital management. Extrem Physiol Med,2014,3:7.

87. Yanagisawa H. Hypothermia,chilblain and frostbite. Nihon Rinsho,2013,71(6):1074-1078.

88. Zafren K. Frostbite:prevention and initial management. High Alt Med Biol,2013,14(1):9-12.

89. Kiss TL. Critical care for frostbite. Crit Care Nurs Clin North Am,2012,24(4):581-591.

90. Berendsen RR,Kolfschoten NE,de Jong VM,et al. Treating frostbite injuries. Ned Tijdschr Geneeskd,2012, 156(25):A4702.

91. Grieve AW,Davis P,Dhillon S,et al. A clinical review of the management of frostbite. J R Army Med Corps, 2011,157(1):73-78.

92. Hallam MJ,Cubison T,Dheansa B,et al. Managing frostbite. BMJ,2010,341:c5864.

93. Imray C,Grieve A,Dhillon S. Cold damage to the extremities:frostbite and non-freezing cold injuries. Postgrad

Med J,2009,85(1007):481-488.

94. Varnado M. Frostbite. J Wound Ostomy Continence Nurs,2008,35(3):341-346.

95. Roche-Nagle G,Murphy D,Collins A,et al. Frostbite:management options. Eur J Emerg Med,2008,15(3): 173-175.

96. Li L,Liu ZF,Gu ZT,et al. Research progress in the pathogenesis of central nervous system on severe heat stroke. Zhonghua Wei Zhong Bing Ji Jiu Yi Xue,2013,25(9):570-572.

97. Heled Y,Fleischmann C,Epstein Y. Cytokines and their role in hyperthermia and heat stroke. J Basic Clin Physiol Pharmacol,2013,24(2):85-96.

98. Xiao GZ,Su L. Heat stroke induced intestinal mucosal mechanical barrier dysfunction. Zhongguo Wei Zhong Bing Ji Jiu Yi Xue,2012,24(9):568-570.

99. Martinez GS,Imai C,Masumo K. Local heat stroke prevention plans in Japan:characteristics and elements for public health adaptation to climate change. Int J Environ Res Public Health,2011,8(12):4563-4581.

100. Epstein Y,Roberts WO. The pathopysiology of heat stroke:an integrative view of the final common pathway. Scand J Med Sci Sports,2011,21(6):742-748.

101. Mattis JG,Yates AM. Heat stroke:helping patients keep their cool. Nurse Pract,2011,36(5):48-52.

102. Leon LR,Helwig BG. Heat stroke:role of the systemic inflammatory response. J Appl Physiol(1985),2010,09 (6):1980-1988.

103. Belshaw C. Preventing heat stroke in Australian communities. Aust Nurs J,2009,16(7):28-31.

104. Genthon A,Wilcox SR. Crush syndrome:a case report and review of the literature. J Emerg Med,2014,46(2): 313-319.

105. Molinari WJ 3rd,Elfar JC. The double crush syndrome. J Hand Surg Am,2013,38(4):799-801.

106. Wang Y,Xu F. Progresses in treatment of the crush syndrome after injuries caused by earthquake. Zhonghua Er Ke Za Zhi,2009,47(5):352-354.

107. Edwards MJ,Lustik M,Eichelberger MR,et al. Blast injury in children:an analysis from Afghanistan and Iraq, 2002-2010. J Trauma Acute Care Surg,2012,73(5):1278-1283.

108. 王建祯,凌锋,吉训明,等. 外伤性脑静脉窦血栓形成. 中华神经医学杂志,2007,6(2):168-170.

109. 郝继恒. 外伤性脑梗塞的研究进展. 国际神经病学神经外科学杂志,2006,33(4):357-360.

110. 陈彦飞,徐垠,李常伟,等. 外伤后亚急性期脑出血临床分析. 中国实用神经疾病杂志,2008,11(7):92-95.

111. 王新德. 神经系统血管性疾病. 北京:人民军医出版社,2001.

112. Dellinger RP,Levy MM,Rhodes A,et al. The Surviving Sepsis Campaign Guidelines Committee including the Pediatric Subgroup. Surviving Sepsis Campaign:International Guidelines for Management of Severe Sepsis and Septic Shock:2012. Crit Care Med,2013,41(2):580-637.

113. Goldstein B,Giroir B,Randolph A,et al. International Consensus Conference on Pediatric Sepsis:International pediatric sepsis consensus conference:definitions for sepsis and organ dysfunction in pediatrics. Pediatr Crit Care Med,2005,6(1):2-8.

114. Russell NE,Pachorek RE. Clindamycin in the treatment of streptococcal and staphylococcal toxic shock syndromes. Ann Pharmacother,2000,34(7/8):936-939.

115. Ngo NT,Cao XT,Kneen R,et al. Acute management of dengue shock syndrome:A randomized double—blind

comparison of intravenous fluid regimens in the first hour. Clin Infect Dis, 2001, 32 (2): 204-213.

116. Willis BA, Dung NM, Ha TL, et al. Comparison of three fluid solutions for resuscitation in dengue shock syndrome. N Engl J Med, 2005, 353 (9): 877-889.

117. Dung NM, Day NP, Tam DT, et al. Fluid replacement in dengue shock syndrome: a randomized, double—blind comparison of four intravenous-fluid regimens. Clin Infect Dis, 1999, 29 (4): 787-794.

118. Buoy R, Habibi P, Nadel S, et al. Meningococcal Research Group: reduction in case fatality rate from meningococcal disease associated with improved healthcare delivery. Arch Dis Child, 2001, 85 (5): 386-390.

119. Maat M, Buysse CM, Emonts M, et al. Improved survival of children with sepsis and purpura: effects of age, gender, and era. Crit Care, 2007, 11 (5): R112.

120. de Oliveira CF, de Oliveira DS, Gottschald AF, et al. ACCM/PALS hemodynamic support guidelines for pediatric septic shock: an outcomes comparison with and without monitoring central venous oxygen saturation. Intensive Care Med, 2008, 34 (6): 1065-1075.

121. Cruz AT, Perry AM, Williams EA, et al. Implementation of goal directed therapy for children with suspected sepsis in the emergency department. Pediatrics, 2011, 127 (3): 758-766.

122. Maidand K, Kiguli S, Opoka RO, et al. Mortality after fluid bolus in African children with severe infection. N Engl J Med, 2011, 364 (26): 2483-2495.

123. Ninis N, Phillips C, Bailey L, et al. The role of healthcare delivery. in the outcome of meningococcal disease in children: case-control study of fatal and non-fatal cases. BMJ, 2005, 330 (7506): 1475.

124. Choong K, Bohn D, Fraser DD, et al. Vasopressin in pediatric vasodilatory shock: a multieenter randomized controlled trial. Am J Respir Crit Care Med, 2009, 180 (7): 632-639.

125. Rodrlguez—Nfifiez A, Oulego—EiTo'z I, Gil—Ant6n J, et al. Continuous terlipressin infusion as rescue treatment in a ease series of children with refractory septic shock. Ann Pharmacother, 2010, 44 (10): 1545-1553.

126. Relli A, Donati A, Ertmer C, et al. Levosimendan for resuscitating the microcirculation in patients with septic shock: a randomized controlled study. Crit Care, 2010, 14 (6): R232.

127. Harris E, Schulzke SM, Patole SK. Pentoxifylline in preterm neonates: a systematic review. Paediatr Drugs, 2010, 12 (5): 301-311.

128. Domico MB, Ridout DA, Bronicki R, et al. The impact of mechanical ventilation time before initiation of extracorporeal life support on survival in pediatric respiratory failure: a review of the Extracorporeal Life Support Registry. Pediatr Crit Care Med, 2012, 13 (1): 16-21.

129. Lacmix J, H6bert PC, Hutchison JS, et al. TRIPICU Investigators; Canadian Critical Care Trials Group; Pediatric Acute Lung Injury and Sepsis Investigators Network: Transfusion strategies for patients in pediatric intensive care units. N Eengl J Med, 2007, 356 (16): 1609-1619.

130. Faustino EV, Apkon M. Persistent hyperglycemia in critically ill children. J Pediatr, 2005, 146 (1): 30-34.

131. Branco RG, Garcia PC, Piva JP, et al. Glucose level and risk of mortality in pediatric septic shock. Pediatr Crit Care Med, 2005, 6 (4): 470-472.

132. Vlasselaers D, Milants I, Desmet L, et al. Intensive insulin therapy for patients in pediatric intensive care: A prospective, randomized controlled study. Lancet, 2009, 373 (9663): 547-556.

133. Ninis N, Phillips C, Bailey L, et al. The role of healthcare delivery in the outcome of meningococcal disease in children: case-control study of fatal and non-fatal cases. BMJ, 2005, 330 (7506): 1475.

134. Foland JA, Fortenberry JD, Warshaw BL, et al. Fluid overload before continuous hemofiltration and survival in critically ill children: A retrospective analysis. Crit Care Med, 2004, 32 (8): 1771-1776.

第六章　儿童意外伤害

第一节　儿童意外伤害总论

一、儿童意外伤害的概论

1. 儿童意外伤害的定义　意外伤害是突然发生的事件对人体所造成的损伤,包括各种物理、化学和生物因素。

2. 儿童意外伤害的国际分类　儿童意外伤害包括交通伤、跌落、烧烫伤、锐器伤、碰击伤、砸伤、挤压伤、爆炸伤、咬伤、触电、中毒、异物伤、环境因素引起的伤害、溺水等 14 种意外伤害。

3. 研究儿童意外伤害的意义　儿童是发生意外伤害的高危人群,意外死亡是儿童死亡的第一原因。因伤害所造成的永久性残疾使许多儿童终生丧失某种能力,对其身心发展造成巨大的负面影响,给家庭、社会带来巨大的损失,因此,儿童意外伤害是一个重要的全球性公共卫生问题。

二、儿童意外伤害的种类

1. 致死性伤害　是指伤害事件导致的死亡,是儿童总死亡的第一位原因,我国调查显示死因顺位前两位为溺水和道路交通伤害。伤害导致的死亡仅是"冰山一角",伤害对儿童的影响呈"金字塔"样,死亡位于塔尖,中间为因伤住院数字,最低层为受到意外伤害而没有就医的数字。

2. 非致死性伤害　是指伤害造成了就医或误学 1 天及以上(学龄前儿童,影响日常生活如吃饭、穿衣、洗澡、上厕所或移动物体 1 天及以上)。非致死性伤害的原因和儿童致死性伤害的原因有所区别,绝大多数国家非致死性伤害的首要原因是跌落伤,其他重要原因有动物咬伤与道路交通伤害等。伤害残疾是指由于伤害导致人体解剖结构及功能异常和(或)丧失,从而导致部分或全部丧失正常人的生活、工作或学习能力和社会职能。儿童伤害致残原因构成前两位为跌落伤和道路交通伤害。

三、儿童意外伤害的危险因素

由美国著名的心理学家 Bronfenbrenner 创建的生态学理论(Ecological Theory)从微观系统、中间系统、外层系统、宏观系统、时间系统等角度阐述了影响儿童发展的因素,也为儿童意外伤害的危险因素分析提供了可借鉴的理论框架。

（一）个体因素

儿童的年龄、性别、对意外伤害的认知程度、性格特征和行为特征等受到学界关注。

1. 年龄 0~6岁儿童,智能发育迅速,活动范围渐广,接触社会事物渐多,然而对危险的识别和自我保护能力却有限,极易发生吸入性窒息、中毒、烫伤、跌落伤等意外;7~14岁儿童在生理上很快成熟接近成人,与心理、行为和社会学方面的发育成熟不一致,表现为叛逆、独立、冒险,但又缺乏生活经验等一系列心理与行为问题,极易发生交通事故、高处跌落伤、溺水及暴力伤害。

2. 性别 几乎所有关于儿童意外伤害性别差异的研究都认为男童更易发生意外伤害(烫伤例外)。爱尔兰男女性别构成分别为66.1%和33.9%,美国儿童非致命损伤男女比例为1.53∶1,中国澳门地区儿童意外伤害男女比例为2.44∶1,我国中小学生男女比例为(2.05~3.34)∶1。可能与男孩生性好动、活动频率高、范围广、喜爱尝试新鲜事物有关。

3. 心理特征 儿童的心理冲突、情绪压抑、行为偏离、攻击性行为等心理行为因素在意外伤害发生起一定作用。单因素和多因素分析均表明,外向型性格的儿童易发生伤害。攻击性行为和危险行为发生的程度和频率越高,意外伤害的发生率也越高。研究发现,患多动症的小儿易发生碰撞伤、误食中毒等意外伤害。

（二）作用物因素

1. 种类 引起意外中毒的物品常见的有药品、消毒剂、杀虫剂、灭鼠剂等有毒物质。

2. 性状 气体如一氧化碳泄漏所致中毒、吸入性麻醉意外等;液体如液态的酸碱、农药、药品等所致伤害;固体如玻璃、石块、金属及非金属锐器所致碰撞穿刺、切割伤;冰雪所致冻伤;高温物体所致烧灼伤等。

3. 安全性能 易燃易爆物品、有毒物品、化学品、药品等在生产、包装、运输、存放、使用等环境的不安全因素易导致意外的伤害。游乐器材、运动器材、交通运输车船、家用电器等缺少定期保养维护和安全检查,甚至为不合格产品,都易致意外伤害。

4. 能量释放形式 高楼坠落、高速行驶的车辆、高能量爆炸物所致的伤害常较严重,但坠落伤的轻重与坠落高度、有无空中碍物阻挡、身体着地部位及小儿的年龄和体重有关。

（三）微观系统

微观系统是成长中的儿童直接接触着的和产生着体验的环境。家庭、学校、同伴、网络(包括媒体)都处在个体发展的微观系统中。

1. 家庭环境 如父母的社会经济地位、学历、年龄、安全知识、养育态度等,是儿童意外伤害相关的重要因素。研究表明,社会经济地位较低的家庭,其子女的伤害发生率较高。父母学历越低,儿童的伤害发生率越高。

2. 托幼及学校环境 教师的安全意识及态度、安全知识水平、伤害预防行为实践程度等皆是儿童意外伤害相关因素。儿童在上述环境内发生的意外伤害,与教师的意外伤害认知程度及教师的伤害预防行为实践程度密切相关。

（四）中间系统

中间系统指两个或多个微观系统环境之间,如父母工作单位、家庭所处的邻里社区、学校管理部门等的相互联系和彼此作用,即它是由微观系统环境所组成的系统。

1. 儿童安全教育 儿童由于年龄小,对周围事物缺乏正确认识,缺乏生活经验,安全观念淡薄,加上运动系统发育不完善,平衡功能差,很容易发生意外伤害。预防儿童意外伤害,关键在于对儿童实施安全教育。

2. 幼儿教师及家长安全教育　国内研究指出,大部分幼儿教师对"幼儿园游戏设施及玩具管理相关知识"、"儿童意外伤害危险因素相关知识"、"灾害应急相关知识"的掌握程度普遍较低,而多数教师和家长对幼儿园及家庭环境的管理、幼儿常见意外伤害事故原因及应急方法等方面的教育需求较高。

(五) 外层系统

外层系统是指个体并未直接参与其中,但却对其成长产生着影响的环境以及与此环境的联系和相互作用。

1. 自然环境　以江西省调查为例,儿童伤害的类型与儿童成长的各阶段和环境密切相关。1~4岁儿童溺水多发生在住所附近小型的水源或家中蓄水池内,大多是在看护人未留意时发生。学龄儿童溺水多发生在离住所较远的大型水源,常在与年龄相仿的儿童结伴戏水时突然发生。

2. 学校及托幼环境　国内外研究表明,幼儿园的教室、卫生间、室内外游戏室的安全管理,游戏装备(如秋千、滑梯等)的定期检验,儿童接送车辆的管理,幼儿园附近道路及路标、路灯、标识牌的管理等是儿童意外伤害相关的重要因素。此外,诸如溺亡、迷路、煤烟中毒等事故,农村幼儿的发生率高于城市幼儿;而交通事故、跌伤、坠落伤、宠物咬伤等伤害的发生率城市幼儿高于农村幼儿。

3. 家庭环境　大约50%的伤害发生在家庭及其附近。潍坊市2005~2006学年22 384名6~17岁儿童调查结果显示,男性、大龄、居于闹市、离校距离较远、业余活动运动量大的儿童容易发生伤害。家庭内发生的伤害事故主要是阳台、窗台的跌落伤,家电使用不当而引起的触电事故、热水烫伤、宠物咬伤、锐器刺伤等。

(六) 宏观系统

宏观系统是指个体所处的整个社会的组织机构和文化、亚文化的背景,它涵盖了前述的微观系统、中间系统和外层系统,并对它们发生作用、施加影响。

儿童安全相关的法律法规是儿童免遭伤害的强有力的保障。1991年12月29日第七届全国人民代表大会常务委员会决定批准中国加入《儿童权利公约》,这也体现了中国重视儿童权利事业发展和我们应尽的国际义务。我国与学龄儿童安全相关的法规有《幼儿园管理条例》、《学校卫生条例》、《中华人民共和国未成年人保护法》、《中华人民共和国预防未成年人犯罪法》、《中国儿童发展纲要(2001-2010年)》等。这些相关的法规为我国学龄前儿童意外伤害的预防提供了有力的法律保障,但与国外相比,仍需要补充和完善。

四、儿童意外伤害的防治策略

(一) 重在预防

以美国Haddon伤害模型为理论框架,该模型认为,伤害发生是因为宿主、媒介物和环境三者间相互作用的结果。预防关键是针对宿主、媒介物和环境3种因素展开有针对性的预防和干预。

根据预防范围可分为国际、社区、家庭监护人以及儿童自身的干预。国际干预与社区干预主要是颁布各种有关法律,如规定婴儿床制造商必须减少床档间距,防止婴儿卡住头部等。虽然可以通过颁布法律强制实施某些行为准则,但是依靠法律强制执行所有的行为显然是不可行的。作为预防意外伤害的有效途径,教育和行为训练变得日益重要,家庭监护人及儿童均为教育和行为训练的对象。这需要政府、学校、家庭、教师、学生各个层面通力协作,如我国可通过政府或意外伤害预防控制中心对儿童意外伤害立法,建立完善的意外伤害监测机制,通过教育部门将儿童意外伤害编入教材,与学校、教师、社区、家长、儿童用品生产商、家庭安全设备生产商协作制订出一套符合中国国情的意外伤害预防措施,将我国儿童意外伤害发生率降到最低。

根据预防内容可分为教育干预、技术干预、强制干预和经济干预,即所谓的儿童意外伤害的"4E"干预措施。教育干预是指通过健康教育增强人们对伤害危险的认识,改变不良行为。教育干预需要与技术干预、强制干预和经济干预结合,才能真正降低意外伤害的发生。技术干预是指通过对环境和产品的设计和革新,使伤害风险减少或无风险。强制干预是指国家通过法律和法规对增加伤害危险的行为进行干预。经济干预的目的在于用经济(鼓励或惩罚)手段影响人们的行为。如对儿童意外伤害防治上作出色的社区和家庭应给予适当奖励。国外也有许多保险公司对住宅以低价安装自动烟雾报警器和喷水系统防止火灾。

(二)儿童意外伤害救治策略

技术的飞速发展无疑为降低致死率与致残率作出了巨大贡献。气道异物是 5 岁以下儿童尤其是婴幼儿常见的意外伤害和急诊,支气管镜检查是确诊与异物取出的最可靠方法。在严重创伤救治研究中,交通事故中因冲撞车厢侧面所致的儿童伤害称为侧面冲撞综合征,现在发现侧面冲撞儿童更易受伤,主要在头部、胸部和颈髓,该结论有益于帮助正确诊断和制定保护性策略。对于脑外伤的住院患儿,通常由于跌倒、坠落或非偶然损伤所致。5 岁以下脑外伤儿童 60% 系跌倒所致;10~15 岁年龄组的最常见原因为交通事故。头颅损伤可致创伤后颅腔积气形成脑疝,需要引起高度注意。而腹部外伤导致肠穿孔的儿童由于诊断延迟可使气道病情加重。分析导致病情加重的潜在危险因素发现,与体克、外伤、相关器官受伤及术后并发症并无关联,而与延迟诊断 8 小时或损伤严重度评分(ISS)大于 15 分及感染并发症密切相关。溺水儿童的心肺复苏术在先进的监护设施保证下成功率明显提高。其他如肢体关节损伤、烧烫伤、钝性颈动脉损伤以及各种家庭意外损伤的救治水平也在显著提高。

五、呼唤儿童意外伤害监测系统的建立

1. 目前的状况 我国尚未建立全国儿童伤害监测系统。虽然通过全国死因登记系统、疾病监测系统、死亡病例报告系统,以及医院为基础的伤害监测系统、公安交管、保险或学校等部门的资料可以初步了解伤害的基本情况,但这些资料对伤害描述的信息有限,且准确性也需要加强。同时各部间的信息交流较少,影响了伤害控制的研究及针对性措施的制定和实施。

2. 完善监测系统的必要性 通过建立完善的监测系统,能够获得伤害性质和范围的可靠数据,全面描述伤害的概况和变化趋势,有利于卫生决策者制定卫生计划,合理配置卫生资源,实施正确的干预措施,还可以评价干预的结果,从而确定干预措施的有效性。

意外伤害是导致儿童死亡和残疾的主要原因,当前意外伤害检查的统计明确说明我们当前干预策略的失败。除非有确定的措施开始一项全面的国家意外伤害干预计划,否则,意

外伤害对儿童的影响将继续存在。

（许　煊　封志纯）

第二节　儿 童 触 电

一、儿童触电概念

触电又称电击伤（electrical），通常是指人体直接触及电源或高压电经过空气或其他导电介质传递，电流通过人体时引起的组织损伤和功能障碍，重者发生心搏和呼吸骤停。超过1000V（伏）的高压电还可引起灼伤。闪电损伤（雷击）属于高压电损伤范畴。由于各种家用电器、电动玩具的广泛使用，儿童电击伤屡见不鲜。国内外儿童意外伤害的流行病学调查显示，儿童电击伤是儿童意外伤中较为常见原因之一，对儿童危害严重。

二、儿童电击伤的原因

1. **儿童个人因素**　儿童对外界事物好奇、新鲜，缺乏危险意识是儿童的特性，常常用手、脚、身体和物体去探索未知的一切。表现为在家里、幼儿园、学校或其他场所用手指或通过钥匙、发卡等含金属之类的东西塞进电源插座，或者用手玩弄绝缘层已被损坏的裸露电线、电灯开关、灯头、电视机、洗衣机、电动玩具、游戏机，用嘴巴咬带电物体，在野外玩耍触碰电线等带电物体。

2. **家用电器的普及**　大多数儿童触电是在家里发生的，原因是由于家用电器的普及，后者在给人们的生活带来了便利的同时，但也给儿童带来不少安全隐患，不少孩子喜欢用手玩弄各种家用电器、电动玩具、游戏机等，特别是用湿手触摸电源等。暴露在浴盆中的电流或电器也是引起意外触电的现象。现在好多家庭均安装电热水器，孩子在浴室里洗漱或洗澡的时候触电会加重损害，因此，孩子在洗澡前预先加热水，洗澡时应该关闭开关，这样就不会发生触电的危险。

3. **意外情况**　在农村，常见农用电动工具和临时照明用的电线外皮脱落，孩子在玩耍时手或脚触及后引起触电。儿童在靠近电线处放风筝，风筝线不慎绕在电线上，或儿童爬在电线杆上玩弄电线，这些都会引起触电。

4. **高压电伤**　儿童高压伤大部分由于高压电线引起，此类损伤在9~15岁于室外活动的孩子当中更加常见，尤其是爬树的时候更容易发生。高压伤病人平均年龄11.3岁，男孩明显多于女孩，男女比17：1。

5. **闪电伤**　在雷雨时，躲在树林里或高大的建筑物下，或在野外行走，很容易遭雷击而发生触电。闪电伤是较严重的电击伤，容易造成严重心律失常、深部组织坏死和肌红蛋白尿，可以引起致命的心搏骤停，死亡率极高。

三、电击伤对肌体的危害

1. **影响电击伤对人体损伤的因素**　人体作为导电体，在接触电流时，即成为电路中的一部分。对人体损伤的轻重与电压高低、电流强弱、电流性质（直流或交流）、频率高低、通电时间、接触部位、电流方向和所在环境的气象条件等均有密切关系,其中与电压高低的关系更大。电压 40V 即有组织损伤的危险,220V 可引起心室纤维颤动,1000V 可使呼吸中枢麻痹。电流能使肌肉细胞膜去极化,10~20mA(毫安培)可使肌肉收缩,50~60mA 能引起心室纤维颤动。交流电能使肌肉持续抽搐,能被电源"牵住",使触电者不能挣脱电源。低频交流电的危害比高频大,尤其每秒钟频率在 50~60Hz(赫兹)时,易诱发心室纤维颤动。因此交流电的危害比直流电更大。按照经典的说法,交流电比直流电更加危险。直流电只在电流的起始和终末引起肌肉痉挛,但是交流电的每一个周期都会引起肌肉舒缩。因此,低压直流电没有交流电危险。

2. **不同组织对电击伤的反应因电阻不同而不同**　皮肤的电阻可根据其湿度、洁净度、厚度而发生剧烈的变化。干燥皮肤的电阻为 50 000~1 000 000Ω(欧姆),湿润皮肤的电阻降至 1000~5000Ω,破损皮肤的电阻仅 300~500Ω。各组织的电阻由小增大依次为:血管、淋巴管;肌腱、肌肉、神经;脂肪、皮肤;骨骼、手掌、足跟、头皮等致密组织。组织电阻越大,电流通过越小,例如骨组织电阻最大,因此产热最多。电流在体内一般沿电阻小的组织前行。电流方向通过重要器官,预后严重,通过脑干引起呼吸停止;通过心脏引起心室纤维颤动和停搏。通电时间长短与损伤程度相关,通电 <25 毫秒,一般不致造成电击伤。在用导管作心电图记录、安装起搏器时,电流不通过高电阻的皮肤,而通过低电阻的导线或导电液体直达心脏,有机会造成微电击的可能性。

电流能量可以转变为热量,使局部组织温度升高,引起灼伤。人体肌肉、脂肪和肌腱等深部软组织的电阻较皮肤和骨骼为小,极易被电热灼伤,还可引起小营养血管损伤、血栓形成,引起组织缺血、局部水肿,加重血管压迫,使远端组织严重缺血、坏死。高压电可使局部组织温度高达 2000~4000℃。闪电为一种直流电,电压为 3 百万~200 百万 V;电流为 2000~3000A。因此,闪电瞬间温度极高,迅速将组织烧成"炭化"。

四、各种电击伤的症状

1. **一般电击伤**　当人体接触电流时,轻者立刻出现惊慌、呆滞、面色苍白,接触部位肌肉收缩,且有头晕、心动过速和全身乏力。重者出现昏迷、持续抽搐、心室纤维颤动、心搏和呼吸停止。有些严重电击患者当时症状虽不重,但在一小时后可突然恶化。有些患者触电后,心搏和呼吸极其微弱,甚至暂时停止,处于"假死状态",因此要认真鉴别,不可轻易放弃对触电患者的抢救。

2. **电热灼伤**　电流在皮肤入口处灼伤程度比出口处重。灼伤皮肤呈灰黄色焦皮,中心部位低陷,周围无肿、痛等炎症反应。但电流通路上软组织的灼伤常较为严重。肢体软组织大块被电灼伤后,其远端组织常出现缺血和坏死,血浆肌球蛋白增高和红细胞膜损伤引起血浆游离血红蛋白增高,均可引起急性肾小管坏死性肾病(图 6-1)。

3. **闪电损伤**　当人被闪电击中,心搏和呼吸常立即停止,伴有心肌损害。皮肤血管收缩呈网状图案是闪电损伤的特征,可以引起皮肤严重烧伤,组织坏死,出现肌红蛋白尿,发生急性肾小管坏死

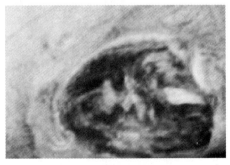

图 6-1　电热灼伤特点

性肾病儿率高。

4. 电击伤的并发症和后遗症　大量组织的损伤和溶血可引起高钾血症。肌肉强烈收缩和抽搐可使四肢关节脱位和骨折,脊柱旁肌肉强烈收缩甚至引起脊柱压缩性骨折。神经系统后遗症有失明、耳聋、周围神经病变、上升性或横断性脊髓病变和侧索硬化症,亦可发生肢体单瘫或偏瘫。肢体灼伤引起远端供血不足和发生组织坏死。少数受高压电损伤患者可发生胃肠道功能紊乱、肠穿孔、胆囊局部坏死、胰腺灶性坏死、肝脏损害伴有凝血机制障碍、白内障和性格改变。

五、电击伤的辅助检查

1. 心电图检查及心电监测　电击伤对于心脏的损害较常见,主要造成心律失常,严重者引起心室纤维颤动和停搏,是造成儿童死亡的主要原因。对于重症患儿需要住院接受心电监测,必要时需要现场电除颤。对于轻微的心律失常不需要特别的治疗。

2. 肌酸磷酸激酶(creatine phosphokinase,CPK)检测　发生电击伤后,由于广泛的组织损伤(尤其是深部肌肉损伤),会出现血 CPK 值升高,并可以作为发现深部肌肉损伤的一个指标。此外,CPK 值还可以作为诊断心肌损伤的可靠指标,如果 CPK 的心肌同工酶(CPK-MB)占总 CPK 值的比例超过 5% 提示存在心肌损伤。文献报道 88 例患儿(69%)进行了血 CPK 值的测定,其中 16(18%) 人 CPK 异常(9 人为高压线损伤,4 人口腔损伤,1 人电击出口伤,1 人家用电器伤,1 人闪电伤);6 人低压电伤的血 CPK 值升高,但升高值达不到接受清创术、切除受损组织、移植术或是其他手术治疗的水平。此外,CPK 值升高与心电图异常之间没有什么联系。高压电损伤的 9 例患儿 CPK 值均升高,8 人需要进行手术治疗,4 人并发心电图异常。

3. 尿肌红蛋白(myoglobulinuria)检测　尿中出现肌红蛋白是重症电击伤的症状,特别是高压电及雷击闪电伤。因为伤肢体软组织大块被电灼伤,远端组织出现缺血和坏死,血浆肌红蛋白增高和红细胞膜损伤引起血浆游离血红蛋白增高,引起急性肾小管坏死性肾病。检测尿肌红蛋白升高。低压电伤患儿,尿中肌红蛋白阴性。

4. 多普勒超声检查　电击伤(尤其是高压伤)比同等面积大小的烧伤更加危险,因为电击伤有电损伤引起的相关并发症,包括心脏、肾脏或深部组织损伤。应该通过大血管的多普勒超声测定肢体筋膜室压力,及时发现深部组织受损情况。

六、电击伤的急救及早期处理

1. 关闭电源　如触电发生在家中,可迅速采取拔去电源插座、关闭电源开关、拉开电源总闸刀的办法切断电流。

2. 斩断电路　如果在野外郊游、施工工地等场所玩耍时,碰触被刮断在地的电线而触电,可用木柄干燥的大刀、斧头、铁锹等斩断电线,中断电流。

3. 挑开电线　如果患儿的躯体因触及下垂的电线被击倒,电线与躯体连接下很紧密,附近又无法找到电源开关,父母或救助者可站在干燥的木板或塑料等绝缘物上,用干燥的木棒、扁担、竹竿、手杖等绝缘物将接触患儿身体的电线挑开。手头一时没有适用的东西,应尽可能用多些干布或干报纸把手包起来,抓住孩子的衣服。注意:不要触及患儿皮肤。

4. 拉开患儿　患儿的手部如果与电线连接紧密,无法挑开,可用大的干燥木棒将患儿拨离触电处。如果不能关掉总电源,就站在绝缘的物体上,如一堆干报纸,用不易导电的木棒等挪开电线或移开孩子。

5. 脱离电源后 检查孩子神志是否清醒。如果患儿脱离电源后神志不清,应立即进行下一步的抢救。松解上衣领和衣服,使其呈仰卧位,头向后仰,清除口腔中的异物,保持呼吸道通畅。如发现呼吸停止、颈动脉处触及不到搏动,立即进行心肺复苏,抢救同时要设法与附近的医院取得联系,以便为患儿争取更好的抢救条件。

6. 检查患儿的烧伤情况 查看孩子身体接触电源以及地面的两个部位,烧伤处看起来发红、发热,也可能肿起,不管出现哪些症状,均需按严重烧伤治疗。有时候,孩子咬到电线的芯也会触电,嘴角附近可能会出现小面积的烧伤,有这种烧伤的孩子都要请医师进行诊断(图6-2)。

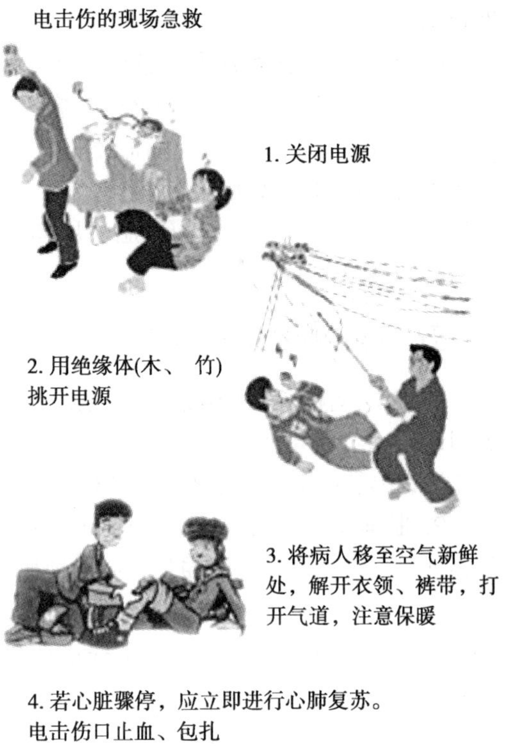

电击伤的现场急救

1. 关闭电源

2. 用绝缘体(木、竹)挑开电源

3. 将病人移至空气新鲜处,解开衣领、裤带,打开气道,注意保暖

4. 若心脏骤停,应立即进行心肺复苏。电击伤口止血、包扎

图6-2 电击伤的急救图示

七、治疗

1. 心肺复苏 详见第三章第三节。

2. 医疗监护 在抢救过程中,进行心脏、呼吸、血压监护,给予吸氧,纠正水、电解质、酸碱平衡。

3. 皮肤烧伤的处理 触电造成的皮肤损伤比较严重的时候,会出现伴有水疱或者局部发红等症状的烧伤,严重者皮肤发生坏死,应急处理与烫伤相同。如果出现水疱,不要随意挑破。只要水疱不破,里面的液体就是无菌的。如果水疱破了,可以用一把在沸水里煮过5分钟的指甲刀或者镊子把松脱的皮肤取下来,涂抹抗生素药膏,例如乙酸磺胺米隆软膏。然后再用无菌绷带把伤口包扎防止感染。如果水疱完好无损,水疱里有脓,或者水疱的边缘发红,可以考虑全身应用抗生素。皮肤烧伤严重,面积较大时需要进行外科清创和皮肤移植,对于形成瘢痕挛缩者需要进行后期处理。

4. 筋膜松解术和截肢 高压电电击伤,肢体经过高压电热灼伤后,会发生大块软组织水肿、坏死和血管内血栓形成,可使其远端肢体发生缺血性坏死。及时进行筋膜松解术以减轻周围组织的压力和改善远端血液循环。对需要截肢者,必须严格掌握手术指征。

5. 触电后其他并发症的处理 ①高钾血症:触电后重症患儿会因为大量组织损伤和溶血引起高钾血症,静脉滴注钙剂给予纠正。②肌红蛋白尿:见于重症电击伤患儿,特别是高压电及雷击闪电伤,严重者引起急性肾小管坏死性肾病。给予充分补液水化、甘露醇利尿、碳酸氢钠碱化尿液等。③内出血和骨折:内出血和骨折的发生大多是继发于触电后从高处摔下或跌倒引起,而不是电流本身引起。另外,触电后强烈的肌肉收缩和抽搐可以引起关节脱位和骨折。因此,对于这种情况下发生的触电必须对患儿进行全面细致的体格检查,如发现有内出血或骨折者,应立即予以适当处理。④神经系统损伤:触电后电流能够沿神经和血管传导,如果孩子的伤口有入口和出口,那么电流可能已经沿着这条路线损坏了神经和血管。如果孩子出现麻木、刺痛或者严重疼痛等症状,应该进行仔细检查。必要时早期使用维生素 B 族及神经营养药,对改善受损神经元功能。⑤口腔烧伤:见于用嘴巴咬带电物体而触电的孩子,婴幼儿多见,男性多于女性。口腔黏膜烧伤的处理由于其烧伤部位的特殊性,目前尚无专用的药物报道。碘甘油是由碘、碘化钾及甘油配制而成的复方制剂,具有较强的抑菌、消炎作用。碘甘油能减轻局部水肿,促进毛细血管增生,改善局部微循环,加快创面愈合的作用。口腔黏膜神经分布丰富,烧伤后疼痛剧烈,加上肿胀及唾液对创面的刺激作用,常无法进食,可以经鼻饲补充营养和热量。同时及时清除脱落的坏死黏膜组织,保持口周干燥。另外,口腔烧伤后数天由于焦痂脱落,可能会导致唇部动脉潜在出血,可以通过按压止血,必要时住院治疗。

总之,高压电击伤应该入院治疗,大部分低压电伤可在急诊室观察 4 小时,如果未出现症状,可以进行院外治疗是很安全的,这样不仅可以减低医疗费用,还可以消除住院对孩子及家长造成的精神紧张或医院感染。

(许　煊　封志纯)

第三节　儿　童　车　祸

随着城市的发展,各种交通工具的增加,交通事故亦呈现复杂化趋势。儿童由于其年龄和生理特点更容易在交通事故中受伤。

每年全世界死于道路交通事故的儿童人数超过 26 万;而且据估计,遭受非致命性伤害的儿童人数达 1000 万以上。在中国,每年有超过 35 000 名 0~14 岁儿童因道路交通事故而受伤甚至死亡。

一、儿童道路交通伤害的特点

在一般的交通事故中,因为儿童的身体结构和特性与成年人有很大差异:成年人的头部仅占整个体重约 6%,二三岁儿童和六岁儿童头部的比重分别为整个体重的 18% 和 16%。并且,儿童的骨骼结构不够坚硬,肌肉组织不够发达,身体内部组织器官比较柔弱等等,儿童的伤亡率要远远高于成年人。加上儿童处于生长发育阶段,其认知和行为能力也在成长中,其遭受道路交通伤害的风险与成人截然不同。

明确并了解使儿童遭受道路交通碰撞或伤害的危险因素将对预防大有裨益。

(一) 年龄与发育阶段

全球范围内,儿童遭受道路交通伤害的风险自出生后即开始随年龄增长而增加,这说明风险随年龄增加以及不同年龄儿童使用道路的方式存在差异。例如,低龄儿童在行走时更多情况下由父母陪同,但年长些的儿童开始更独立地四处活动。首先步行,之后骑自行车、摩托车最后驾驶车辆。风险与他们的身体和认知发育阶段、冒险行为及同伴的压力有关。

(二) 身体发育

由于儿童身材矮小,他们在交通环境中的视力范围有限而且也不易被察觉,因此从身体的角度他们更易受伤害;而他们感觉能力尚未发育完全,使得他们往往忽略重要的危险线索,这也增加了他们的风险。

(三)认知发育

儿童认知发育水平也影响他们在道路上做出安全决定的能力。5~7岁以下的儿童尚未掌握许多交通安全的观念;11岁以下的儿童不能可靠地识别道路交通危险。青少年推理、判断或决策以及控制冲动的能力直到20岁时才能发育完善,因此,他们在此年龄前驾车的风险较高。

(四)冒险行为

年长儿童和青少年会通过积极寻找风险的方式来体验控制感或者以示反抗。已发现寻求感官刺激的行为在9~14岁儿童中迅速增多,在青少年末期达高峰,这种行为是造成行人和青年驾车者遭受交通伤害的一个重要因素。

(五)同伴影响

青年驾车者通常会比年长者感受到更大的来自同伴的压力,从而做出例如超速行驶、酒后驾车或危险的超车等暴力行为,尤其是在车上有年龄相仿的乘客时。

(六)性别

由于在风险、冒险行为以及寻求感官刺激等方面存在差异,男童比女童遭受道路交通伤害的风险更高。

二、儿童在道路交通伤害中的伤害特点

(一)行人

作为行人,儿童遭受道路交通伤害风险更高的原因在于他们身体和认知能力尚未发育完善,加之身材矮小的事实使他们在道路上做出安全决定的能力较低。在许多低收入和中等收入国家,儿童风险较高的原因还包括他们在道路上玩耍和工作。

(二)乘员

如果未对儿童机动车拥有者加以约束或约束不当,则他们会遭受风险。各国采用适当约束手段的普及率存在差异:美国接近90%而许多低收入国家几乎为零。全世界范围内,青少年儿童佩戴安全带的比例最低。

(三)骑车者或摩托车驾驶员

儿童作为骑自行车者遭受伤害的风险直接与暴露有关。大多数高收入国家的人们以骑自行车为乐趣,因此伤害的风险较低;但在许多低收入和中等收入国家,受到伤害的风险几率相当高,达1/3。其他危险因素包括:头盔佩戴不当、在机动车道骑车、在人行道或有标志的人行道上骑车及骑车者的视力情况不佳。

儿童作为摩托车驾驶员或乘客的风险也直接与暴露有关——乘客人数过多以及许多国家允许15岁以上的青年人驾驶摩托车。在很多国家,摩托车驾驶员及其后排座位上的乘客正确佩戴头盔的比例较低,这是发生交通事故时造成他们头部受伤的重要危险因素。

(四)驾驶员

少年驾驶员存在特殊的风险。在一定行驶距离内发生致命性事故的情况为:16岁比20~24岁者高1倍,比25~29岁者高3倍。驾驶经验等同的情况下,16~19岁的新手驾驶员比年长的新手驾驶员发生事故的几率更高。他们不仅容易酒后驾车,而且驾车时受酒精的

影响更大。其他的危险因素包括更易超速驾驶、不戴安全带、驾车时使用移动电话或其他分散注意力的器具、疲劳驾驶或违反交通规则。

三、其他与儿童道路交通伤害有关的因素

(一) 贫困

儿童道路交通伤害的发生与他们所处的社会、经济地位密切相关。出身于社会地位较低家庭的儿童和青年遭受道路交通伤害的风险较高。

(二) 车辆设计

由于儿童身材矮小，车辆设计也成为儿童遭受道路交通伤害的一个重要危险因素。车辆设计与儿童行人所遭受伤害的可能性和严重性有关。尤其是保险杠，人们正在对之重新设计以减少儿童行人头部受伤的风险。现在很多车辆都安装了倒车雷达来减少在车道或停车场上倒车时对低龄儿童造成伤害的风险。对自行车进行人体力学改进也可以减少伤害的风险。

(三) 道路环境

大量道路环境危险因素增加了儿童遭受道路交通伤害的风险。在以下情况时，儿童行人尤易受伤：

1. 交通流量每天超过 15 000 辆机动车。
2. 缺乏安全、高效的公共运输系统。
3. 车辆行驶速度不当。
4. 土地和道路交通网络滥用导致运动场数量缺乏并无法分隔车道。
5. 在道路与住宅区、校区和商业网点混合的地带，长且直的路段易造成超速行驶。

(四) 缺乏治疗和康复服务

创伤治疗的可得性、可负担性及服务质量均影响道路交通受伤者的康复。在许多低收入和中等收入国家，这些服务或者无法获得或者是范围有限，这造成很多儿童无法接受医治。

四、对车祸所致意外伤害的处理

(一) 急救

急救包括现场急救(first aid)、院内急诊、急救、危重症强化治疗。院前急救指对遭受各种危及生命的急症、创伤、中毒、灾难事故等患者在到达医院前进行的紧急救护，包括现场紧急处理和监护转运至医院的过程；同时院前急救是 EMSS(emergency medical services system)一个子系统，是急救过程的首要环节，也是院内急救的基础，对挽救患者生命，减少伤残率和死亡率起着举足轻重的作用。

(二) 急救的原则

为了抢救生命，缩短病程，减少后遗症，急救要及时和准确。一旦发生伤害事故，应立即作出初步诊断。首先检查脉搏、呼吸、瞳孔及神态。由头至足，检查四肢能否活动，口鼻耳有无出血和脑脊液外流。作出正确诊断后，及时运用包扎、止血、固定、搬运、抗休克、保持呼吸道通畅等急救技术进行现场处理，随后送往医院进一步治疗。

(三) 急救的方法

车祸发生时，应立即呼叫 120 急救。确保呼吸道通畅是危重伤员院前急救的重点，在医

护人员到达现场前,应帮助患者取屈膝侧卧位或平卧,头偏向一侧,防止误吸的发生。保护伤口,止血,防止感染和避免加重损伤是车祸患者院前急救的处理原则。

1. **出血**　抬高患肢、加压包扎、加垫患肢或间接指压止血。

2. **休克**　清醒病人可平卧,止血包扎。昏迷者应侧卧或俯卧以防呕吐物误吸气管而窒息。可针刺或指按人中、百会、内关等穴位。

3. **关节脱臼**　一旦发生脱臼,应保持安静、不要活动、更不可揉搓脱臼部位。如脱臼部位在肩部,可把患者肘部弯成直角,再用三角巾把前臂和肘部托起,挂在颈上,再用一条宽带绕过脑部,在对侧脑打结。如脱臼部位在髋部,则应立即让病人躺在软卧上送往医院。

4. **骨折**　对开放性骨折,不可用手回纳,以免引起骨髓炎,应用消毒纱布对伤口作初步包扎、止血后,再用木板固定送医院处理。

5. 如有脊柱损伤患者,将其平卧于硬木板上,如颈椎损失者,使用颈托,头部制动。

五、儿童车祸的预防

不同年龄阶段的儿童,在交通事故的发生中有不同的危险因素,应采取相应的措施加以预防。

(一)学龄前儿童

幼儿是行走交通事故的高发人群,也是三轮车车祸的危险人群。在机动车车祸乘员受伤者中,也有幼儿。

1. 对婴幼儿加强看管,不要让孩子在人多车多的路上独自行走。

2. 在托儿所幼儿园进行交通安全常识的普及宣传。不少经常接受安全知识教育的孩子不但自己注意交通安全,还能提醒家长遵守交通规则,过马路不闯红灯、不逆行、不超速行车等等。

3. 孩子上街要走人行道,而且一定要有家长陪伴,过马路时要走人行横道,家长要牵着孩子的手行走。

4. 不要让孩子骑三轮车上马路旁的人行道、机动车道或狭窄的马路。

5. 黄昏以后不要让孩子在有其他车辆通行的地方骑车。

6. 带孩子乘车要给孩子专门的儿童安全座椅,可将孩子固定在车座上。要让孩子从小耳濡目染交通安全常识,并从成年人的行动中懂得如何采取安全预防措施。

(二)学龄至青春期儿童

小学低年级儿童(6~9岁)发生步行交通事故的较多,而在驾车交通事故中,危险人群是小学高年级儿童(1~14岁)及青少年(1~18岁)。对于学龄儿童及青少年,建议采取以下预防措施:

1. 在学校开展交通安全知识教育,使学生懂得如何遵守交通规则,避免交通事故的发生。

2. 学校应采取一定的安全防范措施,减少交通事故发生的可能,如学校门前的路口设专人执勤,在学生上学和放学时护送学生过马路。

3. 教育学生不在马路上奔跑,不紧挨着停在路口的车辆过马路。

4. 12岁以下的儿童不骑自行车上马路。骑自行车要遵守交通规则,不抢行、不逆行、不骑车带人。

5. 定期对自行车进行检修,以避免因车间失灵等原因发生交通事故。

6. 禁止学生骑车撒把、下坡不捏闸和骑车下台阶。

7. 15 岁以下儿童不独自骑摩托车,坐摩托车要戴头盔。

8. 已有不少国家在车内儿童安全座椅的前方设置空气袋,以减少车祸对儿童的伤害。国外已有法律限制 18 岁以下的青少年开车,我国青少年开车的情况虽不普遍,但随着私人汽车的增多,青少年驾车的问题会日益突出,应引起重视。

(黄柳明)

第四节 儿童口腔颌面创伤救治

由于儿童自制能力和自我保护能力较差,而口腔颌面部是人体突出和暴露的部分,在意外情况下更容易受到损伤。儿童口腔颌面部外伤常常不仅要考虑外伤的处理,还要考虑面部美容问题,特别要考虑对将来生长发育的影响,处理起来与成人区别很大。口腔颌面部解剖结构复杂,尤其是儿童,血运更丰富,生理功能更重要。因此,在处理儿童口腔颌面损伤时有其特殊性。

一、儿童口腔颌面部损伤的特点

1. **出血多** 儿童颌面部血运丰富,伤后出血较多或易形成血肿,组织水肿反应快而重,可因水肿、血肿压迫而影响呼吸道通畅,甚至引起窒息。另一方面,由于血运丰富,组织抗感染与再生修复能力较强,创口易于愈合。

2. **易窒息** 口腔颌面部位于呼吸道上端,损伤时可因组织移位、肿胀舌后坠、血凝块和分泌物的堵塞而影响呼吸或发生窒息。

3. **易感染** 口腔颌面部腔窦多,有口腔、鼻腔、鼻窦及眼眶等。这些腔窦内存在着大量细菌,如与伤口相同,则易发生感染。

4. **出现牙颌紊乱** 口腔颌面部创伤常伴有牙齿及颌骨的损伤,出现肿胀、疼痛、骨折移位,造成咬合错乱(occlusal disorders)而影响功能。咬合错乱是颌骨骨折最常见的体征,对颌骨骨折的诊断与治疗有重要意义。

5. **并发颅脑损伤** 由于口腔颌面部邻近颅脑,儿童颌面创伤中,最常见的并发症是颅脑损伤。尽管儿童骨质软,骨缝较宽,易于分散外力,但患者伤后不配合检查,且不能像成年人一样清楚表述病情,有时为了惧怕家长责备甚至故意隐瞒病情,所以临床医师在接诊时应仔细检查,注意观察,避免遗漏严重的并发症。颅脑损伤包括脑震荡、脑挫伤、硬脑膜外出血、颅骨及颅底骨折和脑脊液漏等。作为专科医师,处理这种损伤的关键在于伤情的全面判断,而不是急于进行专科手术。

6. **造成严重功能障碍、颜面畸形** 口腔是消化道入口,损伤后或由于治疗需要作颌间牵引时可能会影响张口、咀嚼、语言或吞咽功能,妨碍正常进食。颌面部受损伤后,常有不同程度的面部畸形,从而加重伤员思想上和心理上的负担,治疗时应尽早恢复其外形和功能,减少畸形的发生。

二、急救处理

(一)窒息及其防治

1. 窒息分类　窒息可分为阻塞性窒息和吸入性窒息两类。

(1)阻塞性窒息:

1)异物阻塞咽喉部:损伤后如口内有血凝块、呕吐物、碎骨片、游离组织块及其他异物等,均可堵塞咽喉部或上呼吸道造成窒息,尤其是昏迷伤员更易发生。

2)组织移位:上颌骨横断骨折时,骨块向后下方移位,可堵塞咽腔,压迫舌根而引起窒息。下颌骨颏部粉碎性骨折或双发骨折时,由于口底降颌肌群的牵拉,可使下颌骨前部向后下移位及舌后坠而阻塞呼吸道。

3)肿胀与血肿:口底、舌根、咽侧及颈部损伤后,可发生血肿或组织水肿,进而压迫呼吸道引起窒息。

(2)吸入性窒息(aspiration asphyxia):主要见于昏迷伤员,直接将血液、唾液、呕吐物或其他异物吸入气管、支气管或肺泡内而引起窒息。

2. 临床表现　窒息的前驱症状为伤员的烦躁不安、出汗、口唇发绀、鼻翼扇动和呼吸困难。严重者在呼吸时出现"三凹"(锁骨上窝、胸骨上窝及肋间隙明显凹陷)体征。如抢救不及时,随之发生脉搏减弱、加快、血压下降及瞳孔散大等危象以至死亡。

3. 急救处理　防治窒息的关键在于及早发现和及时处理,在窒息发生之前仔细观察并作出正确判断,如已出现呼吸困难,更应分秒必争,进行抢救。

(1)阻塞性窒息的急救:应根据阻塞的原因采取相应的急救措施。

1)及早清除口、鼻腔及咽喉部异物:迅速用手指或器械掏出或用吸引器吸出堵塞物,保持呼吸道通畅。

2)将后坠的舌牵出(图6-3):可在舌尖后约2cm处用大圆针和7号线或大别针穿过舌的全层组织,将舌拉出口外,并使伤员的头部偏向一侧或采取俯卧位,便于唾液或呕吐物的引流,彻底清除堵塞物,解除窒息。

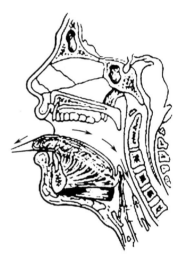

图6-3　后坠的舌牵出

3)悬吊下坠的上颌骨骨块:当上颌骨折块下坠大,出血多,可能引起呼吸道阻塞或导致误吸时,在现场可临时采用筷子、压舌板等物品横放于上颌双侧前磨牙位置,将上颌骨骨折块向上悬吊,并将两端固定于头部绷带上,使上颌骨骨折复位并起到止血作用(图6-4)。

4)插入通气导管保持呼吸道通畅:对于咽部和舌根肿胀压迫呼吸道的伤员,可经口或鼻插入通气导管,以解除窒息。如情况紧急,又无适当导管时,可用1~2根粗针头作环甲膜穿刺,随后改行气管切开术。如呼吸已停止,可紧急作

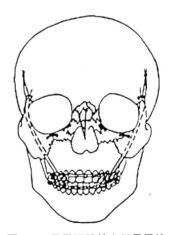

图6-4　悬吊下坠的上颌骨骨块

环甲膜切开术进行抢救,随后改行常规气管切开术(图6-5)。

（2）吸入性窒息的急救:应立即行气管切开术,通过气管导管,充分吸出进入下呼吸道的血液、分泌物和其他异物,解除窒息。

（二）止血

出血的急救,应根据损伤的部位、出血的来源和程度（动脉、静脉或毛细血管）以及现场条件采用相应的止血方法,具体见本书相关章节。

（三）休克及其处理

儿童血容量少,抗创伤能力差,易发生创伤性或失血性休克,且病情变化迅速,抢救不及时可危及生命。抗休克治疗的目的在于恢复组织灌流量。创伤

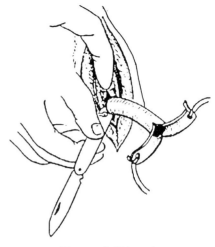

图6-5 气管切开术

性休克的处理原则为安静、镇痛、止血和补液,可用药物协助恢复和维持血压。对失血性休克则以补充有效循环血容量为根本措施。

（四）伴发颅脑损伤的急救

对于昏迷的伤员,要注意保持呼吸道通畅,严密观察生命体征,暂不作不急需的检查及手术,减少搬动,简单处理颌面部伤区。如鼻孔或外耳道有脑脊液漏出,禁止作外耳道或鼻腔的填塞与冲洗,以免引起颅内感染。对于有脑水肿、颅内压增高的伤员应给予脱水治疗,以减轻脑水肿,降低颅内压。并尽快会同神经外科医师共同诊治,待病情稳定后再作颌面部创区的进一步处理。

（五）防治感染

口腔颌面部损伤的伤口常被细菌和尘土等污染,易导致感染而增加损伤的复杂性和严重性。伤后应及早使用抗生素预防感染,注射破伤风抗毒素,预防破伤风。有条件时应尽早进行清创缝合术。无条件时应将伤口包扎,防止外界细菌继续污染。

（六）包扎和运送

1. **包扎** 包扎的作用有:压迫止血;暂时固定骨折,减少活动,防止进一步移位;保护并缩小伤口,减少污染或唾液外流。应注意包扎颌面部时不要压迫颈部以免影响呼吸。

2. **运送** 运送伤员时应注意保持呼吸道通畅。昏迷伤员可采用俯卧位,额部垫高,使其鼻悬空,有利于唾液外流和防止舌后坠。一般伤员可采取侧卧位或头偏向一侧,避免血凝块及分泌物堆积在口咽部。后送途中,应随时观察伤情变化,防止窒息和休克的发生。

三、口腔颌面部软组织损伤

在儿童颌面部创伤中,最常见的是软组织创伤。治疗不能仅满足于创口愈合,还必须考虑到患儿容貌及心理上的需要,尽量减少瘢痕及畸形的发生。口腔颌面部软组织损伤分为闭合性损伤与开放性损伤两大类。

（一）闭合性损伤

1. **擦伤** 擦伤的特点是皮肤表层破损,创面常附着泥沙或其他异物,有点状或少量出血,疼痛明显。擦伤的治疗主要是清洗创面,去除附着的异物,防止感染。可用无菌凡士林

纱布覆盖,或任其干燥结痂,自行愈合。

2. 挫伤 挫伤是皮下及深部组织遭受力的挤压损伤,无开放创口。儿童口腔颌面部组织脆弱、疏松,更易形成血肿、水肿,表现为局部皮肤变色,形成瘀斑或血肿,肿胀、疼痛。治疗主要是止血、止痛,预防感染,促进血肿吸收和恢复功能。早期可用冷敷、加压包扎止血。如血肿较大,可在无菌条件下用粗针头将淤血抽出,然后加压包扎。已形成血肿者,1~2 天后用热敷、理疗或中药外敷,促进血肿吸收及消散。血肿如有感染,应予切开,消除脓液及腐败的血凝块,建立引流,应用抗生素控制感染。

(二)开放性损伤

包括切割伤、挫裂伤等。对于儿童颌面部软组织伤一般采取局部清创缝合的方法,应尽早进行伤口止血、清洗创口、对位缝合。应根据患儿年龄、配合程度及创面情况选择麻醉方法。在获得家长允许后,多数患儿采取适当制动,能够在局麻下进行手术。医务人员注意适时用语言与患儿交流,分散其注意力,以消除其紧张恐惧的心理。局麻下不能配合的患儿可以选择全麻手术。

1. 冲洗伤口 细菌在进入伤口 6~12 小时以内,多停留在损伤组织的表浅部位,且尚未大量繁殖,容易通过机械的冲洗予以清除。先用消毒纱布盖住伤口,用肥皂水、外用盐水洗净伤口周围的皮肤,如有油垢,可用汽油或洁净剂擦净,然后在麻醉下用大量生理盐水和 3% 过氧化氢液冲洗伤口,同时用纱布团或软毛刷反复擦洗,尽可能清除伤口内的细菌、泥沙、组织碎片和异物。在清洗伤口的同时,可进一步检查组织损伤的范围和程度。

2. 清理伤口 伤口冲洗后,行皮肤消毒、铺巾,进行清创处理。清创的原则是尽可能保留颌面部组织。除确已坏死的组织外,一般仅将创缘略加修整即可。对唇、舌、鼻、耳及眼睑等重要部位的撕裂伤,即使大部分游离或完全离体,只要没有感染和坏死,也应尽量保留,争取缝回原位,仍有可能成活。清理伤口时应尽可能去除异物,可用刮匙、刀尖或止血钳去除嵌入组织内的异物。颌面部重要结构较多,清创时应注意探查有无面神经损伤、腮腺导管损伤以及有无骨折发生等,防止漏诊。

3. 缝合 由于儿童颌面部血运丰富,组织再生能力强,在伤后 48 小时以内,均可在清创后严密缝合,甚至对于超过 72 小时的创口,只要伤口没有明显化脓感染或组织坏死,在充分清创后仍可以作严密缝合。面部皮肤缝合要以整形的要求对位分层缝合,由于儿童软组织较成人脆嫩,手术应力求精细,注意无创的理念,缝合时动作轻柔,使用细针细线,消灭空腔,确保伤口对合平整。涉及肌层伤口应作好深层组织的处理,层次要分清。肌肉层、皮下组织层用 4-0 或 5-0 可吸收线缝合,皮肤用 6-0 可吸收缝线或美容丝线进行无损伤美容缝合,边距 2~3mm,针距 4~5mm,防止瘢痕的形成。术后 6~7 天拆线,拆线时间视伤口张力而定。术后如伤口愈合良好,可提早拆线,避免形成明显的针眼瘢痕。术后加强护理,对年龄较小的患儿,应避免其用手、牙去抓咬伤口缝线,保持创口清洁、尽早拆线是预防切口感染、减少皮肤瘢痕增生的重要环节。

(三)不同口腔颌面组织器官损伤的处理方法

1. 舌损伤 舌组织较脆,活动度大,损伤后肿胀明显,缝合处易于撕裂,故应采用较粗的丝线(4 号线)进行缝合。进针距创缘要大,深度要深,力争多带组织,打三叠结并松紧适度,以防止因肿胀而使伤口裂开或缝线松脱,最好加用褥式缝合。缝合时应尽量保持舌的长度,将伤口按前后纵行方向进行缝合。

2. **颊部贯通伤** 以尽量关闭创口,消灭创面为原则。无组织缺损或缺损较少者,可将口腔黏膜、肌和皮肤分层缝合。口腔黏膜无缺损或缺损较少而皮肤缺损较大者,应严密缝合口腔伤口,隔绝与口腔相通。颊部皮肤缺损应立即行皮瓣转移或游离植皮修复,或作定位拉拢缝合,遗留的缺损待后期修复。较大的面颊部全层洞穿型缺损,可直接将创缘的口腔黏膜与皮肤相对缝合,消灭创面,遗留的洞穿缺损待后期进行修复。

3. **腭损伤** 应根据不同情况进行,硬腭软组织撕裂作黏骨膜缝合即可。软腭贯通伤应分别缝合鼻腔侧黏膜、肌和口腔黏膜。如硬腭有组织缺损或与鼻腔、上颌窦相通者,可在邻近转移黏骨膜瓣,封闭瘘口和缺损,或在硬腭缺损两侧作松弛切口,从骨面分离黏骨膜瓣后,向缺损处拉拢缝合,松弛切口骨面裸露处可自行愈合。如腭部创面过大,不能立即修复者,可作暂时腭护板,使口、鼻腔隔离,以后再行手术修复。

4. **腮腺、腮腺导管损伤** 对于单纯腮腺腺体损伤,清创后对暴露的腺体作缝扎,然后分层缝合伤口,为避免涎瘘的发生,术后伤区作绷带加压包扎10天左右,其间可辅助抗唾液分泌药物。对于腮腺导管损伤,如清创中发现导管断裂,可用5-0~7-0缝合线立即做端端吻合。如清创术时未发现导管断裂或未进行吻合,最终将形成涎瘘,可在后期进行处理。

5. **面神经损伤** 原则上应早期处理,应立即行神经端端直接吻合术。神经吻合术适用于神经无缺损或缺损不大、直接缝合后无明显张力者。对于因损伤造成面神经部分缺损者,主要采取神经游离移植术,主要是自体神经移植,经常采用耳大神经和腓肠神经等。

6. **唇、舌、耳、鼻及眼睑断裂伤** 伤后时间不超过6小时,应尽量设法缝回原处。缝合前,离体组织应充分冲洗,并浸泡于抗生素溶液中备用。伤区创面彻底清创,并修剪成新鲜创面,用细针细线将离体组织作细致的缝合。术后妥善固定,注意保温。全身应用抗生素。

四、牙和牙槽突损伤

牙损伤可分为牙齿震荡、牙齿折断及牙齿移位三类。

(一) 牙齿震荡

牙齿外伤后,牙体组织完整或仅表现釉质裂纹,没有硬组织缺损及牙齿脱位时,称为牙齿震荡(oscillating teeth)。牙齿震荡主要影响牙周膜和牙髓,主要表现为牙齿酸痛,上下牙咬合时有不适感,叩诊不适甚至有不同程度的叩痛,X线片显示根尖周无异常或牙周间隙稍增宽。损伤较轻的随着牙根周围血管充血及水肿的消退,症状消失,牙周组织恢复正常。损伤较重的,牙周间隙血管断裂出血,引起不同程度的炎症,甚至造成牙髓充血、出血、坏死、牙内吸收或牙根外吸收。对患牙治疗应进行调𬌗,消除咬合创伤,避免冷、热刺激,咬硬物。牙齿松动,可进行固定。严重的釉面裂纹,最好涂以无刺激性的保护涂料或复合树脂粘接剂。定期追踪复查,检查牙髓是否发生变化,若出现牙髓或根尖病变时,应及时进行处理。

(二) 牙齿折断

外伤引起牙体硬组织折断,可以发生在釉质、牙本质或牙骨质。按折断部位临床主要分为:牙冠折断、牙根折断和冠根折断三种类型。小面积釉质折断,一般可不必处理,将锐利边缘磨光即可。牙本质暴露,可用Dycal或Calvital等氢氧化钙制剂及玻璃离子粘固剂行间接盖髓术保护牙髓。牙冠折断露髓,可作直接盖髓治疗或局麻下做活髓切断术及根尖诱导成形术。乳牙根尚未发育完成,牙根相对短粗,牙槽骨也较疏松,外伤造成根折的极少。X线牙片是诊断根折的主要依据。年轻恒牙如牙根已完全形成,可直接做根管治疗,牙根未完全形成的牙齿,可先行根尖诱导形成术,待牙根完全形成后,配合"根管-正畸疗法"或"根牵引",择期进行桩冠修复。

(三)牙齿移位

当牙齿遭受外力时,造成牙齿脱离其正常位置,称牙齿移位。正在发育中的牙齿牙根较短,根尖尚未形成,牙周膜和牙槽骨组织疏松,当牙齿遭受打击时,容易造成牙齿移位。由于作用的外力方向程度不同,移位的类型也不同。可分为牙齿挫入(牙齿嵌入牙槽骨内)、牙齿侧向移位、牙齿部分脱出和牙齿完全脱出。牙齿挫入牙根未发育完成的牙齿可能会"再萌出",为了避免根尖周组织再次损伤,故不宜将牙拉出复位,应观察牙齿自行萌出。如乳牙根尖倾向恒牙胚,可能影响或损伤恒牙胚,应拔除乳牙。牙根完全形成的患牙,自发的"再萌出"没有希望时,应进行正畸牵引。松动、移位或脱位的牙齿在局部麻醉下将牙齿复位再使用牙弓夹板、全牙列粭垫或用钢丝结扎固定1个月左右,一般预后较好。牙齿完全脱出后年轻恒牙应立即放入恰当的介质中,通常用的保存介质包括:生理盐水、牛奶及口腔前庭的唾液等。将离体牙用生理盐水洗净后,无创地放回牙槽窝内固定进行牙再植。离体时间越短,成功率越大。乳牙全脱出,一般不再植。以上各种情况处理后,均应定期复查,观察牙髓状况,如需治疗者行根管治疗。

(四)牙槽突骨折

可在局麻下将牙槽突及牙复位到正常解剖位置,然后利用骨折邻近的正常牙列,采用牙弓夹板、金属丝结扎和正畸托槽方丝弓等方法固定骨折。

五、颌骨骨折

儿童颌骨骨折是口腔颌面外科的常见损伤,由于儿童正处于快速生长发育期,其生长发育过程中的颌骨骨质、乳牙列、混合牙列及恒牙胚的存在以及面部美观与咬合关系有其特殊性,要求对儿童颌骨骨折的治疗与成人有原则性的不同,不能简单地按照成人骨折的治疗原则处理。

(一)儿童颌骨的生理特点

颌骨内有牙胚的存在或只有少数牙萌出,颏部、下颌角、髁突等发育中心正处于快速发育状态,以及牙冠和牙根形态及比例的特殊性,决定了在临床上对于儿童颌骨骨折的治疗与成人有很大的不同。

(二)发病情况

儿童颌面部骨折的主要原因是意外跌伤、运动时受伤、暴力打击和交通事故伤。其中意外跌伤是临床最常见的致病原因,且男孩发病近乎女孩的2倍,以下颌骨骨折最多见。

(三)儿童面部骨折的治疗

近年来,非手术治疗是儿童颌面部骨折处理的首选方法,儿童颌面部骨折的治疗明显趋向于保守治疗,具有较广泛的适应证。骨折患者,根据牙列状况和骨折的具体情况,多在手法复位的基础上,采用以颌间固定、颌间牵引和颅颌固定为主的闭合复位外固定方法。颌间固定应根据患者牙列情况,在乳牙列及恒牙列期,牙列无明显松动时,可以应用不锈钢丝、牙弓夹板采用单颌固定或颌间固定的方法进行固定。混合牙列期或牙列松动、牙齿太少、牙齿有明显松动时,则需考虑用其他方法,如树脂粘接的牙托、塑料夹板、正畸金属托槽等。颅颌固定则主要用颅颌绷带的方法进行固定。颌面外科医师应与正畸医师协同合作,选择性地采取个性化的保守治疗方案,治疗原则也不断更新,其目的都是为了通过更专业化的治疗,在治愈骨折的同时把损伤对儿童发育和功能的影响减到最小。因为儿童处于快速发育阶段,颌骨的继续生长和发育可以补偿损伤造成的颌面部的某些缺陷,对轻度咬合不良及颌骨畸形一般不需纠正,较小的咬合偏差会随恒牙列不断萌出得到补偿。但对于移位较明显或复杂的粉碎性骨折。部分患者在非手术方法难以治疗时,可采用手术开放复位固定,骨间固定的方法为钢丝或骨间小夹板。切开内固定时应注意发育中的牙胚,术后辅以颌间固定和颅颌固定。复位固定 2 周后,即可开始适当活动,有利于早期张口训练和营养摄取。

1. **儿童面中部骨折**　儿童面中部骨折发生率相对较小,且骨折类型为不规范的 LeFort 型。腭骨的矢状骨折在面中部较常见,可用塑料咬合夹板处理,用金属丝结扎固定。眶部和鼻筛复合体的复杂骨折在儿童骨折中很少见。临床检查时,应着重注意内眦的距离及骨性眼眶间距离的变化,尽量减少术后颌面部美观问题的出现。采用冠状头皮瓣切口可以获得良好的显露,尤其对粉碎性骨折。如果有骨缺损时,可采用颅盖骨移植。随年龄增长,颧上颌复合体骨折在儿童中较多见。不移位或不明显移位骨折可保守治疗。由于儿童骨折多为青枝骨折,坚固内固定经常不是必需的。坚固内固定适应证包括简单复位技术造成的不稳定或复位不良及严重的移位骨折,眼眶部症状出现眼球内陷、运动受限及复视的骨折。

2. **儿童下颌骨骨折**　有报道指出,在所有下颌骨骨折中,儿童下颌骨骨折的发病率小于 15%,然而一旦发生,髁突骨折的发病率可高达 50% 左右。髁突骨折最常见,占 31%;下颌角次之,占 16%;下颌体骨折占 13.2%。临床及实验观察支持保守方法治疗儿童髁部骨折,可取得满意效果。颌间橡皮圈牵引固定并进行早期持续的开闭口运动通常可以预防关节强直及有助于恢复功能。在无牙儿童中,颌骨制动不是必需的。对有稳定牙列的儿童应持续制动 2 周。婴幼儿及较小儿童的髁部通常是青枝骨折的变型且无移位,接受保守治疗的儿童具有超常的愈合能力及极大的调整改建能力,可以塑形髁头及恢复正常功能,多数病人愈合后可无合并症。有学者进行了一系列研究,发现所有儿童髁颈骨折通过早期功能运动训练便可恢复正常咬合习惯而无明显合并症。严重移位或脱位的儿童髁颈或髁颈下骨折,其髁突再生和改建能力较差,如未及时进行手术治疗,容易造成关节强直,患侧升支高度不足,造成面部不对称畸形,而采用坚固内固定方法,对下颌骨发育影响很小,而且术后髁突灵活性更大。儿童下颌角骨折的处理可以采用观察或用坚固内固定治疗。儿童下颌角骨折中有52% 的人只需要观察保守治疗便可获得良好的效果。下颌体前部骨折轻度到中度移位,可在全麻下手法复位,通过牙弓夹板进行制动。如果是 7 岁以下的儿童,应用塑料夹板。对骨折线不利型的体角部骨折,必须开放复位,甚至在年幼的儿童中,可采用骨断片间钢丝结扎或小夹板内固定术后辅助颌间固定。在钻孔时,应注意防止钻头损伤发育的恒牙胚。

（黄柳明）

第五节　儿 童 中 毒

一、儿童中毒概述

某些物质接触人体或进入体内后,与体液和组织相互作用,破坏机体正常的生理功能,引起暂时或永久性的病理状态或死亡,这一过程称为中毒。毒物接触人体或进入体内后迅速出现中毒症状,甚至危及生命,为急性中毒(acute poisoning)。小儿的中毒与周围环境密切相关,常为急性中毒。小儿急性中毒多发生在婴幼儿至学龄前期,是儿科急诊的常见疾病之一。婴幼儿时期常为误服药物中毒,而学龄前期主要为有毒物质中毒。小儿接触的各个方面,如食物、环境中的有毒动、植物,工、农业的化学药品,医疗药物,生活中使用的消毒防腐剂、杀虫剂和去污剂等,都可能发生中毒。造成小儿中毒的原因主要是由于年幼无知,缺乏生活经验,不能辨别有毒或无毒。婴儿时期往往拿到东西就放入口中,使接触毒物的机会增多。因此小儿中毒的诊断和急救工作显得十分重要。

二、中毒的途径

1. 经消化道吸收中毒　为最常见的中毒形式,可高达 90% 以上。毒物进入消化道后可经口腔黏膜、胃、小肠、结肠和直肠吸收,但小肠是主要吸收部位。常见的原因有食物中毒、药物误服、灭鼠或杀虫剂中毒、有毒动植物中毒、灌肠时药物剂量过量等。

2. 皮肤接触中毒　小儿皮肤较薄,脂溶性毒物易于吸收;毒物也可经毛孔到达毛囊,通过皮脂腺、汗腺吸收。常见有穿着被农药污染的衣服、蜂刺、虫咬、动物咬伤等。

3. 呼吸道吸入中毒　多见于气态或挥发性毒物的吸入。由于肺泡表面积大,毛细血管丰富,进入的毒物易迅速吸收,这是气体中毒的特点。常见有一氧化碳中毒、有机磷吸入中毒等。

4. 注入吸收中毒　多为误注药物。如毒物或过量药物直接注入静脉,则被机体吸收的速度最快。

5. 经创伤口、面吸收　如大面积创伤而用药不当,可经创面或创口吸收中毒。

三、中毒机制

1. 干扰酶系统毒物　通过抑制酶系统,通过竞争性抑制、与辅酶或辅基反应或相竞争,夺取酶功能所必需的金属激活剂等。

2. 抑制血红蛋白的携氧功能　如一氧化碳中毒使氧合血红蛋白形成碳氧血红蛋白、亚硝酸盐中毒形成高铁血红蛋白,使携氧功能丧失。

3. 直接化学性损伤。

4. 作用于核酸　如烷化剂氮芥和环磷酰胺,使 DNA 烷化,形成交叉联结,影响其功能。

5. 变态反应　由抗原抗体作用在体内激发各种异常的免疫反应。

6. 麻醉作用。

7. 干扰细胞膜或细胞器的生理功能。

8. 其他。

四、毒物在人体内的分布与排泄

1. 毒物的分布　主要在体液和组织中,影响分布的因素有毒物与血浆蛋白的结合力、毒物与组织的亲和力等。

2. 毒物的排泄　可经肾、胆道或肠道排泄;部分毒物在肠内可被再吸收形成肠肝循环,导致从体内延缓排泄。其他排泄途径有经汗腺、唾液腺、乳汁排至体外;有害气体则经肺排出。

五、中毒的诊断

1. **病史** 由于小儿,尤其是婴幼儿的特点,家属陈述病史非常重要。在急性中毒的诊断中,家长如能告知中毒经过,则诊断极易。否则,由于中毒种类极多,加上小儿不会陈述病情,诊断有时极为困难。应详细询问:发病经过,病前饮食内容,生活情况,活动范围,家长职业,环境中有无有毒物品,特别是杀虫、毒鼠药,家中有无常备药物,经常接触哪些人,同伴小儿是否同时患病等。

2. **临床症状** 小儿急性中毒首发症状多为腹痛、腹泻、呕吐、惊厥或昏迷,严重者可出现多脏器功能衰竭。

3. **体格检查** 要注意有重要诊断意义的中毒特征,如呼气、呕吐物与某种物质相关的特殊气味;口唇甲床是否发绀或樱红;出汗情况;皮肤色泽;呼吸状态、瞳孔、心律失常等。同时还需检查衣服、皮肤及口袋中是否留有毒物,以提供诊断线索。

4. **毒源调查及检查** 现场检查需注意患儿周围是否留有剩余毒物,如有否敞开的药瓶或散落的药片,可疑的食物等,尽可能保留患者饮食、用具,以备鉴定。仔细查找吐出物、胃液或粪便中有无毒物残渣;若症状符合某种中毒,而问不出中毒史时,可试用该种中毒的特效解毒药作为诊断性治疗。

5. **毒物的鉴定** 临床检查从症状和体征两方面入手,根据中毒患儿的面容、呼出气味、症状、体征、排泄物性状等,结合病史,综合分析,得出初步诊断,再根据初步诊断,选择性留取标本,采集患者呕吐物、血、尿、便或可疑的含毒物品进行毒物鉴定,这是诊断中毒的最可靠方法。

六、中毒的处理

1. **现场急救使患儿稳定** 使患儿呼吸道保持通畅,呼吸有效及循环良好是非常重要的。急救的方式与其他危重儿相似。应监测患儿的血氧饱和度、心率和心电图;建立静脉输液通路;对呼吸抑制或气道阻塞患儿应给予气管插管人工呼吸机应用;如明确是阿片类药物中毒所致的呼吸抑制,则可先用阿片类受体拮抗剂治疗,使呼吸恢复。

2. **毒物的清除** 根据中毒的途径、毒物种类及中毒时间采取相应的排毒方式。

(1)排除尚未吸收的毒物:大多数毒物经消化道或呼吸道很快被吸收,许多毒物可经皮肤吸收。一般来说,液体性药(毒)物在误服后 30 分钟内被基本吸收,而固体药(毒)物在误服后 1~2 小时内被基本吸收,故迅速采取措施减少毒物吸收可使中毒程度显著减轻。

1)催吐:适用于年龄较大、神志清醒和合作的患儿。对口服中毒的患儿,当神志清醒,无催吐禁忌证时,均可进行催吐。可用手指、筷子、压舌板刺激咽部引起反射性呕吐。一般在中毒后 4~6 小时内进行,催吐越早效果越好。有严重心脏病、食管静脉曲张、溃疡病、昏迷或惊厥病人、强酸或强碱中毒、汽油、煤油等中毒及 6 个月以下婴儿不能采用催吐。

2)洗胃:常在催吐方法不成功或病人有惊厥、昏迷而去除胃内容物确有必要时进行。洗胃方法是经鼻或经口插入胃管后,用 50ml 注射器抽吸,直至洗出液清澈为止,首次抽出物送毒物鉴定。常用的洗胃液有:温水、鞣酸、高锰酸钾(1:10 000)、碳酸氢钠(2%~5%)、生理盐水或 0.45% 氯化钠溶液;洗胃禁忌的腐蚀性毒物中毒可用中和法,牛奶亦可起中和作用,同时可在胃内形成保护膜,减少刺激。可将活性炭加水,在洗胃后灌入或吞服,以迅速吸附毒物。

3)导泻:可在活性炭应用后进行,使活性炭-毒物复合物排出速度加快。常用的泻药有硫酸镁,每次 0.25g/kg,配成 25% 的溶液,可口服或由胃管灌入。在较小的儿童,应注意脱水和电解质紊乱。

4)全肠灌洗(whole bowel irrigation):中毒时间稍久,毒物主要存留在小肠或大肠,而又需尽快清除时,需作洗肠;对于一些缓慢吸收的毒物如铁中毒等较为有效。常用大量液体作高位连续灌洗(小儿约用 1500~3000ml),直至洗出液变清为止。洗肠液常用 1% 温盐水或清水,也可加入活性炭,应注意水、电解质平衡。

5)皮肤黏膜的毒物清除:接触中毒时应脱去衣服,用大量清水冲洗毒物接触部位,或用中和法即用弱酸、弱碱中和强碱、强酸;如用清水冲洗酸、碱等毒物应至少 10 分钟以上。

6)对于吸入中毒,应将患儿移离现场,放置在通风良好、空气新鲜的环境,清理呼吸道分泌物,给氧气吸入。

7)止血带应用:注射或有毒动物咬伤所致的中毒,在肢体近心端加止血带,阻止毒物经静脉或淋巴管弥散,止血带应每 10~30 分钟放松 1 次。

(2)促进已吸收毒物的排除

1)利尿:大多数毒物进入机体后经由肾脏排泄,因此加强利尿是加速毒物排出的重要措施。静脉输注 5%~10% 葡萄糖溶液可以冲淡体内毒物浓度,增加尿量,促使排泄。病情较轻或没有静脉点滴条件时,可让其大量饮水。但如患者有脱水,应先纠正脱水。可应用利尿药,常用呋塞米(速尿)1~2mg/kg 静脉注射;20% 甘露醇 0.5~1g/kg,或 25% 山梨醇 1~2g/kg 静滴。大量利尿时应注意适当补充钾盐。保证尿量每小时在 6~9ml/(kg·h)。在利尿期间应监测尿排出量、液体入量、血电解质等。当患儿苏醒、严重中毒症状减轻或药物浓度低于中毒水平时,则可停止利尿。

2)碱化或酸化尿液:毒物肾脏的清除率与尿量并不成比例,单独利尿并不意味排泄增加。碱化尿液后可使弱酸如水杨酸和苯巴比妥清除率增加;降低尿 pH 值使弱碱类排出增加的方法在临床上较少应用。常采用碳酸氢钠溶液 1~2mmol/kg(1~2mEq/kg)静脉滴注 1~2 小时,在此期间检查尿 pH,滴注速度以维持尿 pH 7.5~8 为标准。乙酰唑胺同时有利尿和使尿碱化作用。维生素 C 1~2g 加于 500ml 溶液中静脉滴入亦可获得酸性尿。

3)血液净化方法:把患者的血液引出体外并通过一种净化装置去除其中的致病物质,达到净化血液、治疗疾病的目的,即为血液净化。血液净化包括:血液透析(hemodialysis)、血液滤过(hemofiltration)、血液透析滤过(hemodiafiltration)、血液灌流(hemoperfusion)、血浆置换(plasma exchange)等。血液透析是治疗某些药物或毒物中毒的有效方法,如用于除去小分子量物质,对分子量在 2000 以下、蛋白结合率低的物质的除去效率较好,如对乙酰氨基酚、锂、乙醇、乙二醇等。血液滤过是通过对流作用清除溶质,血液滤过主要清除中分子物质,血液透析主要清除小分子物质;血液滤过对心血管系统影响较小,对超滤耐受性较好,血液透析易引起低血压等反应。血液滤过、血液透析各有所长,两者联合应用有互补作用,将体内的毒素全面清除,从而提高中毒患者的抢救成功率。血液灌流不易受蛋白结合率或分子量的影响,而且对多种药物或毒物都有吸附作用,因而是治疗药物或毒物中毒最为广泛的一种血液净化疗法。血浆置换是将患者的血液引出至血浆分离器,分离血浆和细胞成分,弃去与蛋白质结合的毒物的血浆,而把细胞成分和新鲜冰冻血浆混合后回输人体内,以达到净化血液的治疗目的。血浆置换清除谱广泛,特别适用于清除蛋白结合率高、有肝功能损害性的药物或毒物。

4）高压氧的应用:在高压氧情况下,血中氧溶解度增高,氧分压增高,促使氧更易于进入组织细胞中,从而纠正组织缺氧。可用于一氧化碳、硫化氢、氰化物、氨气等中毒。在一氧化碳中毒时,应用高压氧治疗,可以促使一氧化碳与血红蛋白分离。

3. 特异性解毒剂的应用。

4. 其他对症治疗　及时处理各种中毒所致的严重症状,如惊厥、呼吸困难、循环衰竭等。

若不及时治疗,随时可危及生命。在中毒原因不明或无特效治疗时,对症治疗尤为重要,以便支持患儿度过危险期。

七、中毒的预防

1. 管好药品　药品用量、用法或存放不当是造成药物中毒的主要原因。家长切勿擅自给小儿用药,更不可把成人药随便给小儿吃。不要将外用药物装入内服药瓶中。儿科医务人员开处方时,应认真计算不同年龄小儿用药量,切勿过量;药剂人员应细心核对药量和剂型,耐心向家长说明服用方法。家庭中一切药品皆应妥善存放,不让小儿随便取到。

2. 农村或家庭日常用的灭虫、灭蚊、灭鼠剧毒药品,更要妥善处理,避免小儿接触,各种农药务必按照规定办法使用。

3. 做好识别有毒植物的宣传工作,教育小儿不要随便采食野生植物。

4. 禁止小儿玩耍带毒性物质的用具（如装敌敌畏的小瓶等）。

5. 普及相关预防中毒的健康知识教育。

（许　煊　封志纯）

第六节　儿童虐待

儿童虐待（child abuse）是指父母、监护人或其他年长者对儿童施以躯体暴力和性暴力,造成儿童躯体与情感的伤害,甚至导致死亡,或对儿童的日常照顾、情感需求、生活监护、医疗和教育的忽视现象。1981年国际儿童福利联合会将以下四个方面的问题界定为儿童虐待类型:①家庭成员忽视或虐待儿童;②有关机构忽视或虐待儿童;③家庭以外的剥削（童工、卖淫等）;④其他方式虐待。其中家庭成员忽视或虐待儿童又分为躯体虐待、性虐待、忽视和心理情感虐待。

一、流行病学资料

国外开展儿童虐待问题的研究已有50多年的历史。1962年国外研究人员发表文章,提出"虐待儿童综合征",该综合征是指受虐待儿童出现的临床症状、体征。从此,对虐待儿童的研究日渐增多。虐待儿童已成为一个全球性的问题,而且以不同形式出现,且与文化、历史、传统等有一定的关系。联合国儿童基金会2004年宣布:艾滋病、战争、虐待、生存条件欠佳以及失学已成为世界儿童所面临的五大威胁。全球被杀儿童的统计数字显示，婴儿和幼儿的危险性最高，0~4岁组是5~14岁组的2倍多。5岁以下儿童被杀率最高的地区是非洲，男孩为17.9/10万，女孩为12.7/10万，最低的地区是发达国家，如欧洲、地中海东部、西太平洋地区。据文献报道，儿童虐待和忽视比儿科其他严重疾病如纤维囊性变（1/2000活产），急、慢性白血病（1/20 000），幼年糖尿病（1/1000）在学龄儿中要常见得多，故应引起高度重视和加以防范。

欧洲国家社区样本研究显示，儿童躯体虐待发生率为8.1%~10.7%，性虐待发生率为9%~28%。儿童虐待发生在1岁~17岁，平均5.6岁，小于1岁的占3.5%，心理虐待的发生与儿童年龄无关，并且对受虐儿童而言，受虐方式往往是两种以上。美国20世纪80年代调查的儿童躯体虐待的年发生率为3.4%~5.7%。据估计，美国每年约240万儿童受到虐待，儿童被虐待致死的事件达到5000余例。美国儿童虐待大约30%属于躯体虐待，20%为性虐待，50%为忽视。日本的调查表明，躯体虐待在婴幼儿和小学生发生率最高，初中多见性虐待，53.6%为躯体虐待，26.7%为忽视，11.1%为性虐待。儿童虐待问题在我国远未得到应有的重视或关注。近年散见一些报道，无权威性的流行病学调查报道。

二、儿童虐待发生的原因

1. 儿童个体因素　部分受虐儿童有智力和躯体发育迟缓，或有出生前后脑损害、早产及低出生体重的病史，致使被父母视为负担，遭受虐待。一些儿童属于困难气质类型，从小就易激惹、哭闹无常、难于安抚，稍长大后有攻击性行为等易遭致父母打骂。某些受虐儿童在心理发育上不成熟或发育异常，给抚养造成困难，容易形成负性亲子关系，导致受虐的发生。

2. 家庭因素　家庭经济情况欠佳、社会地位低下、过频的应激事件、家庭破裂或夫妻不睦等可成为父母或监护者虐待儿童的直接原因。另外，多数施虐父母本身在儿童期就有被虐待的经历。许多施虐父母存在智力偏低，有酗酒、吸毒、人格和情绪异常等精神和行为障碍。

3. 社会因素　某些落后的文化模式对儿童虐待有重要影响，如信仰某些宗教的人拒绝送患病儿童就医而导致患儿死亡。社会不稳定因素，如战争、社会动荡不安等儿童往往是首当其冲的受害者。社会环境、风俗习惯等对儿童躯体虐待有着重要的影响。在中国，家长与老师体罚儿童的现象较为常见。受传统性别歧视观念的影响，一些偏僻农村地区仍有丢弃女婴、虐待女童的现象存在。在印度，女儿出嫁时要花费大量钱财，因此许多家庭因贫穷常将女婴淹死来减轻以后巨大的经济负担。

三、儿童虐待的范畴

儿童虐待的范畴可分为以下四个方面：身体虐待、性虐待、情感虐待、忽视及非器质性生长发育障碍。

1. 身体虐待　身体损伤是虐待的最好的见证，皮痕是指示虐待的一个体征。有时皮痕或皮疹是病毒感染的体征，有时则是威胁生命的一种疾病的征象，但也是儿童虐待的一个征象，此时要考虑儿童的家庭和周围环境，以确定有无虐待。其检查的结果可提示是虐待还是别的问题，以便针对原因处理。

2. **性虐待** 儿童性虐待的广义定义为:对未成熟儿童或青春期少年进行的性行为,是一种违犯社会及家庭法规的强暴行为。儿童与成人发生性关系常是由于受到恐吓和威胁,儿童在无任何选择、被迫的情况下的一种行为。

儿童性虐待是在儿童未认识到此种行为的情况下的一种犯罪,是成人或年龄大于儿童的人引诱或强迫孩子进行的性行为,是成人为满足性要求而进行的性剥夺和性利用。

3. **情感虐待** 儿童的情感比较敏感,而且对应激的接受力或承受力较小,因此遭受情感虐待的儿童易造成较严重的损害。情感虐待是一个较为隐蔽的问题,但对被虐待儿童来讲它十分重要。情感虐待是虐待和忽视儿童的一个重要部分,从心理学的角度来讲它是所有虐待形式的基本因素。

情感虐待是指监护人未能给儿童提供一个适宜的成长环境而且发生一些对儿童心理健康和发展可能产生不利影响的行为,如限制孩子的行动、自由,诋毁、嘲讽、威胁和恐吓、歧视、排斥以及其他类型的非躯体的敌视等。情感虐待不仅来自父母,而且亦可由家庭其他成员或亲戚、邻居、保育员以及拘留所、弱智中心、幼儿园、医院等场所的人员所为,亦可由有权力的人士甚至负责儿童福利的有关人员所致。由孩子自己的父母所致的情感虐待可能更为严重。有时虽然孩子无父母照护,但在这种情况下情感虐待亦相当严重。它可通过言语、威胁等方式表现。

4. **忽视和非器质性损伤** 虐待影响儿童生长发育表现在器质性或非器质性损伤两方面。身体虐待和性虐待是需要尽快处理和预防的问题。忽视是较为隐匿的一种损伤,难于轻易定论。忽视是儿童虐待的一个重要部分。而且对儿童及其父母可产生严重的、长期的后果。忽视是指父母或监护人在具备完全能力的情况下,在儿童的健康、教育、心理发育、营养、庇护和安全的生活条件等方面未能提供应有的帮助。导致忽视的因素有许多,忽视共分6大类,即医疗忽视、安全忽视、教育忽视、身体忽视、情感忽视、社会忽视。

非器质性损伤对儿童的影响也是需要引起重视的问题。需要适当营养和情感刺激的婴儿被忽视后可导致其生长发育受到影响。研究提示非器质性损伤不仅可影响生长发育,而且也可影响心理发育。对有情感或营养剥夺病史者应注意检查有无非器质性损伤对生长发育的影响。对有社会、情感或营养环境忽视病史的儿童应注意有无对正常生长发育的影响。目前认为非器质性的生长发育障碍是由许多因素参与的一个复杂问题,其中包括环境、压力、家庭、喂养、医疗、接触或父母能力缺陷等。

四、儿童虐待的表现

儿童躯体受虐表现取决于受虐的方式,可出现多部位的皮肤青肿、紫块和伤痕,皮肤烧灼伤,头皮下血肿,骨折,内脏损伤,有的儿童在暴力虐待后死亡。受虐儿童常表现极度自卑、焦虑、抑郁,伴有噩梦和睡惊、惊恐发作、惊跳反应、警觉性增高,一些儿童变得长时间的苦恼和悲伤,缺乏快乐感,自尊心降低,甚至有自杀企图和自杀行为。也可表现对他人攻击行为、对动物残忍和虐待、自虐自残等。长期受虐儿童可出现智力与躯体发育延迟,语言能力差。受虐儿童较多发展为成年期精神障碍、攻击倾向及反社会行为。

五、儿童虐待的诊断和处理

凡因躯体损伤而就诊的儿童都要考虑被虐待的可能,要仔细了解病史,作躯体检查和特殊检查。有下列病史者应高度怀疑受虐待的可能:反复受伤史,受伤后没有就医,病史前后矛盾,父母把受伤归咎为儿童本人或其他人,就诊时父母对儿童的伤情漠不关心,父母对儿童期望过高,父母本人在儿童期有受虐待史,儿童报告受他人虐待,病史与检查结果不符等。有些父母或监护人就诊时可能表现焦虑、神经质或内向木讷。躯体检查时发现有下列特征的损伤时要高度警惕被虐待现象的存在:耳廓、臀部、腰部、会阴部和大腿内侧的青肿淤血,皮肤掐挠痕,皮带抽打痕迹,新旧瘢痕同时并存,烟蒂烧灼伤,会阴和大腿内侧的开水烫伤以及头皮下血肿等。有受虐待病史,躯体检查有损伤存在。

(一)身体虐待的诊断与处理

被身体虐待的患儿常出现许多行为异常的特征,这些特点有些是由于虐待造成,另一些也许是那些较顽皮的儿童和他们所处的家庭的各种虐待危险因素的影响。

1. 被虐待患儿的临床表现及诊断 身体虐待的儿童,由于经常发生伤害,儿童变得十分胆小,对事物缺乏自信心。这些患儿外表看来调节力较好,但实际上,他们十分冷漠,不能与其他人建立良好的关系,害怕依赖他人。这些受身体虐待的孩子极需治疗其创伤。为了更好地理解孩子的需要及提供给他们特殊的治疗,将虐待行为分为4大类:与环境相对抗的行为异常;以情感为主虐待所导致的行为异常;尽管有虐待,但是行为和发展都正常;以自然伤害为主的行为异常。

有虐待性行为的父母常否认虐待是伤害孩子的真正原因,故对怀疑被虐待的儿童,要分析有关线索,并警惕身体虐待发生的有关因素。随着伤害的出现,父母也许会把孩子带到医院处理,医师应仔细了解其病史及有关线索。有经常受伤的病史,患儿父母的行为也可能提示一些虐待的线索,例如:不愿及时带孩子去医院就诊;不关心孩子的伤害;拒绝适当的检查和治疗;含糊不清地搪塞解释孩子损伤的原因;伤害严重但父母无任何理由而延误孩子就诊。

2. 损伤种类

(1)烫伤:大约有10%的身体虐待伤为烫伤。以开水烫伤最常见,其次为烟头、熨斗等物损伤。有时父母为了惩罚孩子,将他们浸泡在热水中,导致双侧臀部受伤。

(2)挫伤及其他软组织损伤:皮肤青紫损伤在儿童十分常见,多因孩子奔跑时碰撞到物体上所致,多发生在前额部。青紫可出现在前额,亦可在眼、鼻周围,下颌、肘关节和膝部多见,且属意外发生。由虐待产生的表皮损伤有以下特征:青紫伤也是暴力虐待最常见的一种伤害,发生率可达90%。在被损伤部位可见成人的指抓痕迹,也可以在面部看见指抓痕迹;在一侧面颊,或两侧面颊,胸、腹部可见指抓痕迹。青紫伤如在大腿、臀部和背部多由于处罚造成。当孩子受到猛击或打耳光时,面部和头部可见损伤痕迹。如果外耳伤,多由一侧面部受损所致,亦可由成人用力挤拧耳朵,或一侧头颅受压所致。

(3)脑和眼部损伤、新生儿摇荡:眼球结合膜及视网膜出血也是常见摇荡损伤的一部分,其他眼损伤还包括眼眶周围的软组织损伤以及由直接损伤和穿透伤所致的睫状肌、晶状体、角膜损伤。

(4)腹部损伤:腹部损伤通常最严重并可危及生命。常因用拳打脚踢孩子的腹部所致。实质性脏器损伤、腹腔血管和小肠撕破,引起出血和腹膜炎。

(5)中毒:药物中毒如镇静剂,有时是父母惩罚孩子所致。这些孩子多为残疾或智力障碍儿童。有些父母用地西泮等镇静安眠药投予孩子导致死亡。

（6）骨折和其他骨伤：儿童骨折多因意外事件所致。这些患儿都有明确的病史，或立即就诊的要求，且物理检查在意外骨折损伤时，常因疼痛使手足失去功能，但皮肤青紫较少。而虐待病例，则病史含糊不清不能很好地说明骨折的原因。在骨折周围的皮肤可见很多青紫且全身其他部位也可见到。

（7）溺婴。

3. 对孩子的评估

（1）身体评估：全面彻底地检查孩子的身体非常重要。多处损伤或无法解释的不同程度恢复期的损伤十分有助于身体虐待的诊断。要仔细检查各种症状，准确记录损伤的状况。例如，损伤的大小、颜色、部位。应该拍下损伤的照片。

（2）发育评估：损伤严重的孩子入院后立即进行评估检查并非评估发育的最佳时间。然而，详细的发育评估要在某个阶段作为总体评估。受虐待的孩子性格胆怯或发育迟缓，特别是有精神虐待和忽视存在时尤为明显。语言发育评估非常重要，因为受虐待的孩子存在语言发育迟缓。

（3）情感评估：情感评估虽然不得不推后到一个适当的时期，但这是一个不可忽视的重要问题。情感评估也许对身体虐待的确诊没有很大的帮助，但它是整体评估的重要部分，是以后制订合理治疗计划的基础。

（4）对兄弟姐妹的评估：家庭中的其他孩子或许也受过身体虐待、忽视或是情感上的虐待。即使姐弟们未受损伤，但她们也许已经历了家庭的身体虐待并且生活在有压力、有障碍的家庭环境中。应该收集有关姐弟的资料，如可能的话，也应评估他们，特别是当他们处在受虐待危险环境的时候。

（5）家庭的评估：将孩子送回家是否安全，或将其安排在一个安全的环境中的决定有赖于对家庭的整体评估。如果要将孩子与父母分开，如孩子入院进行治疗和观察，要与其父母商量。虽然虐待引起专业人员的愤慨，但是父母有权利得知为什么他们的孩子要暂时与他们分开。虽然自愿合作可省去父母与专业人员间的敌对，但是如果父母拒绝合作，专业人员可从社会服务部门寻求合作。

（二）性虐待的诊断与处理

1. 被性虐待儿童的临床特征　一个可能受到性虐待的儿童其最初表现常为行为改变或是身心不适，此亦为儿童被压抑的表现。但这些表现并不证明一定就存在儿童的性虐待。

2. 受性虐待儿童的相关危险因素

（1）低危儿童：很清楚或明白自己的处境，并能正确地对应、处理。能清楚地用语言陈述表达。能识别和讨论所遇到的问题。可用自己的观点和要领判定事情，尽管有成人提出相反的意见。

（2）高危儿童：年幼儿童或较大儿童但被动、依赖、焦虑、烦躁、内向、低能、胆怯、残疾。表达能力差，不能陈述所发生的事情。很少给家长谈论问题或事情。父母或家庭不和。

研究提示，女孩受到性虐待的几率高于男孩，但在无父母、母亲残疾或家庭不和者，男孩与女孩受虐的危险程度近乎相同。

3. 调查遭受性虐待儿童的最新观点和方法　在事件发生后，应尽快进行访谈。如果可能的话，应从孩子考虑，减少访谈地点的变更次数。因为事件报道常被非原始陈述所歪曲。减少采访的次数，用录音带或录像带记录首次采访是较好的方法。开放式提问会使孩子提供最可靠、最正确的信息。在年幼儿,叙述式的提问方式会受到限制,需要用直接性提问来获得信息。进行直接性提问时,应尽量尝试着让孩子自由地叙述。重复的、引导性或诱导性的提问是不可取的,因为这很可能妨碍孩子的回答,并且人为地联系事件的细节而影响孩子的进一步叙述。

4. 性虐待对孩子的长期影响　有更多的证据表明,许多受害的孩子在成年出现沮丧、性失调、焦虑、自尊心低、有再次欺骗趋势、自残行为和酗酒。对278名女大学生的研究发现,当她们回忆起童年时的性虐待经历时,比没有经历过性虐待的人表现出更多的沮丧、焦虑和失眠等症状。被性虐待者因沮丧而就医。此研究也表明30%的被虐待者有伤害自己的倾向,失控者为16%。在被虐待的人中,16%的人至少尝试过一次自杀。

(三)情感虐待的诊断与处理

1. 情感虐待的类型　儿童心理虐待或情感虐待是指对于儿童自身及社会适应力的打击,使儿童的情感或行为造成实际的或潜在的严重负面损伤。事实上,情感虐待与心理虐待有一定的差异。情感虐待是指对儿童长期、持续、反复和不适当的情感反应,使儿童的经验与表达产生消极影响,任何对儿童隐蔽或明显的忽视或不重视所产生的后果导致其行为异常者均为情感虐待。心理虐待是对儿童持续、反复和不适当的行为反应,使儿童的神经、精神的发育,如智力、记忆力、理解力及注意力受到伤害或压抑。

2. 情感虐待的处理方法　包括:游戏疗法,日间照看,利用学前教育,孩子能从中得到锻炼和学习,社会能力的提高有助于孩子的全面发展,增进自尊心。常用的处理方法及步骤包括:

(1)单个家庭疗法:单独谈话,了解情况,对症开方。或通过家庭关系的了解和观察,给予建议和方案。

(2)单个儿童疗法:与儿童进行直接地接触交流,通过玩耍等儿童易接受的方式了解和观察儿童的情况,并给予直接地指导。

(3)父母组疗法:通过父母亲之间的交流及帮助减轻父母的压力,积极面对家庭及孩子的情况。

(4)儿童组疗法:通过与其他儿童的接触,增强孩子的自信心等。

(5)家庭帮助:当问题与生活压力相关时,将焦点集中于家庭中一些具体事上更易让家庭接受。婚姻咨询、邻居间支持、家访以帮助其理解孩子的成长行为,以日渐宽容孩子的好奇心和探索行为。

六、儿童虐待的预防和治疗

虐待儿童是一个很严重的社会问题。治疗不仅涉及被虐待儿童,还包括那些发生虐待的家庭。因虐待发生创伤,这些家族需要帮助和治疗,同时这些家庭也需要解决导致虐待发生的基本家族矛盾。

对24 507例登记的被虐待和忽视儿童研究发现,2/3以上的病例发生再虐待,该危险性在第一次发生后一年内及女童中最高。年龄越小,受到被虐待的危险性就越大。而在接受和未接受治疗的性虐待儿童中出现抑郁、行为异常、自尊障碍等异常方面没有差别。

虐待儿童的预防对减少死亡、伤害和心理异常疾患的发生是非常有效的。同时还可以预防下一代虐待儿童的发生,主要是通过帮助将成为下一代儿童父母的当代儿童,培养他们以后做父母的技能。

(一)儿童虐待的预防策略及方法

在帮助危险情况下的儿童做出恰当的反应方面,学校预防项目具有一定的价值,但它们仅仅是虐待儿童预防中的一部分。

1. 儿童虐待的预防策略 虐待儿童是一个非常复杂的问题,需要多种预防策略。虐待儿童及其治疗方面的知识还不完善,因此,任何预防策略不能完全建立在以经验为根据的发现上。

虐待儿童者没有固定的标准,也就是说预防不能仅限于被认为是高危险性的个体,也应注意其他有虐待倾向的人群。导致性虐待的行为可能在成人前期开始,所以可以直接对青少年进行预防。严格来说,性虐待不完全是一暴力问题,它涉及性观念、信仰、错误的概念、爱好。预防应注意这些问题。这同样适用于躯体虐待。性虐待的存在部分是由于媒体的影响,因此应该颁布一项法律严禁媒体对儿童的性骚扰。性虐待的另一个原因是由于儿童不知道如何拒绝虐待。躯体和性虐待发生的部分原因是儿童处于一种无恰当保护的环境之中。虐待儿童问题深深地存在于社会之中,以至于没有一条单独的法律和专业人员能够单独处理它。公众对虐待儿童问题的理解和对其预防的支持是很必要的。

2. 综合预防方法 对青少年和年龄较小的儿童进行教育对青少年进行健康性教育,包括健康行为,告诉他们什么是正常的,什么是不正常的,教给他们如何获得帮助。

培训专业人员和自愿者包括怎样识别和帮助被虐待的儿童,怎样教给孩子们自我保护的方法,如何筛选出那些可能成为虐待者的儿童工作者。

对儿童进行预防教育,对所有的学校及学龄前儿童进行高质量的现行教育,如何保护自己免受虐待,虐待发生后又该怎么办。

教育父母在孩子出生时,即给予所有的初为父母者教育和帮助,以便得到早期接触和联系。教给父母:什么是恰当的和不恰当的触摸婴儿,如何察觉自己或配偶对婴儿有不恰当触摸的倾向,如何处理因抚养孩子带来的愤怒和压力,如何提高和发展父母及子女的自尊意识。

确保所有关于儿童的机构,如学校、青年组织等能够培养儿童的自我意识和自我保护能力。要有合适的指南和规划来筛选、培训和监督自愿者和工作人员。治疗虐待者:虐待者也应得到治疗,以增加他们停止虐待儿童的可能性。

虽然虐待儿童可能不会被永远消灭,但如果公众、政府、专业人员共同参与,确实可以减少其发生。我们亦知道如何去诊疗那些不可预防的病例,并能够提供长期有效的高质量的治疗。但这需要公众、政府对其价值的认可,需要专业人员的研究支持。

(二)治疗儿童

积极治疗躯体损伤的同时,采取行为治疗和心理治疗方法治疗儿童的情绪创伤。治疗者求得儿童的信任是治疗的关键。对于创伤后应激性反应的儿童,可以通过木偶等象征性游戏的表演方法,重复受虐事件促使其回到现实生活中来,而控制创伤反应。创造温暖的环境以提高儿童的自尊心,消除不信任感和过度警觉。在治疗期间,受虐儿童一般应继续留在家中,只有当存在继续受虐的可能时才暂时寄养于健康家庭而与施虐者隔离。儿童虐待的预后与治疗干预的利用程度及治疗效果有关。

(史　源)

第七节　儿童呼吸道异物

一、儿童呼吸道异物的概述

儿童呼吸道异物(foreign body in respiratory tract)多发生于5岁以下儿童,1~3岁占多数,若对某些异物误诊失治,将产生严重并发症,甚至危及生命,必须特别重视。异物进入气管、支气管后非常危险,或可突然死亡,或可因诊断不及时,拖延了治疗时间,导致支气管炎、支气管扩张、肺气肿、肺不张、肺炎、肺脓肿等严重并发症。根据中国资料分析,由意外损伤造成的死因中主要为意外窒息,占婴儿意外死亡中的90%,而导致窒息的主要原因就是气道异物阻塞。

二、病因

1. 儿童喜将小物置口中戏弄,磨牙尚未生出,不能细嚼食物,加上咳嗽反射不健全,每遇啼哭、欢笑、惊吓时突然吸气,稍有不慎即可吸入呼吸道。

2. 异物本身光滑、体小质轻,如瓜子、花生米、豆类、小橡皮盖、塑料管帽套等均易吸入呼吸道(图6-6)。

三、临床表现及主要体征

异物进入下呼吸道的当时有剧烈咳嗽,以后常有或长或短的无症状期,故易于误诊。由于异物性质、存留部位及形状不同,症状也各异,现分述如下:

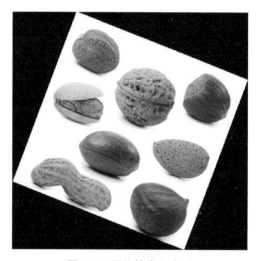

图6-6　异物的常见类型

1. **喉异物(foreign body in larynx)**　异物入喉时,立即发生呛咳、气急、反射性喉痉挛,而引起吸气性呼吸困难及喘鸣,若异物停留于喉上口,则有声音嘶哑或吞咽困难。稍大异物若阻塞于声门可立即窒息致死。

2. **气管异物(foreign body in trachea)**　异物刚吸入,其症状与喉异物相似,以呛咳为主。以后,活动性异物随气流移动,可引起阵发性咳嗽及呼吸困难,在呼气末期于气管处可听到异物冲击气管壁和声门下区的拍击声。并在甲状软骨下可触及异物撞击震动感。由于气管腔被异物所占,或声门下水肿而狭小,致呼吸困难,并可引起喘鸣。

3. **支气管异物(foreign body in bronchi)**　早期症状与气管异物相似。由于不同种类异物可以出现不同症状。植物性异物,如花生米、豆类,因含有游离脂酸、油酸,对黏膜刺激较大,常出现高热、咳嗽、咳脓痰等急性支气管炎症状。若为金属异物,对局部刺激较小,如不发生阻塞,可存留在支气管中数月而无症状。以后,由于异物嵌顿于支气管而造成不同程度阻塞而出现不同症状。

(1)支气管不完全阻塞:吸气时气管扩大,空气可进入,呼气时因支气管缩小,呼出气少,终致阻塞处远端气体不断增加,形成阻塞性肺气肿。检查时可发现:①呼吸时患侧胸部运动受限制;②患侧呼吸音减低、语颤减弱、叩诊呈鼓音;③X线透视检查可见心脏和纵隔向健侧移位,横膈平坦不支。在呼吸活动时可见心脏及纵隔摆动,即呼气终末时,心脏及纵隔移向健侧。吸气时,由于健侧压力增加,心脏及纵隔再移向正中,可用此现象和阻塞性肺不张相鉴别。

（2）支气管完全阻塞:呼气、吸气时空气均无法通过,则阻塞处远端空气逐渐被肺吸收,终于形成阻塞性肺不张。检查时可发现患侧呼吸运动受限制,患侧胸部平坦,呼吸音减弱或完全消失,语颤减弱,患侧叩诊呈浊音。X线透视可见心脏及纵隔向患侧移位,不随呼吸而移动,患侧横膈上升,肋间隙缩小,肺阴影较密实(图6-7)。

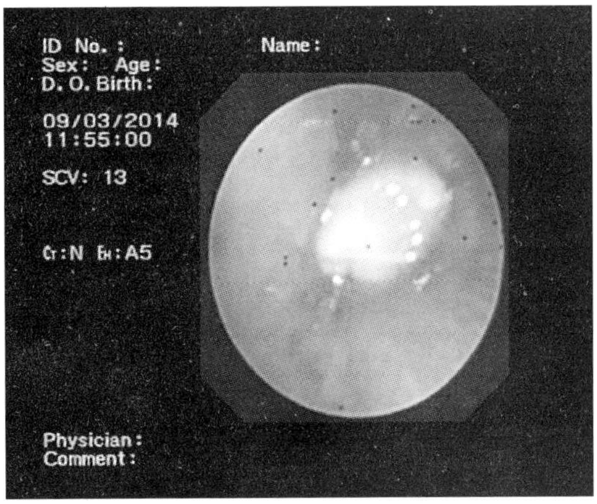

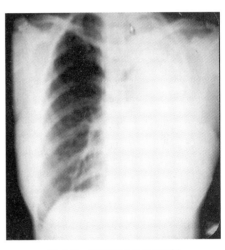

图6-7 支气管异物(完全阻塞)

四、诊断

1. 有明确或可疑的异物吸入史。

2. 呼吸道梗阻表现;较剧烈咳嗽、憋气、呼吸不畅甚至严重呼吸困难;呼吸时可见较明显三凹征。

3. 肺部听诊可闻及喘鸣音,单侧或双侧呼吸音明显减弱,继发肺部感染时可闻及湿啰音。

4. X线胸透检查有纵隔摆动、阻塞性肺气肿、心影反常大小。

5. 多层螺旋CT快速扫描及图像后处理,可获得气管支气管异物更清晰、准确的影像资料。

6. 纤维支气管镜检查提高气管异物的诊断率。

临床上,若有明确的异物吸入史、肺部

图6-8 肺不张(异物所致)

听诊和胸透均较典型者,应高度怀疑为气管异物,可采取气管镜检查。但如果症状体征不典型者,出现误诊的概率较大,应进一步行纤维支气管镜或胸部螺旋CT等检查,以提高气管异物的诊断率。

五、鉴别检查

1. 由于呼吸道异物多为儿童,吸入异物时,家属或未目睹,儿童又不能自诉经过。可问不出异物吸入病史,患儿多因有喘鸣声就诊,而被误诊为"哮喘性支气管炎"。

2. 因阵发性呛咳而误诊为"百日咳"。

3. 因长期呼吸道感染,误诊"肺炎"、"支气管扩张"症等。

故对儿童肺部有局部性的病变,长期不愈或时好时犯者,所谓"三不像"症状,即既不像肺结核,又不像典型的支气管肺炎,更不像其他肺部疾病,凡遇此情况,均应考虑呼吸道异物的可能,应予以重视,作细致的体格检查及 X 线、CT 检查是诊断异物的重要手段,出现此种情况也是支气管镜检指征。

六、治疗

1. 急救措施

(1)背中部拍打法:婴幼儿,用一只手抓持双下肢,将病孩倒提起来,另一只手拍打背部中央,直到异物吐出来。

(2)中上腹部加压法:如果此法无效,可立即让小孩坐在抢救者腿上,面朝外,用两手按在患儿的上腹部,快速而轻柔地向后上方挤压,随即放松,如此反复数次,通过膈肌上抬压缩肺脏形成气流,将异物冲出。进行抢救时要注意,动作必须快速,用力适度,以免造成肋骨骨折或内脏损伤。

(3)若病人尚有力气:可将上腹压在椅背上、桌子角、栏杆等处,反复用力压迫,尽可能冲出异物。

(4)昏迷病人:使其仰卧,抢救者骑在病人下半身,双手用力猛压胸下部两侧,尽可能冲出异物。呼吸心跳停止者应立即行心肺复苏。

2. 硬质支气管镜

适用于气管和Ⅰ级支气管异物可取得满意结果。但对于深部较小支气管内异物硬质气管镜不能到达,其内径相对较窄,难以清楚窥视支气管树。且硬质气管镜检查的麻醉要求较高,如果麻醉不理想、喉痉挛,可能丧失进镜机会。故硬镜适合声门、气管及左右主支气管异物的钳取。

3. 纤维支气管镜

纤支镜可弯曲、直视,能直观地显示呼吸道内形态及结构异常,可深入到硬镜不能达到的上叶或深部段支气管;其在发现和钳取异物时可以冲洗清除局部炎性分泌物、清理肉芽、局部应用抗生素抗感染,增强杀菌作用,利于术后炎症的吸收,其配套活检钳较小,易在段及亚段支气管内张开,钳取异物方便、灵活(图6-9)。纤支镜使患者痛苦小,操作简便而安全,弥补了硬质支气管镜的不足,但抓取力度差、易脱落,有时需要反复多次取出。

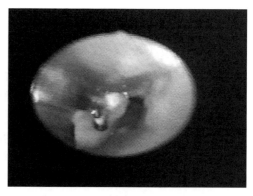

图 6-9 纤维支气管镜下钳取异物

七、并发症及注意事项

1. 并发症

异物一旦进入支气管,被咳出的机会是极少的。异物在肺内存留时间过长,不仅不易取出,还可引起气管发炎、肺萎缩、肺脓肿等严重疾病。所以,凡是明知有异物呛入气管,在没有窒息的情况下,即使没有任何呼吸障碍表现,也应尽早去医院接受检查处理。

2. 注意事项

(1)最好不要给五岁以下儿童吃瓜子、花生、豆类等食物。吃西瓜时可先去掉瓜子。进食避免谈笑、哭闹或打骂小儿。要改掉边走边玩边进食的不良习惯，以免一旦跌跤后啼哭，将口中食物吸入下呼吸道。要细心照看小儿，教育年龄稍大的儿童，勿给幼儿喂吃瓜子、花生、豆类等食物。也要提防小儿自己拿取上述食物。

（2）教育儿童不要把小玩具放在口中，发现儿童口中含有东西时要及时设法取出。但切不可强行夺取，以免哭闹后吸入。

（许 煊 封志纯）

参 考 文 献

1. Peden M, Oyegbite K, Ozanne-Smith J, et al. World report on child injury prevention. Geneva. World Health Organization, 2008.

2. Borse NN, Gilchrist J, Dellinger AM, et al. CDC Childhood Injury Report: Patterns of Unintentional Injuries among 0-19 Year Olds in the United States, 2000-2006. Atlanta (GA): Centers for Disease control and Prevention, National Center for Injury Prevention and Control, 2008.

3. Ramsay LJ, Morton G, Gorman DR, et al. Unintentional home injury in preschool-aged children: Looking for the key-an exploration of the inter-relationship and relative importance potential risk factors. Public health, 2003, 117:404-411.

4. Skoulakis CL, Doxas PG, Papdakis CE, et al. Bronchoscopy for foreign body removal in children: a review and analysis of 210 cases. Int J Pediatr Otorhinolaryngol, 2000, 53:143-148.

5. Gassner R, Tuli T, Hachl O, et al. Cranio-maxillofacial trauma a 10 year review of 9543 cases with 21067 injuries. J Craniom axillofac Surg, 2003, 31 (1):51-61.

6. 崔文香. 基于生态系统理论的学龄前儿童意外伤害综合干预的理论模式. 中华护理杂志, 2009, 44 (12):1140-1142.

7. 黄兆胜. 儿童意外伤害的影响因素及干预进展. 实用预防医学, 2011, 18 (4):773-775.

8. 许积德, 顾菊美. 儿童安全与急救手册. 上海:上海科学技术出版社, 2006:4-11.

9. 徐韬, 张瑞, 梁艺, 等. 北京市 4 社区 0~6 岁流动儿童意外伤害的流行病学特征研究. 中国儿童保健杂志, 2011, 19 (8):704-706.

10. 宫丽敏. 儿童意外伤害的现状与干预. 中国妇幼卫生杂志, 2010, 1 (4):213-215.

11. Celik A, Ergün O, Ozok G. Pediatric electrical injuries: a review of 38 consecutive patients. J Pediatr Surg, 2004, 39 (8):1233-1237.

12. Talbot SG, Upton J, Driscoll DN. Changing trends in pediatric upper extremity electrical burns. Hand (NY), 2011, 6 (4):394-398.

13. Arnoldo BD, Purdue GF. The diagnosis and management of electrical injuries. Hand Clin, 2009, 25 (4):469-479.

14. Browne BJ, Gaasch WR. Electrical injuries and lightning. Emerg Med Clin North Am, 1992, 10 (2):211-229.

15. Dokov W. Assessment of risk factors for death in electrical injury. Burns, 2009, 35 (1):114-117.

16. Bailey B, Gaudreault P, Thivierge RL. Experience with guidelines for cardiac monitoring after electrical injury in children. Am J Emerg Med, 2000, 18 (6):671-675.

17. George EN, Schur K, Muller M, et al. Management of high voltage electrical injury in children. Burns, 2005, 31 (4): 439-444.

18. 卢惠珍, 唐吉荣, 陈少春. 电击伤昏迷患儿康复的护理干预。右江民族医学院学报, 2004, 4: 613-614.

19. 倪平, 陈京立. 儿童意外伤害预防措施的研究进展. 中华护理杂志, 2012, 47 (4): 382-384.

20. 黄沂. 儿童意外伤害原因分析及防范. 广西中医学院学报, 2012, 15 (1): 31-32.

21. 李欢龙, 杜利群, 夏自成. 农村儿童伤害流行病学特征调查. 中国校医, 2003, 17 (2): 140-141.

22. 姜伟, 鄢涛, 邓艳华, 等. 学龄前儿童意外伤害流行病学特征和防范研究. 创伤外科杂志, 2012, 14 (3): 199-201.

23. Margie Peden, et al. World report on child injury prevention. WHO, 2007.

24. DiMaggio C, Li G. Roadway characteristics and pediatric pedestrian injury. Epidemiol Rev, 2012, 34 (1): 46-56.

25. Bruckner R, Rocker J. Car safety. Pediatr Rev, 2009, 30 (12): 463-468.

26. Hotz G, Kennedy A, Lutfi K, et al. Preventing pediatric pedestrian injuries. J Trauma, 2009, 66 (5): 1492-1499.

27. Chakravarthy B, Vaca FE, Lotfipour S, et al. Pediatric pedestrian injuries: emergency care considerations. Pediatr Emerg Care, 2007, 23 (10): 738-744.

28. 万前程. 口腔颌面外科学. 北京: 人民卫生出版社, 2009.

29. Leonard Kaban, Maria Troulis. Pediatric Oral and Maxillofacial Surgery. Sauders company, 1990.

30. Soft-tissue lesions in children. Dolphine Oda, Oral and Maxillofacial Surgery Clinics of North America, 2005, 17: 383-402.

31. Nicholas JV Hogg. Primary and secondary management of pediatric soft tissue injuries. Oral and Maxillofacial Surgery Clinics of North America, 2012, 24: 365-375.

32. Reginald HB Goodday. Management of fractures of the mandibular body and symphysis. Oral and Maxillofacial Surgery Clinics of North America, 2013, 25: 601-616.

33. 孙锟, 沈颖. 小儿内科学. 第 5 版. 北京: 人民卫生出版社, 2014.

34. 许煊, 陈贤楠. 血液净化在急性中毒治疗中的应用. 中国小儿急救医学, 2010, 17 (4): 308-311.

35. Cutland M. Child abuse and its legislation: the global picture. Arch Dis Child, 2012, 97 (8): 679-684.

36. 刘晓华, 徐改玲. 儿童虐待的概念和识别. 神经疾病与精神卫生, 2012, 12 (2): 207-209.

37. E Teeuw AH, Derkx BH, Koster WA, et al. Educational paper: Detection of child abuse and neglect at the emergency room. Eur J Pediatr, 2012, 171 (6): 877-885.

38. Wood JN, Medina SP, Feudtner C, et al. Local macroeconomic trends and hospital admissions for child abuse, 2000-2009. Pediatrics, 2012, 130 (2): e358-e364.

39. Marchand J, Deneyer M, Vandenplas Y. Detection, diagnosis, and prevention of child abuse: the role of the pediatrician. Eur J Pediatr, 2012, 171 (1): 17-23.

40. Chan KL. Evaluating the risk of child abuse: the Child Abuse Risk Assessment Scale (CARAS). J Interpers Violence, 2012, 27 (5): 951-973.

41. Preer G, Sorrentino D, Newton AW. Child abuse pediatrics: prevention, evaluation, and treatment. Curr Opin Pediatr, 2012, 24 (2): 266-273.

42. Laskey AL, Stump TE, Perkins SM, et al. Influence of race and socioeconomic status on the diagnosis of child abuse: a randomized study. J Pediatr, 2012, 160 (6): 1003-1008.

43. Gould F, Clarke J, Heim C, et al. The effects of child abuse and neglect on cognitive functioning in adulthood. J Psychiatr Res, 2012, 46 (4):500-506.

44. 静进. 儿童虐待问题不可忽视. 中华儿科杂志, 2004, 42 (1):4-6.

45. Bodart E, Gilbert A, Thimmesch M. Removal of an unusual bronchial foreign body: rigid or flexible bronchoscopy? Acta Clin Belg, 2014, 69 (2):125-126.

第七章 灾难中的儿童疾病综合管理

第一节 儿童疾病综合管理(IMCI)概述

一、IMCI 简介

儿童疾病综合管理(integrated management of child-hood illness,IMCI)是由 UNICEF 及 WHO 制定的儿童疾病综合管理规程,IMCI 是一项以全世界儿童的福祉为重点的儿童健康综合措施。儿童疾病综合管理的目标是在 5 岁以下儿童中降低死亡、疾病和残疾,并促进他们更好地成长和发育。儿童疾病综合管理包括家庭和社区以及卫生机构实施的预防性和医疗性措施内容。

该战略包括以下三部分主要内容:提高卫生保健工作人员病例管理的技能;改善整个卫生系统;改善家庭和社区卫生做法。

在卫生机构中,儿童疾病综合管理战略促进了在门诊就对儿童期疾病做出准确的确认,保证了对所有重大疾病的综合治疗,加强对看护人培训,并提高重症患儿的转诊速度。在家庭里,该战略促进了寻求适宜保健的行为,提高了营养和预防保健,并正确执行遵医嘱进行的保健活动。

在发展中国家,送来接受治疗的儿童通常都患有一种以上的病症,不能作出单一的诊断。儿童疾病综合管理是一项综合战略,它把致儿童于严重危险中的多种因素都考虑进来。该战略保证了重大儿童期疾病的综合治疗,强调了通过免疫和改善营养来预防疾病。

发展中国家每年有 1200 万 5 岁以下儿童死亡,其中 70% 的死亡可归于 5 个主要原因:急性呼吸道感染(大多为肺炎)、腹泻、麻疹、疟疾和营养不良,且常常为多种疾病的合并感染。此外,约 3/4 的儿童患病与这 5 种常见的疾病有关。

在我国农村,急性呼吸道感染、腹泻、营养不良仍是儿童的常见病,特别是肺炎,仍是 5 岁以下儿童的重要死因。近五年来,麻疹病例及麻疹合并肺炎也在地区许多地区呈散发或集中暴发,许多地区出现死亡病例。许多患儿可能同时患有几种而不是单种疾病,基层卫生工作者可能不熟悉如何将有关诊疗规程进行综合,也可能不掌握需要首先处理哪些临床问题,以致可能发生误诊和漏诊,这就要求基层卫生工作者对儿童疾病进行综合管理。

世界卫生组织(WHO)和联合国儿童基金会(UNICEF)根据新的研究资料,共同制定了儿童疾病综合管理规程（IMCI）。

疾病综合管理规程描述了如何对初诊和复诊的患儿进行评估、分类和治疗，可以解决就诊患儿的大部分问题，但未涉及慢性疾病或不太常见的儿童疾病的诊疗和管理，也未涉及意外损伤等急诊的管理。

1998 年在原卫生部领导下，我国引进了儿童疾病综合管理策略和规程，纳入儿童保健技术规范，在全国范围内继续推广。

二、IMCI 规程

疾病综合管理规程包括儿童疾病诊疗过程中的一系列步骤以及完成这些步骤所需的信息。为便于在实际工作中应用，规程还设计了相应的图表。规程包括以下步骤：评估患儿；分类疾病；治疗患儿；指导母亲；复诊管理。

"评估患儿"指的是病史询问和体格检查。"分类疾病"指的是确定患儿的病症及其严重程度，并进行归类，为确定治疗方案提供依据。例如，分类为"严重发热性疾病"患儿，可能患有脑膜炎、严重的痢疾或败血症。病历管理规程中推荐的治疗方案已经考虑到这些疾病，因此，有关"严重的发热性疾病"的治疗方案适用于这些疾病的患儿。"治疗患儿"是指在门诊立即给予所需的药物或其他治疗，并教会母亲如何在家中继续给予治疗。"指导母亲"是指对患儿的喂养和复诊进行指导。

疾病综合管理规程分为两个年龄组，即 2 个月 ~5 岁患儿组和小婴儿组（1 周 ~2 个月患儿）。管理规程的图表也按这两个年龄组设计（图 7-1、7-2）。

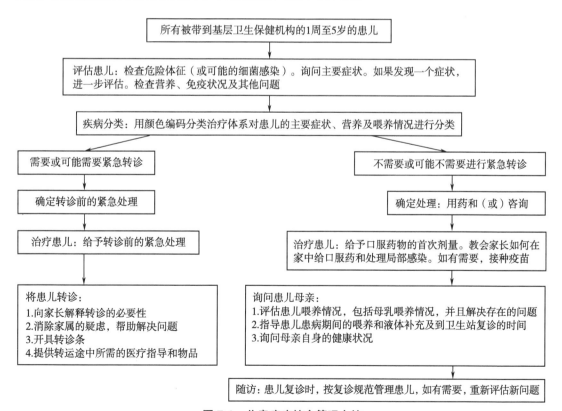

图 7-1　儿童疾病综合管理小结

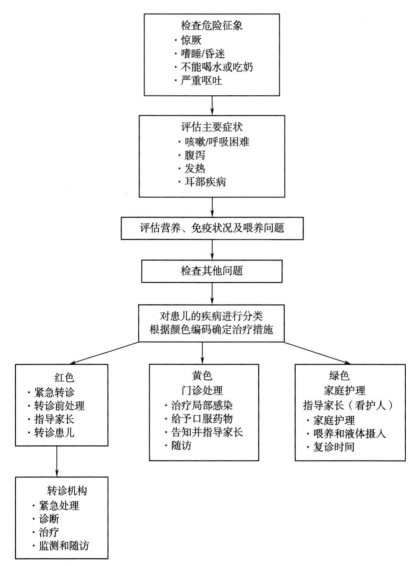

图 7-2　2 个月 ~5 岁儿童初级医疗服务机构门诊及家庭护理的综合管理

2 个月 ~5 岁患儿的管理规程分列于三个图表:评估和分类患儿;治疗患儿;指导母亲。

1 周 ~2 个月患儿的管理规程与 2 个月 ~5 岁患儿的管理规程略有不同,另列于一个不同的图表。

三、患儿的评估

评估过程中重要的步骤包括:采集病史:①详细询问儿童的家长;②对危险征象进行检查;③评估主要症状;④评估营养状态;⑤评估喂养情况;⑥评估免疫接种状况;⑦查看其他问题。

四、所有儿童应常规进行危险症状的检查

(1) 惊厥:惊厥可能是发热所致,热性惊厥除了使家长害怕外,对患儿危害并不大,但是

惊厥也可由脑炎、脑型疟疾或其他危及生命的疾病引起。所有发生惊厥的患儿都应被认为病情严重。

（2）昏迷或嗜睡：昏迷的患儿可能病情严重，同样，嗜睡但如果清醒时对周围环境不感兴趣或者对声音和动作没有反应，也表示病情严重。这些症状与许多疾病有关，比如严重脱水、严重缺氧、脓毒症或者脑炎。

（3）喂养困难：如果婴儿太虚弱或者不能吞咽可能会导致喂养困难。观察患儿吃奶或者喝水时的情况。

（4）持续呕吐：呕吐本身可能是严重疾病的表现。呕吐还会影响患儿服药或口服补液。

如果患儿具有以上的一种或者几种表现，表示病情严重，需要就医。必须马上对其进行评估，找出病因，比如急性呼吸道感染、腹泻、脱水、脓毒症、疟疾及麻疹等。对营养状况的评估也是非常重要的，因为营养不良会促使感染恶化，导致死亡。图7-2表示总体的IMCI病例管理策略。

（喻文亮）

第二节　麻　疹

麻疹是由麻疹病毒引起的小儿常见的急性呼吸道传染病，临床主要表现为发热、Koplik斑、皮疹，易并发肺炎、喉炎、中枢神经系统疾病、结核病恶化等。我国自1965年使用自制麻疹减毒活疫苗后，麻疹的发病率和死亡率均出现显著降低。但近年来麻疹发病率又有所增加，局部出现小范围流行。目前全球每年麻疹病例约4500万，每年近百万人死于麻疹，大多因麻疹合并重症肺炎、呼吸衰竭及急性呼吸窘迫综合征（ARDS）所致。

一、临床特征

（一）麻疹病原学特征

麻疹病毒属于RNA病毒，分类上属于副黏液病毒科、麻疹病毒属。麻疹病毒颗粒呈多形性球形结构，直径为100~250nm。

麻疹病毒含有6种结构蛋白质，其中有3种与病毒的RNA结合在一起，它们分别为核蛋白（N）、聚合酶蛋白（P）和大蛋白（L）。另外三种与病毒的囊膜相关，包括M蛋白、H蛋白和F蛋白。麻疹病毒感染的细胞特征是，含有核内包涵体的多核融合巨细胞。

麻疹病毒对消毒剂、日光、酸、热均敏感。病毒在室温下大多只能存活36小时，加热56℃ 15~30分钟即可灭活，但在低温下能长期存活，在-70℃可存活5年以上，冰冻干燥可保存20年。

（二）流行病学特征

1. 传染源　麻疹传染性极强，麻疹病人是本病唯一的传染源，从潜伏期末到出疹后5天之内，病人的结膜和呼吸道分泌物及尿和血液均有麻疹病毒。

2. 传播途径　麻疹主要经呼吸道传播，患者咳嗽、讲话、打喷嚏时，病毒可藉飞沫散布到周围空气中，经鼻咽部或眼结合膜侵入易感者，密切接触者也可藉手的污染而传播。

本病的传染期一般为潜伏期末到出疹后5天之内，患者若并发肺炎，传染性可延长至出疹后 10 天。

3. 易感人群 未患过麻疹或未接受过麻疹疫苗者均为易感者。凡接种过疫苗的个体患本病的可能性很小。初生儿大多数由母体经胎盘获得被动免疫,但这种免疫只持续 4~6 个月。2 岁以下及成人患麻疹病死率高。

4. 流行情况 麻疹一般呈地区性流行。麻疹在城区和近郊区发病率较高,在农村地区则较低。发病季节以冬、春为多,但一年四季均可发病。男女之间无差别。患病后可获得持久免疫力,很少第二次发病。

(三)发病机制

麻疹病毒侵入鼻咽或眼黏膜上皮细胞,引起上皮细胞感染和病毒繁殖,并由淋巴扩散至局部淋巴组织,进入血液循环从而形成初次病毒血症。再经血液循环到达全身单核-吞噬细胞系统并在该处繁殖,引起第二次大量病毒血症,造成皮肤、呼吸道和其他脏器的功能损害。麻疹病毒还直接刺激 T 淋巴细胞,使之大量繁殖,成为致敏淋巴细胞。当其与病毒抗原接触时,释放淋巴活性因子,引起病变处单核细胞浸润、炎症反应,甚至组织细胞坏死。这种受病毒致敏的淋巴细胞主要具有致胚细胞样转变及产生细胞毒作用,使受病毒感染的细胞增大、融合,形成多核细胞,并使细胞发生中毒病变。

细胞免疫反应在麻疹发病机制中起重要作用。麻疹感染的恢复过程与血液、分泌型抗体的增高、干扰素的出现及细胞免疫的增强都有关系,而其中最重要的是细胞免疫。细胞免疫缺陷或低下者(如白血病、肿瘤患者、应用免疫抑制剂及先天免疫缺陷等)不能将病毒消除,故易患重症迁延型麻疹而致死,即使注射大量被动免疫抗体也无作用;另一方面患丙种球蛋白缺乏者如患麻疹,都可恢复,提示抗体对麻疹并不重要,但特异性抗体对防止麻疹感染却有肯定效果。

(四)病理生理

麻疹的病理改变累及多个系统,在淋巴结、扁桃体、呼吸道、肠道等处可见多核巨细胞,也称 Warthin-Finkeldey 巨细胞,其大小不一,内含数十至百余个核,核内外均有嗜酸性包涵体,以胞质内为多,电镜下包涵体内有排列整齐的病毒核壳体。另外一种称上皮巨细胞,主要存在于呼吸道上皮,引起呼吸道病变,使黏膜出现肿胀、充血、淋巴细胞浸润,可找到上皮多核巨细胞,官腔内充满炎性渗出物。肺呈间质性肺炎,肺泡壁细胞增生、浸润、水肿,出现多核巨细胞等,重者可形成麻疹巨细胞肺炎。继发细菌感染则成支气管肺炎。颊黏膜下层的微小分泌腺发炎,其病变内有浆液渗出及内皮细胞增殖形成 Koplik 斑。真皮毛细血管内皮细胞增生、血浆渗出、红细胞相对增多形成麻疹淡红色斑丘疹。疹退后,表皮细胞坏死、角化形成脱屑。并发脑炎可有水肿、充血、血管周围炎性浸润和脱髓鞘病变。此外,肝、心、肾可有细胞混浊肿胀及脂肪变性等改变。

(五)临床表现

典型麻疹病人的病程分为潜伏期、前驱期、出疹期和恢复期。

1. 典型表现

(1)潜伏期:大多数为 6~18 天,平均 10 天左右。

(2)前驱期:一般 3~4 天。主要表现如下:不同程度的发热,同时有流涕、打喷嚏、咽部充血、咳嗽等卡他症状,还伴有流泪、畏光、结膜充血及眼睑水肿。部分病例还可有呕吐、腹泻、食欲缺乏、乏力、精神不振等。在出疹前 1~2 天,在颊黏膜处出现直径 1.0mm 灰白色小点,外有红晕,即称麻疹黏膜斑(Koplik 斑)。可迅速增多并融合成片,累及整个颊黏膜。于出疹后 1~2 天消退,并留有红色小点。

(3)出疹期:发病 3~4 天后,全身症状加重,体温可达 40℃,出现意识障碍、抽搐、咳嗽加剧。但目前也有不典型的症状,出疹期间体温不高甚至正常,皮疹首先出现在发际、耳后、颈后,并迅速向面颈部发展,逐渐蔓延至躯干和四肢。皮疹呈红色斑丘疹,继而变为暗红色,可融合成片,疹间皮肤正常。此期如合并肺炎,高热可持续数天不退,皮疹可密集出现,常伴有皮下或黏膜出血,肺部可有湿啰音,胸片可有肺纹理增多或不同程度的弥漫性改变。

(4)恢复期:出疹后 3~4 天皮疹按出疹顺序逐步消退,并留有棕色色素沉着及脱屑。一般疹退后体温下降,中毒症状好转,病情逐步恢复。若体温不降,则提示可能有并发症。整个病程大约 10 天左右。

2. 非典型表现

(1)轻型麻疹:多见于有一定免疫力的患儿,如近期接种过麻疹疫苗、丙种球蛋白、输注成人血或小于 6 个月婴幼儿。临床症状轻,无麻疹黏膜斑,皮疹少,无色素沉着及脱屑,病程短。

(2)重型麻疹:多见于免疫功能低下或继发严重感染的患儿。全身中毒症状重,体温持续 40℃以上,并出现抽搐、昏迷、皮疹密集,常有黏膜出血,继而可能出血 DIC 和(或)循环障碍等,此型病死率高。

(3)无皮疹型麻疹:主要见于 6 个月以下婴儿、使用免疫抑制剂或近期注射丙种球蛋白等。全身症状轻,病程中不出现皮疹,可有或无麻疹黏膜斑,诊断依赖流行病学及实验室检查血清中麻疹抗体滴度增高。

(4)异形麻疹:多见于接种麻疹灭活疫苗或麻疹减毒活疫苗后再次感染麻疹者。接种疫苗到发病一般为数月至数年,临床表现为高热、头痛、肌痛、乏力、无麻疹黏膜斑。皮疹不典型,出疹顺序与正常相反,呈多形性,可伴有水肿,疹退后无色素沉着及脱屑。临床不多见,诊断困难,血清麻疹补体结合抗体和血凝抑制抗体可协助诊断。

(六)并发症

1. 肺炎 是麻疹最常见的并发症,多见于 5 岁以下。麻疹病毒本身可引起巨细胞肺炎,多随其他症状消退而消散。继发性细菌性肺炎常见于免疫功能缺陷的患儿,常为金黄色葡萄球菌、肺炎链球菌等,临床表现出疹轻,而肺炎的症状和体征重,持续高热不退,精神萎靡或烦躁不安,拒食,咳喘,出现气促、鼻扇、吸气性三凹征、发绀、肺部细湿啰音等。随着病情的加重,易并发纵隔气肿、气胸和脓气胸。还可引起心功能不全、中毒性肠麻痹、中毒性脑病等重症肺炎的表现,如病情进一步加重,易合并有急性呼吸窘迫综合征(ARDS),继发肝脏、肾脏等器官的受累,最终导致全身多脏器功能衰竭。重症肺炎合并 ARDS 为麻疹患者死亡的主要原因。

2. 喉炎 麻疹患儿常有轻度喉炎症状,表现为声嘶,一般随皮疹消退、体温下降而消失。如继发细菌感染或其他病毒感染,则表现为重症喉炎,可出现缺氧、青紫、吸气性呼吸困难等喉梗阻征象。如不及时处理,行气管插管或气管切开术,易窒息而死。

3. 心肌炎 麻疹并发心肌炎并非少见,轻者仅有心音低钝、心率增快、一过性心电图改变。如患儿合并重症肺炎,可出现心功能不全,甚至出现心源性休克。

4. 脑炎　麻疹脑炎的发病率约为1/2000,多发生在出疹后1周内,也可在出疹后数周内发病。临床表现发热、呕吐、嗜睡、抽搐和昏迷。脑脊液中细胞数0到数百个,以淋巴细胞为主,蛋白轻度增高,糖正常。脑电图常有异常。病情大多危重,可出现严重后遗症或死亡。麻疹并发脑炎多因对髓鞘蛋白产生变态反应造成(感染后脑炎),而不是有病毒感染脑组织所致的。极少数患儿在发病数年后出现亚急性硬化性全脑炎(SSPE),多见于男孩,主要为患过麻疹的年长儿。发病后先有数月的进行性痴呆,脑炎进行性恶化,出现肌阵挛、智力异常、语言不清或局部强直性瘫痪,病情进展出现昏迷,去大脑强直,死亡。病程一般在6~12个月。

5. 结核病恶化　麻疹发病后患儿的免疫反应受到暂时抑制,可使原有潜伏结核病灶变为活动引起播散导致粟粒性肺结核或结核性脑膜炎。

6. 其他　喂养不当、慢性腹泻、呕吐等可引起营养不良和维生素缺乏,多为维生素A缺乏。其他还可引起中耳炎、肝炎、阑尾炎等。

(七) 实验室检查

1. 一般检查　外周血白细胞总数减少,淋巴细胞相对增多。若白细胞数增多,尤以中性粒细胞增多,提示继发细菌感染。

2. 血清学检查

(1) 抗体检测　ELISA测定血清特异性IgM和IgG抗体,敏感性和特异性均好。但IgM的阳性率与取血时间有关,一般认为,在患者出疹后3~4周内取血,麻疹特异性IgM的阳性率达97%,而在出疹后3天内取血其阳性率只有77%或更低。

(2) 抗原检测:用免疫荧光方法检测鼻咽部脱落细胞内的麻疹病毒抗原是一种早期快速的诊断方法。

3. 病毒分离　病毒分离要在发病早期进行,有报道皮疹出现后32小时就很难从血液及鼻咽洗液中分离到病毒。

(八) 影像学检查

麻疹无肺炎者X线表现两肺野清晰或纹理增强。有肺炎表现者,早期肺纹理增强,透亮度减低,以后两肺可出现大小不等的点状或小片絮状影,或融合成片状影。有肺气肿、肺不张。并发脓胸和脓气胸或肺大疱者则有相应的X线改变。麻疹患儿气胸发生率0.5%~2.4%。若并发ARDS者,两肺呈普遍性透亮度减低,可见弥漫性均匀一致的细颗粒网状影,可见支气管充气征,重者整个呈白肺。

下面是本院一麻疹肺炎患儿的影像学资料,患儿为一8个月的婴儿,因麻疹肺炎、呼吸衰竭转我院PICU治疗,图7-3A为第1天X线胸片(外院),两肺纹理增多、增粗,右肺可见小片絮状影;图7-3B为第8天X线胸片,两肺呈透亮度减低,呈白肺,两侧颈部及胸部可见大量片状影,左侧胸腔可见负压引流管;图7-3C为第11天两肺弥漫性絮状影,肺透亮度低可见支气管充气征;图7-3D为第15天,两肺弥漫性絮状影,肺透亮度低,左侧腋下及胸壁可见透亮影;图7-3E为第28天,已撤呼吸机,两肺可见多发网格状、片絮状致密影,内中带明显;图7-3F为第35天胸部CT检查,两肺透亮度不均匀,两肺纹理增粗、紊乱,可见小片絮状影、絮状密度增高影,部分支气管壁增粗。

(九) 诊断与鉴别诊断

根据典型的临床表现,如有麻疹接触史、呼吸道卡他症状、Koplik斑、出疹与发热的关

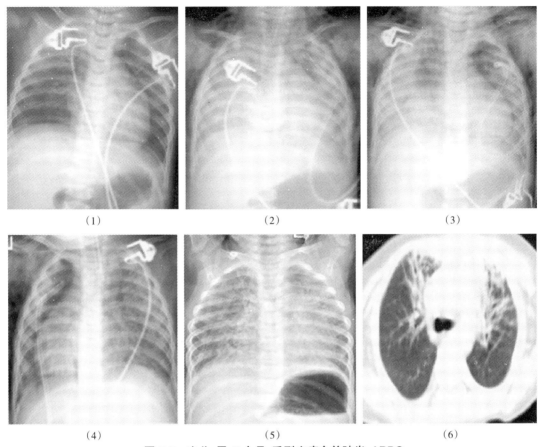

（1）　　　　　　　　　（2）　　　　　　　　　（3）

（4）　　　　　　　　　（5）　　　　　　　　　（6）

图 7-3　患儿,男,8 个月,重型麻疹合并肺炎、ARDS

系、疹退后有棕色色素沉着及脱屑等特点,可诊断之。前驱期鼻咽分泌物找到多核巨细胞及尿中检测包涵体细胞有助早期诊断。在出疹 1~2 天时用 ELISA 法检测出麻疹抗体可确诊。

需鉴别诊断的疾病包括幼儿急疹、风疹、猩红热、药疹、川崎病、传染性单核细胞增多症等。

（十）预防

预防麻疹的关键是提高易感人群的免疫力,主要措施是对易感者接种麻疹疫苗。

1. **控制传染源**　早发现、早报告、早隔离、早治疗。一般隔离至出疹后 5 天,合并肺炎者延长至出疹后 10 天。接触麻疹的易感者应检疫观察 3 周,并予以被动免疫。

2. **切断传播途径**　麻疹患者的衣物应在阳光下暴晒,曾住的房间应通风透气并需用紫外线照射,流行季节易感儿尽量少去公共场所。

3. **保护易感人群**

（1）主动免疫:我国规定 8 个月后的婴儿接种麻疹减毒活疫苗,7 岁时加强一次。易感者在接触麻疹患者 2 天内若接种麻疹疫苗,仍有可能预防发病或减轻病情。

（2）被动免疫:接触麻疹患者后 5 天内立即给予丙种球蛋白、胎盘球蛋白或成人血清可预防发病。如用量不足或接触麻疹患者后 5~9 天内使用只能减轻症状,被动免疫仅能维持

3~8 周,8 周后仍需主动免疫。

二、一般治疗

1. **一般治疗**　尽量单间隔离,保持室内空气流通,保持适当的温度和湿度,卧床休息,保护眼、鼻、口腔和耳的清洁。注意维持水、电解质平衡,补足水分。饮食应给予易消化营养丰富的食物。同时补充维生素 A,每天 20 万 U,共 2 天,能减轻病情,降低并发症,促进疾病的恢复。

2. **对症治疗**

(1)麻疹患儿前驱期、出疹期体温高,尤以出疹期,可持续 40℃以上不退。对高热不退者,可给予退热药,但尽量少用或不用水杨酸类解热镇痛药。亦可物理降温如温水擦浴、酒精擦浴、冰枕、降温毯等。

(2)伴咳嗽者,可用止咳化痰药,小儿中枢性镇咳药不建议使用。

(3)喉炎患儿轻症者可予以口服激素,重症者需激素静滴及激素雾化吸入,尽量保持安静,必要时给予镇静。若出现喉梗阻,应及早气管插管或行气管切开术。

(4)继发细菌感染,则可给予敏感抗生素治疗。

(5)并发症的治疗:心功能不全时予以强心利尿,肝功能损害给予保肝治疗。脑炎有惊厥时给予止痉,同时降低颅内压。麻疹肺炎重症时需吸氧,如合并 ARDS 时需机械通气治疗。

(6)纵隔气肿及气胸的处理:一般情况下纵隔气肿多伴有皮下气肿,轻度的纵隔气肿往往在几天内吸收,如果出现呼吸困难及颈部淤血表现,则提示纵隔压力明显增高,应及时做纵隔切开引流术。麻疹伴重症肺炎行机械通气时出现的气胸,不管气胸程度如何,均需行胸腔闭式引流,有利于病情的好转。

3. **抗病毒治疗**　试验证明利巴韦林在体外对麻疹病毒有抑制作用,故麻疹患儿使用利巴韦林有一定的疗效。

4. **中医中药治疗**　前驱期初热患儿时用辛凉透表的方剂,出疹期患儿应用清热解毒透疹的方剂,恢复期患儿用养阴清热或调理脾胃的方剂。

三、机械通气治疗

麻疹肺炎继发严重的细菌感染易合并重症肺炎、呼吸衰竭、ARDS,其发生率为 1.82%,是麻疹死亡的主要原因。有报道麻疹并发 ARDS 或肺实变的死亡率在 50% 或更高。

1. **机械通气指征**

(1)呼吸急促、三凹征明显,X 线提示胸片大片实变影,血氧饱和度持续低于 85%、大于 30 分钟。

(2)血气分析示 $PaO_2 \leq 60mmHg$,伴或不伴 $PaCO_2 > 50mmHg$。

(3)伴深度昏迷,呼吸节律不稳者。

2. **机械通气模式及参数选择**

(1)建立人工气道:患儿一般采用经鼻气管插管,也有采用经口气管插管。我们的经验是经鼻气管插管较经口易于固定,不易脱管。

（2）通气模式的选择：多数采用 A/C 模式，优选通气模式为 PCV 模式。较大儿童可选择 VCV（表 7-1）。

表 7-1 吸入氧浓度与压力参数调节

FiO$_2$	0.3	0.4	0.4	0.5	0.5	0.6	0.7
PEEP（cmH$_2$O）	5	5	5	8	10	10	10
FiO$_2$	0.7	0.7	0.8	0.9	0.9	0.9	1.0
PEEP（cmH$_2$O）	12	14	14	14	16	18	18~20

（3）通气参数的调节：目前均按照肺保护性通气策略来调节呼吸机的参数。

1）潮气量：应用小潮气量，一般设置为 6~8ml/kg，确保小潮气量是我们救治麻疹合并重症肺炎、呼吸衰竭的经验，可使用允许性高碳酸血症，只要需要，可调节潮气量达 3~4ml/kg。对特别严重患儿，只要维持 PaO$_2$ 在 55mmHg 以上即可。

2）吸入氧浓度（FiO$_2$）：对深度昏迷患儿，可应用较高的 FiO$_2$ 0.6~1.0。但连续应用 FiO$_2$>0.6 者不宜超过 24 小时，FiO$_2$>0.8 者不宜超过 12 小时，FiO$_2$>1.0 不宜超过 4~6 小时。注意尽量避免氧浓度为 100%，哪怕调 95%~99% 亦可，注意不要追求过高的氧分压。见表 7-1。

3）压力参数：在设置合适 PEEP 的前提下，PIP 以获得所能承受的最小潮气量为准。一般在 15~30cmH$_2$O 之间，注意最高时可超过 30cmH$_2$O，最低时亦可低于 15cmH$_2$O，在深度昏迷无肺部病变患儿，压力尽量低，可低至 8~10cmH$_2$O。PEEP 主要机制是扩张陷闭肺泡。改善肺泡和肺间质水肿，保持功能残气量和增加肺顺应性等。PEEP 的调节范围 6~20cmH$_2$O。PEEP 的调节依据相应的吸入 FiO$_2$。

4）呼吸频率：一般根据年龄新生儿一般设为 40 次 / 分，婴儿 30 次 / 分，幼儿 24 次 / 分，年长儿 20 次 / 分，成人 14~20 次 / 分。

3. ARDS 的其他主要治疗

1）俯卧位通气：患儿俯卧位通气能改善氧合，时间尽可能长。每天 16 小时以上，可以降低死亡率。对于不适应俯卧位通气的患儿，则不宜操作。在行俯卧通气的过程中要注意脱管及插管扭转堵管现象。

2）神经肌肉松弛剂：麻疹伴重症肺炎合并 ARDS 时，因患儿呼吸困难，不宜镇静，常出现人机对抗。故早期应用神经肌肉松弛剂，持续 3 天左右，有利于改善病情。

（肖 岳）

第三节 腹泻与脱水

灾区落后的公共卫生条件会使易感人群（尤其是儿童）腹泻的发病率增加。这种疾病会损害儿童的营养状况，导致较高的发病率和病死率。因此，早期诊断和治疗，对降低腹泻对受灾人群的危害是至关重要的，同时也能帮助卫生机构采取相应的措施，预防和减少腹泻的暴发流行。使用儿童疾病综合管理规程,对灾区疾病的诊断和治疗是十分重要的。本单元将讨论腹泻和脱水的诊断治疗。

一、腹泻

(一) 腹泻的定义

腹泻,指每天超过 3 次稀便或水样便。粪便的性状比排便的次数更重要。急性腹泻可以由不同的病毒、细菌或者寄生虫引起。在腹泻高发季节,轮状病毒和诺如病毒是最常见的病原体,占发病总数的 50%。事实上,腹泻通常无需做实验室检查,根据临床表现治疗腹泻简便易行。

在灾区,由于居住人口拥挤、缺乏干净的水源、粪便也无法得到及时有效的处理,致使腹泻在儿童发病率和病死率中所占比例最高。早期的诊断和治疗是公共卫生干预的关键,不仅有利于患者的康复,也能有效预防疾病的传播,显著降低腹泻的发病率。

(二) 腹泻的类型

当灾害发生时,腹泻的儿童可能会表现出三种严重的临床症状:①急性水样腹泻(包括霍乱),一般持续数小时或数天,可引起脱水;②急性血便或痢疾,会导致肠黏膜损伤、脓毒症、营养不良及脱水;③迁延性腹泻(腹泻超过 14 天)。

所有的腹泻患儿如果出现血便和脱水的症状,就必须进行评估,确定腹泻的持续时间。急性水样腹泻主要是由轮状病毒、诺如病毒、产毒性大肠埃希菌、霍乱弧菌、金黄色葡萄球菌、难辨梭状芽胞杆菌、蓝氏贾第鞭毛虫和隐孢子虫引起的。急性血便的病原体主要是志贺菌、溶组织阿米巴原虫。弯曲杆菌、侵袭性大肠埃希菌、沙门菌、气单胞菌属、难辨梭状芽胞杆菌以及耶尔森菌也能引起血便。

(三) 急性水样腹泻的治疗

脱水是儿童急性水样腹泻最常见的并发症。水样腹泻(霍乱弧菌除外),常常呈自限性,无需抗生素治疗。值得注意的是,抗生素对肠道内环境的稳定有潜在影响,它会延缓肠道内正常菌群的恢复。因此,IMCI 建议,口服抗菌药仅用于血便(阿米巴或细菌性痢疾)、霍乱以及蓝氏贾第鞭毛虫病。

止泻剂或止吐剂不建议在急性腹泻中使用,因为它们会使肠蠕动减弱,使病原体与肠黏膜的接触时间延长,从而延长病程,加重全身症状。

营养也是腹泻患儿治疗的重要问题。众所周知,禁食不会改变腹泻病的进程及严重程度。因此,对于无脱水症状的腹泻病患儿,应继续给予母乳喂养(非母乳喂养的患儿继续用牛奶或奶粉进行人工喂养)或适合其年龄段的喂养。低乳糖或无乳糖的饮食对急性腹泻的患儿无明显益处。

伴有脱水的患儿,应针对不同程度的脱水,采用合适的液体治疗;一旦脱水纠正,立即恢复喂养。营养不良的儿童由于肠黏膜改变,成为腹泻的高危人群。他们患腹泻后,由于肠道上皮细胞受损,病程持续较长。如果减少食物摄入量,会加重急性腹泻前已经存在的营养不良。

没有脱水体征的患者,通常液体丢失量小于其体重的 5%。尽管这些患儿没有明显的脱水表现,但也应补充比日常摄入量更多的液体,防止脱水的发生。

（四）急性血便的治疗

1. 细菌性痢疾　假如患儿家长主诉患儿曾排出血便,临床诊断痢疾。幼儿排血便是肠道受侵袭性感染的一个指征,有较高的病死率。大约有10%5岁以下的腹泻患儿被诊断为痢疾,死亡数占腹泻总死亡数的15%。痢疾在营养不良婴幼儿中表现尤为严重。发病初期就出现血便的患儿比无血便的患儿更易发展为迁延性腹泻。

痢疾的治疗目的是改善临床症状,缩短病原体自肠道排出的时间,减少传播。评估血便患儿的病情,给予适当的液体,预防或治疗脱水,并配合饮食治疗。除此之外,口服针对志贺菌的有效抗生素(志贺菌是主要的病原体,约占总数的60%),疗程为5天。

目前,抗生素耐药情况十分普遍,因此,了解志贺菌株的药物敏感性是控制疾病的关键。过去,许多抗生素曾用于治疗痢疾,如阿莫西林、复方磺胺甲噁唑(TMP/SMX),导致志贺菌产生耐药性,这种情况下可考虑改用头孢曲松、氟喹诺酮(大于18岁的患者)、阿奇霉素治疗耐药菌株。最理想的抗菌方法是通过粪便培养及药敏试验来确定致病菌株及其耐药性,从而指导抗生素的选择。如果患儿有营养不良或原有其他疾病会加重腹泻病情,建议住院治疗。

值得注意的是,一些拉美国家,如在阿根廷,产毒性大肠埃希菌引起的溶血尿毒综合征,病情非常危重,发病率高,常常伴随急性肾衰竭的发生。抗生素治疗可能会促使肾衰竭的发生。因此,这些地区,在经验性抗生素治疗前,需要做大便培养,并在48小时内获得结果。

如患儿体温恢复正常、血便量及次数减少、食欲增加并且恢复日常的活动量,表示病情开始好转。如果治疗2天以后症状仍未改善,则建议其去医院进行进一步的检查和治疗。如果无法及时到医院就诊,需进行大便培养以确定致病菌,并调整抗生素治疗方案。经治疗后,如患儿症状改善,应连续5天使用抗生素。

2. 阿米巴痢疾　阿米巴痢疾是由溶组织内阿米巴感染引起的,是一种寄生虫病,临床上会出现血便。本病主要通过粪-口途径传播,污染的水或食物是主要的传染源。婴幼儿、孕妇以及营养不良的儿童发病较重。和志贺细菌性痢疾一样,阿米巴痢疾也常有肉眼血便,并伴有发热、腹痛及肝大。

阿米巴痢疾常见的并发症有暴发性结肠炎、中毒性巨结肠、肠穿孔和肝脓肿。

如显微镜发现阿米巴滋养体或包囊,或者血便的患儿经两种抗生素治疗后仍无好转,则给予甲硝唑(每天30mg/kg,连用5~10天)。

（五）迁延性腹泻的治疗

急性腹泻起病后,持续14天以上,则称为迁延性腹泻,可伴或不伴血便。它占腹泻病例总数的15%,但占总死亡病例的30%~50%。迁延性腹泻常常伴有体重减轻或者严重的非肠道内感染。许多迁延性腹泻的患儿都有不同程度的营养不良,这大大增加了疾病的病死率。纯母乳喂养的婴儿中很少发病。

严重迁延性腹泻的患儿并发脱水,需要转送到医院治疗。原则上,首先给予补液。

无脱水的迁延性腹泻患儿,最初可以在诊所治疗。合理的喂养是迁延性腹泻治疗中最重要的方面。营养治疗的目的:①暂时减少食物中动物乳(或乳糖)的摄入;②补充合适的能量、蛋白质、维生素及矿物质来帮助受损肠黏膜的恢复,改善营养状态;③避免摄入会加重腹泻的食物或饮料;④恢复期保证充足的食物摄入,纠正营养不良。

如果牛奶或动物奶是患儿主食,建议母亲将牛奶或动物奶喂养总量暂时减少至50ml/

(kg·d),继续给予母乳喂养。如果患儿大于6月龄,适当给予辅食,少食多餐,至少1天6次。

迁延性腹泻通常无需应用抗菌药物。但部分非肠道内(或肠道内)感染的患儿需要特殊的抗菌药物治疗,否则腹泻不会好转。

(六)霍乱

霍乱是由霍乱弧菌毒素引起的一种急性肠道传染病,在许多地区都有流行,包括热带和亚热带。霍乱在灾难中主要通过污染的水源,经粪-口途径传播。霍乱弧菌可以在水中存活7~10天。污染的食物也能导致疾病的暴发。

早期发现疾病暴发,并采取相应的预防措施是十分重要的。霍乱是影响公共卫生的紧急事件。地方的第一个疑似病例经粪便培养确诊后,需立即上报。

霍乱的确诊,需依靠合格的实验室检查,并确定抗生素的敏感性。一旦霍乱在某地区被确诊,随后的病例可依靠临床表现来诊断。虽然合并显著脱水的腹泻病在儿童中十分普遍,但是某地区第一个霍乱患者往往是在成人中发现的。成人霍乱的疑似患者,尤其是死亡病例,会表现出大量的水样便,并伴严重的脱水。

灾区需采取有效措施来控制霍乱的暴发。对病情较轻,可能不会就诊的患者进行筛查。社区工作人员也要积极参与防疫工作,改善公共卫生、教育人们注意个人卫生及食品安全、保证清洁水的供应。有时家庭用水应煮沸或用含氯制剂消毒。

霍乱主要的临床表现为无痛性腹泻、通常不伴发热,不同患者腹泻量变化很大。重症霍乱患者,大便呈米泔水样,合并严重脱水而未进行治疗的患者,可在4~12小时内发生休克。霍乱患者还会表现出焦虑、肌肉痉挛、乏力(与电解质紊乱及低血糖有关)、精神状态改变等表现。

霍乱的治疗:用口服补盐液(ORS)给患儿进行补液治疗能将病死率(CFR)降低到1%以下。抗生素治疗,如多西环素、四环素、复方磺胺甲噁唑、红霉素、喹诺酮类,可以减少腹泻量、缩短腹泻病程、降低传染性(表7-2)。多重耐药时,可选择喹诺酮类药物。补充葡萄糖能纠正低血糖,改善患儿精神状态。一旦某地区诊断有霍乱病例,则需监测CFR以评价补液治疗是否足够及其有效性。

表7-2　儿科治疗霍乱的抗生素剂量

多西环素	6mg/kg(1剂)*
四环素	50mg/kg 每6小时1次,连服3天*
复方磺胺甲噁唑(TMP/SMX)	5mg/kg(TMP)每12小时1次,连服3天

注:*>8岁的儿童

二、0~2个月婴儿腹泻

0~2个月这个年龄段,腹泻病存在一些特殊的问题。该年龄段的婴儿,通常大便内含水量较高。频繁排便,而大便性状正常,不属于腹泻,排便的次数主要取决于食物和年龄。出生后5~10天母乳喂养的孩子排稀便是正常的。如果新生儿一般情况良好,合理喂养,没有疾病征象,则认为这是过渡性粪便,无需治疗。过了这段时期后,母乳喂养的婴儿粪便仍比较稀薄,但无黏液、血便。婴儿的母亲通常会认为这是腹泻,因为无论粪便性状或是排便次数都不同于其他时期的正常大便。

2月龄以下的婴儿如考虑患严重感染性腹泻时,则需给予相应的治疗。

(一)迁延性腹泻

0~2月龄的婴儿考虑患有严重的迁延性腹泻(持续7天或更久)者,要尽可能转送到医院治疗。这类患儿需要特殊照顾,预防体液丢失。必要的情况下,还要调整其饮食,并进行实验室检查以明确腹泻的病因。

(二)血便

新生儿血便的常见原因包括新生儿出血性疾病(维生素K缺乏)、坏死性小肠结肠炎或其他凝血功能障碍性疾病,如脓毒症引起的弥散性血管内凝血。大于15日龄的婴儿排血性便可能是由于肛裂、牛奶过敏或者某些外科疾病,如肠套叠造成的。细菌性痢疾在该年龄组的婴幼儿中不常见,但一旦怀疑,应考虑志贺菌感染,需给予适当的治疗。阿米巴痢疾在小婴儿中十分罕见。

该年龄段的婴儿发生血便,属于较严重的疾病,需立即住院治疗。

2月龄以下的婴儿腹泻只有一小部分能查明病因。出身后获得的感染可能是由母亲排泄物中的微生物入侵引起的;此后的感染,可能来自园区其他受感染的患儿或来自母亲的手。2月龄以下的婴儿感染性腹泻的主要病原体有:大肠埃希菌、沙门菌、埃可病毒以及轮状病毒。

该类腹泻起病急,同时伴随喂养不良和(或)呕吐。起病初期,患儿排黄色稀便,随着病情发展,排便次数增多,呈绿色水样便。急性液体丢失导致脱水和电解质紊乱时本病最棘手的并发症。良好的洗手习惯、纯母乳喂养以及早期及时充分的治疗,能够预防脱水的发生,降低死亡率。

(三)在灾区建立口服补液治疗的机构

早期补液治疗能够显著降低腹泻的发病率和病死率,因此,在灾区救援工作开始时,建立口服补液治疗机构是十分必要的。该机构的建立所需的物资很少,工作人员容易培训,容易实施IMCI的口服补液治疗。

建立一个口服补液治疗机构需要有足够的ORS、充足的饮用水以及之前叙述到的其他必需品。

机构中的负责人必须记录下患儿的治疗方案,并且学习鉴别重度脱水及霍乱的疑似病例。这些信息在疾病监控中起十分重要的作用,有利于灾区实行一系列干预措施,提高公共健康水平。

(喻文亮)

第四节　灾害中的分娩及新生儿救治

每年全球由围产期窒息导致的新生儿死亡超过100万人,窒息是围产期和新生儿期的首位死因,并且可导致不可逆脑损伤。正确的新生儿复苏可减少由此所导致的死亡和残疾,通常每10个新生儿中就有1个需要进行复苏干预,在特殊时期,尤其在灾难时,这个比例会更高。

复苏 ABC 步骤包括开放气道、保证呼吸(无论是自主还是辅助的)及建立有效循环,该步骤适用于所有儿童。

新生儿黄疸也很常见,并且可引起严重的病理改变。本书也将对如何管理新生儿黄疸、预防并发症进行阐述。

一、分娩和新生儿救治

(一)产前预测、评估和治疗

成功的复苏有赖于有预见性的复苏计划的制订、危险因素的早期评估以及熟练的复苏技术。

对所有出现发热及伴随其他疾病、正在分娩或胎膜早破的产妇,需进行产科评估,及时从相关机构或医院了解产妇孕期情况,为 HIV 阳性孕妇提供抗病毒药物。

1. 制订复苏计划　灾难事件都可能影响到孕妇和新生儿,超过 10% 的新生儿出生时需要进行复苏,制订有复苏计划对成功地复苏至关重要。

(1)复苏人员配备:尽可能提前通知参与复苏人员到场,分娩现场应至少具备一名有基本复苏技能的人员,最好准备一个复苏人员小组,其他成员应在必要的时候可随时提供协助,在分娩前快速检查各种复苏设备是否在功能状态,确定复苏人员是否到位。

(2)识别高危因素:新生儿复苏不是每次都能预测的,但是必须时刻记住任何一次分娩都有可能需要即刻进行新生儿复苏。一些围产期的危险因素是可以预测的,表 7-3 中为高危因素,通过对这些危险因素进行评估,可以鉴别出 1/2 以上需要进行复苏的分娩。对危险因素进行有预见性的评估,有利于更快地将高危产妇和新生儿转诊到具有救治能力的医疗机构。

表 7-3　新生儿复苏相关高危因素

产前因素	产时因素
● 孕妇患糖尿病	● 孕期不满 8 个月
● 妊娠期高血压疾病	● 急产
● 贫血或自身免疫性疾病	● 急诊剖宫产或使用产钳
● 既往死胎或新生儿死亡史	● 胎膜早破时间过长
● 过期妊娠	● 胎儿窘迫(胎心不稳)
● 多胎妊娠	● 产道大量出血
● 羊水过多或过少	● 胎盘早剥
● 胎膜早破	● 滞产
● 孕妇感染	● 羊水胎粪污染
● 孕妇用药或吸毒	● 脐带脱垂
● 其他孕妇疾病	● 预期低出生体重儿
● 胎动减弱	● 预期巨大儿
● 胎儿畸形或异常	
● 无产前检查	
● 母亲年龄 <19 岁或 >35 岁	

灾难发生时尽可能保证母亲和新生儿在一起,特别是当需要转诊时。世界卫生组织和泛美卫生组织(PAHO)提出的儿童疾病综合管理(IMCI)规程中包含了对妊娠的评估和分类,据此可确定危险等级和治疗措施(表 7-4)。

表 7-4　妊娠危险度的评估、分类与治疗

体征	分类	治疗
(红色)	(红色)	(红色)
具有以下一项体征: ● 孕周 <37 周 ● 孕周 >41 周 ● 胎动减少或消失 ● 母亲严重的系统性疾病 ● 泌尿系统感染伴随发热 ● 没有控制的糖尿病 ● 阴道出血 ● 胎膜早破(PROM)>12 小时 ● 没有控制的高血压和(或)视觉模糊,意识丧失或剧烈的头痛 ● 胎儿心率变化 ● 严重的手掌苍白和(或)血红蛋白 <70g/L ● 脸、手和足胀	危急妊娠	● 紧急转诊至高级别综合医院,采取左侧卧位 ● 预防血压过低 ● 治疗高血压 ● 对早产病例:抑制宫缩,给予皮质激素 ● 如果胎膜早破伴发热:一次性给予足够剂量的抗生素 ● 吸氧治疗
(黄色)	(黄色)	(黄色)
具有以下一项症状: ● 孕妇小于 19 岁或大于 35 岁 ● 初产或多产 ● 没有产前保健 ● 两次怀孕间隔少于 2 年 ● 宫高与孕周不相符 ● 既往剖宫产史 ● 早产、低出生体重或畸形儿分娩史 ● 习惯性流产史,死胎或早期新生儿死亡病史 ● 控制的系统性疾病 ● 泌尿系统感染未见发热 ● 控制的糖尿病 ● 手掌苍白和(或)血红蛋白在 80~100g/L ● 阴道异常分泌物 ● 使用治疗药物 ● 酒精依赖、吸毒或吸烟 ● 控制的高血压 ● 体重增长不够 ● 异常的胎儿表现 ● 多胎妊娠 ● 产妇 Rh 阴性 ● 梅毒、HIV 或乙肝阳性	高危妊娠	● 转诊至专业诊疗机构 ● 如果是多胎妊娠:在 30 周之前进行转诊 ● 如果是梅毒:开始青霉素治疗 ● 劝告孕妇遵循医嘱进行治疗 ● 破伤风类毒素免疫 ● 提供 HIV/AIDS 和性传播疾病咨询 ● 安排下次随访 ● 提供营养、围产期保健和母乳喂养咨询 ● 讲授评估危险因素的方法 ● 安排与家庭成员讨论危险因素和可能的解决方法

续表

体征	分类	治疗
（绿色） ● 没有危急或高危因素的妊娠	（绿色） 低危妊娠	（绿色） ● 告知哪些情况下是危险征象 ● 在家人的陪伴下，到医疗保健机构进行分娩 ● 孕期随访 ● 提供营养、围产期保健、产后保健、母乳喂养及婴儿疫苗接种等方面的咨询 ● 提供 HIV/AIDS、性病咨询 ● 告诉母亲要遵医嘱 ● 强化补充铁、叶酸和复合维生素 ● 开始或完成破伤风免疫

（3）器械准备：建议准备消毒的分娩器械包。产前准备的分娩器械包包括：几条细绳或几个脐带夹；手术刀片或锋利的剪刀；手消毒材料：酒精制剂手消毒液或肥皂；用来擦干和包裹新生儿的干净的布单或毛巾。

还应准备新生儿复苏器或其他正压通气的装置，准备适合新生儿使用的面罩，根据实际情况和人员技能水平准备气管导管、喉镜、静脉注射用具以及药物等。

（4）规范分娩步骤：做好消毒工作，戴消毒手套。

在脐带的两个点用脐带夹或用消毒过的细绳扎紧，用消毒刀片或剪刀在两个结扎点间剪断，要无菌，避免污染。出生后适当延迟脐带结扎时间或许对一些新生儿是有益处的，有人建议如果时间允许，在肉眼可见的跳动停止后结扎脐带。

切记要进行身份标记（将新生儿的足印和母亲的手印保留在一张表格中，如果有条件给新生儿戴上身份手镯），此类措施在灾难救治过程中非常重要。

尽可能地为新生儿提供一个温暖的环境，应在新生儿娩出后立即将其全身擦干，否则会导致寒冷损伤，早期母婴皮肤接触非常有益，出生后立即开始母乳喂养有助于新生儿的健康，即便需要进行复苏的新生儿也应让它与母亲进行短暂的皮肤接触。

2. **评估** 对每个刚出生的活产儿都应评估以下三个问题，以确定其是否需要进行复苏：

（1）是否为足月儿？由于一系列原因，早产儿更有可能需要进行复苏干预早产儿解剖和生理特点与足月儿存在差别：早产儿肺表面活性物质缺乏，常导致通气困难；皮肤薄且通透性高；体表面积较大，缺少皮下组织，更容易散热；更容易发生感染；颅内血管更脆弱，在外界压力条件下更容易发生颅内出血等。

（2）有呼吸或哭声吗？无呼吸或呼吸微弱（呼吸困难、呼吸表浅和无效呼吸）是开始进行复苏的第一指征。

（3）肌张力好吗？肌张力不好可能预示着血氧低，早产儿通常比足月儿的肌张力要低。

呼吸和肌张力好的足月儿可以擦干以后放在母亲怀抱中继续观察，能更好地帮助其保暖和吸吮。

3. **复苏** 对有窒息危险的新生儿（早产、呼吸表浅 / 无呼吸、肌张力低）复苏的最初步骤应该是保暖、摆正体位和初步的刺激，参与复苏的人员应注意手的消毒，在任何时候都要避免污染。

（1）保暖：立即擦干新生儿减少蒸发散热，条件允许可使用辐射加热装置保暖，保暖时要注意防止烫伤，如果需要进行复苏干预，可以用塑料食物保鲜膜包裹新生儿躯干和四肢，这样可有效降低寒冷损伤的发生，又不影响对新生儿的复苏操作，用帽子盖住新生儿的头部。对需要转院的患儿，可将其放入一个塑料袋中，头部伸出袋外，这样可以有效保暖。避免使用加热垫、热水瓶或充满热水的手套，避免造成新生儿烫伤。

（2）摆正体位：新生儿的气道容易因颈部屈曲或过伸而被堵塞，应将新生儿仰卧或侧卧，颈部轻度仰伸到"嗅物位"，为使新生儿保持正确的体位，可在其肩部下垫一毯子或毛巾卷。

（3）清理气道：黏液有可能堵塞气道，用毛巾擦拭或用吸引装置清理鼻和口周围的分泌物，注意先吸口再吸鼻，吸引必须轻柔，不能过深，粗暴的吸引或吸引装置接触咽后壁会刺激迷走神经，导致呼吸暂停或心动过缓。羊水胎粪污染可能是胎儿窘迫的征象，没有证据表明产时进行咽部胎粪吸引能降低胎粪吸入综合征的发生，当存在胎粪污染且新生儿无活力时（有活力：哭声响、肌张力好、心率大于100次/分），需考虑气管内吸胎粪，这时需要能熟练进行气管插管的人员在场，并有适当的设备。

（4）刺激：对健康新生儿来说，擦干和吸引以及分娩过程中的寒冷刺激等已足够刺激新生儿开始呼吸，额外的刺激，例如轻弹足底和按摩背部，可以在必要的时候帮助新生儿启动和维持自主呼吸，顺利完成过渡，强烈的和持续的刺激会对新生儿造成损伤，在复苏过程中应避免使用。表7-5中列出了一些不恰当的刺激方法以及可能造成的损伤。

表 7-5　不恰当的刺激方法

有害操作	可能的后果
拍打背部	挫伤
挤压胸壁	骨折、气胸、呼吸困难、死亡
将大腿压向腹部	肝脾破裂
扩张肛门括约肌	肛门括约肌撕裂
热敷、冷敷、热浴、冷浴	体温过高、体温过低、烫伤
摇动	颅内出血或脑损伤

4. 氧气使用　许多研究表明，对需要进行正压人工通气的新生儿复苏，空气与100%氧的作用没有差别。研究数据也表明出现短暂的发绀对大多数新生儿来说也属正常现象。在复苏过程中使用何种浓度氧气在医学界一直存在争议，但对大多数病例来说，空气（21%氧）至少在安全性上与100%氧一致。如果条件允许，应考虑对持续发绀的患儿进行氧气治疗。

美国儿科学会新生儿窒息复苏项目2006年简报中对复苏过程中的氧气使用提出了以下建议：应避免过度用氧；给能自主呼吸但持续发绀的新生儿提供低浓度的氧；复苏开始时可使用低于100%浓度的氧或空气；如果使用空气复苏90秒没有改善，应考虑使用氧气；如果没有氧气，应持续用空气进行通气；需要进行正压通气时，可使用100%浓度的氧，早产儿除外；鼓励使用空氧混合器和脉搏血氧测定仪（特别是对于少于32孕周的计划分娩）。

（二）新生儿复苏的程序

进一步复苏干预的评估：在完成初步复苏后（体温、摆正体位、清理呼吸道和刺激），要评价呼吸、心率和肤色。如果其中任何一项指标异常，则开始下面的复苏步骤：

1. 呼吸　通过观察胸廓运动幅度和呼吸次数来评估呼吸。

2. 心率　正常的心率每分钟应大于 100 次，这时能很容易通过触摸脐带搏动，或者使用听诊器在左侧胸廓处可听到。

3. 肤色　躯干和黏膜应是红润的，如果这些区域持续发绀则说明有缺氧。

4. 通气　呼吸无力，尤其是有呼吸暂停或明显呼吸节律不齐（深、断断续续的、慢、间歇性吸气动作）是启动新生儿复苏的主要指征，通气时成功复苏的关键。如果新生儿不能迅速建立有效的自主呼吸，则需要立即采取正压通气。

5. 正压通气的指征　符合以下任意一条即需正压通气。呼吸暂停；心率慢（<100 次/分）；明显呼吸节律不齐。

6. 正压通气要素　正压通气的目的是保证肺有足够的通气量，通气量如果太小对于那些危重的患者是无效的，通气量过大则能损伤肺。

下列情形可协助判断正压通气是否有效。患儿反应转好，心率迅速改善，肤色和肌张力改善；胸部可闻及呼吸音；胸部有轻微起伏。

实施正压通气有多种设备，如气流充气式气囊、自动充气式气囊、T- 组合复苏器、单向阀面罩及喉面罩气道等，最关键的是操作人员的技术。复苏人员应经常复习现有设施的操作方法，模拟复苏，并检查所有设备是否安全可用，阀门、气囊和所有装置是否连接可靠。

复苏器的使用方法：头部轻度仰伸，面罩覆盖口鼻，左手手指部分环绕面罩，并轻度均匀地用力，保证完全密封，其中一个手指用于托住下颌，肺部充分通气的最好的指标是心率、肤色和肌张力。

7. 如何进行正压通气　面罩密闭良好及正确的体位是关键，至少保证有轻度的有效肺部扩张，推荐的呼吸次数是 40~60 次/分。

8. 复苏器通气无效时处理　若患者状况没有改善，常见的原因是正压通气质量不高，导致其失败常见的三个问题是：

（1）面罩与脸部贴合密闭不严。重新放置面罩，并向面罩方向轻抬下颌。

（2）气道阻塞。重新摆正体位，是头部轻度仰伸；检查口鼻是否有分泌物；使口微张继续正压通气。

（3）纠正所有技术问题后仍存在通气不足。可适当提高通气压，使每次呼吸胸口有轻微的起伏。

9. 如果需要复苏器通气的时间延长　通气可能会使胃部扩张从而干扰通气。这时，可经口插入胃管排气，并固定导管的开放端以便持续的引流。

（三）胸外按压

1. 何时应开始胸外按压　如果 30 秒正压人工呼吸后心率一直低于 60 次/分则需要启动胸外按压，并同时辅以正压通气。

2. 如何进行胸外按压　双手环抱胸廓，拇指置于胸骨下 1/3 处，迅速按压下约胸廓前后径的 1/3，以产生可触及的脉搏。注意应继续通气并与按压相配合，胸外按压时，拇指不能抬离胸部。

3. 正压通气与胸外按压如何配合　为了正确实施所有复苏步骤,需要第二个人来进行胸外按压,两者配合的比例是每 3 次按压进行 1 次通气,节律按照"1—2—3—呼吸,1—2—3—呼吸,……",建议每分钟进行 90 次按压和 30 次通气。

(四)新生儿复苏中其他常见问题

1. **复苏应从何时开始进行**　立即复苏是最有效的,如果新生儿在 30 秒初步复苏后仍有呼吸暂停,呼吸不规则或心率慢,则应开始正压通气,通常在新生儿出生 1 分钟以内就应启动。

2. **胸外按压应从何时开始进行**　如果第一个 30 秒通气后心率仍小于 60 次 / 分则启动胸外按压,通常在新生儿出生 1~1.5 分钟内就应启动。

3. **如果复苏延迟或中断是否有害**　动物实验表明复苏延迟严重降低了复苏的效果,成人经验表明即使是复苏过程中很短的停顿都是有害的。

4. **有哪些不宜开始复苏的指征**　极度特殊的情况下,如严重早产或严重的先天畸形,也许可以放弃复苏,应重视临床判断并与父母进行沟通。

5. **如果已经复苏成功,生命支持治疗似乎不必要,能否停止治疗?** 大多数专家认为:复苏成功不能保证孩子不需要后续治疗。

6. **如果新生儿对复苏没有反应,复苏应持续多久。** 目前的数据表明新生儿停止心跳 10 分钟后,存活下来且没有严重损伤的可能性几乎为零。

(五)复苏后管理

在复苏后数小时和数天内应对婴儿进行全面监护,并评估。对于有下面任一情况的婴儿应考虑更精细的护理:出生体重 <1500g;呼吸困难;体温不稳定(正常腋温:36.3~37.2℃),持续发绀,苍白,反复的呼吸暂停,抽搐,反应差,食欲缺乏,持续存在肌张力改变,体重减少超过出生体重的 10%~12%。

(喻文亮)

第五节　眼科疾病

一、眼外伤

眼外伤(ocular trauma)是指眼球及其附属器受到外来的物理性或化学性的损伤,导致眼部组织结构和功能的损害。由于眼的位置暴露,尤其是眼球正前方,几乎没有任何防护组织,极易遭受外来的损伤。眼的结构精细而脆弱,作为视觉器官其组织生理学上具有一些特殊性,而一旦发生眼外伤,常常会导致眼部重要结构和功能的持久性损害,造成视力低下甚至丧失。

眼外伤是一重要的、致残性的全球性健康问题,无论在发达国家还是发展中国家,眼外伤对社会和家庭造成的危害都日益引起政府和民众的重视。眼外伤是当今世界单眼盲的首位致盲原因,职业性眼外伤、道路交通伤害性眼外伤和儿童眼外伤的防治是该领域面临的主要公共卫生问题。

临床上常见的眼外伤有角结膜异物或擦伤,各种锐器造成的眼球穿通伤,碰撞、斗殴、运动、车祸等引起的钝挫伤或眼球破裂,工农业生产中的意外事故导致的爆炸伤、异物伤以及酸碱烧伤等。眼外伤大多数属于紧急病症,十分强调及早治疗和Ⅰ期处理,而酸碱化学烧伤更属于危急病症,需现场紧急救助和处理。

(一)眼外伤的分类

随着现代工农业和交通运输业的发展,眼外伤的发生率较过去更高,种类也更多、更复杂。临床上根据眼部损伤的原因和致伤物性质分为机械性眼外伤和非机械性眼外伤两大类。前者包括眼球穿通伤、钝挫伤和异物伤,后者包括热烧伤、化学伤、辐射伤和毒气伤等。

在眼外伤中,机械性眼外伤占绝大部分,对机械性眼外伤进行系统而规范的分类,可以使眼外伤的研究和救治更系统、更科学、更有效,对预后的判断也更准确,对于指导各国眼外伤的临床和科研都具有重要意义。

1. 机械性眼外伤的分类及伤情判别系统 1996年美国眼外伤协会制订了眼外伤评分(ocular trauma score,OTS)标准,根据眼部的解剖和生理变化将眼外伤分为闭合性(挫伤和板层裂伤)和开放性(眼球破裂、穿通伤、贯通伤和眼内异物)。1997年,美国7个眼科研究所提出的眼外伤分类、分级及伤情判别系统,是在1996年眼外伤命名与分类系统上进行的完善,使眼外伤的分类更加具有临床指导意义,现已基本被国际眼科学界认可和采纳,对眼外伤的国际学术交流和发展起到了积极的推动作用。该系统主要包括以下内容:

(1)眼外伤分型:分为闭合性眼外伤和开放性眼外伤(图7-4)。

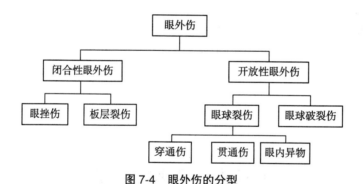

图7-4 眼外伤的分型

1)闭合性眼外伤:分为眼挫伤、板层裂伤。

2)开放性眼外伤:分为眼球破裂伤和眼球裂伤,后者又分为穿通伤、贯通伤和眼内异物伤。

(2)眼外伤分级:根据视力受损情况分为5级:

1级:≥20/40(0.5)。

2级:20/50(0.4)~20/100(0.2)。

3级:19/100(0.19)~5/200(0.025)。

4级:4/200(0.02)~LP(光感)。

5级:NLP(无光感)。

(3)瞳孔情况:分为相对性传入瞳孔障碍(RAPD)阳性和阴性,用于初步判断伤眼视网膜和视神经的功能。阳性指存在传导障碍,阴性指无传导障碍,检查时用闪烁光。

(4)眼外伤分区:根据眼球受损部位和伤口位置进行分区(表7-6)。

表 7-6　眼外伤分区

分区	闭合性眼外伤	开放性眼外伤
Ⅰ区	局限于眼外壁(指球结膜、巩膜、角膜)	局限于角膜内(包括角膜缘)
Ⅱ区	眼前段受累(自角膜后至晶状体后囊平面,包括睫状突,不包括睫状体扁平部)	角膜缘后 5mm 内的巩膜
Ⅲ区	眼后段受累(晶状体后囊之后的内部结构)	角巩缘后 5mm 后的巩膜

注:有多个伤口的开放性眼球损伤按最后面的伤口分区,眼内异物按入口分区,贯通伤按出口分区。损伤分区常在手术后做一定的修正。

2. 眼外伤的检查与处理原则　许多眼部外伤可能会合并全身特别是头部的损伤,对这类患者首先要注意检查生命体征。有身体其他重要脏器损伤征象而可能危及生命者应以优先抢救生命为原则,对单纯眼部外伤者,应该详细询问病史,仔细检查和急诊处理。

(1)询问外伤史:全面而详尽的病史对分析和判断伤情、决定如何急救和后续处理、估计预后十分重要。应详细询问以下情况:受伤时间;致伤物性质、力量大小、来源方向,是否有异物进入眼内;是否合并全身其他部位损伤;受伤前后视力情况;已做过哪些急诊处理等。但对于危急病症,如化学性眼烧伤患者,则应在简要问诊的同时迅速进行重点的眼部检查,并采取相应抢救措施,如生理盐水冲洗结膜囊、彻底清除结膜囊内化学物质等,稍后再进行详细的病史询问。

(2)眼部检查:根据眼科急症特点,现场或初期的眼部检查既要细致又要重点突出,尤其在没有检查设备和条件的情况下,先利用一些简单工具(如手电筒)进行初步检查。内容主要包括:①视力:有条件的应使用视力表进行详细记录,无条件的可根据视力受损情况依次记录有无光感、手动、数指或辨认远近处物体;②眼部检查:使用裂隙灯显微镜和眼底镜进行常规的眼前段和眼底检查,在受伤现场无条件时可利用手电筒和放大镜进行初步检查,重点为眼前段,依次是角结膜和巩膜(注意有无异物、伤口和眼内容物脱出)、前房(深浅情况,有无出血、异物、渗出)、瞳孔(大小、位置、形状以及有无传入性瞳孔障碍)、晶状体(有无混浊、脱位)和玻璃体(有无出血、混浊);③眼压:无开放性伤口情况下应常规进行眼压测量,一般用非接触眼压计以防进一步损伤角膜和交叉感染,无条件则采用指测法估计;④影像学检查:屈光间质混浊无法看清眼底则需行眼部 B 超、CT 等影像学检查,了解有无异物、玻璃体视网膜情况和眼眶骨折。

(3)处理及预防:眼外伤的正确处理,尤其是受伤后的紧急处理,对减少眼组织损害、挽救视功能十分重要。根据不同的眼外伤类型,现场急救亦各有侧重。

1)化学性眼烧伤:应争分夺秒就地用清水彻底冲洗,同时清除肉眼可见的结膜囊内化学物质颗粒。

2)开放性眼外伤:现场无缝合条件时,首先给予抗生素全身应用和肌注破伤风抗毒素血清(TAT),伤眼遮盖(最好是用眼罩)及时转运。切勿对眼球进行施压或涂抹眼膏,更不能随意清除脱出的眼内容物。

3)爆炸伤:往往伴有结膜囊内和角结膜异物,现场有条件时可用棉签进行初步清除。对结膜囊内存有大量粉尘状异物者,可一边用生理盐水冲洗一边拭除;如伴有较大的角巩膜裂伤和眼内容物脱出时则不予冲洗,以免将异物冲入眼内。

眼外伤重在预防。虽然随着眼科显微手术技术的不断发展和眼外伤综合治疗水平的提高,眼科医师可以挽救一些外伤后濒于失明的眼睛,但严重和复杂的眼外伤最终预后仍不理想,因此,应大力加强安全教育和防范。绝大多数的眼外伤都是可以预防的,应加强卫生安全宣教和道路安全教育,完善劳动防护措施,严格执行劳动操作规程,对儿童应加强安全监护,避免玩弄尖锐危险玩具、放鞭炮、射弹弓等。

(二)角膜擦伤

角膜擦伤(abrasion of the cornea)是指一些外界物体,特别是表面较粗糙的物体接触或擦过角膜表面时,造成角膜上皮和(或)基质层不同程度的损伤,常见的如角膜上皮缺损或剥脱等。

1. **病因** 来自外界的物体接触或摩擦角膜而造成角膜擦伤,常见的有指甲、植物枝叶、进入结膜囊的异物、佩戴角膜接触镜等。应警惕医源性的角膜擦伤,如挑取角膜异物时损伤正常角膜、包扎眼球时敷料接触角膜等。

2. **临床表现** 角膜上皮缺损或剥脱是角膜擦伤引起的一种常见的角膜浅层外伤,擦伤严重时可导致角膜深层组织的缺失。角膜擦伤后因角膜内富含的三叉神经丛暴露,患者常有明显的异物感和眼痛,同时伴有畏光、流泪、眼睑痉挛等刺激症状,瞬目或眼球转动时加剧;视力可能会有程度不等的下降。裂隙灯显微镜检查可发现角膜上皮水肿及缺损灶,严重者可见基质层缺损;角膜基质层水肿、混浊,甚至出现角膜后弹力层皱褶及虹膜睫状体炎表现;有时缺损区可发生感染,形成浸润和溃疡。在检查时还应注意角膜和结膜囊有无异物存留。

3. **治疗** 单纯的浅层角膜擦伤,一般治疗效果和预后良好。其治疗原则是预防感染,促进角膜组织修复。如仅是角膜上皮缺损,大多可于24小时内修复,范围较大者则需时略久。但若处理不当或发生感染等,则不仅使病程延长,且会遗留不同程度的角膜混浊。

(1)清洁结膜囊:如结膜囊有异物碎屑、粉尘、污物等,应首先用无菌生理盐水冲洗清除之,对眼睑痉挛等刺激症状较重者可先滴入表面麻醉剂后再进行。

(2)抗生素滴眼液,每天3~4次。必要时也可采用结膜下注射庆大霉素1万~2万U。

(3)涂抗生素眼膏,如0.5%四环素或金霉素眼膏。

(4)促角膜组织修复药物,如小牛血去蛋白提取物、重组人表皮生长因子等。

(5)如擦伤面积较大,刺激症状严重者,可应用弱散瞳剂,如2%后马托品(homatropine)或托吡卡胺(tropicamide)等,可减轻症状,减少继发性虹膜睫状体炎的影响。

(6)伤眼包扎:涂入眼膏后,以无菌纱布覆盖并加眼罩或绷带包扎。要适度对眼睑加压使其不能随另一眼的眼睑启闭活动,但不能向眼球施加较大压力,这样可减少眼睑对角膜的摩擦,有利于角膜上皮的修复。包扎应持续至症状消失后24小时,每天换药观察。一般只包扎伤眼即可,但如擦伤面积很大或迟迟不愈者,也可包扎双眼。

(7)嘱病人不可揉眼,不可用力瞬目,更不可用手帕等擦眼或拭泪。

(8)角膜上皮缺损未完全修复前局部不可应用皮质类固醇类药物滴眼,也不可频繁滴用表面麻醉剂来止痛,以免影响角膜上皮细胞的新生。

(9)所有滴用的眼药以及接触眼部的器械包括荧光素溶液或纸带、冲洗结膜囊的溶液、敷料以及棉签、镊子等,都必须严格无菌。

(10)如疼痛加剧,或开始较轻,以后突然加剧,则应立即进行裂隙灯显微镜检查,一旦发现感染征象,则按角膜炎治疗原则进行治疗。

(三) 角膜、结膜异物

角膜、结膜异物常见的为飞溅的金属碎屑、砂石粉尘、稻壳谷粒、植物毛刺以及昆虫等进入结膜囊内,多附着于上睑结膜睑板下沟、穹隆结膜以及角膜表面。

1. 临床表现 异物存留于角、结膜表面,可引起强烈的异物感,眼睑痉挛伴流泪;如异物存留过久可继发感染而导致角、结膜炎,含铁的金属异物还可引起角膜组织的铁锈沉着。检查时翻转眼睑暴露睑结膜和穹隆结膜,一般均可发现结膜异物;角膜异物可通过手电筒侧照法或裂隙灯显微镜检查寻找。应注意异物周围有无浸润、溃疡、锈环等继发改变。

2. 治疗 治疗原则是及时取出异物,积极预防感染。一般角、结膜异物可于结膜囊内点表面麻醉剂后直接用消毒棉签拭除,多发粉尘异物也可以用生理盐水进行结膜囊冲洗。有时角膜异物,尤其是角膜深层异物需在裂隙灯显微镜或手术显微镜下用异物针或注射针头剔除,磁性异物也可以通过电磁铁吸除。注意角膜金属异物往往在数小时后即出现锈环,应一并予以剔除干净。异物剔除后患眼常规滴抗生素眼药水以预防感染。如已出现感染则按照角膜炎的治疗原则进行治疗。

3. 注意事项

(1) 异物进入眼内切忌揉眼,否则极易擦伤角膜或将异物揉入角膜深层。可向前下方轻拉上睑使眼睑离开眼球,同时眼球下转,通过眼泪冲刷往往可将结膜囊内异物排出。

(2) 取异物时严格遵守无菌操作规程,以防医源性感染。

(3) 对于角膜多发性异物,可分批取出,不必强求一次全部取出,以免对角膜组织产生过大损伤。

(四) 眼球裂伤、钝挫伤与眼内异物

机械性眼外伤在眼外伤中占绝大部分,常见的机械性眼外伤有各种锐器造成的眼球穿通伤和贯通伤、钝物打击引起的钝挫伤和眼球破裂、工农业生产和道路交通中意外事故导致的爆炸伤及眼内异物伤。

1. 眼球裂伤 眼球裂伤包括眼球穿通伤(penetrating injury)和眼球贯通伤(perforating injury),均为锐器所造成的眼球壁全层开裂,伴或不伴眼内结构的损伤或组织脱出。仅有进入伤口的裂伤称为穿通伤,既有进入伤口又有穿出伤口而形成双穿孔者称为贯通伤。致伤物多见于刀、针、剪以及高速飞溅的小金属碎片和玻璃碎片等。

(1) 临床表现:

1) 眼球穿通伤:按伤口的部位,可分为三类。

A. 角膜穿通伤:较为常见。根据有无合并性损伤分为以下几种:①单纯性角膜穿通伤:角膜伤口较小且规则,无眼内容物脱出,常会自行闭合,无明显症状或仅有轻度的角膜刺激症状。如果伤口不在中央区则视力下降亦不明显。②复杂性角膜穿通伤:伤口大,不规则,常有虹膜脱出及嵌顿,前房变浅,常伴有晶状体破裂或白内障形成,也可伴发眼后段的损伤。患者有明显的眼痛、流泪和视力下降。

B. 角巩膜穿通伤:伤口累及角巩膜缘,多伴有虹膜睫状体、晶状体和玻璃体的损伤或脱出以及眼内出血。有明显的眼痛、流泪等刺激症状,有程度不等的视力下降。

C. 巩膜穿通伤:较小的巩膜伤口容易忽略,表面仅见球结膜下出血。大的伤口常伴有脉络膜、玻璃体和视网膜的损伤及出血,预后较差。

2）眼球贯通伤：一般是在较强的外力冲击下形成，往往较单纯的穿通伤更为严重。受伤过程中除对眼球前后段各层次结构造成冲击和损伤外，后部穿出伤口常直接损伤视神经、黄斑和视网膜大血管等重要组织，使视功能受到严重损害甚至完全丧失；而大量玻璃体积血及随后发生发展的增生性玻璃体视网膜病变又可引起严重的牵拉性视网膜脱离，是复杂而严重的眼外伤之一（文末彩插图 7-5）。

（2）治疗：

1）现场处置与注意事项：眼球的开放性损伤现场急救原则主要是保护伤眼、防止进一步损伤，及时转运进行Ⅰ期显微清创缝合。一般对伤眼进行简单包扎（最好佩戴硬质眼罩保护伤眼）进行转运，切勿在现场随意对伤口进行清洗和清理，尤其是对脱出于伤口外的眼内组织和异物，均不能随意进行清除；有强烈角膜刺激征和眼睑痉挛者应先滴表面麻醉剂再进行眼部检查，不能强行分开眼睑进行检查，更不可对伤眼施压，以免造成眼内容物的大量脱出。

2）急诊处理：眼球穿通伤的Ⅰ期急诊处理及时和恰当与否对预后非常重要，其治疗原则是：①早期缝合伤口，恢复眼球的完整性；②防治感染等并发症；③后期根据并发症选择适宜的二期手术。

A. 伤口处理：①小于 3mm 的单纯性角膜伤口，对合良好、前房存在，可不缝合，佩戴角膜接触镜或包扎伤眼观察；大于 3mm 或 3mm 以上的伤口，多需做显微手术严密缝合，恢复前房。②复杂性角膜伤口，有虹膜脱出嵌顿时，用抗生素溶液冲洗，还纳眼内；如损伤过重或污染严重不能还纳时，可予以剪除；脱出的晶状体和玻璃体应予以切除。③对角巩膜伤口，先缝合角膜缘一针，然后再缝合角膜，最后缝合巩膜；同时合并虹膜睫状体脱出时应边回纳边缝合。④对于巩膜伤口，应自前向后逐步进行，边暴露边缝合，尤其是创口较大时，切勿一开始就彻底分离暴露全部伤口，以免造成眼内容物的大量脱出。脱出的睫状体和脉络膜应将表面清理并冲洗干净后回纳。对直肌下隐匿性伤口以及赤道后难以直接暴露的伤口必要时可暂时性离断直肌，待巩膜伤口缝合完毕再将肌肉原位缝合。

B. 对合并前后节多组织结构损伤的复杂病例，一般宜采取两步手术原则，即初期缝合伤口，恢复前房，控制感染。1~2 周后再行内眼或玻璃体手术，处理外伤性白内障、玻璃体积血、眼后节异物或视网膜脱离等。

C. 眼球贯通伤前部入口应即刻缝合，后巩膜伤口（后部出口）如较小常能自行闭合，不必缝合，较大的后巩膜穿出伤口，特别是附近伴有异物存留者应进行缝合，必要时可剪断 1~2 条直肌后进行缝合。伤口周围行冷冻以封闭视网膜破孔。

D. 治疗外伤后炎症和防治感染：全身应用抗生素和糖皮质激素，常规注射破伤风抗毒素血清，局部抗生素眼药水点眼，酌情使用散瞳剂。

2. 眼钝挫伤 眼钝挫伤（ocular blunt trauma）是由于机械性的钝力直接作用于眼球而导致眼内组织结构损伤及功能障碍。由于眼球是一密闭系统，挫伤时除在打击部位产生直接损伤外，钝力通过眼内容物和眼球壁的传递，可引起一系列的间接性损伤。

（1）眼前段挫伤：眼前段挫伤包括角膜、前房角、虹膜、睫状体和晶状体的挫伤。

1）角膜挫伤：

①临床表现：角膜浅层挫伤常为角膜上皮擦伤。由于角膜感觉神经末梢暴露，患者有明显的异物感、疼痛、畏光、流泪，伴有一定程度的视力减退。上皮缺损区荧光素着色，若发生

感染,可引起角膜溃疡。如挫伤波及角膜基质深层,则为角膜深层挫伤,表现为角膜基质混浊、水肿,后弹力层皱褶,为角膜在外力冲击下急剧内陷导致内皮和后弹力层破裂所致。严重的角膜挫伤常常伴有外伤性虹膜睫状体炎,表现为角膜后沉着物(KP)和房水闪辉。

②治疗:单纯角膜上皮擦伤可涂抗生素眼膏后包扎,促进上皮愈合,一般24~48小时即可愈合。角膜基质挫伤可点糖皮质激素滴眼液,或试用高渗液(如50%葡萄糖液)点眼。有虹膜睫状体炎时需局部点散瞳剂。

2)虹膜睫状体挫伤:虹膜睫状体挫伤(contusion of iris and ciliary body)主要表现为虹膜瞳孔异常、前房积血、房角后退和睫状体脱离等,可单一发生,也可同时出现。

①虹膜瞳孔缘及瞳孔括约肌断裂:瞳孔缘出现不规则裂口,或伴有基质层纵行裂口,瞳孔不圆,中度散大,对光反应迟钝。一般无需特殊处理。

②虹膜根部离断:虹膜根部呈半月形缺损,瞳孔呈D形;离断范围大者可表现为第二瞳孔征,离断缺损区(第二瞳孔)比原瞳孔大,原瞳孔变形移位。若全部虹膜从根部离断则称为外伤性无虹膜。较大的虹膜根部离断会有复视,需行虹膜根部修复术,将离断的虹膜根部复位并缝合固定于角巩膜缘内侧。

③前房积血(hyphema):多为虹膜血管破裂引起。微量出血仅见房水中出现红细胞;出血较多时,血液积于前房,呈一水平面。出血量评估用血平面的实际高度(mm)来记录,也可按照积血占前房的容量来分级。少于1/3为Ⅰ级,1/3~2/3为Ⅱ级,多于2/3为Ⅲ级。出血严重时前房完全充满血液,呈紫黑色。前房积血多能自行吸收,但当积血量大,或在吸收中再次出血(16%~20%的发生率,绝大多数发生在伤后2~5天),可引起继发性青光眼及角膜内皮损害,从而引起角膜血染,角膜基质呈棕黄色,中央呈盘状混浊,以后逐渐变为黄白色,长期难以消退。

一般少量出血数天即可自行吸收,适当卧床休息即可。大量前房出血需住院观察并积极治疗,以防出现并发症。

A. 半卧位休息,避免剧烈活动,可予以双眼包扎以限制眼球活动,适当应用镇静剂。

B. 早期全身应用止血剂,首选抗纤溶制剂如氨基乙酸,可联合应用皮质类固醇激素。

C. 早期散瞳易导致再出血,可不散不缩;局部应用糖皮质激素滴眼液。待出血大部分吸收后,视前房葡萄膜炎反应情况酌情应用散瞳剂。

D. 密切注意眼压变化,眼压升高即刻应用降眼压药物。可全身静脉点滴20%甘露醇或口服醋甲唑胺,局部应用碳酸酐酶抑制剂(如布林佐胺滴眼液)或联合β受体阻滞剂(如噻吗心安滴眼液)点眼。

E. 以下情况需手术处理:积血多,吸收慢,尤其是有暗黑色血块伴眼压明显升高,超过6.67kPa(50mmHg),持续5天;或者眼压大于4.67kPa(35mmHg),持续7天;裂隙灯下观察可见角膜水肿及少量血染、全前房积血且眼压大于3.33kPa(25mmHg)持续1周不降者;发生血影细胞性青光眼者等。均应做前房冲洗术或凝血块清除术,以避免出现严重的角膜血染和视神经损害。

④房角后退:系挫伤波及睫状体前部,使睫状肌的环形纤维与纵行纤维分离,虹膜根部向后移位,前房角加宽、变深。眼钝挫伤后房角后退的发生率高达93%,尤其是前房出血后,多能查见不同范围和程度的房角后退。房角后退范围广泛者,可在伤后数月或数年,因房水排出受阻,发生继发性青光眼,称房角后退性青光眼。房角后退可通过超声生物显微镜检查

（UBM）或前房角镜检查来确诊，UBM 对房角后退的诊断、治疗方式的选择、临床变化的观察均有重要意义和价值，尤其是在外伤后角膜水肿、房水混浊等情况下，无法进行前房角镜检查，而 UBM 则不受屈光间质混浊的影响。

对较大范围的房角后退需定期观察眼压，若形成青光眼要及时治疗。

3）晶状体挫伤：

①晶状体脱位或半脱位：外伤导致悬韧带全部或部分断裂所致。部分断裂时，晶状体向悬韧带断裂的相对方向移位。在瞳孔区可见部分晶状体赤道部，患者可有单眼复视及散光，查体可见虹膜震颤、晶状体移位及瞳孔区玻璃体疝。晶状体全脱位时，可向前脱入前房或嵌顿于瞳孔区，引起急性继发性青光眼和角膜内皮损伤；向后脱入玻璃体，前房变深，虹膜震颤，出现高度远视。如果角巩膜部破裂，晶状体也可脱位于球结膜下。

晶状体嵌顿于瞳孔或脱入前房，需急诊手术摘除。晶状体半脱位时，可试用眼镜矫正散光，视力受损严重时可手术摘除同时植入人工晶状体。晶状体脱入玻璃体，可引起继发性青光眼、视网膜脱离等并发症，应行玻璃体手术切除（文末彩插图 7-6）。

②挫伤性白内障：有多种形态，根据影响视力情况决定是否手术治疗。

A. Vossius 环状混浊：挫伤时，瞳孔缘部虹膜色素上皮脱落，附贴在晶状体前表面，呈现宽约 1mm 的色素沉着环，称 Vossius 环，相应的囊膜下出现环形混浊，可在数天后消失或长期存在。

B. 玫瑰花样白内障：由于晶状体受到打击后，其纤维和缝的结构被破坏，液体向缝间和板层间移动，形成放射状混浊，如玫瑰花样。此型白内障可在伤后数小时或数周内发生，部分病人的混浊可以吸收；另外一些病人受伤后数年才发生，多为永久性。

C. 点状白内障：许多细小混浊点位于上皮下，一般在受伤后经过一段时间才出现，很少进展，对视力影响不大。

D. 板层白内障：因晶状体囊膜完整性受到影响，渗透性改变，引起浅层皮质混浊。

E. 全白内障：眼部受到较严重的挫伤能使晶状体囊膜破裂，房水进入皮质内，晶状体可在短时间内完全混浊，经过一段时间后，皮质可以部分甚至全部吸收。

外伤性白内障的视力障碍与伤害程度有关。晶状体局限性混浊，对视力影响不大时，可以随诊观察。如果瞳孔区晶状体混浊，视力明显减退，则需行手术摘除，同时联合人工晶状体植入。

（2）眼后段挫伤：

1）挫伤性玻璃体积血：挫伤使睫状体、视网膜或脉络膜的血管破裂，出血流入玻璃体内。

①临床表现：少量出血，开始局限，稍后会散开，患者可有视物模糊、眼前黑影漂浮。大量玻璃体积血时，会造成严重视力障碍，眼底不能窥及，此时应做 B 超检查，了解有无视网膜脉络膜脱离以及玻璃体后脱离等情况。玻璃体积血易使玻璃体变性液化、纤维增殖，形成增殖性玻璃体视网膜病变及牵拉性视网膜脱离。

②治疗：少量出血可观察，适当限制剧烈活动，一般不需其他特殊治疗。大量新鲜出血，应双眼包扎，半卧位休息，全身给予止血剂，如卡巴克络、酚磺乙胺、云南白药等治疗，数天后出血停止，不再有新鲜出血，可给予促进血液分解吸收的药物，如尿激酶、碘制剂、透明质酸酶以及活血化瘀的中药制剂等。随着玻璃体手术设备与技术的不断完善和发展，越来越多的学者主张对大量玻璃体积血，经 2 周保守治疗无好转时即可行玻璃体手术。

2）脉络膜裂伤：外力直接通过巩膜壁或间接经玻璃体传导至脉络膜，使其组织受损，血管破裂，造成脉络膜裂伤（choroid rupture）。破裂发生于视盘周围的后极部区域，早期破裂处常为出血所掩盖，随着出血逐渐吸收，显露出凹面朝向视盘的弧形黄白色瘢痕。裂伤可单发或多处，延伸至黄斑中心凹的裂伤会导致视力严重下降和视物变形。有时破裂处可形成脉络膜新生血管。

脉络膜裂伤无特殊治疗，对伴发葡萄膜炎者适当给予抗炎止血和促吸收药物，如破裂处产生新生血管则行激光光凝。

3）视网膜挫伤：视网膜挫伤主要包括视网膜震荡、视网膜挫伤、视网膜裂孔与视网膜脱离。

①视网膜震荡与视网膜挫伤：较轻的挫伤为视网膜震荡（commotio retinae），常发生于受伤后数小时之内，表现为后极部视网膜出现境界不清楚的灰白色混浊水肿，视力有不同程度下降。数天后水肿消退，视力恢复。较重的为视网膜挫伤（contusion of retina），由于视网膜色素上皮及光感受器细胞出现不可逆性损伤，视网膜组织变性坏死，视力显著下降。眼底检查可见视网膜大片混浊水肿，后极部与周边部均可出现，伴散在视网膜出血。较重的挫伤还可引起视网膜裂孔，尤以黄斑裂孔多见。

视网膜震荡一般无需特殊治疗，可自行恢复。较重的视网膜挫伤可全身给予糖皮质激素及神经营养药物，其他如血管扩张剂、维生素等也可选用。

②视网膜裂孔与视网膜脱离：在严重眼钝挫伤中，有 11%~19% 发生视网膜裂孔。裂孔常发生于玻璃体基底部和黄斑部，其中半数以上为锯齿缘离断。受伤眼合并近视、无晶状体眼、视网膜变性等更易发生视网膜裂孔。

外伤性黄斑裂孔一般无需特殊治疗，伴有裂孔缘牵引隆起可能导致视网膜脱离，必要时进行激光光凝或玻璃体手术。其他部位的视网膜裂孔则可行激光封闭裂孔；如已有视网膜脱离则行手术治疗。

4）视神经挫伤：又称为外伤性视神经病变（traumatic optic neuropathy TON），可在眼球、额部、眼眶、头颅等遭受暴力或挫伤时发生，是外力对视神经的冲击性损伤，可导致部分或全部的视力丧失。损伤可以是永久的，也可以是暂时的，可发生在视神经的任何部位。主要包括：①视神经管骨折直接损伤或骨折块压迫视神经；②视神经鞘膜内出血；③视神经撕脱；④继发于视神经供养血管损伤（痉挛、压迫、梗死和撕裂等）所导致的视神经缺血性坏死。视神经挫伤除少数，如视神经撕脱外，其他绝大多数伤后眼底检查视盘及视网膜无异常表现，有时容易被忽视，如能早期诊断、有效救治，多能恢复一定的视力；否则，视力会严重受损，恢复无望。晚期出现原发性视神经萎缩。

A. 临床表现：一般为单侧，典型临床表现为外伤后视力严重损害或丧失，约半数的 TON 患者视力在光感以下，瞳孔散大，瞳孔直接对光反应迟钝或消失，间接对光反应存在。眼底检查：单纯视神经挫伤在损伤初期（7~10 天内）眼底一般无明显改变，伤后第 3 周开始出现视神经乳头色泽变淡；视神经鞘膜内出血眼底表现为视盘水肿，视网膜出血，视盘周围有出血环；视神经撕脱者在损伤部位可见大量出血，有时可见空洞，正常视神经乳头结构不可见。视觉电生理检查：无眼动脉及视网膜中央动脉损害的单纯 TON 患者，视网膜电图正常，视觉诱发电位可表现为波形消失，P1OO 波潜伏期延长和波幅减低。

B. 急救处理：一经确诊应尽快采用有效药物综合治疗，包括：①全身使用大剂量糖皮质激素联合高渗剂,可以减轻视神经管内视神经损伤后的局部水肿,抑制炎性介质的合成与释放,提高视神经的应激能力,具体方案:外伤后8小时内采用大剂量甲泼尼松龙(15~30mg/kg)冲击治疗72小时,如视力有所改善则改为口服并逐渐减量。②大剂量的血管扩张剂加活血化瘀治疗,解除血管痉挛,促使视神经血供恢复正常。③视神经营养药物,增强体内蛋白合成与能量代谢,改善细胞缺氧状态,增强细胞活性。④视神经管减压术,适用于以下情况:迟发性视力丧失且在大剂量激素治疗48小时无疗效的患者或激素治疗后最初有进步,但随即视力又恶化的患者;CT发现视神经管骨折及视神经内出血的患者。

目前,国际上对视神经管减压手术的时机仍存在争议。虽然有文献报道外伤后2周甚至更久行视神经管减压术视力仍有改善,但多数学者越来越趋向于早期手术,在生命体征平稳的情况下,视神经管减压术宜在受伤后48个时内进行,最迟不要超过外伤后1周。

(3)眼球破裂伤:是最为严重的眼钝挫伤,一般在眼球遭受较大的钝力打击下出现,表现为结膜和角膜无伤口,巩膜有较大的裂口。常见部位为直肌附着点、赤道部及着力点相对应的角巩膜缘处,其预后与创口的部位及范围有密切关系。创口越大,眼内组织损伤的范围越广,致盲率越高。后部巩膜裂伤一般较前部巩膜裂伤预后更差。

1)临床表现:视力严重下降,甚至无光感。前部巩膜裂伤多发生于角巩膜缘,有时可见球结膜下脱出的眼内组织,如黑色的色素膜及透明的玻璃体。若为后巩膜裂伤或裂伤被结膜下大量的出血所掩盖,会给临床诊断带来较大困难,称为隐匿性巩膜裂伤。伤后出现以下体征时应警惕隐匿性巩膜裂伤,需行手术进行探查:①眼睑及球结膜肿胀明显,球结膜下大量出血或透见色素;②眼压极低,眼球塌陷及变形,角膜变形呈椭圆形,并出现横形或纵形皱褶;③大量的前房积血和玻璃体积血;④眼球运动向某方向受限。

2)急救与Ⅰ期处理:现场急救主要是保护伤眼、预防感染、及时转运。包扎伤眼,切勿对眼球施压;全身给予抗生素、止血剂等,尽早转运行Ⅰ期清创缝合。

眼球破裂伤的巩膜伤口一般比较大,但多为一处裂伤的延伸,往往合并眼内其他组织损伤和眼内出血。处理上应遵循两步手术原则,即初期行伤口清创修复缝合,术后使用抗生素、糖皮质激素与止血剂,以控制感染、出血和炎症反应。1~2周根据眼部病情以及电生理、B超和CT等辅助检查结果综合判断,对仍有治疗价值的伤眼行玻璃体手术,有望保留眼球,甚至恢复有用视力。

及时恰当的Ⅰ期缝合手术非常重要,可以为Ⅱ期玻璃体视网膜手术创造条件,最大限度地挽救视功能而避免最终的失明。只要临床上怀疑巩膜挫裂伤,应立即行手术探查。巩膜缝合应采取深板层缝合以免损伤色素膜和视网膜;由于伤口较大,应边缝合边暴露;术中将未污染的、较完整的色素膜组织送还眼内,对已污染的色素膜或脱出的晶状体、玻璃体应予以切除或摘除。若后极部伤口止端实在无法暴露,而患者又不愿摘除眼球,可旷置后极部伤口,由眼球后软组织粘连形成瘢痕愈合。

3. 眼内异物伤　眼内异物(intraocular foreign body)是伴有眼内异物存留的眼球穿通伤。不同于一般的开放性眼外伤,除机械性损伤外,异物在眼内的存留还会引起化学毒性反应和继发感染等伴随性损害,后果更为严重。

眼内异物分为金属异物和非金属异物两大类。金属异物又分为磁性异物(如铁、钢、铁合金)和非磁性异物(如铜、铝、铅等);非金属异物常见的有玻璃、石块、塑料、睫毛等。

(1)临床表现:打磨、敲击以及爆炸等是眼内异物伤的常见原因,一般多数患者在受伤后会立即就诊,感觉眼痛、流泪、视力下降或眼前黑影飘动。但有时异物极为细小且飞溅速度很快,受伤当时患者并未感受到明显不适,直到出现眼部并发症才来医院就诊,此时细小的穿通伤口已经闭合或愈合,容易忽略眼内异物的存在。临床上应详细询问病史,仔细检查,并借助影像学检查等进行综合判断。

1)眼球穿通伤表现:异物进入眼内势必会造成眼球壁的穿通性改变,但细小的异物由于穿通伤口较小,尤其是小的结膜伤口和巩膜伤口愈合后不易被发现,应在裂隙灯下仔细寻找。虹膜穿孔结合相应部位的角膜伤口或全层瘢痕,伴或不伴相应部位的晶状体局限性混浊,是典型的眼内异物伤体征。

2)眼内异物:异物可存留于眼内任何部位,常见的有前房或前房角异物、晶状体内异物、睫状体异物、玻璃体异物、视网膜表面或视网膜下异物等。一般在屈光间质比较清楚的情况下通过裂隙灯和眼底镜检查多半可以发现异物,前房角异物需借助前房角镜或超声生物显微镜(UBM)检查发现,屈光间质混浊时需借助 B 超、X 线和 CT 等来确诊并定位。

3)眼内异物并发症:除常见的虹膜睫状体炎、外伤性白内障、继发性青光眼、增生性玻璃体视网膜病变和视网膜脱离外,一些化学性质比较活泼的金属在眼内存留可出现眼金属沉着症,可进一步损害视力甚至破坏眼球,其中比较常见的为眼铁质沉着症和铜质沉着症。

①眼铁质沉着症(siderosis):铁质异物存留眼内数天至数月可发生眼铁质沉着,呈现棕黄色细微颗粒样的沉着物,由异物周围扩散至眼球内各组织。角膜铁锈沉着多位于基质层,特别是周边部;虹膜呈棕色,日久出现虹膜萎缩、后粘连、瞳孔散大及光反应迟钝;晶状体先于前囊下出现棕色颗粒,以后皮质混浊并呈弥漫的棕黄色;玻璃体液化并见棕褐色颗粒;视网膜血管变细或闭塞、铁锈色色素沉着、视神经萎缩等。

②眼铜质沉着症(chalcosis):铜质异物进入眼内数小时即可在房水中查出铜含量增加,但临床上出现铜质沉着症的表现则常在伤后数月或更久。异物含铜量愈高,铜质沉着症愈严重。角膜的铜质沉着症以周边部后弹力层最为明显,临床上呈现 Kayser-Fleischer 环的表现;虹膜呈现黄绿色,瞳孔中度散大,对光反应迟钝;晶状体前后囊下皮质及后囊表面亦出现黄绿色细点状沉着物,晶状体混浊呈现典型的葵花状白内障,日久可发展为全白内障;玻璃体内出现大量细微深黄绿色颗粒,随眼球运动而飘动;视网膜可见血管两侧出现金黄色反光,黄斑部常出现灰黄色病灶。

4)化脓性眼内炎:眼内异物常常将外界的病原微生物带入眼内,极易引发眼内感染。典型的化脓性眼内炎有显著的临床表现,患眼红肿、疼痛、畏光、流泪、视力急剧减退。查体可见结膜充血、水肿,角膜混浊、水肿,角巩膜伤口常有脓性分泌物附着,前房大量渗出或有积脓,瞳孔区呈现黄白色或灰白色反光,玻璃体混浊及脓肿形成,眼底通常无法窥入。

(2)治疗:眼内异物原则上皆应尽早取出,尤其是已合并眼内感染者。金属异物可发生化学性损害,植物性异物和动物性异物所具有的生物学效应,更不能为眼球所耐受。伤后早期(24 小时内)摘除异物,不仅减少眼内炎的发生,而且可以改善视力预后。

1)前房异物:经靠近异物的部位或相对方向做角膜缘切口取出,术前常规缩瞳,术中注意维持前房,勿损伤角膜内皮。磁性异物可用电磁铁吸出,非磁性异物用镊子夹出。

2)晶状体异物:若晶状体大部分透明,可不必立即手术。若晶状体已混浊,可在行白内障手术的同时将异物取出。

3)眼后段异物:根据情况采用外路法或玻璃体手术取出。对于异物较小且已完全包裹于球壁内、嵌顿于黄斑中心凹旁或乳头黄斑束的视网膜内的异物未引起视网膜脱离、独眼且中心视力很好者不一定急于取出,可密切观察。磁性异物如体积较小、位于玻璃体内或没有包埋的视网膜表面异物,同时无视网膜并发症,可以应用电磁铁经睫状体扁平部摘除。其他情况,如异物大、包裹、粘连、非磁性,伴有玻璃体积血、增殖、视网膜裂孔或脱离,需经玻璃体手术摘除,同时处理眼内的并发症。

4)化脓性眼内炎:眼球穿通伤合并眼内异物较一般的开放性眼外伤更容易发生眼内炎,伤后尽早进行眼内异物取出和伤口修复可有效降低眼内炎发生的风险。一旦伤眼有化脓性眼内炎的临床表现,即应立即行玻璃体腔注药(万古霉素 1mg/0.1ml 联合头孢他啶2.25mg/0.1ml),同时抽取前房或玻璃体腔液体进行微生物检测(涂片、培养及药敏)以指导下一步用药。如病情较重或者玻璃体腔注药效果较差或无效,则及早做玻璃体切割术。

(五) 眼化学性烧伤

眼化学性烧伤是以酸、碱为主的化学物质所致的眼部损伤,不论酸碱对于眼睛来说都可能是灾难性的,除了即时产生的眼表组织烧伤外,随后发生的一系列继发性的损害会继续威胁眼表、眼内组织以及附属器的各项生理功能。

引起眼部化学性烧伤常见的碱性物质包括工农业生产中的氨水,用于清洁下水管道的氢氧化钠(烧碱)以及存在于石灰浆和水泥中的氢氧化钙。碱性物质具有亲水性和亲脂性,因此可快速穿透细胞膜,具有很强的组织渗透能力;氢氧根离子可诱发细胞膜的皂化反应和细胞死亡,同时可破坏细胞外基质产生液化性坏死,从而使得碱性物质得以继续向四周及深部扩散。引起化学烧伤的常见酸性物质包括工农业生产、实验室及生活中常用的硫酸、盐酸以及漂白剂中的亚硫酸。酸性物质所造成的破坏相对来说要弱于碱性物质,因为许多角膜蛋白质可结合酸并起到化学缓冲的作用。除此之外,凝固的组织也可作为屏障防止酸的进一步渗透(凝固性坏死)。

化学烧伤的治疗应该在入院前就立即开始,强调现场彻底冲洗,并且在患者进入急诊室后继续使用乳酸林格液或生理盐水冲洗。若有可能,应对眼部的 pH 值进行测量,但该测量不应使治疗延缓。另外,还须对患者做出紧急的眼科评估,以便明确受伤程度。

1. 临床表现

(1)临床分级:目前广泛采用的是 Hughes 分级。

Ⅰ级:预后良好。角膜上皮损害,无缺血发生。

Ⅱ级:预后良好。角膜朦胧但能看清虹膜细节,角巩缘缺血小于 1/3 周。

Ⅲ级:预后不确定。全角膜上皮缺失,基质层混浊,虹膜细节看不清,角巩缘缺血达 1/3~1/2 周。

Ⅳ级:预后不良。角膜混浊阻碍虹膜或瞳孔的观察,角巩缘缺血达 1/2 周以上。

以上分级通常是依据伤后当时的检查所见,但必须是在充分冲洗以后做更详细的检查。

(2)临床过程:依据烧伤后病情的发展与转归分为 4 个阶段。

1)伤后当时:瞬间眼痛、畏光、流泪、眼睑痉挛。

2)急性阶段:烧伤后数分钟至 1 周。轻者主要表现为结膜充血、角结膜上皮脱落、眼痛、畏光、视力障碍、前房轻度炎性反应。严重者可表现为角结膜组织溶解破坏,角膜上皮剥脱、结膜下组织和角膜实质层水肿混浊,角膜缘及其附近血管广泛血栓形成,急性虹膜睫状体炎,并可能发生合并感染、溃疡形成及角膜穿孔。

3）早期修复阶段:伤后 1~3 周。组织上皮开始再生,多形核白细胞和成纤维细胞伴随新生血管进入角膜组织,角膜实质组织修复,溃疡愈合,结膜肉芽组织增殖,角膜缘新生血管生成和生长,虹膜睫状体炎趋于稳定状态。

4）晚期修复阶段:受伤 3 周以后。主要表现为角膜瘢痕形成(云翳、斑翳、白斑)和纤维血管化、结膜瘢痕、睑球粘连、干眼以及继发性眼内改变,如葡萄膜炎、白内障和青光眼等。

2. 治疗原则与方案 眼部化学烧伤的治疗可分早期及晚期两个阶段。早期主要是急救和防止坏死病变进一步扩展、恢复伤区组织营养、防止感染、减少并发症和后遗症。晚期针对并发症与后遗症进行治疗,如眼球粘连、结膜瘢痕、肉膜样血管翳、角膜白斑以及角结膜干燥症等。

(1)现场急救:立即彻底冲洗。酸碱烧伤的现场急救至关重要,急救是否及时和彻底与预后有极大的关系。由于许多酸碱化学物质对眼组织损伤大且穿透快,冲洗应分秒必争,迅速清除结膜囊内化学物质以减少其与眼部组织的接触,尽量减轻烧伤程度。可用流动清水冲洗眼部,或将面部浸入水盆中,睁开眼或拉开双睑转动眼球并不断摇动头部,同时应充分暴露穹隆部,将结膜囊内的酸碱物质彻底冲洗干净,如有固体异物残留,要用棉签彻底擦除。冲洗时间至少持续 15~20 分钟以上。

(2)中和治疗:目的在于中和组织内的酸碱性物质,但临床上其实际意义并不太大,且必须在伤后 1 小时内进行才有一定意义,故不宜过分强调。酸灼伤可用弱碱性溶液如 2% 碳酸氢钠,碱灼伤则用弱酸性溶液如 1% 乳酸溶液、2%~3% 硼酸溶液或 2% 枸橼酸溶液等进行冲洗。

(3)前房穿刺:碱性化学物质对角膜组织的穿透性强,前房穿刺可清除房水中的碱性物质,减少其对角膜内皮细胞和眼内组织的腐蚀作用。前房穿刺宜早,太晚(超过 24 小时)眼内组织损伤重且穿刺口容易发生渗漏。注意穿刺口宜小,只要能够达到更换房水即可,根据病情可重复放液数次。

(4)球结膜切开:主要用于严重的碱灼伤。在结膜有明显水肿处做放射状切开,结膜下略做分离和冲洗,以达放出结膜下碱性液体、减除组织压力、改善角膜供血的目的。

(5)药物治疗:①早期大剂量应用维生素 C 有利于角膜新胶原的产生,防止角膜穿孔,对烧伤后角膜基质层的重建和修复具有重要作用。②应用抗生素,全身及局部应用抗生素直至创面修复,尤其是使用皮质激素的患者。③全身和局部应用糖皮质激素,在伤后第 1 周及第 4~5 周应用,可抑制炎性细胞渗透,减少成纤维细胞生成和胶原分泌,抑制新生血管生长,减轻组织损伤;但在烧伤后 2~3 周应用可致严重角膜溃疡,应禁忌使用。④胶原酶抑制剂,一般在伤后 2 周开始局部应用,如乙酰半胱氨酸、依地酸二钠、青霉胺等滴眼液。⑤应用散瞳剂,减少前房炎性反应,防止虹膜后粘连。⑥其他支持疗法,包括自体血清点眼或结膜下注射自体血、局部滴人工泪液以及中医中药治疗等。

(6)手术治疗:①羊膜移植术:严重的化学性烧伤致角膜、结膜广泛坏死、溶解,应用羊膜移植术可重建眼表,延长溶解时间,减轻瘢痕形成。②睑球粘连分离术:当化学性烧伤引起严重睑球粘连时应行手术充分分离粘连,切除增殖的瘢痕组织,同时可利用羊膜或自体结膜进行眼表重建。③自体或异体角膜缘干细胞移植术:在稳定眼表面、维持上皮完整性、减少角膜新生血管长入和假性胬肉形成等方面具有良好疗效。④晚期施行增视性角膜移植术,依据植床条件选择手术方式。浅层实质的血管化可采用板层移植;深层实质的血管化可采用深板层移植；全角膜混浊伴有严重的角膜缘和结膜瘢痕化，须施行穿透性角膜移植术。合并继发性青光眼时应先有效控制青光眼，然后再施行角膜移植术。

二、急性结膜炎

（一）结膜炎概述

结膜炎是眼科的常见病和多发病，占结膜病首位。结膜与外界直接接触，易受微生物侵袭和理化因素刺激而致病，但结膜本身也存在着特异性和非特异性防护机制，使其具有一定的预防感染和使感染局限的能力。当结膜的防御能力减弱或外界致病因素增强时，即引起结膜的炎症发生，表现为血管扩张渗出和细胞浸润，临床上统称为结膜炎（conjunctivitis）。

1. 病因　结膜炎的病因可根据不同性质分为感染性和非感染性两大类。另根据其来源分为外源性、内源性和邻近组织蔓延所致。

（1）感染性：最为常见，由病原微生物感染所致。致病微生物可为细菌、病毒、衣原体、立克次体和真菌。

（2）非感染性：以局部或全身的变态反应引起的过敏性结膜炎多见，外界的理化刺激因素，如风沙、烟尘、光线（紫外线）、各种化学物质和有毒气体等也可引起。

2. 分类　根据结膜炎的病情及病程，可分为超急性、急性或亚急性、慢性三类。一般病程少于三周者为急性结膜炎，而超过三周者为慢性结膜炎。根据病因又分为感染性、免疫性、化学性或刺激性、全身疾病相关性、继发性和不明原因性等。根据结膜的病变特点，可分为乳头性、滤泡性、膜性及假膜性、瘢痕性和肉芽肿性结膜炎。

3. 临床表现　尽管结膜炎临床表现多种多样，但结膜充血和分泌物增多是其共同特点。炎症可为单眼，也可双眼同时或先后发病。

（1）症状：患眼常有烧灼感、异物感、疼痛、分泌物增多，严重时可有眼睑沉重、畏光流泪和不同程度的视力下降。

（2）体征：结膜炎的体征是诊断不同类型结膜炎的重要依据。

1）结膜充血：特点是愈靠近穹隆部充血愈明显，角膜缘附近充血较轻，血管呈网状分布，色鲜红，压迫或滴肾上腺素后充血可减轻或消退。

2）分泌物：分泌物性质可因致病因素不同而有所不同。脓性分泌物多见于淋病奈瑟菌和脑膜炎球菌感染，黏液脓性分泌物见于细菌性或衣原体性结膜炎，常牢牢地黏附于睫毛，故导致晨起患眼睁开困难；过敏性结膜炎为黏稠丝状分泌物，而病毒所致者则为水样分泌物。

3）乳头增生：结膜炎的非特异性体征多见于睑结膜，也可见于角膜缘。乳头由增生肥大的上皮层皱褶或隆凸而成，外观扁平，裂隙灯下可见中心有扩张的毛细血管到达顶端并呈轮辐状散开。乳头较小时呈天鹅绒样外观，角膜缘部多呈圆顶状。

4）滤泡形成：由淋巴细胞反应所致，呈外观光滑、半透明泡样隆起，其周边基底部有血管分布，向顶部逐渐消失。滤泡散在分布，常见于上睑结膜和下穹隆结膜，也可见于角膜缘附近。大多数病毒性结膜炎、衣原体性结膜炎、一些寄生虫引起的结膜炎以及某些药物（碘苷、地匹福林、缩瞳剂）引起的结膜炎都会造成滤泡形成。

5）膜和假膜：某些病原体感染可引起膜或假膜，由脱落的结膜上皮细胞、白细胞、病原体和富含纤维素的渗出物混合而成。真膜由严重炎症反应渗出物在结膜表面凝结而成，不易分离,强行剥离后创面出血。假膜是上皮表面的凝固物,较易剥离。以往白喉杆菌和 β 溶血性链球菌引起的结膜炎是膜形成的主要病因,近年来,腺病毒性结膜炎已成为最常见原因,其次是原发性单纯疱疹病毒性结膜炎,其他还包括春季结膜炎、包涵体性结膜炎和念珠菌感染等。

6)球结膜水肿:炎症时血管扩张,渗出液进入到疏松的球结膜下组织,导致球结膜水肿,严重时可突出于睑裂之外。急性过敏性结膜炎、淋病奈瑟菌性结膜炎、脑膜炎球菌性结膜炎以及腺病毒性结膜炎等都有明显的结膜水肿。

7)结膜下出血:一些严重的病毒性结膜炎如腺病毒和肠道病毒引起的流行性结膜炎以及 Koch-Week 杆菌导致的急性结膜炎,除有明显的结膜充血之外,还可出现点片状的球结膜下出血。

8)耳前淋巴结肿大:此为病毒性结膜炎的重要体征,是和其他类型结膜炎的重要鉴别点,但早期或症状轻者无耳前淋巴结肿大。

4. 诊断 通常根据结膜炎的基本症状和体征即可作出临床诊断,但确诊是何种病因所致的结膜炎则需依靠实验室检查。

(1)临床检查:是最基本也是最重要的诊断依据。应详细询问发病情况,如感染性结膜炎通常是双眼发病,并可累及周围密切接触的人群;大多数急性病毒性结膜炎初起一眼发病,而后另一眼发病。检查时要注意观察分泌物的性质和一些相对特异性体征,如滤泡的形态和分布特点、膜和假膜等;耳前淋巴是否肿大等皆有助于诊断。

(2)病原学检查:为了明确病因和正确治疗,有时需进行病原学检查。结膜分泌物涂片和刮片可确定有无细菌或真菌感染,必要时可做细菌和真菌培养及药敏试验。怀疑衣原体或病毒感染时可做相关病原体的分离鉴定,但因其技术复杂、价格昂贵且耗时较长,临床不常进行。另外还可应用免疫荧光、酶免疫测定、多聚酶链反应(PCR)等方法来检测病原体的抗原。

(3)细胞学检查:不同类型的结膜炎其细胞反应也不同,结膜分泌物涂片 Gram 染色鉴别细菌种属、Giemsa 染色分辨细胞形态和类型,均有助于临床诊断。细菌性结膜炎涂片多形核白细胞占多数,病毒性结膜炎涂片则为单核细胞,特别是淋巴细胞占多数。

5. 治疗原则 针对病因治疗,以局部用药为主,必要时辅以全身用药。急性期忌包扎患眼。

(1)局部用药:是治疗结膜炎最基本的给药途径,对病原微生物引起的结膜炎,应选用敏感的抗生素或抗病毒眼药水,必要时可根据病原体培养和药敏试验选择有效药物。一般首选广谱、强效抗生素,如氟喹诺酮类或氨基糖苷类抗生素。急性期应采用频繁点药的方法,每 1~2 小时 1 次,连续滴用 24~48 小时,之后根据病情减少次数。眼药膏在结膜囊停留时间较长,可于睡前使用。

(2)冲洗结膜囊:结膜囊存有大量分泌物时应进行冲洗,以清除分泌物,有效发挥局部抗生素药物的疗效。选用无刺激的冲洗液,如生理盐水或 2%~3% 硼酸水,冲洗时应翻转眼睑,同时面转向患侧,以免冲洗液流入对侧眼。

(3)全身治疗:对于一些严重的结膜炎,如淋病奈瑟菌性结膜炎、儿童急性细菌性结膜炎或伴有免疫功能障碍的患者,根据炎症程度给予口服或静脉应用抗生素。

6. 预后及预防 大多数结膜炎痊愈后不会遗留并发症和后遗症,少数可因并发角膜炎症而损害视力。

许多感染性结膜炎会造成流行性传播,因此必须做好预防。结膜炎大多数为接触传染,故提倡勤洗手,不用手和衣袖擦眼。急性期患者应进行隔离,病人用过的盥洗用具必须采取单独管理消毒的措施。医务人员要做好自我防护,检查病人前后要洗手,以防交叉感染。对一些人员集中的公共场所,如理发店、浴室、工厂、学校、幼儿园及游泳池等进行卫生宣传,严格管理,加强卫生执法监督和检查。

(二)急性病毒性结膜炎

1. 腺病毒性角结膜炎 腺病毒是一种脱氧核糖核酸(DNA)病毒,可分为 37 个血清型,已经从眼部感染灶分离到 2、3、4、7、8、9、14、16、19、29、31 和 37 型。不同型别的腺病毒引起的病毒性结膜炎可有不同的临床表现,同样的临床表现也可由几种不同血清型的腺病毒所引起。腺病毒性角结膜炎症是一种重要的病毒性结膜炎,主要表现为急性滤泡性结膜炎,常合并有角膜病变。本病传染性强,可散在或流行性发病。临床上主要表现为两大类型,即流行性角结膜炎和咽结膜热。

(1)流行性角结膜炎:流行性角结膜炎(epidemic keratoconjunctivitis)是一种传染性很强的眼病,曾在世界各地引起流行,但小范围流行更为常见,也可散发,成人发病较儿童多见。

1)病因:由腺病毒 8、19、29 和 37 型腺病毒(人腺病毒 D 亚组)引起,本病为接触传染,夏季更易流行。

2)临床表现:潜伏期 5~7 天,常双眼先后发病。主要症状有充血、疼痛、异物感、畏光、流泪。急性期眼睑水肿,结膜高度充血、水肿,大量滤泡,以下睑结膜最为显著,结膜下可有小出血点,色鲜红,量多时呈暗红色。严重者睑结膜可有假膜(有时为真膜)形成,极少数可形成睑球粘连。本病通常合并角膜炎,发病数天后,角膜可出现弥散的斑点状上皮损害,并于发病 7~10 天形成较大的、粗糙的中央局灶性上皮浸润,大约 2 周后发展为典型的局部上皮下浸润,呈圆形斑点状,主要散布于中央区角膜,角膜敏感性正常。上皮下浸润由迟发性过敏反应引起,主要是淋巴细胞在前弹力层和前基质层的浸润,是机体对病毒抗原的免疫反应。这种上皮下浸润可持续数月甚至数年之久,逐渐吸收,极个别情况下,浸润最终形成瘢痕,造成永久性视力损害。结膜炎症最长持续 3~4 周。患者常出现耳前淋巴结肿大和压痛,且于眼部开始受累侧较为明显,该体征是和其他类型结膜炎的重要鉴别点,疾病早期或症状轻者无此表现。儿童可有全身症状,如发热、咽痛、中耳炎、腹泻等。

3)诊断:急性滤泡性结膜炎和炎症晚期出现的角膜上皮下浸润是本病的典型特征,结膜刮片见大量单核细胞,有假膜形成时,中性粒细胞数量增加。病毒培养、PCR 检测、血清学检查可协助病原学诊断。

4)治疗:目前无特殊方法,局部冷敷和使用血管收缩剂可减轻症状,急性期可使用广谱抗病毒药物,如干扰素滴眼液、0.1% 无环鸟苷、0.15% 更昔洛韦、0.1% 三氮唑核苷、4% 吗啉双胍等,每小时 1 次。合并细菌感染时加用抗生素治疗。出现严重的膜或假膜、上皮或上皮下角膜炎引起视力下降时可考虑使用低浓度糖皮质激素眼药水,对上皮下浸润的药物吸收非常有效,应用中要注意逐渐减药,不要突然停药,以免复发;另外还要注意激素的副作用。

5)预防:主要是避免接触感染和传染,对急性期患者采取适当隔离措施,所有接触感染者的器械必须严格清洗消毒,切断传播途径。

(2)咽结膜热:咽结膜热(pharyngo-conjunctival fever)是由腺病毒引起的急性感染性结

膜炎,儿童发病较成人多见。

1）病因:由腺病毒 3、4 和 7 血清型感染所致,为接触感染或呼吸道飞沫传染。多见于 4~9 岁儿童和青少年,常于夏、冬季节在幼儿园、学校中流行。散发病例可见于成人。

2）临床表现:急性滤泡性结膜炎伴有上呼吸道感染和发热。前驱症状为全身乏力,体温上升至 38℃ 以上,自觉流泪、眼红和咽痛。体征为滤泡性结膜炎、一过性浅层点状角膜炎,上皮下浸润少见,耳前淋巴结肿大。咽结膜热有时可只表现出 1~3 个主要体征。病程 10 天左右,有自限性。

3）诊断:根据临床表现可以诊断。结膜刮片中见大量单核细胞,培养无细菌生长。

4）治疗和预防:无特殊治疗性药物。可参考流行性角结膜炎的治疗和预防措施。

2. 流行性出血性结膜炎　流行性出血性结膜炎（epidemic hemorrhagic conjunctivitis）又称急性出血性结膜炎,具有高度传染性,曾在世界许多国家和地区引起暴发流行。1969 年在加纳第一次暴发,1971 年曾在我国大范围流行。

（1）病因:微小 RNA 病毒中的肠道病毒 70 型为主要致病菌,偶尔可由 A24 型柯萨奇病毒引起。手—眼接触为其主要传播途径。

（2）临床表现:潜伏期短,起病急,常双眼先后发病。潜伏期最短 2~3 小时,一般为 12~24 小时,自然病程约 1 周。常见症状有眼痛、畏光、异物感、流泪、结膜下出血、眼睑水肿等。结膜下出血呈片状或点状,从上方球结膜开始向下方球结膜蔓延。多数患者有滤泡形成,伴有点状角膜上皮炎和耳前淋巴结肿大,个别严重者可出现轻度前葡萄膜炎。部分患者还有发热、周身不适及肌肉痛等全身症状,印度和日本曾报告个别病例出现类似小儿麻痹样下肢运动障碍。

（3）诊断:急性滤泡性结膜炎的症状,同时有显著的结膜下出血、耳前淋巴结肿大等为诊断依据。

（4）治疗和预防:无特殊治疗药物,有自限性,局部可用广谱抗病毒药物,如 4% 吗啉双胍、0.5% 利巴韦林等,每 1~2 小时一次。本病传染性很强,一旦发现患者立即采取严格的消毒隔离措施,切断传播途径是预防的关键。

（陈志钧）

第六节　耳鼻喉科疾病

一、耳外伤

儿童耳外伤以耳廓裂伤最为常见。小儿耳外伤指耳部因遭受外力的作用而导致的损伤,由于外力的大小、方向、作用方式不同,耳受伤的部位、轻重程度亦不同,常见的有耳廓挫伤或切割撕裂伤、外耳道损伤、鼓膜破裂、听骨链损伤、颞骨骨折等,其中既可以是外耳、中耳或内耳的一部分单独受伤,也可以是几个部分联合受伤。由于耳廓突出于头部的两侧,无论在平时或战时都容易单独遭受各种直接外伤,因此,耳外伤是耳科最为常见的急症之一,占耳鼻咽喉科急诊病人的 15%~30%。一般来说,只要得到及时恰当的处理,往往预后良好,如果处理不当,则可能导致耳廓畸形、听力损失、眩晕、面瘫等后遗症。

（一）病因

1. 外耳外伤

（1）耳廓挫伤：耳廓暴露于头颅两侧，极易遭受暴力打击、挤压、冲撞而导致挫伤，由于耳廓外面皮肤与软骨膜黏着较紧，皮下组织较少，出血后不易吸收，容易形成血肿。血肿是一种良好的培养基，若处理不当容易导致继发感染，形成耳廓软骨膜炎。

（2）耳廓切割及撕裂伤：因锐利武器、咬伤、交通事故或撞跌等原因伤及耳廓，可导致耳廓不同程度的撕裂、缺损、软骨暴露甚至断离。

（3）外耳道外伤：外耳道皮肤，特别是骨部皮肤很菲薄，有些病人喜欢用手指、发卡、火柴棒、钩针等挖耳，极易导致外耳道皮肤损伤；有时因技术不熟练的医师用器械取耵聍或异物时亦可能造成医源性外耳道损伤。此外，部分耳廓外伤也可合并外耳道损伤。

2. 中耳外伤

（1）鼓膜外伤：鼓膜虽位于外耳道深部，但因极为菲薄（厚约0.1mm），容易由直接或间接的原因导致外伤性穿孔，见图7-7。

①直接外伤：病人自己用发卡、火柴棒、钩针等器具挖耳时不慎刺伤鼓膜，冲洗外耳道耵聍时用力过猛，用抽吸法吸取外耳道脏物时负压过低，或腐蚀剂、高热液体、矿渣等溅入外耳道，均可直接导致鼓膜损伤、穿孔。②间接外伤：多发生于空气压力急剧改变之时，如爆震、爆炸、掌击耳部等，易造成鼓膜损伤、破裂。此外，咽鼓管吹张或擤鼻时用力过猛、分娩时用力屏气、跳水时耳部先着水面等亦可导致鼓膜损伤穿孔。

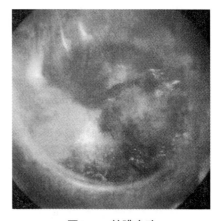

图7-7　鼓膜穿孔

（2）听骨链外伤：听骨链外伤常并发于头颅挫伤及颞骨骨折，挖耳偶可损伤听骨，鼓室积液做鼓膜切开置管或中耳其他手术时亦可能伤及听骨。最容易受损伤的听骨是砧骨，最易受外伤影响的关节是砧镫关节，关节断离多因镫骨固定于卵圆窗的环形韧带，并有锤骨肌附着于其颈部，而锤骨则有上韧带及侧韧带附着于鼓室天盖上和Rivinus切迹，更有鼓膜张肌附着于其颈部，而砧骨仅靠一条不太坚韧的韧带附着于砧骨窝，因此，在外力的作用下砧骨很容易发生脱位，镫骨头也可因镫脚骨折而脱落于鼓室中，但大部分因镫肌仍附着于其颈部而被悬吊于鼓室中。镫骨板也可因外伤坠落于前庭中，锤骨被撕脱移位也偶有发生。

（3）乳突外伤：乳突外伤常为颅脑损伤的复合伤，多为碰撞引起的乳突部骨折，轻者仅限于乳突部，重者可波及外耳道、鼓室、面神经等处。战时减速的枪弹或弹片可单独损伤，多为盲管伤，乳突内可遗有异物。

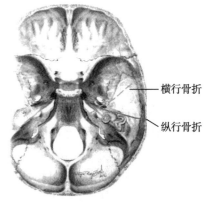

图7-8　颞骨岩部骨折

横行骨折

纵行骨折

3. 颞骨骨折

颞骨骨折多由车祸、坠跌、战伤或打击颞枕部引起，在全部颅骨骨折中颞骨骨折占15%~48%。根据打击力量的方向、程度不同及骨折缝与岩部长轴的关系，颞骨骨折可以分为三型，见图7-8。

①纵形骨折:较常见,约占颞骨骨折的70%,骨折缝呈纵形经过岩锥,起自颞骨鳞部,经外耳道后上壁、中耳顶壁,沿颈内动脉管,至颅中窝的棘孔附近。因骨折缝是沿骨迷路前方,并不贯穿骨迷路,故常无内耳损害,其主要损害是外耳道皮肤和鼓膜撕裂,中耳结构和听骨明显移位。若并发脑膜撕裂,则有脑脊液耳漏。面神经的鼓室段和垂直段常受伤。②横形骨折:较少见,约占颞骨骨折的20%,但危害较重。骨折缝起自颅后窝枕骨大孔、颈静脉孔,横向岩锥、内耳道,至颅中窝的破裂孔和棘孔附近。因其骨折缝通过骨迷路,使骨迷路外侧壁、前庭窗、蜗窗破裂,故常有耳蜗、迷路和面神经的损伤。③混合性骨折:少见而严重,如头颅受挤压而引起多发性骨折,则可同时有横形和纵形骨折线,使外耳、中耳和迷路同时受损伤。

(二) 临床表现

1. 外耳外伤

(1) 耳廓外伤

1) 耳廓挫伤:轻度挫伤时耳廓有轻微胀痛,局部皮肤可见紫斑或表面皮肤有擦伤;重者可形成皮下或软骨膜下血肿,则皮肤呈紫红色,局部呈圆球形肿胀,触之柔软,有波动感及轻度压痛,在无菌操作下穿刺可抽出暗红色血性水样液体。

2) 耳廓切割及撕裂伤:按轻重不同可分为以下几种:①割裂伤:皮肤层被切割,裂口整齐,软骨暴露但完整无缺损;②扯伤:裂口不整齐,软骨暴露且有碎裂;③断离伤:部分耳廓或整个耳廓被完全切断撕脱。受伤初期损伤局部暂时失去感觉,但迅即恢复感觉转为疼痛,若伴发感染则有局部红肿、剧痛。

(2) 外耳道外伤:轻者仅为表皮擦伤,重者可引起皮肤撕裂,软骨暴露,除非有下颌关节损伤,一般很少损及外耳道骨质。可有耳痛,耳道内流出血性分泌物,检查时可见损伤处有血痂附着,如有感染则有剧烈耳痛,或听力下降,外耳道皮肤肿胀充血,损伤处可能有肉芽组织增生。

2. 中耳外伤

(1) 鼓膜外伤:单纯鼓膜破裂可有耳痛、耳鸣及轻度传导性聋,外耳道可有少量血液流出,擤鼻时空气从耳内溢出,爆震所致者可有眩晕或感音神经性聋。若合并听骨链损伤则有较重的传导性聋。直接外伤所致的鼓膜穿孔一般较小,掌击或爆震所致的鼓膜穿孔多呈裂隙状,边缘不规则,常有新鲜血迹附着。

(2) 听骨链外伤:主要症状是听力减退,也可伴有眩晕、恶心等前庭症状,听觉曲线多为平坦型,听力损失一般在50~60dB,呈传导性耳聋。

(3) 乳突外伤:可有耳后乳突部疼痛,检查时局部可有压痛甚至肿胀。若合并面神经损伤则有面瘫。诊断有赖于影像学检查(X线或CT)。

3. 颞骨骨折

(1) 全身症状:发生颞骨骨折时往往伴有不同程度的颅脑外伤,出现神经系统症状,严重者可出现昏迷、休克。

(2) 出血:纵形骨折常引起外耳道及鼓膜破裂而常有血液自外耳道流出,亦可经咽鼓管自鼻腔及咽部流出。横形骨折若未合并鼓膜及外耳道软组织撕裂,一般无耳流血。

(3) 听力下降及耳鸣:纵形骨折主要损伤中耳,极少伤及迷路,故听力下降较轻,多为传导性聋,一般无耳鸣,若有耳鸣多为低频,若合并内耳损伤可呈混合性聋。横形骨折易损伤内耳的前庭部及内耳道,耳蜗及半规管也可骨折,故听力损失较重而呈感音神经性聋,耳鸣重,多为持续高频耳鸣。

(4)脑脊液耳漏、鼻漏、耳鼻漏:纵形骨折同时伴有硬脑膜撕裂伤,脑脊液可经鼓室、鼓膜损伤处流出外耳道,开始脑脊液因血液混合而呈淡红色液体,随着出血逐渐停止,其液体逐渐转为清亮黏稠液体。横形骨折脑脊液耳漏多为脑桥侧池和颅后窝蛛网膜下隙的脑脊液经骨折缝流入鼓室,或经撕破的鼓膜流入外耳道。以上两种骨折的脑脊液亦可经咽鼓管流入鼻腔,或同时经外耳道及鼻腔流出。

(5)眩晕:纵形骨折很少出现,若有眩晕往往为迷路外原因,如脑损伤或前庭中枢损伤。横形骨折因伤及迷路及前庭神经,故常发生眩晕且伴有自发性眼震,其眩晕持续时间因损伤程度不同而可长可短,短者一周内可恢复。

(6)面瘫:纵形骨折面瘫发生率低,仅为15%,一般损伤较轻,预后好,多为面神经受压水肿、血肿、碎骨片压迫所致。横形骨折面瘫发生率为50%,多为面神经水平段至内听道段直接损伤所致,常为永久性面瘫。

(7)体征:纵形骨折者,外耳道可见出血、皮肤撕裂、骨壁塌陷及下颌关节嵌入,仔细擦拭后可发现外耳道上方有纵形皮肤损伤及出血,并与鼓膜松弛部撕裂处相连续,且有血液经鼓膜损伤处流出,若合并有硬脑膜损伤则有淡红色或清亮液体流出。若有鼓室积血,多为横形骨折及中耳鼓膜损伤所致。

(三)诊断及鉴别诊断

根据外伤史,并行耳漏出液检查、听力检查、前庭功能检查及影像学检查可诊断。鉴别诊断如下:

1. 严重的耳外伤,尤其是颞骨骨折时,往往合并有颅脑外伤,如脑挫伤、脑水肿、颅内出血等,有时颅脑外伤症状可延时发生,需注意鉴别。及时的颅脑 CT 检查有助于鉴别诊断。

2. 鼓膜完整而出现较重的传导性聋时,需注意与耳硬化症鉴别,头部外伤史及声导抗检查有助于鉴别诊断。

3. 外伤后出现淡红色耳漏时,需注意鉴别单纯出血或合并有脑脊液耳漏。

4. 耳外伤后出血不止,往往提示病情危急。因耳深部出血,一般填塞不易收效,如伴有脑脊液耳漏,填塞更属禁忌,而止血不及时,血液可流入颅内引起颅脑受压;若系乙状窦受伤破裂引起出血,则有发生气栓的可能,处理不及时,均可危及生命。

(四)治疗

1. 外耳外伤

(1)耳廓外伤

1)耳廓挫伤:轻度挫伤,应注意清洁消毒,预防感染,防止出血。较小的血肿,一般可自行吸收,不需特殊处理。较大的血肿不易吸收,应在严密消毒的情况下,用粗针头与耳廓面平行刺入,注意避免刺伤软骨,抽出积血后,加压包扎,48~72 小时更换敷料,如继续出血可重复抽吸,必要时可在严格无菌操作下,在血肿处做一小切口,清除积血,同时全身应用抗生素,预防感染。

2)耳廓切割及撕裂伤:在全身情况允许的条件下,应争取在 6~8 小时以内清创缝合伤口。由于耳廓切割及撕裂伤多有软骨暴露,伤口多有不同程度的污染,必须用过氧化氢及生理盐水彻底冲洗,排除污物,严格消毒,修整去除支离破碎的软骨及有感染倾向的组织,尽量保留能成活的组织,用小针及细线缝合软骨膜及皮肤,如切口整齐,对位良好,缝合皮肤及皮下组织即可,不要有软骨外露,缝合时不要穿透软骨,缝合不宜过密,以免影响局部血液循环。若有缺损,先将两侧拉拢缝合,所遗留的畸形,待以后处理。缝合后用消毒敷料包扎不宜过紧,并使用抗生素预防感染及使用破伤风抗毒素,换药时须严密观察创口情况,如有感染,应提前拆除缝线,以利于引流。耳廓完全断离者,若不超过 5 小时,可将断离耳用消毒生理盐水洗净后,用抗生素溶液浸泡 15 分钟左右,立即进行对位缝合(一般不必缝合软骨),术后严格控制感染,同时全身使用扩张血管药以促进血液循环,10 天后拆线(过早拆线常可致伤口裂开)。

(2)外耳道外伤:治疗首先为预防感染。严禁冲洗外耳道,可用耵聍钩、刮匙、细棉签或吸引器清除耳内污物,不要用污物滴耳,以保持耳道内干燥,亦不宜涂擦红汞及甲紫液,以免影响观察。可全身应用抗生素预防感染,若外耳道内出血,可填入消毒干纱布压迫止血,若损害严重,可用碘仿纱条压迫损伤皮肤,防止感染及形成狭窄。若有肉芽生长,应及时去除。若有外耳道狭窄倾向,必要时可在感染控制后,将外耳道骨部凿去一部分,加以植皮,以扩大外耳道。

2. 中耳外伤

(1)鼓膜外伤:采用干燥疗法。以酒精消毒外耳道后,取出外耳道内的耵聍及异物(附着于鼓膜上的血块可不予清除),用消毒干棉球轻塞外耳道口。外耳道内禁止冲洗及滴药,以免引起中耳继发感染。嘱病人暂勿擤鼻涕,必要时可将鼻涕吸入咽部吐出。全身应用抗生素预防感染,如受伤环境不清洁,应使用破伤风抗毒素。如无继发感染,鼓膜多能自行愈合;如遗留长期不愈合的穿孔,可择期行鼓膜修补术。

(2)听骨链外伤:行鼓室探查术,根据听骨损伤情况,施行各种听骨链修复术。一般听骨脱位,常因听骨间有纤维带连接,可维持听骨运动功能,听力多有一定程度的恢复,手术一般在外伤后 3 个月施行。但对初起即有眩晕和眼震,疑有镫骨内陷性骨折者,为避免内耳不可逆性损害以致全聋,宜及早在抗生素控制感染下,进行鼓室探查,如发现镫骨骨折并陷入前庭,应将镫骨挑起或取出,并按镫骨切除术处理,术后应用抗生素以预防感染。

(3)乳突外伤:单纯外伤,可进行消毒、止血、清创,清除异物、污物及碎骨,伤口可不缝合,填以碘仿纱条以利于引流,全身应用抗生素控制感染。若伤及乙状窦,应立即行乳突凿开,检查损伤部位,压迫止血。伤后立即出现面瘫者,伤情多较重,应以抢救生命为首要,修复面瘫放在第一位。如病情允许,应立即手术,这时解剖标志清楚,易于辨认及操作,行神经吻合及游离移植均能获得较好效果;日久肉芽瘢痕等形成,造成手术困难,恢复可能性较小。

3. 颞骨骨折

(1)颞骨骨折常伴有颅脑外伤,生命处于危急状态,应及时请颅脑外科及内科会诊,治疗首先必须抢救生命,维持呼吸道通畅,必要时做气管切开术,改善颅脑缺氧,降低颅内压,控制出血和休克,维持水、电解质平衡。

(2)应用大量抗生素预防感染,在严格消毒情况下清除外耳道积血及脏物,不需局部滴药及填塞,以防感染进入中耳及颅内。若严重的出血可用无菌凡士林纱条或碘仿纱条填塞。

(3)有脑脊液耳漏、鼻漏者,如有可能,病人宜取坐位或半坐位,以降低脑脊液的压力,适当限制入水量。外耳道消毒后,可用大量敷料包扎耳部,浸湿后更换,不做外耳道填塞。观察 1 周后,如脑脊液耳漏、鼻漏不能自行停止,需转神经外科处理。

（4）全身情况稳定后，需设法恢复听力及面神经功能，如行听骨链重建、鼓膜修补、面神经修复术等。

4. 耳部外伤性大出血

（1）如出血来自浅表的颞浅动脉或耳后动脉，可用纱布压迫耳轮脚前方或乳突下方并做压迫包扎，必要时可结扎止血。

（2）耳深部动脉性大出血，一般填塞不易收效，在万不得已的情况下可行颈总动脉结扎术，而不可结扎颈内动脉。

（3）耳深部静脉性大出血，多为乙状窦损伤破裂，应立即凿开乳突，打开乙状窦骨板，以碘仿纱条或肌瓣填塞压迫止血。如出血仍不能止，或血液流入颅内，则可在乙状窦裂口的上下两端用细丝线将其缝合结扎，或将纱条填入硬脑膜与颅骨内板之间，压迫裂口的上下两端以止血。硬脑膜下（或硬脑膜外）血肿甚大者，须请神经外科处理。

二、鼻出血

鼻出血是指血液自鼻腔流出，祖国医学称之为鼻衄。其发病非常普遍。可由鼻病引起，亦可由全身疾病引起。鼻出血多为单侧，亦可为双侧；可间歇反复出血，亦可持续出血。多数鼻出血表现轻微，有些不需处理而可自愈，但严重鼻出血也可危及患者的生命。婴幼儿发生鼻出血者极少，因不足 2 岁者，鼻中隔易出血区（利特尔区）尚无特殊血管结构；2 岁时该处才渐有岛状血管网；3 岁以后方形成典型的扇形血管网；10 岁以后始见血管曲张。

（一）病因

鼻出血的原因甚多，有些是直接性的，有些是间接造成的，概括起来可分为两类：局部原因和全身原因。

1. 局部原因

（1）外伤：为鼻出血最常见的原因。用力擤鼻、挖鼻、剧烈喷嚏及鼻腔异物等可引起鼻出血的发生（文末彩插图 7-9）。严重的颌面部外伤，可造成固有鼻腔、鼻窦和鼻咽部及毗邻大中血管破裂，出现严重的鼻出血。

（2）局部血管因素：颈内动脉海绵窦处的动脉瘤破裂较少见，但病程异常凶险，往往引起致死性的鼻出血。创伤性颈内动脉假性瘤多发生于颅底海绵窦段，瘤体破裂，血液可通过蝶窦、筛板、咽鼓管途径涌至鼻腔、鼻咽部。

（3）肿瘤：良性肿瘤中鼻咽纤维血管瘤最易出血，因此，一般禁忌活检。其次为鼻中隔毛细血管瘤，常表现为长期间断性鼻出血。鼻腔、鼻窦及鼻咽恶性肿瘤，早期常发生少量鼻出血或涕中带血，晚期可因侵蚀大血管而发生致命性鼻出血。

（4）炎症：各种鼻腔、鼻窦特异性或非特异性炎症，如干燥性鼻炎、萎缩性鼻炎、鼻窦炎以及鼻结核、鼻梅毒等，因局部黏膜及黏膜下血管的炎性病变，常是鼻出血的原因。变应性鼻炎是儿童鼻出血的常见原因，出血可因喷嚏导致病变黏膜脱落、损伤血管引起。

（5）鼻腔异物：常见于儿童，多系一侧性鼻出血，为少量血涕。某些动物性鼻腔异物，如水蛭，可引起鼻腔反复大出血。

（6）咽扁桃体肥大：是儿童鼻出血原因之一，多为鼻黏膜继发炎症和充血所致。

2. 全身原因

（1）循环系统疾病：高血压、动脉硬化是老年鼻出血的重要原因。慢性肺源性心脏病患者,右心功能减退,静脉压增高,当排便、剧烈咳嗽、哮喘发作时,鼻腔静脉怒张,可发生鼻出血。

（2）血液疾病：常见的疾病有出血性紫癜、白血病、再生障碍性贫血及血友病等,皆因凝血功能障碍所致,常为双侧鼻腔弥漫性出血,可因外伤、手术诱发,或呈自发性出血。

（3）急性传染病：某传染病,如流行性感冒、流行性出血热、疟疾、百日咳、伤寒、麻疹、猩红热等均可出现鼻出血症状。

（4）肝、肾疾病和风湿热：严重的肝病患者常出现鼻出血现象,与肝合成凝血因子减少、脾功能亢进以至血小板减少及毛细血管脆性增加有关。肾衰竭尿毒症患者亦常见鼻出血症状。风湿热引起的鼻出血多见于儿童。

（5）维生素缺乏：维生素 C 又名抗坏血酸,是胶原脯氨酸、胶原赖氨酸羟化酶的辅酶。缺乏维生素 C 可使血管壁及其他结缔组织的胶原蛋白合成减少,血管脆性和通透性增加,因而易出血。维生素 K 又称凝血维生素,为脂溶性,经空肠吸收。其主要作用是维持第 II、VII、IX、X 凝血因子的活性,维生素 K 缺乏可引起鼻出血。

（6）化学品及药物中毒：磷、汞、砷、苯等中毒,可破坏造血系统的功能,引起鼻出血。长期服用水杨酸类药物可抑制血小板聚集,延长凝血酶原时间,增加出血倾向。此外,肿瘤化疗药物多有骨髓抑制作用,影响造血功能,可引起鼻出血。

（7）内分泌失调：女性在月经前或月经期内出现鼻出血,俗称"倒经"。妊娠、绝经期前及绝经期均可发生鼻出血,有时出血剧烈,危及生命。

（8）遗传性末梢血管扩张症：又称为 Osler 病（Osler disease）,是常染色体显性遗传病,其毛细血管、小动脉管壁缺乏弹力组织及甲滑肌,使血管扩张呈窦状,易破裂出血,病变广泛分布于皮肤、黏膜及内脏组织,但鼻黏膜血管表浅、易受外伤,因此最常见鼻出血。

（二）诊断

鼻出血属于急症,应尽早明确出血原因,及时做出有效治疗。有些病例病因暂时难以确定,须止血后逐步探明。

1. **明确出血部位** 出血多发生于单侧,发现双侧鼻孔流血,常是一侧鼻腔的血液经后鼻孔反流至对侧所致。因此,应先明确何侧鼻孔先出血,以进行重点检查。检查时患者一般取坐位,通过前鼻镜观察。遇出血较多时,应取半卧位,并执吸引器,边吸出血块,边寻找出血点。首先检查克氏（黎氏）区黏膜,如未发现出血点,再检查各鼻甲、鼻道及鼻顶等处。鼻腔后部出血,需用后鼻镜检查,重点观察 Woodruff 血管丛。鼻腔的局部病变,如鼻中隔偏曲、穿孔及陈旧血痂也是寻找出血点的线索,应仔细观察。如仍未发现出血部位,则应考虑鼻出血是否来源于鼻窦,可进行鼻窦的影像学检查。

2. **估计出血总量** 出血可经后鼻孔流向咽部,而被不自觉地咽下,或混合了大量唾液吐出,因此,估计出血量不应依赖患者的主诉。血压、脉搏及体位试验等体格检查是判断出血量的客观依据。少量鼻出血,患者可无任何体征变化;出血达 500ml 时,患者可出现脉速、乏力、面色苍白等情况;当出现血压下降、脉速无力、肢冷出汗时,出血量可达 500~1000ml。应注意,对有高血压的老年患者,如血压降为正常,常是严重失血的表现。红细胞计数及血红蛋白测定对急性鼻出血出血量的估计并无参考价值,因失血初期体液尚未进入血液循环时,检查结果可无异常。

3. **寻找出血原因** 在初步控制鼻出血后,应尽早分析找出病因。患者年龄是病因诊断的线索之一。一般而言,婴儿期鼻出血非常少见;急性儿童期鼻出血常见挖鼻损伤或鼻腔异物造成,慢性儿童期鼻出血约 1/3 与凝血障碍有关。外伤是青壮年鼻出血的常见原因,对青春期男、女性及妊娠期鼻出血患者应注意分析鼻出血与内分泌紊乱的关系;中年鼻出血常是鼻、鼻窦及鼻咽部新生物的先兆,应警惕;老年患者鼻出血常在鼻腔后部,多因高血压、动脉硬化引起。

(三)治疗

1. 治疗原则　治疗鼻出血应遵循"急者治其标,缓者治其本"的原则,对活动性鼻出血先对症治疗,即紧急止血、补充血容量,待病情稳定后,再针对病因治疗,以达到"标本兼治,预防复发"的目的。

2. 全身治疗　鼻出血可由全身性病因引起,也可造成全身性损害,对有全身性病因的鼻出血,单纯局部止血常常不能奏效,因此应重视鼻出血的全身治疗。并注意以下问题:

(1)镇静剂的应用:严重鼻出血患者因大脑皮质缺血,常烦躁不安,血压升高而加重出血。应用镇静剂,使患者安静,配合治疗,并有利于血压下降。一般用巴比妥类药物,但对老年患者以苯海拉明或异丙嗪为宜。

(2)抗休克:对已出现休克征象的鼻出血患者。应首先处理休克。使患者侧卧,下肢抬高,注意保温。

(3)保持呼吸道通畅:存在意识障碍者,如外伤昏迷、酒醉患者等,鼻出血可流入气管,造成窒息,应注意密切观察呼吸道情况,已出现呼吸阻塞者,应首先处理。

(4)止血药物的应用:止血药物对鼻出血的治疗仅有辅助作用,不能因此而忽视局部止血疗法。如肾上腺色腙(安洛血)10mg 肌内注射仅对毛细血管出血有效,氨基己酸一般对凝血障碍者有效,应合理使用。

此外,老年鼻出血危险性高,常因高血压、动脉硬化引起,多为后部鼻腔出血,出血凶猛,局部止血困难,可能并发心、脑血管意外。治疗时应高度重视,适当应用降压药物,保持血压平稳,监测心电活动,慎用止血药和麻黄碱收缩鼻黏膜,防止并发心、脑血管意外。儿童患者,因其血管壁较薄,在气候干燥的季节,较易出现毛细血管破裂从而导致鼻出血的现象,因此,建议家长给孩子多喝水、多吃蔬菜,可有效缓解儿童鼻出血现象的发生。

3. 局部止血疗法

(1)指压止血:常作为临时急救措施,以手指紧捏双侧鼻翼,压迫鼻中隔前下区数分钟。此时患者用口呼吸,头保持直立位,因低头使头部充血,头后仰鼻血易流入咽部。

(2)烧灼止血:常用化学药物,如铬酸、30%~50% 硝酸银等,黏膜表面麻醉后,涂于鼻黏膜出血点周围,利用蛋白凝固作用,封闭出血血管,达到止血的目的。此方法简便,但仅适用于轻微的鼻中隔前下区出血。此外,利用电凝、微波止血的原理与化学烧灼止血相似。

(3)填塞止血:利用填塞物,压迫出血部位,使破裂血管闭合而达到止血的目的,是治疗鼻出血的主要方法。填塞物一般用凡士林纱条,填塞 48 小时内须将其取出,否则可致鼻腔、鼻窦感染,化脓性中耳炎甚至化脓性骨髓炎、脑膜炎等严重并发症。对需长期填塞止血的可使用碘仿纱条,取出时间可适当延长。

1)前鼻孔填塞法:若情况许可,先进行黏膜表面麻醉,后取凡士林纱条,执其一端填于中鼻甲前上方,随后将剩余部分按上下方向重叠,填塞于鼻腔内,保持一定压力。填塞完毕用胶布封闭前鼻孔,防止油纱条脱出。此传统方法适用于鼻腔前部出血,成功率在 90% 以上。也可放入膨胀止血海绵，或置入气囊充气压迫止血。目前更倾向于后者的一些新材料止血方法。

2）后鼻孔填塞法：应先制备好圆锥形或枕形纱球，两端留有长的粗双丝线，消毒后备用。填塞时先收缩鼻腔黏膜，进行鼻腔及咽部表面麻醉，用导尿管经前鼻孔插入至咽部，用枪状镊自口腔拉出。再将纱球前端的丝线固定于导尿管前端，从鼻腔拉出导尿管，此时纱球由口腔进入鼻咽部，最后填塞于后鼻孔。后鼻孔填塞后，必要时再行前鼻腔填塞，最后在前鼻孔置一纱卷，将双线向外拉紧，系上固定。口腔端丝线平软腭面剪短，便于取纱球时牵引，见图7-10。

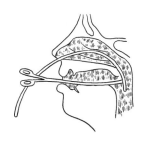

（1）将导尿管头端拉出口外

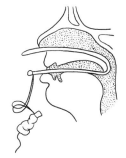

（2）将纱球尖端的丝线缚于导尿管头端，回抽导尿管

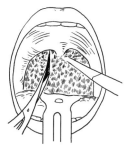

（3）借器械之助，将纱球向上推入鼻咽部

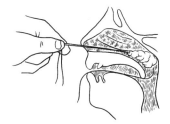

（4）将线拉紧，使纱球嵌入后鼻孔

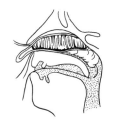

（5）再作鼻腔填塞

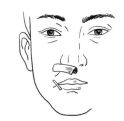

（6）纱球尖端上的系线固定于前鼻孔处，底部单线固定于口角

图7-10 后鼻孔填塞法

3）血管结扎：多数鼻出血均可经填塞治疗止血，对出血剧烈、填塞无效者，须行血管结扎手术。结扎应尽量在靠近出血点的分支动脉进行，避免结扎主干动脉。选择结扎血管应根据鼻出血的部位和血管造影的结果，中鼻甲平面以上的鼻出血，属于颈内动脉的筛前、后动脉；中鼻甲平面以下的鼻出血，属于颈外动脉的颌内动脉；鼻中隔前下区出血，压迫上唇动脉缓解的，常为上唇动脉分支破裂出血。具体手术包括：筛前动脉结扎术、颌内动脉结扎术、上唇动脉结扎术及颈外动脉结扎术等。

4）选择性血管栓塞：相对血管结扎手术，选择性血管栓塞损伤小，可以在更细的分支动脉阻断血流，达到止血的目的，因此并发症少，是治疗顽固性鼻出血的另一种方法，尤其适合于颈内动脉瘤所致鼻出血的治疗。

5）鼻内镜下的血管结扎，激光、微波止血：是近年提出并逐步发展、完善的一种方法，对出血点隐蔽的顽固性后鼻腔出血非常适合。

三、鼻外伤

鼻外伤指因外力作用使鼻部产生的损伤。由于外力的大小、方向、作用方式不同,鼻损伤的部位、轻重程度亦不同,常见的有外鼻挫伤、外鼻开放性外伤、鼻骨骨折、鼻窦骨折等。外鼻突出于面部中央,鼻骨为其主要支架,极易遭受外力的袭击,故在儿童患者中,鼻骨骨折为鼻外伤中最常见者,鼻部软组织的损伤常合并有鼻骨的骨折,鼻骨骨折也可累及周围的骨结构,严重者合并颌面部外伤、颅脑外伤。鼻外伤是耳鼻咽喉科临床上常见的急症之一。伤势轻者,只要得到及时恰当地处理,往往预后良好;若伤势较重或处理不当,可遗留鼻部畸形,影响呼吸功能;损伤大血管,可引起大出血,导致出血性休克;复杂的外伤,伤及颅脑,可合并颅底骨折、脑震荡、脑脊液鼻漏等,甚者可危及生命。鼻外伤中医学称为"鼻损伤"。

（一）病因

1. **外鼻挫伤**　主要由于钝力打击鼻部,如撞跌伤、钝器伤、劳动中工具伤、交通事故、斗殴等引起鼻部皮肤及皮下软组织损伤,外鼻皮肤可以未破裂,或仅有擦伤、挫伤和皮下血肿。

2. **外鼻开放性外伤**　主要由于鼻部遭受锐器损伤,如平时或战时的机械伤、切割伤、刺伤、撕裂伤、咬伤、火器伤及爆炸伤等,以致鼻部出现开放性伤口。撕裂伤多导致软组织裂开,伤缘不整齐;切割伤一般伤缘整齐,常呈直线;咬伤则可出现多个伤口,伴严重的组织缺损;火器伤及爆炸伤,除爆震波使组织撕裂外,常伴有大量碎屑(金属碎片)同时进入创口内;子弹的贯通伤常为直接破坏,使组织贯通或组织缺损,并有弹体存留。

3. **鼻骨骨折**　为鼻外伤中最常见者,多由直接暴力引起,如交通事故、跌撞等导致闭合性或开放性鼻骨骨折。骨折可单纯限于鼻部,也可累及周围的骨结构,如常累及筛骨、上颌骨额突。儿童扑跌时鼻部或额部着地也可引起鼻骨骨折,由于骨质弹性好,多为青枝骨折,青壮年多为横断性骨折,老人由于骨质疏松多为粉碎性骨折。

4. **鼻窦骨折**　多由外力直接作用所致,可以单个鼻窦或多个鼻窦同时发生,以上颌窦或额窦为多见,筛窦次之,蝶窦最少。严重者常伴有颧骨骨折(联合性骨折)。由于鼻窦与眼球、视神经、颅脑等重要器官相邻,因此,鼻窦骨折可产生严重后果。

5. **脑脊液鼻漏**　筛骨筛板和额骨后壁骨板甚薄,并与硬脑膜紧密相连,外伤时若骨板与硬脑膜同时破裂,则发生脑脊液鼻漏,颅中窝底骨折可损伤蝶窦顶壁而致脑脊液鼻漏,故严重的鼻窦骨折时常伴有硬脑膜的撕裂而引起外伤性脑脊液鼻漏(文末彩插图 7-11)。

（二）诊断

1. **症状与体征**

（1）外鼻挫伤:常有不同程度的鼻出血,鼻部软组织肿胀,皮下淤肿等。如血肿发生在鼻中隔骨膜下,则可出现鼻塞,鼻中隔两侧肿胀,鼻尖压痛。血肿继发感染,可发生软骨坏死和脓肿,表现为双侧鼻塞,甚则出现鞍鼻。

（2）外鼻开放性外伤:以出血和疼痛为主要症状,鼻、面部常有不同形状的伤口或组织缺损。外伤波及鼻、面部骨质,则可导致鼻、面部畸形;损伤血管(如眶下动脉、蝶腭动脉或眼动脉)则可引起严重的出血;带入组织内的异物继发感染,可发生蜂窝织炎、鼻窦炎和骨髓炎,局部表现为红、肿、热痛、流脓等;合并颅脑外伤,则可出现呕吐、嗜睡甚至昏迷。

（3）鼻骨骨折:以局部疼痛和鼻出血为主要症状,受伤后,立即出现鼻梁上段塌陷或歪斜,数小时后,因局部肿胀,皮下淤血,鼻部畸形反而不明显,肿胀消失后,畸形复现。鼻部触诊有压痛点、骨摩擦音或皮下气肿的捻发音，并发筛骨水平板骨折时可出现脑脊液鼻漏。若合并鼻中隔骨折可致鼻中隔黏膜下血肿或鼻中隔移位，出现鼻塞。

（4）额窦骨折：常有鼻出血，前壁骨折，可发生额部凹陷或皮下气肿，睑部淤血，结膜下出血，泪液外溢，视力障碍；后壁骨折，易引起颅内并发症，如脑震荡、脑脊液鼻漏、昏迷；继发感染可引起脑膜炎，X 线片如见颅内有积气，可确诊为后壁骨折。

（5）筛窦骨折：眼部或鼻根部肿胀，鼻腔上部出血，内眦距增宽或塌陷畸形，视力障碍，患侧瞳孔散大，对光反射消失，但间接反射存在，眼底检查多属正常，触诊可发现眶内缘消失，鼻内角变锐，如损及筛板合并硬脑膜撕裂，则继鼻出血之后，可发生脑脊液鼻漏，亦可继发化脓性脑膜炎。

（6）上颌窦骨折：上颌窦骨折可发生在额突、眶下孔、内壁及上牙槽等处，常和鼻骨、颧骨及其他鼻窦的骨折联合出现（称面部中段骨折），故可出现复视、视力减退、张口困难、呼吸道阻塞、咬合错位、颜面畸形等症状。

（7）蝶窦骨折：单纯发生蝶窦骨折者，极为罕见，蝶窦骨折常伴发于颅底骨折。血液多经鼻咽流入胃中又复呕出，如碎骨片刺破颈内动脉则可突然发生喷射状大出血；蝶窦骨折，也常并发脑脊液鼻漏；如有脑震荡、颅内出血则可出现神志的变化（如嗜睡、昏迷）及颅内高压等症状；累及蝶鞍者可发生创伤性尿崩症；伤及视神经、展神经则可出现视力减退、视野改变、眼肌麻痹。

（8）脑脊液鼻漏：若外伤时有血性液体自鼻孔流出，其痕迹的中心呈红色而周边清澈，或鼻孔流出的无色液体干燥后不结痂，在低头用力、压迫颈静脉等情况下有流量增加的特点，须考虑到有脑脊液鼻漏的发生。脑脊液鼻漏可发生于外伤的早期，也可在伤后经过一段潜伏期才发生（迟发性），可呈持续性或间歇性，单侧居多，双侧少见。

2. 辅助检查

（1）血常规检查：鼻外伤合并感染时，血常规检查白细胞可升高。

（2）鼻漏出液检查：疑有脑脊液鼻漏时，应立即收集新鲜漏出液做葡萄糖定量分析，若含量在 1.7mmol/L（30mg%）以上，则可以确诊。

（3）影像学检查：X 线鼻骨正侧位片对鼻骨骨折的诊断有很大帮助，但因骨质重叠或骨折移位不明显，鼻骨照片阴性也不能完全排除骨折的诊断，Water 位 X 线片可了解上颌骨额突骨折情况。CT 检查可进一步了解骨折类型、部位、有无移位及颅底情况。对鼻镜检查怀疑有脑脊液漏者，应行冠状位 CT 检查，了解有无颅底骨折。

（4）鼻内镜检查：脑脊液鼻漏时，可行鼻内镜检查以确定脑脊液漏孔的部位。即在鼻前孔插入鼻内镜，按鼻顶前部、后部，蝶筛隐窝，中鼻道和咽鼓管咽口 5 个部位仔细观察，根据脑脊液流出的部位，推断瘘孔的位置。如脑脊液来自鼻顶者，漏孔在筛骨筛板；来自中鼻道者，漏孔在额窦；来自蝶筛隐窝者，漏孔在蝶窦；来自咽鼓管者，漏孔在鼓室或乳突。

3. 治疗

（1）治疗原则：按外伤程度的轻重决定治疗措施，包括止血、止痛、清创缝合、骨折复位、预防感染等。

（2）治疗措施

1）外鼻挫伤：外鼻擦伤，皮肤未撕裂，一般 1 周内自行愈合。单纯的挫伤，早期可用冷敷，以控制血肿与水肿的发展，24 小时后可改用热敷，以促进肿胀与淤血的消退。鼻出血者应查明出血来源及部位,并给予及时止血。鼻中隔血肿应及时抽吸加压或切开引流,同时应用抗生素预防感染。

2)外鼻开放性外伤:

①清创缝合:伤口用生理盐水冲洗,伤口内用3%过氧化氢溶液冲洗,周围的油污可用乙醚等脂溶剂拭除,清除创口内的污物、异物及坏死组织。继之,检查伤口的深浅度及组织缺损情况并止血,尽可能保存可保留的组织,以免组织过度缺损畸形。对伤后24小时内的伤口可立即予以缝合,伤口缝合要平整,边缘对齐,逐层缝合,以减少术后瘢痕。对伤后24小时以上者,创口出现感染时可将黏膜和肌肉对位缝合,而对皮肤仅做定位缝合,待2~3天后,感染得到控制,再做二期缝合。已感染的伤口,应给予引流,勤换药,患处用抗生素液湿敷,促进肉芽生长,力争二期缝合或创面植皮。外鼻组织的缺损,可在伤口新鲜或稳定后给予整复。

②异物的处理:对创口内可见的或可触知的异物应尽量取出,对隐藏于鼻窦或软组织的异物,可在X线监视下,通过上颌窦、筛窦、蝶窦等途径取出。但对翼腭窝、颅底、海绵窦处的金属异物,如无症状,可暂不予以处理。

③鼻骨骨折的处理:合并有鼻骨骨折者,可在清创的同时一期复位,或待伤口稳定或愈合后,再做复位,但不宜超过两周。

④鼻出血的处理:一般的外伤性鼻出血,用麻黄碱或肾上腺素浸湿的棉条塞入鼻腔数分钟后即可止血;若出血不止,可做鼻腔填塞,严重者可行动脉结扎术。

⑤预防和控制感染:应用抗生素及破伤风抗毒素预防感染、破伤风的发生。同时可应用适当的镇静剂、止痛药对症治疗。

3)鼻骨骨折:单纯性鼻骨骨折而无移位者不需处理。闭合性鼻骨骨折,最好伤后局部组织尚未肿胀前进行复位,如外鼻肿胀严重,妨碍复位时,可待肿胀消退后再行复位。开放性鼻骨骨折则在可清创之后一期复位,或待伤口愈合后再进行复位。鼻骨延迟复位的时间不宜超过两周,以免出现错位愈合,增加复位的难度。

鼻骨复位的方法有闭合式复位和开放式复位两种。

①闭合式复位法:用1%丁卡因-麻黄碱棉片做鼻腔黏膜表面麻醉,用鼻骨复位钳或7号刀柄(其扁平段套以薄橡皮管或裹以油纱条),插入鼻腔达鼻骨下陷处,远端深度不宜超越两内眦连线,以免损伤筛板,同时鼻外以拇指与示指按住鼻骨,两手协同,向前、向上,适当用力抬起鼻骨回复原位,此时常可听到鼻骨复位时所发出的"咔嚓"声。鼻梁歪曲者需用拇指协助从鼻外向对侧推移即可复位。如合并有鼻中隔及软骨骨折、脱位,应同步复位,可先用鼻骨复位钳的两叶,伸入两侧鼻腔置于鼻中隔偏曲处的下方,夹住鼻中隔,垂直向上移动钳的两叶,使脱位、偏曲的鼻中隔恢复正常位置。复位钳向上已达鼻骨下后方时,即按上述方法抬起鼻骨。复位后鼻腔内用凡士林纱条填塞,以起到支撑和止血的作用,填塞物2~3天后取出,必要时外鼻须加以固定保护。术后严禁触压鼻部和擤鼻。

②开放式复位法:对上述复位不能成功或陈旧性骨折伴有严重的外鼻畸形,可采用开放式复位,暴露骨折处,以钢丝固定骨折片,防止鼻梁下陷;或通过鼻中隔径路,在矫正鼻中隔偏曲的同时,行歪鼻整复。

4)鼻中隔血肿及脓肿的处理:在处理鼻骨骨折的同时,伴有鼻中隔血肿者,应用注射器抽出积血,或切开引流,填塞鼻腔,以防复发,脓肿形成者应手术切开黏膜,清除脓液,彻底引流。

5）额窦骨折：额窦前壁单纯线状骨折一般不须手术治疗。开放性者应清除异物与碎骨片，探查各壁情况，扩大鼻泪管引流。后壁粉碎性骨折应隔绝颅内与鼻窦的通路，防止颅内感染，同时整复外观，矫正畸形。前壁闭合性塌陷性骨折可在眉弓做一切口直达骨壁，将塌陷骨片挑起复位、固定、缝合切口。术后消毒前鼻孔，禁止擤鼻，应用抗生素以预防感染。

6）筛窦骨折：单纯发生筛窦骨折者极为罕见，一般不须手术治疗。由于筛窦、额窦和眼眶在解剖上的关系密切，外伤时常同时累及，其伤情较复杂。伤及颅脑、眼部时，须与脑外科、眼科医师共同处理。严重的鼻出血，出血来自鼻顶部，填塞不能制止者，为筛前、筛后动脉破裂引起，应急行筛前、筛后动脉结扎术，继发脑脊液漏者可先采用保守治疗，促使瘘孔自愈，如保守治疗无效者则应手术修复。如有视神经管骨折者应行视神经管减压术，在鼻内镜下可较准确地进行手术。

7）上颌窦骨折：上颌窦前壁骨折内陷，可在下鼻道开窗，用弯形金属器经窗口伸入窦内将骨折部分抬起复位。上壁骨折，采用上颌窦根治术进路，用器械将骨折部分抬起复位，窦内填塞以做固定与引流，数天后经下鼻道窗口取出纱条。眶底骨折出现眼球塌陷、复视和下直肌嵌顿，X线显示眶下壁破坏，应暂观察1周，待眶部肿胀消退后再行手术，松解已嵌顿的下直肌，回纳脱入上颌窦内的眶内软组织，并行眶底骨折复位。上颌窦下壁骨折，即上牙槽突骨折，应行牙间固定，常须请口腔科医师协助处理。

8）蝶窦骨折：单独发生蝶窦骨折者极为罕见，一般不需手术处理。常伴发颅底骨折，也可发生脑脊液鼻漏，须请脑外科协助诊治。碎骨片刺破颈内动脉突发喷射状大量鼻出血者，可采用患侧颈总动脉及颈外动脉结扎术，但大多难以救治。

9）脑脊液鼻漏：包括保守治疗和手术治疗。对发生于鼻外伤早期的脑脊液鼻漏，或伤势严重，不能耐受手术，而又无进行性颅积气的病人，多采用非手术治疗。此法包括预防感染，防止颅内高压，创造条件促进瘘孔自然愈合。伤口周围消毒后，取出碎骨片和容易取出的异物，静卧两周，取头高卧位，限制饮水量和食盐摄入量，避免用力咳嗽、擤鼻和鼻内滴药，保持大便通畅，以免引起皮下气肿、颅积气及加重病情，用抗生素控制感染，以防发生颅内并发症，鼻腔不做填塞。如两周后脑脊液鼻漏仍不停止者，或合并反复发作化脓性脑膜炎，则可行手术治疗。手术方法分颅内法和颅外法，颅内法系由神经外科行开颅术修补瘘孔；颅外法又可分为鼻内手术法和鼻外手术法修补瘘孔。近年来应用鼻内镜不仅易于寻找瘘孔，且可准确地进行修补。

四、气压创伤性鼻窦炎

气压创伤性鼻窦炎（barotraumatic sinusitis）及气压创伤性中耳炎（barotitis media）是人体所处环境的大气压力发生急剧变化时，鼻窦或中耳内的气压与外界气压相差悬殊而引起的鼻窦和中耳的病理损害。多发生于飞行员、潜水员和隧道作业工人，儿童较少发生。

由于科技的发展，现代飞机机舱和潜涵设备的密闭和加压装置的改进，本病的发病率已显著降低。

（一）病因

正常人的鼻窦窦口经常保持通畅，当外界气压高于体腔内气压时，外界空气可通过窦口进入窦内，这样窦内外气压可迅速取得平衡。若窦口受到某些疾病的影响，如鼻中隔偏曲、鼻窦炎、鼻息肉及变应性鼻炎等,窦口内外的气体交换受到阻碍,当飞机上升时,因窦口气压高于外界气压,空气尚可勉强逸出;一旦当飞机急剧下降,窦口附近的病变组织受到外界气压的压迫,如活塞样堵住窦口,空气不能迅速进入窦内,则内外气压不能获得平衡。窦内变成相对的负压,可引起一系列组织病理变化。

(二) 病理

本病多发于额窦,其次为上颌窦。额窦通过漏斗状的鼻额管与中鼻道相通,而鼻额管较为细长,气体交换易受影响,因此多发。在轻度或中等创伤的病例,窦腔黏膜发生血管扩张,血清漏出,间质内有浆液聚集及黏膜弥漫性水肿。重病病例可发生黏膜剥离及黏膜下血肿。鼻窦分泌物以血性漏出液为主,可伴有黏液。

(三) 临床表现

发病时额部疼痛或者面颊部麻木感。可伴鼻塞、鼻出血,严重者可出现休克症状。病情轻者,1~2天后症状可逐渐缓解。病情较重时,可出现血性分泌物。继发感染时,则为脓性鼻涕。

检查眼眶内上方(额窦)或尖牙窝处(上颌窦)有压痛。鼻腔黏膜充血、水肿,可见血性或脓性分泌物。X线片可见窦腔缩小、模糊,常有液平面。

鼻窦CT可清楚地显示上述病变,多为双侧。

(四) 诊断

乘飞机或潜水后出现额部或尖牙窝区域的疼痛以及面颊部麻木、鼻塞、鼻出血等症状,结合专科检查以及鼻窦X线拍片或CT,即可确定诊断。

(五) 治疗

1. 应用鼻腔减充血剂或糖皮质激素类喷鼻剂,以减轻黏膜水肿。
2. 应用鼻窦负压置换法,每天一次,可减轻疼痛症状,但负压不宜过大。
3. 在表面麻醉下将中鼻甲向鼻中隔方向做不完全骨折,可使多数患者减轻痛苦。
4. 行上颌窦穿刺,使窦腔内、外压力平衡。
5. 局部热敷或应用理疗。必要时给予抗生素预防或控制感染。
6. 有严重的窦内黏膜下血肿者,可行额窦开放或鼻腔内镜下上颌窦探查术。

五、喉外伤

咽喉作为人体的重要器官,对于维持人的生命功能具有十分重要的作用。咽喉要道、卡脖子、瓶颈等俗语均描绘了咽喉部的重要性。不管何种损伤,维持呼吸道通畅为第一要务。呼吸道阻塞只要短短几分钟即可危及生命。儿童喉部软骨较为柔软,软组织较成人稚嫩,且喉腔较小,所以在喉外伤时,更易出现梗阻从而危及生命。因此,在救治咽喉部急症时,要不惜采用任何手段,手挖、口吸、插管、气管切开等,保持呼吸道的通畅。

施救人员要掌握快速、准确、全面、彻底的救治原则。①快速:要求救援人员能快速将患者或伤员快速搬离灾难现场,避免进一步加重病情或伤情,如火灾或地震的建筑物、战场、疫区等,一般由非医务人员或医务人员完成。②准确:要求医务人员在灾难现场或在救治点能较准确地判断病情或伤情,并能正确估计喉部是否有阻塞及阻塞程度,是否需要紧急救治,如果已经出现Ⅲ度或Ⅲ度以上的呼吸困难,则需立即开放呼吸道。③全面:作为救援人员,不管是哪科的医师,其或非医务人员都应具备较全面的救援常识。而作为耳鼻咽喉科的医师不能只有头痛医头、脚痛治脚的本事,咽喉部通了,患者或伤员却因颈椎骨折而高位截瘫了,或因颅脑损伤死亡了等,应予以杜绝。除了正确处理好咽喉部的情况外,要全面观察全身情况,与相关的医师沟通,做出正确的处理。④彻底:意味着不但要治病,还有治好病,彻底治病,减少并发症,避免或减少后遗症。如咽部脓肿切开,既要保证引流通畅,又要保证美观和功能正常。又如气管切开,在切开时,就应该想到康复后的拔管问题及拔管后的美观问题等。

(一)开放性喉外伤

1. 开放性喉外伤的特点 开放性喉外伤是指喉部受到来自喉外部或内部机械力量的袭击,使喉部解剖结构或组织受到损伤和破坏,并且存在与外界贯通的伤口,影响喉的呼吸、发音、吞咽及保护等功能,出现呼吸困难、声嘶、失音、吞咽疼痛或困难、呛咳等情况。喉位于颈前正中,虽位置表浅,但其前下方受下颌骨及胸骨的保护,左右两侧有胸锁乳突肌前缘遮盖,后部受颈椎的保护。喉头可向左右上下移动,喉软骨又具有一定的弹性,故一般不易遭受外力的伤害。战场上的喉外伤多为爆炸伤及锐器刺伤等。且多为复合外伤。平时的喉外伤多见于交通事故、打架斗殴、地震、火灾等。单独的喉气管外伤占全身外伤的1%,开放性喉外伤多为颈部外伤的一部分,常伴有颈部大血管、神经及颈椎等严重损伤,在受伤现场或转运过程中,可因大出血、休克、窒息、心搏骤停等而死亡。

开放性喉外伤根据其发病病因、病理、临床表现和相应的处理可分为两期。急性期和慢性期或称后遗症期。急性期的及时诊断和正确处理不仅可挽救喉部出血、呼吸道梗阻等导致的生命危险,还可减少临床上难以处理的喉气管狭窄后遗症的发生,充分显示了正确处理喉外伤的重要性。

2. 开放性喉外伤的并发症

(1)伤口感染:严重时可形成颈部蜂窝织炎、软骨膜炎、软骨坏死,以后发生喉或气管狭窄。组织缺损较多,修补不善,加之感染,可形成喉、咽、气管、食管瘘。

(2)迟发性出血:结扎线不牢或脱落,伤口感染,气管套管的摩擦等均可造成迟发性出血,应当引起重视。

(3)喉、气管狭窄,拔管困难:是喉外伤后较常见的并发症,也是较难处理的并发症,常因结构错位、肉芽增生、关节脱位、瘢痕挛缩等引起。

(4)气管食管瘘:常因缝合不好、感染等引起,待感染控制后设法修补。

(5)其他并发症:如肺部感染、纵隔炎、声带麻痹等并发症也时有发生。

3. 紧急处理 重在抢救生命,解除呼吸道梗阻,消除窒息、止血、抗休克。

(1)保持呼吸道通畅:呼吸道梗阻是呼吸困难的主要原因。让患者平卧,及时取出患者口内的异物,用吸引器吸出喉、气管内的血液或唾液,保持呼吸道通畅。同时,给予氧气吸入。伤口与喉或气管相通时,如软骨碎片嵌入喉部而使气道梗阻,可暂时从切口处插入气管套管或麻醉插管,以保证呼吸道通畅,并充气囊,防止进一步误吸。如颈部切口与喉腔不通,出现呼吸困难时,紧急情况下可行环甲膜切开,待稍好转后,即行常规气管切开。纵隔气肿、气胸等引起的呼吸困难,应及时妥善处理。

(2)止血:出血剧烈者先用手指压迫止血,再找出血处。查出伤口内的出血点后,用止血钳夹住并结扎或电凝之。如有呼吸困难,注意不要堵住喉伤口,以防加重呼吸困难。

(3)抗休克治疗:密切观察病人脉搏、血压变化,注意保暖。如发现脉搏快而弱、血压下降、皮肤湿冷等休克征象时,应尽快给予静脉输液,补充血容量并改善微循环,必要时给予输血。

(4)伤口的简单处理:仔细检查伤口情况,如大小、深度、损伤部位,有无软骨骨折、移位及异物存留等,已穿通喉腔的伤口在手术前有效止血后,以暴露为宜,可暂时用单层湿纱布覆盖以防灰尘落入伤口,切忌用敷料覆盖,外加绷带环形包扎,这样可加重呼吸困难,引起窒息死亡。简单处理后迅速转往有条件的医疗机构,给予进一步合理处治,以减少后遗症。

(5)注意复合外伤的正确处理:如按照颈椎骨折、腰椎骨折的搬运要求处理相应的外伤等。

4. 手术治疗 重在修复喉的结构,以恢复喉的功能,避免或减少并发症。

(1)气管切开:尽管喉外伤已有伤口,并可维持通气,但不能较长期地维持,除极少数未穿通喉腔的轻度喉外伤可不行气管切开外,多数患者在清理伤口前需先行低位气管切开。这不仅可解除或预防术前及术后因出血、肿胀、气肿等造成的呼吸困难,还便于全麻的实施。术后及时吸出渗血及分泌物,防止下呼吸道感染,并使喉头休息以利于愈合。此外,也有助于防止气肿的发生或促进气肿的消退。

(2)清理伤口和止血:将伤口内异物清除干净,断裂的组织应尽量保留,破碎游离不能复位的组织可以除去。仔细止血,用丝线结扎或缝扎。颈总或颈内、外动脉的出血猛烈,如无及时有效的止血措施难以维持生命,颈内静脉破裂尚有抢救机会。

(3)整复喉体:从内到外缝合,将破损组织尽量复位,逐层缝合。先将喉腔、咽部及食管的黏膜用可吸收线或细丝线仔细缝合,保证无唾液漏出。如果喉支架遭到严重破坏,喉内可放喉膜扩张之,预防喉狭窄。

(4)对症治疗:全身应用抗生素以控制感染,同时应用激素对防止瘢痕性喉狭窄有一定的帮助作用,给予适当镇静、止痛、止咳药。

(二)闭合性喉外伤

闭合性喉外伤是指由钝器、勒伤、卡伤、挤压伤等所致喉的内部损伤,颈前皮肤软组织无伤口,可伴有喉软骨脱位、骨折,甚或喉、气管分离等。

1. 病因

(1)斗殴及运动伤:打架斗殴的拳击伤,钝器击伤;运动场上的拳击伤、相互撞击、球类击伤等。另有牲畜踢伤及牛角牴伤等。

(2)勒伤:包括悬梁自缢或被扼伤。

(3)交通事故:尤其是汽车车祸已成为首要原因。车祸时,方向盘和仪表板及坐椅靠背等撞击颈部而致喉部损伤,有人称这种喉外伤为仪表板综合征。

(4)其他喉外伤:如麻醉插管损伤、机器轧伤、轮带打伤。脱粒机绞伤是常见原因之一,还可见压水井把打伤。

2. 致伤机制及伤情转归 颈部受到一个钝性暴力的打击,特别是当头部及颈部处于相对固定位置,外力由前向后将喉推挤到颈椎上而使喉部受到挤压。喉及周围的皮肤、皮下组织、肌肉及骨膜等受到损伤而致颈部肿胀,皮下淤血。喉黏膜撕裂的患者,可能出现颈部皮下气肿,重者可从颈部扩展至面部、耳后、胸腹部,甚或会阴部。沿颈深筋膜达纵隔,引起纵隔气肿,严重的纵隔气肿可造成呼吸和循环功能紊乱,甚至危及生命。喉咽黏膜撕脱后,黏膜的防御屏障作用受到破坏,感染可达颈深部,形成蜂窝织炎、脓肿。颈前部的外力可致环甲关节脱位。环甲关节脱位常伴有喉返神经的损伤,而出现声带麻痹。双侧环杓关节同时移位,可导致呼吸困难。

外力还可造成喉软骨骨折和移位,甲状软骨和环状软骨都可发生骨折,老年人软骨钙化,弹性降低,更易发生。甲状软骨或环状软骨骨折常导致喉腔结构的改变,引起喉狭窄,声门下区或气管的损伤,环状软骨和上几个气管环受压发生单纯性或粉碎性骨折,环状软骨与气管环分离,严重者气管环完全断离缩入上纵隔。环状软骨是喉内唯一完整的环形软骨,也是喉腔最狭窄的部位。因此,即使轻度损伤也易发生狭窄。

3. 临床表现

(1)疼痛:颈及喉局部疼痛,吞咽时加重并可放射至耳部。

(2)声音嘶哑:因声带、室带水肿,黏膜下出血所致。

(3)咯血:喉黏膜撕裂或伴有气管的损伤,咯出少量血液或痰中带血丝。

(4)呼吸困难:以吸气为主,伴有喘鸣。喉黏膜水肿或血肿发展迅速时,可快速发生呼吸困难,并形成皮下气肿,气管切开时有气体从气管切开处逸出。

(5)辅助检查:颈部肿胀而使外形变平坦,摸不到甲状软骨上切迹,间接喉镜检查可见喉入口肿胀,黏膜撕裂,会厌部分或全部撕脱。会厌根部撕脱时,会厌向后移位,可遮盖喉口。有时还可见一侧或双侧室带黏膜撕裂。软骨移位时可有声带麻痹。气管断裂下坠,颈前触诊有空虚感,颈部皮下有捻发音及握雪感。

4. 诊断 根据外伤史、伤后出现的症状及检查所见不难诊断,但受伤时,喉部外伤常与头颅及颈椎等其他严重外伤同时发生而被忽略。如出现下列情况:声音改变或失音;咯血或呕血;呼吸困难及喘鸣;颈部疼痛、吞咽困难或吞咽痛;检查发现有颈部畸形,包括外形改变和肿胀、皮下气肿、骨摩擦音等,提示有喉结构的紊乱,间接喉镜、纤维喉镜或直接喉镜检查可以发现喉腔内受损情况。颈部、胸部 CT 检查可以发现有无喉软骨骨折、气管损伤及气胸等。喉部 CT 三维成像技术能较准确地估计出喉梗阻的程度。

5. 治疗

(1)一般处理:喉部轻度单纯挫伤或喉软骨骨折而无移位者,无需特殊治疗。可让患者休息、少讲话,进流质或软食。给予止痛、止咳及消炎药物。喉水肿明显时可给予类固醇类药物。受伤严重者,可给一周鼻饲饮食以减少喉部活动,减轻疼痛和呛咳,有利于愈合,应严密观察呼吸变化及皮下气肿的发展情况。

(2)维持呼吸道通畅:病人出现呼吸困难应行常规气管切开。紧急情况下可行环甲膜切开术,待病情稳定后,再行常规气管切开术。

(3)喉关节脱位的处理:环杓关节脱位待水肿消退后,可在直接喉镜下用喉钳或其他器械行杓状软骨拨动复位术,将杓状软骨抬起,向后外方推移使其复位。还可在黏膜表面麻醉下,深插前联合镜,将镜的远端向前抬起,拨动杓状软骨,使其复位。不能复位者,由于声门闭合不全而出现明显发音障碍及吞咽呛咳时,行杓状软骨中线牵制术。为改善发音,可行液体硅胶等声带内注入术,也有人行喉返神经或其分支与舌下神经襻吻合术。需要指出的是,轻度喉外伤治疗的重点是尽量恢复或改善发音,而重度喉外伤重点是维持呼吸通畅,发音居其次。

(4)喉支架的修复:喉软骨如仅有轻度骨折而无移位,可不必处理。有移位时尽量进行复位术。仅有少数病人可在直接喉镜下行喉内整复术,多数病例应行喉裂开软骨整复术,但对儿童患者,因喉部发育尚未完成,行喉裂开术应慎之又慎。该手术最好在受伤后尽早进行,先行低位气管切开。喉裂开后直视下将撕裂的黏膜仔细缝合,黏膜缺损较多,不能对缝时,可用裂层皮片覆盖创面或将皮片包绕在喉模或扩张之外,置入喉模后,使皮片贴敷在创面上。也可旷置缺损区,直接置喉模。喉软骨骨折需根据骨折的部位及程度进行复位固定。会厌撕裂,轻者可将向后移位的会厌向前缝合到舌骨或甲状软骨上。会厌已全部或部分从附着的甲状软骨和杓会厌皱襞上撕脱,可将会厌切除,舌根及甲状软骨缝合在一起,关闭咽腔。

(三)喉部烧伤与烫伤

1. 病因

(1)吸入高热的气体或烟雾。火灾现场人员及消防救火人员多见。

(2)误服强酸、强碱或吸入腐蚀性的化学气体。

(3)战时遭受毒气袭击,如芥子气、氯气误吸等。

(4)吞入过热的食物或液体,多发生于儿童,因饮进热开水而致。

2. 病情发展与转归 热力或腐蚀性化学物质刺激喉黏膜后,引起喉黏膜的炎性反应,出现充血、水肿,甚至发生坏死。热力造成的烫伤,因一般致热物与喉部接触的时间都较短,故多为较轻度,深度烫伤较少见。同等高温的热蒸汽因浸润性强,较热干燥气体所致的烫伤严重。喉烫伤多在声门上区,黏膜水肿明显时可导致呼吸道梗阻。喉化学烧灼伤也多发生在声门上区,可包括会厌、杓会厌皱襞、杓状软骨及环后区。深度烧伤比较少见,但可有全层黏膜损伤、丢失,溃疡形成,并形成肉芽组织、纤维化,最后形成室带粘连或会厌与咽后壁黏膜粘连,导致声门上区瘢痕性狭窄,甚或闭塞。环后区烧伤可继发软骨膜炎、软骨坏死而致声门下区狭窄。喉部烧伤常常伴有上呼吸道或口腔、咽部及食管烧伤,重者可发生气管、食管瘘或遗留喉和食管狭窄。

3. 临床表现

(1)咽喉疼痛,伴有咽部烧伤时,疼痛更明显而不敢进食。

(2)声嘶,重者可失音。

(3)呼吸道梗阻。喉水肿轻者可仅有喘鸣,重者出现吸气性呼吸困难。严重烧伤或烫伤,可在受伤后1小时内出现呼吸道梗阻症状,甚至发生窒息。

(4)高热及全身中毒症状,儿童特别明显。

(5)检查可见面部或咽部同时有烧伤。间接喉镜检查可见会厌、室带等声门上结构充血、水肿,有灰白色渗出物形成的膜状物覆盖。严重烧伤可发生焦化,创面覆盖坏死物和脓性分泌物。

4. 并发症 烧伤或烫伤后,喉的炎症、感染、增生、瘢痕等终致喉狭窄;食管瘘;食管狭窄;颈部挛缩、变形;永久性气管切开等。

5. 治疗

(1)迅速脱离受伤环境,进入有新鲜空气的地方进行进一步救治。

(2)保持呼吸道通畅,喉腔水肿明显者气管切开,因喉腔水肿不宜插管。

(3)使用有效抗生素及皮质激素,以抗炎、消肿、减少或避免并发症。

(4)用清水清洗口腔,尽量稀释有害物。吸氧,保持全身水、电解质平衡。

(5)如伴有食管的烧伤,并且估计会引起食管狭窄的,可预先吞入粗丝线,以备以后扩张时使用。

(四) 喉部放射性损伤

1. 病因

(1) 放疗不当:放疗作为恶性肿瘤的主要治疗方法之一,对于早期喉癌具有较确切的疗效,但是放疗需要具备良好的技能,如果定位不准、放疗量过大,不但不能有效消灭或控制肿瘤,反而引起正常组织坏死,并且可能继发颈部大血管破裂。

(2) 放射污染:长期接触放射线的工作人员易受损伤。

(3) 核泄漏:随着核工业的发展,核能为现代化建设作出了巨大贡献,但是由于管理不善或自然灾害等引起的核泄漏,将造成人体的损伤,如苏联核电站的核泄漏和日本地震造成的核泄漏等。

2. 病理　放射线对喉黏膜造成的创伤最初是黏膜上皮层受损,纤毛失去功能,表层上皮脱落,纤维素和白细胞渗出形成假膜。固有层内的腺体萎缩,分泌减少或消失,称干燥性黏膜炎。继之,皮下组织水肿,静脉和淋巴回流受阻。放疗在一处组织内超过10Gy时,可造成血管不可逆的损伤,血管内皮增生,内膜下纤维化,使小动脉、小静脉及淋巴管堵塞,这种损伤可在放疗后几年内不断发展。射线还可损伤软骨膜及软骨细胞,如无感染,病变进展缓慢,一旦继发感染,可引起软骨膜炎、软骨坏死,最后导致喉狭窄。

3. 临床表现　放射线造成的喉部损伤可分急性期和慢性期。

(1) 急性期:在接受放疗后几天至3周出现干性喉炎的症状。病人有咽喉干痛、声音嘶哑、发音困难等。这些症状一般可在放疗结束后逐渐消失。喉水肿多出现在放疗过程中的后期,但也有人出现较早,甚至有呼吸困难。间接喉镜检查可见喉内黏膜充血、干燥,有黏稠的灰白色分泌物附着。喉水肿多发生在杓状软骨,可见杓状软骨黏膜呈半透明肿胀。

(2) 慢性期:放疗后期至放疗结束后数月至数年都可出现以下症状:黏膜受损,不仅在表皮,而且深部腺体受到破坏、萎缩。放疗过程中,喉水肿几乎是难免的,多数患者在放疗结束后的一段时间,多可逐渐消退,但也有持续数月或几年。根治性颈淋巴清扫术后再放疗的病人,水肿更为严重。喉水肿不仅可引起呼吸困难,也影响发音。喉水肿持续不消退而且肿胀加重者,应考虑深部肿瘤复发,可行 Pet-CT 或 E-CT 检查。软骨坏死,主要是因射线损害了喉的血液和淋巴循环,尤其是过量的放疗,致动脉栓塞,影响喉软骨的血液供应而发生坏死。病人可有发热、局部疼痛、喉部压痛、发音困难及呼吸困难等症状。坏死的软骨,如杓状软骨,可脱落而咳出或咽下,有时小的碎片也可被吸入,发生吸入性肺炎或肺脓肿。会厌根部软骨坏死不易自行排出,感染可扩展至会厌前间隙,形成脓肿,破溃可形成喉瘘,较难愈合。

4. 诊断　根据病史,急性期放射线损伤诊断不难。慢性期放射性喉损伤,特别是有持续性水肿存在时要注意排除其深部肿瘤存在的可能。必要时需做深部活检确定诊断。X 线片有助于了解喉软骨有无破坏。有感染时最好做脓性分泌物的细菌培养,以明确致病菌。

5. 治疗

(1) 避开放射源,搞好防护措施,防止进一步的损伤。

(2) 对于放疗的患者,如放疗反应过重,引起口腔黏膜广泛糜烂、喉水肿,吞咽困难者,应暂停放疗。

(3) 有以上反应过重的适量给予抗生素,并注意口腔清洁,预防继发感染。

(4) 对于放疗反应较重的患者或足量放疗者不宜再进行颈部手术。确需手术者亦应在三个月以后进行,否则容易引起颈部组织的进行性坏死,以至于出血而死亡。

六、咽、喉异物

咽、喉部异物是常见的耳鼻咽喉科急症,儿童急诊患者中较为常见。异物可存在于咽部的任何部位,如扁桃体、舌根部、会厌谷、梨状窝,也可能存留于喉的不同部位,儿童患者中,扁桃体及其周围异物存留较为多见。咽、喉部大量异物、特殊异物以及卡在声门区的异物相对危险。

(一)病因

1. **进食**　是最常见的原因,鱼刺、鱼骨、鸡骨及饭菜中的硬物等。小儿、老人因牙齿缺失更容易发生咽喉部异物。

2. **顽皮**　多发生于儿童,将一些口含的玩具咽下,卡于咽部或喉部,如笔帽、硬币,甚至将刀片卡于喉部。

3. **义齿**　尤其是活动性义齿,当固定不牢靠时脱落坠入咽喉部,多卡于梨状窝或食管入口,甚至坠入气管内,笔者曾经遇见 8 颗义齿坠入气管的病例。

4. **灾难、事故**　战场、爆炸伤、溺水、火灾、地震、自杀等原因所导致的异物比较复杂,可能是固体,也可能是泥沙等。

(二)临床表现

1. **咽喉部疼痛、异物感**　异物刺入咽部多引起疼痛并且呈现异物感,不同于慢性咽炎的异物感,咽部异物在患者吞咽时加重,而且伴有疼痛。

2. **咽部感染**　异物停留时间较长,而且有组织损伤者容易发生感染,严重的可能形成咽旁及颈部脓肿。

3. **呼吸困难**　大的异物或声门异物可能阻塞呼吸道,引起呼吸困难。

4. **吞咽困难**　较大的异物、异物引起感染或咽部脓肿者存在不同程度的吞咽困难或吞咽疼痛。

(三)诊断

根据病史和体格检查,诊断咽喉部异物并不困难。但是一些特殊情况给诊断带来麻烦,如不能配合的儿童,不能主诉的昏迷患者以及牙关紧闭的特殊患者。需借助于纤维内镜、影像技术诊断。

(四)治疗

异物取出是唯一的治疗办法,简单的异物仅靠压舌板和医用镊子就能解决问题,口咽部异物一旦发现,用血管钳夹取最为可靠。对于不合作的儿童,在夹取前一定要固定好头位。深部异物需要特殊喉钳或借助于内镜取出异物。一些泥沙样异物需要及时吸出。伴有明显呼吸困难的可行气管切开。儿童喉部异物一般在全麻下经直接喉镜取出。如异物经咽部进入颈部并形成颈部脓肿,应经颈侧切开取异物。

七、喉梗阻及气管切开术

(一)喉梗阻

喉腔是个空腔器官,必须保持通畅,才能维持其正常的功能,不管是炎症、水肿,还是外伤、异物、神经因素、良恶性肿瘤,只要影响了喉腔的空间,都将影响其通畅度,严重的可引起喉阻塞或缩窄,致喉部生理功能发生障碍,称喉梗阻或喉阻塞,主要表现为吸气性呼吸困难,甚至窒息,故又称喉源性呼吸困难,是耳鼻喉科常见的急症,若未及时进行正确治疗,病人常发生死亡。由于幼儿声门狭小,喉黏膜下组织松弛,喉部神经易受刺激而引起痉挛,喉部气流途径弯曲,故发生喉梗阻的机会较成人为多。

1. 病因

(1)畸形:先天性者,如喉软化症等,较少见。后天性者多为外伤或手术(如喉裂开术、气管切开术等)后所引起的瘢痕狭窄。

(2)炎症:是最常见的原因。例如小儿急性喉炎、急性会厌炎、急性喉气管支气管炎、咽白喉、喉软骨膜炎、喉脓肿。喉部特种感染,如梅毒、结核、麻风等,亦常有喉梗阻症状。邻近组织的急性炎症,如咽后壁脓肿、下颌下淋巴结炎、颌下脓肿形成及口底蜂窝织炎等,向下蔓延,累及喉部,导致喉水肿等。

(3)外伤:喉部挫伤、切割伤、火器伤、烧灼烧以及气管插管等,使喉软骨骨折,黏膜肿胀、撕裂或出血,引起喉梗阻。

(4)水肿:除炎症或外伤引起的水肿外,还有变态反应所引起的喉血管神经性水肿和心、肾疾病引起的喉水肿。喉血管神经性水肿起病较急,发展迅速。

(5)肿瘤:较常见者是晚期喉部恶性肿瘤。良性肿瘤(如喉乳头状瘤)和较大的声带息肉也可发生喉阻塞,但较少见。肿瘤引起的喉阻塞一般发展较慢。

(6)声带麻痹:单侧声带瘫痪者喉梗阻不重,或无阻塞现象。两侧声带麻痹者,声带固定不动,吸气时声门不能开张,可发生严重喉梗阻。

(7)重度阻塞性睡眠呼吸暂停综合征。

(8)喉痉挛:嵌顿于声门的异物或气管内异物随呼气气流冲至声门下腔时,可引起喉痉挛。此外,儿童佝偻病时血钙过低引起的手足抽搐症也能引起严重的喉痉挛。

2. 临床表现

(1)吸气性呼吸困难:是喉阻塞的主要特征。声带上面较平坦,下面略向外倾,当声门狭窄时,病人用力吸气,将声带推向下方,两侧声带游离缘靠拢,使狭窄的声门裂更为狭小。呼气时气流将声带向上方和外侧冲开,声门裂稍微变宽。因此,吸气困难,呼气无碍,乃出现吸气性呼吸困难。客观表现为吸气运动加强,时间延长,吸气深而费力。但通气量并未增加,无显著缺氧,呼吸频率不变。

(2)吸气性喉鸣:为吸入的气流急速通过狭窄的声门裂时,气流的摩擦和声带所发出的鸣声。此时如叩触喉或气管,可有颤动感。病人在咳嗽时有哮鸣音。一般地说,凡阻塞发生于声带或以上部位者为吸气性喉鸣;而位于声带以下者常引起双重性或呼气性喘鸣。喘鸣声的大小与阻塞程度呈正相关。

(3)吸气性软组织凹陷:吸气时胸腔内压降低,而喉阻塞时吸气困难,胸腹部呼吸肌运动加强,胸腔内负压更为增加,使胸廓周围的软组织,如胸骨上窝、锁骨上窝及肋间隙于吸气时向内凹陷,常称此为"三凹征"。严重者剑突下方和上腹都亦可出现吸气性凹陷,儿童的肌张力较弱,凹陷征象更为明显,见图7-12。

(4)声音改变:为一常见而非必有的症状。视病变的部位和程度不同而轻重不一,如病变位于声带,则声嘶明显;病变首先侵犯室带或声门下区者,声嘶出现较晚或不出现,但在呼吸时可能发生哮鸣声。

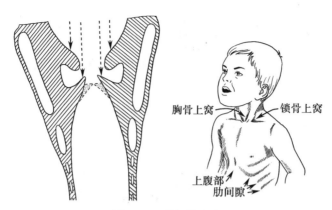

图 7-12 吸气性凹陷

（5）低氧：呼吸困难时间稍长，则可出现低氧现象。病人坐卧不安、烦躁不能入睡。有时倦极则渐渐入睡，片刻后又因低氧窒息而惊醒。严重者可出现四肢发冷，面色苍白或发绀，额部出冷汗等现象。晚期甚至可出现脉搏微弱，快速，心律不齐、心力衰竭，最终发生昏迷而死亡。

喉梗阻所引起的呼吸困难的程度一般分为四度。Ⅰ度：安静时无呼吸困难，活动或哭闹时有轻度吸气性喉鸣及"三凹征"；Ⅱ度：安静时有轻度"三凹征"及喉鸣，活动时加重，但无任何缺氧症状，如烦躁不安等；Ⅲ度：吸气性呼吸困难明显，喉鸣及"三凹征"显著。出现缺氧症状，如不易入睡、烦躁不安；Ⅳ度：重度的症状，且伴有手足乱动，出冷汗，面色苍白，四肢发绀，甚至心跳细数、停止，昏迷、窒息。

3. 诊断　根据临床表现，对喉梗阻的诊断并不难。主要是应询问病史，检查咽、喉、胸部，以探明病因。但有时呼吸困难严重，应先解除其呼吸困难，再进行检查以探明病因。应注意与中枢性、心源性、肺源性呼吸困难相鉴别。

4. 治疗　对喉梗阻的治疗宜早不宜迟，切勿延误治疗时机。气管切开术和气管插管术是解除喉梗阻的有效措施，但并非所有喉梗阻患者都需要做气管切开或插管，其治疗方法应根据其病因、呼吸困难的程度和患者的情况及客观条件来决定。若能立即去除病因者，如喉部异物，应迅速加以取除。咽后脓肿应切开排脓，若病因不明或一时不能去除病因者，如喉肿瘤、双侧声带麻痹、喉外伤或瘢痕狭窄等，并已有上述Ⅲ度呼吸困难症状者，则应立即施行气管切开术，即使是Ⅱ度呼吸困难，亦应考虑手术。只有Ⅰ度呼吸困难，应积极进行病因治疗，同时密切观察病情变化。如炎症引起的喉梗阻，可先给氧、足量有效的抗生素和肾上腺皮质激素类药物，大多数患者短时内炎症可以减轻，呼吸困难即能缓解。若短时间内呼吸困难不缓解或有加重的趋势，须立即施行手术疗法。若为Ⅳ度呼吸困难，不论其原因如何，必须先给氧，立即施行气管切开术或先插管后再行气管切开。

（二）气管切开术

气管切开术系将气管前壁切开，插入套管，原仅用以解除喉梗阻，近年来应用范围已有很大的扩展。对于下呼吸道分泌物阻塞所引起的呼吸衰竭，也常施行气管切开术作为辅助治疗，故非独耳鼻喉医师应精此道，各科医师亦须熟悉。

1. 应用解剖　颈段气管位于颈部正中，上起自环状软骨下缘，向下伸入胸腔，共 7~8 个气管软骨环。气管的前面依次覆有皮肤、皮下组织、筋膜、胸骨舌骨肌及胸骨甲状肌、蜂窝组织、气管前筋膜。甲状腺峡部横跨气管前壁,位于颈前带状肌深面,且为气管前筋膜所包涵,常位于第2~4环处,手术时应将其分离牵引或切断。气管的喉端,位置较浅,至胸骨柄处,则位置较深。颈段气管的长度和位置与头位有关,头后仰时,气管部分由胸腔上升至颈部,颈段气管变长,位置变浅。头向下俯时,颈段气管变短,位置变深。气管两侧有颈总动脉、颈内静脉等,在颈上部,这些大血管与气管距离较远,向下则与气管逐渐接近,在近胸骨上窝处,与气管更近。因此,分离气管时,必须沿中线进行,以免损伤颈部大血管。深筋膜下两侧肌缘相接,显示一白色筋膜线,应循此白线切开筋膜,分开两侧各肌。在第6~7气管环附近,于气管前壁有甲状腺下动脉、静脉或无名动脉及静脉通过,如切开气管过低,损伤上述血管可引起大出血。两侧肺尖的胸膜常突向颈根部,咳嗽时向上膨出更明显,因此,在分离组织时,不应过分向下,以防伤及胸膜。

2. 手术适应证

(1)神经系统疾病:由于病变侵及呼吸中枢,使呼吸反射障碍而出现呼吸困难。如传染性多发性神经炎、延髓型脊髓灰质炎、重症肌无力、脑血管疾病等。

(2)各种原因引起的昏迷:如颅脑外伤、颅内肿瘤,气管切开术可防止或解除因咳嗽功能、吞咽机制抑制,喉痉挛等引起的呼吸道阻塞。

(3)做头颈部某些手术时,为了保持术后呼吸道通畅,术前可施行气管切开术。如下颌、口腔手术范围较广,术后软组织肿胀明显,妨碍呼吸。

(4)胸部或腹部大手术后,重病、年老体弱的病人,因咳嗽功能差,易致下呼吸道分泌物阻塞,早期施行气管切开术以防肺部并发症的发生。

(5)不能经口腔插管者,气管插管麻醉。

(6)喉梗阻:下呼吸道分泌物阻塞者;某些下呼吸道异物,可经气管切开处取出。

3. 操作步骤

(1)消毒,铺无菌手术巾,局部用1%利多卡因浸润麻醉。对儿童,为避免挣扎和消除恐惧,减少手术意外(如因缺氧加重,引起心搏骤停)的发生,可采用全麻经气管内插管后再行手术。

(2)取纵切口,从胸骨上窝1.5cm向上至环状软骨高度,长3~4cm,切口长度视病情和颈部情况而定,如已气管插管则取短切口。切开皮肤、皮下组织,暴露带状肌。

(3)暴露气管:牵开肌肉后,即可看到气管前筋膜。甲状腺峡部一般横跨第2~4气管环,一般在甲状腺峡部下缘分离气管前筋膜,大多可暴露气管。若向上牵开峡部仍不能暴露,可将其切断,缝扎,使气管充分暴露。

(4)切开气管:一般在气管切开前,先用空针穿刺,如能抽出空气即可确定为气管,并注入2%丁卡因数滴于气管内,以免切开后发生剧烈咳嗽。以小刀片自下向上沿中线挑开1~2个气管环,刀尖不能插入过深,以免刺伤气管后壁,成人可在切口两侧切除少许气管软骨,使套管容易插入。但儿童不应切除软骨,以免日后并发气管狭窄。切开气管部位一般在第2~4环处,不应低于第5环,以免伤及大血管,并发大出血。亦不能高于第1环,以免引起喉狭窄。

(5)插入气管套管,将带管芯的气管套管从气管切开处置入气管,迅速取出管芯,放入内管,用棉絮验证呼吸通畅后,缝合伤口,固定套管。

4. 术后并发症

（1）伤口出血：可分为原发性和继发性两种。原发性出血较多见，多为术中止血不彻底所致。颈前静脉或甲状腺峡部常是出血的部位。局部用碘仿纱条压迫即可止血。继发性出血较少见，但多为动脉损伤而引起大出血，可在几分钟内造成死亡，是极为严重的并发症。其原因为：①伤口感染；②切口过低；③切口过长；④选用套管过粗、过长或儿童头后仰过甚，套管末端向前抵于气管前壁，易压伤气管前壁并累及大血管；⑤血管畸形。预防是很重要的，凡手术后插入气管套管时，如显示搏动，则表示套管下端已与大动脉相接触，应换用长度合适的套管，以不见搏动者为佳。这种大出血的急救措施为：立即插入带气囊的套管，充气加压，清除下呼吸道中的血液，以保持呼吸道通畅。并积极劈开胸骨，显露上纵隔，修补出血的血管。

（2）皮下气肿：此为气管切开术后常见的并发症，约占14%。多因手术时分离组织过多及缝合伤口太紧，致气体进入皮下所引起。气肿多限于颈部，但可延及胸部及腹部。发现后宜剪除伤口缝线，以免气肿区扩大。皮下气肿多于1周内自行消退，不需特殊处理。唯皮下气肿常与纵隔气肿及气胸同时发生，需要紧急处理，故宜检查胸部，以免延误重要病情。

（3）纵隔气肿和气胸：这是气管切开术的严重并发症，较常见于小儿，妨碍呼吸，影响循环，容易致死。空气可经下列途径进入纵隔。①直接由颈部创口进入：手术时分离组织过多，胸腔负压过高，空气甚易吸入纵隔；手术过多分离气管前筋膜，将空气直接吸入纵隔内。②胸膜外途径：气管切开后，呼吸困难未得解除或发生剧烈咳嗽，以致支气管肺内压力增高，肺泡破裂，空气外泄，首先发生肺部间质气肿，然后经肺根而达纵隔。③损伤胸膜顶：空气将立即被吸入胸膜腔，造成气胸，儿童多见，为小儿施行低位气管切开术时，因剧烈咳嗽，胸膜凸出于锁骨上方，易受到损伤。术中如见胸膜顶呈鱼泡状随呼吸气流在术野中上下活动者，可用一块湿纱布将之轻轻压下，以资保护。纵隔气肿发生后，如空气量多而压力甚高，可蔓延下列各处：经胸腔上部而达颈部，发生颈部皮下气肿，如再扩散亦可发生头、胸、腹部及四肢的皮下气肿；使纵隔侧胸膜破裂，发生气胸；沿主动脉及食管经膈部而达腹膜后组织。纵隔气肿所发生的后果，视空气量、压力及其扩散程度而定，少量气体可无妨碍，量多且压力甚高者，可致死。以下症状和体征有助于此症的诊断：胸骨下疼痛，多因体位改变、呼吸、吞咽及颈部活动而加重；心浊音界缩小或消失；心脏听诊示心音遥远，心前区可听到爆裂音及气泡音，收缩期显著，随体位变化而异；纵隔压力增加。

（4）拔管困难：拔管困难多见于幼儿，其原因为幼儿声门下黏膜组织比较疏松，淋巴组织丰富，极易发生肿胀；幼儿的喉腔和气管较细，易为分泌物阻塞；幼儿气管软骨较软，吸气时稍有阻塞，较易引起气管内陷。

拔管困难的原因有：①引起喉阻塞的原因尚未清除。②环状软骨或气管第1环损伤形成喉狭窄。或虽未损伤环状软骨或气管第1环，但气管切开从第2环开始，套管位置较高，与声门裂十分接近，因而堵管困难而不能拔管，需将套管位置下移后，方能拔管。③儿童因功能性呼吸困难而不能拔管。④喉气管炎症未消除，喉黏膜肿胀，气管内分泌物过多，影响拔管。⑤气管前壁塌陷，软骨坏死或气管内肉芽形成而致气管狭窄。⑥套管太粗。

处理方法：①查明喉、气管疾病，积极治疗，待炎症消退后再予拔管；②如有喉、气管狭窄，可进行直接喉镜或支气管镜检查并施行扩张术或整形术；③如有肉芽组织，应予摘除或激光烧灼；④以精神因素为主者，应进行说服解释和练习用口鼻呼吸，切勿操之过急而致意外;⑤如套管太粗,可换小一号套管,再行试堵管。

附:快速气管切开术

快速气管切开有两个含义,一是用常规的术式在1分钟甚或几十秒内切开气管,以开放呼吸道;二是通过特殊的途径或特殊的器械切开气管或喉体。

(1)常规途径的快速气管切开:对于一些已经窒息或将要窒息的患者,在不能插管或插不进气管插管时,可一刀切开气管。具体操作:稍做消毒或不消毒,沿常规气管切开切纵形切口,严格保持中线位置,用力向深部切,直接切开皮肤、皮下组织、肌层、甲状腺峡部及气管前壁,并迅速用中号以上血管钳撑开气管切口处,快速置入气管套管,助手快速吸除血液和气管内的分泌物。患者消瘦或原有气管切开瘢痕而且瘢痕组织比较薄的较易切开,该技术不但需要较高的临床技能,还应具备过硬的心态和勇气,如无把握,少做尝试。

(2)环甲膜切开术:为非常规途径的快速气管切开术,环甲膜位于甲状软骨和环状软骨之间,距离皮肤近,也是快速开放呼吸道的途径。操作如上,不需消毒等步骤,摸清环甲膜的位置,横行一刀切开,切开后,用血管钳撑开环甲膜切口,因环甲动脉的损伤,可能出血较多,先不要止血,快速置入麻醉插管。待呼吸、心率平稳后,再行常规位置的气管切开,封闭环甲膜切口。

(3)气管穿刺造口术:利用特殊的气管切开器械快速气管切开,首先在颈部做一1~1.5cm小切口,用血管钳顺着切口向深部分离直至气管前壁;用气管穿刺针穿透气管;从针芯中导入硬导丝入气管,退出穿刺针;从导丝的外端穿入钳尖带孔的血管钳,顺导丝向气管穿刺孔插入血管钳,插入气管后,用力张开血管钳以扩大气管穿刺口,退出血管钳;再将特制气管套管穿入导丝,顺导丝将套管用力插入气管,快速拔出导丝和管芯。所有步骤连贯进行,应在1~2分钟内完成。颈部较短且肥胖,颈部瘢痕,放疗后的皮肤等较为困难,应引起注意。

(黄　群)

第七节　口腔科疾病

在灾难事故如恐怖袭击、地震灾害、拥挤踩踏、交通事故、火灾事故等的应急处理工作中,口腔医学发挥着独特的专业作用。根据世界各国在灾难事故处理中的经验,口腔医护人员可以参加现场救护、伤员分类,进行颌面外科手术、牙齿保健和紧急治疗等工作。

一、儿童口腔颌面挫裂伤

儿童正处在身体、生理、心理生长发育阶段,活动性较强,较成人更易发生颌面部损伤,其中主要以口腔颌面部组织损伤及上下牙外伤为主。

(一)口腔颌面部组织损伤

口腔颌面软组织损伤可以单独发生,也可以与颌面部骨折同时发生,根据病因和伤情不同可分为擦伤、挫伤、切割伤、刺伤、挫裂伤、撕裂伤及火器伤等。

对单纯轻度软组织损伤,在现场或就近医疗机构及时清创,必要时进行缝合,不必运输;对严重大范围的软组织损伤和颌骨骨折,现场紧急包扎、固定后,及时转运到口腔专科医院;

颌面部创伤合并颅脑伤等全身脏器损伤时,以抢救生命为主,在条件允许的情况下,可以与脑外科或骨科等同台进行手术,使患者得到及时救治,又使医疗资源合理配置,节约医疗成本。当条件不允许时,应先对患者的进一步治疗提供专业性处理意见,一旦条件改善,再及时给予治疗。具体内容可参阅口腔颌面外科学。

（二）儿童牙外伤

牙外伤是指牙齿受急剧创伤,特别是打击或撞击所引起的牙体、牙髓和牙周组织损伤。由于儿童处在生长发育阶段,牙髓、牙周和牙槽骨组织在解剖生理上与成年人有一定的差异,因此,在治疗方法的选择及治疗的预后等方面与成人有一定的区别。儿童牙外伤一般分为牙齿震荡、牙齿折断、牙齿移位以及牙齿完全脱出。

1. 牙齿震荡　牙齿外伤后,主要影响牙周和牙髓组织,牙体组织完整或仅表现釉质裂纹,没有硬组织缺损及牙齿脱位时,称为牙齿震荡。

治疗主要是消除牙𬌗创伤;减少或避免不良刺激,外伤早期避免进食太凉或太热食物,不用患牙咬硬物;随访检查牙髓是否发生变化,若出现牙髓或根尖病变时,应及时处理。

2. 牙齿折断　外伤引起牙体硬组织折断,可以发生在釉质、牙本质或牙骨质。临床上按折断部位主要分为:牙冠折断、牙根折断和冠 - 根折断三种类型。

（1）牙冠折断:小面积釉质折断,一般可不必处理,若釉质边缘较锐利,为防止舌或口唇划伤,应将锐利边缘磨光,磨光时应尽量减少震动患牙。

当折断部位暴露牙本质时,应行间接盖髓术保护牙髓,若牙齿松动明显,可先用光固化玻璃离子或复合体暂时修复断面,待松动消失后如无其他临床症状,再去除暂时修复体,然后根据缺损大小和条件修复牙冠缺损方法;若牙齿震荡症状不明显时可直接用复合树脂材料修复牙冠。治疗后定期随诊,观察牙髓及根周变化情况。

牙冠折断露髓时,尽可能保存生活牙髓,若露髓孔不大且外伤时间短,可做活髓切断术,如果外伤时间较长,有牙髓炎甚至有牙髓坏死症状时应及时去髓治疗。年轻恒牙去根髓时应注意不损伤牙乳头,可做根尖诱导成形术。

（2）牙根折断:根折主要症状可有牙齿松动、牙冠稍显伸长、有咬合创伤。近冠 1/3 根折,将断断冠部取下,牙根未完全形成的牙齿,行根尖诱导形成术,如牙根已完全形成,可直接做根管治疗术,修复牙冠。根中 1/3 根折,患牙如有错位应局麻下复位,采用固定术将患牙固定 2~3 个月,定期复诊,若断端已愈合,可行根管治疗,若未完全愈合,可行根管治疗后根管内放入合金根管固位桩或玻璃纤维桩。根尖 1/3 折,如无明显牙齿松动和咬合创伤,可暂不处理,定期复查;如有明显松动并伴咬合创伤时,应对患牙固定,定期观察牙髓、牙周组织状态和断面愈合情况,如发现根尖出现病变或牙髓钙化时,可在根管治疗后行根尖切除术或根尖倒充填术,如图 7-13。

（3）冠根折断:由于牙外伤引起牙齿的釉质、牙本质和牙骨质同时折断,在牙冠、牙根部均有折断时称为冠根折断。无条件时可先应急处理,将折断部位酸蚀后,用复合树脂和邻牙一起固定,使患牙处于安定状态,在 2~3 天内开始系统治疗,可根据临床

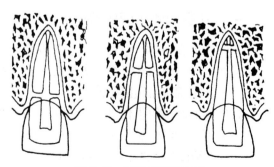

图 7-13　牙根折断示意图

症状及条件进行如下治疗：①牙髓未受累及时，去除牙冠短片后，可用断冠树脂粘接技术将断端粘回原处、树脂修复或冠修复等。②当断端在龈下时，去除断片，行龈切除术和去骨术，根管治疗结束后，制作桩核冠修复，年轻恒牙可先作根尖诱导形成术，待牙根发育完成后，再考虑桩-核修复。③对于根折线在龈下或龈上组织很少的牙齿，牙根发育完成者，采用根管-正畸联合治疗，以便将来牙体的修复，如图7-14。

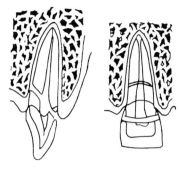

图7-14 冠根折示意图

3. 牙齿移位 当牙齿遭受外力时，造成牙齿脱离其正常位置，称牙齿移位，临床上可分为牙齿挫入、牙齿侧向移位、牙齿部分脱出和牙齿完全脱出。

（1）牙齿挫入：牙齿受外力后，被嵌入牙槽骨内，称为牙齿挫入。其治疗原则应根据牙根发育阶段来决定。牙根未发育完成的牙齿可能会"再萌出"，年轻恒牙根端扩大，血管神经愈合能力较强，为了避免根尖组织再次损伤，故不宜将牙齿拉出复位，应观察牙齿自行萌出，定期观察牙髓状况。牙根完全形成时，自发的"再萌出"是没有希望的，应进行正畸牵引。在外伤2~3周内进行根管治疗，以预防炎症性牙根吸收。

（2）牙齿侧向移位和部分脱出：外伤后牙齿发生唇舌向或近远中向错位称为侧方移位；牙齿部分脱出牙槽窝，明显伸长，称为牙齿部分脱出。应在局麻下将牙齿复位后，可用全牙列殆垫、酸蚀颊板法或正畸托槽将牙齿固定2~3周，若出现牙根炎症性外吸收，对于牙根已发育完成的牙齿，用氢氧化钙制剂充填根管控制炎症，待炎症控制后进行永久性根管充填治疗；根未完全形成的牙齿，根充材料一般用氢氧化钙制剂或Vitapax根充糊剂，诱导牙根继续发育。

（3）牙齿完全脱出：牙齿受外力完全脱出牙槽骨称为牙齿完全脱出。牙齿完全脱出后储存条件和时间的长短对于成功的愈合是非常重要的。生理盐水被认为是较好且易得的储存液体，血液、组织培养液、牛奶唾液也可以作为储存液。用生理盐水清洗患牙和牙槽窝后，用最小的压力植入患牙，在急诊条件下，可用釉质粘接剂暂时固定。夹板或缝线固定应在7天内拆除，改用全牙列殆垫固定2~3周。患牙在外伤后3~4周避免咬合受力。再植后应常规应用抗生素并且至少坚持1周。

对于牙根发育完成的牙齿，牙髓活力恢复几乎不可能，应在牙再植后2周内牙齿松动减轻时，用氢氧化钙制剂进行根管充填，以预防牙根吸收；牙根为发育完成，牙髓血管可能重建，要定期复查观察牙髓情况。

4. 乳牙外伤的特点 乳牙的诊断方法可参照恒牙外伤，但应注意乳牙外伤的特点。发育早期恒牙牙胚位于乳牙腭侧，可能接近乳牙根尖部，也可能与乳牙根尖有一定距离，严重的乳牙外伤可能影响或损伤恒牙牙胚，因此，医师要在最初诊断时给予估计，决定患牙是否可以保留或拔除。

乳牙外伤移位的处理原则与年轻恒牙大致相同，儿童机体的恢复能力较强，复位后预后一般较好。若日后发生牙髓坏死、根尖感染或牙槽脓肿，应及时拔牙。

乳牙嵌入牙槽窝时，首先应明确牙齿移位的方向，如果牙冠偏向唇侧，乳牙根尖倾向恒牙胚，应立即拔除乳牙，以避免可能对恒牙胚产生损伤；如果牙根倾向唇侧，距恒牙有一定距离,如无根尖病,一般不致影响恒牙胚。一般不应拉出复位,以避免二次创伤。如果嵌入的乳牙不能自行萌出,说明可能有牙根与牙槽骨产生粘连,这样会影响恒牙萌出,应拔除乳牙。

乳牙部分脱出牙槽窝时,如果复位后牙松动或又自行下垂,应该拔牙。乳牙完全脱出,一般不再植。

乳牙牙震荡与恒牙相似,远期可能产生牙髓坏死,可根据年龄和具体情况考虑做牙髓治疗或拔牙。

牙冠或牙根折断,乳牙冠折多已露髓,可做根管充填,若患儿太小,不能配合完成牙髓治疗,可以拔牙。牙根折断,可将冠部断端去掉,如患儿太小拔除断根有困难且牙根断离组织很少时,可以保留此残离根尖,如无感染,断根可能被吸收或排除。

二、牙体牙髓牙周疾病

灾区儿童没有条件对牙进行良好的清洁,食物黏滞于牙面,牙垢沉积,容易导致牙髓炎、根尖周炎、牙龈炎等疾病发生。赴灾区救灾,开展口腔疾病防治工作内容可包括急性牙髓病、根尖周炎、急性冠周炎、牙周炎等治疗与处理,并提供口腔健康教育和开展口腔健康咨询服务。

(一)急性牙髓病

急性牙髓炎的诊断可根据疼痛的特征,如较尖锐或较剧烈的自发痛,影响患儿睡眠,冷热刺激可引起或加重疼痛,牙齿有龋齿或有充填物等。乳牙急性牙髓炎治疗是在局麻下或牙髓失活后,将全部牙髓摘除,摘除后预备根管,用能被吸收的根管充填材料充填根管,保留患牙。年轻恒牙牙髓炎尽量保存活髓组织,不能保存全部活髓,也应保存根部活髓,如不能保存根部活髓,也应保存牙齿,对根尖敞开、牙根未发育完全的死髓牙应采用促使根尖继续形成。

(二)乳牙急性根尖周炎

急性根尖周炎多数是慢性根尖周炎急性发作,即当引流不畅、破坏严重而机体抵抗力较差时可导致急性炎症,临床表现为较剧烈的自发性疼痛、咀嚼痛和咬合痛,若穿通患牙髓腔,常见穿髓孔溢血或溢脓。应急处理包括髓腔引流、切开排脓和抗菌药物的全身治疗,急性炎症消退后再行常规根管治疗,对于年轻恒牙,则行根尖诱导成形术。

(三)牙周炎

儿童的牙周炎常由牙龈的慢性炎症侵袭至牙周膜等深层组织演变而成,临床上表现为牙龈充血、水肿、组织松软,探及牙周袋并见溢脓,根据病情选择龈上洁治术、龈下刮治术、内壁刮治术和调整咬合等。

(四)急性冠周炎

冠周炎是指牙齿萌出不全或阻生时,牙冠周围软组织发生的炎症,可直接蔓延或由淋巴管扩散,引起邻近组织器官或筋膜间隙的感染。在急性期应以消炎、镇痛、切开引流、增强全身抵抗力的治疗为主。

三、儿童口腔黏膜病

受灾儿童在灾害中承受了巨大的精神创伤和心理压力,加之过度疲劳和睡眠不足,机体抵抗力极度降低,可能引起疱疹性口炎、口腔溃疡等口腔黏膜疾病。

1. **疱疹性口炎** 疱疹性口炎属于一种急性感染性炎症,多发于 6 岁前的儿童,特别是在出生后 6 个月 ~3 岁的婴幼儿更为多见。临床表现为发热、淋巴结肿大等全身反应明显,口唇周围皮肤出现成簇的小水疱及口腔黏膜常见散在的有簇集迹象的溃疡。局部治疗以消炎防腐止痛为主,全身治疗为抗病毒,配合补充维生素 B、C 以及有营养价值的易消化的饮食。如出现本病,应立即做好消毒隔离工作。

2. **急性假膜型念珠菌口炎** 急性假膜型念珠菌口炎是由白色念珠菌感染引起,表现为口腔黏膜凝乳状的假膜,有"雪口"之称。治疗以 1%~2% 碳酸氢钠溶液轻轻擦洗患儿口腔,每 2~3 小时 1 次,清除残留的食物,是口腔保持碱性环境。局部可涂布制霉菌素混悬液,每毫升内含 10 万 U 的制霉菌素,每 2~3 小时涂 1 次。

3. **口角炎** 口角炎好发于儿童,特点为口角区皮肤对称性的潮红、脱屑、糜烂及皲裂。局部可用消炎防腐类溶液洗涤,无渗出时可涂含有抗生素或激素的软膏。由缺乏核黄素引起者,给予核黄素 5mg/ 片,每天 3 次口服,可同时给予复合维生素 B。

4. **复发性阿弗他溃疡** 复发性阿弗他溃疡具有周期性复发但又有自限性的特点,为孤立的、圆形或椭圆形的溃疡,根据溃疡大小、深浅和数目不同分为轻型阿弗他溃疡、重型阿弗他溃疡和疱疹样溃疡三种。局部治疗以消炎、止痛、促进愈合为主,全身治疗以对因治疗、减少复发、促进愈合为主。

（李　静）

第八节　皮肤科疾病

一、疥疮

疥疮是由人型疥螨在人体皮肤表皮层内引起的慢性接触性传染性皮肤病。疥疮可发生于任何年龄、种族、社会经济阶层的人群,早期病例被误诊误治、居住拥挤、卫生习惯不良、公众缺乏对本病的警惕性可促进疥疮流行。疥疮在发展中国家的发病率为 4%~100%,流行情况有着很大差异,自然灾害、战争、经济危机、难民营、瘟疫等因素与疥疮的高发病率有关。临床特征以在指缝、腕屈侧、肘窝、腋窝、下腹部及外生殖器等皮肤薄嫩部位出现小的奇痒性丘疹、丘疱疹为特征(文末彩插图 7-15、7-16)。本病传染性强,主要通过个体间密切接触传染,也可经污染物间接传染,可在家庭或集体人群中流行。

(一)病因和发病机制

疥螨俗称疥虫,是一种皮内寄生虫。人的疥疮主要由人型疥螨(高宿主特异性的八腿疥螨属)引起。动物疥螨不引起人类感染。疥螨的生活史包括卵、幼虫、若虫、成虫四个阶段。疥虫分雌、雄两种,雌虫长约 400μm,肉眼刚可看到。雄虫比雌虫小 1/2。成熟雌虫在皮肤薄嫩部位进入角质层,用两对前爪开凿隧道进入角质层与颗粒层交界处,并从该处吸取营养。成熟的雌虫每天开凿隧道 0.5~5mm,在进入隧道数小时内排第一个卵,每天可产卵 40~50 个。产卵同时也排出粪便,产完卵即死在隧道盲端。雌虫平均生存 6~8 周。疥卵呈椭圆形,色淡黄,壳很薄,约为雌虫体积的 1/2 大小。从疥卵到长大为成虫需 7~10 天。

疥疮皮肤损害的发生可能有以下几种机制:①丘疹系疥螨钻入皮肤直接引起的;②水疱

或小脓疱的形成可能是疥螨或疥螨在角质层内的排泄物作为一种致敏物使真皮毛细胞血管扩张、渗出所致;③隧道系疥螨挖掘所致;④结节系机体对疥螨抗原发生迟发超敏反应所致。

(二)临床表现

疥螨常侵犯皮肤薄嫩部位,损害好发于指缝及其两侧、腕屈面、肘窝、腋窝、脐周、腰围、下腹部、生殖器、腹股沟及股上部内侧等处,以手指缝处最为重要,如该处有损害即应疑为疥疮。重者可累及其他部位,头面部不累及。但婴幼儿例外。经常洗手者,手部无损害或仅有少数。在婴幼儿中掌跖及足趾缝也常为疥虫活动之处,并可侵犯头面部。

皮疹主要为丘疹、水疱、隧道及结节。丘疹约小米大小,淡红色或正常肤色,有炎性红晕,常疏散分布或密集成群,少有融合,有的可演变为丘疱疹;水疱一般由米粒至绿豆大,多见于手指缝间。特征性皮损是雌螨为产卵挖掘的隧道。隧道为灰白色或浅黑色线纹,长3~15mm,弯曲微隆起,末端常有丘疹或水疱。然而,有许多病人在检查时未发现典型隧道,尤其是在温暖气候中,可能因清洗、搔抓或继发性病变而破坏。结节多发于包皮、龟头、阴囊、大阴唇等部位,约豌豆大小,呈半球形,淡褐色或红褐色,有浸润。

患者感觉奇痒,以夜间为剧。疥虫在晚间活动力较强,可能因其在皮内穿掘隧道时刺激皮肤神经末梢所引起或其分泌物刺激皮肤所致。由于搔抓,往往发生继发性变化,出现抓痕、结痂、湿疹样变或引起继发感染,发生脓疱疮、毛囊炎、疖、淋巴结炎甚至肾炎等。

在临床症状出现之前,疥螨的潜伏期可达几天至几个月。在早期感染时,宿主的免疫系统对疥螨及其分泌物致敏常需2~6周,之后产生瘙痒和皮损。因此,无症状的疥螨叮咬个体并不少见,这些人被认为是携带者。

在婴儿或儿童中偶可发生以大疱为主的所谓大疱性疥疮;儿童或成年男性在阴囊、阴茎等处可出现淡褐色或红褐色,绿豆至黄豆大半球形炎性硬性结节,有剧痒,称为疥疮结节或结节性疥疮。

此外,尚有一种特殊类型的疥疮,称之为"挪威疥"(norwegian scabies),又称"角化型疥疮"或"结痂型疥疮",是一种严重的疥疮,多发生于免疫缺陷的病人(艾滋病患者、器官移植者)和感觉功能减退的人群(麻风病患者、截瘫患者)。这些患者患病几率大,但瘙痒程度较轻。此外,免疫功能低下者亦可发生挪威疥,多为身体虚弱、营养不良、智力不全、个人卫生很差者,或患有肺结核、结缔组织病等的患者。其特点是皮肤干燥、结痂、感染化脓严重,尤其指(趾)端有大量银屑病样鳞屑,指间肿胀,指甲增厚、弯曲变形,手掌角化过度,毛发干枯脱落,头皮和面部有较厚的鳞屑和化脓结痂,局部淋巴结肿大,有特殊的臭味,患处常可查到较多疥螨。

发病季节以冬季多见。病程慢性,可持续数周至数月。如治疗不彻底,可于翌年冬季复发。

(三)实验室检查

1.疥螨的检查方法

(1)针挑法:选择新鲜水疱,用消毒针尖将水疱挑破,轻轻地向两侧刮一下,或在隧道一端的灰白色小点处轻挑之,置于载玻片上,滴加一滴生理盐水,在显微镜下检查疥虫、卵或碎块。

(2)矿物油刮检法:选择早期未破水疱、丘疹或隧道,在消毒的解剖刀上放一点矿物油,使之流至丘疹表面,然后以刀刮丘疹6~7次,刮下整个丘疹顶部,移至载玻片上。重复此过程,4~5个丘疹刮至同一玻片上,用显微镜检查疥虫、卵或碎块。

2. 聚合酶链反应法 取患者表皮鳞屑或刮取皮疹组织用聚合酶链反应法来确定疥螨的存在。

3. 皮肤活检 如发现疥螨或卵时即可确诊。

(四)组织病理

表皮棘层不规则增厚,嗜酸性粒细胞弥漫浸润,可见海绵水肿,甚至形成表皮内水疱,隧道多在角质层内,呈粉红色"猪尾"样结构,此可作为诊断疥疮的一个依据,有时可见虫卵或虫体,真皮浅层血管周围炎细胞浸润。

结节性皮损中,真皮全层乃至皮下组织血管周围及胶原束间较致密的混合类型细胞浸润,浸润密度很高,除有组织细胞、浆细胞、嗜酸性粒细胞和淋巴细胞浸润外,非典型细胞或深染细胞也很明显,应结合临床与皮肤淋巴瘤进行鉴别。

(五)诊断与鉴别诊断

根据接触传染史,皮肤薄嫩处有丘疹、水疱及隧道,外生殖器疥疮结节,夜间剧痒等,不难诊断。若能找到疥螨即可确诊。临床诊断常常依据患者的临床表现和对治疗的反应。

近年来,由于糖皮质激素的广泛使用,使许多疥疮患者症状已不典型,易造成误诊。除非皮肤的隧道是典型的,否则所有可引起瘙痒和皮损的疾病都可作为鉴别诊断。

1. 寻常痒疹 好发于中年人,临床表现与丘疹性荨麻疹相似,但原发丘疹较小、较多,早期风团样皮疹消退较快,继之以坚实浸润性丘疹为主,间有小水疱、结痂。皮疹好发于躯干、四肢伸侧,常因反复发作和剧烈搔抓,皮肤粗糙增厚,有时出现苔藓样变和色素沉着,无传染性。

2. 丘疹性荨麻疹 皮疹为散在的纺锤形风团样水肿性红斑,中心可有丘疱疹或水疱,瘙痒明显,好发于四肢、腹部、腰背、臀部等,易复发。常有虫咬的病史(文末彩插图7-17)。

3. 湿疹 急性湿疹表现为多形性皮疹,可有红斑、丘疹、丘疱疹、水疱、糜烂,常融合成片,有渗出或渗出倾向,皮损境界不清,分布对称;慢性湿疹可有浸润肥厚、苔藓样变,无一定好发部位,瘙痒剧烈,易复发。无传染接触史。

4. 虱病 主要发生于躯干、头皮或阴部,损害以抓痕为主。指缝间无皮疹,在头发、阴毛或衣缝处可找到虱及虱卵。

5. 皮肤瘙痒症 无明显的原发损害,主要症状是瘙痒,常因搔抓、摩擦引起抓痕、血痂、苔藓样变,无接触传染史,无特殊好发部位。

(六)治疗

治疗的目的是杀虫、止痒、治疗并发症。争取早发现、早诊断、早治疗。家中或集体单位的患者要同时治疗。治疗以外用药为主,瘙痒严重者可辅以镇静止痒药睡前内服,有湿疹化者给予抗组胺药,有继发感染者应局部或全身加用抗生素。

1. 外用药物 外用药治疗后应观察2周,如无新皮疹出现,即为痊愈。

(1)10%硫黄软膏(婴幼儿用5%):先用温水、肥皂洗澡,然后搽药,自颈部以下遍搽全身,每天1~2次,连续3~4天为一疗程。用药期间不洗澡、不更衣,以保持药效。疗程结束后洗澡更衣,床单、被罩等煮沸消毒。一个疗程未愈者,需间隔1~2周后重复治疗。

(2)1%r-666乳剂:可使疥螨的中枢神经和周围神经麻痹,使之中毒死亡。孕妇、哺乳妇女及2岁以下婴幼儿禁止使用,儿童慎用,皮肤破损面积大者不宜使用,以免吸收中毒。用法：自颈部以下外搽全身皮肤，保留药物 8~12 小时后洗澡，清洁皮肤并更换衣服、床单、被罩等，若未愈第二周可再治疗一次。

（3）5% 三氯苯醚菊酯霜（permethrin，扑灭司林，苄氯菊酯）：是合成除虫菊酯，可杀死疥螨，对人体毒性极低，用法同 1%r-666 乳剂，用药后保留 8~10 小时洗去。扑灭司林较 1%r-666 乳剂安全有效，对 1%r-666 乳剂耐药者亦有效，应作为治疗疥疮的首选药物。

（4）10%~25% 苯甲酸苄酯洗剂或乳剂，杀虫力强，刺激性低，每天搽药 1~2 次，共 2~3 天。

（5）5% 噻苯达唑霜或 10% 噻苯达唑悬浊液，可试用于对其他药物有副作用的疥疮患者。

（6）10% 克罗米通乳剂或搽剂，每天早晚各 1 次，连用 3 天。搽药期间不洗澡、不换衣服，使粘在衣被上的药物也能杀虫，第 4 天洗澡更衣，并将污染的衣服、床单、被罩煮沸消毒。

2. 疥疮结节的治疗

（1）可用焦油类药物凝胶每晚涂患处 1 次，连用 2~3 周。

（2）皮损内注射泼尼松龙或曲安西龙或得宝松。皮损内注射推荐剂量为 0.2ml/cm²。

（3）肤疾宁局部外贴：将肤疾宁贴膏剪成比结节略大的小片贴于结节上，3 天换一次，直至结节消退。

（4）液氮冷冻。

3. 内服治疗 伊维菌素（ivermectin）为放线菌属阿维链霉菌发酵产生的半合成大环内酯的二氢衍生物，是一种口服广谱抗线虫药物。国外报道治疗疥疮安全有效。剂量：200μg/kg 单次口服，适用于常规外用药物治疗无效的疥疮、结痂型疥疮、大范围流行或重复感染的疥疮。

二、丘疹性荨麻疹

又名荨麻疹样苔藓、婴儿苔藓。多见于婴幼儿及儿童，成人亦可患病。往往同一家庭中几人同时发病。春秋季发生较多。

（一）病因和发病机制

本病与昆虫叮咬有关，是由臭虫、跳蚤、虱、螨、蚊、狗、疥虫、米恙虫、鸡刺皮螨、蠓虫等叮咬所致的过敏反应。Bazex 及 Rook 等均认为本病是由节肢动物类叮咬而引起的外因性过敏反应，节肢动物叮咬皮肤后注入唾液，使对这种唾液过敏的儿童产生本病。这是一种迟发型变态反应，致敏需 10 天左右，致敏后再次被叮咬即可导致皮疹发生。反复叮咬可产生脱敏作用，因此，本病一般在 7 岁左右停止发病。

（二）临床表现

皮疹多发于躯干、四肢伸侧，群集或散在。为绿豆至花生米大小，略带纺锤形的红色风团样损害，有的可有伪足，顶端常有小水疱，有的发生后不久便成为半球形隆起的紧张性大水疱，内容清，周围无红晕。呈皮肤色、淡红色或淡褐色，有的皮疹为较硬的粟粒大丘疹，搔抓后呈风团样肿块。新旧皮疹常同时存在。一般幼儿患者红肿明显，并见大疱，常有剧痒而影响睡眠。搔抓后可引起继发感染。皮疹经 1~2 周消退，留下暂时性色素沉着，但有新疹可陆续发生而使病程迁延较久。

（三）诊断与鉴别诊断

与荨麻疹的区别在于本病不是单纯的风团，而是风团样损害。

1. Hebra 痒疹 是以四肢伸侧为主的米粒至绿豆大丘疹，浸润显著，多对称性，可见抓痕、血痂、湿疹化等,常伴有淋巴结肿大。水痘有丘疹、水疱,红晕显著,头皮和黏膜亦有发疹,有的呈黑褐色痂,痒轻,有前驱症状和轻度全身症状。

2. 大疱性丘疹性荨麻疹 患儿常同时伴有风团样损害,根据皮疹性质、结合病史,则易与类天疱疮和大疱表皮松解症相鉴别。

(四)预防及治疗

注意个人及环境卫生;消灭臭虫、蚤、虱、螨及其他昆虫;注意避免食用可疑食物。

口服抗组胺药有较好的效果。外用 1% 薄荷炉甘石洗剂或 1% 薄荷霜(儿童要注意药物的刺激)以及糖皮质激素霜可止痒消炎。继发感染时予以抗感染治疗。中药可用荆防汤,也可用麻黄连翘赤小豆汤。

(杨 苏)

第九节 灾害中的儿童营养不良与管理

灾害中儿童一旦出现营养不良,可以大大增加儿童的死亡率。在灾害恢复阶段,为儿童提供充足的食物以满足其营养需要,可以有效地预防营养不良的发生。营养状况直接影响灾害中儿童对感染性疾病的抵抗力和发生感染性疾病的严重程度。由于不能够在食物匮乏的情况下像正常机体一样产生保护性的代偿机制,灾害发生前就存在营养不良的儿童更容易被感染。因此,如果不能获得迅速的营养供给,灾害后这些儿童就会失代偿。另外,良好的营养状态还可以促进伤口愈合、改善分娩后的母婴健康结局。灾害中,提供充足的食物可以预防营养不良相关疾病的发生。根据世界卫生组织(WHO)建议:"食物安全要满足下列条件:所有人能够随时获得充足的、营养丰富的食物以满足其营养需要和食物喜好,从而能够享受积极、健康的生活。"本地的医疗保健工作人员可以提供灾害前本地儿童营养状况的非常有价值的资料。因此,让他们参与营养评估和食物分配等工作非常重要。评估时,应该注意以下特殊情况:某些地区儿童营养状况之间可能存在较大差异;同一家庭可能同时出现儿童营养不良和肥胖的不同现象,尤其在发展中国家和低收入人群;另外,在营养状况良好的地区,儿童微量元素营养素缺乏和铁缺乏性贫血等情况也仍然存在。

一、儿童疾病综合管理(IMCI)中的营养状况评估

在 IMCI 规程中,评估儿童的营养状况,包括是否存在贫血是一个重要的步骤。与其他条件一起,IMCI 规程根据儿童营养状况的严重程度进行分类,并且推荐合适的管理措施。

(一)重度营养不良或贫血

重度营养不良或贫血的分类是依据存在的具体临床症状来划分的(表 7-7)。利用本地的参考图表作比较,一些修改版的 IMCI 策略包括对 1 岁以内婴儿的年龄别体重或者 1~4 岁儿童身高别体重的评价。

(二)轻中度营养不良或贫血

IMCI 规程将低年龄别体重而无其他严重营养不良症状的儿童分类为中度营养不良,没有区分中度和轻度营养不良。修订版的 IMCI 规程用 1~4 岁儿童的体重 / 身高比来划分(表 7-8),并且允许区分中度和轻度营养不良,这样就导致了病例管理的一些变化,例如推荐

的铁的剂量(对中度营养不良应用治疗剂量,对轻度营养不良用预防剂量);另一方面,如果中度营养不良的儿童存在任何相关疾病,应该将其转诊至医院进行充分地评估。

表 7-7 重度营养不良和(或)贫血的分类

评估	分类	治疗
(红色) ● 双脚水肿 ● 严重的消瘦症状 ● 手掌非常苍白 ●<1 岁:极低年龄别体重(不足 40% 或更多) ●1~4 岁:体重 / 身高比小于 70%	(红色) 重度营养不良(Ⅲ度) 重度贫血	(红色) ● 立即转诊至医院 ● 应用维生素 A

表 7-8 轻度、中度营养不良和贫血的分类

评估	分类	治疗
(黄色) ●<1 岁:低年龄别体重(不足 25%~40%) ●1~4 岁:体重 / 身高比 <80% ● 轻度手掌苍白	(黄色) 中度营养不良(Ⅱ度) 和(或)贫血	(黄色) ● 如果有相关疾病,转诊至医院 ● 根据 IMCI 咨询母亲章节评估儿童的喂养和指导母亲(或者根据国家的指南)* ● 安排 7 天后进行随访(如果母亲没有来,实施积极的家访) ● 给 2 岁以下的儿童铁剂(治疗剂量)(如果可能,测定血红蛋白和血细胞比容) ● 如果高热,给口服抗疟疾药 ● 对于 2 岁以上儿童,如果在最近的 6 个月中没有接受任何剂量,则给予甲苯达唑 ● 告诉母亲什么时候立即复诊
(黄色) ●<1 岁:低年龄别体重(不足 10%~25%)和(或)年龄别体重低于第 10 百分位 ●1~4 岁:体重 / 身高比小于平均值的 90%	(黄色) 轻度营养不良(Ⅰ度)	(黄色) ● 根据 IMCI 咨询母亲章节评估儿童的喂养和指导母亲(或者根据国家的指南)* ● 安排 7 天后进行随访(如果母亲没有来,实施积极的家访) ● 给 2 岁以下的儿童铁剂(预防剂量) ● 如果高热,给口服抗疟疾药 ● 对于 2 岁以上儿童,如果在最近的 6 个月中没有接受任何剂量,则给予甲苯达唑 ● 告诉母亲什么时候立即复诊

(三)正常营养状况

如果儿童没有营养不良的症状或者手掌苍白,就可以认为其处于良好的营养状况,干预将仅限于预防和健康管理(表 7-9)。

表 7-9　正常营养状况的分类

评估	分类	治疗
（绿色）	（绿色）	（绿色）
● 正常的年龄别体重或者身高别体重 ● 没有营养不良的症状	没有营养不良或贫血	● 根据 IMCI 咨询母亲章节评估儿童的喂养和咨询母亲（或者根据国家的指南）* ● 如果有喂养问题，将随访控制在 5 天之内 ● 给予 4~18 个月儿童铁剂（预防剂量） ● 告诉母亲何时立即复诊 ● 根据国家的规程，为健康儿童安排定期随访

6 个月以后接受强化奶的儿童不需要补充铁剂，除非他们所在地区有很高的贫血患病率。

二、灾害中的喂养计划

（一）母乳喂养

WHO 推荐 6 个月以内为纯母乳喂养，6 个月以后逐步添加适当的辅助食品，但可以继续母乳喂养到 2 岁或 2 岁以上。在紧急状况下，食品供应是受限的，母乳仍然是重要营养素的宝贵资源，尤其是蛋白质。因此，为哺乳母亲提供充足的营养是很重要的。在灾害情况下，拥挤的条件，无法获得清洁和充足的供水以及粪便处理系统受限都明显增加了患上述疾病的风险。一种常见的误解认为产妇压力大或营养不良导致无法哺乳。实际上，哺乳期间雌性激素和神经递质的释放可以帮助母亲放松和减轻由于灾害所造成的压力和痛苦。除非母乳存在重度的营养不良，已有数据证明在灾害情况下，母乳的质量和数量是足够的。

当给婴幼儿添加非人奶或配方奶时，无论是作为辅助食品还是补充母乳的不足，都将降低母乳的分泌量。而一旦无法获得安全和可持续供应的配方奶时，母乳喂养可能会失败。

确保安全地喂养儿童非人奶或配方奶需要以下资源：洁净的水，安全、有效的清洁容器或奶瓶及存储方法。这些资源在紧急状况下总是很难获得的，他们和可持续提供配方奶或牛奶同样困难。

在特殊情况下，如感染艾滋病毒的母亲，可以考虑小心谨慎地使用母乳代用品，提供的替代喂养应是可行的、负担得起的、可持续的和安全的。

（二）喂养计划

在灾害情况下，食物供应计划的选择范围可以从一般食品供应计划到治疗性和补充性食物供应计划。为确保一个公平的和适当的食品分配，必须考虑照顾弱势群体。这些计划还要尽可能结合本地的习惯。

1. 普通喂养计划　普通喂养计划是给所有受灾群众分发食物。理想状况下，应进行一次情况调查，使分发的食物类型能够满足高危人群的特定需求，并提供一个完整的能量、蛋白质和微量营养素的食品定额。普通喂养计划应包括两个部分：辅助食品计划（complementary）和营养补充计划（supplementary），前者是提供短缺食品，后者是为脆弱人群提供营养支持。

紧急救援时常用两种配给食品，即加工食品和非加工食品。加工食品是指不需任何处理即可食用的食品，如压缩饼干、方便面等；非加工食品是指尚需烹煮的食物，如粮食、食用油等。两类食品都有其优缺点，加工食品食用方便、便捷，可在任何条件下使用，但成本较高，且不能长期保存，如保存不当，有被污染的潜在风险；非加工食品成本较低，易于大量分发，但易受炊具和燃料供应的限制。

2. 营养干预 指针对严重营养不良的干预策略，目的是在医疗干预下，提供一个审慎、平衡、严格管理的膳食计划，使严重营养不良的儿童恢复健康。理想情况下，将这种严重营养不良的儿童转诊到医院接受治疗。

尽量给予液体口服。只对严重脱水伴有休克的儿童才考虑静脉输液。根据患者的耐受性和病情的改善，在 1~2 周内逐渐增加容量和能量[开始用的最大量是 $100kcal/(kg \cdot d)$，不超过 $3g/(kg \cdot d)$ 的蛋白质]。首先尝试经口，但如果患儿因严重的厌食症或反复呕吐，无法经口喂养，则可用鼻胃管喂食。考虑补充钾、磷、镁以及叶酸、硫胺素、维生素 A 和锌。该治疗计划应包括：多种维生素补充；叶酸(第 1 天 5mg，然后 1mg/d)；锌[$2mg/(kg \cdot d)$]；铜[$0.3mg/(kg \cdot d)$]。当儿童体重开始增加，添加硫酸亚铁[$3mg$ 铁 $/(kg \cdot d)$]。上述方案至少使用 2 周。口服补充维生素 A，在治疗首日，一次性口服补充维生素 A。儿童剂量为：小于 6 个月，50 000IU；6~12 个月，100 000IU；一岁以上，200 000IU。在治疗的最初阶段，不宜补充铁剂，因为铁剂可能有副作用，存在自由基形成和增加细菌生长的风险。当患儿食欲改善，体重开始增加时才开始补充铁剂(通常在第 2 周)。

一旦并发症的风险降低，儿童恢复了正常的食欲和良好的精神状态及活动，根据本地的习惯和喜好，可逐步给予食品(阶段 2)。目标是要达到摄入能量 $300kcal/(kg \cdot d)$，蛋白质最多 $3~5g/(kg \cdot d)$。当身高别体重至少 2 周都保持在平均值的 80%，没有水肿或严重的健康问题，就可以从治疗性喂养计划过渡到补充性喂养计划，第 2 阶段预期的体重增加是 $10~20g/(kg \cdot d)$。

3. 补充喂养计划 补充喂养计划是为中度急性营养不良的患儿提供营养支持。这些计划的目的都是为了提供足够的能量和营养素使儿童恢复到正常营养状态并赶上生长。补充的目标量是能量 500~700kcal/d，蛋白质 15~25g/d。

（喻文亮）

第十节 中 毒

首次大规模化学、生物武器的生产始于 20 世纪。第一次世界大战将有毒气体，如氯气、氰化物和砷化氢用做化学武器。随着近来发生的事件，如飞机撞击纽约世贸中心，人们越来越害怕可能的大规模恐怖袭击。因此，人们愈发积极地防灾，尤其是化学及生物灾难。美国联邦应急事务管理署(FEMA)推荐应对"所有有害物质"的应急预案。这意味着要为恐怖事件以及更有可能发生的突发公共卫生事件，如地震、洪水、非蓄意性灾害事件和传染病暴发制订一个通用预案。多数大规模的有害物质污染事件是由该区域工业特点和自然环境特性决定的。例如，1984 年印度博帕尔联合碳化物农药厂在一人口密集地区发生异氰酸甲酯毒气泄漏事故，造成数千人死亡，25 万多人受伤，成为该地区有史以来最大的人为灾害。本章介绍毒物灾害干预的通用指南。

一、群体中毒的应急救援

(一) 群体中毒的防范

和任何类型灾害一样,在涉及有害物质的事件中,防灾准备对减少有害物质对灾民、救援人员和其他应急人员的影响至关重要。此外,还需采取必要的措施避免有毒物污染其他非受灾区。

记住,灾害中可存在多种不同有毒物质,他们所产生的影响也不同。快速鉴定有毒物对及时采取正确的措施至关重要。虽然灾害社区教育始终是防灾的重要环节,但在毒物灾害中尤为重要。

(二) 群体中毒的应对

加强医护人员和救援人员的安全。为达到这一目标,一些通用原则适用于任何类型灾害的应付。首先必须建立指挥系统。指挥官需监督现场并与附近医院联络。在涉及有害物质事件中,现场如有医学毒理学专家,应指派其担当指挥部的医疗协调员。联系本地中毒控制中心参与灾害应对。所有一线救灾人员都应绝对服从指挥系统。

建立适宜的灾害处置区域。灾害的类型决定需要设定哪些区域。

1. **热区**　高危区是灾害发生区域,即灾害中心。代表持续危险的区域。例如正燃烧的火灾、降落的碎片或有毒物质污染。用带子或绳子(如果能找到的话)将危险区隔离起来。现场指挥官决定谁可获准进入危险区。一般情况下,危险区内不能开展医疗救护。

2. **暖区**　在被圈起的危险区外围设立洗消区,即暖区。用带子或绳子将这一区域标记清除。洗消区代表有害物质消毒区。在这一区可以稳定患者并进行洗消。将此区设于高危区(热区)的上风处、山坡上和(或)河流上游是较为理想的。

3. **冷区即支持区**　此区应远离洗消区,不应存在设备、灾民或人员二次污染的危险。此区用来治疗和伤病员检伤分类。支持区通常设有现场指挥部。一般公众或媒体不允许进入这些区域。

灾害现场管理关键的一点是防止未经授权出入这些区域。大灾中,应由地方权力机构加强上述划分区域的治安控制,可能还需要军事人员或武警来维持安全。

(三) 中毒患儿的应急处置

按 ABC 顺序评估和处理患儿。首先评估和建立气道,确保呼吸和通气,将患儿置于新鲜空气中,根据患儿情形给予供氧和正压通气。其次评估患儿循环状况。通过皮肤颜色、四肢末端温度、毛细血管再充盈时间、脉搏、血压、尿量等评估。一旦确保患儿气道、呼吸和循环稳定,即可进行洗消评估及处理。

对任何怀疑中毒的患儿,都必须进行洗消处理。病情稳定的患儿在接受进一步检查、检伤分类或治疗前都需要接受洗消。化学和放射性污染的洗消比生物污染的洗消更为重要。

受害者的中毒仅限于毒气或有毒烟雾,同时无皮肤或眼睛的局部刺激症状,衣服上也未粘有液化气体,则他们不太可能造成二次污染。这种情况下,这些经过选择的患者可以直接进入支持区。除此之外所有其他中毒暴露,一旦受害者病情稳定,应立即对其洗消净化。即使危重患者也应经净化后进入医院,通常不建议将未洗消的危重患者送到医院。此外,受污染的患者有给医务人员、急救及转运设备带来二次污染的危险。如转运这些患者,转运人员应穿上防护服,车载设备也应予以防护以免受污染。通知接受医院需要消毒的患者就要抵达。在患者到达前医院应设好院内洗消区。在院级规划中,要把灾区步行或开私家车过来也需要洗消的患者考虑在内。

在洗消区,把患者分为 2 组:可以自己脱去衣服组,脱衣需要帮助组。脱去衣服并用双层袋将所有衣服和个人物品打包。将这些东西缓慢小心地放进小袋,处理带有放射性尘埃的衣服时这一点尤为重要。在带上标注患者姓名、地址和电话号码。在一些灾害中,患者是犯罪受害者,这种情况下,清晰的记录及保存证据是必要的。

从头到脚,用水冲洗皮肤和头发 3~5 分钟,不要让水进入气道或眼睛。用水或生理盐水冲洗感觉不适的眼睛至少 5 分钟。如戴了隐形眼镜要摘掉。清洗要全面,尤其注意皮肤褶皱处、腋下及外阴部,用温和的肥皂洗去油性污染物。如受害人数较多,考虑使用公共消毒淋浴。儿童对净化过程的低温刺激更敏感。如果可能的话,用温水冲洗孩子的皮肤,迅速擦干,然后将其暖暖地裹起来。如有可能,将洗消使用过的水排入标有"有毒废物"的塑料容器内。

(喻文亮)

第十一节　血液传播传染病

我国甲型肝炎在过去 20 年中发病率已显著降低,但仍是最常见的急性肝炎,甲型肝炎是经消化道途径传播的急性病毒性肝炎,由甲型肝炎病毒(hepatitis A virus,HAV)感染引起。表现为急性肝炎而无慢性感染、经粪 - 口途径传播、水源或食物污染可致暴发流行等。

一、病原学

甲型肝炎病毒(HAV)是一种单股正链 RNA 病毒,归类于微小 RNA 病毒科中的嗜肝 RNA 病毒属。HAV 呈球形,直径 27~32nm,无包膜,由多个壳粒组成 20 面对称体颗粒,内含线型单股 RNA。全长 7478 核苷酸。根据核苷酸序列的同源性,HAV 可分为 7 个基因型,目前我国已分离的 HAV 均为 I 型。HAV 仅有一个血清型,因此只有一个抗原抗体系统。感染后早期产生抗 -HAV IgM 抗体,是 HAV 近期感染的血清学证据;抗 -HAV IgG 抗体产生较晚,在恢复期达高峰,可持久存在,具有保护性。

HAV 在体外抵抗力较强,耐酸碱,在 -20℃条件下保存数年,其传染性不变,能耐受 60℃ 30 分钟;加热煮沸(100℃)1 分钟可使之灭活;对紫外线、氯、甲醛等敏感。

二、流行病学

1. 流行特征　甲肝的流行与社会、经济和卫生因素关系密切。卫生条件差的国家和地区,HAV 感染人都发生在幼儿期和儿童期,社会地位和经济水平低下的人群 HAV 感染率更高;卫生条件好的地区,HAV 感染率相对较低。我国为 HAV 高度地方性流行区,但大城市常住居民的 HAV 感染率却处于低度或中度地方性流行水平。随着社会、经济和卫生水平的发展,我国 HAV 感染已由高度地方性流行转变为中度或低度地方性流行地区,人群血清抗 -HAV 流行率正在下降。目前,甲型肝炎以散发为主,但存在托儿所、学校、社区和医院的甲肝小型暴发。流行区常呈秋、冬和春季高峰。

2. 传染源 急性期感染者和隐性感染者是甲型肝炎流行的传染源。其中隐性感染者更为多见。起病前 2 周至丙氨酸转氨酶高峰期后 1 周为患者粪便的排毒期,当抗 -HAV 出现时,粪便排毒基本停止,但少数患者排毒期可延长至病后 30 天。

3. 传播途径 HAV 主要经粪 - 口途径传播。患者的粪便污染水源或食物等可引起流行,水源或食物污染可导致暴发流行。1988 年上海甲肝大流行即因食用未煮熟的毛蚶而引起。日常生活接触是散发性甲肝的主要传播方式。

4. 易感人群 未受染者均易感。6 个月以下婴儿有来自母体的抗 HAV 而不易感染。我国 6 个月以上幼儿、儿童及青少年易于感染,以隐性感染为主。80% 以上成人可检测出抗 -HAV IgG。感染后可获得持久免疫力。

三、发病机制与病理解剖

(一)发制机制

HAV 感染引起肝损伤的机制尚未完全清楚,目前认为,HAV 侵入肝细胞后即在肝细胞内繁殖并引起轻微病变。随后通过机体的免疫反应,特别是细胞毒性 T 细胞通过直接作用和分泌细胞因子,如 γ- 干扰素等破坏感染肝细胞。此外,抗 HAV 产生后也可能通过免疫复合物机制破坏肝细胞。

(二)病理解剖

不同程度的肝细胞变性和坏死是甲型肝炎和戊型肝炎最具特征性的病理变化,如肝细胞肿胀、胞质疏松和水样变、细胞膨胀(气球样变性)、嗜酸性变、嗜酸性小体形成、点状和桥状坏死(融合性坏死)等。同时肝组织内伴随炎症细胞浸润,包括淋巴细胞、单核细胞和组织细胞等。多表现为轻度的肝脏病变,肝细胞呈气球样变性,细胞质浓缩呈嗜酸性变,形成嗜酸性小体,肝细胞呈点状或碎屑状坏死。部分病例可见到小叶内胆汁淤积,毛细血管内胆栓形成,管腔可扩大,有时可见肝细胞和库普弗细胞内有胆色素颗粒。肝小叶内炎性细胞浸润以单核和淋巴细胞为主。部分病例可见中央静脉炎症反应,汇管区扩大。肝小叶内库普弗细胞呈显著肥大、增生和吞噬活跃,弥漫性增生较灶性增生为多见。在库普弗细胞内往往吞噬有脂褐素、含铁血黄素和胆色素颗粒。少数病例在急性期汇管区有结缔组织增生,偶见向小叶内延伸。极少数戊型肝炎患者的大部分肝小叶发生坏死,正常肝小叶结构严重破坏,发展为重型肝炎。

四、临床表现

甲型肝炎病毒引起的肝炎潜伏期为 2~6 周,平均 4 周;戊型肝炎潜伏期为 2~9 周,平均 6 周。

1. 急性黄疸型肝炎 按临床经过可分为黄疸前期、黄疸期和恢复期。①黄疸前期:起病较急,多伴有发热、畏寒,发热多低于 39℃,平均热程 3 天。突出表现为全身乏力和胃肠道症状(厌油、食欲减退、恶心、呕吐、腹胀),本期末有尿色加深等,肝功能改变主要以谷丙转氨酶(GPT)升高为主,本期持续 5~7 天,易被误诊为上呼吸道感染等。②黄疸期:随着尿黄加深,皮肤、巩膜出现黄疸,1~3 周内黄疸达到高峰,肝脏肿大,部分病例可脾脏轻度肿大,但自觉症状好转。少数患者,特别是戊型肝炎患者可有肝内胆汁淤积的表现,如皮肤瘙痒、粪便颜色变浅及心动徐缓等。血清转氨酶及胆红素明显升高。本期持续 2~6 周。③恢复期：黄疸消退，症状消失，肝脾回缩，肝功能恢复正常。本期持续 1~2 个月，平均 1 个月。总病程 2~4 个月。

2. 急性无黄疸型肝炎　症状类似急性黄疸型肝炎的黄疸前期，主要表现为乏力及胃肠道症状，但症状较轻，恢复较快。病程多在 3 个月以内。

3. 淤胆型肝炎　原称毛细胆管性肝炎。起病类似急性黄疸型肝炎，但消化道症状较轻。该病病程较长，黄疸持续 2~4 个月。本型为黄疸型的一种特殊表现，临床特点是胃肠道症状较轻，发热时间较长，黄疸持续较久（数周至数月），可有腹胀、皮肤瘙痒、一过性大便颜色变浅，尿色深，呈浓茶色，肝大、有压痛。需与其他肝内、外梗阻性黄疸鉴别。

4. 重型肝炎　HAV 感染引起重型肝炎者少见。重型肝炎发生多有明确诱因，如过度疲劳、饮酒、应用肝损害药物、合并细菌感染及伴有其他疾病，如甲状腺功能亢进、糖尿病等。临床表现为一系列肝衰竭表现：极度乏力，严重的消化道症状，如频繁恶心、呕吐等，黄疸进行性加深（总胆红素大于 170μmol/L 或每天上升 ≥17.1μmol/L）或胆酶分离，肝脏浊音界缩小，神经、精神症状，如性格行为异常、记忆力下降、定向力障碍、嗜睡、烦躁不安及昏迷等，明显的出血倾向、中毒性鼓肠、肝臭、肝肾综合征等。根据组织病理和病情发展速度，重型肝炎可分为急性重型肝炎、亚急性重型肝炎、慢加急性重型肝炎和慢性重症肝炎。HAV 感染引起的重症肝炎主要是急性重型肝炎或亚急性重型肝炎。

（1）急性重型肝炎：又称暴发型肝炎。起病急，发病 2 周内出现 Ⅱ 度以上肝性脑病为特征的肝衰竭症状。本型死亡率高，病程不超过 3 周。

（2）亚急性重型肝炎：又称亚急性肝坏死。起病较急，发病 2~4 周出现肝衰竭症状。临床上又分为脑病型和腹水型。首先出现 Ⅱ 度以上肝性脑病者，称为脑病型；首先出现腹水及其相关症候（包括胸水等）者，称为腹水型。晚期可出现难治性并发症，如脑水肿、消化道大出血、中毒性鼓肠、严重感染、电解质紊乱及酸碱失衡，一旦出现肝肾综合征，预后极差，多于短期内死亡。本型病程较长，常超过 3 周至数月。

五、实验室检查

1. 血常规　白细胞总数正常或偏低，淋巴细胞相对增高，偶见异常淋巴细胞，一般不超过 10%。重型肝炎时白细胞可增高。

2. 尿常规　可出现尿胆红素及尿胆原阳性。肝细胞黄疸两者均阳性，肝内胆汁淤积或梗阻性黄疸以尿胆红素为主，而溶血性黄疸以尿胆原为主。

3. 肝功能检查

（1）血清酶测定：血清丙氨酸转氨酶（ALT）于黄疸前期开始升高，在血清胆红素达高峰之前达到高峰，一般在黄疸消退后一至数周恢复正常。测定 ALT 有助于早期肝炎的诊断。急性无黄疸型肝炎多以单项 ALT 升高为特点。重型肝炎时黄疸迅速加深，ALT 反而下降，呈现胆酶分离现象，提示大量肝细胞坏死。血清 AST 升高，提示线粒体损伤，通常与肝病严重程度呈正相关。肝损害严重时血清胆碱酯酶活性显著降低。

（2）胆红素测定：急性黄疸型肝炎者血清总胆红素（TBIL）、结合胆红素（DBIL）均升高。淤胆型者 DBIL 升高更显著，同时伴有 ALP 及 γ- 谷氨酰转肽酶（γ-GT）明显升高。重型肝炎时 TBIL 常超过 170μmol/L。胆红素水平是反映肝细胞损伤严重程度的重要指标。

（3）血清蛋白测定：常为正常水平。重型肝炎时可降低。

（4）凝血酶原活动度（PTA）：≤40% 对诊断重型肝炎有重要意义，亦是判断重型肝炎预后的最敏感的实验室指标。

（5）血浆胆固醇：肝细胞损伤严重时，胆固醇在肝内合成减少，血浆胆固醇水平下降，胆固醇愈低，预后愈险恶。

（6）血氨：肝衰竭时，清除氨的能力下降或丧失，致使血氨水平升高，常见于重型肝炎、肝性脑病患者。

4. 免疫学检查

（1）抗 -HAV IgM：出现早，在发病数天即可检出，3~6 个月大部分消失。是甲型肝炎早期诊断的最简便可靠的血清学指标。临床多采用酶联免疫吸附试验（ELISA）检测。

（2）抗 -HAV IgG：出现稍晚，初期滴度低，以后逐渐升高，病后 3 个月达高峰，1 年内维持较高水平，低水平在血中可维持数十年甚至终生。属于保护性抗体。如双份血清的抗 -HAV IgG 滴度，恢复期血清有 4 倍以上增高，可诊断甲型肝炎。

5. 分子生物学检查　采用 RT-PCR 法在粪便和血液标本中检测到 HAV RNA，也可明确诊断。该方法不作为常规检查。

六、诊断与鉴别诊断

1. 流行病学资料　甲型肝炎多发生于儿童，病前有无在甲肝流行区，有无食入未煮熟海产品，如毛蚶等及饮用污染水的病史。

2. 临床诊断

（1）急性肝炎：起病急，常有发热、畏寒、乏力、胃肠道症状及轻重不等的黄疸，肝功能异常，ALT 显著升高，黄疸型肝炎患者血清胆红素 >17.1μmol/L，尿胆红素阳性。

（2）淤胆型肝炎：起病类似黄疸型肝炎，黄疸时间长，症状轻，有肝内梗阻的表现。

（3）重型肝炎：急性黄疸型肝炎病情迅速恶化，2 周内出现 II 度以上肝性脑病、PTA<40%、明显出血倾向、肝体积缩小、肝肾综合征等表现。

（4）亚急性重型肝炎：2 周以上出现上述表现者即为亚急性重型肝炎。

3. 血清学诊断　甲型肝炎病原学诊断较简单。如抗 -HAV IgM 阳性即可诊断。此外，急性期和恢复期双份血清抗 -HAV IgG 有 4 倍以上升高，也可诊断，但需要时间较长，无早期诊断价值。

4. 鉴别诊断

（1）黄疸：主要与溶血性黄疸、肝外梗阻性黄疸相鉴别。溶血性黄疸主要表现为发热、腰痛、血红蛋白尿、贫血等，网织红细胞常增多，黄疸少有超出正常值的 5 倍，主要以非结合胆红素升高为主。溶血性黄疸的发生常有药物或感染等诱因。肝外梗阻性黄疸主要表现为黄疸、皮肤瘙痒及粪便颜色变浅或陶土样，同时伴有原发病表现，如胆囊炎、胆石症等，肝功能损害较轻，黄疸以结合胆红素为主，影像学检查有肝内外胆管扩张。

（2）其他原因引起的肝炎：急性黄疸型肝炎应与其他引起肝实质性黄疸的疾病相鉴别，如 CMV 感染、HBV 感染、HCV 感染、传染性单核细胞增多症、巨细胞病毒性肝炎、中毒性肝炎、钩端螺旋体病等。通过详细询问病史（疫水接触史、用药史等）、特异性血清病原学检查（HBV、HCV、EBV、CMV、钩端螺旋体等）进行鉴别。急性无黄疸型肝炎应与其他引起单项转氨酶升高的疾病相鉴别,如中毒性肝炎、脂肪肝、药物型肝炎、华支睾吸虫病等鉴别。

七、治疗

1. 急性黄疸型肝炎和无黄疸型肝炎　由于甲型肝炎是自限性疾病,预后良好,不转为慢性,一般均能顺利恢复,不需要抗病毒治疗,故主要是对症及支持治疗,主要以卧床休息、合理营养为主,不可盲目用药,忌烟酒,防止过度劳累及避免应用损伤肝脏的药物。彻底卧床休息是促使肝炎恢复、防止发生重型肝炎的关键。予以易消化的清淡食物为宜,应含多种维生素,有足够的热量及适量的蛋白质。如进食少或有呕吐者,应补充足够热量,如葡萄糖、脂肪乳等。根据当时本地具体情况适当采用中药或西药进行治疗。甘草制剂,如甘利欣、异甘草酸镁等可减轻肝脏炎症,促使肝功能恢复及降低转氨酶。还原性谷胱甘肽、水溶性维生素等能改善肝功能等,中药以清热利湿为主,亦可选用单方、验方,如蒲公英、夏枯草、板蓝根、金银花、金钱草等水煎服或茵陈、金银花、白茅根、茯苓及赤芍,水煎服,一般可奏效。对黄疸较深者可选用茵栀黄注射液、苦黄注射液等进行退黄。

2. 急性淤胆型肝炎　预后良好,虽然黄疸持续时间较长,可达 3~6 个月,但最终多能自愈,个别病人可能发展为胆汁性肝硬化。治疗同急性黄疸型肝炎。对于黄疸较重,持续时间较长者可采用以下疗法:①泼尼松 40~60mg/d 口服或静脉滴注,地塞米松 10~20mg/d,2 周后如血清胆红素显著下降,则逐步减量;②中医中药,如苦黄注射液或"凉血活血,重用赤芍"的方剂等;③苯巴比妥钠为肝酶的诱导剂,用量为每次 30~60mg,每天 2~3 次,一般用约 5~7 天黄疸可开始下降,两周左右可下降 40%~60%,服药后有嗜睡等副作用;④血浆置换,对于严重淤胆其他疗法疗效不佳时可应用。

3. 重型肝炎　目前缺乏特效治疗,应采取综合治疗。原则是减少肝细胞继续坏死,促进肝细胞再生,预防和治疗各种并发症,有条件时可采用人工肝支持系统,加强监护,千方百计维持病人生命以待肝脏恢复,争取行肝移植治疗。

（1）一般和支持疗法:应绝对卧床休息,给予以碳水化合物为主的营养支持治疗,每天热量应维持 6276J 左右,入量应予以限制,防止水钠潴留及脑水肿,一般在前一天尿量基础上加 500~600ml。维持电解质及酸碱平衡,此外,还需要补充足量蛋白质和维生素,可输入新鲜血浆或白蛋白。限制口服蛋白质的摄入,以控制肠道内氨的来源。

（2）减少肝细胞坏死:甘草制剂的应用,如甘利欣、美能及异甘草酸镁等减轻肝脏炎症;病程早期短期(一般 3~5 天,不超过 5~10 天)应用适量肾上腺皮质激素,可减轻肝细胞坏死,但病程晚期应禁用,以防继发感染。

（3）促进肝细胞再生:有促肝细胞生长素等。促肝细胞生长素为小分子多肽,多来源于动物,如猪、牛等,疗程至少 1 个月,可能有一定疗效。

（4）并发症治疗:①肝性脑病:禁蛋白饮食,口服乳果糖或食醋灌肠,口服新霉素,合理使用微生态制剂及保持大便通畅等可减少氨和其他毒性物质从肠道吸收,静脉用乙酰谷酰胺、精氨酸、门冬氨酸 - 鸟氨酸等减少血氨水平;支链氨基酸制剂维持支链 / 芳香氨基酸平衡;应用左旋多巴可纠正假性神经递质;出现脑水肿可用 20% 甘露醇和呋塞米快速滴注;同时积极消除肝性脑病的诱因。②上消化道出血:预防出血可使用组胺 H2 受体拮抗剂,如雷尼替丁、法莫替丁、西咪替丁等及质子泵抑制剂奥美拉唑等;补充凝血物质,如凝血酶原复合物、新鲜血液(浆)、浓缩血小板、纤维蛋白原等；出血时可口服凝血酶、去甲肾上腺素或云南白药，应用垂体后叶素、生长抑素、蛇毒血凝酶、卡巴克络及维生素 K 等积极止血。③继发感染：感染多发生于胆管、腹腔、呼吸道及泌尿道等，应及早应用抗菌药物，根据细菌培养结果及临床经验选择抗生素，胆管及腹腔感染以革兰阴性杆菌多见，可选用第三代头孢菌素类或喹诺酮类抗生素；肺部感染以革兰阳性球菌多见，可选用万古霉素、去甲万古霉素或替考拉宁；怀疑厌氧菌感染可用甲硝唑、替硝唑或奥硝唑等；严重感染应选择强效广谱抗生素并联合用药，如头孢曲松、头孢他啶、头孢吡乌、亚胺培南、比阿培南等，同时警惕二重感染的发生；有真菌感染时选用氟康唑、伊曲康唑、卡泊芬净等，应用免疫调节药物，如胸腺肽等，可提高机体的防御功能，预防继发感染。④肾功能不全：关键在于预防，一旦发生，预后极差。应避免过量利尿、大量放腹水、使用肾损药物及收缩肾血管的药物，及时处理消化道出血、严重感染及休克等并发症。目前尚无有效治疗方法，早期可腹腔内注射利尿剂和血管活性药物，如多巴胺，同时积极补充人体白蛋白，可能有一定的疗效，也可应用前列地尔或多巴胺静脉滴注并配合使用利尿剂，使 24 小时尿量不低于 1000ml。肝肾综合征采用透析疗法疗效欠佳。应尽早争取肝移植。

（5）人工肝支持系统：目前应用于临床的是非生物型人工肝支持系统，主要作用是清除血中中毒性物质及补充生物活性物质。适用于早期重型肝炎或有重症肝炎倾向的患者，晚期肝衰竭患者因并发症多见，应慎重使用，存在严重活动性出血或 DIC、循环功能衰竭、对治疗过程中所用血制品高度过敏者以及妊娠晚期患者等应禁用。在使用人工肝治疗过程中可能会出现过敏反应、低血压、出血、失衡综合征、溶血、空气栓塞、水电解质及酸碱平衡紊乱等并发症，一旦出现，可根据具体情况给予相应处理。人工肝治疗后可使胆红素水平明显下降，PTA 升高，症状改善。

八、预防

1. 控制传染源　早期发现患者并予以隔离。隔离期自发病日算起共 3 周。患者隔离后，对其住室及活动地方进行终末消毒。托幼机构发现甲型肝炎后，应对密切接触者进行医学观察，黄疸型病人传染性最强时间是在出现黄疸之前，因此从传染源实施控制难度很大。

2. 阻断传播途径　注意对病人的隔离消毒，病人用过的食具要煮沸 20 分钟后再洗涤，生活用品 1% 漂白粉水擦洗，被单、衣物等如不能用开水煮的要在日光下多次曝晒，管理好病人的粪便和排泄物、垃圾等污物；接触病人后，应注意手和物品的消毒，避免交叉感染，防止把疾病传染给自己或其他人；注意饮食卫生；保持对社区内饮水的安全和对污水的适当处理，消灭苍蝇，同时提倡注意个人卫生，比如经常洗手，可减少甲型肝炎的传播。

3. 保护易感者　甲肝灭活疫苗有较好的预防效果。也是世界卫生组织推荐使用的疫苗之一。

12 月龄以下儿童、免疫缺陷者、慢性肝病患者或甲肝疫苗禁忌证者建议使用免疫球蛋白。

（喻文亮）

第十二节　虫媒传染性疾病

一、疟疾

疟疾(malaria)是经按蚊叮咬或输入带疟原虫者的血液而感染疟原虫所引起的虫媒传染病,临床主要表现为间歇性定时发作的寒战、高热、大汗,而后缓解,多次发作可引起贫血和脾大。恶性疟常见凶险型发作,间日疟、卵形疟常有复发。

(一)病原学

寄生于人体的疟原虫有四种,即间日疟原虫、卵形疟原虫、三日疟原虫和恶性疟原虫,它们分别引起间日疟、卵形疟、三日疟和恶性疟。三日疟原虫还可感染非洲猿类,其余三种疟原虫专性寄生于人体。四种疟原虫的生活史基本相同,其发育过程需要两个宿主,在人体内进行无性增殖和有性生殖的初始阶段,在蚊体内进行有性生殖(配子生殖)和无性生殖(孢子生殖)

疟原虫在人体内的发育:

1. 肝细胞内的发育　又称红细胞外期,当带有疟原虫的雌性按蚊叮咬人时,蚊唾液腺内的子孢子随唾液进入人体,在60分钟内经血流进入肝细胞。子孢子在肝细胞内发育成裂殖体,并以二分裂法进行裂体增殖,形成裂殖子,一个裂殖体内可产生数以万计的裂殖子,此期称为"红外期"或"肝细胞内期"。四种疟原虫的红外期裂体增殖时间长短有所不同,恶性疟原虫为5.5~6天,间日疟原虫为8天,卵形疟原虫为9天,三日疟原虫最长为11~12天。裂殖体成熟使肝细胞肿大、破裂,裂殖子逸出,散到肝窦状隙,进入血流,其中大部分裂殖子被吞噬细胞吞噬,少部分裂殖子与血流中的糖蛋白结合,并通过红细胞上的特异受体侵入红细胞,进入红内期的发育。

三日疟原虫、恶性疟原虫的红外期均以肝细胞破裂、裂殖子逸出而结束。间日疟原虫和卵形疟原虫有一部分子孢子进入肝细胞后进入一个休眠状态,成为远期复发的根源。

关于休眠体的形成可能原因有:遗传表型学说认为子孢子具有两种遗传学表型,即迟发型子孢子和速发型子孢子。温度影响发育,体外培养间日疟原虫的子孢子证明,培养的温度过高或过低均不利于子孢子的发育,可使休眠体的比例增高。志愿者试验提示感染度有影响,重度感染者其潜伏期稳定而短,而轻度感染者的潜伏期不定,可长可短。后两种观点认为,我国的间日疟在蚊传播过程中潜伏期是可变的,不存在生物学上稳定的长潜伏期和短潜伏期。

2. 红细胞内的发育(红细胞内期)　红细胞内期包括裂体增殖和配子体形成两个阶段。

(1)裂体增殖期:裂殖子进入红细胞后先发育成小滋养体,其胞质出现大的空泡,少量细胞质围绕空泡形似戒指的环状,故又称为环状体。小滋养体进一步发育增大,胞浆呈阿米巴样变化,称大滋养体。大滋养体的核开始分裂后称为裂殖体,裂殖体内含多个裂殖子。疟原虫消化宿主血红蛋白所形成的色素颗粒,称为疟色素,在大滋养体期已开始出现。随着裂殖体内细胞核不断分裂,被感染的红细胞最终被胀破,裂殖子、疟色素和其他代谢产物一起释放进入血流,引起一次临床发作。放出的裂殖子部分被吞噬细胞吞噬,另一部分重新进入红细胞进行新一轮裂体增殖,引起再一次发作,周而复始。裂体增殖的周期决定了临床发作的间隔时间,间日疟原虫和卵形疟原虫的裂体增殖周期均为48小时,三日疟原虫的裂体增殖周期为72小时,而恶性疟原虫不规则,一般为36~48小时。

(2)配子体形成:经过上述2~4个周期的裂体增殖后,部分疟原虫进行裂体增殖而发育成配子体,配子体分为雌配子体和雄配子体。间日疟原虫配子体大约2天成熟,但存活可能不到3天,恶性疟原虫配子体成熟较迟,需8~10天,但寿命可超过数周。雌配子体和雄配子体形成是疟原虫有性生殖的开始。

疟原虫的有性分化与发育的整个过程按不同的成熟阶段可分为诱导、分化、进一步成熟三期。疟原虫的遗传因素和环境因素影响配子体形成和发育。已知恶性疟原虫有两种遗传突变株,一种能够产生配子体,但数量少,如恶性疟原虫株在12号染色体某一位点缺失可影响雄配子体的形成,在裂体增殖几个周期之后形成的是大量雌配子体,由于雌雄比例不当可影响疟疾的传播。另一种突变株则完全不能产生配子体。培养基中红细胞溶解物和核苷类物质的量及比例也影响配子体的形成。

(二)流行病学

1. **传染源** 疟疾现症患者和无症状带虫者是疟疾的传染源。初次感染者在数次发作后外周血中存在配子体时方具有流行病学意义,发作的次数越多则传染性越大。复发者在复发的第一天血中即有配子体,并具有传染性。血中雌配子体和雄配子体的比例与成熟程度影响传播的成功率。

2. **传播途径**

(1)自然传播:按蚊是疟疾自然传播的媒介。目前我国重要传播疟疾的按蚊有4种,即中华按蚊、嗜人按蚊、微小按蚊和大劣按蚊。四种媒介的传疟能量以大劣按蚊最强,嗜人按蚊、微小按蚊和中华按蚊依次递减。

(2)输血传播:由于输注带有裂殖子的血液而传播,因无肝内期,故输血传播的疟疾无远期复发。输血传播疟疾多见于高疟区。

(3)其他传播方式:孕妇患疟疾时,疟疾原虫可通过胎盘传给胎儿,引起先天性疟疾。

3. **人群易感性** 我国的人群对疟疾普遍易感。感染过疟疾后血中可产生一定的免疫力,但持续时间短,一般不超过3个月。疟疾的免疫主要为带虫免疫(premunition),即宿主体内有少量疟原虫,呈低原虫向血症,而无症状发作。此带虫状态在高疟区成人多见,婴幼儿少见。非流行区居民无免疫力,当大量的非流行区人群进入高疟区时,易出现暴发流行。在流行区婴幼儿中感染率高、感染度重、发病重。

4. **流行特征**

(1)地区分布:20世纪90年代以来,由于流动人口增加,防疟措施落实困难,耐药株增多等诸多原因,长江、黄河流域局部地区发病率上升,在南方各省,如海南、云南、广东、广西、贵州、四川、福建等地发病情况不稳定,局部地区暴发流行的报告不少,且恶性疟疾病例随着人口的流动而扩散。

(2)季节分布:南方年平均气温高,每年疟疾可传播9~12个月,如海南省全年均可流行。北方寒冷而干燥,一年可传播3~6个月,发病的高峰在夏秋季节。

(3)人群分布:各年龄组普遍易感。小儿对疟疾缺乏免疫力,感染后发病者较多,病情重,易发展为凶险型发作,病死率高。

（三）致病机制及对人体的损害

1. 发病机制　疟疾的临床发作是由疟原虫在红细胞内裂体增殖引起的。裂殖体成熟后胀破红细胞,大量裂殖子、原虫的代谢产物和疟色素等释放入血液,激活了巨噬细胞、单核细胞、中性粒细胞等炎症细胞,放出 IL-1、IFN-γ、TNF-α 等细胞因子作为内源性致热原,引起典型的寒热发作。多次发作后刺激机体产生免疫反应,可抑制原虫繁殖,杀灭红内期疟原虫而不再出现临床症状,但不足以完全消灭体内的原虫,感染者呈低原虫血症状态,又称为带原虫者,这种免疫称为带虫免疫。

贫血是疟疾常见症状。疟原虫的裂体增殖破坏红细胞是贫血的原因之一。间日疟、卵形疟侵入网织红细胞,原虫血症较轻,一般不超过 25 000 个 /ml;三日疟侵入衰老的红细胞;恶性疟侵入各龄红细胞,受感染的红细胞可占循环红细胞的 2% 以上,极重时可达10%~30%。贫血是恶性疟感染后致死的重要原因之一,也是流行区慢性恶性疟的主要并发症。除裂体增殖直接破坏红细胞外,目前认为以下原因更为重要:①溶血反应:循环血液中红细胞沾染疟原虫抗原引起致抗原抗体反应,与补体结合导致红细胞溶解。G-6-PD 缺乏者因服抗疟药物而加重溶血。②疟疾患者脾功能亢进及单核 - 吞噬细胞系统增生,清除受疟原虫抗原沾染的红细胞。③恶性疟还可见有红细胞生成障碍,机制不明。

脾大多见于慢性疟原虫感染者,患者往往合并贫血,高 IgG、IgM 血症,这与宿主对反复疟原虫感染出现了过强的免疫应答有关。大分子免疫复合物凝集后,刺激单核 - 吞噬细胞系统增殖并被摄取,长期反复刺激形成巨脾。

疟疾的肾脏损害有两种原因,其一为疟原虫抗原抗体复合物在肾小球基底膜沉积而形成的慢性进行性肾小球肾炎,又称疟疾性肾病,多见于三日疟。疟疾性肾病用抗疟治疗无效,常呈慢性进行性过程,最终发生不可逆性慢性肾衰竭。另一原因为重症疟疾发作所致脱水、血黏度过高、DIC、血管内溶血等病理生理改变而引发急性肾小管受损,局部缺血、缺氧,进一步诱发急性肾小管坏死,此种急性肾小管坏死引起的急性肾衰竭经抗疟和对症治疗后成为可逆性。

脑型疟疾主要与含有疟原虫的红细胞在脑部毛细血管内聚集并黏附在脑组织深部毛细血管内皮上,发生微循环阻塞有关。部分恶性疟原虫感染之后,被寄生在红细胞膜上,出现电子致密的新的结构,称为"节结"(knot)。该节结具有疟原虫的抗原成分,可与小静脉和毛细血管内皮细胞膜受体黏附而滞留,造成血管堵塞,引发脑型疟。不能形成节结的虫株则不引起脑型疟疾。脑型疟疾患者脑组织中有 MSP-mRNA 表达,脑组织中还有 TGF-β、IL-1、TNF-α 的表达,且三种细胞因子之间显著相关,这些促炎因子表达在脑型疟疾的发病机制中起一定作用。

2. 病理解剖　疟疾的病理改变主要由单核 - 巨噬细胞系统增生所致。间日疟、三日疟红内期裂体增殖在周围血中进行,以致全身单核 - 巨噬细胞系统增生明显。恶性疟红内期裂体增殖多在内脏微血管内进行,以内脏受损为主。

（1）脾:在急性期,脾脏呈轻度至中等程度肿大,质地较软,随疟色素的增多,脾呈暗红色至深棕色。脾脏切面高度充血,包膜内压增高。显微镜下,在脾窦和脾索中可见大量含有裂殖体的红细胞,分布于整个髓质。可见吞噬多个原虫的巨噬细胞和淋巴样细胞。慢性疟疾脾大明显,质地较硬。脾包膜增厚且纤维化明显,常与横膈及腹壁有粘连。脾脏的切面因含有大量疟色素而呈青灰色。镜检可见脾髓内网状组织增生和纤维化,骨髓中多为大单核细胞浸润。脾索皱缩且含疟色素,呈弥漫性纤维变性,血管与血窦壁增厚,脾窦扩张。

(2) 肝:急性期肝脏充血、肿大,呈棕色。切面无明显坏死和出血灶。镜下肝窦明显充血,充满感染了疟原虫的红细胞和炎症细胞,库普弗细胞内和游离的巨噬细胞内有疟色素。恶性疟的肝损伤可较明显,还可见肝细胞脂肪变性和点状坏死。慢性疟疾或长期反复感染者汇管区呈现显著纤维变性。

(3) 脑:恶性脑型疟患者病变明显。脑组织水肿,脑回增宽变平,软脑膜和皮质血管明显充血。大脑和小脑可出现散在性出血斑、出血点。脑皮质因含疟色素而呈青灰色。镜检见脑内微血管明显充血,血管内有大量含虫红细胞和疟色素,并凝集形成血栓。血栓堵塞了微血管,使脑组织坏死,髓鞘消失,坏死组织外面可见环状出血带,并伴有神经胶质细胞增生,形成疟疾肉芽肿。

(四) 临床表现

间日疟的短潜伏期为 12~20 天,长潜伏期可达 8~9 个月,恶性疟 7~14 天,三日疟 24~30 天,卵形疟 12~20 天。疟疾的潜伏期受感染虫种影响,患者若服过抗疟药后感染,其潜伏期亦可延长。

小儿年龄越小越不典型,越是年长儿其表现越接近成年人。由于小儿对疟疾的免疫力低,感染程度往往较高,症状较重,重症疟疾多见,并发症多见,后遗症多,病死率高于成人。呼吸道症状和消化道症状突出,肝脾大多见。小儿神经系统发育不完善,在发热期中高热惊厥多见。恶性疟感染中脑型疟疾多见于小儿。小儿恶性疟患者的呼吸道症状常有咳嗽,呼吸困难,肺部可闻干湿性啰音。胸部 X 线表现与支气管肺炎相似:肺门增大,模糊,肺纹理增多,两肺中下野弥漫或散在边缘模糊点片状阴影,中内带显著。此外还可见胸腔少量积液,肋间胸膜膨出,叶间胸膜增厚,经过抗疟治疗 1 周后多数可恢复。消化道症状以恶心、呕吐最常见,水样腹泻多见。

先天性疟疾:新生儿和出生后不久,排除蚊虫叮咬和输血感染的情况下发生的疟疾,可作出临床诊断,在其母体血中找到相同种类的疟原虫可确诊。主要是由于母亲在妊娠期间感染疟疾,胎盘受损致胎儿感染。患儿在生后即有贫血和脾大,多见不规则发热。

1. 典型发作

(1) 间日疟:在潜伏期末可出现前驱期症状,常见头痛、乏力、肢体疼痛、怕冷、厌食、恶心。初发时可有数天不规则发热,随后呈现典型的间歇发作。发作周期 48 小时。典型发作可分为三个阶段。

1) 寒战期:突然出现畏寒、寒战,面色苍白,口唇及四肢末端发绀,皮肤汗毛竖起,脉速有力。常伴头痛、恶心。此期持续 10 分钟 ~2 小时。

2) 高热期:寒战数十分钟后体温已渐升高,寒战停止时体温达高峰,常为 40℃或更高。面色潮红,皮肤干热,口渴,烦躁,脉速有力。部分病人谵妄。儿童可见高热惊厥,常伴恶心、呕吐。此期持续 2~6 小时。

3) 大汗期:高热后先颜面、双手出汗,继之全身大汗淋漓,高热期的症状均缓解,体温降至正常或正常以下。病人顿觉舒适,多有极度疲劳感而安然入睡。此期持续 1~2 小时。

整个发作持续 6~10 小时。发作多起于下午及傍晚。发作间歇期患者除略感疲乏外,自觉良好,行动如常。鼻唇可有单纯疱疹出现。发作 2~3 次后脾可肿大,质软,有压痛,此时给予有效的抗疟治疗脾可回缩,反复发作后脾大明显,质地变硬。肝脏可肿大、有轻压痛,多发生于脾大之后。

若感染两批疟原虫,先后发育成熟,以上发作可不规则。

间日疟患者未经治疗,在发作 5~7 次后,机体产生了一定的免疫力,可自行缓解。因免疫力不足以完全消灭红细胞内的疟原虫,2~3 个月后可再发作,称为再燃,又称近期复发。在红细胞内原虫完全消灭后,症状消失 6 个月以后再出现的发作是由于休眠体引起的,称为复发,又称为远期复发。

(2)三日疟:前驱期症状和典型发作均与间日疟相似,起病较缓慢。三日疟原虫在感染早期即为严格的同步裂体增殖,故临床上在起病初就为严格的 72 小时一次的周期性发作。

(3)卵形疟:典型发作与间日疟相似,症状多较轻,寒战不明显,一般发作不超过 6 次,易自愈。

(4)恶性疟:恶性疟原虫红内期发育时间长短不一,从感染的红细胞中逸出、侵入红细胞的时间也不一致,故起病急缓不一。多数患者无寒战,仅有畏寒感,发热时体温逐渐上升,热型不规则,可为持续高热、弛张热、不规则高热,发热期长达 20~36 小时,前后两次发作的间歇期很短,有时呈高双峰的间歇热,发热时常常伴有剧烈头痛,全身酸痛,极度衰竭。出汗少,极少大汗淋漓者。消化道症状多见,如恶心、呕吐、腹痛及腹泻等症状。贫血出现早且重。病后 1 周,患者脾可触及并有压痛。肝大多见,重者可见黄疸和肝功能异常。少见口唇疱疹,偶见四肢麻木,鼻出血,皮肤淤点。

无免疫力的初发者在发作 5~10 天后易演变为凶险型发作,有免疫力者可在数周后自行缓解。耐氯喹株恶性疟患者高热时间长,贫血重,白细胞下降明显,脾脏肿大显著。

2. 凶险型发作 疟疾的凶险型发作主要见于恶性疟,也可见于间日疟。在无免疫力的人群中,特别是儿童及来自非流行区的移民,感染程度较重时,常出现凶险型发作。当患者出现以下任何一个临床征象时,应考虑为凶险型疟疾:①神志障碍或昏迷;②重度的正细胞性贫血;③肾功能不全;④肺水肿或急性呼吸窘迫综合征;⑤低血糖;⑥休克;⑦齿龈、鼻、胃肠道的自发性出血和(或)DIC 的可靠实验室证据;⑧ 24 小时内观察到两次以上发作的全身性惊厥;⑨酸中毒或酸血症;⑩肉眼血红蛋白尿或黑尿热;⑪明显黄疸,血清总胆红素大于 50μmol/L;⑫高原虫血症:感染疟原虫的红细胞占循环血红细胞的 5% 以上或恶性疟原虫的裂殖体在末梢血涂片中出现。

疟疾的凶险型发作常见的临床类型有脑型、超高热型、胃肠型。

(1)脑型疟疾:该型是最为常见的类型,占凶险型发作的 80% 以上。多见于对疟疾无免疫力的人群,儿童和初入疟区的外来人口中多见。患者常先高热,剧烈头痛,反应迟钝,谵妄,性格异常。2~5 天后出现抽搐、昏迷,颈项强直,腹壁反射、提睾反射减弱或消失,膝反射可亢进或消失。大约 15% 的患者有视网膜出血,贫血和黄疸多见。由于疟原虫大量繁殖的消耗和热量摄入不足,奎宁和奎尼丁治疗过程中可刺激胰岛素释放,低血糖可见,发生率约为 8%,尤其易见于儿童。极严重者可见脑水肿、呼吸衰竭。脑脊液压力增高,外观清亮,细胞数多为正常,蛋白轻度增高,糖与氯化物正常。

出现低血糖、重度贫血、反复癫痫发作、深昏迷的患者,若能存活,可出现持久的神经系统后遗症,儿童发生率为 10% 左右。

(2)超高热型:起病急,体温迅速升高至 41℃以上,并持续不退。皮肤灼热,色红而干燥,气促、烦躁、谵妄,常发展成深昏迷,在几小时内死亡。脑型疟疾可在病程中转为超高热型而死亡。

（3）胃肠型：除有畏寒、发热外，常常有明显呕吐、腹痛、腹泻和里急后重。每天腹泻可达数十次，大便可为黏液便、黏液血便、血便，常伴有下腹痛或全腹痛，腹部压痛不明显。本型多数预后较好。重者呕吐、腹泻、脱水严重，可由于休克、肾衰竭而死亡。

凶险型发作还有一些其他临床类型：厥冷型，以外周循环衰竭为特点，病人肛温可达38~39℃以上，面色苍白，轻度发绀，皮肤湿冷，有黏汗，脉细弱，多死于循环衰竭。此型与肾上腺皮质功能不足有关。

（五）实验室检查

1. 病原学检查

（1）血涂片：血涂片找到疟原虫是确诊的依据，此法简便易行，但由于检验者的视觉疲劳，低原虫血症者漏诊率较高。恶性疟原虫在发作间歇期的红内期发育多在内脏血管中进行，此时外周血阳性率低，仅在发作期做血涂片较易获阳性结果。其余三种疟原虫血检不受时间限制。一般在发作期原虫数较多，血检阳性率较高；在间歇期虫体较大，易于区别虫种。血涂片可分为薄血片和厚血片。染色方法常用 Giemsa（吉姆萨）和 Wright（瑞特）法。通常先检查厚血片，可较快找到疟原虫确立诊断，再检查薄血片确定虫种。

（2）骨髓涂片：此法检查疟原虫的阳性率高于外周血涂片。

（3）组织液涂片：常用的为皮内穿刺压出液体涂片染色后找疟原虫，恶性疟原虫感染时阳性率高。

疟疾初发时原虫血症较低，一次血检阴性的可疑患者应在 48~72 小时反复涂血片镜检以提高原虫检出的阳性率。

2. 血清学检查

（1）血清抗体检测：抗疟抗体一般在发病几天后可测出，1~2 周达高峰，原虫去除后在3~6 个月内抗体可恢复到较低水平。当重复感染后或复发时，抗体水平可很快升高，并持续在较高水平。常用方法为酶联免疫吸附试验（ELISA）、间接荧光抗体试验（IFA）、间接血凝试验（IHA）。这些方法操作简便，可大批标本同时检测，具有较好的敏感性与特异性，多用于流行病学调查以确定疟疾的地方性流行水平，流行动态的监测，推断流行趋势及作为献血人员的过筛试验。目前还没在临床广泛应用。

（2）血清循环抗原检测：检测血清中循环抗原是疟疾现症感染的方法。可在临床诊断和现场普查、考核治疗疗效时应用。主要方法有琼脂糖扩散试验、对流免疫电泳、酶联免疫吸附试验、直接荧光和酶免疫染色、单克隆抗体夹心免疫金银染色法（IGSSA）等。

3. 分子生物学方法　近年来应用核酸探针技术和 PCR 技术检测患者血清中疟原虫的DNA 方法已建立，具有良好的特异性和很好的灵敏度，为疟疾诊断提供了新的灵敏、快速的诊断方法。

（1）DNA 探针技术：现已有不同来源的核酸探针用于疟原虫的检测，与镜检的符合率可达 90%，至少可检出 0.001% 的原虫血症，特异性及灵敏度均很高，可在短时间内检测大批标本，现已经用于流行病学调查，可用于评价抗疟措施的效果。

（2）PCR 技术检测疟原虫，特异性和灵敏度均很高，可鉴别虫种和虫株，逐渐可取代镜检法。在此基础上发展出套式 PCR，可进一步将灵敏度提高，1.5 个恶性疟 /μl 血和 0.1 个间日疟 /μl 血水平。PCR 实验本身技术条件要求高，在救援现场应用受到限制。

4. Dipstick 试验 Dipstick 试验是诊断恶性疟的快速检测方法。原理是:恶性疟原虫在裂体增殖时能够合成并分泌一种稳定的水溶性抗原——富组蛋白Ⅱ(histidine rich proteinⅡ,HRPⅡ),以此蛋白作为抗原制备出单克隆抗体包被于免疫层析条上,加待检测血样本,若含有 HRPⅡ则与层析条上的抗体结合,出现阳性的显色反应。该试验的敏感性和特异性均达 80% 以上,且操作简便,重复性好,非常适用于现场救援,是一种很具应用潜力的快速诊断方法。由于潜伏期和成熟配子体不产生 HRPⅡ,故难以检测出处于潜伏期和仅含成熟配子体的带恶性疟原虫者。

5. 其他

(1)血常规:外周血红细胞和血红蛋白在疟疾多次发作后可下降,恶性疟更为明显。白细胞总数接近正常或略低于正常,分类中单核细胞比例增高。在严重感染时白细胞总数可增高,并伴有严重的血小板减少,凝血酶原时间延长。

(2)脑脊液:脑型疟腰椎穿刺提示脑脊液压力正常,蛋白轻度升高,淋巴细胞轻度增多,乳酸增高而糖降低提示预后不良。

(3)血生化检查:严重疟疾常见到电解质紊乱、低血糖、转氨酶升高、胆红素轻度升高。

(4)尿常规在高热时可见轻度蛋白尿,快速溶血时可见血红蛋白尿。

(六)并发症

1. 黑尿热 患者多为先天性葡萄糖-6-磷酸果糖(G-6-PD)缺乏者在应用抗疟药(奎宁、伯氨喹啉)之后诱发的急性血管内溶血,也可见于 G-6-PD 正常而合并肾衰竭的恶性疟患者,原因不十分明了。起病较急,可见于发病当天或病后数天。患者有寒战、高热、头痛、全身乏力、呕吐、腹痛、肝脾迅速增大,进行性贫血,黄疸。尿量骤减,呈酱油色尿。尿常规隐血阳性或血红蛋白尿,可见管型和上皮细胞。重者可出现低血压、休克、意识障碍、抽搐和昏迷。

2. 疟疾的肾损害

(1)急性肾衰竭:常于发作的第 4~7 天出现,少尿为首发的症状,起病时可能为肾前性,若未给予及时处理渐渐演变为血肌酐增高,出现尿毒症的症状。患儿还可合并肺水肿、高血压。有些急性肾衰可表现为多尿型。

(2)肾病综合征:以高血压、高度水肿、大量蛋白尿、血尿为主要临床表现。主要见于三日疟反复发作之后,也可见于恶性疟。抗疟治疗无效。对肾上腺皮质激素的反应也不好。

(七)诊断与鉴别诊断

1. 诊断

(1)流行病学资料:凡是有以下情况的发热患者均应考虑患疟疾的可能:生活在疟疾的流行区,有在流行季节到流行区旅游暂住史者,近期有输血史,近年有疟疾发作史。

(2)临床表现:周期的定时发作的畏寒、寒战、高热、大汗,间歇期症状消失,此特点是临床诊断疟疾的重要依据。反复发作后伴有贫血和脾大对诊断更有帮助。但是应注意临床症状不典型的疟疾,初次进入疫区者、年龄小的患儿、两种以上疟原虫的混合感染、恶性疟原虫的感染均可使症状不典型,诊断的关键是对于临床有发热的患者均应考虑到疟疾的可能,并做进一步的血检。

(3)实验室检查:在血液、骨髓、组织液涂片中找到疟原虫为确诊的依据。当临床高度怀疑时应多次做血片检查,必要时做骨髓涂片提高阳性率。找到疟原虫不仅可作出诊断,还可确定所感染疟原虫的种类。

（4）诊断性治疗：如有可疑的流行病学资料，临床特征与疟疾相符，病原学检查阴性或无条件检查疟原虫时可用抗疟药做诊断性治疗，在24~48小时后热退并不再发作者，可作出临床诊断。待确诊后，再按抗疟方案治疗。若用药后无效可排除疟疾。

2. 鉴别诊断 临床上具有典型症状的疟疾诊断不困难，而热型不规则时需与具有发热伴肝、脾大的其他疾病相鉴别，同时还应注意疟疾可能和其他疾病共存。

（1）与一般疟疾相鉴别的疾病：

1）伤寒与副伤寒：部分恶性疟疾可呈弛张热并伴有相对缓脉、肝脏与脾大及白细胞减少，易误诊为伤寒。但伤寒多起病缓慢，体温逐渐升高，呈稽留高热，多无大汗，可有听力减退、无欲貌、玫瑰疹，血清肥达反应多为阳性，血和骨髓培养可有伤寒、副伤寒杆菌生长。

2）血吸虫病：急性血吸虫病有弛张热、肝脾大，故易混淆。本病在发病前有血吸虫疫水接触史，在下水后有出皮疹史。血常规中白细胞总数增多、嗜酸性粒细胞明显增多，环卵沉淀试验或其他血清学检测阳性，大便毛蚴孵化阳性。

3）败血症：革兰阴性杆菌败血症常有畏寒、寒战、发热，颇似疟疾。但无定时的规律性的寒热往来，全身中毒症状重，无缓解期和间歇期。部分患儿还可找到原发的局部感染病灶，血培养为阳性。

4）阿米巴肝脓肿：起病缓慢，发热不规则，消瘦多见，肝大多见并且有压痛，脾不肿大，白细胞增多，中性粒细胞增多，血沉多显著增快，B超检查肝内见液性暗区，穿刺可抽出棕褐色脓液，少数涂片可找到滋养体，甲硝唑治疗有效。

5）黑热病：患者有黑热病疫区居住史，有长期的不规则的发热、消瘦、贫血、肝及脾进行性肿大，后期有全血细胞减少，常有鼻出血、齿龈出血，骨髓涂片可见杜氏利什曼原虫的无鞭毛体。

6）布氏杆菌病：发热呈周期性，大汗和全身中毒症状轻；可有关节痛、肝及脾大。有牧区居住史、疫畜接触史或皮毛接触史，血清凝集试验或皮试（Burnet反应）阳性有助于诊断，血培养阳性可确诊。

（2）与脑型疟疾相鉴别的疾病：

1）流行性乙型脑炎：夏秋季节发病，小儿多见。突然高热、昏迷、意识障碍、抽搐，可有呼吸衰竭，一般无寒战，出汗不多，脾不大，无贫血。外周血白细胞计数增高，血涂片反复检查疟原虫阴性。脑脊液呈浆液性改变，乙脑的补体结合试验阳性。

2）中毒型菌痢：夏秋季节多发，幼儿多见。起病比脑型疟疾更为突然，有高热、昏迷、抽搐、呼吸衰竭，亦可伴有休克，腹泻轻或阙如。外周血白细胞总数与中性粒细胞均增高。肛拭子或灌肠取材镜检可见大量红细胞和白细胞，大便培养可见痢疾杆菌。

（八）治疗

疟疾诊断成立，结合疟原虫的种类、患者的免疫力、感染度、一般情况综合进行初步估计，拟定治疗方案。无免疫力者或重度感染的患者虽然病初的临床表现可能较稳定，但随着病情的进展可能会恶化，应密切监测，及早加强支持治疗或住院观察治疗。

1. 抗疟治疗

（1）常用抗疟药物

1）主要用于控制症状的药物：杀灭红内期裂殖体的药物即为控制临床症状的药物。氯喹、奎宁、甲氟喹、青蒿素及其衍生物、咯萘啶等杀灭裂殖子作用强、生效快，是常用的药物。

乙胺嘧啶、磺胺类、喹哌、四环素类抗生素作用较弱，起效慢。

①氯喹（chloroquine）：为 4- 氨基喹啉类药物，口服吸收快而安全，肌内和皮下注射时吸收迅速，排泄慢，半衰期 1~2 个月。红细胞内浓度远高于血清，对红内期的各种疟原虫的无性体均有较强的杀灭作用，服药后 24~48 小时退热，48~72 小时血涂片原虫转阴，是控制发作的首选药物。由于应用广泛，耐药株不断出现，恶性疟中更为常见。

氯喹副作用轻，口服后可有恶心、焦虑不安、体位性低血压，注射给药或剂量过大时氯喹能抑制心肌兴奋和房室传导阻滞，可见心律失常、精神症状、阿 - 斯发作。儿童误服 1g 即有致死危险。由于半衰期长，较长期应用时会出现体内药物蓄积过量，慢性中毒可见视网膜病变、骨骼肌和心肌病变。银屑病、肾脏疾病和卟啉病为禁忌证。肝病、视网膜病变者、孕妇应慎用。

②奎宁（quinine）：主要抗疟作用是与疟原虫的 DNA 结合，阻止其蛋白质合成。口服制剂为硫酸奎宁，注射用二盐酸奎宁注射液。两种途径给药吸收均好。半衰期 16 小时。其抗疟作用与氯喹相同。近年主要用于抗氯喹的恶性疟治疗。奎宁主要有耳毒性和心脏毒性，可见耳鸣、高音调听力丧失、恶心、呕吐、体位性低血压，心电图有 QT 间期延长，心律失常，甚至阿 - 斯发作而死亡。故建议在应用奎尼丁葡萄糖盐酸盐时应连续监测心电图、血压和血糖。偶有耳聋、失明、溶血、血小板减少、药物性淤胆型肝炎。奎宁尚可增加子宫的收缩而致流产，故孕妇及对奎宁过敏者忌用。

③甲氟喹（mefloquine）：是一种喹甲醇类化合物。可能直接影响疟原虫的表膜而发挥抗疟作用。对红内期具有强大的杀灭作用。主要用于治疗抗氯喹恶性疟的急性发作及初入耐氯喹恶性疟流行区的旅游者的病因性预防用药。东南亚已出现抗甲氟喹的恶性疟原虫虫株。口服后迅速吸收，半衰期 20 天。不良反应有恶心、眩晕、烦躁、体位性低血压，严重者有神经精神反应，偶见惊厥与脑病。不宜用于孕妇及体重小于 15kg 的儿童、癫痫病患者或有精神病史者及潜在性心脏传导异常者。甲氟喹可一次性给药。预防量：成人及体重大于 45kg 的儿童 250mg（1 片），每周 1 次。体重 31~45kg，3/4 片，每周 1 次。体重 20~30kg，1/2 片，每周 1 次。体重 15~19kg，1/4 片，每周 1 次。

④青蒿素及其衍生物：该药是我国学者从草药黄花蒿中分离出的。常用的制剂有青蒿素（artemisinin）、蒿甲醚（artemether）、青蒿琥酯（artesanato），本类药物副作用有皮疹、药物热、网织红细胞减少，严重的毒性反应仅见于动物研究，有神经毒性反应。

2）杀灭细胞内疟原虫和迟发型孢子的药物：该类药物主要是伯氨喹（primaquine），为 8- 氨基喹啉类化合物，能杀灭红外期肝细胞内的间日疟和卵形疟的裂殖体和休眠体，作为根治药物，可防止远期复发。能杀灭各种疟原虫的配子体而防止疟疾传播。对红内期无性体作用差，不能控制临床症状发作，对红前期无效，不能作为病因预防。

副作用一般较轻，口服后有恶心、呕吐、腹泻、腹痛，偶可致粒细胞减少或缺乏，高铁血红蛋白血症。急性血管内溶血易见于遗传性红细胞 G-6-PD 缺乏症患者。

3）主要用于病因预防的药物：此类药主要为乙胺嘧啶（pyrimethamine），其主要抑制疟原虫的二氢叶酸还原酶，使二氢叶酸不能还原为四氢叶酸，从而干扰其 DNA 合成，影响细胞分裂和裂殖增殖，对各种疟原虫红内期有抑制作用，但不能阻止已成熟的裂殖体分裂，控制临床症状缓慢，常作为病因预防。

2）一般非耐药的恶性疟治疗方案：氯喹（基质）首日 10mg/kg，第 2、3 天各 5mg/kg，最大不超过成人剂量。

3）对氯喹敏感的重症疟疾治疗：氯喹（基质）10mg/kg（不超过600mg），于4~8小时内缓慢静滴，并每小时测量一次血压，继以氯喹10~15mg/kg在16~24小时内缓慢静滴，每天最大不超过25mg/kg。一旦能够口服，即可改为口服给药。

当血中原虫密度高，被寄生的红细胞在5%以上时，可考虑换血疗法，以减轻抗疟治疗时加重溶血反应。

4）耐氯喹的恶性疟治疗：抗疟可选用以下药物单用或联合治疗。

①青蒿琥酯钠：儿童可用1.5mg/kg，每支60mg，用时加入5%碳酸氢钠0.6ml，完全溶解后再以5%葡萄糖溶液稀释至6ml，缓慢静注。首剂之后每隔4小时、24小时、48小时各1次。

②咯萘啶：儿童为2~3mg/kg，加入5%~10%葡萄糖溶液250~500ml内静滴，40~60滴/分钟，儿童酌减滴速，8小时后重复。

③蒿甲醚：儿童首日3.2mg/kg，第2~5天1.6mg/kg。孕妇慎用。

④二盐酸奎宁：首剂20mg/kg，溶于5%~10%葡萄糖溶液500ml中，于4小时内缓慢静滴，8小时后可重复给药，24小时内不超过3次。

⑤联合用药：当受感染的地区的恶性疟原虫对多种抗疟药耐药时可以联合用药，常用奎宁加四环素，青蒿琥酯加甲氟喹，蒿甲醚加甲氟喹，甲氟喹加四环素，疗程均为7天。

恶性疟耐药是由于原虫对氯喹的结合力降低，药物进入细胞内减少，在氯喹广泛应用的压力下，耐药株渐成为优势株而流行。

恶性疟原虫耐药机制主要是原虫与药物结合减弱，药物外排增强，故有试用改变膜通道的药物来反转抗氯喹恶性疟的抗药性。已证实，具有这种反转作用的药物中，以赛庚啶的毒副作用轻微，可试用与氯喹合用治疗恶性疟，观察其疗效。

2. 对症治疗

（1）高热及惊厥：高热可致小儿惊厥，对于超过38℃的发热即应给予处理，可用物理降温，安乃近滴鼻，对乙酰氨基酚口服，柴胡注射液肌注，将体温控制在38℃以下，体温过高者可用肾上腺皮质激素，或采用亚冬眠疗法。发生惊厥应在积极降温的同时给予解痉镇静药，地西泮0.2~0.4mg/kg肌注或缓慢静注，地西泮的半衰期短，可重复使用，直到抽搐控制为止。

（2）黑尿热：系疟原虫引起的急性溶血危象，一旦诊断成立，应立即停用伯氨喹啉、奎宁等药物，改用蒿甲醚、青蒿琥酯钠抗疟治疗。病人应静卧、输液、利尿，保持尿液通畅，防止血红蛋白引起肾小管阻塞。应用地塞米松或其他皮质类固醇制剂控制溶血反应。贫血严重者可小量多次输新鲜血或洗涤后红细胞。合并急性肾衰竭有少尿、无尿，血尿素氮、肌酐增高明显者可行血液透析治疗。

（3）脑型疟疾：及早选用有效抗疟药物治疗，昏迷不能口服者选用静脉给药以控制临床症状发作，积极控制高热及惊厥。可采用低分子右旋糖酐脱水或选用20%的甘露醇、呋塞米。应用肾上腺皮质激素具有降温、解毒和预防脑水肿的作用。

（九）预防

1. 控制传染源

（1）根治现症疟疾病人：建立健全传染病报告制度。对疟疾病人早诊断，早报告，早治疗。在控制临床发作的同时加用伯氨喹啉根治。

（2）根治原虫者携带：又称为休止期根治。治疗的对象为近两年内有疟疾史者。常用乙胺嘧啶 2 天加伯氨喹啉 4 天疗法。

2. 切断传播途径　灭蚊是切断传播途径的有效措施。在早春灭蚊、消灭越冬蚊效果较好。结合爱国卫生运动，清除积水和杂草，消灭蚊子幼虫的滋生地。夏季可进行药物灭蚊，降低蚊子的密度。常用六六六、马拉硫磷等。救援现场应采取适当的灭蚊措施。

3. 保护易感人群

（1）防蚊：提倡疟区居民使用菊酯类杀虫剂浸泡的蚊帐。溴氰菊浸泡或喷洒，每平方米帐面 15~25mg；二氯苯醚菊酯，每平方米 300~500mg，每年处理 1 次。皮肤暴露部位涂避蚊剂可减少蚊叮机会。点含有印棟油（neem oil）的煤油灯有防蚊作用。

（2）预防服药：服药的对象为年发病率大于 5% 的村庄中的居民，进入疟区的外来人口，在疟疾流行季节进行。每 10 天服乙胺嘧啶 50mg 加伯氨喹啉 22.5mg。孕妇用氯喹 0.3g。

（3）免疫预防：目前可能刺激宿主产生具有保护作用抗体的红内期无性体的抗原已经鉴定出来。各种疫苗正在研究之中。

二、登革热

登革热（dengue fever）近年在我国广东地区流行，有蔓延到内地的倾向。本文特将国家卫计委 2014 年登革热诊疗指南引用于此，以供参考。

登革热是由登革病毒引起的急性传染病，主要通过埃及伊蚊或白纹伊蚊叮咬传播。登革热广泛流行于全球热带及亚热带地区。为指导临床医师诊断治疗登革热，参考世界卫生组织 2009 年《登革热诊断、治疗、预防与控制指南》，结合我国登革热疫情及临床特点，特制定本指南。

（一）病原学

登革病毒属黄病毒科黄病毒属。登革病毒颗粒呈球形，直径 45~55nm。登革病毒共有 4 个血清型（DENV-1、DENV-2 DENV-3 和 DENV-4），4 种血清型均可感染人。

登革病毒对热敏感，56℃ 30 分钟可灭活，但在 4℃ 条件下其感染性可保持数周之久。超声波、紫外线、0.05% 甲醛溶液、乳酸、高锰酸钾、甲紫等均可灭活病毒。病毒在 pH 7~9 时最为稳定，在 -70℃ 或冷冻干燥状态下可长期存活。

（二）流行病学

1. 传染源　登革热患者、隐性感染者和登革病毒感染的非人灵长类动物以及带毒的媒介伊蚊。

2. 传播途径　主要通过伊蚊叮咬传播。传播媒介主要为埃及伊蚊和白纹伊蚊。

3. 易感人群　人群普遍易感，但感染后仅有部分人发病。登革病毒感染后，人体可对同型病毒产生持久免疫力，但对异型病毒感染不能形成有效保护，若再次感染异型或多个不同血清型病毒，机体可能发生免疫反应，从而导致严重的临床表现。

4. 流行特征　登革热流行于全球热带及亚热带地区，尤其是在东南亚、太平洋岛屿和加勒比海等 100 多个国家和地区。我国各省均有输入病例报告，广东、云南、福建、浙江、海南等南方省份可引发本地登革热流行，主要发生在夏秋季，居家待业和离退休人员较多。

（三）临床表现

登革热的潜伏期一般为 3~15 天，多数 5~8 天。

登革病毒感染可表现为无症状隐性感染、非重症感染及重症感染等。登革热是一种全身性疾病,临床表现复杂多样。典型的登革热病程分为三期,即急性发热期、极期和恢复期。根据病情严重程度,可将登革热感染分为普通登革热和重症登革热两种临床类型。

1. 急性发热期　患者通常急性起病,首发症状为发热,可伴畏寒,24 小时内体温可达 40℃。部分病例发热 3~5 天后体温降至正常,1~3 天后再度上升,称为双峰热型。发热时可伴头痛,全身肌肉、骨骼和关节疼痛,明显乏力,并可出现恶心、呕吐、腹痛、腹泻等胃肠道症状。

急性发热期一般持续 2~7 天。于病程第 3~6 天在颜面四肢出现充血性皮疹或点状出血疹。典型皮疹为见于四肢的针尖样出血点及"皮岛"样表现等。可出现不同程度的出血现象,如皮下出血、注射部位瘀点瘀斑、牙龈出血、鼻出血及束臂试验阳性等。

2. 极期　部分患者高热持续不缓解,或退热后病情加重,可因毛细血管通透性增加导致明显的血浆渗漏,严重者可发生休克及其他重要脏器损伤等。

极期通常出现在疾病的第 3~8 天。出现腹部剧痛、持续呕吐等重症预警指征往往提示极期的开始。

在血浆渗漏发生前,患者常常表现为进行性白细胞减少以及血小板计数迅速降低。不同患者血浆渗漏的程度差别很大,如球结膜水肿、心包积液、胸腔积液和腹水等。红细胞比容(HCT)升高的幅度常常反映血浆渗漏的严重程度。

如果血浆渗漏造成血浆容量严重缺乏,患者可发生休克。长时间休克患者可发生代谢性酸中毒、多器官功能障碍和弥散性血管内凝血。

少数患者没有明显的血浆渗漏表现,但仍可出现严重出血如皮下血肿、消化道大出血、阴道大出血、颅内出血、咯血、肉眼血尿等;患者还可出现脑炎或脑病表现(如剧烈头痛、嗜睡、烦躁、谵妄、抽搐、昏迷、颈强直等),ARDS、急性心肌炎,急性肝衰竭,急性肾衰竭等。

3. 恢复期　极期后的 2~3 天,患者病情好转,胃肠道症状减轻,进入恢复期。部分患者可见针尖样出血点,下肢多见,可有皮肤瘙痒。白细胞计数开始上升,血小板计数逐渐恢复。

多数患者表现为普通登革热,少数患者发展为重症登革热,个别患者仅有发热期和恢复期。

(四)重症登革热的预警指征

1. 高危人群

(1)二次感染患者。

(2)伴有糖尿病、高血压、冠心病、肝硬化、消化性溃疡、哮喘、慢阻肺、慢性肾功能不全等基础疾病者。

(3)老人或婴幼儿。

(4)肥胖或严重营养不良者。

(5)孕妇。

2. 临床指征

(1)退热后病情恶化。

(2)腹部剧痛。

(3)持续呕吐。

(4)血浆渗漏表现。

(5)嗜睡,烦躁。

（6）明显出血倾向。

（7）肝大 >2cm。

（8）少尿。

3. 实验室指征

（1）血小板快速下降。

（2）HCT 升高。

（五）并发症

可出现中毒性肝炎、心肌炎、输液过量、电解质及酸碱失衡、二重感染、急性血管内溶血等。

（六）实验室检查

1. 血常规 白细胞总数减少，多数病例早期开始下降，第 4~5 天降至最低点，白细胞分类计数以中性粒细胞下降为主。多数病例有血小板减少，最低可降至 10×10^9/L 以下。

2. 尿常规 可见少量蛋白、红细胞等，可有管型出现。

3. 血生化检查 超过半数的患者转氨酶、乳酸脱氢酶升高，部分患者心肌酶、尿素氮和肌酐升高等。丙氨酸氨基转氨酶（ALT）和天门冬氨酸氨基转氨酶（AST）呈轻中度升高，少数患者总胆红素升高，血清白蛋白降低。部分患者可出现低钾血症等电解质紊乱；出凝血功能检查可见纤维蛋白原减少，凝血酶原时间和部分凝血活酶时间延长，重症病例的凝血因子 Ⅱ、Ⅴ、Ⅶ、Ⅸ和Ⅹ减少。

4. 病原学及血清学检测 可采集急性期及恢复期血液标本送检。有病原学检测条件的医疗机构应尽快检测，无病原学检测条件的医疗机构应留取标本送指定机构检测。

急性发热期可应用登革热抗原（NS1）检测及病毒核酸检测进行早期诊断，有条件进行病毒分离。

初次感染患者，发病后 3~5 天可检出 IgM 抗体，发病 2 周后达到高峰，可维持 2~3 个月；发病 1 周后可检出 IgG 抗体，IgG 抗体可维持数年甚至终生；发病 1 周内，在患者血清中检出高水平特异性 IgG 抗体提示二次感染，也可结合捕获法检测的 IgM/IgG 抗体比值进行综合判断。

（七）影像学检查

CT 或胸片可发现一侧或双侧胸水，部分患者有间质性肺炎表现。B 超可见肝脾大，重症患者还可表现胆囊壁一过性增厚，并出现心包、腹腔和盆腔积液表现。CT 和磁共振可发现脑水肿、颅内出血、皮下组织渗出等。

（八）诊断与鉴别诊断

1. 登革热的诊断 根据流行病学史、临床表现及实验室检查结果，可作出登革热的诊断。在流行病学史不详的情况下，根据临床表现、辅助检查和实验室检测结果作出诊断。

（1）疑似病例：符合登革热临床表现，有流行病学史（发病前 15 天内到过登革热流行区，或居住地有登革热病例发生），或有白细胞和血小板减少者。

（2）临床诊断病例：符合登革热临床表现，有流行病学史，并有白细胞、血小板同时减少，单份血清登革病毒特异性 IgM 抗体阳性。

（3）确诊病例：疑似或临床诊断病例，急性期血清检测出 NS1 抗原或病毒核酸，或分离出登革病毒或恢复期血清特异性 IgG 抗体阳转或滴度呈 4 倍以上升高。

2. 重症登革热的诊断　有下列情况之一者:

(1) 严重出血包括皮下血肿、呕血、黑便、阴道流血、肉眼血尿、颅内出血等。

(2) 休克。

(3) 重要脏器功能障碍或衰竭:肝脏损伤[ALT 和(或)AST>1000IU/L]、ARDS、急性心功能衰竭、急性肾衰竭、脑病(脑炎、脑膜脑炎)等。

3. 鉴别诊断　登革热的临床表现多样,注意与下列疾病相鉴别:与发热伴出血疾病如基孔肯雅热、肾综合征出血热、发热伴血小板减少综合征等鉴别;与发热伴皮疹疾病如麻疹、荨麻疹、猩红热、流脑、斑疹伤寒、恙虫病等鉴别;有脑病表现的病例需与其他中枢神经系统感染相鉴别;白细胞及血小板减低明显者,需与血液系统疾病鉴别。

(九) 治疗

目前尚无特效的抗病毒治疗药物,主要采取支持及对症治疗措施。治疗原则是早发现、早治疗、早防蚊隔离。重症病例的早期识别和及时救治是降低病死率的关键。重症登革热诊疗流程图见附件。

1. 一般治疗

(1) 卧床休息,清淡饮食。

(2) 防蚊隔离至退热及症状缓解。

(3) 监测神志、生命体征、尿量、血小板、HCT 等。

2. 对症治疗

(1) 退热:以物理降温为主。

(2) 补液:口服补液为主。

(3) 镇静止痛:可给予地西泮、罗通定等对症处理。

3. 重症登革热的治疗　除一般治疗中提及的监测指标外,重症登革热病例还应进行电解质的动态监测。对出现严重血浆渗漏、休克、ARDS、严重出血或其他重要脏器功能障碍者应积极采取相应治疗。

(1) 补液原则:重症登革热补液原则是维持良好的组织器官灌注。可给予平衡盐等晶体液,渗出严重者应及时补充白蛋白等胶体液。根据患者 HCT、血小板、电解质情况随时调整补液的种类和数量,在尿量达约 0.5ml/(kg·h)的前提下,应尽量减少静脉补液量。

(2) 抗休克治疗:出现休克时应尽快进行液体复苏治疗,输液种类及输液量见补液原则,同时积极纠正酸碱失衡。液体复苏治疗无法维持血压时,应使用血管活性药物;严重出血引起的休克,应及时输注红细胞或全血等。有条件可进行血流动力学监测并指导治疗。

(3) 出血的治疗:出血部位明确者,如严重鼻出血给予局部止血。胃肠道出血者给予制酸药。尽量避免插胃管、尿管等侵入性诊断及治疗。严重出血者,根据病情及时输注红细胞。严重出血伴血小板显著减少应输注血小板。

(4) 其他治疗:在循环支持治疗及出血治疗的同时,应当重视其他器官功能状态的监测及治疗;预防并及时治疗各种并发症。

(十) 中医辨证治疗

1. 辨证选择口服中药汤剂

(1) 卫气同病证

1) 临床表现:发热恶寒,头痛,身骨疼痛,颜面潮红,四肢倦怠,口微渴。舌边尖红,苔白或黄而浊,脉浮数或濡数。

2）治法:清暑化湿,透表解肌。

3）参考方药:新加香薷饮合柴葛解肌汤加减。葛根、金银花、连翘、柴胡、黄芩、淡竹叶、香薷、甘草、白扁豆等。

（2）热郁气分证

1）临床表现:壮热面赤,皮肤斑疹,烦渴汗多,肌肉酸痛,小便短赤。舌红苔黄,脉洪数。

2）治法:清热保津,宣郁透邪。

3）参考方药:白虎汤合栀子豉汤加减。生石膏、知母、栀子、淡豆豉、青蒿、甘草等。

（3）邪伏膜原证

1）临床表现:寒战壮热,或但热不寒,头痛而重,面目红赤,肢体沉重酸楚,纳呆,胸脘满闷,呃逆或呕吐,小便短赤。舌赤,苔白厚腻浊或白如积粉,脉濡数。

2）治法:疏利透达,辟秽化浊。

3）参考方药:达原饮加减。槟榔、黄芩、白芍、青蒿、知母、厚朴、草果、半夏、金银花等。

（4）瘀毒交结证

1）临床表现:发热或身热已退,头晕乏力,纳呆欲呕,腹痛拒按,肌肤瘀斑,便下脓血或并见其他出血证。舌暗红,苔少,脉细涩。

2）治法:凉血止血,解毒化瘀。

3）参考药物:犀角地黄汤加减。水牛角、山栀子、生地黄、赤芍、丹皮、大小蓟、紫珠草、侧柏炭、地榆、槐花、仙鹤草等。

（5）阳气暴脱证

1）临床表现:身热骤降,面色苍白,气短息微,大汗不止,四肢湿冷,烦躁不安或神昏谵语,肌肤斑疹或见各种出血。舌质淡红,脉微欲绝。

2）治法:益气固脱。

3）参考方药:生脉散合四逆汤加减。红参（另煎兑入）、麦冬、五味子、熟附子、干姜、肉桂等。

（6）毒陷心包证

1）临床表现:身热灼手,神昏谵语,颈项强直,肌肤瘀斑,或四肢抽搐。舌绛,苔黄燥,脉细滑数。

2）治法:清营养阴,豁痰开窍。

3）参考方药:清宫汤加减。水牛角、羚羊角、元参、麦冬、莲子心、竹叶、连翘、石菖蒲、郁金等。

（7）余邪未净证

1）临床表现:疲倦乏力,皮肤发疹,脘痞纳呆,小便短少。舌苔未净,脉细略数。

2）治法:益气养阴,解毒透疹。

3）参考方药:竹叶石膏汤加减。竹叶、石膏、麦冬、人参、佩兰、芦根、赤芍、紫草、生地、扁豆、甘草等。

2. 辨证选择口服中成药或静脉滴注中药注射液　可选择清热解毒、凉血化瘀、益气固脱、醒脑开窍类制剂。

(十一) 预后

登革热是一种自限性疾病,通常预后良好。影响预后的因素包括患者既往感染登革病毒史、年龄、基础疾病、并发症等。少数重症登革热病例可因重要脏器功能衰竭死亡。

(十二) 解除防蚊隔离标准

病程超过 5 天,并且热退 24 小时以上可解除。

(十三) 出院标准

登革热患者热退 24 小时以上同时临床症状缓解可予出院。

三、鼠疫

鼠疫是鼠疫杆菌借鼠蚤传播为主的烈性传染病,系广泛流行于野生啮齿动物间的一种自然疫源性疾病。临床上表现为发热、严重毒血症症状、淋巴结肿大、肺炎、出血倾向等。鼠疫在世界历史上曾有多次大流行,死者以千万计,我国在新中国成立前也曾发生多次流行,病死率极高。我国规定为法定管理的甲类传染病。

(一) 病原学

鼠疫杆菌属肠杆菌科,耶尔森菌属。为两端钝圆,革兰染色阴性的短小杆菌。长 1~1.5μm,宽 0.5~0.7μm,易被碱性苯胺燃料和中性复合染料染色,两端染色较深。无鞭毛,无动力,不形成芽胞。在动物体内和弱酸性含血的湿润培养基上,在培养早期时有荚膜。可在普通培养基或肉汤培养基上生长。在陈旧培养基及化脓鼠疫传播病灶中呈多形性,如球形、棒形、线形等。培养的最适合温度为 28~30℃,最适宜的 pH 为 6.9~7.2,一般 24~48 小时可形成典型的灰白色或淡青色半透明的小菌落,在固体培养基上菌落的边缘呈花边形,液体培养基内可形成絮状的沉淀。

鼠疫杆菌在外界的抵抗力弱,对光、热、干燥及一般消毒剂均甚敏感。日光直射下 4~5 小时即死亡,加热 55℃ 15 分钟或 100℃ 1 分钟、5% 苯酚、5% 甲酚皂、5%~10% 氯胺均可将病菌杀死。但在低温及有机体生存时间较长,在脓痰中可存活 10~20 天,在尸体内可活数周,冬季可至数月,在蚤粪中能存活 1 个月以上,冰冻状态下生存更久。

鼠疫杆菌的致病力主要为外毒素、内毒素和具有毒性的抗原成分。鼠疫杆菌产生的外毒素又称为鼠毒素,为具有毒性的可溶性蛋白质,该毒素对小鼠和大鼠均有很强的毒性,而对豚鼠、家兔和猴无毒性,故称为鼠毒素。鼠毒素主要作用于末梢血管,导致血液浓缩和休克、肝脏脂肪变性和局部的出血和坏死。

鼠疫杆菌另一毒素为内毒素,成分是脂多糖,该毒素较其他革兰阴性菌的内毒素毒性强,能引起发热、DIC、组织器官内溶血、中毒性休克、局部及全身施瓦茨曼(Shwartzman)反应。

鼠疫杆菌的抗原成分有荚膜抗原和毒力抗原,现已证实有 19 种。荚膜抗原 F1(fraction 1)是多糖蛋白质的复合物,抗原性强,特异性较高,可刺激机体产生抗体,该抗体具有保护作用。用凝集、补体结合或间接血凝可检测到。V 抗原和 W 抗原存在于细胞表面。V 抗原是蛋白质,可使机体产生保护性抗体,W 抗原为脂蛋白,毒力较强,不能使机体产生保护力。V 抗原和 W 抗原结合物有促使产生荚膜、抑制吞噬作用,并有在细胞内保护细菌生长繁殖的能力,故与细菌的侵袭力有关。所有毒力株均具有 V 抗原和 W 抗原,不具有 V 抗原和 W 抗原的菌株为无毒株。

（二）流行病学

1. 传染源　鼠疫为典型的自然疫源性疾病,在人间流行前,一般先在鼠间流行。鼠间鼠疫传染源(储存宿主)有野鼠、地鼠、狐、狼、猫、豹等,其中黄鼠属和旱獭属最重要。家鼠中的黄胸鼠、褐家鼠和黑家鼠是人间鼠疫重要传染源。当每公顷地区发现1~1.5只以上的鼠疫死鼠,该地区又有居民点的话,此地暴发人间鼠疫的危险极高。

各型患者均可成为传染源,因肺鼠疫可通过飞沫传播,故鼠疫传染源以肺型鼠疫最为重要。败血型鼠疫早期的血有传染性。腺鼠疫仅在脓肿破溃后或被蚤吸血时才起传染源作用。

2. 传播途径

（1）经鼠蚤传播:动物和人间鼠疫的传播主要以鼠蚤为媒介。当鼠蚤吸取含病菌的鼠血后,细菌在鼠蚤胃内大量繁殖,形成菌栓堵塞前胃,当鼠蚤再叮咬其他鼠或人时,病菌随吸进的血反吐,注入动物或人体内。蚤粪也含有鼠疫杆菌,可因搔痒进入皮内。此种"鼠→蚤→人"的传播方式是鼠疫的主要传播方式。

（2）经皮肤传播:少数可因直接接触病人的痰液、脓液或病兽的皮、血、肉经破损皮肤或黏膜受染。

经呼吸道传播:肺鼠疫可借患者飞沫在"人-人"之间传播,造成人间肺鼠疫大流行。

3. 人群易感性　人群对鼠疫的易感性极高,无性别、年龄、职业的差别。感染后可发病或成为隐性感染者。病后可获持久免疫力,轻型患者并及时受到有效治疗,病后的免疫力不持久。预防接种可获得一定的免疫力。

4. 流行特征

（1）鼠疫自然疫源地:我国的鼠疫自然疫源地分为8种类型,主要包括青藏高原喜马拉雅旱獭疫源地、天山山地灰旱獭疫源地、帕米尔高原长尾旱獭疫源地、松辽平原达乌尔黄鼠疫源地、甘宁黄土高原阿拉善黄鼠疫源地、锡林郭勒高原布氏田鼠(Macrotus braudta)疫源地、内蒙古高原长爪沙鼠疫源地、滇西北山地大绒鼠(Eothenownavs miletus)疫源地。1981~2006年在喜马拉雅旱獭、灰旱獭疫源地发生人间鼠疫195例,主要发生在青藏高原,以剥食受染动物感染为主。西南家鼠疫源地发生人间鼠疫705例,其中云南省发生507例、广西壮族自治区发生56例、贵州省发生137例。绝大多数为腺鼠疫。疫蚤叮咬为主要感染途径。1981~2005年长爪沙鼠疫源地发生人间鼠疫7例,主要集中在内蒙古自治区。蚤叮咬和接触肺鼠疫感染病人为主要感染途径。2001~2008年,我国人间鼠疫疫情逐步得到了控制。

目前我国动物鼠疫疫情仍然比较严重,在各类型疫源地处在活跃状态。8年间新判定22个鼠疫疫源县,至2008年底,全国鼠疫疫源县达到295个。2008年在我国的内蒙古、甘肃、青海、新疆、四川、云南、西藏、7省(区)46县(市、旗)发生动物中的鼠疫流行。

（2）人间鼠疫的流行概况:中国历史上鼠疫流行区包括21个省区的638个县(旗、市),主要分布在东北、华北、西北、青藏高原、东南沿海和滇南等地区,对发病历史的研究证实了鼠疫发病的波动周期是7~11年。中国鼠疫发病高峰期在1860~1949年间,其中1890~1909年达到发病最高峰。1910~1919年的10年间,发生的鼠疫影响中国240个县,是流行范围最大的一次。1967年以来鼠疫发病呈上升趋势。本病多由疫区借交通工具向外传播,形成外源性鼠疫,引起流行、大流行。

鼠疫发病的季节性与鼠类活动和鼠蚤繁殖情况有关。人间鼠疫发病季节与不同的传播途径有关,南方的鼠疫主要是腺鼠疫,一般发生在春、夏季节,多在6~9月份。青藏高原等地区的鼠疫主要是肺鼠疫,多发生于夏、秋季节,多在10月份以后流行。

(三) 发病机制与病理解剖

1. 发病机制 鼠疫菌是一种特殊的胞内菌,可突破皮肤黏膜屏障结构产生皮下感染,侵入机体的细菌在感染部位遭遇具有吞噬作用的中性粒细胞和单核-吞噬细胞等。鼠疫菌是通过一系列逃避天然免疫系统成分的作用而致感染。鼠疫菌染色体基因编码蛋白质的作用使其产生血清抗性,能够抵御补体所介导的杀菌作用,细菌可在血内繁殖生长。

鼠疫菌侵入皮肤后,靠荚膜、V抗原、W抗原阻止了吞噬细胞的吞噬,或在吞噬细胞内生长,先在局部繁殖,随后又靠透明质酸及溶纤维素等作用,溶解组织,得以迅速经过淋巴管达到淋巴结繁殖,引起原发性淋巴炎,即腺鼠疫。淋巴结里大量繁殖的病菌及毒素入血,引起全身感染、败血症和严重毒血症状。脾、肝、肺、中枢神经系统等均可受累。病菌波及肺部,发生继发性肺鼠疫。病菌如直接经呼吸道吸入,则先在局部淋巴组织繁殖。继而波及肺部,引起原发性肺鼠疫。

在原发性肺鼠疫的基础上,病菌侵入血流,又形成败血症,称继发性败血型鼠疫。少数感染极严重者,病菌迅速直接入血,并在其中繁殖,称原发性败血型鼠疫,病死率极高。

2. 病理解剖 鼠疫基本病变是血管和淋巴管内皮细胞损害及急性出血性、坏死性病变。淋巴结肿大,常与周围组织融合,形成大小不等的肿块,呈暗红或灰黄色。脾、骨髓有广泛出血,皮肤、黏膜有出血点,浆膜腔发生血性积液,心、肝、肾可见出血性炎症。肺鼠疫呈支气管炎或大叶性肺炎的病理改变,支气管及肺泡有出血性浆液性渗出,散在细菌栓塞引起的坏死性结节。

(四) 临床表现

鼠疫的潜伏期很短,一般为2~5天,腺鼠疫或败血型鼠疫2~7天,原发性肺鼠疫数小时至3天。曾经预防接种者可延至9~12天。

鼠疫依临床表现不同,可分为腺型(腺鼠疫)、肺型(肺鼠疫)、败血型(败血型鼠疫)及轻型等四型,除轻型外,各型初期的全身中毒症状大致相同。

1. 共同的全身毒血症症状 全身毒血症症状可表现为,起病急,高热、寒战,体温迅速达到39~40℃,剧烈头痛,恶心呕吐,伴有烦躁不安、意识模糊,可有心律失常、血压下降、呼吸急促。皮肤黏膜先有出血斑,继而大片出血,可伴有黑便、血尿。

2. 常见各型鼠疫的临床特征

(1) 腺鼠疫:此型最多见,占总发病的85%~90%,常发生于流行初期。除全身中毒症状外,以急性淋巴结炎为特征。发病时即可见蚤叮咬处引流区淋巴结肿痛,发展迅速,第2~4天达高峰。

因下肢被蚤咬机会较多,故腹股沟淋巴结炎最多见,约占70%;其次为腋下、颈及颌下。也可几个部位淋巴结同时受累。局部淋巴结起病即肿痛,病后第2~3天症状迅速加剧,红、肿、热、痛并与周围组织粘连成块,剧烈触痛,病人处于强迫体位。4~5天后淋巴结化脓溃破,治疗及时或病情较轻缓者腺肿逐渐消散或伤口愈合而康复。随之病情缓解。部分可发展成败血症型,可因严重毒血症症状,心力衰竭,继发肺炎或败血症而死亡。在用抗生素治疗后,病死率可降至5%~10%。

（2）肺鼠疫：肺鼠疫是最严重的一型，不仅病死率极高，而且可造成人与人之间的空气飞沫传播，是引起人群暴发流行的最危险因素。

此型可为原发的或继发于腺型，多见于流行高峰。该型起病急骤，发展迅速，全身中毒症状明显，此外，在起病24~36小时内出现剧烈胸痛、咳嗽、咳大量鲜红色泡沫血痰或鲜红色痰；呼吸急促，出现呼吸困难和发绀并迅速加重。肺部呼吸音减低，可闻及少量散在湿啰音，可出现胸膜摩擦音，体征与症状常不相称。胸部X线呈支气管炎表现，与病情严重程度极不一致。如抢救不及时，多于2~3天内，因心力衰竭、休克、出血而死亡。死于心力衰竭患者临终前高度发绀，皮肤常呈紫黑色。

（3）败血型鼠疫：败血型鼠疫又称暴发型鼠疫，可分为原发型或继发型。

原发型败血型鼠疫主要是由于在剥食感染病菌的动物时，鼠疫菌从皮肤破损处入血或由染疫蚤的直接叮咬所造成。由于鼠疫菌未经过机体的免疫系统而直接进入血液循环；或由于感染的菌量多且毒力强，病情发展极为迅速。患者常很快呈现为重度全身中毒症状，并伴有恐惧感，突然高热或体温不升，神志不清，谵妄或昏迷。无淋巴结肿。皮肤黏膜出血、鼻出血、呕吐、便血或血尿、DIC和心力衰竭，多在发病后24小时内死亡，很少超过3天。病死率高，接近100%。因皮肤广泛出血、瘀斑、发绀、坏死，死后尸体呈紫黑色。俗称"黑死病"。

（4）轻型鼠疫：又称小鼠疫，患者发热轻，常为不规则低热，全身症状轻微，多数可以正常工作。查体可见局部淋巴结肿大，有轻度压痛，偶见化脓，无出血现象。血培养可阳性。此型多见于流行的初期和末期及预防接种者。

3. 其他少见类型

（1）皮肤鼠疫：病菌侵入局部皮肤出现疼痛性红斑点，数小时后发展成水疱，形成脓疱，表面覆有黑色痂皮，周围有暗红色浸润，基底为坚硬溃疡，颇似皮肤炭疽。偶见全身性脓疱，类似天花，有天花样鼠疫之称。

（2）脑型：多继发于腺型或其他型鼠疫。在出现脑膜脑炎症状、体征时，脑脊液为脓性，涂片或培养可检出鼠疫杆菌。

（3）眼型：病菌侵入眼结膜，引起结膜充血、水肿、疼痛。可形成化脓性结膜炎。

（4）肠炎型：除全身中毒症状外，有腹泻及黏液血样便，并有呕吐、腹痛、里急后重，粪便可检出病菌。

（5）咽喉型：为隐性感染。病菌由口腔侵入，引起急性咽炎及扁桃体炎，可伴有颈淋巴结肿大，亦可为无症状的隐性感染，但从咽部分泌物培养可分离出鼠疫杆菌。此型多为曾接受预防接种者。

（五）预后

以往腺鼠疫的病死率为20%~70%不等，自应用抗菌药物后，病死率已降至50%左右。肺型、败血型、脑膜型等鼠疫患者在未接受特效治疗时几乎无一幸免，如及早积极处理，病死率可明显下降。

（六）实验室检查

1. 常规检查

（1）血常规：白细胞总数大多升高，常可达（20~30）×10⁹/L。初期淋巴细胞增高为主，以后中性粒细胞显著增高。红细胞、血红蛋白与血小板均减少。

（2）尿常规：尿量减少，有蛋白尿及血尿。

（3）大便常规：肠炎型鼠疫者的大便呈血性或黏液血便，大便培养可培养出鼠疫杆菌。

2. 细菌学检查　采淋巴结穿刺液、脓液、痰液、血液、脑脊液等，用以下方法进行细菌学检查：

（1）涂片检查：用上述材料做涂片或印片，革兰染色，可找到革兰染色阴性的两端浓染的短杆菌。阳性率 50%~80%。

（2）细菌培养：将检材接种于普通琼脂或肉汤培养基中。血培养在腺鼠疫早期阳性率为 70%，晚期可达 90% 左右。败血症时可达 100% 阳性。

（3）动物接种：将标本制成生理盐水乳剂，注射于大鼠或小白鼠皮下或腹腔内，动物于 24~72 小时死亡，取其内脏做细菌检查。

3. 血清学检查

（1）间接血凝：用 F_1 抗原检测患者或动物血清中 F_1 抗体。F_1 抗体可持续 1~4 年，故常用于流行病学调查及回顾性诊断。

（2）荧光抗体染色检查：用荧光标记的特异性抗血清检测可疑标本。特异性、灵敏性较高。

（3）其他：酶联免疫吸附试验，放射免疫沉淀试验可测定 F_1 抗体，灵敏性高，适合于大规模流行病学调查。

（七）诊断与鉴别诊断

1. 诊断依据　早期诊断，尤其是首例患者的及时发现对鼠疫的防治至关重要。在流行区，流行初期或散发性不典型病例尤应特别注意。流行病学资料若提示本地曾有鼠间鼠疫流行或有赴疫区史，有接触可疑动物或类似患者发生时要重视。

根据流行病学资料及典型临床表现，一般即可作出诊断。轻型病例需与急性淋巴结炎、恙虫病、钩端螺旋体病、兔热病等区别。

对可疑患者需进行细菌学或血清学检查，检出鼠疫杆菌是确诊的最重要依据。实验室诊断是确定本病最重要的依据。对一切可疑病人均需做细菌学检查，对疑似鼠疫尸体，应争取病理解剖或穿刺取材进行细菌学检查。血清学应以双份血清升高 4 倍以上作为诊断依据。

2. 诊断标准

（1）诊断依据

1）流行病学线索：患者发病前 10 天到过鼠疫流行区或接触过鼠疫疫区内的疫源动物、动物制品及鼠疫患者，进入过鼠疫实验室或接触过鼠疫实验用品者。

2）突然发病，高热、白细胞剧增，在未用抗菌药物（青霉素无效）的情况下病情在 24 小时内迅速恶化并具有下列综合征之一者：①急性淋巴结炎肿胀、剧烈疼痛并出现强迫体位；②出现重度毒血症、休克综合征而无明显淋巴结肿胀；③咳嗽、胸痛、咳痰带血或咯血；④重症结膜炎并有严重的上下眼睑水肿；⑤血性腹泻并有重症腹痛、高热及休克综合征；⑥皮肤出现剧痛性红色丘疹，之后逐渐隆起，形成血性水疱，周边呈灰黑色，基底坚硬的水疱破溃后创面也呈灰黑色；⑦剧烈头痛、昏睡、颈部强直、谵语妄动、脑压高、脑脊液混浊。

3）患者的淋巴结穿刺液、血液、痰液、咽部和眼分泌物以及尸体肌肉或管状骨骨髓取材标本，分离到鼠疫菌。

4）患者间隔 10 天 2 次采集血清用 PHA 法检测 F_1 抗体呈 4 倍以上增长。

（2）疑似病例：具备 1）中的流行病学线索，加 2）中的任一项临床综合征。

（3）确诊病例：疑似病例加 3）或 4）检验阳性结果。

（4）隐性感染者：有鼠疫流行病学线索，没有明显的鼠疫临床表现，没有接种过鼠疫菌苗，其血清经 PHA 法检测出现 1∶40 以上 F_1 抗体滴度者。

（5）追溯诊断病例：有过鼠疫流行病学线索的人群中，曾出现过鼠疫临床表现，没接种过鼠疫菌苗，其血清经 PHA 检测出现 1∶40 以上 F_1 抗体滴度者。

（6）临床分型：确诊鼠疫病例有综合征中的①临床表现者为腺型鼠疫；有②临床表现者为败血型鼠疫；有③临床表现者为肺型鼠疫；有④临床表现者为眼型鼠疫；有⑤临床表现者为肠型鼠疫；有⑥临床表现者为皮肤型鼠疫；有⑦临床表现者为脑膜炎型鼠疫。

3. 鉴别诊断

（1）腺鼠疫：应与下列疾病鉴别：①急性淋巴结炎：此病有明显的外伤或局部的感染病灶，常有淋巴管炎，全身症状轻；②丝虫病的淋巴结肿：本病急性期，淋巴结炎与淋巴管炎常同时发生，数天后可自行消退，全身症状轻微，晚上涂血片检查可找到微丝蚴；③兔热病：由兔热病菌感染引起，全身症状轻，腺肿的境界明显，可移动，皮色正常，无疼痛，无强迫体位，预后较好。

（2）败血型鼠疫：需与其他原因所致败血症、钩端螺旋体病、流行性出血热、流行性脑脊髓膜炎相鉴别。应及时检测相应疾病的病原体或抗体，并根据流行病学、症状、体征鉴别。

（3）肺鼠疫：需与大叶性肺炎、支原体肺炎、肺型炭疽等鉴别。主要依据临床表现及痰的病原学检查鉴别。

（4）皮肤鼠疫：应与皮肤炭疽相鉴别。

（八）治疗

凡确诊或疑似鼠疫患者，均应迅速组织严密隔离，就地治疗，不宜转送。需按甲类传染病的管理规定隔离，直到症状消失，血液、局部分泌物或痰培养，每 3 天 1 次，3 次阴性，肺鼠疫 6 次阴性方可解除隔离。

1. 一般治疗及护理

（1）严格地隔离消毒：患者应严格隔离于隔离医院或隔离病区，病区内必须做到无鼠无蚤。入院时对病人做好卫生处理（更衣、灭蚤及消毒）。病区、室内定期进行消毒，病人排泄物和分泌物应用漂白粉或来苏液彻底消毒。工作人员在护理和诊治病人时应穿连衣裤的"五紧"防护服，戴棉花纱布口罩，穿高筒胶鞋，戴薄胶手套及防护眼镜。

（2）饮食与补液：急性期应给患者流质饮食，并供应充分液体，或给予葡萄糖溶液，生理盐水静脉输注，以利于毒素排泄。

（3）护理：严格遵守隔离制度，做好护理工作，消除病人顾虑，达到安静休息的目的。

2. 病原治疗　病原治疗的原则是早期、联合、足量、应用敏感的抗菌药物。

（1）链霉素：小儿每天 20~40mg/kg，新生儿每天 10~20mg/kg，分 2~4 次肌内注射。

（2）鼠疫杆菌对近年常用的抗菌药物敏感性试验表明，β 内酰胺类的敏感性最好，喹诺酮类次之，氨基糖苷类尚可，大环内酯类则较差。鼠疫杆菌对 30 种抗菌药物有 27 种高度敏感，其敏感顺序依次为头孢唑肟 > 氨苄西林 / 舒巴坦 > 氨苄西林 > 头孢他啶 > 头孢克肟 > 头孢噻吩 > 头孢噻肟 > 氨曲南 > 头孢三嗪 > 头孢西丁 > 阿莫西林 / 棒酸 > 头孢唑啉 > 头孢

吡肟 > 头孢哌酮 > 诺氟沙星 > 氧氟沙星 > 萘啶酸 > 头孢呋肟 > 壮观霉素 > 依诺沙星 > 环丙沙星 > 氟罗沙星 > 洛美沙星 > 链霉素 > 亚胺硫霉素 > 吡哌酸 > 阿奇霉素。

3. 对症治疗 烦躁不安或疼痛者用镇静止痛剂。注意保护心、肺功能，有心力衰竭或休克者，及时强心和抗休克治疗；有 DIC 者采用肝素抗凝疗法；中毒症状严重者可适当使用肾上腺皮质激素。对腺鼠疫淋巴结肿，可用湿热敷或红外线照射，未化脓切勿切开，以免引起全身播散。结膜炎可用 0.25% 氯霉素滴眼，一天数次。

（九）预防

1. 严格控制传染源

（1）管理患者：发现疑似或确诊患者，应立即按紧急疫情上报，同时将患者严密隔离，禁止探视及病人互相往来。病人排泄物应彻底消毒，病人死亡应火葬或深埋。接触者应检疫 9 天，对曾接受预防接种者，检疫期应延至 12 天。

（2）消灭动物传染源：对自然疫源地进行疫情监测，控制鼠间鼠疫。广泛开展灭鼠爱国卫生运动。旱獭在某些地区是重要传染源，也应大力捕杀。

2. 切断传播途径 灭蚤必须彻底，对猫、狗、家畜等也要喷药；加强交通及国境检疫，对来自疫源地的外国船只、车辆、飞机等均应进行严格的国境卫生检疫，实施灭鼠、灭蚤消毒，对乘客进行隔离留检。灭鼠灭蚤。

3. 保护易感者

（1）预防接种：自鼠间开始流行时，对疫区及其周围的居民、进入疫区的工作人员，均应进行预防接种。常用为 EV 无毒株干燥活菌苗，皮肤划痕法接种，即 2 滴菌液，相距 3~4cm。2 周后可获免疫。一般每年接种一次，必要时 6 个月后再接种一次。

传统的鼠疫疫苗包括灭活全菌体死疫苗、减毒活疫苗，近年研制的鼠疫疫苗主要为亚单位疫苗。亚单位疫苗是去除病原体中与激发保护性免疫无关的成分，保留有效免疫原成分而制作的疫苗。

（2）加强个人防护：进入疫区的医务人员，必须接种菌苗，两周后方能进入疫区。工作时必须着防护服，戴口罩、帽子、手套、眼镜、穿胶鞋及隔离衣。接触患者后可以服用下列药物中的一种预防，四环素每天 2g，分 4 次服；磺胺嘧啶每天 2g，分 4 次服；或链霉素每天 1g，分 1~2 次肌内注射，连续 6 天。

（喻文亮）

第十三节　接触性传播传染病

伤寒（typhoid fever）是由伤寒杆菌引起的急性肠道传染病。传染源是病人和病源携带者，经过消化道传播，人对伤寒普遍易感，病后可获得较为持久的免疫力，全年均有发病，夏秋季节多见，水源或食物污染可引起暴发流行。病理组织改变主要是全身单核 - 巨噬细胞系统增生性反应，以回肠下段淋巴组织病变最明显。临床特征为持续发热、相对缓脉、全身中毒症状与消化道症状、玫瑰疹、肝脾大与白细胞减少等。肠出血、肠穿孔为主要的严重并发症。

由副伤寒杆菌甲、乙、丙引起的疾病称为副伤寒甲、乙、丙，其传播途径与临床表现与伤寒相似但略轻。

一、病原学

伤寒杆菌为沙门菌属（*Smlmonella*）D 群。革兰染色阴性的短杆菌，周围布满菌毛，有鞭毛，能运动。不形成芽胞，无荚膜。在普通培养基中能生长，在含胆汁的培养基中生长更佳。伤寒杆菌有菌体抗原"O"抗原、鞭毛抗原"H"抗原。此两种抗原的抗原性强，刺激产生的抗体组成"肥达反应"，作为临床诊断的辅助检查。菌体表面抗原"vi"抗原，"Vi"抗原的抗原性较弱，刺激产生的 Vi 抗体一般效价低，临床诊断价值不是很大，有助于慢性带菌者的发现，可用作流行病学调查。

伤寒杆菌在自然环境中生存能力强，在食物、水中可存活 2~3 周，在粪便中可存活 1~2 个月。耐低温，冰冻的河水中可存活数月。对阳光、热及干燥抵抗力差，日光直射数小时、加热 60℃ 15 分钟或煮沸后可杀灭。对紫外线及一般消毒剂敏感，5% 苯酚溶液、70% 酒精均可杀灭。

二、流行病学

（一）传染源

为病人与带菌者。病人从潜伏期起粪便中可有排菌，从病程第一周末起尿中可有排菌，在整个病程中均有传染性，以病程第 2~4 周内传染性最大。伤寒的带菌者有潜伏期带菌者、恢复期带菌者，2%~5% 的病人在恢复期可持续排菌，排菌在 3 个月以内者称为暂时带菌者，排菌在 3 个月以上者称为慢性带菌者。慢性带菌者是维持伤寒流行的主要传染源，胆囊带菌者多见。

（二）传播途径

伤寒杆菌随病人或带菌者的粪便、尿液排出后，通过污染的水源、食物、日常生活接触、苍蝇和蟑螂等媒介传递而传播。食品、水源污染可引起暴发流行。我国 2004~2007 年报告的 77 起伤寒暴发流行的流行因素调查显示，其中水源污染（占 51.72%）为主，其次为食源性（31.03%）及密切接触（9.38%），原因不明者为 12.50%。

（三）人群易感性

普遍易感。病后可获得持久的免疫力，再次感染而发病者极少见。伤寒与副伤寒之间、各型副伤寒之间均无交叉免疫。

（四）流行特征

伤寒沙门菌引起的人类伤寒热是一种古老的传染病。随着现代科学技术的发展和卫生水平的提高，其流行虽然得到了一定控制，但是在发展中国家乃至发达国家时有暴发流行。全球每年仍有 2100 多万伤寒病例的发生，有 20 多万的死亡病例。本病常年散发，夏秋发病最多，发病的高峰北方较南方晚 1~2 个月。伤寒在世界各地均可见，以温带和亚热带地区多见。

三、发病机制与病理解剖

（一）发病机制

伤寒杆菌进入人体后是否发病与感染细菌的数量、致病性和人体的免疫力有关。志愿

者吞入伤寒杆菌达 10^5 个时,胃酸正常时有28%的人发病。而胃酸分泌减少、服用碱性药物、胃动力差、肠道微生态失衡等原因使肠道的防御机制异常时,有利于伤寒杆菌在肠黏膜上定位和繁殖。

人体吞入被伤寒杆菌污染的水、食品后,细菌在胃内部分被胃酸杀灭,未被杀灭的伤寒杆菌随胃内容物进入小肠。小肠内为碱性环境,胆汁和营养物质有利于伤寒杆菌的生长繁殖。

伤寒杆菌借助于菌毛黏附于肠黏膜并入侵,部分细菌被吞噬细胞吞噬并在细胞内繁殖,部分细菌经淋巴管进入肠壁的集合淋巴结、孤立淋巴滤泡、肠系膜淋巴结中继续繁殖,并顺淋巴管回流到胸导管,再释放入血,引起第一次菌血症。此阶段相当于临床上的潜伏期,细菌在体内增殖,病人无症状。

伤寒杆菌由血流进入肝、脾、胆囊、骨髓等组织器官内继续繁殖,至潜伏期末时再次入血,导致第二次菌血症,同时会释放内毒素,出现临床症状。此阶段相当于临床上的初期,为病程第1~2周。细菌和毒素继续随血流进入全身各脏器,进入胆管的细菌在胆囊胆汁内繁殖,大量的细菌随胆汁进入肠道,随粪便排出体外,部分可再次进入肠壁的淋巴组织,使原已致敏的淋巴滤泡产生严重的炎症反应,导致肠壁的集合淋巴结与孤立淋巴滤泡炎症、肿胀、坏死、脱落、溃疡形成。病变部位多局限在黏膜和黏膜下层,少数可侵及血管引起肠出血,侵入肌层和浆膜层可引起肠穿孔。此阶段相当于临床上的极期,为病程第2~3周。

在感染后,机体的免疫力逐渐增强,细胞免疫增强逐渐消灭细胞内的伤寒杆菌。随血流和各脏器中的细菌逐渐被消灭,内毒素减少,炎症反应减轻,肠壁溃疡逐渐愈合,病情缓解。此阶段相当于临床上的缓解期和恢复期,为病程第4周及以后。少数病人由于免疫功能低下,潜伏在体内的细菌可再度繁殖,再次入侵血流而临床症状复发。若症状消失后,胆囊内的病菌长期生存,则成为慢性带菌者。

伤寒杆菌在体内生长繁殖时产生的脂多糖内毒素入血可激活单核-吞噬细胞产生并释放白介素-1、肿瘤坏死因子,引起伤寒的临床症状。

吞入细菌的数量多、毒力强时病情重。患者的胃酸浓度、营养状况、免疫功能均与病情轻重、病程长短有关。

(二)病理解剖

伤寒的主要病理解剖特点为全身单核-巨噬细胞系统的增生反应,以回肠下段的集合淋巴结和孤立淋巴滤泡的病变最有特征。病理改变随病程的不同而不同。

肠道的病理改变可分为四期:①髓样肿胀期:病程第一周,淋巴组织高度水肿,呈纽扣样突起,镜下在淋巴组织内可见有大量吞噬细胞增生,吞噬细胞可吞噬淋巴细胞、红细胞、伤寒杆菌及坏死组织碎片,此种细胞称为"伤寒细胞"。伤寒细胞聚集成团,形成"伤寒肉芽肿",此种特征的病理改变具有病理诊断意义。②坏死期:病程第二周,肿大的淋巴结和淋巴滤泡发生坏死。③溃疡形成期:病程第三周,肠道的坏死组织脱落,形成溃疡。若波及病灶的血管可引起肠出血,侵及肌层可导致肠空孔。④溃疡愈合期:溃疡逐渐愈合,不留瘢痕。肠道的病理改变范围与临床病情的严重程度不一定成正比,有些病人全身中毒症状不明显,但可能以肠出血和肠穿孔为首发症状。儿童的淋巴组织发育不完全,少见溃疡形成,但毒血症症状可较重。

肠系膜淋巴结可肿大,充血。脾脏显著增大,包膜紧张,质地较软。镜下见红髓明显充血,亦可见灶性坏死、伤寒结节。肝脏也肿大,包膜紧张,边缘变钝。镜下见肝细胞混浊、肿胀、变性和灶性坏死。少数还可合并脾脓肿、肾脓肿、骨髓炎。

四、临床表现

潜伏期波动范围 7~23 天,一般为 10~14 天。潜伏期的长短与感染细菌的数量和机体的免疫状态有关。食物引起的暴发流行潜伏期可短至 48 小时,水源性暴发流行潜伏期可长达 30 天。典型伤寒的自然病程一般为 4~5 周。

患儿的年龄越小,临床表现越不典型。一般临床表现似轻型,起病较急,弛张热多见,呕吐、腹泻等胃肠道症状明显,便秘少见,肝脾大较常见,易并发支气管炎或肺炎。肠出血和肠穿孔少见。

(一) 典型伤寒

临床经过可分为四期。

1. 初期　为病程的第一周,此期又称为侵袭期。大多数病人起病缓慢,发热为最早期出现的症状。热前可有畏寒,少有寒战,出汗不多,随病程的进展而体温呈阶梯形上升,在第 3~7 天体温达最高峰,为 39~40℃。可伴有全身不适、乏力、疲倦、食欲缺乏、咽痛,有时干咳、恶心、呕吐胃内容物,腹痛,轻度腹泻或便秘。右下腹可有轻压痛。在本期末,少数病人可触及轻度增大的肝脏和脾脏。

2. 极期　为病程的第 2~3 周。出现典型的临床表现。并发症多在此期出现。

(1) 持续发热:持续高热,以稽留热为主要热型。少数为弛张热或不规则热。如未经正规抗生素治疗,热程一般持续 2 周左右。

(2) 消化道症状:患者食欲缺乏,腹胀。大约半数患者出现右下腹隐痛,有些人腹痛可为弥漫性。便秘多见,10% 左右的患者出现腹泻,多为稀水样便。右下腹可有轻压痛。

(3) 神经系统中毒症状:由于内毒素的作用,患者表现为精神恍惚、表情淡漠、呆滞、反应迟钝、听力减退(重听),又称为无欲貌。重者还可出现谵妄、昏迷、颈项强直,可呈脑膜炎表现。儿童可出现抽搐。

(4) 循环系统症状:可有明显的相对缓脉、重脉,并发心肌炎时不明显。

(5) 肝脾大:多数患者肝、脾轻度增大。

(6) 玫瑰疹:大约 50% 的患者在病程第 7~14 天可出现淡红色的斑丘疹,称为玫瑰疹。皮疹直径 2~4mm,压之退色,一般 10 个以内,主要见于胸、腹部,有些可见于肩背部,四肢罕见,一般 2~4 天内变暗、消失,可分批出现。有时可变为出血点。各种并发症多在此期出现。

3. 缓解期　为病程的第 4 周。此期患者体温波动较大,并渐渐下降。神经系统、循环系统、消化道症状好转。肝脾回缩,但消化道的病理改变仍处于溃疡期,尚未完全愈合,仍然可以出现肠出血和肠穿孔等并发症。

4. 恢复期　为病程的第 5 周。体温恢复正常。神经系统、循环系统、消化道症状消失。肝脾恢复正常。

以上四期经过为伤寒的自然发展的病程经过。目前,由于预防接种普遍,大多数患者的诊断治疗及时,上述典型的伤寒发病过程不多见。

（二）临床类型

1. **轻型** 多见于儿童,曾接种过伤寒杆菌菌苗者及发病初期应用有效抗菌药物治疗的患者。发热38℃左右,全身毒血症状轻,病程短。1~3周可恢复健康。由于临床特征不典型,容易漏诊或误诊。

2. **普通型** 具有典型的临床经过。

3. **迁延型** 起病初的表现与普通型相同,由于机体免疫力低,发热持续时间长,可达5周以上,甚至数月之久,弛张热或间歇热型多见,肝脾大的程度多较显著。耐药伤寒杆菌的感染中此型较多见。

4. **逍遥型** 初期毒血症状轻,病人多数自己不察觉,仍正常上班或学习。部分病人以肠出血和肠穿孔为首发症状。

5. **暴发型** 是伤寒的重型。起病急,毒血症状重,可见明显畏寒、高热,感染性休克常见,常合并中毒性脑病、中毒性心肌炎、中毒性肝炎,症状重者病死率高。若能早期诊断,及时正确治疗,仍有治愈的可能。

（三）复发与再燃

退热后1~3周,临床症状再度出现称为复发。由病灶内或巨噬细胞内的伤寒杆菌繁殖活跃再次入血引起。复发率为10%~15%。部分患者缓解期体温开始下降但尚未达到正常时,体温再次升高,称为再燃。复发和再燃时症状多较轻,血中嗜酸性粒细胞消失,血培养阳性。

（四）并发症

1. **肠出血** 是伤寒最为常见的肠道并发症。多出现在病程的极期,成人比小儿多见。饮食不当、腹泻、体力活动过多均可为诱因。出血程度不同,少量出血仅为大便隐血阳性,可没有明显的症状。大量出血时,常常表现为体温突然下降、头晕、烦躁、口渴、恶心等症状;患者可有面色苍白、手足发凉、呼吸急促、脉细数,严重者血压下降,出现失血性休克的体征。

2. **肠穿孔** 是伤寒最为严重的肠道并发症。多出现在病程的极期,成人比小儿多见,穿孔的部位多发生在回肠末段。在病原治疗后,病情有明显好转的数天内可出现。饮食不当、腹泻、体力活动过多均可为诱因。穿孔前可有明显腹胀、腹泻及肠出血等前兆。临床表现为右下腹突然疼痛,可伴恶心呕吐;患者可有面色苍白、手足发凉、呼吸急促、脉细数,严重者血压下降,出现失血性休克的体征。

3. **支气管炎、肺炎** 支气管炎常见于初期、肺炎多见于极期。大多数患者是由于继发细菌感染引起的,少数患者是由伤寒杆菌引起的。

4. **中毒性肝炎** 常发生在病程第1~3周。患者食欲减退、恶心、呕吐。体检可发现肝脏肿大、有触痛及叩痛,血清丙氨酸转氨酶(ALT)轻度至中度升高。

5. **中毒性心肌炎** 常在病程的2~3周出现。患者常有严重的毒血症症状,主要表现为脉搏加快、血压下降、第一心音低钝、心律失常。血清心肌酶谱异常。心电图可见PR间期延长、ST段平坦或下降、T波改变。

6. **溶血尿毒综合征** 伤寒杆菌的内毒素为诱因,引起肾小球微血管内凝血,使红细胞破裂增加,导致肾血流受阻。常发生在病程第1~3周。临床表现为进行性贫血、黄疸,继之出现少尿、无尿,严重的发生急性肾衰竭。

五、实验室检查

(一)常规检查

1. 血常规　白细胞数减少或正常,一般在$(3{\sim}5)\times10^9$/L,中性粒细胞减少,与骨髓受细菌毒素抑制、粒细胞破坏增加和分布异常有关。嗜酸性粒细胞在极期时减少或消失,恢复期逐渐出现,若迟迟不能恢复达正常,则提示病情可能复发,在复发时可再度减少或消失。故嗜酸性粒细胞计数对诊断和病情评估均有参考意义。血小板若突然减少,要注意出现溶血尿毒综合征或弥散性血管内凝血(DIC)等并发症。

2. 尿常规　从病程第2周起可有轻度蛋白尿、少量管型。

3. 大便常规　出现肠出血时可有肉眼血便或大便隐血阳性。

(二)细菌学检查

1. 血培养和骨髓培养　血培养在病程第1~2周阳性率最高,可达80%~90%,病程第3周阳性率为50%,病程第4周后不易检出。若发热时间长,则仍有阳性的机会。再燃或复发时可再度阳性。骨髓培养在病程中出现阳性的时间与血培养相似。由于骨髓中吞噬细胞吞噬的伤寒杆菌较多,故阳性率较血培养高,阳性持续的时间较长。对已用过抗菌药治疗的患者诊断有困难时,骨髓培养更有利于诊断。血培养和骨髓培养是确诊伤寒的依据。为提高阳性率,血培养的采血量要在5ml以上。用过抗生素的病人做血块培养或骨髓培养可提高阳性率。

2. 其他标本培养　大便培养在病程第2周起阳性率逐渐增高,第3~4周阳性率最高,可达75%左右。尿培养在初期多为阴性,病程第3~4周可获25%的阳性率,要注意避免粪便的污染。十二指肠引流液培养一般不用,仅用于病原携带者的诊断和疗效评价。玫瑰疹培养可获阳性结果,必要时可做。

(三)血清学检查

1. 肥达反应　伤寒杆菌血清凝集试验,又称肥达试验。用于诊断伤寒、副伤寒已沿用近百年。实验原理为用伤寒杆菌的"O"抗原、"H"抗原,副伤寒杆菌甲、乙、丙的鞭毛抗原"A"、"B"、"C"共五种抗原组成,采用凝集法检测患者血中相对应的抗体。与其他血清学试验一样,有假阳性和假阴性。尽管对其临床意义有多种看法,但由于其简单易行,目前仍然是诊断伤寒、副伤寒的实验方法之一,在血培养没有获得阳性结果之前,往往将其作为诊断伤寒、副伤寒的重要指标。

(1)阳性判定:在伤寒流行区,正常人群中会有低效价的凝集抗体存在,故当"O"抗体在1∶80以上,"H"抗体在1∶160以上方可判为阳性。有辅助诊断的价值。

(2)发病后每周复查肥达反应,效价逐渐上升,诊断价值更大。

(3)沙门菌D群与A群有部分共同的菌体抗原,会造成交叉阳性反应。

(4)感染伤寒杆菌后,抗"O"抗体出现较早,抗"H"抗体出现较迟,若抗"O"抗体为阳性,而抗"H"抗体不升高,则有可能为疾病早期,应动态观察。

(5)伤寒和副伤寒杆菌菌苗预防接种后,则抗"O"抗体轻度升高,持续3~6个月后消失。而抗"H"抗体升高明显并持续数年,在患其他疾病时可出现回忆反应而明显升高,若抗"H"抗体高明显,而抗"O"抗体不高,对诊断意义不大。

(6)若在疾病初期应用抗生素治疗或患者的免疫功能低下时,抗体产生不足,可出现假阳性。

（7）一些可产生高免疫球蛋白的疾病,如风湿免疫性疾病、结核病、溃疡性结肠炎,可引起假阳性。

近年来国内外资料表明,肥达反应阳性率较前下降,与早期抗菌治疗有关或与伤寒杆菌耐药变异有关。

2. Vi 抗体检测 伤寒和副伤寒患者的 vi 抗体一般不高。带菌者常有较高滴度的 vi 抗体,对慢性带菌者的流行病学调查有一定的意义,效价大于 1 : 40 有参考价值。

3. 其他 ELISA 方法可用于检测伤寒杆菌的抗原或抗体。抗原阳性对诊断意义较大。但其特异性、敏感性和重复性有待进一步的临床评价。

4. PCR 可用于扩增伤寒杆菌的特异性核糖核酸。PCR 扩增阳性结果对诊断意义较大。但其敏感性和重复性有待进一步的临床评价。

5. 超声波检查 伤寒患者在病程 3 天以内,超声可见脾脏弥漫性肿大,脾厚可达 52mm,回声正常。肠系膜淋巴结肿大,呈圆形及椭圆形,内部结构清楚,血流信号较丰富。约 1/2 患者可有胆囊炎的声像改变,胆囊壁增厚,有时可见黏膜面囊壁连续性中断,提示胆囊黏膜溃疡。多数肠管壁增厚,回肠末端及直肠壁增厚明显,各层肠壁结构尚存在。阑尾肿大,个别合并脾脓肿、肠壁脓肿形成。腹腔可见少量积液、胸腔积液。病变越早,超声检查阳性发现率越高,随着治疗的进展,其各项异常声像图改变逐步恢复。肝大、胆囊异常改变、肠壁增厚及阑尾肿大恢复较快,于第 14 天 90% 以上均恢复正常。脾大、肠系膜淋巴结肿大恢复较慢,至 14 天分别有 53%、68% 得以恢复,但随着病程的进展逐步缩小,多在 21 天恢复正常。超声还可根据肠壁水肿增厚的程度来判断病情的轻重。超声检查为无创检查,可反复进行,在病程中连续观察超声图像的改变,有助于判断病情的转归。

六、诊断与鉴别诊断

（一）诊断依据

1. 流行病学资料 夏季发病多见。本地有伤寒正在流行、有与伤寒病人接触史、既往无伤寒病史有助于诊断。预防接种史可做参考。

2. 临床表现 持续发热、相对缓脉、全身中毒症状与消化道症状、玫瑰疹、肝脾大,伴有肠出血和肠穿孔有助于诊断。

3. 实验室检查 白细胞总数降低或正常,EOS 减少或消火。肥达反应阳性可作出临床诊断。血培养和（或）骨髓培养阳性可确诊。粪便培养对确定排菌有重要意义。

（二）鉴别诊断

伤寒病人发病初期临床表现没有特异性,需与上呼吸道病毒感染、疟疾、急性细菌性痢疾相鉴别。

1. 上呼吸道病毒感染 患者有高热、头痛、白细胞减少等表现,与伤寒相似。但是此病起病急、鼻塞、流涕、咳嗽等呼吸道症状明显,没有表情淡漠、玫瑰疹、肝脾大的表现,且病程 1~2 周自限,可与伤寒鉴别。

2. 疟疾 患者有高热、肝脾大、白细胞减少等表现,与伤寒相似。但患者畏寒、寒战明显,体温波动范围大,退热时出汗多,多次发作后贫血明显,可与伤寒鉴别。外周血和（或）骨髓涂片找到疟原虫可确诊。

3. **急性细菌性痢疾** 患者有发热、腹痛、腹泻等病状,与伤寒相似。但该患者的腹痛左下腹更明显,另有里急后重,排脓血便,外周血白细胞总数升高,可与伤寒鉴别。大便培养出痢疾杆菌可明确诊断。

伤寒 2~3 周后出现特有的临床表现,需与长期发热的疾病鉴别。

4. **革兰阴性杆菌败血症** 患者高热、肝脾大、白细胞减少等表现与伤寒相似,但该患者多有胆管、呼吸道、泌尿道、生殖系统的原发病灶,寒战多明显,双峰热、弛张热多见,血培养找到致病菌可与伤寒鉴别。

5. **粟粒性结核** 患者表现为长期发热、白细胞减少等,有些患者还有肝、脾大,与伤寒相似,但结核患者常可问出有结核接触史,发热多不规则,伴有盗汗、血沉增快,结核菌素试验阳性,X 线胸片可见粟粒性病灶,可与伤寒鉴别。

6. **恶性组织细胞病** 患者长期发热、肝脾大、白细胞减少等表现与伤寒相似,但该患者多为不规则高热,进行性贫血、出血倾向明显,有淋巴结肿大,与伤寒不同,骨髓涂片或淋巴结病理找到恶性组织细胞可明确诊断。

七、预后

伤寒在抗菌治疗问世之前病死率高达 25%。现存发达国家病死率降至 1% 以下。影响伤寒预后的主要有:患者的年龄、毒血症状的程度、有无并发症、有无基础疾病、感染菌株的毒力、诊断治疗是否及时、有无预防接种等。婴幼儿预后差。并发肠穿孔、肠出血、心肌炎者病死率明显增高。儿童及接受过预防接种者预后较好。

八、治疗

伤寒宜采取以抗菌治疗为主的综合治疗措施。

(一)一般治疗

1. **隔离与休息** 伤寒病人宜采取消化道隔离,至临床症状消失后连续 2 次大便培养为阴性方可解除隔离。高热期间要卧床休息。给予高热量、富含维生素、容易消化和吸收的无渣半流质饮食。

2. **对症处理** 高热可用物理降温,酒精擦浴或冰袋放置于大血管处,尽量不用退热药。必要时可用少量安乃近滴鼻。便秘可用开塞露肛注,生理盐水低压灌肠。腹胀者首先调整饮食,低钾补钾,可用肛管排气。

(二)病原治疗

1. **头孢菌素类** 第二代、第三代头孢药物疗效好。

2. **喹诺酮类药** 为成人目前治疗伤寒的首选药物。但小儿考虑到其潜在副作用,现多已不用。但在头孢使用无效时,可在家长签字知情同意下酌情使用。

3. **氯霉素** 目前较少应用,如使用要注意毒副作用。

4. **阿莫西林** 可口服。

(三)并发症治疗

如有并发症,应在抗菌治疗的同时采取以下措施:

1. **肠出血** 病人要严格卧床休息,严密观察便血量,监测血压、脉搏,注意神志变化。禁食或给少量流质饮食,补足水、电解质、热量。应用止血药物,如酚磺乙胺、止血芳酸,可依病情酌情输血,宜少量多次。烦躁不安者可用镇静剂。经以上积极治疗仍出血不止者可外科手术治疗。

2. **肠穿孔**　对已出现肠穿孔者,如较局限,先禁食、胃肠减压,加强支持治疗,加强抗感染药物,并密切观察。如范围大或经以上积极治疗仍不能控制的局限性穿孔,出现腹膜炎的症状和体征,立即外科手术治疗。

3. **中毒性心肌炎**　病人要严格卧床休息,加用肾上腺皮质激素、能量合剂。严格限制输液速度,进食不宜过饱。如出现心力衰竭,可用呋塞米利尿,并应用洋地黄制剂,直至临床症状好转。

4. **中毒性肝炎**　治疗参照病毒性肝炎的方法保肝降酶治疗。

5. **溶血尿毒综合征**　输血补液,加用肾上腺皮质激素,小剂量肝素抗凝。如仍不能好转,考虑做血液透析,及时清除氮质血症,促进肾功能恢复。

(四)慢性带菌者的治疗

以口服为主,可参照病原治疗选药。也可应用氨苄西林与丙磺舒联合治疗,氨苄西林每天 3~6g,分次口服;丙磺舒每天 1~1.5g,连用 4~6 周。亦可用喹诺酮类,氧氟沙星每次 300mg,每天两次,疗程 6 周。

九、预防

(一)控制传染源

病人是传染源,应及早隔离治疗,隔离病人至体温正常后 15 天或每隔 5 天做大便培养、连续 2 次阴性,方可解除隔离。隔离治疗的病人大小便、便器、食具、衣服、生活用品等均须消毒处理。带菌者也是传染源。对带菌者进行治疗、监督管理。对伤寒的接触者要进行医学观察 23 天(副伤寒为 15 天)。有发热的可疑者,应及早隔离、治疗、观察。

(二)切断传播途径

应大力开展爱国卫生运动,做好卫生宣教,搞好"三管一灭"(粪便无害化处理、水源安全管理和饮食卫生管理、消灭苍蝇)。养成良好个人卫生习惯与饮食卫生习惯。饭前、便后洗手,不吃不清洁食物,不饮用生水、生奶等。

(三)提高人群免疫力

锻炼身体,提高机体的免疫力。

(喻文亮)

第十四节　灾害中的儿童呼吸道感染

灾害是指可引起环境破坏和大量人群健康受到伤害的事件,它分为自然灾害和人为灾害。灾害不可避免,儿童常群居在学校和幼托机构中,又因为儿童的防御能力弱,灾难中常导致更严重的后果。感染性疾病常常是灾害后的继发的次级伤害。

一、灾害后容易导致呼吸道感染的原因

灾害可导致后续效应,出现人口流动(灾区内和灾区内、外之间的人口移动)、生活环境

恶化、传播媒介大量繁殖、安置点过于拥挤、不洁水源和食物、卫生保健服务有限、治疗不规范等等,常导致呼吸道感染,甚至暴发呼吸道传染病。

创伤等应急常使免疫系统受抑,低体温、营养状况差、免疫接种率低等,致使儿童易于感染,并有重症感染的倾向。儿童由于其生理特点,容易出现急性呼吸道感染。

在 2005 年 12 月 16 日南亚巴基斯坦的地震中受灾人数达 52 083 人,急性呼吸道感染病情持续了 50 周,感染人数达 11 431 人,成为灾害引起的第一位病因。2003 年伊朗 Bam 地震后,14% 发生了急性呼吸道感染。WHO 曾报道,五岁以下儿童急性呼吸道感染中,死亡率高达 20%。灾后自然环境的改变,可出现罕见的呼吸道病原体感染,如 1994 年加利福尼亚地震后,Ventura 县震后两个月内出现 203 例球孢子菌病例死亡,灰尘接触和暴露时间是最重要的危险因素。

呼吸道感染的暴发常与免疫接种覆盖率有关,如 2005 年巴基斯坦震后暴发麻疹;2011年日本地震出现了数例流感,震后安置点发现结核潜伏感染率增高达 20%。我国是结核病感染率高,结核病潜伏期长,灾后结核发病防御应重视。

二、自然灾难后常见的呼吸道感染性疾病

灾后暴发典型的烈性传染病疫情如鼠疫、霍乱等已非常罕见,但常见的呼吸道感染性疾病仍常有报道。通过灾害种类、灾害所在地等预测可能发生的呼吸道感染性疾病是不可靠的。但灾前疾病的基线情况、灾害发生的季节、幸存者和流入人群患病状况对灾区呼吸道感染性疾病的流行具有重要影响。另一方面,也要警惕灾民迁出(如伤员转移)以及救援人员撤出灾区对其他地区呼吸道感染性疾病流行或暴发的影响。儿童由于其生理特征容易比成人更易患急性呼吸道感染,常见有:支气管肺炎、麻疹、结核等。2011 年日本东部地震后一周后,感染病人较震前明显增多,其中支气管肺炎占 43%。病原菌包括肺炎链球菌、卡塔莫拉菌和流感嗜血杆菌,与社区获得性肺炎病原菌一致。

三、人为灾难中儿童常见的呼吸道感染源

儿童由于相比成人,呼吸频率快、皮肤渗透性好、皮肤表面积比例大、身高低矮、日间常群聚在学校和幼托场所,更易遭受生物恐怖袭击。在恐怖袭击中可能出现的生物武器包括:细菌、病毒和毒素。可能导致呼吸道感染的包括:①细菌:如鼠耶尔森鼠疫杆菌等;②病毒:麻疹(马麻疹病毒)等;③呼吸道病毒:如天花病毒等。还有生物毒素,尽管生物毒素不引起感染,但可引起肺部的损伤。如吸入黄曲霉素和蓖麻素,可引起乏力、发热和咳嗽,24 小时内可引起肺水肿,36~72 小时可从缺氧直至死亡。

四、灾害中呼吸道感染的控制

1. 儿童易发急性呼吸道感染,受灾后因居住拥挤、营养不足等更易罹患肺炎,以及流感和结核等呼吸道传染病。儿童支气管肺炎在地震医疗条件有限时大多在门诊治疗,应了解本地社区获得性肺炎的诊疗管理状况,及时制订诊治计划(以下详述)

2. 为了避免肺炎、麻疹、结核等暴发,需要提高人群的免疫接种覆盖率水平,必要时需要在灾害区加强免疫接种,尤其是 15 岁以下的儿童。

3. 根据美国 CDC 的规范,呼吸道感染性疾病的防制需做到:

（1）接触呼吸道分泌物或可能被污染的物品时，戴好手套。

（2）接触呼吸道分泌物污染的衣物时，戴好手套。

（3）每次接触病人，需更换手套和隔离衣，并清洗双手。

（4）接触病人前后，接触病人物品和分泌物后，无论是否戴手套，均清洗双手。

（5）如果双手明显被污染，使用肥皂和水清洗；如果双手无明显脏污，可用含酒精的擦手液清洗双手。

五、支气管肺炎

（一）病原学分类

常见病原包括细菌、病毒、支原体、衣原体等，此外还有真菌和原虫。肺炎支原体、衣原体和嗜血肺菌团菌等又称为非典型肺炎病原，区别于肺炎链球菌等典型肺炎病原。根据年龄能很好地预示儿童社区获得性肺炎的可能病原（表7-10）。

表 7-10　不同年龄儿童社区获得性肺炎的病原学

年龄组	常见病原	少见病原
>28 天 ~3 个月	细菌:肺炎链球菌	细菌:非发酵革兰阴性菌
	大肠埃希菌	百日咳杆菌
	肺炎克雷伯杆菌	流感嗜血杆菌
	金黄色葡萄球菌	卡他莫拉菌
	沙眼衣原体	病毒:巨细胞病毒
	病毒:呼吸道合胞病毒	流感病毒 A、B 型
	副流感 I 、II 、III 型	腺病毒
		人类偏肺病毒
3 个月 ~5 岁	细菌:肺炎链球菌	细菌:肺炎克雷伯杆菌
	流感嗜血杆菌	大肠埃希菌
	卡他莫拉菌	结核分枝杆菌
	金黄色葡萄球菌	嗜肺军团菌
	肺炎支原体	肺炎衣原体
	病毒:呼吸道合胞病毒	病毒:鼻病毒
	腺病毒	人类偏肺病毒
	副流感 I 、II 、III 型	肠道病毒
	流感病毒 A、B 型	人禽流感病毒
		新型冠状病毒
		EB 病毒
		麻疹病毒

续表

年龄组	常见病原	少见病原
>5 岁 ~15 岁	细菌:肺炎链球菌	细菌:化脓性链球菌
		金黄色葡萄球菌
		结核分枝杆菌
		流感嗜血杆菌
	肺炎支原体	肺炎衣原体
		嗜肺军团菌
	病毒:流感病毒 A、B 型	病毒:腺病毒
		EB 病毒
		新型冠状病毒
		人禽流感病毒

1. **细菌性肺炎** 常见革兰阳性细菌病原包括:肺炎链球菌、金黄色葡萄球菌、A 群链球菌等;常见革兰阴性细菌病原包括:流感嗜血杆菌、大肠埃希菌、肺炎克雷伯杆菌、卡他莫拉菌和嗜肺军团菌等。其中肺炎链球菌是儿童期肺炎最常见的细菌病原。

2. **病毒性肺炎** 病毒是儿童期支气管肺炎的常见病原,呼吸道合胞病毒(A、B 亚型)是首位病毒病原,其次是副流感病毒(I 型、Ⅱ 型和Ⅲ三型)和流感病毒(A 型和 B 型),其他包括腺病毒肺炎(3、7、11、21 亚型)、巨细胞病毒、鼻病毒、分类偏肺病毒、EB 病毒等。最近还有肠道 EV71 病毒、新型冠状病毒和禽流感病毒(H7N9、H5N1 等)报道。

3. **非典型病原** 支原体肺炎是学龄期和学龄前期儿童常见病原。衣原体肺炎多见于学龄期和青少年。嗜血军团菌可引起重症肺炎。

4. **混合感染** 婴幼儿常见病毒 - 细菌、病毒 - 病毒的混合感染,年长儿多见细菌和非典型病原混合感染。

(二)病理

病理变化以肺组织充血水肿和炎症为主。肺泡内充满渗出物向周围组织蔓延,表现为点片状炎症病灶,并可融合成片累及多个肺小叶或更广泛。当支气管、毛细支气管发生炎症时,可导致管腔部分或完全阻塞而引起肺气肿或肺不张。不同的病原造成的病理改变也不完全相同:细菌性肺炎以肺实质病变为主;病毒性肺炎以间质病变为主。临床上两种病变常常同时并存。

(三)病理生理

由于支气管、肺泡炎症引起通气和换气障碍,导致缺氧和二氧化碳潴留,从而产生一系列病理生理改变。

1. **呼吸功能不全** 由于通气和换气功能障碍,机体缺氧,表现为低氧血症,严重者可有二氧化碳潴留。在疾病早期患儿可通过增加呼吸频率和呼吸深度来增加每分钟通气量,由于二氧化碳弥散能力比氧大,此时往往仅有轻度缺氧而尚无明显的二氧化碳潴留。当病变进展,严重妨碍有效的气体交换,动脉血氧分压(PaO_2)及血氧饱和度(SaO_2)明显下降而发生低氧血症。若 SaO_2 下降至 0.85 以下,还原血红蛋白达 50g 以上时,即可出现发绀。当肺通气严重降低,影响到二氧化碳排出时,则在 PaO_2 降低的同时动脉血二氧化碳分压($PaCO_2$)增高。当 PaO_2,≤6.67kPa(50mmHg),$PaCO_2$≥6.67kPa(50mmHg),SaO_2≤0.85,即可发生呼吸衰竭。

2. 毒血症 由于病原体作用,重症肺炎常伴有毒血症,引起不同程度的感染中毒症状,如高热、嗜睡、惊厥等。缺氧和二氧化碳潴留及毒血症不仅影响呼吸功能,同时也使全身代谢与重要器官功能发生障碍。

3. 酸碱平衡失调及电解质紊乱 缺氧时体内有氧代谢发生障碍,酸性代谢产物发生堆积,加上高热、饥饿、脱水、吐泻等因素,常伴有代谢性酸中毒。此外,二氧化碳潴留,$PaCO_2$增高,碳酸及氢离子浓度上升,pH 值下降,从而导致呼吸性酸中毒。由于缺氧及二氧化碳潴留,致肾小动脉痉挛而引起水钠潴留,缺氧常使抗利尿激素(ADH)分泌增加造成稀释性低钠血症。因酸中毒时 H^+ 进入细胞内,K^+ 向细胞外转移,血 K^+ 增高或正常。伴有腹泻或营养不良者血 Cl^- 由于代偿性呼吸性酸中毒有偏低倾向;少数患儿早期因呼吸增快,通气过度,可能出现呼吸性碱中毒。重症肺炎时,常出现混合性酸中毒。

4. 循环系统 缺氧与二氧化碳潴留可引起肺血管反射性痉挛,肺循环压力增高,导致肺动脉高压。肺部病变广泛也使肺循环阻力增加,致右心负荷加重。心肌受病原体毒素损害,易出现中毒性心肌炎。上述因素可导致心功能不全。少数病例因严重毒血症和低氧血症而发生微循环障碍。

5. 中枢神经系统 缺氧可影响脑细胞膜上的钠泵功能,使细胞内 Na^+ 增多并吸收水分,加之缺氧可使毛细血管扩张,血脑屏障通透性增加而致脑水肿,严重时可致中枢性呼吸衰竭。病原体毒素作用可致中毒性脑病。

6. 消化系统 胃肠道在缺氧和毒素的作用下易发生功能紊乱,严重病例可发生中毒性肠麻痹。胃肠道毛细血管通透性增加可致胃肠道出血。

(四)临床特征

1. 临床征象诊断价值

(1)发热:常为不规则发热,但新生儿、重度营养不良患儿体温可不升或低于正常。腋温≥38.5℃伴三凹征,尤其胸壁吸气性凹陷和呼吸增快(除外因哭吵、发热等所致者)应视为病情严重。

(2)呼吸频率(respiratory rate,RR)增快,尤其是 5 岁以下儿童。呼吸增快的判定标准(平静时观察 1 分钟):<2 月龄≥60 次/分;2 月龄~1 岁≥50 次/分;1~5 岁≥40 次/分;>5 岁≥30 次/分,除外因哭吵、发热等所致者。

(3)胸壁吸气性凹陷:胸壁吸气性凹陷不仅提示肺炎,还提示病情严重。

(4)呼吸困难:呼吸困难对肺炎的提示意义比呼吸增快更大。

(5)喘鸣:病毒性肺炎和支原体肺炎常出现喘鸣,喘鸣对判定婴幼儿期肺炎的严重度无帮助。

(6)湿性啰音等体征:对于 3 岁以上儿童,胸部湿性啰音和管状呼吸音对诊断肺炎有较高敏感度和特异度。

2. 临床征象对病原学的提示

(1)细菌性肺炎特征:①腋温≥38.5℃;②呼吸增快;③存在胸壁吸气性凹陷;④可有两

肺干湿啰音,喘鸣症状少见;⑤临床体征和胸片呈肺实变征象,而不是肺不张征象;⑥可并存其他病原感染。

1)肺炎链球菌肺炎:表现为发热、咳嗽,可有畏寒、呼吸增快,甚至呼吸困难、胸壁吸气性凹陷和严重中毒症状等,要警惕超抗原反应所致的肺炎链球菌休克,可并发坏死性肺炎和脓胸。

2)葡萄球菌肺炎:起病时与肺炎链球菌肺炎不易区分,发热、中毒症状明显。易在短时间内形成肺脓肿,早期胸片征象少,而后期胸片的多形性则是其特征:可同时出现肺浸润、肺脓肿、肺大疱、脓胸或脓气胸等。它也可以是年长儿流行性感冒的合并症。同样要警惕超抗原反应所致的休克。

3)流感嗜血杆菌肺炎:以婴幼儿为主,起病较缓,常有痉挛性咳嗽,可有喘鸣,全身症状重、中毒症状明显,小婴儿多并发脓胸、脑膜炎甚至脓毒症等,胸片可示粟粒状阴影。常继发于流行性感冒。

4)大肠埃希菌肺炎:常见于小婴儿,多为双侧支气管肺炎,全身症状极重,常并发脓毒症及休克,体温与脉率不成比例,常有脓胸,但肺脓肿少见,这有别于金黄色葡萄球菌肺炎。

5)百日咳肺炎:可以是百日咳杆菌导致原发性肺炎,也可以并发或继发其他病原肺炎,尚有部分病例系痉咳后的吸入性肺炎。

(2)病毒性肺炎特征:①多见于婴幼儿;②喘鸣症状常见;③腋温一般<38.5℃;④明显胸壁吸气性凹陷;⑤肺部多有过度充气体征;⑥胸片示肺部过度充气,可存在斑片状肺不张,严重者可出现大叶肺不张。

腺病毒肺炎多见于2岁以下婴幼儿,发病有一定季节性,表现为持续高热,与严重细菌感染不同的是,多伴有喘鸣,以精神萎靡、面色不佳、肺部密集湿啰音为突出表现,典型的胸部影像学表现为大片肺实变。

(3)支原体肺炎特征:①多见于学龄期儿童;②主要表现为发热、咳嗽,部分患儿有喘鸣,肺部可出现啰音;③胸片呈肺间质浸润性、小叶性、大叶性肺实变和肺门淋巴结肿大。经大环内酯类抗菌药物正规治疗7天及以上,临床征象加重、仍持续发热、肺部影像学所见加重者,可考虑为难治性支原体肺炎。

(4)沙眼衣原体肺炎:患儿常有咳嗽,典型者类似百日咳样咳嗽,细湿啰音比喘鸣多见,胸片有浸润阴影。常无发热或仅有低热,部分患儿外周血嗜酸性粒细胞升高。

3. 并发症 分肺部和肺外并发症,肺部并发症包括胸腔积液或脓胸、脓气胸、肺脓肿、支气管胸膜瘘、坏死性肺炎以及急性呼吸衰竭。肺外并发症包括脑膜炎、脑脓肿、心包炎、心内膜炎、骨髓炎、关节炎以及脓毒症、溶血尿毒症综合征等。

(五)严重度评估

1. 简易评估 对于发展中国家及基层地区,世界卫生组织(WHO)推荐,2月龄~5岁儿童出现胸壁吸气性凹陷或鼻翼扇动或呻吟之一表现者,为重度肺炎;如果出现中心性发绀、严重呼吸窘迫、拒食或脱水征、意识障碍(嗜睡、昏迷、惊厥)之一表现者为极重度肺炎,这是重度肺炎的简易判断标准。

2. 住院指征 收住院的关键指征是低氧血症,具备1项者就可收住院:

(1)呼吸空气条件下,动脉血氧饱和度(SaO2)≤0.92(海平面)或≤0.90(高原)或有中心性发绀。

（2）呼吸空气条件下,婴儿 RR>70 次 / 分,年长儿 RR>50 次 / 分,除外发热、哭吵等因素的影响。

（3）呼吸困难:胸壁吸气性凹陷、鼻翼扇动。

（4）间歇性呼吸暂停,呼吸呻吟。

（5）持续高热 3~5 天或有先天性心脏病、先天性支气管肺发育不良、先天性呼吸道畸形、重度贫血、重度营养不良等基础疾病者。

（6）胸片等影像学资料证实双侧或多肺叶受累或肺叶实变并肺不张、胸腔积液或短期内病变进展者。

（7）拒食或有脱水征者。

（8）家庭不能提供恰当充分的观察和监护,或 2 月龄以下患儿。

表 7-11　社区获得性肺炎（CAP）患儿病情严重度评估

临床特征	轻度 CAP	重度 CAP
一般情况	好	差
拒食或脱水征	无	有
意识障碍	无	有
呼吸频率	正常或略增快	明显增快 *
发绀	无	有
呼吸困难（呻吟、鼻扇、三凹征）	无	有
肺浸润范围	≤1/3 的肺	多肺叶受累或≥2/3 的肺
胸腔积液	无	有
血氧饱和度	>0.96	≤0.92
肺炎并发症	无	有
判断标准	出现上述所有表现	存在以上任何一项

注: * 呼吸明显增快:婴儿 RR>70 次 / 分,年长儿 RR>50 次 / 分

3. 收住院或转至 ICU 的指征,具备下列 1 项者:

（1）吸入氧浓度（FiO_2）>0.6,SaO_2≤0.92（海平面）或 0.90（高原）。

（2）休克和（或）意识障碍。

（3）呼吸加快、脉速伴严重呼吸窘迫和耗竭征象,伴或不伴 $PaCO_2$ 升高。

4. 反复呼吸暂停或出现慢而不规则的呼吸。

（六）放射学诊断评估

一般状况良好临床诊断肺炎的患儿,无需常规行胸片检查。对于初始抗菌药物治疗失败,需要判断是否存在并发症或病情加重者及时胸片检查;临床康复者无需反复胸片检查;对于并发胸腔积液,经引流管或胸腔镜术后病情稳定,不必每天复查胸片。但有下列情况之一者应复查胸片:

1. 临床症状无明显改善且有加重或在初始 48~72 小时内抗菌药物治疗无效,病情恶化、

持续发热。

2. 所有肺不张患儿,应接受胸片检查的全程随访和观察。

3. 有圆形病灶的患儿,以确保不漏诊儿童肺部肿瘤。

4. 同一肺叶反复性肺炎,怀疑解剖异常、胸部肿块或异物的患者,在确诊肺炎后 4 周左右应复查胸片,必要时 CT 复查。

5. 间质性肺炎应有 CT 复查。

(七) 实验室检查

1. 一般检查

(1) 外周血白细胞(WBC)计数与中性粒细胞百分比:不能单独用来预测细菌或病毒感染。

(2) 急相期反应指标:红细胞沉降率(ESR)、C 反应蛋白(CRP)或血清降钙素原(PCT)浓度,不单独用以区分细菌或病毒性肺炎;但结合临床可评估对治疗的反应。

(3) 血氧饱和度测定:疑似低氧血症的患儿都应监测动脉血氧饱和度,动脉血气分析是判断呼吸衰竭类型、程度及血液酸碱失衡的关键指标。

(4) 血清尿素和电解质:对重症和有脱水征患儿应检测血清尿素和电解质,以评估水电解质失衡状态。

2. 特异性病原微生物检测
不推荐对所有肺炎患儿常规开展病原微生物检测,但对住院患儿,尤其是经验治疗无效及有并发症的重症患儿应积极开展微生物诊断寻找病原,指导进一步合理使用抗菌药物。

微生物学检查原则:

(1) 拟诊细菌性肺炎,病情严重或有并发症的住院患儿应常规进行血培养。

(2) 住院儿童应常规痰涂片染色与细菌培养。

(3) 拟诊病毒性肺炎者,应常规检测呼吸道病毒。

(4) 临床怀疑支原体感染者应进行支原体检测。

(5) 有胸腔积液者应尽可能进行胸腔积液涂片染色与细菌培养。

(6) 气管插管患儿应常规痰液进行细菌培养及病毒检测。

(7) 病原不明者可支气管镜下肺泡灌洗液培养,必要时肺活检等病原学诊断。

(八) 治疗

原则:轻度社区获得性肺炎门诊或居家治疗,观察病情、定期随访,如果治疗 48 小时高热不退,或病情恶化出现呼吸急促、呼吸困难、发绀等须及时转诊治疗。达住院指标的重症肺炎应收住院治疗。

1. 对症支持治疗

(1) 氧疗

1) 吸氧指征:海平面、呼吸空气条件下,$SaO_2 \leqslant 0.92$ 或 $PaO_2 \leqslant 60mmHg$,有临床缺氧表现:烦躁不安、呼吸呻吟和呼吸急促、发绀、吸气性凹陷等征象,并注意有无严重贫血、变性血红蛋白血症以及外周循环等情况。

2) 给氧方法:根据缺氧严重程度选择鼻导管、面罩、头罩等方法,防止气道分泌物的堵塞。常规给氧方法仍难以纠正的低氧血症可使用无创正压通气给氧,不推荐常规呼吸道湿化疗法,吸氧流量 >2L/min 时,应湿化处理。氧疗患儿应至少每 4 小时监测 1 次体温、脉搏、

RR 和脉搏血氧饱和度。

（2）液体治疗：轻症不需要常规静脉补液，难以进食者可鼻胃管喂养。不能进食者需予液体疗法，总液量为基础代谢正常需要量的 80%。补液种类为 5%~10% 葡萄糖溶液与生理盐水（比例为 4~5：1），补液速度应 24 小时匀速，控制在 5ml/（kg·h）以下。患儿同时有中度以上脱水者，补液总量可先按脱水分度推荐量的 1/2~2/3 给予，含钠溶液同样应酌减。监测血清电解质，鉴别抗利尿激素异常分泌致稀释性低钠血症的可能，并予纠正。

（3）其他：根据病情程度和病变部位，定期更换体位、拍背排痰。

2. 糖皮质激素治疗　无常规使用糖皮质激素的指征，更不能将糖皮质激素作为退热剂。下列情况可以短疗程（3~5 天）使用糖皮质激素，有细菌感染者必须在有效抗菌药物使用的前提下加用糖皮质激素：

（1）喘憋明显伴呼吸道分泌物增多者。

（2）中毒症状明显的重症肺炎，例如合并缺氧中毒性脑病、休克、脓毒症者，有急性呼吸窘迫综合征者。

（3）胸腔短期有大量渗出者。

（4）肺炎高热持续不退伴过强炎性反应者。

糖皮质激素的剂量：泼尼松 / 泼尼松龙 / 甲泼尼龙 1~2mg/（kg·d）或琥珀酸氢化可的松 5~10mg/（kg·d）或地塞米松 0.2~0.4mg/（kg·d）。

3. 抗病原微生物治疗　抗病原微生物疗法包括使用指征、选择药物和剂量、使用途径和方法、疗程和药物联合治疗、药物对机体不良作用以及用药依从性等，这一切也构成了合理使用的原则。此外，还包括病原微生物的耐药现状、常见病毒病原治疗等。

（1）抗菌药物指征：抗菌药物治疗应限于细菌性肺炎、支原体和衣原体肺炎、真菌性肺炎等，单纯病毒性肺炎无使用抗菌药物指征，但须注意混合感染。

（2）抗菌药物的选择

1）轻症肺炎选择口服抗菌药物，不强调抗菌药物联合使用，经验性选择如下：

1~3 月龄患儿：首选大环内酯类抗菌药物；4 月龄 ~5 岁患儿：首选口服阿莫西林，剂量加大至 80~90mg/（kg·d），也可以选择阿莫西林克拉维酸（7：1 型）、头孢羟氨苄、头孢克洛、头孢丙烯、头孢地尼等。如怀疑早期金黄色葡萄球菌肺炎，应优先考虑口服头孢地尼。>5 岁 ~ 青少年：首选大环内酯类，8 岁以上儿也口服多西环素或米诺环素。若起病急、伴脓痰，应疑肺炎链球菌感染，可联合阿莫西林。

2）重症肺炎静脉给药，经验选择初始抗菌药物，需覆盖可能的病原菌及考虑耐药状况，首选下列方案之一：

①阿莫西彬克拉维酸（5：1）或氨苄西林 / 舒巴坦（2：1）或阿莫西彬舒巴坦（2：1）。

②头孢呋辛或头孢曲松或头孢噻肟。

③怀疑金黄色葡萄球菌肺炎，选择苯唑西林或氯唑西林，万古霉素不作首选。

④考虑合并有支原体或衣原体肺炎，可以联合大环内酯类 + 头孢曲松 / 头孢噻。

3）目标治疗：病原菌一旦明确，选择抗菌药物就应针对该病原。

（3）抗菌药物疗程：抗菌药物一般用至热退且平稳、全身症状明显改善、呼吸道症状部分改善后 3~5 天。病原微生物不同、病情轻重等因素均影响疗程，一般肺炎链球菌肺炎疗程 7~10 天，流感嗜血杆菌肺炎、甲氧西林敏感的金黄色葡萄球菌（MSSA）肺炎 14 天左右，而甲氧西林耐药的金黄色葡萄球菌(MRSA)肺炎疗程宜延长至21~28天,革兰阴性肠杆菌肺炎疗程14~21天,支原体和衣原体肺炎疗程平均10~14天,个别严重者可适当延长,嗜肺军团菌肺炎21~28天。

(4)抗菌药物疗效评估:初始治疗48小时后应作病情和疗效评估,观察体温的下降,全身症状包括烦躁、气促等症状是否改善,而外周血WBC、CRP和胸片不能作为抗菌药物疗效评估的主要依据。初始治疗72小时症状无改善,或一度改善又恶化,应再次进行评估,需考虑:初选抗菌药物未能覆盖致病菌,或抗菌药物浓度低于有效浓度,或细菌耐药;也要考虑特殊病原体感染的可能;患儿存在免疫功能低下或免疫缺陷;有无并发症或医源性感染存在。审慎调整抗菌药物,并重复病原学检查,有条件者应做抗菌药物血浓度测定。

(5)病毒性肺炎的治疗:目前有肯定疗效的抗病毒药物较少。

1)流感病毒:奥斯他韦(osehamivir)、扎那米韦(zanamivir)和帕那米韦(peramivir)是神经氨酸酶的抑制剂,对流感病毒A型、B型均有效。儿童口服奥斯他韦每次2mg/kg,每天2次,连服5天。扎那米韦可用于8岁以上的青少年患者,在发病36~48小时内每次2喷(每次总剂量10mg),每天2次,共5天。但病情严重或正在进行性恶化者在症状出现48小时后进行治疗仍有效。金刚烷胺(amantadine)和金刚乙胺(rimantadine)仅对A型流感病毒有效。金刚烷胺剂量5mg/(kg·d),最大剂量不超过150mg/d,分2次口服,疗程5~7天;金刚乙胺在儿童无足够使用经验。

2)呼吸道合胞病毒(RSV):利巴韦林(ribavirin,病毒唑)对RSV有体外活性,但吸入利巴韦林治疗RSV所致婴儿社区获得性肺炎的有效性仍存在争议,考虑到潜在的毒性作用及其疗效等问题,不推荐用于RSV肺炎治疗。

3)巨细胞病毒:更昔洛韦(ganciclovir,GCV),是儿童CMV感染的一线用药。儿童CMV肺炎可先作诱导治疗,每次5mg/kg,每12小时1次,静脉滴注,持续2周后再维持治疗:每次10mg/kg,每周3次,或每次5mg/kg,每天1次,根据病情持续治疗至少10天。注意该药的骨髓毒性,可致粒细胞、血小板减少,当外周血中性粒细胞≤0.5×10^9/L或血小板≤25×10^9/L时必须停药。

4. 胸腔积液、脓气胸的治疗　应及时进行穿刺引流,当脓液黏稠、抽脓不畅或发生张力性气胸时,在充分有效的抗感染治疗基础上行胸腔闭式引流。

5. 支气管镜术诊治　已成为儿科呼吸疾病诊治中安全、有效和不可缺少的手段,能直接镜下观察病变、钳取标本、行支气管肺泡灌洗术(bronchoalveolar lavage,BAL)和直接吸取肺泡灌洗液进行病原检测,也能在支气管镜下进行局部治疗。经常规静脉抗感染治疗胸部影像学无明显好转,甚至肺不张阴影更加密实患儿,建议早期行支气管镜下局部灌洗治疗,可有效解除气道阻塞、控制体温,有利病情恢复。

(九)特异性免疫治疗

1. RSV单克隆抗体　是抗RSV的人源单克隆IgG抗体,可以特异性抑制RSV病毒F蛋白A抗原位点上的抗原决定簇,阻止病毒融入细胞和胞体的形成。美国儿科学会(AAP)推荐对高危婴幼儿,可给予Palivizuma预防治疗,始于每年11、12月份,连用5个月。剂量为每次15mg/kg,每月1次肌注。

2. 疫苗　疫苗的预防接种对减少肺炎患病有效,尤其当自然灾害发生时,根据本地疫苗接种状况,必要时可加强接种,防止该类肺炎的流行传播。针对社区获得性肺炎的某些常

见细菌和病毒病原,目前已有的疫苗如下:

(1)肺炎链球菌疫苗:现有 2 种剂型,即单纯细菌荚膜多糖疫苗(PPV)和荚膜多糖蛋白结合疫苗(PCV)。PPV 有 14 价和 23 价血清型两种,多用于 2 岁以上人群。PCV 有较好免疫原性,对 2 月龄以上的儿童接种后可产生较好保护性抗体反应。我国目前上市的是PCV7。

(2)b 型流感嗜血杆菌结合疫苗(Hib 结合疫苗):疫苗的抗原成分是 Hib 荚膜多糖(PRP),目前有 4 种商品疫苗

(3)流感病毒疫苗:年龄在 6 个月以上者可以接种流感疫苗,在流感流行高峰前 1~2 个月接种流感疫苗能更有效发挥免疫的保护作用。

(4)百日咳疫苗:我国已将百日咳列入计划免疫,但百日咳疫苗保护期并非终生,新生儿、青少年和成人仍有可能感染百日咳并成为该病的主要传染源,故有主张对成人进行无细胞型疫苗的加强接种,以切断百日咳的传播。

(贡海蓉)

参 考 文 献

1. Gove S. Integrated management of childhood illness by outpatient health workers:technical basis and overview. The WHO Working Group on Guidelines for Integrated Management of the Sick Child. Bull World Health Organ,1997,75(1):7-24.

2. Integrated management of childhood illness:conclusions. WHO Division of Child Health and Developme. Bull World Health Organ,1997,75(1):119-128.

3. Black RE,Morris SS,Bryce J. Where and why are 10 million children dying every year? Lancet,2003,361(9376):2226-2234.

4. Gwatkin DR. Integrating the management of childhood illness. Lancet,2004,364(9445):1557-1558.

5. Tulloch J. Integrated approach to child health in developing countries. Lancet,1999,354(2):16-20.

6. Liu L,Johnson HL,Cousens S,et al. Global,regional,and national causes of child mortality:an updated systematic analysis for 2010 with time trends since 2000. Lancet,2012,379(9832):2151-2161.

7. Kiplagat A,Musto R,Mwizamholya D,et al. Factors influencing the implementation of integrated management of childhood illness(IMCI)by healthcare workers at public health centers &dispensaries in Mwanza,Tanzania. BMC Public Health,2014,14:277.

8. Senn N,Rarau P,Salib M,et al. Use of antibiotics within the IMCI guidelines in outpatient settings in Papua New Guinean children:an observational and effectiveness study. PLoS One,2014,13:9.

9. Lange S,Mwisongo A. Why don't clinicians adhere more consistently to guidelines for the Integrated Management of Childhood Illness(IMCI)? Soc Sci Med,2014,104:56-63.

10. Rakha MA,Abdelmoneim AN,Farhoud S,et al. Does implementation of the IMCI strategy have an impact on child mortality? A retrospective analysis of routine data from Egypt. BMJ Open,2013,24:3.

11. Mukunya D,Kizito S,Orach T,et al. Knowledge of integrated management of childhood illnesses community and family practices(C-IMCI)and association with child undernutrition in Northern Uganda:a cross-sectional study.

BMC Public Health,2014,14:976.

12. Mason E,Scherpbier R,Lawe-Davies O. WHO position statement on IMCI. Lancet,2009,5:374(9692).

13. World Health Organization. WHO position on measles vaccine. Vaccine,2009,27(52):7219-7221.

14. Jost M,Luzi D,Metzler S,et al. Measles associated with international travel in the region of the Americas,Australia and Europe,2001-2013:A systematic review. Travel Med Infect Dis,2015,13(1):10-18.

15. 薛辛东,杜立中,毛萌,等. 儿科学. 第2版. 北京:人民卫生出版社,2010:195.

16. 胡皓夫. 重症肺炎的诊断与治疗. 实用儿科临床杂志,2008,3(6):408.

17. 刘亚军,唐笑军,刘成军. 麻疹肺炎伴急性呼吸窘迫综合征32例. 实用儿科临床杂志,2007,22:1711.

18. Fisher DL,Defres S,Solomon T. Measles-induced encephalitis. QJM,2015,108(3):177-182.

19. Bello S,Meremikwu MM,Ejemot-Nwadiaro RI,et al. Routine vitamin A supplementation for the prevention of blindness due to measles infection in children. Cochrane Database Syst Rev,2014,16:1.

20. Kabra SK,Lodha R. Antibiotics for preventing complications in children with measles. Cochrane Database Syst Rev,2013,14:8.

21. Maltezou HC,Wicker S. Measles in health-care settings. Am J Infect Control,2013,41(7):661-663.

22. Buchanan R,Bonthius DJ. Measles virus and associated central nervous system sequelae. Semin Pediatr Neurol,2012,19(3):107-114.

23. Machaira M,Papaevangelou V. Current measles outbreaks:can we do better for infants at risk? Pediatr Infect Dis J,2012,31(7):756-758.

24. Vries RD,Mesman AW,Geijtenbeek TB,et al. The pathogenesis of measles. Curr Opin Virol,2012,2(3):248-255.

25. Moss WJ,Griffin DE. Measles. Lancet,2012,14:379(9811):153-164.

26. Dabrera G,Sampson B,Ruggles R,et al. Investigating Lead Poisoning In Children-Could Surveillance Help? QJM,2015,3:18.

27. Rong LP,Xu YY,Jiang XY. Heavy metal poisoning and renal injury in children. Zhongguo Dang Dai Er Ke Za Zhi,2014,16(4):325-329.

28. Woo JH,Ryoo E. Poisoning in korean children and adolescents. Pediatr Gastroenterol Hepatol Nutr,2013,16(4):233-239.

29. Schmertmann M,Williamson A,Black D. Unintentional poisoning in young children:does developmental stage predict the type of substance accessed and ingested? Child Care Health Dev,2014,40(1):50-59.

30. Maruyama T,Takano T,Tajiri H.[Prevention of food poisoning in children]. Nihon Rinsho,2012,70(8):1414-1419.

31. Blackford MG,Felter T,Gothard MD,et al. Assessment of the clinical use of intravenous and oral N-acetylcysteine in the treatment of acute acetaminophen poisoning in children:a retrospective review. Clin Ther,2011,33(9):1322-1330.

32. Warniment C,Tsang K,Galazka SS. Lead poisoning in children. Am Fam Physician,2010,15:81(6):751-757.

33. Obonyo N,Maitland K. Fluid management of shock in severe malnutrition:what is the evidence for current guidelines and what lessons have been learned from clinical studies and trials in other pediatric populations? Food Nutr Bull,2014,35(2 Suppl):S71-S78.

34. Thorne F,Baldwin C. Multimodal interventions including nutrition in the prevention and management of disease-relatedmalnutrition in adults：a systematic review of randomised control trials. Clin Nutr,2014,33(3)：375-384.

35. Rose AM,Hall CS,Martinez-Alier N. Aetiology and management of malnutrition in HIV-positive children. Arch Dis Child,2014,99(6)：546-551.

36. Freijer K,Bours MJ,Nuijten MJ,et al. The economic value of enteral medical nutrition in the management of disease-relatedmalnutrition：a systematic review. J Am Med Dir Assoc,2014,15(1)：17-29.

37. Park SE,Kim S,Ouma C,et al. Community management of acute malnutrition in the developing world. Pediatr Gastroenterol Hepatol Nutr,2012,15(4)：210-219.

38. Dalwai S,Choudhury P,Bavdekar SB,et al. Consensus Statement of the Indian Academy of Pediatrics on integrated management of severe acute malnutrition. Indian Pediatr,2013,50(4)：399-404.

39. Meyer R,Venter C,Fox AT,et al. Practical dietary management of protein energy malnutrition in young children with cow's milk protein allergy. Pediatr Allergy Immunol,2012,23(4)：307-314.

40. Musoke PM,Fergusson P. Severe malnutrition and metabolic complications of HIV-infected children in the antiretroviral era：clinical care and management in resource-limited settings. Am J Clin Nutr,2011,94(6)：1716S-1720S.

41. Meyer G,Schuhmann P,Peters J,et al. Malnutrition after biliopancreatic diversion—postoperative management and complications. Obes Facts,2011,4(Suppl 1)：34-38.

42. Cheung K,Lee SS,Raman M. Prevalence and mechanisms of malnutrition in patients with advanced liver disease,and nutritionmanagement strategies. Clin Gastroenterol Hepatol,2012,10(2)：117-125.

43. Antwi A. Assessment and management of severe malnutrition in children. West Afr J Med,2011,30(1)：11-18.

44. Brewster DR. Inpatient management of severe malnutrition：time for a change in protocol and practice. Ann Trop Paediatr,2011,31(2)：97-107.

45. Verslype C,Cassiman D. Cirrhosis and malnutrition：assessment and management. Acta Gastroenterol Belg,2010,73(4)：510-513.

46. Golden MH. Evolution of nutritional management of acute malnutrition. Indian Pediatr,2010,47(8)：667-678.

47. Brown KH,Nyirandutiye DH,Jungjohann S. Management of children with acute malnutrition in resource-poor settings. Nat Rev Endocrinol,2009,5(11)：597-603.

48. Manary MJ,Sandige HL. Management of acute moderate and severe childhood malnutrition. BMJ,2008,13：337.

49. Kocaoglu C,Selma Solak E,Kilicarslan C,et al. Fluid management in children with diarrhea-related hyponatremic-hypernatremic dehydration：a retrospective study of 83 children. Med Glas(Zenica),2014,11(1)：87-93.

50. Faure R,Gouraud A,Vial T,et al. Dehydration in case of diarrhea for people taking antihypertensives：how to teach the patients to stop their treatment. Presse Med,2014,3(3)：327-329.

51. Tyrell T,Gick J. Recent onset of rash,dehydration,and nonbloody diarrhea in an elderly man. J Fam Pract,2013,62(9)：E1-E5.

52. Reineke EL, Walton K, Otto CM. Evaluation of an oral electrolyte solution for treatment of mild to moderate dehydration in dogs with hemorrhagic diarrhea. J Am Vet Med Assoc, 2013, 243 (6): 851-857.

53. Karamyyar M, Gheibi S, Noroozi M, et al. Therapeutic effects of oral zinc supplementation on acute watery diarrhea with moderatedehydration: a double-blind randomized clinical trial. Iran J Med Sci, 2013, 38 (2): 93-99.

54. Mahajan V, Sajan SS, Sharma A, et al. Ringers lactate vs Normal saline for children with acute diarrhea and severe dehydration-a double blind randomized controlled tria. Indian Pediatr, 2012, 49 (12): 963-968.

55. Das RR. Management of diarrhea-related hypernatremic dehydration. Eur J Pediatr, 2012, 171 (7): 1143.

56. Labbé A, Sarret C. Acute diarrhea and dehydration in infant. Rev Prat, 2012, 62 (1): 103-107.

57. Todd NW. Severe diarrhea-dehydration in infancy permanently alters auditory function. Med Hypotheses, 2012, 78 (2): 239-243.

58. Pringle K, Shah SP, Umulisa I, et al. Comparing the accuracy of the three popular clinical dehydration scales in children with diarrhea. Int J Emerg Med, 2011, 4: 58.

59. Levine AC, Shah SP, Umulisa I, et al. Ultrasound assessment of severe dehydration in children with diarrhea and vomiting. Acad Emerg Med, 2010, 17 (10): 1035-1041.

60. Sen I, Altunok V, Ok M, et al. Efficacy of oral rehydration therapy solutions containing sodium bicarbonate or sodium acetate for treatment of calves with naturally acquired diarrhea, moderate dehydration, and strong ion acidosis. J Am Vet Med Assoc, 2009, 234 (7): 926-934.

61. Pruvost I, Dubos F, Aurel M, et al. Value of history and clinical and laboratory data for the diagnosis of dehydration due to acutediarrhea in children younger than 5 years. Presse Med, 2008, 37 (4 Pt 1): 600-609.

62. Nicholas R, Churchward C. Contagious caprine pleuropneumonia: new aspects of an old disease. Transbound Emerg Dis, 2012, 59 (3): 189-196.

63. Barkema HW, Green MJ, Bradley AJ, et al. Invited review: The role of contagious disease in udder health. J Dairy Sci, 2009, 92 (10): 4717-4729.

64. Heller M, Sachse K, Schubert E. Contagious bovine pleuropneumonia—a nearly forgotten disease? Dtsch Tierarztl Wochenschr, 2007, 114 (2): 43-49.

65. Doherr MG. Bovine spongiform encephalopathy (BSE)—infectious, contagious, zoonotic or production disease? Acta Vet Scand Suppl, 2003, 98: 33-42.

66. Everitt L, Fenwick J, Homer CS. Midwives experiences of removal of a newborn baby in New South Wales, Australia: Being in the 'head' and 'heart' space. Women Birth, 2015: S1871-5192 (15)00006-2.

67. Petty J. Nutritional needs of the newborn baby. Br J Nurs, 2013, 11-24; 22 (13): 738, 740.

68. Peruzzo M, Giannini O, Bianchetti MG. Measles in a mother and her newborn baby. Arch Dis Child, 2012, 97 (7): 660.

69. Kuo MC, Lu YC, Chang P. A Newborn Baby Care Support App and System for mHealth. Nurs Inform, 2012: 228.

70. Bugna J, Moreno J, Sanchez S, et al. Fever and bleeding in a newborn baby. Pediatr Infect Dis J, 2010, 29 (12): 1153-1158.

71. Costeloe K. Withdrawal of intensive care from the newborn baby: ethics and practice. Med Leg J, 2009, 77 (Pt 1): 3-13.

72. Simion F, Regolin L, Bulf H. A predisposition for biological motion in the newborn baby. Proc Natl Acad Sci U S A, 2008, 105 (2): 809-813.

73. Byaruhanga RN, Bergström A, Tibemanya J, et al. Perceptions among post-delivery mothers of skin-to-skin contact and newborn baby care in a periurban hospital in Uganda. Midwifery, 2008, 24 (2): 183-189.

74. 彭秀军, 惠延年. 儿童眼外伤若干特点分析. 眼外伤职业眼病杂志, 1992, 4: 220-221.

75. 杨晓慧, 曹木荣, 吴怡丹. 儿童眼外伤1126例临床分析. 眼外伤职业眼病杂志, 2000, 4: 74-75.

76. 陈伟芳, 丁萍, 范军, 等. 儿童眼外伤临床流行病学调查. 中国斜视与小儿眼科杂志, 1995, 1: 22-26.

77. 丁法德, 张金嵩, 贾春琪, 等. 儿童眼外伤及其致盲特点. 中华眼科杂志, 2002, 1: 52-53.

78. 张海啸. 儿童挫伤性前房积血146例临床分析. 眼外伤职业眼病杂志, 2003, 1: 22-23.

79. 丁法德, 杨景存, 赵辉, 等. 儿童眼球内眶内异物伤. 中国斜视与小儿眼科杂志, 1995, 1: 6-10.

80. 王峰, 王建明, 权彦龙, 等. 儿童眼外伤227例相关因素分析. 国际眼科杂志, 2004, 2: 111-113.

81. 高淑琴, 高美琴, 杨亚军. 住院儿童眼球穿通伤106例临床分析. 眼外伤职业眼病杂志, 1996, 3: 35-36.

82. 林元殊, 高顺强, 徐世正, 等. 现代儿童皮肤病学. 北京: 学苑出版社, 2008.

83. 赵辨. 中国临床皮肤病学. 南京: 江苏科学技术出版社, 2010.

84. 黄选兆, 王吉宝, 孔维佳. 实用耳鼻咽喉头颈外科学. 第2版. 北京: 人民卫生出版社, 2008.

85. 孙玉祥, 韩德民. 眼耳鼻咽喉科临床解剖学图谱. 济南: 山东科学技术出版社, 2006.

86. 邱蔚六. 口腔颌面外科学. 北京: 人民卫生出版社, 2001.

87. 石四箴. 儿童口腔医学. 北京: 人民卫生出版社, 2007.

88. 梁新华, 朱桂全, 周昊, 等. 口腔颌面部地震伤的诊治特点及其救治. 上海口腔医学, 2008, 17 (6): 561-563.

89. 李刚. 口腔医学专业在灾难事故中的工作和目标. 华西口腔医学杂志, 2008, 26 (4): 347-350.

90. 王志鹏, 龚怡. 前牙外伤的治疗现状. 上海口腔医学, 2004, 12 (4): 239-240.

91. 赵连英, 齐静. 儿童恒前牙外伤治疗体会. 中国实用医药, 2010, 5 (8): 51-52.

92. Richard D Branson. Disaster Planning for pediatrics. Respiratory Care, 2011, 56 (9): 1457-1465.

93. Irwin Redlener, David Markenson. Disaster and Terrorism Prepareness: What pediatricians Need To Know. American Academy of Pediatrics Publications, WHO, Ministry of Health Pakistan: WMMR, 2005.

94. Kouadia IK, Aliunid S, Tamigaki T, et al. Infectious diseases following natural disasters: prevention and control measures. Expert Rev Anti Infect Ther, 2012, 10 (1): 95-104.

95. Connolly MA, Gayer M, Ryan MJ, et al. Communicable diseases in complex emergencies: impact and challenges. Lancet, 2004, 364: 1974-1983.

96. Schneider E, Hajjeh RA, Spiegel RA, et al. A coccidioidomycosis outbreak following the Northridge, Calif, earthquake. JAMA, 1997, 277 (11): 904-908.

97. Kanamor H, Aso N, Tadano S, et al. Tuberculosis exposure among evacuees at a shelter after earthquake, Japan, 2011. Emerg Infect Dis, 2013, 19 (5): 799-801.

98. Aoyagi T, Yamada M, Tokuda K, et al. Characteristics of infectious diseases in hospitalized patients during the early phase after the 2011 great East Japan earthquake: pneumonia as a significant reason for hospital care. Chest, 2013, 143 (2): 349-355.

99. CDC: Infection control prevention guidance for community shelters following disasters. Available at: http://www.

bt. cdc. gov/disasters/commshelters. asp. Accessed February 2,2006.

100. 儿童社区获得性肺炎管理指南（2013 修订）（下）. 中华儿科杂志,2013,51（11）:586-592.

101. 林元殊,高顺强,徐世正,等 . 现代儿童皮肤病学 . 北京:学苑出版社,2008.

102. 赵辨 . 中国临床皮肤病学 . 南京:江苏科学技术出版社,2010.

第八章　灾害儿童心理障碍

人类始终与灾害相伴而行,只要有灾害,就必然会有心理危机出现。对于儿童和青少年这个群体而言,他们则更是对灾害的袭击应对脆弱,容易产生心理障碍(psychological disorder)。因此,了解灾害儿童的心理障碍的特点与治疗就尤为重要。

第一节　灾害儿童心理障碍的特点

一、心理障碍表现

根据心理反应的严重程度,心理障碍可分为灾后一般心理障碍和灾后严重心理障碍。

（一）灾后一般心理障碍

从心理学角度看,面对突如其来的灾害,儿童和青少年在心理上会产生各种应激(stress)反应:

1. **情绪反应**　紧张、恐惧、易冲动、自责、伤心、焦躁不安。
2. **睡眠障碍**　做噩梦或入睡困难。
3. **感觉过敏**　对外界刺激(尤其是与地震相关的信息)的反应过于敏感。
4. **躯体化症状**　肌肉紧张、发抖、盗汗、恶心、尿急尿频、心慌胸闷等生理反应。

这些不良反应可以随着时间流逝而自行恢复正常,如对其加以心理危机干预(psychological crisis intervention),可以加快心理康复速度,提高心理康复质量。

（二）灾后严重心理障碍

灾区儿童和青少年受到强烈刺激而导致的各种身心症状,如果持续时间较长,则属于较严重的心理障碍,需要专业的精神及心理治疗。

这些症状包括目光呆滞、情感淡漠,思维与动作迟缓、情绪低落、焦虑、易激动、语言障碍甚至出现濒死感等;极端者可出现失听(而非失聪)、失明、失音(而非失语)、失忆、幻觉、躁闹等精神病性症状。

二、灾后心理障碍的主要类型

当面对创伤性应激时,人们都会产生一系列身心反应,主要包括急性应激障碍、创伤后应激障碍和适应障碍。

（一）急性应激障碍

急性应激障碍（acute stress reaction）又称急性应激反应，是指对创伤等严重应激因素的一种异常的快速的精神反应（Bryant，1999）。这种反应以急剧、严重的创伤事件作为直接原因，在灾难后数分钟或数小时内出现，不超过1个月。表现为生理上、情绪上、认知上和行为上的异常。儿童的反应往往向两极发展。一极是更直接和更剧烈的情绪和行为反应；另一极则是麻木和发呆。主要临床表现有三种：

1. 精神运动抑制　突然表现不寻常的安静或退缩甚至不言不语不动，缺乏情感的表达或无任何情绪反应、呆若木鸡，注意范围狭窄，感知不清晰等。

2. 精神运动兴奋　攻击行为，不顺从、顶嘴，具破坏性，偷窃，激越，恐惧、紧张、叫喊、冲动，无目的漫游等。

3. 情绪异常　容易生气、易怒，情绪不稳定，自责，哭泣、忧郁、悲伤或沮丧，焦虑，害怕与灾害有关的情境（例如：下雨、打雷、风吹等），对于平常喜爱的事物兴趣下降。

4. 躯体化表现　头晕、头痛、腹疼等躯体不适，呼吸困难，没食欲，难以入眠、梦魇等睡眠障碍，心跳加快、面红、出汗等躯体症状。

5. 退化行为（表现得像更年幼的儿童）　较多见于年幼儿童（7岁以下），表现为：吸吮拇指，尿床，黏人（当父母离开时哭泣、小题大作、紧抱不放），难以适应改变，抱怨、依赖及需求增加。

6. 其他反应　不相信亲人已经永远离开，觉得自己被抛弃，对过世亲人生气，模仿过世亲人的行为或特征，担心以后没人照顾，出现反常举动如特别乖或特别顽皮，注意力不集中，好动，作白日梦，在课堂上昏睡、疲劳、打瞌睡，旷课或迟到次数增加，学习成绩下降。

儿童对于压力的反应方式各不相同。在课堂上，你可以看到他们有一些共同的行为，而这些行为是灾害所造成的或与灾害相关的反应。因此，最好的观察指标是儿童在行为上或外表上出现任何不寻常的改变。

（二）创伤后应激障碍

创伤后应激障碍（posttraumatic stress disorder，PTSD）是指对创伤等严重应激因素的一种异常的精神反应。它是一种延迟性、持续性的心身疾病（Schiraldi，2000）。是由于受到异乎寻常的威胁性、灾难性心理创伤，导致延迟出现和长期持续的心理障碍。许多创伤后的生还者恢复正常生活所需时间不长，但一些人却会因应激反应而无法恢复为平常的自己，甚至会随着时间推移而更加糟糕，这些个体可能会发展成PTSD。最常见的创伤后应激障碍的症状是创伤有关的恐惧，社交回避，情感抽离（情绪支队、分离情绪）和注意力集中困难。此外，儿童的创伤性再体验症状还可表现为梦魇，反复再扮演创伤性事件，玩与创伤有关的主题游戏，面临相关的提示时情绪激动或悲伤等；回避症状在儿童身上常表现为分离性焦虑、黏人、不愿意离开父母；高度警觉症状在儿童身上常表现为过度的惊跳反应、高度的警惕、注意障碍、易激惹或暴怒、失眠等。

（三）适应障碍

适应障碍（adjustment disorders）是指在明显的生活改变或环境变化时所产生的短期和轻度的烦恼状态和情绪失调，常有一定程度的行为变化等，但并不出现精神病性症状。适应障碍的临床表现形式多样，主要以情绪障碍为主，如抑郁、焦虑，也可以适应不良的品行障碍为主。青少年以品行障碍较为多见，如侵犯他人的权益或行为与年龄不符，还有逃学、偷窃、说谎、斗殴、酗酒、破坏公物、过早开始性行为等；儿童则可表现为退化现象，如尿床、幼稚言语或吸吮拇指等。病程一般不超过 6 个月。若应激原持续存在，病程可能延长，不论病程长短、起病急缓，预后一般是良好的。

三、不同年龄阶段的心理障碍的特点

（一）学龄前（1~5 岁）

因为较缺乏紧急处理压力的语言、思考能力，学龄前儿童面对被灾害破坏的周边环境，会显得特别脆弱。主要表现为咬手指、尿床、畏惧黑暗或动物、失禁、便秘和食欲反常等症状。

（二）学龄儿童（5~10 岁）

学龄儿童典型反应是行为退化，即个体遇到挫折时，往往以较为幼稚的行为来应付现实困境。主要表现为易怒、哭诉、黏人、噩梦、畏惧黑暗、逃学以及在家或学校的攻击性行为等。

（三）青春前期（11~14 岁）

主要表现为喜欢独处、睡眠失调、食欲缺乏、逆反或退缩、逃学以及家庭和学校内的明显对抗行为等。

（四）青春期（14~18 岁）

主要表现为身心症状，如排泄问题、气喘、头痛、食欲与睡眠失调、月经失调与痛经、心情烦躁或减少活动、冷漠、对异性的兴趣降低、出现不负责任或违法行为等。

（梁月竹）

第二节　灾害儿童心理障碍的治疗

一、宏观干预

（一）咨询

在美国，灾害事件发生后，所有的电视、广播、报纸、互联网在报告新闻的同时，还会有数个心理咨询电话号码和心理咨询网站的互联网地址同时登出。事发本地大学、医院、心理研究机构也公布与专家联系的方法。各种媒体在号召捐献和征召义务人员时，也常有征召心理专业人员的通知出现。这反映出美国对心理伤害的重视，也说明灾害心理干预（psychological intervention）的普及化。在我国，各机构以及相关工作者可以在有组织的宏观调控下借鉴应用。

（二）培训

助人者要自觉也要规范稳定。灾害造成的创伤是集体式的，助人者须洞察自己的反应，因为陪伴家属的同时，我们只有清楚自己的状况及限制，才能保有平衡的心，也才能示范出此时家属极需要的安定感、稳定感；并在助人历程中感受灵动的心，比如灵光一现的创意、学习、交心的感动与成长。而这些素质，不仅要有先天潜质，后天培训也尤为重要。

在美国，干预的训练并不局限于心理专业人员。所有的医护人员、警察、消防队员、各大机构（如政府部门、学校、大企业）的内部警卫和急救人员都接受过系统的灾害心理干预培

训。军队也接受类似训练。不仅要学怎样发现运送、处理躯体受伤的人员,而且也要学习怎样识别在灾害中的人是否有心理障碍。在大规模抢救灾害的现场不仅有外伤处理的医疗点,也同时有心理咨询点。此外还要开展家长或监护人的心理教育培训。

（三）全社会提供安全保护

教育是减轻灾害、控制风险的关键途径之一。此外,还有法律、媒体层面为儿童安全提供保护。灾难后立即启动相关人员组织到位,学校危机干预教育的启动,灾难后的个案跟踪辅导以及媒体为保护儿童所做的配合措施等等。儿童心理干预在整体机制上的推进,能最大程度地减轻灾难对儿童的伤害。

二、具体干预

（一）急性应激障碍

灾害发生后,灾后儿童有抑郁症状表现者易出现更严重的不良预后。有学者提示:之前的灾后干预方法多将重点放在 PTSD 上,而合并的抑郁症状并未真正解决。早期对出现抑郁的儿童进行治疗很重要。治疗干预的基本方法是心理干预为主、药物治疗为辅。心理干预是一种为减轻灾害对儿童极度痛苦的情绪而采用的干预方法。对于儿童而言,这一方法的使用更需要根据儿童的心理发展阶段及所出现的心理危机的特殊性采用不同于成年人的干预方法。心理干预模式更应关注心理障碍问题的解决以及采用建设性的应对方式,这是由儿童的认知和行为发展的水平决定的。

1. 提高儿童的心理平衡能力 心理干预的最终目标是提高儿童的心理平衡能力,使其高于危机前的平衡状态。在心理上缓解儿童的紧张、焦虑、恐惧,使他们的心理和精神功能恢复到危机前的水平。在实施危机干预的过程中,可以根据受灾儿童的不同情况和心理干预人员所擅长的不同方向采用相应的心理治疗技术,如:认知疗法、短程动力学疗法、行为疗法等。而在对于灾后儿童普遍出现的焦虑、紧张、否认、自责的处理上,则更多地建议使用放松疗法,通过将躯体的感受(右脑功能)用语言的形式(左脑功能)表达出来,即将感性上升到理性,通过左右脑的沟通和交流,将画面或感受重组的方法改变躯体记忆,消除恐惧。引导儿童进行沉思、自我训练,并对他们做放松催眠和生物反馈的测试。鼓励儿童多参加娱乐活动,发展兴趣爱好,帮助他们进行行为脱敏等。

一般而言,主要应用以下三类技术:

（1）建立良好关系:心理干预人员与危机事件当事人建立良好的沟通和信任的关系,有利于当事人恢复自信,促进心理稳定,减少绝望,重新建立或改善人际关系。儿童作为危机事件中的特殊群体,因其生理和心理发育均未成熟,在沟通上与成年人相比会出现更多的困难,使干预及有关处理的策略较难执行和贯彻,达不到最佳干预效果。因此,心理干预需要调整患儿与治疗师之间的交流的基本形式。游戏作为儿童表达感情的重要模式,成为治疗师与大多数儿童交流的主要媒介。心理干预人员要在语言、态度和举止上保持一致,对儿童在语言上表示关切和理解,在态度和举止上给予专心的注意或体贴;适度给予保证,但避免给予过多的保证,以免造成儿童过分的心理依赖和不切实际的幻想;避免使用专业性或技术性难懂的言语,要充分考虑不同年龄段儿童的理解力和接受能力,应多使用通俗易懂的言语进行交谈;要具备必要的自信,尽可能的利用一切机会帮助儿童改善其自我内省和自我感知。

（2）心理支持：对于强烈的情绪表达，无须制止、建议、说教。任何人遭此巨变，都会有难以承受的悲痛、愤恨。此时听者的接纳、尊重、给予空间，是很重要的。同时，通过暗示、保证、疏导、宣泄、改变环境、镇静药物等方法稳定儿童的失控情绪，尽可能地帮助儿童解决目前的危机。

（3）特定的心理干预技术：通过诉说、回忆、分享，悲伤可以找到一个宣泄的出口，即使勾起伤心，如此的面对仍是必要的。聆听、陪伴，是最基本的支持。陪伴不是接过对方的痛背在自己身上，而是伸出自己的手，让丧痛的家属知道：有人同行。针对儿童的特定心理干预技术儿童的认知与行为仍处于发展阶段，他们对于心理干预的技术有特定的可接受性要求，因此，在对儿童进行危机干预的时候需要采用特定的心理干预技术。

1）给孩子建立安全感：陪伴儿童，重视身体语言，提供基本身体安全照顾，让他们觉得自己并不孤独。其次是聆听诉说，并积极关注。

2）用语言表达感受：根据儿童的年龄特征，鼓励儿童用语言将自己身体的感受表达出来，或其他形式，如图画、游戏、沙盘等方式适当宣泄自己的情绪，表达自己的内心情感和需求；解释危机的发展过程，弄明白发生了什么事，只要孩子能将危机事件讲出来，就能够承受，痛苦就会减轻。如你现在最担心的是什么？你现在最怕的是什么？你会给你经历相同的人提供什么建议？你总结出的经验是什么？了解孩子的内心状态如描述痛苦的问题，可以问痛苦从哪里来？痛苦存在于身体哪个部位？痛苦有多大？什么颜色？什么形状？痛苦是一种什么感觉？什么会使痛苦增加？什么会使痛苦减轻？从认知上理解情绪，消除儿童对于危险的误解，控制情感，帮助孩子发泄痛苦，预防 PTSD 的发生。

总之，心理工作者要帮助儿童正视危机；安全地度过危机；帮助儿童获得可能应对和处理危机的方式；帮助儿童获得新的信息和知识；在日常生活中提供必要帮助；帮助儿童回避一些应激性境遇；避免给予不恰当的保证；督促儿童接受帮助和治疗。同时，要注意家庭成员和社区的群体成员的心理状况并给予支持。

（二）创伤后应激障碍

PTSD 的首选治疗尚无一致意见，比较肯定的是心理治疗合并药物治疗的效果更佳。

1. 药物治疗　在儿童 PTSD 的症状不易缓解时，药物治疗可作为一种辅助手段。是否用药、用什么药以及用多长时间取决于特殊症状和疾病阶段。在选择药物时还应考虑其共患疾病。最近的药物治疗主要集中在选择性 5- 羟色胺再摄取抑制（5-hydroxytryptamine reuptake inhibitor，SSRIs）类抗抑郁药物（antidepressant medication），舍曲林是第一个由 FDA 批准的治疗 PTSD 和其导致的慢性疾病状态的药物，其他 SSRI 包括氟西汀、氟伏沙明等。SSRI 治疗不仅能改善 PTSD 症状影响的总体功能，而且对 PTSD 的共患疾病和相关症状也有治疗作用，在疗效和安全性方面被认为是最理想的 PTSD 治疗药物。

国外近年的研究表明，苯二氮䓬类药物（benzodiazepines medicine）起效快，应激早期应用可预防 PTSD 的发生。但不要长期服用以避免药物依赖。

由于各种药物的作用机制不同，所作用的症状群也不同，一种药物治疗无效可选用其他药物治疗，并给予合适的疗程和剂量。PTSD 对药物治疗起效是相对较慢的，治疗 2 周无效，不能说明该药物无效，4 周时只有 50% 有效，8 周或更长的疗程才更能体现药物的真正疗效，甚至更长的疗程才能获得最佳疗效。如果一种药物有显著疗效，就要坚持继续治疗直到痊愈；以痊愈为界点，继续服用痊愈时的剂量观察维持至少 6 个月；如果一直稳定正常，则可以将药物尝试减量观察,缓慢减量,渐渐减停药物。当治疗的不良反应较严重时,应考虑换药治疗。

2. 心理治疗

（1）认知 - 行为治疗:认知 - 行为治疗（cognitive-behavioral therapy,CBT）是最常用的心理治疗方法。经过评估与家长、孩子的治疗联盟后,治疗可以分成四个部分:

1）教育和目标设定:向父母和儿童提供关于创伤对个人各方面影响的信息,重点放在使儿童的反应正常化上;在咨询师、儿童、父母相互同意的基础上建立清晰的目标。

2）发展应对技能:训练儿童识别焦虑的"触发器"以增加他们的控制感和减少回避行为,但不应在儿童相应的替代应对机制建立之前鼓励儿童停止所有的回避策略,此时应教给儿童多种应对技能（如放松、积极的自我对话、问题解决等）。

3）暴露:CBT的核心是应用想象的或可视化的暴露来促进创伤记忆的情感平息,在安全、信任的环境中治疗者帮助儿童回忆创伤事件和重新经历所有相关的想法和情感。通过这种方式痛苦能被控制而不是被放大。

4）结束和再次干预:当治疗接近结束时,治疗师应要求儿童确定在治疗中学到了什么和描述他们将怎样应对未来日子里出现的创伤唤起以及任何长期的影响。对儿童PTSD的CBT治疗,主要建立在经典条件反射和操作条件反射与焦虑的认知模型相结合的基础上。

认知理论结合学习理论可解释为什么感受的威胁比实际存在的威胁更容易触发PTSD。曾有学者与德国专家一起和孩子们玩"生命线"游戏:先在地上画一条线（代表人的整个生命历程）。要求孩子用鲜花（代表过去拥有的快乐）和石子（代表过去所有的悲伤）放在这条线上,然后回顾总结自己已经走过的人生。并让孩子们懂得创伤只是人生中的一个悲伤事件。还有很多很多快乐的经历。这种治疗的目的是减少孩子们的创伤反应,发展积极的应对技能,增加个人的控制感和保持良好的状态。

（2）暴露治疗:暴露治疗（exposure therapy）要求患儿集中描述创伤体验的细节和创伤事件中对其影响最大的方面,在描述的时候就如创伤事件正在发生一样。梦也是一种暴露治疗。但是,有关创伤体验或重复创伤体验的噩梦是PTSD中令人烦恼的症状,它可加重PTSD的病情。噩梦的出现可延续创伤和干扰睡眠,而其他形式的梦可作为治疗性质的暴露,在这种情况下可以帮助做梦者调节睡眠,进而从创伤中恢复。

（3）集体治疗:当较多儿童遭遇创伤时,常使用集体治疗（group therapy）方法。它可使受害者认识症状,对病程与年龄进行相适当的合理解释。与遭遇相同或相似经历的同伴共同分担体验可消除患儿的疑虑,也为从帮助别人过程中获得满足提供了机会。同时也可识别出需要个别强化帮助的儿童。

提出注意的是:集体治疗并非对所有的儿童在集体中都感到轻松自在。集体治疗有使个别儿童再受创伤的潜在危险:个别儿童通过对自己或别人的经历再次体验创伤。儿童的愤怒和攻击言行可能对别人产生负面影响,而且在完整检查之前也可能采用别人并不成熟的应对方式。如出现这种情况则需个别治疗。

（4）精神动力学治疗:精神动力学治疗（psychodynamic therapy）作为临床上主要的心理治疗形式之一,其有效性一直以来也颇为受到关注。

Horowitz提出了应激反应的3个阶段:

1）初始阶段：主要是对事件感到痛苦和强烈的愤怒、悲伤。

2）否认阶段：作为对创伤性事件闯入记忆的防御，受害者表现对事件的记忆受损或对使人想起事件的情景或物品注意力下降。使用幻想抵消对现实事件的感知。

3）闯入阶段：有过度警觉，加强的惊跳反应，睡眠障碍，闯入的和反复的与创伤相关的想法。如果这些阶段没有得到很好的疏通，会发展为 PTSD。

（5）眼动脱敏与再加工：眼动脱敏与再加工（eye movement desensitization and reprocessing，EMDR）是一种针对 PTSD 的心理治疗，目前已有 16 项随机临床试验为其提供了理论支持。并且被美国精神卫生协会重点推荐。EMDR 并不需要患者口头揭露创伤经历的细节或者在治疗阶段完成家庭作业。它要求患者双目睁开，眼睛跟着治疗者的手指方向两侧快速移动，与此同时，要求患者想象看到创伤时的情景。同时有与创伤相关的认知和情感的语言化，伴有持续的眼扫视运动。Shapiro 提出 EMDR 加速了信息处理，导致了创伤性记忆的适应性解决，其提出在 EMDR 治疗中产生了一种神经生物状态，这与快速动眼相睡眠很类似，这种状态可减轻由海马调节的关于创伤性事件的记忆发作强度，同时也可减轻相关的记忆和负性情感。EMDR 和催眠治疗整合在一起可加强自我强度和加速治疗性的改变。

总之，最好的心理治疗是认知治疗合并行为治疗，而精神动力学治疗、对焦虑的处理和集体治疗也可产生短期的症状减轻。想象中的对创伤记忆的暴露更多影响 PTSD 的闯入症状。认知和精神动力学方法对情感麻木和回避症状有良好作用。而 EMDR 也正越来越受到人们的关注。

3. 积极的社会支持　研究证实应激性事件的强度不是 PTSD 发生的决定性因素，只是 PTSD 发生的影响因素之一。而某些干预可能是有害的，最好的干预是提供良好的社会支持：患者及其家属应当获取信息和支持。用以鉴别异常症状和无效干预；临床医师在其自然恢复的过程中既可不予干预，也不能过度干预，而且为了及时发现有共患疾病风险的患者必须进行随访。这种干预策略可能比服用苯二氮䓬类药物或进行单项心理干预更加有效。这就提示我们，良好的社会支持（包括家庭、学校、社区、自助团体等）在 PTSD 的治疗中显得十分必要。

社会支持干预系统中，家庭支持治疗效果最为显著，治疗者应当正确评估当事人的家庭支持能力，并帮助其强化这些能力，以减少儿童无理性的恐惧。学校是促使创伤儿童康复、将症状减少到最低程度且符合儿童发育水平的合适环境。因此，学校干预也显得特别重要。在学校活动进展中，孩子们逐渐变得活泼好动，能够开放自己，能与他人建立亲密感。一些症状也逐渐缓解。这种寓治疗于游戏活动的做法作为一种社会支持也是非常有益的。

（三）适应障碍

1. 消除应激原　一些症状较轻的适应障碍患者在改变环境或消除应激原后，精神症状可逐渐消失。因此，应尽早可能减少或消除应激原，如对住院的儿童应提倡家长陪护，以减少对医院的恐惧感。

2. 心理治疗　当应激原消失后，情绪异常仍无明显好转，则需要进行心理治疗。心理咨询、心理治疗、危机干预、家庭治疗、团体治疗等均可治疗适应障碍。心理治疗的首要目标应该是鼓励患者把他们因为应激原引起的恐惧、焦虑、愤怒、绝望、无助感等用言语表达出来，确定由应激引起的主要功能紊乱是什么，然后找出减少应激的方法或提高患者对那些不能改变的应激原的应对能力,帮助患者调整心理的失衡。

3. 药物治疗　对适应障碍的患者,药物治疗不作为首选的方法,主要用于症状严重者或加强心理治疗的效果。可根据具体病情或患者的主要症状酌情选用抗抑郁药或抗焦虑药。如以焦虑为主者,可短期使用抗焦虑药;以抑郁症状为主者,可选用抗抑郁剂等;对有自杀企图或暴力行为的患者,应转入专科医院;既有利于脱离应激原,又有利于系统的专科治疗。

(梁月竹)

第三节　灾害儿童心理救援实例

当面对灾难痛苦的时候,儿童会表现出各种不相同的行为风格,采取他们自己最喜欢的应对模式或者应对风格。每个儿童特定的应对行为在不同的情境中与不同的发展阶段也会发生变化。尽管有关受到创伤儿童的治疗结果研究非常少,我们仍然可以看到,早期及时的干预比创伤事件过去很长时间之后再提供干预要有效得多。

这里摘录的是对处于不同年龄阶段灾区儿童进行的心理咨询和干预实录。

一、案例1　过于安静的"小话唠"

来访者:丽丽(化名),女孩,6 岁,上小学一年级。

主诉:地震惊吓后经常出现呼吸困难、哭闹、厌学一个月。

母亲带丽丽来访,表情较少,言语清晰,主动表达少,语音稍低,除回答问题外一直低头,身体依靠在妈妈身上。

治疗师首先自我介绍消除陌生感,一只手握住丽丽手,另一只手扶住丽丽伸出的手臂,给予一定的身体支持。

治疗师:"丽丽,你最近有什么不舒服,跟阿姨说说?"

丽丽:"我害怕,我不敢去上学,我怕一离开就再也见不到爸爸妈妈了。"

治疗师:"这是地震后的正常反应。阿姨想先问你几个问题,你告诉阿姨好不好?"

(治疗师叙述了 SQR 的项目,发现丽丽的症状项目阳性率很高,见附录)。

丽丽表示抱着她的 Kitty 猫和妈妈陪她时会舒服些。治疗师就告诉丽丽在呼吸困难发作时抱着 Kitty 猫,并且教会她和妈妈做简单的呼吸放松技术。接下来跟她强调:"地震已经结束了,你现在很安全。爸爸妈妈也会一直陪伴你。"(妈妈在旁边也向丽丽点头)

然后治疗师说:"如果上课时不放心,可以在下课时看看家的方向。"随后治疗师告诉妈妈最近晚上多陪陪丽丽睡,这样她晚上做噩梦时就不害怕了。

治疗师向丽丽妈妈解释,丽丽在地震后的改变属于行为的退行,是对灾害的常见反应,因为经过地震以后,丽丽的世界不再是安全无忧的了。因此增强孩子的安全感至关重要,要采取一些措施来确保这一点,如晚上陪伴睡觉,增加肢体接触和柔软的绒毛玩具的安抚,并向孩子反复强调"现在的环境是安全的","爸爸妈妈会随时爱她、陪伴她"。

另外,要多陪伴丽丽,在家庭中适度展开对地震时发生的现象和感受的讨论,也可通过做游戏、画画等让孩子去表达对地震的感受,但也要允许她暂时不表达自己的感受。当孩子表达自己对创伤经历的感受、显现出脆弱和害怕时,告诉她这种感受是完全正常的,并再次强调现在是安全的,不要用"你要勇敢些"、"没什么可怕的"等言语来否认孩子的感受。

在孩子出现做噩梦、呼吸困难时等引导她进行放松,在家也可以跟丽丽一起反复练习,学会自己鼓励和提醒自己放松的方法。

附录:

灾害救助心理应激筛查表(SRQ)

	是	否
1. 你是否经常头痛?	√是	否
2. 你是否食欲差?	√是	否
3. 你是否睡眠差?	√是	否
4. 你是否易受惊吓?	√是	否
5. 你是否手抖?	是	√否
6. 你是否感觉不安、紧张或担忧?	√是	否
7. 你是否消化不良?	√是	否
8. 你是否思维不清晰?	√是	否
9. 你是否感觉不快乐?	√是	否
10. 你是否比原来哭得多?	√是	否
11. 你是否发现很难做决定?	√是	否
12. 你是否很难从日常活动中得到乐趣?	√是	否
13. 日常工作是否令你感到痛苦?	√是	否
14. 你在生活中是否不能起到应起的作用?	√是	否
15. 你是否丧失了对事物的兴趣?	√是	否
16. 你是否感到自己是个无价值的人?	√是	否
17. 你头脑中是否出现过结束自己生命的想法?	是	√否
18. 你是否什么时候都感到累?	√是	否
19. 你是否感到胃部不适?	√是	否
20. 你是否容易疲劳?	√是	否

二、案例 2　失去妈妈的中学生

来访者:方建(化名),15 岁,在此次地震中失去了妈妈。

主诉:地震后得知妈妈去世后即出现明显的睡眠和情绪问题,噩梦多,情绪低落,少言寡语,曾有自杀倾向。

治疗师先是关心方建的身体状况,拉近距离。消除陌生感后开始询问其家人情况:

治疗师:"你的家人怎样?"

方建:"我妈妈不在了,爸爸和哥哥没事。当时只有我妈一个人在家里(抽泣,停顿了一会儿)。很后悔这周末没回去,没能再见上妈妈一面"(泪流满面,仍在抽泣)。

治疗师体察到方建的内疚感十分强烈,就引发他:"你愿意谈谈你的妈妈吗? 她是怎样的一个人?"

方建:"我妈特别勤劳、善良,家里的农活都是她一个人做。她总是说,你好好学习,以后还指望你有出息了养活我呢。所以,我在学校一直学习很好,希望以后让我妈过上好日子。没想到……别说见上一面,现在连人埋在哪儿还不知道。"(这时他放声大哭。)

治疗师:(递过纸巾,等他平静下来。)"突然发生的地震,使你失去了善良勤劳的妈妈,你很伤心,对妈妈有些内疚,是很正常的。没有任何人可以预测灾难发生的时间和强度,也没有人可以事先做好准备应对这种没有预期的灾难,没有回家去看妈妈不是你的错。"

方建:"有时想着人生无常,活着真没有意思。"

治疗师:"你刚才说到活着没有意思,你在很伤心的时候想到过自杀吗?"

方建:"我刚听到妈妈去世的消息的那几天,天天想。我想妈妈辛辛苦苦了一辈子,走的时候一个人,孤孤单单,真想死了算了,正好能陪她。"

治疗师:"如果0代表根本不想自杀,100代表完全想自杀,你目前自杀的念头有多大?"

方建:"90。刚开始知道我妈的消息时,我非常想自杀。后来看到头发花白的老父亲和一直默默照顾我俩的哥哥,我有些下不了决心扔下他们了。他们俩外出打工供我读书,也很不容易。"

治疗师:"这次过来,就是你父亲陪你来的吧?"

方建:(点了点头)"是。其实想想我妈不在了,最需要安慰的是我父亲。"

治疗师:"是呀,不过你父亲刚才说,为了两个儿子,他也要活下去。"

方建:(哭)"我都这么大了,还让我爸操心,真是不应该。我应该替妈妈照顾爸爸。"

接下来,治疗师引导方建:如果妈妈在天有灵,跟妈妈说些什么。方建开始表达直至开始哭泣。哭诉一段时间之后,他感觉全身轻松一些了。

治疗师随后又跟他交流自杀话题。方建表示:"不会自杀,刚才跟妈妈已经承诺要好好学习,长大了要替她照顾父亲。"

治疗师告诉方建:"如果脑海中再出现地震的情景或者被噩梦惊醒时,要提醒自己这是创伤事件后的常见心理反应,事情已经过去了,并鼓励自己一定能够度过这段困难。还可以集中注意自己所躺的床、坐的椅子或者所站的地面,来回用身体挤压床或椅子,用脚踩地面,以此提醒自己现在已经非常安全了,不会再回到过去。"

最后,治疗师安排一名志愿者多陪陪他,令他有安全感。并告诉他:回去多接触同伴朋友,多交流,如果有需要,可以随时联系治疗师。

【后续】面对地震以及丧失亲人这些人生最重大的损失,可引起成人和青少年的情绪、思维、行为等的改变,甚至人际关系和社会功能的改变,有些人会有自杀倾向和行为。

接下来,治疗师又给方建进行了3次心理干预,鼓励他进行认知和情绪的表达,评估可利用的资源如社会支持等,指导安排学校及家庭的生活;并进一步处理他的睡眠等问题。

最终,经过干预,方建已经去学校上学,情绪稳定,开始与同学交流。

三、案例3 哭闹不止的小壮壮

来访者:壮壮,3岁,由爷爷奶奶陪同。

主诉:父母都不幸遇难后,打人、哭闹、尿床。

因为孩子很小不能直接接受咨询,治疗师向壮壮的爷爷奶奶解释了壮壮出现情况的原因,并指导他们该如何面对孩子出现的问题:

地震是一个重大的灾难,对大人如此,对3岁的幼儿则更是灭顶之灾。孩子还不能很好用语言来表达,但视觉、味觉等感知觉的强大冲击,颠覆了孩子刚刚建立的世界可控性的认知。丧失双亲,是更大的一个重创。受到创伤的婴幼儿常会表现出一些症状,第一就是所谓的退行性行为,像依恋、依赖性加强以及分离性焦虑的重新出现或增强;第二,焦虑性的依赖加强;第三,警觉性症状,如容易激惹或哭喊;第四,很深的羞耻感。

以上的症状也跟婴幼儿不成熟的问题解决策略有关,虽然婴幼儿已经能够使用基本的问题解决策略,但是他们往往强烈地依赖于其依赖对象以获得情绪安慰以及问题的解决,他们独立地处理消极情绪的能力尚未发展完善。从这方面来看,婴幼儿极易受到紧张刺激的后续影响。

由于婴幼儿最大的恐惧是被遗弃或遗忘,因此,爷爷奶奶要经常使孩子确信他将会继续得到爷爷奶奶等亲人的关爱。这样可以帮助壮壮建构起"现在世界是安全的"概念。还要多陪伴他。当他表现出依赖时要及时给予抚慰。可以尝试举行一个仪式:在晚上,将房间弄暗,移去所有可能分散注意力的东西,使孩子觉得舒服,然后用安慰的语调跟他说话。在这个过程中,爷爷奶奶可以寻找让他更舒服的动作或者语言,如有的孩子喜欢被摇晃或者被抚摸背部等等。这种抚慰的仪式,每天举行一两次,能使孩子从他的极度焦虑状态中逐渐解脱出来。

其次,对语言发展尚不成熟的婴幼儿,可以通过游戏增强他们表达自己情绪的能力。在一些游戏中,他会展现出他经受的事件,进而通过支配游戏中的玩具,来获得解决问题、控制外界的能力感,重构自己的安全感。治疗师告诉爷爷奶奶,在游戏中如果出现破坏玩具、打人等情况,不要只是去制止,同时要提供更多的理解并帮助孩子尝试着表达自己的感受。

另外,婴幼儿还不能理解死亡的不可逆转和不可避免性,因此他会否认自己的爸爸妈妈已经去世,觉得自己的爸爸妈妈有朝一日会回来。对于丧失双亲的壮壮,治疗师指导爷爷奶奶,可以通过跟妈妈打电话的方式让孩子去述说自己对妈妈的感受,并在结束时告知孩子,妈妈跟你说再见了。通过这个方式,让他感受到妈妈虽然不在了,但妈妈很爱他。简单地说,就是让他记住妈妈,记住妈妈的爱。但要逐步减少频次,逐步"脱敏",让孩子对父母的依恋逐步转移到爷爷奶奶身上,重新获得安全感。

孩子的尿床也是退行性症状的一部分,可以通过带纸尿裤或者及时唤醒等方式来解决,不要指责和过多关注。经过一段时间的指导干预,伴随壮壮安全感的获得,遗尿症状逐渐减轻直至消失。

（郑成中　牛　杰）

参 考 文 献

1. 彭国忱,梁万年,王法成,等.全科医学.北京:人民卫生出版社,2003.

2. 郑毅.经历地震灾害儿童的心理特点及其救助.中华医学杂志,,2009,89(6):363-365.

3. Cem Gokcen,Mine Sahingoz,Bilge Burcak Annagur. Does a non-destructive earthquake cause posttraumatic stress disorder? A cross-sectional study. Eur Child Adolesc Psychiatry,2013,22:295-299.

4. BS Lai, AML Greca, BA Auslander. Children's symptoms of posttraumatic stress and depression after a natural disaster: comorbidity and risk factors. Journal of Affective Disorders, 2013, 146: 71-78.

5. 刘贵浩, 郭丽. 地震后儿童创伤后应激障碍的症状及其治疗. 中山大学学报 (医学科学版), 2008, 29 (6): 649-653.

6. 沈渔邨. 精神病学. 北京: 人民卫生出版社, 2009.

第九章 常见自然灾害儿童医学救援特点

第一节 地　震

一、地震概述

　　地震是地球内部发生急剧破裂产生的震波,在一定范围内引起地面振动的现象。它就像龙卷风、泥石流、冰冻灾害一样,是地球上经常发生的一种自然灾害(图9-1)。大地振动是地震最直观、最普遍的表现。地震可导致崩塌、滑坡、地裂、海啸等,常常造成严重人员伤亡,还可能引起火灾、水灾、有毒气体泄漏、细菌及放射性物质扩散等次生灾害。

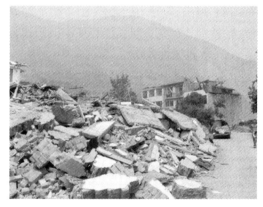

图9-1　汶川地震

　　地震是极其频繁的,全球每年发生地震约550万次,即每天要发生上万次地震,但其中绝大多数太小或太远以至于人们感觉不到,真正能对人类造成严重危害的地震大约有一二十次,能造成特别严重灾害的地震大约有一两次。地球表面,并不是一块完整的岩石,而是由大小不等的板块彼此镶嵌组成的,其中最大的有七块,它们是南极板块、欧亚板块、北美板块、南美板块、太平洋板块、印度澳洲板块和非洲板块。这些板块在地幔上面每年以几厘米到十几厘米的速度漂移运动,相互挤压和碰撞,使地壳内部在不停地变化,由此而产生力的作用(即内力作用),使地壳岩层变形、断裂、错动,于是便发生地震。地震的类型一般分为:构造地震、火山地震、陷落地震、人工诱发地震。中国地震主要分布在五个区域:中国台湾省、西南地区、西北地区、华北地区、东南沿海地区。

　　目前国际上一般采用美国地震学家查尔斯·弗朗西斯·芮希特和宾诺·古腾堡于1935年共同提出的震级划分法,即现在通常所说的里氏地震规模。里氏规模是地震波最大振幅以10为底的对数,并选择距震中100km的距离为标准。地震释放的能量决定地震的震级,释放的能量越大震级越大,地震相差一级,能量相差约30倍。小于里氏规模2.5的地震,人们一般不易感觉到,称为小震或者是微震;里氏规模 2.5~5.0 的地震,震中附近的人会有不同程度的感觉,称为有感地震,全世界每年大约发生十几万次;大于里氏规模 5.0 的地震,会造成建筑物不同程度的损坏,称为破坏性地震。1995年日本大阪神户 7.2 级地震所释放的能量相当于 1000 颗二战时美国向日本广岛长崎投放的原子弹的能量。目前人类有记录的震级最大的地震是 1960 年 5 月 21 日智利发生的 9.5级地震,所释放的能量相当于一颗 1800 万吨炸药量的氢弹,或者相当于一个 100 万 kW 的发电厂 40 年的发电量。汶川地震所释放的能量大约相当于 90 万吨炸药量的氢弹,或 100万 kW 的发电厂 2 年的发电量。

二、地震造成的主要伤害

在地震等严重自然灾害中,儿童由于防护能力差,是最容易受到伤害的群体,而且儿童的病死率往往较成人为高。有文章统计,汶川地震收治的伤病员中超过 20% 是儿童,尤其以学龄期儿童数量最多。地震通过直接或间接的方式对儿童造成极大伤害。房屋或其他物体倒塌破坏是造成人员死亡最直接、最主要的原因,其次是破坏性地震引发的次生灾害。如火灾引起烧伤;海啸、湖啸等水体激动引起淹溺;工厂化学气体或有毒物质泄漏造成中毒;还有山崩、地陷、饥饿、传染病、社会动乱等原因造成的伤害。这些灾害严重者夺去患儿的生命,轻者对其造成不同程度的身体损伤和心理精神损伤。

(一)机械性致伤

人体受倒塌建筑物、室内设备、家具等直接砸、压、埋的机械力学损伤,一般占地震伤的 95%~98% 以上。在山区,也可受崩落的石块、土块、树木等砸击致伤。受伤轻重与首先受砸的着力点和当时体位有关。机械性致伤常为复合型损伤,救治难度大。按部位区分,儿童机械性致伤的种类主要包括四肢外伤、头颅外伤、胸腹挤压伤、骨筋膜室综合征、软组织损伤等(图 9-2)。

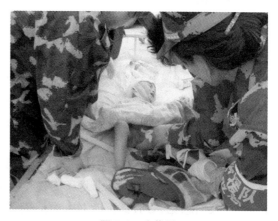

图 9-2 小伤员

1. **四肢外伤** 肢体外伤是地震创伤中最常见的损伤,约占创伤的 80% 左右,多为砸伤和压伤,坠落伤少见。多见于下肢、上肢长骨骨折,骨盆骨折,多发性骨折等。闭合性骨折占多数,但开放性骨折病情严重,可伴有周围神经和血管损伤,术后并发症多。

2. **头颅外伤** 头颅及颜面部外伤发生率仅次于肢体外伤,由于创伤的原因多为挤压,地震相关的头面部外伤多以额面部软组织挫裂伤和骨折为主,颅内损伤较普通颅脑外伤少,但颅内损伤仍是地震创伤致死的首要原因,此类损伤伤情急,病情进展快,致残或病死率较高。患儿多有不同程度的意识障碍和颅内压增高症状。面部颅脑损伤是震伤中死亡率最高的,早期可达 30%。往往在送到医院前死去,最常见原因为血块、受伤组织充血水肿堵塞呼吸道而窒息。

3. **胸腹挤压伤** 发生率较低,但胸腹腔内脏器较脆弱,创伤容易导致内脏出血、肾脏衰竭、多器官损伤,常因出血而早期死亡。肋骨骨折大多数为闭合伤,但骨折断端常可刺破胸膜、血管,引起气胸、血胸,死亡率高。

4. 挤压综合征和骨筋膜室综合征　当肌肉受到重物长时间挤压时肌肉缺血、肌细胞损伤,继而出现肌红蛋白血症、肌红蛋白尿、高钾血症等全身性改变,发生休克或肾衰竭,称为挤压综合征,为地震中常见伤。伤员受压时间越长、物体越重,受伤部位肌肉越丰富、范围越广,发生急性肾衰竭的可能性越大。受压部位常有压痕,解压后迅速肿胀,皮肤发硬,皮下淤血。严重者受压肢体运动失灵,远端皮肤发白、发凉。伤肢脉搏早期多可触及,以后逐渐减弱或消失。由于局部肿胀,大量体液丧失流至"第三间隙",患儿可有有效循环血量不足的表现,若不及时处理,可致死亡。骨筋膜室综合征表现为肢体受压肿胀,患儿自觉肢体疼痛剧烈或麻木,骨筋膜室压力增高,局部组织缺血坏死。有研究显示被困时间超过 6 小时的闭合性挤压损伤,综合征的发生明显增加。

5. 软组织损伤　多为开放性创伤,虽少导致生命危险,但常常发生伤口感染,导致脓毒症等严重后果。

6. 其他　脊柱外伤较少,与非地震创伤比较,地震中脊柱损伤导致的神经损伤较少,但仍有截瘫等严重并发症。

(二)休克与地震伤感染

严重的创伤、出血、饥饿、脱水、疼痛以及挤压综合征均可以引起休克。约占全部伤员的 4%,或重伤员的 12%~14%。地震现场环境污染严重,抢救伤员设施差,伤员伤口易被各种细菌侵入造成感染。尤其是破伤风杆菌和气性坏疽菌对伤口威胁最大,一旦发生死亡率很高。

(三)窒息

地震诱发的泥石流、滑坡或房屋倒塌将人体掩埋在下面或沙土等异物直接堵塞呼吸道不能呼吸或缺氧而窒息。或由于机械损伤致颌面部外伤、肋骨骨折、气胸、血胸、纵隔气肿、颅脑严重外伤、昏迷舌根后坠等多种伤害亦可造成缺氧窒息。此外,地震后继发海啸、湖啸或水库、河堤等受损或自来水管道破坏,引起局部水位上升,也可致患儿淹溺窒息。

(四)完全性饥饿

被困于废墟中的患儿,食物来源完全断绝,仅依靠自身储蓄营养物质维持生命。长时间消耗,体内营养物质耗尽,成为完全性饥饿状态,以致机体代谢紊乱、抵抗力下降、血压降低、虚脱而濒于死亡。

(五)烧伤

地震可引起电器、炉火、煤气或其他易燃品发生事故而酿成火灾。若地震当时发生火灾者,伤员除烧伤外还伴有外伤。地震后发生者,临床表现同一般烧伤病人。地震后火灾,冬季较夏季多见,因居民在防震棚内生火做饭。地震还常可致化工企业等单位有毒有害气体泄漏甚至爆炸,造成化学性中毒和化学性烧伤。

(六)冻伤

地震若发生于冬季,由于防寒条件差,衣物缺失,患儿可能发生冻伤。

三、地震医学救援

(一)地震后现场救治原则

1. 救治原则　根据 1995 年 4 月 27 日国家原卫生部颁布的《灾害事故医疗救援工作管理办法》。在灾害现场救护中,按轻、中、重、死亡分类分别以红、黄、蓝、黑的伤病卡做出标志,置于伤员的左胸部。在检伤分类中,要注意将危重,同时也是最具抢救价值的伤病员,作为重点救治对象。由于地震的突发性和强毁坏性,伤员同时大量出现现场救护过程中,救治时有以下原则:先救命后治伤;先救重后治轻;先稳定后转运。

2. 快速急救 应该包括:①现场伤情预判断与快速分类;②生命体征的检测、维持和迅速有效地控制伤情发展;③紧急处理和高效的后方转送。可以采取一看、二听、三摸、四问、五量的方法来了解患儿损伤的程度。即一看患儿胸腹部的起伏观察呼吸是否存在,并检查瞳孔大小,以了解脑损伤程度;二听是在呼吸微弱时,将耳尽量接近患者的鼻部,判断是否有气体交换;三摸是触摸颈动脉或桡动脉有无搏动及强弱;四问是呼唤患儿,了解意识状态;五量是测量血压以判断休克程度。通过以上方法将患儿分为轻、重、危、急四类。并按急救原则迅速采取有效措施,即先危后重、先救命后治病的原则,抓住抢救严重创伤的黄金 30 分,力争将伤亡减少到最低程度。

(二)现场紧急处理的问题

1. 窒息急救处理 立即清除呼吸道异物、血块、黏痰和呕吐物,保持气道通畅。摆正体位,防止误吸。同时针对病因进行急救,舌后坠可给口咽管通气,或将舌牵出外固定;若呼吸停止,行人工呼吸和气管插管;若有颌面部外伤,将移位组织复位,加压包扎。窒息严重可行环甲膜穿刺。

2. 出血急救处理 大出血是伤后早期死亡的主要原因之一,必须及时有效地止血,现场止血主要方法有:①临时性指压法,即用手指压迫动脉的近心端;②加压包扎法,即在出血部位经加压包扎以止血或减轻出血;③止血带止血法,即使用充气型或橡皮管两种止血带阻断或减少动脉出血,但要记录上止血带的时间;④填塞或上止血钳。包扎物品可用急救包、三角巾、四头带、丁字带等,也可以用干净毛巾、衣物、布料等。包扎伤口可以和加压止血同时进行,效果要可靠,动作要轻,防止继发损伤。颈部大血管出血时,可将伤口内填上止血粉,用对侧上肢做支架加压包扎。对于肢体出血,应抬高患肢以减少出血。

3. 骨折急救处理 骨折为最常见的地震伤。

(1)骨折的固定:固定的目的在于止痛和制动,防止伤情加重,防止休克和感染,便于运送。固定的方法为先止血,后包扎,再固定;四肢骨折固定范围应包括伤部附近的上下关节,肢体末端要外露,注意局部有无苍白、发凉或青紫等情况;可以木板、木棒、树枝、竹竿等局部固定,如无临时夹板,可固定于伤员躯干或健肢上。对已有或怀疑有脊柱损伤的伤员,需将患儿平行搬移到硬板担架上,并固定头部,防止骨折错位,加重脊髓和(或)脊神经损伤。衣袋中硬质物品要取出,在骨突部位应加用棉垫,防止压疮。

(2)骨折的手术治疗:闭合性骨折可待患儿全身情况改善后进行,通常在伤后第 2 周较为合适;开放性骨折,在全身情况允许下,应争取时间,尽早处理,有时候骨科可以和其他部位颅脑、胸腹部一同进行手术。切口尽量一期闭合,但因污染严重而容易感染的切口,需要充分引流,必要时敞开切口,二期缝合。开放性骨折极易受各种细菌的侵袭,应早期使用抗生素,2 小时内效果最好。破伤风抗毒素或类毒素也应早期使用,防止破伤风发生。

(3)骨筋膜间隙综合征处理:立即将患肢置心脏水平位,松开一切外固定或压迫因素,同时应用封闭、解痉等药物并密切观察,如患儿仍觉肢体剧痛或麻木,应立即切开筋膜间隙引流。应注意切开充分,达到减压目的,换药时随时清除坏死组织,切口用抗生素纱布填塞包扎,不宜加压,如伤口渗液过多,应注意水电解质和蛋白质补充。切开部位应选在肌肉丰富部位,必要时应做肌膜切开或行肌肉切除。治疗中严密监护肾功。若发生 ARF,血尿素氮和血钾升高,及早行透析治疗。严重的肢体创伤为抢救生命和防止感染,截肢有时不可避免。

4. 休克急救处理 快速清除口腔、呼吸道分泌物及异物,确保呼吸道通畅,必要时环甲膜穿刺或气管切开;早期有效止血、止痛、包扎;保温、吸氧、半卧位,快速建立输液通道最好 2 条,一路快速输入液体,生理盐水扩容,首剂 20ml/kg,补充血容量;另一路输入血管活性药物,维持血压。若发生心跳呼吸同时或相继骤停,立即行心肺复苏术。抢救休克同时要注意查找病因,给以相应对因治疗。明显出血、开放性血气胸、实质脏器破裂大出血、内脏破裂和脱出等创伤导致的严重休克,需迅速明确受伤部位和器官,及时手术治疗。

5. 颅脑损伤急救处理 及时清除口、鼻腔和气管内的血液、呕吐物或分泌物,保持气道通畅,必要时气管插管或切开。伤员应侧卧位或俯卧位。用衣物将头固定,在搬运中避免震荡。适当给予镇静剂,降颅压药物,早期给予充分的氧供。

头部开放伤可用急救包或干净的衣物将伤口加压包扎。如有脑组织膨出,在膨出组织周围用纱布围好或用搪瓷碗盖固定包扎。同时观察并记录患儿意识状况、瞳孔大小、呼吸、心率、血压、肢体活动以及是否有昏迷抽搐等情况。

6. 气胸急救处理 开放性气胸立即用厚棉垫、纱布或干净的毛巾衣物等在深呼吸之末覆盖伤口,加压包扎固定。如有大块凡士林纱布或无菌塑料布更好。封闭敷料要求不能漏气,范围超过创缘 5cm 以上。有多发肋骨骨折或矛盾呼吸时,给予止痛同时用厚棉垫等敷料垫在伤处,再用三角巾或绑带包扎固定胸廓。张力性气胸呼吸困难、循环障碍病情危急的患儿,取半卧位,立即在伤侧第二肋间锁骨中线处,用粗针头穿刺排气,并在针头尾端套上一带孔的指套,作为排气活瓣。

7. 腹部外伤急救处理 宜取仰卧位,膝下垫高使腹部松弛。立即包扎伤口,如有脏器脱出,不宜送回,可用纱布将脏器周围围好或用搪瓷碗盖上包扎。闭合性损伤应争取尽快或 6~12 小时内行剖腹探查。有尿潴留和膀胱过度充盈者可以留置尿管或行膀胱穿刺术。

8. 挤压综合征急救处理 ①尽早除去压在患儿身上或伤肢的重物。②伤肢夹板固定制动,但不要抬高伤肢或加压包扎。③局部可用冷敷降温,禁止热敷按摩和不必要的活动。④尽快补液、利尿并加入血管扩张药物,解除肾血管痉挛,可口服碳酸氢钠,以碱化尿液,也可给烧伤饮料和小苏打水。⑤观察肢体肿胀程度及张力,必要时切开减压,切口应在肌肉肿胀的最严重部位。⑥保持液体平衡,维持内环境稳定,必要时尽早透析治疗。⑦在排除高钾血症及急性肾衰竭前忌输入含钾液体;忌将甘露醇用于无尿患者。⑧避免使用肾毒性药物(氨基糖苷类、非甾体类抗炎药、造影剂)无法避免时应根据肾功能调整药物剂量。⑨防止感染,及时清除坏死组织,根据细菌培养和药敏结果选择合适的抗生素。

9. 烧伤急救处理 尽快使患儿脱离火灾现场,消毒纱布或清洁布料包扎后送医院进一步处理。对于严重烧伤患儿,应给予适当的镇静止痛药物;剪开衣物,保持创面清洁,条件允许时对创面进行清创包扎;现场补液,输注生理盐水、白蛋白、血浆等以救治低血容量休克;有呼吸道烧伤者,要保证呼吸道通畅,必要时行气管插管或切开。

10. 软组织创伤 伤口可采用肥皂水、生理盐水和 3% 过氧化氢溶液交替冲洗,0.5% 活力碘进行伤口内消毒,伤口周围用 5%~10% 活力碘消毒。在急救早期,尽早应用破伤风抗体预防破伤风感染,应用抗生素及甲硝唑防止一般细菌及厌氧菌、气性坏疽等严重感染。条件允许的情况下,创面及伤口处理尽量严格遵守无菌操作原则彻底清创并做细菌学检测。根据细菌培养及耐药情况选用敏感抗生素。

（三）救援要注意的问题

1. 救援方法　应先通过了解、搜寻,确定废墟中有人员埋压后,判断其埋压位置,然后向废墟中喊话或敲击向其传递营救信号(图 9-3)。营救过程中,要特别注意埋压人员的安全。一是使用的工具(如铁棒、锄头、棍棒等)不要伤及埋压人员;二是不要破坏埋压人员所处空间周围的支撑条件,引起新的垮塌,使埋压人员再次遇险;三是尽快与埋压人员的封闭空间沟通,使新鲜空气流入,挖扒中如尘土太大应喷水降尘,以免埋压者窒息;四是埋压时间较长,一时又难以救出,可设法向埋压者输送饮用水、食品和药品,以维持其生命。

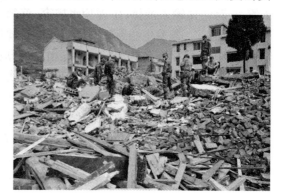

图 9-3　寻找被埋人员

2. 护理施救　先将被埋压人员头部从废墟中暴露出来,清除口鼻内尘土及分泌物,保证其气道畅通。进而暴露胸、腹部,小心清除其身上和周围的埋压物后,用硬板担架将其抬出废墟,严禁人架方式,以免加重骨折或损伤脊髓造成患儿终身瘫痪(图9-4)。对埋压时间较长的人员,救出后要用深色布料蒙上眼睛,避免强光刺激。除对救出的伤者进行止血、包扎、固定、输液等急救处理外,同时还应提供个性化亲情护理服务及充分的人文关怀,使其消除紧张情绪,主动配合治疗与护理。

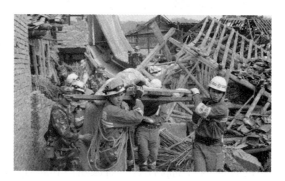

图 9-4　标准救援

四、地震后的卫生防疫

由于地震后水电设施遭到破坏,供水困难,粪便、污物得不到及时清理,造成环境污染;其次大量人畜死亡,尸体清理困难,腐烂发臭,造成蚊蝇孳生;这些均为各种传染病的暴发流行提供了条件。因此震后卫生防疫应做到:

1. 注意水源及食物卫生,忌食霉变食物,防止患儿出现腹泻。

灾民自挖土井供水,要求在井口建立井台,加防护盖,清除周围50m内污染源,打水用公用桶,防疫人员定时对井水使用漂白粉消毒,禁止在井旁洗衣服和喂饮牲畜。对灾民使用水车进行临时供水时,要有专人负责,将漂白粉加入水箱内充分消毒,按水污染程度每升水加氯 1~3mg,15~30 分钟后测余氯在 0.3~1mg 时,才可供灾民饮用。食品禁用有毒或不洁容器包装,不得与有毒或不洁物品混装。应有专人负责贮存、管理、发放。严防鼠吃虫咬,严防污染、腐烂变质。对所有人员进行食品卫生宣传,要求人人不喝生水,不吃腐烂变质及不洁食品,把住病从口入关。

2. 加强卫生环境管理,做好消毒、杀虫、灭鼠工作。但同时也要注意防止患儿误食或者接触药物导致中毒。

（1）卫生环境：临时厕所要求有棚有盖，粪池不渗漏，坑深 1~1.5m，窄口 15~20cm，并远离水源及食品加工点。应有专人负责清扫、喷药杀虫、消毒。掏出的粪便及垃圾应由专人负责运出居住区，选地势高、远离水源及食品加工点的地方，进行泥封堆存，用塑料薄膜覆盖，四周挖排水沟，同时用药消毒、杀虫，控制蚊蝇孳生。

（2）尸体处理：尸体挖掘、搬运、掩埋作业人员，要戴防毒口罩、穿工作服、扎皮围裙、戴厚橡皮手套、穿高腰胶靴，扎紧裤脚、袖口，防止吸入尸臭中毒和尸液刺激损伤皮肤。作业人员应采取多组轮换，防止过度疲劳，缩短接触尸臭时间。挖埋尸体人员作业完毕，先在距离生活区 50m 左右的消毒站脱下工作服、围裙和胶靴，由消毒人员进行消毒除臭，橡皮手套放入消毒缸内浸泡消毒。双手用 3%~5% 来苏液浸泡消毒，再用酒精棉球擦手，最后用肥皂清水洗净。有条件时可淋浴或擦澡。对运尸车和挖埋工具，要停放在消毒站，由消毒人员用高浓度的漂白粉精、三合二乳剂或除臭剂消毒除臭。挖埋尸体作业人员，应在特设的临时食堂进餐。作业时要由他人把开水送到作业人员口中，防止污染饮用水和水碗。尸体挖埋作业小组要配备消毒人员。边挖边喷洒高浓度的漂白粉、三合二乳剂或除臭剂。将尸体移开后，对现场要再次喷洒消毒及除臭剂。尸体用衣服、被褥包严，装塑料袋内将口扎紧，防止尸臭逸散，装车前车厢板上垫一层沙土或塑料布，防止尸液污染车厢。尸体少，可火化；尸体多，应选择远离城镇和水源（5km 以上）地点，深埋 1.5~2m。

（3）消毒杀虫：每天用 1%~2% 漂白粉澄清液或 3%~5% 来苏溶液，对居住区内外环境进行喷洒。蚊蝇灭杀有以下几种方法：

1）飞机喷药灭杀：高效、迅速、面广、费用低等优点。当飞机高为 20m，速度为 44m/s，在无风或微风的气象条件下喷药，每小时喷雾面积为 1.4 万 ~1.9 万亩。用马拉硫磷、杀螟松、辛硫磷、害虫乱乳剂或原油，每亩喷药 50~100ml，蚊子密度可下降 90%~98%，苍蝇密度平均下降 50%。但飞机喷洒受气象、地面建筑及植被条件限制，而且只能喷洒到地物表明，对室内、倒塌建筑物的空隙以及地下道内蚊蝇喷洒不到，同时有大量药物随风飘逸，起不到杀虫作用。

2）地面喷药灭杀：①室内滞留喷洒：将 5% 奋斗呐可湿性粉剂，配成 0.06% 奋斗呐水悬液，按每 50ml/m^2（30mg/m^2 有效成分）的量，用压缩喷雾器对四壁或棚顶等蚊蝇经常栖息的地方均匀喷洒，亦可 2.5% 凯素灵水悬液，用压缩喷雾器均匀喷洒四壁及棚顶。②室内速效喷洒：可用各种商品喷射剂、气雾剂。喷射剂用量一般为 0.3~0.5mg/m^2 或 1.0mg/m^2，气雾剂用量一般是 40m^3 房间喷 10 分钟。③室外速效喷洒：将敌敌畏乳油（80%）加水稀释成 1% 浓度乳剂，用量 1ml/m^2，用压缩喷雾器喷雾。还可 80% 马拉硫磷乳油 8 份，加 80% 敌敌畏乳油 2 份，混匀后使用 WS-1 型手提式超低容量喷雾机喷洒，一亩地面积用药量为混合药液 50ml。厕所、垃圾场及尸体挖掘掩埋等场所喷洒用东方红 -18 型喷雾机装入药液喷洒。药物可用 0.1% 敌百虫水溶液、25% 敌敌畏乳剂、0.2% 马拉硫磷乳剂、0.1% 倍硫磷乳剂，每平方米喷洒以上药液 500ml。

3）用烟熏杀：对室内、地窖、地下道等空气流通较慢的地方和喷雾器喷洒不到的地方，可用敌敌畏、敌百虫、西维因、速灭威等烟剂熏杀蚊蝇。也可用野生植物熏杀。消毒杀虫时应注意小儿防护，避免药物接触中毒。

（4）灭鼠：灾后野鼠与家鼠均向安全地带转移与避灾的灾民混在一起，鼠密度增高，人鼠接触机会增加，人群抵抗力下降时容易发生钩端螺旋体病、流行性出血热、斑疹伤寒、鼠疫等传染病,故需常规灭鼠。常用灭鼠药物有磷化锌、杀鼠醚、杀鼠灵、氯敌鼠、溴敌隆、敌鼠钠等。如果震后鼠密度高,可使用0.3%~0.5% 磷化锌稻谷或小麦毒饵,晚放晨收,投放三晚。也可使用 0.025% 敌鼠钠毒饵连续布 5~7 天即可。灭鼠后发现死鼠用火烧掉或深埋。注意向灾民宣传,加强小儿看护,防止鼠药误服。

3. **预防疫情** 应有专业人员深入灾区开展疫情监测工作,尤其要加强对重点区域、重点人群、重点疾病的监测,及时报告并给予相应处理(图 9-5)。普遍开展预防接种和服药,是降低发病率的有效措施。针对灾区疫情,可选择接种流感、流脑、麻疹、白百破、乙脑、脊髓灰质炎、霍乱、伤寒、鼠疫等疫苗。南方疟疾高发,可普服抗疟疾药物。为预防肠道传染病发生和流行,对本地灾民和救灾人群可以普服 3~5 天肠道抗生素。

4. **消毒隔离** 受灾群众一般会统一安置在空旷的大型避难建筑内(图 9-6),人口密度大,一旦发生传染病,容易迅速播散。

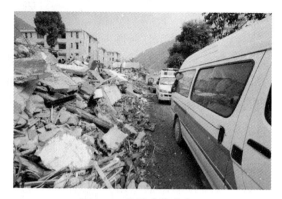

图 9-5 救援人员进灾区

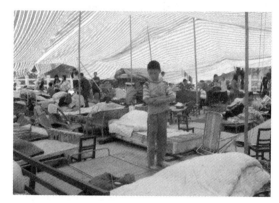

图 9-6 灾民安置点

因此,如发现有传染病人,应做好消毒隔离工作,切断传播途径。散居病人粪便,用漂白粉(粪便与漂白粉比 5:1)、生石灰充分搅拌后再集中掩埋。

第二节 火 灾

一、火灾概述

火灾是指在时间和空间上失去控制的燃烧所造成的灾害(图 9-7)。在各种灾害中,火灾是最经常、最普遍地威胁公众安全和社会发展的主要灾害之一。火灾常突然发生,难以预料,来势凶猛,烟火蔓延迅速,现场嘈杂混乱,因受烟呛、火烤以及断电后的失明和高度的恐怖感,受难者难以很快逃离现场。

1994 年 12 月 8 日,新疆维吾尔自治区某市举办文艺演出活动。市 7 所中学、8 所小学的学生、教师及有关领导共 796 人参加。

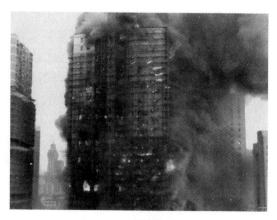

图 9-7 上海静安大火

在演出过程中,18时20分左右,舞台纱幕被光柱灯烤燃,火势迅速蔓延至剧厅,各种易燃材料燃烧后产生大量有害气体,由于友谊馆内很多安全门紧锁,从而酿成325人死亡的特大悲剧。时隔近二十年,2013年6月3日6时10分许,吉林省长春市德惠市某公司再次发生大火,造成121人死亡,76人受伤,17 234m^{2}主厂房及主厂房内生产设备被损毁、直接损失1.8亿。火灾从未走远。

人类能够对火进行利用和控制,是文明进步的一个重要标志。人类用火的历史与同火灾斗争的历史是相伴相生的(图9-8),人们在用火的同时,也在不断总结火灾发生的规律,尽可能地减少火灾及其对人类造成的危害。

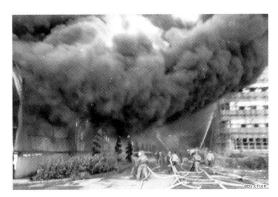

图9-8　火灾扑救

(一)火灾分类

火灾根据可燃物的类型和燃烧特性,分为A、B、C、D、E、F六类。

1. A类火灾　指固体物质火灾。这种物质通常具有有机物质性质,一般在燃烧时能产生灼热的余烬。如木材、煤、棉、毛、麻、纸张等火灾。

2. B类火灾　指液体或可熔化的固体物质火灾。如煤油、柴油、原油、甲醇、乙醇、沥青、石蜡等火灾。

3. C类火灾　指气体火灾。如煤气、天然气、甲烷、乙烷、丙烷、氢气等火灾。

4. D类火灾　指金属火灾。如钾、钠、镁、铝镁合金等火灾。

5. E类火灾　指带电火灾。物体带电燃烧的火灾。

6. F类火灾　指烹饪器具内的烹饪物,如动植物油脂火灾。

(二)火灾等级

根据2007年6月26日公安部下发的《关于调整火灾等级标准的通知》,新的火灾等级标准由原来的特大火灾、重大火灾、一般火灾三个等级调整为特别重大火灾、重大火灾、较大火灾和一般火灾四个等级。

1. 特别重大火灾　指造成30人以上死亡,或者100人以上重伤,或者1亿元以上直接财产损失的火灾。

2. 重大火灾　指造成10人以上30人以下死亡,或者50人以上100人以下重伤,或者5000万元以上1亿元以下直接财产损失的火灾。

3. 较大火灾　指造成3人以上10人以下死亡,或者10人以上50人以下重伤,或者1000万元以上5000万元以下直接财产损失的火灾。

4. 一般火灾　指造成3人以下死亡,或者10人以下重伤,或者1000万元以下直接财产损失的火灾(注:"以上"包括本数,"以下"不包括本数)。

(三)扑救原则

1. 扑救A类火灾可选择水型灭火器、泡沫灭火器、磷酸铵盐干粉灭火器、卤代烷灭火器等。

2. 扑救B类火灾可选择泡沫灭火器(化学泡沫灭火器只限于扑灭非极性溶剂)、干粉灭火器、卤代烷灭火器、二氧化碳灭火器等。

3. 扑救 C 类火灾可选择干粉灭火器、卤代烷灭火器、二氧化碳灭火器等。

4. 扑救 D 类火灾可选择粉状石墨灭火器、专用干粉灭火器,也可用干砂或铸铁屑末代替。

5. 扑救 E 类火灾可选择干粉灭火器、卤代烷灭火器、二氧化碳灭火器等。带电火灾包括家用电器、电子元件、电气设备(计算机、复印机、打印机、传真机、发电机、电动机、变压器等)以及电线电缆等燃烧时仍带电的火灾,而顶挂、壁挂的日常照明灯具及起火后可自行切断电源的设备所发生的火灾则不应列入带电火灾范围。

6. 扑救 F 类火灾可选择干粉灭火器。

二、火灾造成的主要伤害

火灾主要导致烟雾吸入性损伤和皮肤烧伤。前者可致呼吸道黏膜损伤、水肿、渗出而窒息,后者则导致严重休克、脓毒症及多器官功能衰竭。病人死亡率高。

(一)烟雾吸入性损伤

系由于吸入火焰、干热空气、蒸汽、有毒或刺激性烟雾气体所致。因为伤员在火场中往往奔跑或张口呼吸,呼吸道被烟熏火燎导致黏膜水肿、痉挛而狭窄,造成呼吸道梗阻而通气障碍,严重者致急性窒息危及生命。患儿可出现刺激性咳嗽、声嘶或呼吸困难。早期痰液较稀薄,往往包含黑色炭粒,严重时两肺部呼吸音减低并有干湿啰音。

(二)烧伤面积估算

手掌法和中国九分法。详见第五章第十七节。

(三)烧伤分度

采用四度五分法。

1. **Ⅰ度烧伤** 只伤及表皮,创面表现为受伤区域皮肤红斑,局部稍有肿胀,表面干燥,皮温稍高,无水疱生成,伤后局部有烧灼感。通常 3~5 天即可自愈,不留任何瘢痕。

2. **Ⅱ度烧伤** 为真皮组织受损,又可根据受损真皮组织的厚度分为浅Ⅱ度烧伤和深Ⅱ度烧伤。

(1)浅Ⅱ度烧伤:只伤及真皮层浅层,生发层健存。表现为局部出现大小不等的水疱,渗出明显,创伤基底面红润,皮温增高,有感觉过敏,剧痛。此类创面如不发生感染或其他继发损害,在 2 周内可自行愈合。愈合后无瘢痕,皮肤功能完好。可能遗留暂时性色素分布异常,伤后数月内多可恢复正常。

(2)深Ⅱ度烧伤:伤及真皮深层,可有部分皮肤附件残存。表现为可有大水疱生成,渗出较少,创伤基底面红、黑、白相间或粉白甚至瓷白,若再深可见细小的网状栓塞血管,局部肿胀明显,皮温高,感觉稍迟钝,此类创面若无感染等继发因素作用可在 3~4 周内自行愈合,会遗留瘢痕,但基本保留皮肤功能。

3. **Ⅲ度烧伤** 伤及皮肤全层,皮下组织完好,表现为创面较干燥,创伤基底面呈白色或黄白色,可见较粗大的血管栓塞网,渗出少,无水疱形成,创面无肿胀,甚至有少许凹陷。触之痛觉消失。原则上无自行愈合可能,但人类皮肤各处薄厚不一,且皮肤的生发层及与皮下脂肪组织相连接的穹隆结构均呈波浪形分布,故绝大多数创面都为邻近的混合烧伤,此类创面经过较长期的换药也有可能通过毛囊残存上皮组织的扩增达到愈合,但此种不完全修复所形成的瘢痕组织增生明显、挛缩显著、质地坚硬,痛痒感严重。除了能覆盖创面外,不具备正常皮肤组织的结构和功能。临床多采用早期切痂植皮办法。在缩短治疗时间的同时也避免严重瘢痕带来的种种后遗症的发生。

4. Ⅳ度烧伤 伤及皮肤全层及皮下组织,甚至肌肉、骨骼、内脏器官。表现为创面焦黄或焦黑,局部干燥,无渗出,组织收缩凹陷,无痛感。此类创面无自然愈合可能,需要经过植皮或皮瓣转移覆盖才能愈合。

（四）烧伤伤情程度的判断

1. 轻度烧伤 指Ⅰ度烧伤或Ⅱ度以上烧伤面积小于全身体表面积的9%。

2. 中度烧伤 指Ⅱ度以上烧伤面积占全身体表面积的10%~29%或Ⅲ度烧伤面积小于10%。

3. 重度烧伤 指Ⅱ度以上烧伤面积占全身体表面积的30%~49%或Ⅲ度烧伤面积达10%~19%。

4. 特重度烧伤 指Ⅱ度以上烧伤面积占全身体表面积的50%以上或Ⅲ度烧伤面积大于20%。

三、火灾医学救援

（一）火灾现场救援

现场急救的原则是:立即消除烧伤因素,保护创面,镇静、止痛,保持气道通畅,积极防治休克和感染。

1. 迅速灭火 迅速采取各种有效措施灭火,使伤员脱离热源,缩短烧伤时间。最简便方法是就地滚动,脱去已着火的衣物。也可利用其他可覆盖物进行覆盖灭火,跳进水池或河沟内灭火。切忌奔跑呼喊或用手拍打灭火,以免引起头面部、手部及呼吸道烧伤。伤后及时局部冷水冲洗使创面及时降温至关重要,注意剪开伤处衣物,不要使用酱油、牙膏、红花油、紫药水、白糖等外涂,避免创面污染及高渗引起的疼痛。

2. 查损伤情况 检查全身状况和有无合并损伤如呼吸道烧伤、骨折及颅脑损伤等。对有高温气体吸入或热液吸入的较大儿童,可予冰水缓慢咽下以减轻咽部、喉头、会厌部水肿,给患者吸入高浓度氧气,并根据病情早期给予气管插管或气管切开,保持气道通畅,插管管径宜选小一号。心搏骤停者应及时心脏按压使其恢复心跳。有骨折者应予以固定;有出血时应紧急止血;有颅脑、胸腹部损伤者,必须给予相应处理。

3. 预防休克 烧伤人员往往因疼痛、恐惧和大量体液丢失而发生休克。可给以口服或肌注镇静止痛药物,但对于伴有呼吸道烧伤和颅脑外伤的病人应禁止使用吗啡类镇痛药。轻者可给予少量淡盐水多次饮用,但不要单给白开水或糖水,不可饮水过多,以防电解质紊乱及脑水肿。重者应给以静脉输液治疗。

4. 保护创面 尽量不要弄破水泡,不涂甲紫一类有色的外用药,以免影响烧伤面深度的判断。为防止创面继续污染,避免加重感染和加深创面,对创面应立即用三角巾、大纱布块、清洁的衣服和被单等,给予简单而确实的包扎。手足被烧伤时,应将各个指、趾分开包扎,以防粘连。

5. 送医院救治 伤员经火场简易急救后,应尽快送往邻近医院救治。护送前及护送途中要注意防止休克。搬运时动作要轻柔,行动要平稳,以尽量减少伤员痛苦。一般来说,烧伤越重的病人要求转运时间越短,最好伤后 1~2 小时送往医院。转运途中需要保持气道通畅,建立静脉通道,做好呼吸、脉搏、血压、尿量等记录。伤员头部同车辆行进的方向相反,以保证脑部血液供应。车速不宜过快力求平稳减少颠簸。交通不便时,担架转运最好。

(二)烧伤处理

1. 创面处理　Ⅰ度烧伤不需特殊处理,注意保护创面,防止外伤,3~5 天可自愈。浅Ⅱ度创面若无明显感染,应在无休克情况下行清创后包扎或暴露疗法。深Ⅱ、Ⅲ度烧伤若创面清洁,则剪除皱折成堆、特别是呈环捆状的腐皮。若创面污染重,特别是混杂异物、烧焦的组织,则行清创术。一般多采用暴露疗法,保持创面干燥结痂,条件允许尽早去痂植皮封闭创面。若患儿入院时间晚,焦痂或坏死组织已开始溶解脱落或痂下感染,应及时清除感染焦痂或坏死组织充分引流,或用湿润烧伤膏、纳米银抗菌凝胶等外敷促使坏死组织脱落。如创面脓多肉芽水肿时可用高渗盐水纱布 4~6 层湿敷,但铜绿假单胞菌感染坏死组织较多的创面不宜湿敷,宜用暴露或半暴露疗法,创面可用 1% 磺胺嘧啶银冷霜,或用纳米银凝胶和纳米抗菌敷料外敷。

2. 小面积烧伤治疗　着重局部创面处理,预防感染,使及早愈合,防止畸形和功能障碍。

(1)清创术:凡烧伤未满 24 小时的新鲜创面均应尽早在无菌条件下(如手术室)进行创面处理。先剃净创周毛发、剪短指(趾)甲,用肥皂水或清水擦洗干净创周健康皮肤。然后用含消毒液(如 1:10 络合碘)的无菌棉花或纱布拭洗创面污物,除去褶皱和已脱落的疱皮。吸干创面水分,酌情采用包扎或暴露疗法。

(2)包扎疗法:四肢和躯干多采用包扎疗法(图 9-9),主要目的是使创面充分引流,隔绝外来细菌,保护创面。清创后创面上先放一层安信(一种纳米辅料)。然后用吸水纱布(数层)和棉垫覆盖,绷带加压包扎。

(3)暴露疗法:适用于头、面、颈、会阴部烧伤,或计划行早期切痂的三度创面,或采用湿润烧伤膏治疗的Ⅱ度烧伤创面。主要目的是使创面迅速干燥,表面结成干痂,从而减少病原菌的繁殖。清创后在创面上涂纳米银抗菌凝胶、湿润烧伤膏或 1% 磺胺嘧

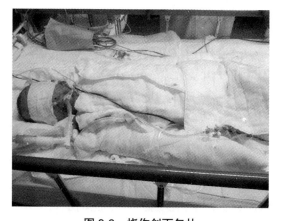

图 9-9　烧伤创面包扎

啶银冷霜。注意无菌操作及室内保暖,以利创面完全暴露。

3. 大面积烧伤治疗　休克期重点防治休克;感染期重点防治感染;康复期重点促使创面早日愈合。

大面积深度烧伤大致要经过休克期、溶痂期(感染期)和愈合期(康复期)。每期病情变化都与前期治疗紧密相关,需密切观察(表 9-1)。若顺利控制病情,则患者平稳度过各期。否则并发症不断,患者大多因感染死于多器官功能衰竭。因此,作为烧伤专业医师应当力争做上医,治未病,治疗要有预见性,尽量避免各种并发症,这样治疗就简单、容易得多,也能降低医疗费用。

表 9-1 烧伤患儿休克期有效治疗的观察指标

指标	数值	意义
尿量	0.5~1ml/（kg·h）	较可靠的监测指标,能较好地反映组织灌注流量
中心静脉压	0.392~0.785kPa（4~8cmH₂O）	充足的血容量及良好的心功能
氧饱和度	98% 以上	血容量充足、肺功能良好
精神状态	意识清楚,反应正常,可安静入睡,无烦躁哭闹	表示血容量充足,灌注量好,中枢系统无组织缺氧
心率	小于 120~140 次/分	血容量充足、心功能良好
血红蛋白水平	150g/L 左右	血液浓缩得到控制
血细胞比容	0.5 左右	血液浓缩得到控制
消化道症状	口渴明显减轻,无恶心呕吐	血容量充足,组织灌注得到改善

（1）休克的防治:大面积烧伤后易发生低血容量休克。应积极补液恢复血容量。烧伤面积在 10% 以下时以口服为主,如口服盐开水、盐豆浆、肉汤等。面积在 10% 以上时应静脉输液。根据烧伤面积计算补液总量。每 1% Ⅱ、Ⅲ度面积每千克体重需胶体和晶体量 1.5ml,算出第一个 24 小时输液量加当日需水量儿童平均 70ml/（kg·d）,婴儿 100ml/（kg·d）。胶体与晶体比例为 1∶1。胶体以血浆、白蛋白、全血为主,必要时可适当输入 6% 右旋糖酐 70。晶体液如生理盐水、乳酸盐林格液、2∶1 溶液等。酸中毒时应输入碳酸氢钠纠正酸中毒。

计算公式如下:烧伤后第一个 24 小时胶体晶体液量 = Ⅱ、Ⅲ度烧伤面积（%）× 体重（kg）× 1.5ml+ 日需水量。

烧伤后最初八小时体液损伤最快,故第一个 8 小时输入 24 小时胶体晶体总量的 1/2,余下 1/2 量在后 16 小时输完。水分按每 8 小时输入日需量的 1/3。烧伤后第二个 24 小时输入胶体晶体液量为第一个 24 小时的 1/2。日需水量同第一个 24 小时。

例如:4 岁小儿,体重 16kg,Ⅱ度烧伤面积 30%,计算输液量:

输液后第一个 24 小时胶体晶体液总量 =16×30×1.5=720ml

日需水量 =16×70=1120ml

烧伤后第一个 24 小时全日总量 =720+1120=1840ml

烧伤后 8 小时内输入胶体晶体量 360ml,余量后 16 小时输完。

烧伤后第二个 24 小时胶晶体液量 360ml。5%~10% 葡萄糖液 1120ml。日总液量 1480ml。

可根据下列表现判断输液量是否已补足:①尿量:婴儿尿量 >10ml/h,儿童 >20ml/h 表示血容量充足。低于此值表示补液量不足,应加快补液速度。②精神状态:安静、神清合作表示血容量已足。烦躁不安表示脑缺氧,血容量不足。③末梢循环改善的指征是:肢端温暖、皮肤红润、浅静脉及毛细血管充盈良好,足背动脉搏动有力。④脉搏（心率）正常有力,血压正常表示血容量已足。

（2）脓毒症的防治:感染是大面积烧伤常见并发症和引起死亡的主要原因。起病突然寒战、高热或体温不升、食欲减退、腹胀腹泻、呼吸急促、心率增快、烦躁不安、创面灰暗、创缘下陷、创周红肿。白细胞计数增多,血小板减少。常见细菌为金黄色葡萄球菌、铜绿假单胞菌和肠道革兰阴性菌。近年来真菌和厌氧菌感染也有上升趋势。败血症可发生在伤后任何一个阶段，以烧伤早期(伤后10天内)和溶痂期(伤后2~4周)多见。应注意合理使用抗生素。小面积浅度烧伤可不用，大面积烧伤在休克期内用一般抗生素如青霉素、头孢二代等。感染期改用广谱抗生素也可根据药敏试验选用抗生素，两种以上联合应用，足量静脉给药。铜绿假单胞菌可选用头孢他啶、头孢哌酮舒巴坦等。金葡菌感染可选新青霉素Ⅰ或Ⅳ、万古霉素等。大面积Ⅲ度烧伤切痂前后抗生素剂量需加大。在大剂量使用多种抗生素时，应注意继发真菌和厌氧菌感染的可能。感染时应及时清除创面坏死组织，尽早植皮封闭创面。酌情输入全血、血浆、白蛋白、氨基酸、脂肪乳等，注意纠正水电解质紊乱及酸碱失衡。注意严格消毒隔离，勤洗手。

(3)肺部感染：多发生在烧伤后2周内，常与吸入性损伤、休克、肺水肿有关，也可继发于败血症。应保持呼吸道通畅，充分供氧，必要时气管插管或气管切开人工辅助通气。及时清除痰液，勤翻身，鼓励咳嗽，控制输液速度和用量。适当应用利尿剂。配合抗生素。

(4)消化道出血：多见于10岁以下烧伤患儿伴严重休克和脓毒症者，称应激性溃疡，常发生在伤后1~2周内。胃肠黏膜充血水肿糜烂及局灶性黏膜出血穿孔，常为多发性，以胃十二指肠多见。发生率与烧伤面积有关。故严重烧伤患儿应常规给予抗酸、解痉、保护胃黏膜的药物如西咪替丁等，并少量多餐进食易消化饮食。患儿烧伤后特别是合并了感染后，每千克体重需要418.4~837.8J的热量，需补充蛋白质4~6g，相当于成人单位体重需要量的2~3倍。烧伤后除非特殊情况一般不禁食水，早期胃肠道营养不仅可提供少量营养物质、减少补液量，更重要的是可以通过食物刺激胃肠蠕动，维持胃肠道功能，有利于肠道菌群平衡。

(5)急性肾衰竭：严重烧伤休克持续时间长，肾脏缺血过久或大量血红蛋白、肌红蛋白损害或堵塞肾小管引起急性肾衰竭。出现少尿、无尿、尿比重低、颗粒管型尿或血红蛋白尿。尿素氮明显增加。故抗休克、碱化尿液和适当应用利尿剂是防治肾衰竭的重要措施。必要时可给以透析及连续性血液滤过治疗。

(6)脑水肿：缺氧、酸中毒、补液过量、代谢紊乱、头面部严重烧伤、严重感染等均可引起脑水肿。表现高热、抽搐、烦躁、恶心、呕吐、嗜睡等。严重者心律失常，呼吸不规则，昏迷或突然死亡。故大面积烧伤或头面部烧伤，应控制输液速度和量，特别是含电解质溶液的比例。注意保持内环境稳定。必要时给予脱水降颅压及脑保护药物。

(7)护理：密切观察病情变化，包括：意识状态和瞳孔，皮肤色泽、温度和湿度，周围动脉搏动、血压和脉压，呼吸频率与深度，体温，尿量及性质，中心静脉压及周围表浅静脉充盈度等。在病情观察过程中，可使用床旁生命监护仪，但不能完全依赖监护仪器显示的数据，而应将细致观察与仪器显示相结合，在手术之后还应该仔细检查并按摩受压处。鼓励及协助患者进食，根据各阶段病情需要合理调节饮食，由于烧伤患者渗出多，消耗大，蛋白质消耗增多，应及时给予高蛋白、高维生素、营养易消化饮食，烧伤面积在5%~70%者，每天补充蛋白质2.0~2.5g/kg，烧伤面积在70%以上者，每天补充蛋白质2.5~3.0g/kg，深度烧伤者，酌情增加蛋白质补充量，烧伤患者口渴时，不应单纯给予水，应给予临床上常用的口服补液盐或烧伤饮料口服，烧伤饮料的具体配制方法为100ml凉开水中加0.3g食盐、0.15g碳酸氢钠(小苏打)、5mg苯巴比妥、适量糖。原则上口服补液应当少量多次，酌情增减，切不可任意满足病人口渴的要求。对严重烧伤病人除经口服补液外，主要的补液途径应该是静脉。

第三节 水 灾

一、水灾概述

水灾也称洪灾或泛滥,是由洪水引发的一种自然灾害,指河流、湖泊、海洋所含的水体上涨,超过常规水位的水流现象。洪水常威胁沿河、湖滨、近海地区的安全,甚至造成淹没灾害。水灾是因自然降水过量或排水不及时造成的人员伤亡、财物损坏、建筑倒塌等现象。水灾发生时不单会淹浸沿岸地区,更会破坏农作物,淹死牲畜,冲毁房屋。

(一)洪水分类

暴雨洪水、山洪、泥石流、融雪洪水、冰凌洪水和溃坝洪水均发生在江河,称为河流洪水。天文潮、风暴潮和海啸均发生在沿海地区,称为海岸洪水。

(二)水灾原因

1. 瞬间雨量或累积雨量,超过河道的排放能力。我国南部受季风影响,气候变化很大。夏季时,潮湿的季风会为本地带来大量雨水。当大雨持续,而河道又未能容纳所有水时,洪水便会溢出河道,造成水灾。此外,暴风会把海水推向沿海地区,造成风暴大浪,沿海地区会因此而被水淹没。

2. 可用的滞洪区的容积减少。湖泊面积减少亦可以是水灾发生原因之一。湖泊可以说是一个缓冲区,若河水满溢,湖泊可以储存过多的河水以及调节流量。因此,若湖泊的面积减少,它们调节河流的功能也会随之下降。

3. 河道淤积,疏于疏浚。有些河流会运载大量沉积物。河流中的砂石到达下游时便会沉积,令河床变浅,河道淤积,容量因而减少。当遇上大雨时,洪水便会溢出河道,造成水灾。

4. 天体的引力引发的大潮、小潮,或是地震引发的海啸均可引起海水倒灌,淹没低洼地区,或是顺着河道逆流。

5. 温室效应所引起的全球暖化现象特点是大雨发生频率增加或是热带性低气压或台风带来的瞬间雨量变多。

6. 滥垦滥伐 由于树木可以固定土壤,伐林会导致土壤的吸水能力减弱,加速土壤侵蚀。因此,每逢下雨,雨水便迅速流往下坡,到达河道。另外,土地表面因失去植被保护,大量砂石被雨水冲走,流入河道,造成淤积,发生水灾的可能性便会增加。除了伐林外,不良的耕作方式和在山坡上过量放牧,也使土地失去植被的保护,加速斜坡土壤侵蚀的现象。

7. 与河争地 不断加高的提防,使得人造的建筑物更接近河道,使河道的截面积变更小,因此当瞬间雨量到达预估以上,水就无法排放。若超过抽水站的处理量,便会造成水灾。

8. 高度都市化 地表大量以沥青(柏油路)或水泥所覆盖高度都市化的结果,导致雨水无法经由渗透方式流入地底,因此增加排水沟与河川排放雨水的负担。

二、水灾造成的主要伤害

水灾造成的最主要伤害就是人员淹溺和被水中漂浮物或建筑物倒塌所致的机械性致伤。机械性致伤详见地震章节。

（一）淹溺概述

水灾造成的最主要伤害就是淹溺。淹溺也称溺水，是指人持续淹没在水或其他液体中并受到伤害的状况。淹溺早期，被淹者首先主动屏气，以防水或其他液体进入呼吸道，随后因缺氧被迫做出呼吸及吞咽动作，使大量的液体进入呼吸道和消化道。少数被淹者可能发生喉头痉挛及声门闭锁而关闭呼吸道。随着时间的推移缺氧逐渐加重，被淹者的全身代谢出现缺氧性瀑布样连锁反应，相继发生多系统衰竭，依次发生意识丧失、呼吸停止及心搏停止。淹溺的后果可以分为非病态、病态和死亡，其过程是连续的。由于水温、年龄、身体健康状况的不同，淹溺致死时间也有所区别。多数情况下，淹溺者在水下滞留时间为6~9分钟时，死亡率达65%；如果超过25分钟，死亡率可达到100%。世界卫生组织年度报告中指出，全世界每年有45万人死于淹溺，其中过半数发生于15岁以下儿童，且绝大多数发生于发展中国家。在许多国家（包括我国），淹溺是1~4岁年龄组和15~19岁年龄组意外伤害致死的前3位死因，是15岁以下儿童意外伤害的首位死因。必须指出，死亡只是淹溺的冰山一角，而淹溺导致的疾病或残疾比死亡数要高得多。其中住院治疗者中至少5%留有严重的神经损伤。

（二）淹溺分类

1. 根据水是否进入淹溺者呼吸道进行分类

（1）湿性淹溺：详见第五章第二十节。

（2）干性淹溺：详见第五章第二十节。

2. 根据水的性质进行分类

（1）高渗淹溺：多指在海水中发生的淹溺。详见第五章第二十节。

（2）低渗淹溺：多指在淡水中发生的淹溺。详见第五章第二十节。

（三）淹溺致死的机制

1. 缺氧 无论是干性淹溺还是湿性淹溺，缺氧是导致淹溺者死亡的主要原因，故对淹溺者的急救最重要的内容就是治疗及纠正缺氧。造成缺氧的原因如下：

（1）氧气来源障碍：处在水下的淹溺者与空气隔绝丧失了氧气来源；淹溺者声门闭锁呼吸道关闭；吸入气道的水分使淹溺者气道不通畅。

（2）气体交换障碍：溺水后患者吸入水及污物，积聚在肺泡内，破坏肺泡表面活性物质，肺泡萎陷，同时损伤毛细血管内皮和肺泡上皮，使呼吸膜通透性增加，血浆进入肺间质及肺泡内造成肺水肿，导致换气障碍，通气血流比例失调，造成严重低氧血症。

2. 高血钾 多见于淡水淹溺者。由于渗透压的关系，淹溺者吸入的大量水分迅速弥散进入血液循环，造成循环血液的低渗血症，其结果是促使水分不断进入红细胞内，直至把红细胞胀破，形成严重溶血，大量血钾逸出，在短时间内形成严重的高钾血症。高血钾对心脏有抑制作用，可致心脏停搏。

3. 低温伤害 低温是寒冷区域淹溺死亡的最重要原因。水的导热能力约为空气的25倍，当人浸泡在冷水中的时候，体表的温度会快速流失，造成人体失温而丧生。起初淹溺者可以通过挣扎及颤抖产热增加体温，但随着时间推移，淹溺者体力的耗竭，这种代偿作用逐渐减弱并消失，体温逐渐下降。当体温低于30℃时，颤抖停止，血压下降，并可能有心动过缓、心室纤颤等情况发生。但从另一个角度讲，低温对于患者的神经系统有保护作用。国外曾有淹溺者在低温水中淹溺66分钟仍被成功抢救而存活的报道。故应该延长对于低温淹溺者的心肺复苏时间。

4. 围营救期虚脱　指有意识的淹溺者在得知自己要被救出水面时或被救出后当即发生虚脱甚至死亡。死因是严重的低血压及致命性心律失常。淹溺地点水温越低,越容易发生。这种情况可发生于营救过程中,也可发生在营救后24小时内。发病机制可能如下:①淹溺者躯体离开水面后,外周静水压骤然降低,导致血液因重力作用而滞留在外周血管,静脉回心血量骤然减少而致心输出量减少,进而发生脑缺血而虚脱。②低温时心肌舒张,血液黏滞度增加,冠状动脉血流下降,反射性引起儿茶酚胺、去甲肾上腺素分泌增加,以维持冠状动脉血供。当一旦得知要被成功营救时,淹溺者心理紧张度突然松弛,交感神经兴奋性下降和儿茶酚胺分泌减少,导致冠状动脉循环血量下降,造成心输出量不足而发生虚脱。③复温可松弛低温时极度收缩的外周血管,导致血管舒张和有效循环血量不足。其他相关因素还包括低温性低血容量、血液黏滞度增加、冠状动脉供血不足、压力感受反射迟钝、重要脏器和骨骼肌血供失调、心理应激反应和心脏基础疾病等。

5. 潜水反射　是因存在于面部的三叉神经受寒冷刺激后引起的机体反应,体现在迷走神经兴奋带来的一系列生理改变上。患者表现为呼吸停止、外周血管收缩和心动过缓,通常儿童易发。潜水反射与淹溺者死亡的关系尚未完全阐明,理论上由于呼吸暂停将导致缺氧。水温过低和淹溺者的焦虑可加重潜水反射,使呼吸停止时间延长,加重缺氧,从而造成昏迷及死亡。另一方面,潜水反射对机体有防御作用,周围血管收缩能保证重要脏器的血供,心动过缓将减少心脏氧耗。潜水反射和低温相互作用,可使淹溺者处于低氧耗和低代谢状态,从而使其能在水下耐受更长的时间,为复苏成功带来希望。

（四）淹溺的临床表现

1. 窒息、肺水肿、低氧血症　可见呼吸浅速,不规则,面部水肿,面色苍白,发绀,双眼充血,咯出血性泡沫状痰,肺部出现啰音。

2. 心血管系统受损　心功能下降,表现为脉弱、低血压、心律失常、心动过速、心动过缓、奔马律、心室性纤维颤动、心搏停止。

3. 脑缺氧、脑水肿症状　谵妄、抽搐、昏迷、视觉障碍、瞳孔散大固定,肢体肌张力改变。

4. 其他　急性胃扩张时上腹膨隆。低体温时核心体温低于35℃。急性肾衰竭时少尿、氮质血症、酸中毒,尿中可有管型、蛋白或血红蛋白。脊椎颅脑内脏也可损伤。

5. 实验室检查　X线显示肺水肿、肺炎、肺不张。可出现心肌酶、肝功能、肾功能的异常。淡水溺水可有低钠低氯低蛋白血症。海水溺水可有高钠、高氯、高钾,动脉血氧及血液pH异常。

三、水灾医学救援

（一）现场急救

发生水灾时首先要组织灾民,尽快离开危险区域,有组织地撤离到高坡或山地上(图9-10),尽可能寻找可用于救生的漂浮物,作为救生器材。在保证自身安全的情况下积极援救落水人员。由有急诊或ICU经验医师在固定的场所(有充足的光线和足够的

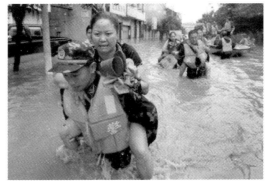

图9-10　重庆洪灾救援

空间)建立分类区,对伤员进行登记分类后快速转运。将需要施行紧急救命手术的伤病员立即送入手术区,休克病人送入重症监护区,传染病患者送入隔离区,对于需现场溺水急救病人应争分夺秒,因地制宜。现场急救对溺水儿童的预后起着关键作用,要点在于立即清理呼吸道积水及污物,保持其通畅。溺水者肺内水已被吸收,残留不多,不要因一味倒水而延误复苏抢救时间。溺水患儿被救出水时多已出现呼吸障碍或呼吸心搏停止,应立即行心肺复苏,同时注意保暖。心肺复苏术详见第三章第三节。复苏同时要注意颈部固定(有颈椎损伤的可能)。

(二)院内治疗

溺水患儿经抢救后均应住院治疗,注意保温,加强生命体征监测。溺水较轻患儿可监护 6~12 小时。患儿呼吸、心跳恢复后,尽早行高压氧治疗。入院后应给予面罩持续高流量(10L/min)吸氧,可在氧气湿化瓶中加入 20%~30% 酒精以去泡沫;去除湿透的衣服,擦干保暖;建立静脉通道,给予脱水、利尿、止痉,气管扩张剂,呼吸兴奋剂、激素、多巴胺等治疗;如效果不佳尽早气管插管,吸出肺内积水和分泌物后呼吸机辅助呼吸,尽可能提高 PaO_2;供给足够的能量;血气 pH>7.2 不建议纠酸;应用广谱抗生素预防控制呼吸道和胃肠道感染。

1. 肺水肿的治疗　溺水后肺水肿发生较为普遍,可给以吸氧、利尿、强心、激素治疗。适当给予糖皮质激素,可抑制磷酸二酯酶 A2 活性及减少脂质介质的产生,稳定溶酶体膜,减轻肺水肿。也可气管内滴入肺表面活性物质,对改善肺功能有一定作用。但机械通气仍是危重病人主要的抢救手段。①低潮气量(5~7ml/kg)肺保护性通气策略:淹溺患者以限制性通气障碍为主,并伴有弥散障碍,增大有效通气量也不能纠正缺氧,慢频率使呼气时间相对延长,加重心脏负担,而低潮气量快频率通气则可减少正压通气对心脏的影响,并通过相对延长吸气时间,使呼吸周期中肺泡保持较长时间的张开,以改善弥散和缺氧。②合适的呼气末正压(4~8cmH$_2$O):呼气末正压可使萎缩的肺泡重新开放,肺通气血流改善,同时肺泡内气压升高,肺水肿逐渐消退,肺换气改善。但高水平的呼气末正压在有效改善氧合的同时,加重了心脏负担,对循环影响较大,且溺水患者常合并低血压,需使用血管活性药物维持,对循环影响更大。因此,只有合适的呼气末正压才能既改善氧合,又对循环影响小。③无创机械通气具有操作简单,避免有创机械通气的一些不良反应等优点,已广泛应用于溺水等各种急性呼吸衰竭抢救,临床上有应用无创机械通气成功救治溺水患儿的病例报道。

2. 恢复有效循环　心搏停止患儿,应立即进行心肺复苏,静脉注射肾上腺素 0.01~0.03mg/kg,2~3 分钟可重复使用一次,复苏成功率可达 73%。心跳恢复后,就可用药物治疗心律失常,出现心室颤动可采用电除颤。心跳恢复者应该注意监测循环指标,补充血容量,使用血管活性药物维持血压。

3. 防止脑水肿和减轻脑组织损伤　在保证循环呼吸功能稳定的前提下,控制体温在 34~36℃,血糖在 11.1mmol/L 以下。20% 的甘露醇每次 2.5~5ml/kg,30 分钟静注或快速静滴,开始 4~6 小时一次,根据情况调整,一般使用 3~5 天,也可辅助其他脱水药,呋塞米 0.5~1mg/kg,6~8 小时一次,但循环不稳定者不用。同时可使用持续冰帽降温。溺水患儿早期血糖浓度常升高,而高血糖可影响乳酸性酸中毒的程度,易导致脑水肿和脑细胞死亡。降低血糖浓度可否减轻脑损伤目前尚不十分清楚,故此时多不主张给予胰岛素治疗,但在抢救时给予不含糖的溶液是较安全的预防措施。

4. 复温　溺水时水温多较低,抢救中患儿长时间裸露在空气中,常出现低体温现象,核心体温低于35℃。当体温在30~32℃时,机体可通过代偿机制得到恢复;如果体温低于32℃,则细胞代谢开始降低;在低于28℃时呼吸中枢将受到抑制;在25~29℃时患儿表现为假死状态,不能及时复温将继发呼吸衰竭而危及生命,并使脑部遗留永久性损伤。严重低体温患儿很难靠自身产热复温,应立即采取有效措施提高核心体温,静脉滴注36~40℃液体,吸入40~44℃热湿氧气,温热液灌洗胃,还可进行更快捷的血液透析、体外循环等不同方法复温,同时应不间断地向心性按摩,促进血液循环,帮助复温。

四、水灾后卫生防疫

水灾后环境污染加剧,部分地区会大面积、长时间供电和供水中断,清洁饮用水卫生安全受到威胁,污水处理系统无法正常运行,垃圾不能及时清运和处理,这些势必会造成环境的污染。此外,灾情会造成大量动物死亡,如果处理不当,腐烂的尸体均可能会造成地表水系的污染。因此水灾后尤其要注意传染病的发生与流行。详见地震节。

第四节　台　风

一、台风概述

台风,亦称飓风,是形成于热带或亚热带海面温度26℃以上的广阔海面上的热带气旋(图9-11)。在气象学上,按世界气象组织定义:热带气旋中心持续风速在12~13级(即每秒32.7~41.4m)称为台风(typhoon)或飓风(hurricane),飓风的名称使用在北大西洋及东太平洋;而北太平洋西部(赤道以北,国际日期线以西,东经100°以东)使用的近义字是台风,在每年的夏秋季节,我国毗邻的西北太平洋上会生成不少名为台风的猛烈风暴,有的消散于洋上,有的则登上陆地,带来狂风暴雨。

过去我国习惯称海温高于26℃的热带洋面上发展的热带气旋(tropical cyclones)为台风,1989年起我国采用国际热带气旋名称和等级标准。

根据国际惯例,依据其中心附近最大风力分为:

热带低压(tropical depression):最大风速6~7级(10.8~17.1m/s)。

热带风暴(tropical storm):最大风速8~9级(17.2~24.4m/s)。

强热带风暴(severe tropical storm):最大风速10~11级(24.5~32.6m/s)。

台风(typhoon):最大风速12~13级(32.7~41.4m/s)。

强台风(severe typhoon):最大风速14~15级(41.5~50.9m/s)。

超强台风(super typhoon):最大风速≥16级(≥51.0m/s)。

根据近几年来台风发生的有关资料表明,台风发生的规律及其特点主要有以下几点:一是有季节性。台风(包括热带风暴)一般发生在夏秋之间,最早发生在五月初,最迟发生在十一月。二是台风中心登陆地点难准确预报。台风的风向时有变化,常出人预料,台风中心登陆地点往往与预报相左。三是台风具有旋转性。其登陆时的风向一般先北后南。四是损毁性严重。对不坚固的建筑物、架空的各种线路、树木、海上船只、海上网箱养鱼、海边农作物等破坏性很大。五是强台风发生常伴有大暴雨、大海潮、大海啸。六是强台风发生时,人力不可抗拒,易造成人员伤亡。

二、台风造成的主要伤害

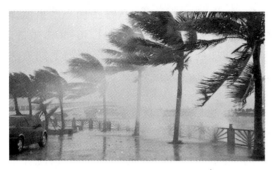

图 9-11　台风

台风是一种破坏力很强的灾害性天气系统(图 9-11),但有时也能起到消除干旱的有益作用。其危害性主要有三个方面:①大风:热带气旋达台风级别的中心附近最大风力为 12 级以上。②暴雨:台风是带来暴雨的天气系统之一,在台风经过的地区,可能产生 150~300mm 降雨,少数台风能直接或间接产生 1000mm 以上的特大暴雨,如 1975 年第 3 号热带气旋登陆后倒槽在河南南部产生的特大暴雨,打破了部分地区的降雨记录。③风暴潮:一般台风能使沿岸海水产生增水,江苏省沿海最大增水可达 3m。"9608" 和 "9711" 号台风增水,使江苏省沿江沿海出现超历史的高潮位。

台风过境时常常带来狂风暴雨天气,引起海面巨浪,严重威胁航海安全。台风登陆后带来的风暴增水可能摧毁庄稼、各种建筑设施等,造成人民生命、财产的巨大损失。台风暴雨袭击时建筑物倒塌、树枝倒下、飞来物体和碎片,以及台风后继发泥石流或山体大滑坡是造成人员伤害的直接因素。

有统计资料显示:碰撞伤、硬物击伤(压伤)、跌伤、割刺伤是台风灾害早期最常见的损伤。受伤人群近 1/2 是骨折。伤害 60% 以上是由房屋倒塌引起的。其他伤害还有土埋窒息、挤压伤、淹溺、CO 中毒和电击伤等。灾后 2~3 天,常可发生伤口感染、呼吸系统和消化系统疾病和创伤后应急障碍等。

1. 机械性致伤　详见地震节。

2. 窒息　详见地震节。

3. 淹溺　详见水灾节。

4. 电击伤　详见儿童触电节(第六章第三节)。

三、台风医学救援

(一)台风现场救援

1. 机械性致伤　最常见原因系被倒塌的建筑物或树木、广告牌等砸伤。常有颅脑外伤、软组织挫伤、四肢和躯干骨折等。相应紧急处理方法详见地震节。经解除窒息、止血、骨折固定、抗休克等紧急处理后,将伤员送到就近医院救治。医院应迅速判断有无威胁生命的征象:特别注意有无呼吸道梗阻、大出血和休克。在窒息、休克和出血获得初步控制后,应进一步检查。体检时要注意患儿一般状况和生命体征,从头、颈、面颌、胸、腹、脊柱、四肢顺序进行检查。首先检查瞳孔,接着检查颈部以发现颈椎损伤。如发现任何脊柱损伤的征象,应立即固定颈部。所有胸部创伤、严重胸痛、呼吸困难的患者均应考虑气胸可能。胸部创伤患者心音减低可能提示心包积血或心脏压塞。奇脉的体征可能提示心包积液。腹部查体,注意搜索腹腔内脏器损伤的表现,未发现异常不能排除内脏器官受损。患儿若出现不能解释的低血压或不典型的腹部体征,应行超声检查或诊断腹腔灌洗。镇痛药的使用要谨慎以免掩盖一些致命的危险。瘫痪和麻痹提示脊柱损伤,但挤压导致的外周神经损伤可能产生相似的表现。在明确排除脊柱损伤前,应对脊柱严格制动。开放性创伤患者应对损伤部位行X线或CT检查。

对多发性损伤的处理应根据损伤对生命安全威胁程度,依次进行处理,一般骨骼和肌肉损伤都是最后处理。有反常呼吸者,可用厚棉垫压在浮动的胸壁处,胶布固定。有气胸者,尽快穿刺,闭式引流,必要时开胸手术。有颅脑损伤,注意防止脑水肿,用脱水药物、限制输液量等,颅内有血肿尽快开颅减压。怀疑腹部内脏损伤者,尽早剖腹探查。如受伤2天以上,腹内感染已趋局限化者,考虑非手术治疗。使用抗生素和补充营养。

1. **窒息**　详见地震节。

2. **淹溺**　详见水灾节。

3. **电击伤**　详见儿童触电节。

四、台风后卫生防疫

台风多发生于夏季,可形成大量的积水坑、沟,地面积水等,利于蚊虫孳生,大量家畜、家禽等动物死亡,大量植物、食物腐败以及垃圾、粪便等不能及时清运处理,亦会导致蝇类孳生。容易引发各种肠道传染病及呼吸道传染病。相应处理详见地震节。

第五节　泥　石　流

一、泥石流概述

泥石流是指在山区或者其他沟谷深壑、地形险峻的地区,因为暴雨、暴雪或其他自然灾害引发的山体滑坡并携带有大量泥沙以及石块的特殊洪流。泥石流具有突然性以及流速快、流量大、物质容量大和破坏力强等特点。泥石流常常会冲毁公路铁路等交通设施甚至村镇等,造成巨大损失。

(一)泥石流分类

1. 按物质成分

(1)由大量黏性土和粒径不等的砂粒、石块组成的叫泥石流。

(2)以黏性土为主,含少量砂粒、石块、黏度大、呈稠泥状的叫泥流。

(3)由水和大小不等的砂粒、石块组成的称之水石流。

2. 按流域形态分类

(1)标准型泥石流:为典型的泥石流,流域呈扇形,面积较大,能明显地划分出形成区、流通区和堆积区。

(2)河谷型泥石流:流域呈有狭长条形,其形成区多为河流上游的沟谷,固体物质来源较分散,沟谷中有时常年有水,故水源较丰富,流通区与堆积区往往不能明显分出。

(3)山坡型泥石流:流域呈斗状,其面积一般小于1000m²,无明显流通区,形成区与堆积区直接相连。

3. 按物质状态分类

(1)黏性泥石流:含大量黏性土的泥石流或泥流。其特征是:黏性大,固体物质占

40%~60%，最高达 80%。其中的水不是搬运介质，而是组成物质，稠度大，石块呈悬浮状态，暴发突然，持续时间亦短，破坏力大。

（2）稀性泥石流：以水为主要成分，黏性土含量少，固体物质占 10%~40%，有很大分散性。水为搬运介质，石块以滚动或跃移方式前进，具有强烈的下切作用。其堆积物在堆积区呈扇状散流，停积后似"石海"。

以上分类是中国最常见的两种分类。除此之外，还有多种分类方法。如按泥石流的成因分类有：水川型泥石流、降雨型泥石流；按泥石流流域大小分类有：大型泥石流、中型泥石流和小型泥石流；按泥石流发展阶段分类有：发展期泥石流、旺盛期泥石流和衰退期泥石流等等。

（二）泥石流形成的条件与时间规律

1. 泥石流的形成需要三个基本条件 有陡峭便于集水集物的适当地形；上游堆积有丰富的松散固体物质；短期内有突然性的大量流水来源。

2. 泥石流发生的时间具有一定规律

（1）季节性：泥石流的暴发主要是受连续降雨、暴雨，尤其是特大暴雨集中降雨的激发。因此，泥石流发生的时间规律是与集中降雨时间规律相一致，具有明显的季节性。一般发生在多雨的夏秋季节。因集中降雨的时间的差异而有所不同。

四川、云南等西南地区的降雨多集中在 6~9 月，因此西南地区的泥石流多发生在 6~9 月；而西北地区降雨多集中在 6、7、8 三个月，尤其是 7、8 两个月降雨集中，暴雨强度大，因此西北地区的泥石流多发生在 7、8 两个月。据不完全统计，发生在这两个月的泥石流灾害约占该地区全部泥石流灾害的 90% 以上。

（2）周期性：泥石流的发生受暴雨、洪水的影响，而暴雨、洪水总是周期性地出现。因此，泥石流的发生和发展也具有一定的周期性，且其活动周期与暴雨、洪水的活动周期大体相一致。当暴雨、洪水两者的活动周期是与季节性相叠加，常常形成泥石流活动的一个高潮。

二、泥石流造成的主要伤害

泥石流以极快的速度，发出巨大的声响穿过狭窄的山谷，倾泻而下。它所到之处，墙倒屋塌下，一切物体都会被厚重黏稠的泥石所覆盖。山坡、斜坡的岩石或土体在重力作用下，失去原有的稳定性而整体下滑坡。泥石流常常具有暴发突然、来势凶猛、迅速的特点。并兼有崩塌、滑坡和洪水破坏的双重作用，其危害程度比单一的崩塌、滑坡和洪水的危害更为广泛和严重。泥石流冲进乡村、城镇，摧毁房屋、工厂、企事业单位及其他场所设施。淹没人畜、毁坏土地，甚至造成村毁人亡的灾难。

1969 年 8 月云南省大盈江流城弄璋区南拱泥石流，使新章金、老章金两村被毁，97 人丧生，经济损失近百万元。还有 2010 年 8 月 7~8 日，甘肃省舟曲暴发特大泥石流，造成 1270人遇难、474 人失踪，舟曲 5km 长、500m 宽区域被夷为平地。据统计，我国平均每年泥石流灾害发生的频率为 18 次 / 县，近 40 年来，每年因泥石流直接造成的死亡人数达 3700 余人。据不完全统计，新中国成立后的 50 多年中，我国县级以上城镇因泥石流而致死的人数已约4400 人，并威胁上万亿财产，由此可见泥石流对山区城镇的危害之重。目前我国已查明受泥石流危害或威胁的县级以上城镇有 138 个，主要分布在甘肃（45 个）、四川（34 个）、云南（23

个)和西藏(13个)等西部省区,受泥石流危害或威胁的乡镇级城镇数量更大。

泥石流造成的危害可以分为直接危害和间接危害。直接危害主要由于直接泥石流接触而产生的后果,包括淹溺、漂浮物撞击伤、化学物质沾染、低体温等。间接伤害主要由于泥石流造成的继发性损害,包括传染病、营养不良、贫困相关疾病、灾民相关疾病等。泥石流造成的危害按照时间顺序还可以分为急性期损伤(泥石流清理前)、中期损伤(恢复期)、长期损伤(重建期)。急性期损伤主要包括外伤(详见地震节)、淹溺(详见水灾节)、低体温、动物咬伤等。在中期主要是伤口感染、创伤并发症、中毒、精神疾患、传染病、饥饿。长期的损伤包括慢性疾病、残疾、贫困相关疾病如营养不良等。灾害期间还常见皮肤病:浸渍性皮炎("烂脚丫"、"烂裤裆")、虫咬性皮炎、尾蚴性皮炎。

三、泥石流医学救援

现场紧急处理的问题

1. **窒息**　泥石流或山体滑坡以及房屋倒塌,将患儿掩埋于泥浆砂石土体中,不能呼吸,发生不同程度窒息。应分秒必争,立即清除呼吸道泥沙、血块、黏痰和呕吐物等,保持气道通畅。摆正体位,防止误吸。如果伤员呼吸停止,需要立即进行人工呼吸和气管插管。

2. **淹溺**　是泥石流中最常见的致死原因。不仅发生于泥石流最严重的时刻,还有可能发生在转运途中。立即清理呼吸道内积水及污物,保持其通畅。患儿被救出时多已出现呼吸障碍或呼吸心搏停止,应立即行心肺复苏术(详见第三章第三节)。应持续进行到心跳和自主呼吸恢复为止,快速转运至医院给以机械通气治疗。淹溺的后续治疗详见水灾节。

3. **外伤**　在泥石流中被大块物体撞击或房屋倒塌所致的机械性致伤,肢体各个部位均可发生。各种外伤因创面污染严重首先要进行简单清创。大出血者用干净的纱布、毛巾、三角巾等止血包扎。对骨折患儿要利用木棍、木棒等物体对伤肢进行固定,以减轻患儿痛苦方便转运。由于伤口多受污染严重,应尽快使用抗生素,抗感染治疗,注射破伤风血清及类毒素,给以足量输液补液,加强创伤性休克的防治,有条件时尽可能彻底清创。详见地震节。

4. **低体温**　泥石流的温度低于人体的核心温度就会造成低体温。应及时脱去患儿湿衣物,局部清洗后擦干,给以充分保暖,热水袋外用。可口服热饮,或静脉输入 36~40℃液体。详见水灾节。

5. **浸渍性皮炎**　皮肤浸渍处肿胀、发白、起皱,自觉瘙痒,继之由于不断摩擦,肿胀起皱的皮肤剥脱,漏出红色湿润的基底,有少许渗液,自觉疼痛,易合并继发感染。本病治疗以干燥收敛为主,有浸渍者可外用枯矾粉(冰片 1g,枯矾 25g,氧化锌粉 20g,滑石粉加至 100g),继发感染外用 1:5000 高锰酸钾溶液浸泡,选用合适的抗菌药物。

四、泥石流后卫生防疫

发生泥石流以后,灾区的卫生条件差,特别是饮用水的卫生难以得到保障,首先要预防的是肠道传染病,如霍乱、伤寒、痢疾、甲型肝炎等。灾区群众要把好"病从口入"关,不要喝生水,饭前便后要洗手,不用脏水漱口或洗瓜果蔬菜,不要食用发霉、腐烂的食物。淹死、病死的家禽家畜要深埋,注意搞好环境卫生,不要随地大小便,不能直接用手接触死鼠及其排泄物,室外活动时要尽量穿长衣裤,扎紧裤腿和袖口,防止蚊虫叮咬,暴露在外的皮肤可涂抹驱蚊剂(图9-12)。积极配合卫生防疫人员的消毒工作,在外劳动时应注意防止皮肤受伤。

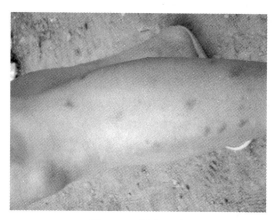

图 9-12　蚊虫叮咬

水源管理、厕所及尸体处理、消毒杀虫等详见地震节。

（张秋月）

参 考 文 献

1. 李宗浩.中国灾害救援医学.天津:天津科学技术出版社,2013.

2. 封志纯,祝益民,肖昕,等.实用儿童重症医学.北京:人民卫生出版社,2012.

3. 赵祥文.儿童急诊医学.北京:人民卫生出版社,2010.

4. 王军,刘秋玲,孙岩峰.巴基斯坦洪水灾害儿童疾病特点和医疗救治的体会.武警医学,2011,22(1):81-82.

5. 何蓉,何春梅.大面积烧伤患者的治疗和护理.现代医药卫生,2012,28(17):2019-2020.

6. 史源,赵锦宁,胡章雪,等.地震灾害中对儿童紧急救治的临床研究.重庆医学,2010,39(17):2327-2329.

7. 张延冲.地震中儿童创伤的类型和救治要点.中国当代儿科杂志,2013,15(6):416-418.

8. 冯庚.涉水安全与紧急救援-淹溺知识介绍-上.中国全科医学,2013,16(9):3276-3278.

9. 冯庚.涉水安全与紧急救援-淹溺知识介绍-下.中国全科医学,2013,16(10):3640-3642.

10. 沙剑美.小儿开放性颅脑损伤的急救护理.实用临床医药杂志,2012,16(20):21-23.

11. 唐其.野战方舱内早期机械通气救治溺水后肺水肿患儿1例.人民军医,2012,33:84.

12. Phalkey R,Reinhardt JD,Marx M. Injury epidemiology after the2001 Gujarat earthquake in India:a retrospective analysis of injuries treated at a rural hospital in the Kutch district immediately after the disaster. Glob Health Action,2011,4:7196.

13. Chu ZG,Yang ZG,Dong ZH,et al. Comparative study of earthquake-related and non-earthquake-related head traumas using multidetector computed tomography. Clinics,2011,66(10):1735-1742.

第十章 常见事故灾难儿童医学救援特点

第一节 矿 山 事 故

矿山事故是指矿山企业生产过程中,由于不安全因素的影响,突然发生的伤害人身、损坏财物、影响正常生产的意外事件。

一、事故分类

(一)根据矿山事故的后果不同

分为:生产事故、设备事故、人身事故和未遂事故四种。

(二)按事故发生原因

1. 自然界因素 包括地震、山崩、海啸、台风等因素所引起的事故。

2. 非自然界因素 包括人的不安全行为、物的不安全状态、环境的恶劣、管理的缺陷以及对异常状态的处置不当等因素所引起的事故。

(三)按事故性质分类

1. 物体打击(指落物、滚石、锤击、碎裂、崩块、击伤等伤害,不包括因爆炸而引起的物体打击)。

2. 车辆伤害(包括挤、压、撞、倾覆等)。

3. 机械伤害(包括机械工具等的绞、碾、碰、割、戳等)。

4. 起重伤害(指起动设备或其操作过程中所引起的伤害)。

5. 触电(包括雷击伤害)。

6. 淹溺。

7. 灼烫。

8. 火灾。

9. 高处坠落(包括从架子上、屋顶坠落以及地上坠入地坑等)。

10. 坍塌(包括建筑物、堆置物、土石方等的倒塌)。

11. 冒顶片帮。

12. 透水。

13. 放炮。

14. 火药爆炸(指生产、运输、储藏过程中发生的爆炸)。

15. 瓦斯爆炸(包括煤粉爆炸)。

16. 锅炉爆炸。

17. 容器爆炸。

18. 其他爆炸（包括化学物爆炸、炉膛、钢水包爆炸等）。

19. 中毒（煤气、油气、沥青、化学、一氧化碳中毒等）和窒息。

20. 其他伤害（扭伤、跌伤、冻伤、野兽咬伤等）。

（四）按伤害程度

1. **轻伤** 是损失工作日低于105天的失能伤害。损失工作日系指被伤害者失能的工作时间。

2. **重伤** 是指损失工作日≥105天的失能伤害。

3. 死亡。

（五）按事故严重程度

1. **轻伤事故** 指只有轻伤的事故。

2. **重伤事故** 指负伤者中有人重伤、轻伤而无人死亡的事故。

3. **死亡事故** 指发生人员死亡的事故，又可分为两类：重大伤亡事故，指一次事故死亡1~2人的事故；特大伤亡事故，指一次伤亡事故死亡3人或3人以上的事故。

（六）按事故责任性质

1. **责任事故** 系指由于有关人员的过失所造成的伤害事故。

2. **破坏事故** 系指为了达到某种目的而蓄意制造出来的事故。

3. **自然事故** 系指由于自然界的因素或属于未知领域的因素所引起的事故。它是在当前人力尚不可抗拒的伤害事故。

二、矿山事故的危害

由于事故的性质不同，决定了事故造成的伤害也不同。

（一）瓦斯爆炸的危害

1. **爆炸产生高温** 爆炸时产生的热量，使周围气体温度迅速升高，爆炸瞬间的温度为1850~2650℃。这样的高温，会造成人员伤亡，并可能引起火灾，烧毁设备、设施，损坏巷道。

2. **爆炸产生高压气体和强大冲击波** 由于爆炸时气体温度骤然升高，引起爆源附近气体体积急速膨胀，气体压力突然增大，形成强大的高压冲击波，可使井下人员遭受伤亡，严重摧毁巷道支架、井下设施和设备，造成巷道顶板冒落。此外，在爆炸冲击波的作用下，会使另外积存的瓦斯冲出，并能扬起大量煤尘，从而造成瓦斯或煤尘的连续爆炸，使灾害扩大。

3. **爆炸产生大量的有毒、有害气体** 瓦斯爆炸要消耗大量氧气，同时伴生大量的有害气体，其中主要是一氧化碳和二氧化碳。若有煤尘参与爆炸，产生的一氧化碳气体会更多，造成的人员伤亡更严重。统计资料表明，瓦斯、煤尘爆炸事故中死亡的人数，90%左右都是因为一氧化碳中毒、窒息死亡。

（二）矿山火灾的危害

火灾产生的大量有毒有害气体使井下人员中毒；火灾后还可引起瓦斯和煤尘爆炸，造成更大范围的灾害；火灾时由于灾区温度升高及井下空气成分发生变化，往往形成与自然风压相仿的火风压，可能使矿井通风系统遭到破坏，扩大事故，并给扑灭火灾带来困难。

（三）矿井水灾的危害

当发生突然涌水或其水量超过排水能力时,轻则造成局部停产,被水围困人员存在饥饿、缺氧的威胁,重则可能造成淹井,瓦斯中毒,窒息死亡,危及井下作业人员的生命安全。

（四）矿山冒顶事故的危害

矿山冒顶事故的主要危害包括皮肤、皮下及深部组织的挫伤,肢体骨折及复合外伤,还包括冒顶后矿井坍塌造成窒息,甚至死亡。

三、矿山事故的救援及儿童救援特点

（一）矿山事故救援

1. 矿山负责人立即赶到事故现场,维持秩序,成立事故伤员救援指挥部,积极组织救援人员抢救。发现火源立即扑灭,切断灾区的一切电源,尽快恢复和加强通风,快速排出有害气体。

2. 首先遇险人员应正确而迅速地进行自救,有组织、有秩序地迅速撤离现场。矿井下环境差,实施必要的急救措施后,必须尽快转移伤员。伤势较重或骨折伤员,一定要用担架搬运,以免造成二次伤害。被救出的人员迅速送到空气流通、通风处。对于烧伤人员,灭火后使其尽快脱离热源;对于外伤人员,快速止血、包扎,对存在骨折的伤员,应进行临时固定;对中毒窒息人员,除保持呼吸道通畅外,给予吸氧或必要时人工呼吸。

3. 对一氧化碳中毒人员,应积极纠正缺氧,防治脑水肿,纠正酸中毒,有条件或缺氧严重、存在意识障碍的患者,要尽快转至医院进行高压氧治疗。

4. 井下发生透水事故,现场人员来不及撤离或出口被淹没,无法撤离时,可撤退到巷道内的高处躲避,保持镇静,避免体力的过度消耗,等待救援。遇难者被救出矿井后,立即清除口鼻腔内的污泥和呕吐物,保持呼吸道通畅,如已发生呼吸心跳停止,应立即进行心肺复苏。

（二）矿山事故儿童救援特点

儿童除进行以上救治措施外,因体表面积相对较大,如在矿井下等待救援的时间较长,容易出现脱水及离子紊乱表现,严重者会出现循环衰竭或脑水肿,甚至抽搐,因此救援成功后应立即转至医院进行补液及纠正离子紊乱治疗。儿童呼吸相对较快,有毒气体吸入后中毒症状相对较重,尤其是一氧化碳中毒后缺氧严重,脑水肿造成的脑损伤相对严重,因此,应积极纠正缺氧,尽早进行高压氧治疗。二氧化氮是一种剧毒气体,遇水即生成硝酸,吸入后极易损伤气道,造成肺炎或肺水肿,甚至呼吸衰竭,因此,除积极纠正缺氧,必要时应用糖皮质激素或机械通气治疗,以减轻肺水肿。复合外伤的儿童除心肺功能支持外,要维持各脏器功能,解除肢体骨折造成的功能异常,还包括关节、肌肉、脑等脏器的功能锻炼等康复治疗。儿童是一个特殊群体,不能因为孩子小,就单纯地把治疗重点只局限于身体上的损害,还要关心孩子的心理问题,医师、父母、社会要多关心儿童,多鼓励,通过语言沟通、身体的抚摸、陪伴、音乐等方式进行心理康复,解除恐惧、焦虑等心理阴影。

（王丽杰）

第二节 煤 气 事 故

煤气事故是指在使用煤气的过程中发生煤气中毒、着火、爆炸和大量泄漏煤气等引起的人身及财产安全受到损害导致的事故。每年全国都会发生多起因燃气管道泄漏、煤气罐泄漏或使用不当等原因导致的爆炸、着火、中毒等等恶性事件,轻者造成财产损失,重者引起人员烧伤、掩埋、神经系统等各系统后遗症或死亡等人身损害。据美国时代周刊报道,2014年3月12日美国纽约曼哈顿地区因煤气管道泄漏造成建筑楼爆炸坍塌事件,死亡8人,60余人受伤。我国2013年因燃气泄漏引发爆炸事件达220余起,死伤1000余人,经济损失达8.5亿元。因此,城市煤气事故已经成为仅次于交通、火灾、建筑事故之后的主要城市事故高发点。

儿童作为一个特殊的群体,自我保护能力差,缺乏安全防卫意识和习惯,家长如果忽视对儿童的安全与意外防范知识的教育教导,或监护人防范意识薄弱,多种原因都可以造成儿童缺乏危险意识,或遇到危险时无法进行有效的规避,容易受到各种意外伤害,包括煤气事故伤害。

一、煤气中毒的原因

煤气中毒多数发生在用煤球和煤饼取暖的家庭。主要原因包括:①冬季用煤炉,室内未装通风设施;②煤炉使用时间较长,烟筒被灰渣堵塞;③煤炉密封不严漏气;④白天用炉做饭,晚上用炉取暖;⑤伸向屋外的部分未加防风帽,产生倒风;⑥部分使用煤气的热水器尤其是直排式燃气热水器泄漏时容易造成煤气中毒;⑦城市中因为各种原因如煤气管道破裂或管道连接处断裂或利用煤气自杀事件等出现的煤气泄漏。以上原因使包括儿童在内的人群易发生中毒。

二、煤气的危害

煤气中毒即一氧化碳中毒(carbon monoxide poisoning)。一氧化碳是无色无味的气体,当人体吸入一定量的煤气后就会引起中毒,甚至危及生命。当空气中一氧化碳浓度为0.02%时,人吸入2~3小时即可出现中毒症状,吸入浓度为0.08% 2小时即致人昏迷;浓度达0.1%时,可使人血液中半数的血红蛋白成为碳氧血红蛋白(HbCO);浓度12.5%时,即有爆炸危险。一氧化碳进入人体后,很快进入血液,易与血红蛋白结合,成为HbCO,失去携带氧气能力,造成机体缺氧,引起中毒。一氧化碳与血红蛋白的结合力约强于氧气与血红蛋白结合力的200~300倍,而且一旦结合,HbCO的解离速度比氧合血红蛋白(HbO_2)慢3600倍,因此,潴留的HbCO对人体的脏器和组织具有持久的毒性作用,加重组织缺氧,从而造成全身损害。因此煤气中毒可在无声无息中置人于死地。

三、煤气中毒症状

煤气中毒的症状:先是头痛、眩晕、恶心、呕吐,之后感到手、足无力,神志不清,抽搐、昏迷,最后呼吸停止。中毒症状随着中毒程度的不同而不同。

(1)轻度中毒(血液中HbCO约10%~20%):嗜睡、淡漠、头痛、头晕、四肢无力、恶心、呕吐,或有短暂的晕厥;离开中毒环境,吸入新鲜空气后,症状很快消失。

(2)中度中毒(血液中HbCO约30%~50%):上述症状加重,可有昏睡、神志不清或浅昏迷。口唇、皮肤、黏膜或指甲出现樱桃红色。经吸氧等抢救措施后,可很快苏醒而恢复。

(3)重度中毒(血液中HbCO约50%以上):神志不清,甚至深昏迷、惊厥,呼吸短浅,四肢冰凉,甚至大小便失禁,并可伴有脑水肿、休克、肺水肿、呼吸衰竭、上消化道出血等各脏器衰竭症状,可于短期内死亡。

四、煤气泄漏事故的救援处理

(一)现场救援

1. 发现煤气灶、开关和管道漏气,应立即关上总开关,停止使用煤气。并立即打开门窗,使空气流通,驱散煤气(图10-1)。

2. 发现煤气泄漏时,严禁火种进入,严禁开、关电灯,拉、合电闸,严禁敲击金属器具和吸烟点火,否则,将引起爆炸和燃烧。注意:绝不可用火柴或打火机点火的方法寻找燃气器具或管线的漏气处。

3. 夜间发生煤气泄漏时,应用手电检查,鞋底不能带有金属片,以免与水泥地摩擦产生火花,引起煤气爆炸。

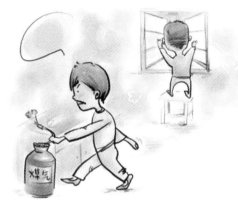

图10-1　通风

4. 当发现煤气管道有泄漏时,可临时采用麻袋、棉纱等物堵塞,捆扎漏气处,及时关闭输气阀门,及时报警。注意不能在煤气泄漏的室内打报警电话,以免发生爆炸。

5. 发现煤气泄漏,迅速离开现场到上风或侧风方向空气无污染处。

6. 注意对呼吸道保护,有条件者戴防毒面具进入现场,无条件或泄漏现场人员用湿毛巾捂住口鼻,尽可能减少有毒气体吸入。

7. 当看到液化气钢瓶阀门处已经着火时,千万不要惊慌,应紧急关闭阀门,不要因为害怕而把钢瓶弄到屋外任其燃烧,这样反而会引起爆炸。由于液化气燃烧产生的温度很高,所以,在关闭角阀的过程中,必须戴上浸过水的布手套,或用湿围裙、毛巾、抹布包住手臂,防止被火烧伤。如果家中备有灭火器或干粉灭火剂,一定要先把火扑灭,然后再将钢瓶角阀手轮拧紧。关闭完煤气阀门后,要马上用湿毛巾捂住鼻子和嘴,打开门窗,跑到空气新鲜的地方。

(二)儿童煤气中毒的急救

立即把患儿搬到室外空气流通的地方,吸入新鲜空气,排出一氧化碳。解开衣领,松开衣服,但要注意保暖,最好将患儿用厚棉被包裹好(图10-2)。

症状严重的,恶心、呕吐不止,神志不清以致昏迷者,应及时送往医院抢救。如果因缺氧时间较长造成昏迷的患儿可导致不可逆的脑损伤。护送途中要尽可能清除患儿口中的呕吐物或痰液,将头偏向一侧,以免呕吐物阻塞呼吸道引起窒息和吸入性肺炎。

如果患儿呼吸不匀或微弱时,可进行口对口人工呼吸进行抢救。

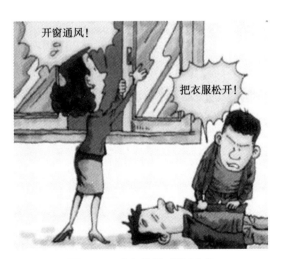

图10-2　空气流通,解开衣物

如果呼吸和心搏都已停止,可在现场做人工呼吸和胸外心脏按压,即使在送往医院途中,也要坚持抢救。

送达医院后,除鼻导管、面罩吸氧外,必要时给予机械通气治疗,保证足够的氧和,一定尽早开始高压氧治疗,以尽可能地减轻缺氧造成的脑损伤。同时应用甘露醇、甘油果糖等药物减轻脑水肿。

五、预防煤气事故

日常生活、工作中应按操作规程正确使用煤气及其他燃气,预防煤气事故的发生(图 10-3)。

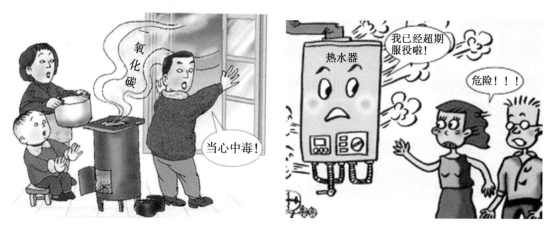

图 10-3　预防煤气中毒

1. 广泛宣传有关煤气中毒的预防方法和急救知识。

2. 选择合格的煤气器具,煤气灶应放在通风良好、周围无易燃材料的平坦处,对装有煤气管道、煤气器具的厨房或场所,不能睡人,不准存放易燃物品。

3. 居民不准私自添、移或改装煤气器具,也不准接长供气橡胶管或将煤气器具移到卧室里使用。

4. 使用煤气器具时,应做到随用随开,不用即关,并经常检查开关是否失灵,供气的橡胶管是否老化,轧头是否紧固。

5. 使用煤气煮食、烧水时,应有人在旁照管,防止水溢出锅外、壶外。火焰一旦熄灭,容易造成人员中毒,严重者因煤气漏气而窒息。

6. 装有煤气器具的房间,应经常开启窗户,保持空气流通。家用煤气灶和燃气热水器不要开得太大,使其燃烧不尽易产生一氧化碳,同时,人们不宜长时间停留于无烟囱排烟煤炉的密闭室内或煤气燃烧时间太长的密闭室内,以免室内因缺氧或一氧化碳浓度过高而致一氧化碳中毒。

7. 对工厂中易产生一氧化碳的有关生产设备,必须做到密闭化,厂房应加强通风排气。

（王丽杰）

第三节　电 气 事 故

电气事故发生时,电能直接作用于人体,会造成电击;电能转换成热能作用于人体,会造成烧伤或烫伤;电能脱离正常的通道,会形成漏电、接地或短路,构成火灾、爆炸的起因。据统计,我国触电死亡的人数占全部事故死亡人数的 5% 左右,儿童因触电而死亡的人数占儿童意外死亡的总人数的 10.6%。不同电流对人体的影响不同。电流达到 50mA 以上,就会引起心室颤动,有生命危险;100mA 以上的电流,则足可以致死。而接触 30mA 以下的电流通常不会有生命危险。

一、电气事故分类

按照不同的方式,电气事故可以分为不同种类:

1. **按照灾害形式**　可以分为:人身事故,设备事故,火灾,爆炸等。
2. **按照电路状况**　可以分为:短路事故,断路事故,漏电事故等。
3. 考虑到事故是由局外能量作用于人体或系统内能量传递发生故障造成的,能量是造成事故的基本因素,可以采取按能量形式和来源进行分类,可分为:触电事故,静电事故,雷电灾害,射频危害,电路故障等五类。

(1)触电事故:触电事故是由电流及其转换成的其他形式的能量造成的事故。触电事故分为电击和电伤。电击是电流直接作用于人体所造成的伤害。电伤是电流转换成热能、机械能等其他形式的能量作用于人体造成的伤害。触电事故往往突然发生,在极短时间内造成严重后果。

通常所说的触电指的是电击。电击是电流通过人体,刺激机体组织,使肌肉非自主地发生痉挛性收缩而造成的伤害,严重时会破坏人的心脏、肺部、神经系统的正常工作,形成危及生命的伤害。电击对人体的效应是由通过的电流决定的,而电流对人伤害程度是与通过人体电流的强度、种类、持续时间、通过途径及人体状况等多种因素有关。

电击分为直接接触电击和间接接触电击。前者是触及正常状态下带电的带电体时发生的电击,也称为正常状态下的电击;后者是触及正常状态下不带电,而在故障状态下意外带电的带电体时发生的电击,也称为故障状态下的电击。与电弧烧伤相比,电击致命的电流小得多,但电流作用时间较长,而且在人体表面一般不留下明显的痕迹。

电伤是电流的热效应、化学效应、机械效应等对人体所造成的伤害。此伤害多见于机体的外部,往往在机体表面留下伤痕。能够形成电伤的电流通常比较大。电伤属于局部伤害,其危险程度决定于受伤面积、受伤深度、受伤部位等。电伤分为电弧烧伤、电流灼伤、皮肤金属化、电烙印、机械性损伤、电光眼等伤害。电弧烧伤是由弧光放电造成的烧伤,是最危险的电伤。电弧温度高达 8000℃,可造成大面积、大深度的烧伤,甚至烧焦、烧毁四肢及其他部位。

(2)静电事故:静电指生产工艺过程中和工作人员操作过程中,由于某些材料的相对运动、接触与分离等原因而积累起来的相对静止的正电荷和负电荷。这些电荷周围的场中储存的能量不大,不会直接使人致命。但是,静电电压可能高达数万乃至数十万伏,可能在现场发生放电,产生静电火花。在火灾和爆炸危险场所,静电火花是一个十分危险的因素。

（3）雷电灾害：雷电是大气电，是由大自然的力量分离和积累的电荷，也是在局部范围内暂时失去平衡的正电荷和负电荷。雷电放电具有电流大、电压高等特点。其能量释放出来可能产生极大的破坏力。雷击除可能毁坏设施和设备外，还可能直接伤及人、畜或引起火灾和爆炸。

（4）射频辐射危害：射频辐射伤害即电磁场伤害。辐射电磁波指频率 100kHz 以上的电磁波。人体在高频电磁场作用下吸收辐射能量，使人受到不同程度的伤害。过量的辐射可引起中枢神经系统的功能障碍，出现神经衰弱综合征等临床症状；可造成自主神经紊乱，出现心率或血压异常，如心动过缓、血压下降或心动过速、高血压等；可引起眼睛损伤，造成晶状体浑浊，严重时导致白内障；可使睾丸发生功能失常，造成暂时或永久的不育症，并可能使后代产生病患；可造成皮肤表层灼伤等。电磁波对人体的伤害有滞后性，并可能通过遗传因子影响到后代。射频辐射危害还表现为高频感应放电和高频干扰。

（5）电路故障：电路故障是由电能传递、分配、转换失去控制造成的。断线、短路、接地、漏电、误合闸、误掉闸、电气设备或电气元件损坏等都属于电路故障。电气线路或电气故障可能影响到人身安全。

二、电击伤对人体的危害

（详见第六章第二节　儿童触电。）

三、儿童电击伤

儿童是一个特殊群体，意外伤害发生率高。由于年龄特点，儿童对外界事物的好奇、新鲜感较强，而且缺乏安全意识，愿意去探索未知的事物，因此，非常容易出现用身体的不同部位去触摸电源插座或各种电器、电线，因此，极易造成儿童触电事故。无论城市还是农村，各种家用电器越来越普及，触电事故发生率也有增加的趋势；农村孩子相对疏于照顾，接触电器、电动农具甚至高压电的机会相对增多，在野外遭受雷电电击的机会也相对增加，因此，儿童发生电击事故的机会更多（图 10-4）。

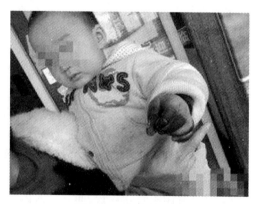

图 10-4　儿童电击伤

四、电击伤急救处理及儿童救援特点

发现有人触电，切不可惊慌失措，束手无策。应按"迅速、就地、准确、坚持"八字急救原则（图 10-5），根据触电的具体情况，进行相应的救治。

人触电后会出现神经麻痹、呼吸中断、心搏骤停等症状，外表上呈现昏迷不醒的状态，但不应认为死亡，而应该看做假死，并且迅速而持久地进行抢救。有触电者经 4 小时或更长时间的人工呼吸而获救成功的事例。据报道，从触电后一分钟开始救治，90% 有良好效果；6 分钟开始救治，10% 有良好效果，而从触电 12 分钟开始救治者，救活的可能性极小。由此可见，动作迅速是非常重要的。

（一）脱离电源

人触电后，可能由于痉挛或失去知觉等原因而紧抓带电体，不能自行摆脱电源，因此使触电者脱离电源是抢救触电者的首要因素（图 10-6）。

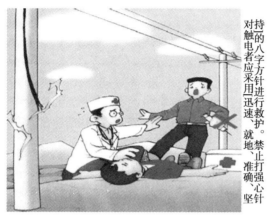

图 10-5　电击伤急救原则

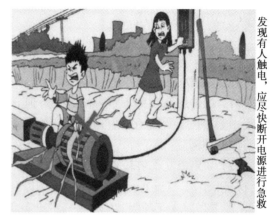

图 10-6　切断电源

1. 对于低压触电事故，可采用"拉"、"切"、"挑"、"拽"、"垫"使触电者脱离电源。

（1）"拉"：如果触电地点附近有电源开关或电源插销，可立即拉开开关或拔出电源插销，断开电源。但应注意，由于错误的控制，开关控制的是零售线，虽然拉开了开关，但并未断开电源。

（2）"切"：如果触电附近没有电源开关或电源插销，可用带有绝缘柄的电工钳或有干燥木柄的斧头砍断电线，断开电源；或用橡胶制品或塑料制品将电线或电器与患者分开。

（3）"挑"：当电线搭落在患儿身上或被压在身下时，可用干燥的衣服、手套、绳索、木板、木棒等绝缘物作为工具，拉开患儿或挑开电线，使患儿脱离电源；挑开的电线应妥善放置，置地附近不准进入，以免再致他人触电。注意救护人员不得采用金属和其他潮湿的物品作为救护工具（图 10-7）。

（4）"拽"：如果患儿的身体是带电的，又没有紧缠身上，可以用一只手抓住他的衣服，拉离电源。但因患儿的身体是带电的，其鞋的绝缘也可能遭到破坏，救护人不得接触患儿的皮肤或潮湿的衣服，也不能抓他的鞋。在拉拽患儿脱离电源的过程中，救护人员宜单手操作。如果患儿位于高处时，应采取措施预防患儿在脱离电源后坠地摔伤或摔死。

（5）"垫"：用木板等绝缘物插入患儿的身下，以隔断电源。

2. 对于高压触电事故，可采用下列方法使触电者脱离电源。

（1）立即通知有关部门停电。

（2）戴上绝缘手套，穿上绝缘靴，用相应

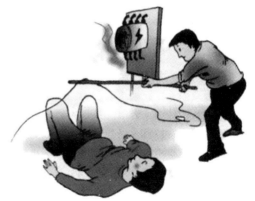

发现有人触电，可用干燥的木棒将电线拨离开触电者

图 10-7　挑开电线

电压等级的绝缘工具拉开开关。

（3）抛掷裸金属线使线路短路接地，迫使保护装置动作，断开电源。注意抛掷金属线前，先将金属线的一端可靠接地，然后抛掷另一端；注意抛掷的一端不可触及触电者和其他人。

（二）现场急救方法

当患儿脱离电源后，应立即对患儿进行检查，根据患儿的具体情况，对症救治。现场应用的主要救护方法是心肺复苏。

1. 对症救护

（1）如果患儿伤势不重、神志清醒，但有些心慌、四肢发麻、全身无力；或者患儿在触电过程中曾一度昏迷，但已清醒过来，应使患儿安静休息，不要走动，严密观察，并请医师前来诊治或送往医院。

（2）如果患儿伤势较重，已失去知觉，但心脏搏动和呼吸还存在，应使患儿舒适、安静平卧；保证周围空气流通；解开衣服和衣领以利于呼吸；如天气冷，要注意保温；除了要严密观察外，还要做好人工呼吸和胸外按压的准备工作，并速请医师诊治或送往医院。

（3）如果患儿伤势严重，呼吸停止或心脏停止跳动，或两者都已停止，应立即施行心肺复苏术，并速请医师诊治或送往医院。心肺复苏不仅可以挽救患儿生命，及时的心肺复苏更对减轻患儿各脏器尤其是神经系统后遗症至关重要。

2. 心肺复苏 见第三章第三节。

（三）其他治疗

1. 电击伤后局部皮肤烧烫伤一定积极处理，局部涂抹药膏，预防感染等治疗，烧伤严重时，需要外科清创治疗或皮肤移植等治疗。

2. 高压电击伤，肢体局部经高压电热灼伤后，可能发生大面积软组织水肿、坏死或血栓形成，使远端肢体发生缺血性坏死。应及时进行筋膜松解术以减轻周围组织压力，改善远端血液循环。必要时需要截肢治疗。

3. 触电后尤其从高处摔下或跌倒的患儿，可能出现内出血或多发肢体骨折，触电后强烈的肌肉收缩和抽搐可以引起关节脱位或骨折，因此，一定对患儿全面查体，及时处理。触电后肌肉损伤或红细胞损伤，都可能造成肌红蛋白尿，可能引起急性肾小管损伤，因此，应积极充分补液，碱化尿液，防止发生急性肾衰竭。电流沿血管或神经传导，可能造成神经损伤，应详细查体，给予营养神经治疗。组织损伤和溶血可引起高钾血症，从而导致肢体无力或心搏骤停，应积极处理，可静脉滴注葡萄糖酸钙或碳酸氢钠等治疗。

五、儿童触电事故的预防（图 10-8）

1. 经常对孩子进行用电安全教育，告诉孩子不要用湿手去开灯、关灯或触动任何电源开关，不要触碰电灯泡。

2. 安装有保护功能的电源插座，插座安装在孩子够不到的地方，或用家具等挡住。

3. 经常检查家里的电线是否老化，电线放到孩子够不到的地方，防止孩子用嘴咬电线，或玩电线。孩子的卧室里不要有太多电器、电线，尽可能简化，以减少意外触电的机会。

4. 打雷或有闪电时，教育孩子避免接触电源插座、电器或金属物体，如自来水管等，并将电视、电脑、收音机等电器关掉。

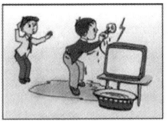
不用湿手去操作电器

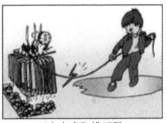
"电老虎"摸不得

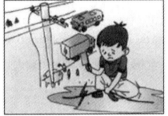
路上远离脱落的电线

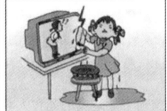
不用湿布擦带电的电器

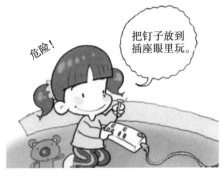

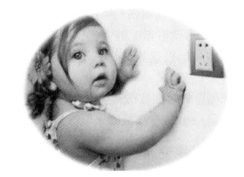

图 10-8　预防儿童触电

5. 不要在有水或潮湿的地方使用电吹风等家电,使用后及时关闭开关,拔下电源插销,放到孩子够不到的地方。

6. 叮嘱年长儿远离高压电柜,不要爬电线杆,不在有电线的地方放风筝。

（王丽杰）

第四节　公路交通事故

道路交通事故（road traffic accident）是指车辆在道路上因过错或者意外造成的人身伤亡或者财产损失的事件。随着社会的发展、进步、旅客和货物的运输量增多,特别是随着机动车拥有量的扩大,道路交通事故日益严重,已成为和平时期严重威胁人类生命财产安全的社会问题。

据世界卫生组织统计,每年有 18 万以上的 15 岁以下儿童（children）死于道路交通事故,数十万的儿童致残。交通事故在青少年发生意外伤害死亡中占首位原因。车祸后果轻重不一,多见头部受伤、骨折、内脏出血、休克、死亡。在步行交通事故中,危险人群为 5~9 岁儿童;在驾车事故中,危险人群是 10~14 岁儿童和 15~24 岁青少年。目前中国道路安全形势十分严峻,每年因道路交通安全事故伤亡人数超过 20 万人,其中有超过 35 000 名 0~14 岁儿童因道路交通事故而受伤甚至死亡。每 10 名因道路交通事故受伤的儿童中,有 4 名是儿童步行者,相当于每年近 16 000 名儿童步行者因道路交通事故而受伤。人是交通事故的主导因素,需政府、社会共同参与提升道路安全意识。目前中国道路交通安全的现状可用三个特征来形容:交通事故总量巨大、死亡率高、恶性事故多发。到 2012 年底,中国机动车保有量已达到 2.4 亿辆,其中汽车 1.2 亿辆,汽车驾驶人突破 2 亿。公路通车总里程已突破 420 万 km,其中高速公路已超过 9.6 万 km,在为人们的出行带来便利的同时,也给交通安全管理带来了较大的压力。每年全国各地交警接报事故的总量大概在 470 万左右,事故总量巨大;我国交通事故的死亡人数占了死亡和交通事故受伤人数的比例,大概是 21%,日本大概是我们的 1/200,约 0.54%;恶性事故多发,2012 年,全国发生一次死亡 10 人以上的特大事故有25 起。

我国每年因交通事故造成的死亡人数居世界首位。公路交通事故上的死亡率为2.7%~22.1%,死亡原因主要是严重的颅脑损伤(占 50%~70%),其次为失血性休克(占20% 以上)和内伤损伤(占 10%),抢险救援之前和期间死亡人数占死亡人数的 2/3。在受伤人员中,不仅有车上的人员,还有车下的行人等。他们的创伤也不完全相同,所以在抢险救援中应当根据各自的受伤状况和具体部位采取合理恰当的有效方法,避免发生救援性伤害。

现场急救对挽救伤者生命具有重要意义,并为后续的医院治疗奠定基础。掌握一定的防护知识,一旦发生事故时采取恰当的救生措施,是可以减少和减轻伤亡的。

一、公路交通事故分类

对公路交通事故进行分类,目的在于分析、研究、预防和处理公路交通事故,同时也便于统计和从各个角度寻找对策,找出规律,吸取教训,恰当地处理事故和有效地预防事故的发生。根据分析的角度、方法不同,对道路交通事故的分类也不同。常用分类方法有:

(一)根据危害程度分类

1. 轻微事故　是指一次造成轻伤 1~2 人,或者财产损失机动车事故不足 1000 元,非机动车事故不足 200 元的事故。

2. 一般事故　是指一次造成重伤 1~2 人,或者轻伤 3 人以上,或者财产损失不足 3 万元的事故。

3. 重大事故　是指一次造成死亡 1~2 人,或者重伤 3 人以上 10 人以下,或者财产损失3 万元以上不足 6 万元的事故。

4. 特大事故　是指一次造成死亡 3 人以上,或者重伤 11 人以上,或者死亡 1 人,同时重伤 8 人以上,或者死亡 2 人,同时重伤 5 人以上,或者财产损失 6 万元以上的事故。

(二)根据原因分类

1. 主观原因造成的事故　主观原因是指造成交通事故的当事人本身内在的因素,主要表现为违反规定、疏忽大意或操作不当,分别对应思想方面的原因、心理或生理方面的原因以及技术生疏、经验不足的原因。

2. 客观原因造成的事故　客观原因是指引发交通事故的车辆、环境和道路方面的不利因素。对于客观原因还没有很好的调查和测试手段,因此在事故分析中往往忽视。这一点需要引起重视。

（三）根据责任分类

1. 机动车事故　机动车事故是指事故当事方中，汽车、摩托车和拖拉机等机动车负主要责任以上的事故。在机动车与非机动车或行人发生的事故中，如果机动车负同等责任，由于机动车相对为交通强者，而非机动车或行人则属于交通弱者，也应视为机动车事故。

2. 非机动车事故　非机动车事故是指自行车、人力车、三轮车和畜力车等按非机动车管理的车辆负主要责任以上的事故。在非机动车与行人发生的事故中，如果非机动车一方负同等责任，由于非机动车相对为交通强者，而行人则属于交通弱者，应视为非机动车事故。

3. 行人事故　行人事故是指在事故当事方中，行人负主要责任以上的事故。

二、公路交通事故的原因

人是道路交通安全的主体，包括所有使用道路者，如机动车驾驶员、乘车人、骑自行车人、行人等。道路交通事故的发生，其中有的是因机动车驾驶员的疏忽大意、违章行驶、操作失误；有的是因行人、非机动车驾驶员不遵守交通规则所致。驾驶员在行车过程中注意力分散、疲劳过度、休息不充分、睡眠不足、酒后驾车、身体健康状况欠佳等潜在的心理、生理性原因，造成反应迟缓而酿成交通事故，特别是儿童身材矮小，容易被司机忽略。载有儿童的自行车不按交通规则行走，儿童或青少年骑车技术不熟练骑车追逐嬉戏等均可造成交通事故的发生（图10-9）。行人不走人行横道、地下通道、天桥；翻越护栏、横穿和斜穿路口；对来往车辆观察不够；任意横穿机动车道，翻越中间隔离带；儿童突然跑到道路上，对突然行进的车辆反应迟缓、不知所措；不遵守道路交通信号及各种标志等，从而导致交通事故（图10-10）。

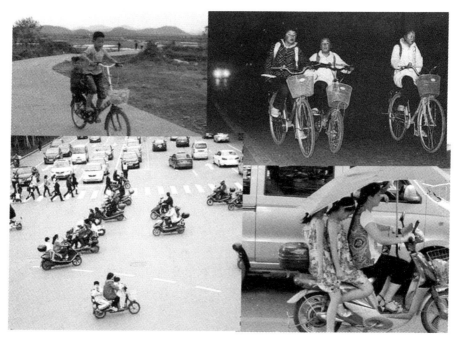

图 10-9　不文明单车行为

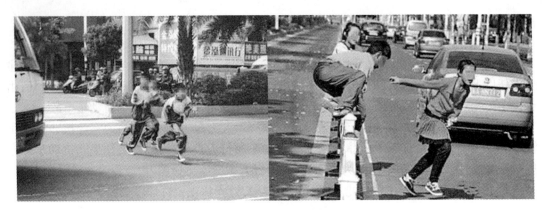

图 10-10　儿童不文明过马路行为

　　我国机动车种类多,动力性能差别大,安全性能低,管理难度大。在我国机动车(各种汽车、农运三轮、装载车与摩托车)拥有量增长迅速,使得本来不宽裕的路面更是雪上加霜,使交通事故绝对数和交通事故伤亡人数急剧上升,特别是一些人图便宜购买一些大城市淘汰的、已近报废的车辆,使得交通安全形势变得复杂。尤其是近几年的校车事件使得儿童公路交通事故变得更加复杂。

　　我国尤其是城市道路交通构成不合理,交通流中车型复杂,人车混行、机非混行问题严重;部分地方公共交通不发达,服务水平低,安全性差;自行车交通比率大,骑车者水平不一,个性不同,很多儿童上学、放学靠家长自行车接送,复杂的道路状况增大了事故发生几率。路面状况对交通安全影响也较大。道路标志标线设置不科学、数量不足、设置不连续;道路周边的环境建设和配套设施建设没有与交通安全混为一体,设计标准和实际不协调,所有这些必然会导致交通事故层出不穷。

　　农村地区表现为交通无人管理,全靠自觉的局面。由于农村各种社会管理机构、管理人员、管理机制滞后并奇缺,仅有的个别的管理部门也是人少力薄,加上农民本来文化及法律意识就不足,多种有意无意的拒管、抗税、逃费等,在农村形成了相当的管理"真空"区,致使通往农村的道路上,轮子飞转,各种车辆肆意横行,"三无"车辆随处可见,农村几近是"黑车王国",随着这些"黑车"的横行,导致道路交通事故频频发生。生活在这些地区的儿童更是缺乏道路交通秩序意识的群体,致使儿童频频成为这些事故中的受害者。

三、儿童易受伤害的因素

　　儿童是个变化中的群体,儿童的头部占整个体重的比例远高于成人,比如 3 岁和 6 岁儿童的比例分别为 18% 和 16%,而成人仅为 6%,使得儿童在事故中更容易发生头外伤;儿童骨骼系统较之成人更脆弱,肌肉系统不发达,在事故中个体应变能力较差;儿童的认知能力不完善,很多孩子知道交通事故,也知道安全交通,但是个体在交通中并不能很完全地识别和处理交通危险;年幼儿童缺乏自控能力,年长儿童又具有很强的冒险精神等等;儿童更容易受同伴不良行为的影响,甚至影响来源于媒体,使得儿童更多地暴露于交通事故的危险中。

四、事故救援

　　由于公路交通事故对人们的生命财产安全构成的威胁日益严重,各国在不断加强车辆、道路管理的同时,也不断研究在发生交通事故后如何在最大限度内减少人员伤亡的措施。公路交通事故发生后,随着时间的延长,不仅伤亡率越来越高,而且对交通秩序乃至社会的影响亦将愈加严重,甚至可能引发新的连发灾害。因此,对车祸的抢救,必须争取时间,快速反应。

装备精良、训练有素的救援队伍和科学有效的组织指挥在交通事故救援工作中起着至关重要的作用。交通事故紧急救护,是异常紧张而又复杂的救援行动。车祸发生后,现场秩序混乱,影响和妨碍救援作业的实施;抢救爆炸和失火性车祸,既要灭火救援,又要救人救物;既要紧急抢险,又要缜密排险;既要快速救助人员,又要认真清理货物,还要防止哄抢,这些都会使救援作业变得更加复杂困难。

(一)抢险救援的行动原则

争取时间,快速反应,查明灾情,并确定救援方案;积极有效、科学合理地采取针对灾情的相应方法,抢救生命,进行交通疏导或交通管制。

准备好抢救人员或其他动物时需要的器材,包括医疗器具、担架、麻袋片、食品袋,冬天要准备棉被、棉衣等。此外,还要尽可能多地准备一些躯体和肢体固定气囊。

(二)交通伤分类(图 10-11)

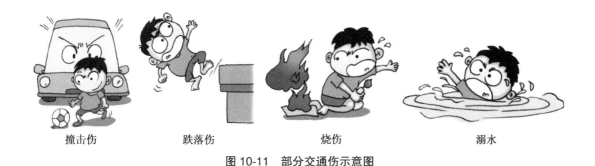

撞击伤　　　　　跌落伤　　　　　烧伤　　　　　溺水

图 10-11　部分交通伤示意图

1. **撞击伤**　是由于车辆或其他钝性物体与人体相撞导致的损伤,多为钝性损伤和闭合性损伤。

2. **跌落伤**　因交通事故导致人体从高处坠落造成的损伤。可造成多处骨折和脊柱损伤。

3. **碾压伤**　由于车辆轮胎碾压、挤压人体造成的伤害,轻者仅有软组织伤,重者则可导致严重的组织撕脱、骨折、肢体离断等损伤。

4. **切割刺入伤**　在交通事故中,由于锐利的物体对人体组织的切割或刺入造成的损伤。可能造成内脏、血管、神经的损伤。

5. **挤压伤**　人体肌肉丰富的部位,在受到重物挤压一段时间后,筋膜间隙内肌肉缺血、变性、坏死,组织间隙出血、水肿,筋膜腔内压力升高,因此造成以肌肉坏死为主的软组织损伤。

6. **挥鞭伤**　是指车内人员在撞车或者紧急刹车时,因颈部过度后伸或过度前屈产生的损伤。易造成脊椎的脱位,尤其是颈椎和脊髓的损伤。

7. **烧伤**　在交通事故中,由于热、电、化学等因素对人体造成的损伤。车辆燃烧产生的有毒烟雾还可造成中毒。

8. 爆炸伤 因车辆起火爆炸引发的对人体的损伤,主要是冲击波和继发投射物造成的损伤。

9. 溺水 是指车辆翻车坠至河水里、池塘、湖里,人员落水造成的溺水。

（三）伤情判断

交通事故受伤人员的现场伤情判断是急救的第一步骤,急救措施采取得越快越好。抢救人员在对受伤者伤情进行初步判定后,要根据具体情况采取止血、包扎、固定和搬运等措施。对个体伤员初步检查评估伤情。

对伤者进行评估伤情前,要先了解受伤经过,明确在车中或现场的位置;是否系有安全带、戴有安全帽;车辆是否发生翻转、燃烧、爆炸,伤者是否被抛出车外,有无二次撞击等。

首先查出危及生命的伤情,并给予及时救治。依次检查气道、呼吸、循环、意识、伤势情况。判断伤者气道通畅与否,气道内有无血液、痰液等阻塞物。观察呼吸情况,检查有无开放性气胸和反常呼吸;检查有无体表或肢体的活动性大出血,如有应立即处理;观察伤者的意识情况、瞳孔大小、对光反射情况、肢体有无瘫痪,有无高位截瘫情况;重点检查头部、胸部、腹部外伤,判断有无颅脑损伤、有无脊柱损伤、颈椎损伤、内出血等,根据受伤情况采取初步的救护方法。

对重大交通事故成批伤员进行检伤分类(图10-12);具体见第三章第二节。

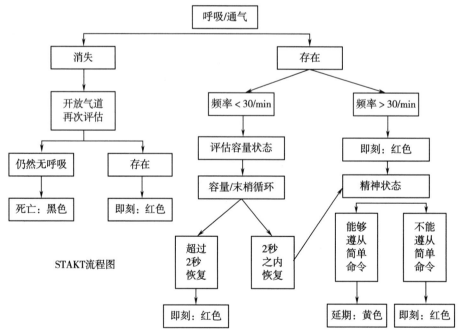

图 10-12 大批伤员时检伤分类

（四）现场医疗救护

1. 现场心肺复苏（cardiopulmonary resuscitation,CPR） 见第三章第三节。

2. 止血、包扎、固定 见第三章第一节。

3. 转运 发生交通事故,由于碰撞等原因,极易造成人体颈椎、胸腰椎的骨折、错位,导致脊髓损伤。正确地移动伤员,可有效防止加重损伤或二次损伤。

（1）从碰撞变形的汽车内将被卡在方向盘上和座椅上的伤员营救出来的原则是:托住伤员的头部、颈部,并保持头颈部与身体在一条平行轴线上,轻慢地移出车厢。怀疑伤者颈椎受伤,在移动前应放好颈托或颈托的代用品。

（2）转运是现场急救的最后一个环节。及时正确的转运可挽救伤者生命,不正确的转运可导致前功尽弃。

（3）昏迷伤者的转运,最为重要的是保持伤者的呼吸道通畅,伤者应侧卧,要随时观察伤者,一旦出现呕吐,应及时清除呕吐物,防止误吸。

（4）对于有脊柱伤或怀疑有脊柱伤者,搬动必须平稳,防止出现脊柱弯曲,严禁背、抱或两人抬。

（5）对于颈椎受伤者,必须固定其头部。

（5）对于使用止血带的伤者,应及时松开止血带,再重新固定。

五、儿童公路交通事故的预防

儿童天真活泼,好奇心强,好动好玩,但自控能力和应变能力较差,遇到紧急情况难于应付,因而发生交通意外事故的几率较大,往往要高于成人好几倍。预防儿童交通意外事故,主要应从以下几个方面着手:

1. 幼儿园、小学要增设交通安全课程,让儿童们懂得一些交通安全知识,熟悉各种交通信号和标志,使之能做到自觉遵守交通规则。

2. 要教育儿童不要在街道上、马路上踢球、溜旱冰、追逐打闹以及学骑自行车等。不要穿越高速公路上的护栏,也不要跨越街上的护栏和隔离墩。同时也要教育儿童不要在铁路轨道上行走、玩耍。

3. 年龄较小的儿童过马路时,应该由成人带领（图10-13）。小学生上下学时,不可横穿马路,应走人行横道;过人行横道时,不可多人横排行走,不要打闹;走人行横道过马路时,应看清指示信号,不要不看信号灯就猛跑。城郊及农村没有人行道,儿童过马路时应左看右看,车来让道,不要突然横穿马路。教育儿童在街上和马路上行走时,不要埋头看书或玩玩具,以免发生意外。

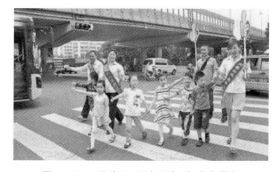

图10-13 儿童文明过马路,有成人带领

4. 要教育儿童无论是坐公共汽车还是坐其他车辆,都应该坐稳,不可在车厢内跑来跑去。不要坐在卡车的车厢栏板和货堆顶上,以免急刹车掉下来发生意外。儿童上下车时要待车停稳后再上下车。汽车行驶时,不要将头、手臂伸出窗外。乘坐小车的儿童,一定要系好安全带,以免急刹车时被撞伤。骑自行车的儿童,应遵守交通规则,不要骑车带人。骑车应靠右侧行驶,不要在机动车道上行驶。不要两人并肩右侧行驶,不要在马路上你追我赶。骑车时不要双手离把抖威风。下雨下雪天,儿童最好不要骑自行车,以免滑倒发生意外。同时要经常检查自行车的车铃、车刹、反射器是否有故障。若发现问题应及时修理或更新。骑车时,不要扒车、追车,也不要骑着自行车抓住行驶的车辆。否则,一旦车辆急刹车或急转弯时,易发生车祸。

5. 不要突然从汽车的前面跑过去,在街上行走时,也不要突然从汽车后面跑过去,以避免和来往的车辆相撞造成意外伤害。

6. 为了保证儿童的生命安全,家长们应注意子女的穿着打扮。例如给儿童戴上黄色或红色的帽子,红色的上衣、裤子或背上红色的书包等。其目的是提醒司机的注意,这样可减少意外事故的发生。

7. 使用安全带非常重要(图 10-14)。在美国,夜晚交通事故中死亡的年轻人中有超过 2/3 的人都没有系安全带。瑞典政府公路局公布的一项调查报告显示,如果人人在驾驶或乘坐轿车时都能系上安全带,瑞典全国公路交通事故死亡率可以降低 20%。中国目前汽车前座安全带使用率大约只占到 22%,如果系了安全带可以减少 10% 的潜在死亡率。强调使用安全带在我国的公路交通中尤其重要。

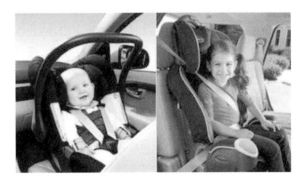

图 10-14　儿童安全带和安全座椅很重要

(许　巍　刘春峰)

第五节　铁路交通事故

铁路机车车辆在运行过程中发生冲突、脱轨、火灾、爆炸等影响铁路正常行车的事故,包括影响铁路正常行车的相关作业过程中发生的事故;或者铁路机车车辆在运行过程中与行人、机动车、非机动车、牲畜及其他障碍物相撞的事故,称为铁路交通事故(railway traffic accident)。

按我国铁路交通事故统计惯例,铁路交通事故应包括"路外伤亡事故"、"铁路旅客伤亡事故"和"铁路职工责任伤亡事故"三大部分。其中,铁路旅客伤亡事故,系指铁路运营过程中,在铁路责任期间发生的致使持有有效乘车凭证者及其他法律、法规规定人员的人身伤亡和财产损失的交通事故。铁路职工责任伤亡事故。系指由于铁路职工的责任所引发的人身伤亡,设施、设备毁损的事故。路外伤亡事故,系指铁路列车运行和调车作业中发生火车撞轧行人、与其他车辆碰撞等情况,导致人员伤亡或其他车辆破损。

一、铁路事故特点和原因

近年来,随着我国经济的发展,铁路交通运输业得到迅猛发展,但随之造成的铁路交通事故也逐渐增多,已成为一个不容忽视的问题。铁路事故一旦发生具有群体性伤亡、突发性、灾害性和夜间、区间铁路性等特点。

近几年以来,铁路各部门互相配合、努力,为实现铁路跨越式发展,在维护铁路运输安全、确保铁路治安秩序等方面作出了积极贡献。在一些区段,铁路交通事故逐年减少。但综观铁路交通事故所产生的社会影响,铁路不容小看,其危害性之大,不容忽视,更应警醒。造成铁路事故的原因通常有:驾驶员违章违纪行驶、车辆状况不良、铁路状况不良、旅客或行人违章、人为破坏等。事故发生的主要原因可考虑为两大方面:人的因素和客观因素。人的因素包括:违章违纪,工作人员未按照正常规定行驶或者错误判断交通信号导致意外;有人对社会不满蓄意破坏铁路设施以及某些其他恶意破坏者;道口强行或者抢行,我国由铁路道口3万余处,其中无人看守达2万多处,每百处道口事故率11.6。其中路外车辆故障占13%左右。客观因素包括:设备老化故障或本身缺陷;自然灾害如地质灾害,如塌方、泥石流;气象灾害,如暴雪、洪水等。某些意想不到的情况等等,都是造成铁路安全事故的原因。

二、铁路交通事故分类

有些事故等级未出现人员伤亡,有些事故造成大量人员伤亡。和灾难救援相关的事故等级包括:

(一) 一般 A 类事故

有下列情形之一,未构成较大以上事故的,为一般 A 类事故:

1. 造成 2 人死亡。

2. 造成 5 人以上 10 人以下重伤。

3. 造成 500 万元以上 1000 万元以下直接经济损失。

(二) 较大事故

有下列情形之一的,为较大事故:

1. 造成 3 人以上 10 人以下死亡。

2. 造成 10 人以上 50 人以下重伤。

3. 造成 1000 万元以上 5000 万元以下直接经济损失。

4. 客运列车脱轨 2 辆以上 18 辆以下。

5. 货运列车脱轨 6 辆以上 60 辆以下。

6. 中断繁忙干线铁路行车 6 小时以上。

7. 中断其他线路铁路行车 10 小时以上。

(三) 重大事故

有下列情形之一的,为重大事故:

1. 造成 10 人以上 30 人以下死亡。

2. 造成 50 人以上 100 人以下重伤。

3. 造成 5000 万元以上 1 亿元以下直接经济损失。

4. 客运列车脱轨 18 辆以上。

5. 货运列车脱轨 60 辆以上。

6. 客运列车脱轨 2 辆以上 18 辆以下,并中断繁忙干线铁路行车 24 小时以上或者中断其他线路铁路行车 48 小时以上。

7. 货运列车脱轨 6 辆以上 60 辆以下,并中断繁忙干线铁路行车 24 小时以上或者中断其他线路铁路行车 48 小时以上。

(四) 特别重大事故

有下列情形之一的,为特别重大事故:

1. 造成 30 人以上死亡。

2. 造成 100 人以上重伤(包括急性工业中毒,下同)。

3. 造成 1 亿元以上直接经济损失。

4. 繁忙干线客运列车脱轨 18 辆以上并中断铁路行车 48 小时以上。

5. 繁忙干线货运列车脱轨 60 辆以上并中断铁路行车 48 小时以上。

三、事故现场特点

（一）现场混乱（图 10-15）

由于事故或灾害发生的突然性,现场一般多为混乱繁杂。2011 年 7 月 23 日晚上 20 点 30 分左右,北京南站开往福州站的 D301 次动车组列车运行至甬温线上海铁路局管内永嘉站至温州南站间双屿路段,与前行的杭州站开往福州南站的 D3115 次动车组列车发生追尾事故,后车四节车厢从高架桥上坠下。这次事故造成 40 人(包括 3 名外籍人士)死亡,约 200 人受伤。2008 年 4 月 28 日凌晨 4 时 41 分,北京开往青岛的 T195 次列车运行到胶济铁路周村至王村之间时脱线,与上行的烟台至徐州 5034 次列车相撞。造成 72 人死亡 416 人受伤。现场混乱,缺少照明,也没有发光指示标志等紧急疏散设备,现场乘客惊慌失措,无序逃生,从而造成大量人员伤亡的惨剧。

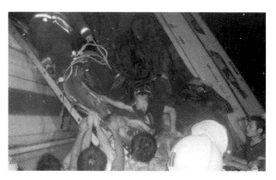

图 10-15　事故现场混乱

（二）医疗救护条件不足（图 10-16）

事故现场往往通信不畅、救护用品欠缺、交通不便、救护人员急救知识不够、缺电、少水,食物、药品不足,而且发生灾害和

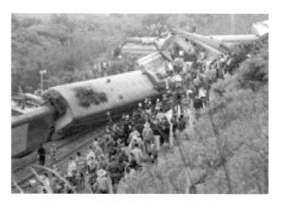

图 10-16　事故现场偏远,医疗条件短缺

事故的现场,环境往往遭到严重破坏,公共设施无法运行。同时,其他危险(火、气、毒、水、泥石流、爆炸等)还随时可能发生,威胁人们的生命。

（三）灾后瞬间出现大批伤员

对于出现大批伤员要及时救护和运送,这要求救护人员平时训练有素,以便适应灾区的紧张工作。运输工具和专项医疗设备的完善程度,是救灾医疗保障的关键。

（四）伤情复杂

因灾害的原因和受灾条件的不同,对人的伤害也不一样,通常以多发伤较多。

（五）交通通信不便

许多灾害或事故现场交通不便,通信不畅,造成救援工作不易迅速展开。

（六）同时出现大量伤员而且危重伤员居多（表 10-1,事故现场伤情分类）

在事故现场需要急救和复苏的伤员较多的情况下,按常规医疗办法往往无法完成抢救。这时可根据伤情,对伤病员进行初步紧急鉴别分类,实行分级救护、运送医疗、紧急疏散灾区内的重伤员。

表 10-1　伤情分类

类别	程度	标志	伤情
Ⅰ	危重伤	红色	严重头部伤、大出血、昏迷、各类休克、严重挤压伤、内脏伤、张力性气胸、颌面部伤、颈部伤、呼吸道烧伤、大面积烧伤（30%以上）
Ⅱ	中重伤	黄色	胸部伤、开放性骨折、小面积烧伤（30%以下）、长骨闭合性骨折
Ⅲ	轻伤	绿色	无昏迷、休克的头颅损伤和软组织伤
0	致命伤	黑色	按有关规定对死者进行处理

四、铁路交通事故损伤特点

1. 车外人员损伤　列车在铁路线上高速行驶时,受线路曲线、道口、桥梁、隧道、站舍、恶劣天气以及列车驾驶员、行人等各方面的影响,常易发生行车伤亡事故。列车造成的人体损伤与大卡车、货柜车等造成的损伤相似,但列车速度快、动能大,故损伤特别严重。车外人员所受损伤的严重程度,一方面与车的速度、列车的部位有关;另一方面也与车外人被撞击的部位、行进的方向以及穿衣服的多少有关。车外人员被撞时的情况也多种多样,可能在铁路上与列车同向或逆向行走,或横穿铁路,或在铁路旁行走被高速行驶的火车形成的气流卷入车下,也可能坐或卧在铁轨上被撞击或辗压。人体的损伤种类有直接撞击伤、摔跌伤、拖擦伤、辗压伤等。

（1）撞击伤:多数是意外事故伤亡,其次是自杀。撞击伤多见于头部、胸背部、臀部、四肢。直接撞击伤的位置和形状视被撞时人体姿势以及撞击部位而定。撞击所形成的损伤多为不规则而严重的挫擦伤或挫裂创,皮肤常有油垢、铁锈黏附,也可见衣物破裂。发生在头部时可见头皮挫裂创,多伴有颅骨粉碎性骨折、头面部变形以及重度脑挫裂伤、颅内出血（图 10-17）;发生在胸背部,除体表损伤外,常伴有严重的内脏器官损伤和骨折;发生在四肢时,常伴有四肢长骨骨折,尤其是胫、腓骨骨折。

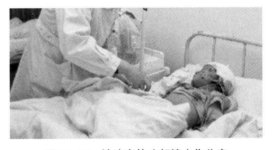

图 10-17　铁路事故头部撞击伤儿童

（2）摔跌伤:是行人被列车撞击或拖挂后跌倒在地所造成的损伤。摔跌伤常具有多发性、复合性损伤的特点,除见严重的体表挫擦伤、挫裂创外,还常伴有不同程度的颅骨骨折、颅内出血、脑挫裂伤,四肢骨、肋骨、脊柱骨折,内脏器官损伤。

（3）拖擦伤:常见于铁路旁的行人被列车拖挂形成。除了有严重的挫擦伤外,还可见挫裂伤和衣服撕裂、剥脱,体表损伤常伴有油垢和铁锈等。

（4）辗压伤:多见于自杀,其次是意外事故。行人在铁路上行走、扒车、钻车底时被列车撞击倒地,除形成撞击伤、摔跌伤外,辗压时形成辗压伤;卧轨自杀时形成典型的辗压伤;行人在铁路旁行走,当列车高速驶过时,形成"内卷气流",将铁路旁行人卷入车底,形成撞击伤、摔跌伤和辗压伤。人体被列车辗压时,上有铁的车轮,下有铁轨,质地坚硬,辗压伤呈整齐的钝性截面断离,断离皮肤边缘有辗压挫伤带,有时辗压后未完全断离,则创面可见血管、神经、韧带被拉外露,伴有内脏损伤外溢。断面或辗压挫伤带可见黑色油垢和铁锈。

（5）若卧轨或撞倒在道心，除辗压伤外，有时衣着、头发被列车下突出部件挂拉，使人体在车底下随车拖滚，可形成广泛性损伤，机体组织碎块可沿列车前进方向抛散在道心及铁轨外，甚至将断离的肢体拖拉到较远的地方。

2. 车内人员损伤 列车内人员损伤的原因多样，损伤的类型也就复杂多变。如果车内人员将身躯探出窗外，被窗外路旁物体撞击，通常损伤在头部，出现撞击伤，如被外来飞石击中，还可导致骨折及脑损伤。行进中的列车因故突然减速或停止时，在较大的惯性作用下，车内人员撞在车上物体会造成碰撞伤（挫擦伤、挫裂伤、骨折、内脏损伤及颅脑损伤）。当列车脱轨、颠覆时，人体在车厢内翻滚、碰撞或行李挤压形成的损伤为多部位、多种类型的复合损伤，如摔跌伤、撞击伤、挤压伤以及烧伤、爆炸伤等。车内人员从车上跳下时可发生严重的、广泛的摔跌伤（四肢骨折、内脏损伤以及颅脑损伤）等。如从车顶滚落，则可发生广泛的摔跌伤及挫擦伤，常见四肢骨折、内脏损伤或颅脑损伤。当旅客违章携带易燃、易爆物品上车或装载易燃、易爆物品的货物列车因冲撞、脱轨、颠覆等或列车本身的电路等设备故障而发生灾难性的爆炸、火灾时，火势迅速蔓延车内，温度急骤上升，产生大量浓烟和有毒气体，此时旅客难以逃生，可出现烧灼伤、爆炸伤，车内人员可因吸入热气、火焰、有毒烟雾或一氧化碳等导致肺损伤或者有毒气体中毒甚至死亡等。儿童在事故中由于发育、认知以及行为能力有限，对紧急状态的应对能力相对低下，主要通过成年人保护得以在事故中逃生，所以儿童更容易在事故中受伤。

五、医疗救护

（一）事故现场急救的目的

有以下几方面：

1. 挽救生命 通过及时有效的急救措施，如对心跳呼吸停止的伤员进行心肺复苏，以挽救生命。

2. 稳定病情 在现场对伤员进行对症、医疗支持及相应的特殊治疗与处置，以使病情稳定，为下一步的抢救打下基础。

3. 减少伤残 发生事故特别是重大或灾害事故时，不仅可能出现群体性中毒，往往还可能发生各类外伤，诱发潜在的疾病或使原来的某些疾病恶化，现场急救时正确地对病伤员进行冲洗、包扎、复位、固定、搬运及其他相应处理可以大大降低伤残率。

4. 减轻痛苦 通过一般及特殊的救护安定伤员情绪，减轻伤员的痛苦。

（二）现场急救

1. 防止踩踏发生 事故现场可能一片混乱，防止事故现场乘客之间、乘客与伤员间、乘客和工作人员间的踩踏，而导致死伤加重。防止好奇围观者靠近；组织现场人员按一定方向撤离；告诉伤员尽可能抓住附近固定的物体；及时提醒伤员不能顾及的地方有危险发生；儿童的安全意识更差，同等情况下，尽可能照顾儿童，或者派专人疏散儿童伤员。

2. 若心搏、呼吸停止应进行现场心肺复苏。对休克者要进行抗休克治疗，并迅速将伤员送入医院。对其反应精神失常和其他疾病，给予安慰剂和镇静剂；对心脏病发作者当确定病情稳定后再搬运。

3. 现场心肺复苏施行 C-A-B 方法，小婴幼儿也可施行 A-B-C 原则。具体的实施方法参考公路交通事故章节中内容。救护人员在实施心肺复苏技术时，根据现场伤员的周围处境，选择伤员一侧,将两腿自然分开间距与肩同宽,跪贴于(或立于)伤员的肩、腰部,有利于实施操作。

4. 如果发生缺氧窒息和烟雾中毒时,应迅速将伤员转移至空气新鲜流通处,注意保暖和安静;对已出现窒息者,速送医院进行气管切开术,对呼吸、心搏骤停者应该实施现场心肺复苏救生术。铁路事故发生后,由于燃烧、爆炸等产生大量有害气体,很多伤员死于窒息性气体中毒。窒息时间越长侵入体内的毒物数量越多,危害越大。迅速将伤员脱离危险现场,同时清除衣物及皮肤污染源。如硫化氢中毒伤员应脱去污染工作服;若有氢氰酸、苯胺、硝基苯等液体溅在身上,还应彻底清洗被污染的皮肤,不可大意。危重伤员易发生中枢性呼吸循环衰竭,应高度警惕,如有此类情况,应立即进行心肺复苏。如果判断得出中毒气体种类可应用相应解毒剂,例如:对一氧化碳无特殊解毒药物,但可给高浓度氧吸入;氰化氢常用亚硝酸钠-硫代硫酸钠疗法进行驱排等。

5. 针对烧伤的原因可分别采取相应的措施

(1)冷清水冲洗或浸泡伤处,降低表面温度。

(2)脱掉受伤处的饰物。

(3)Ⅰ度烧烫伤可涂上外用烧烫伤膏药,一般3~7天治愈。

(4)Ⅱ度烧烫伤,表皮水疱不要刺破,不要在创面上涂任何油脂或药膏,应用干净清洁的敷料或就便器材,如方巾、床单等覆盖伤部,以保护创面,防止污染。

(5)严重口渴者,可口服少量淡盐水或淡盐茶。条件许可时,可服用烧伤饮料。

(6)呼吸窒息者,行人工呼吸;伴有外伤大出血者应尽快止血;骨折者应进行临时骨折固定。

(7)大面积烧伤伤员或严重烧伤者,应尽快组织转送医院治疗。

6. 骨折救护 先固定再搬动,对颈椎或腰椎损伤者需要进行颈部固定术,并由三人平托伤员至木板上,取仰卧位。

在使用交通工具运送伤员的途中,应密切注意伤员的脉搏、呼吸和血压变化。对病情较重者需补液;路途较长时需要留置导尿管;车速不宜过快,避免颠簸后使伤情加重或出现其他伤害(图10-18)。

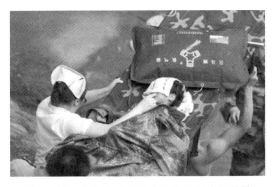

图10-18 儿童伤员转运中应有医务人员监护

六、铁路事故的防范措施

加强对铁路沿线群众特别是中小学生的安全宣传教育力度,提高中小学生和社会公众的铁路安全意识。同时,组织路外安全宣传车(队)深入铁路沿线乡镇、村庄、机关、学校、机动车驾驶员培训基地和违法行为多发区段进行宣传,增强安全宣传的针对性、覆盖面和影响力,不断强化社会公众遵守铁路运输安全法律法规意识。加强机车乘务员教育,严格落实瞭望制度,对人员复杂地段坚持多鸣笛,遇有危及人身安全紧急情况,要按规定及时采取果断措施,减少路外伤亡事故的发生。

儿童和青少年还应该做到:上学或者是放学时要靠在铁路边缘距铁道1~2m处行走,并且不要在铁道边或者铁道上玩耍、嬉戏,避免火车经过,来不及躲避而发生事故;行人和车辆在铁路道口、人行过道及平过道处,发现或听到有火车开来时,应立即躲避到距铁路钢轨 2m 以外处,严禁停留在铁路上,严禁抢行穿越铁路;凡遇到道口栏杆或栏门关闭、音响器发生报警、道口信号显示红色灯光,或道口看守人员示意火车即将通过时,车辆行人严禁抢行,必须依次停在停止线以外,没有停止线的停在距最外股钢轨 5m 以外,不得影响道口栏杆的关闭,不得撞、钻、爬越道口栏杆;车辆、行人通过设有道口信号机的无人看守道口以及人行过道时,必须停车或止步瞭望,确认两端均无列开出来时,方准通行;在设有信号机的铁路道口处,若是看到两个红灯交替闪烁或红灯稳定亮时,表示火车接近道口,此时要禁止车辆、行人通行;红灯熄白灯亮时,表示道口开通,准许车辆、行人通行。

(许　巍　刘春峰)

第六节　空难事故

全世界每年死于空难的约 1000 人,而死于道路交通事故的达 70 万人,从这个意义讲,乘飞机也许是最安全的交通方式。然而,一旦发生飞机失事,幸存者却寥寥无几。2014 年,马航在乌克兰坠毁、复兴航空在澎湖失事、阿尔及利亚航空客机坠毁马里,接二连三的空难事故似乎毫无关联,但却可能引发航空公司、监管机构以及政府部门围绕飞行安全的更普遍担忧。尽管数据显示整体飞行安全记录在改善,但已是 2010 年以来航空旅行死亡率最高的一年。每起事故的遇难者中均有儿童,虽然比例各不一样,空难导致的儿童死伤亦应该引起重视。

空难事故(air disaster),指飞机等在飞行中发生故障、遭遇自然灾害或其他意外事故所造成的灾难。指由于不可抗拒的原因或人为因素造成的飞机失事,并由此带来灾难性的人员伤亡和财产损失。

2004 年,飞机大约搭载旅客 20 亿人次。国际航空运输协会估计,乘客的数量以每年 6% 的速度递增。国际民用航空组织指出,按照这个速度,如果目前的航空安全水平得不到改善,那么到 2020 年以前,全世界将平均每周发生一起空难。奥迪勒·索格主持起草的报告则认为,目前航空业的制度和规章体系并不完善,"不能符合全球化的要求"。航班在增加,但是这并不意味着各大航空公司就会自行地增加航线。此外,航空租赁公司所制定的安全准则远不能与大型的航空公司相比。

一、空难事故分级

根据中华人民共和国国家标准民用航空器飞行事故等级标准飞行事故分为:

(一)特别重大飞行事故

1. 人员死亡,死亡人数在 40 人及其以上者。

2. 航空器失踪,机上人员在 40 人及其以上者。

(二)重大飞行事故

1. 人员死亡,死亡人数在 39 人及其以下者。

2. 航空器严重损坏或迫降在无法运出的地方(最大起飞重量 5.7t 及其以下的航空器

除外）。

3. 航空器失踪，机上人员在 39 人及其以下者。

（三）一般飞行事故

1. 人员重伤，重伤人数在 10 人及其以上者。

2. 最大起飞重量 5.7t（含）以下的航空器严重损坏，或迫降在无法运出的地方。

3. 最大起飞重量 5.7~50t（含）的航空器一般损坏，其修复费用超过事故当时同型或同类可比新航空器价格的 10%（含）者。

4. 最大起飞重量 50t 以上的航空器一般损坏，其修复费用超过事故当时同型或同类可比新航空器价格的 5%（含）者。

二、空难事故主要原因

人为因素占 80.5%（其中飞行组占 65%，操作程序占 15%，维修占 3.5%）。

1. 机件设备　现代飞机的特点是大负荷、高速度，要求飞机及其操纵系统，制动系统可靠度高。所以，对工程机务方面要求是非常严格的，一定要符合各种规格参数的要求，并在使用前严格检查。由于机务方面出现的重大事故不在少数。

2. 空勤人员　航空安全与空勤人员有直接的关系，所以空勤人员要经过严格的选择，政治品质、技术素质、身体适航是选用空勤人员的三个主要方面。

选用空勤人员不当会直接影响飞行安全。对飞行员的训练项目有日夜航行标准，左、右座加强复杂科目训练，转机型训练，定期熟练飞行等训练。有本场、航线检查制度，换季检查制度。经过各种训练并经常地、定期地严格考核和检查，才能技术熟练，确保飞行安全。

3. 自然因素　对于某些自然灾害是可以预测或避免的，但还不能完全控制。风雨雷电等天气变化对飞行的威胁还是很大的，许多事故是出现在人力不能控制的情况下，但随着科学不断进步和发展，对自然条件突变的预测和适应性会有所增强。

如大风雪、机场跑道严重冰冻等都会引发飞机失事。飞机外壳尤其是机翼上凝结的一层薄冰。将破坏飞机的流线型外形，影响航行中气流对飞机的托升力、阻力与飞机驱动力等力系的平衡，极易因此酿成空难事故。

4. 其他原因　飞鸟撞飞机，不明物体相撞，第三者的破坏等。

由于飞机在高速航行，所以即使是一只小鸟的撞击也会对飞机造成破坏。如果一只体重为 3kg 左右的大型鸟类与飞机迎面相撞，飞机受到的冲击力高达 16t，这简直如同遭受了一枚炮弹的攻击，将造成机毁人亡。如果一只鸟被飞机的涡轮发动机吸入，轻则涡轮叶片损坏，重则造成发动机熄火，甚至因小鸟在发动机内摩擦起火，从而引发发动机爆炸。

三、儿童在空难事故的幸存状态

空难来时，儿童屡创奇迹。

1960 年，两架客机相撞，伊利诺伊州威尔米特的 11 岁男孩史蒂芬被抛到一个雪堤上幸存。

1987 年，西北航空公司 225 次航班着火坠毁，4 岁的塞西莉亚成为唯一幸存的人。

1997 年，一架越南航空公司的客机坠毁，当时唯一的幸存者是一名 1 岁男孩。

2003 年，一架苏丹航空公司的客机坠毁，一名两岁儿童是此次事故的唯一幸存者。

2007 年，一架美国小型客机坠毁，2 天后，12 岁女孩弗朗西斯卡竟然还活着。

2009 年，从也门首都起飞的一架飞机坠毁，只有 13 岁的科摩罗裔法国籍女孩巴卡里幸存下来。尽管她不怎么会游泳，而且也没有救生衣，但她依靠飞机残骸漂流了 9 个小时，最后进入印度洋获救。

儿童生理特点可能有利于幸存。

儿童体型小，空难幸存几率大。

1970 年以来，全球共发生 14 起只有 1 人生还的空难，其中 7 人是未成年人（7 个成人中有 4 人是机组成员）。而英国民航局数据显示，儿童仅占航空乘客的 4.3%。

儿童体型小，含更多体液，骨折几率小。

据英国媒体报道，医师认为，儿童屡创生存奇迹，可能与他们"小"有关。儿童的肢体长度较短，而身体中却具有更多的体液来抵抗创伤。儿童的骨骼还具有较大的弹性。骨折的几率也就小很多。同时，由于儿童的造血速度高于成人，儿童承受血液流失的能力也更强。

被座位保护，柔韧性好抗冲击：儿童个头矮小，坐下时头部不会超出座位。这样，坚硬的座位可充当防护层，让儿童少受伤。人在遇到危机情况时，出于本能会蜷缩身体，儿童的良好柔韧性使得其具有更好的抗冲击能力。成人头部突出来，双脚着地，被碎片砸到而受伤的可能性较高。

四、空难事故致伤种类

（一）坠机（图 10-19）

民航事故中最重要因素。但就坠机而言，伤情主要是机械性损伤、多发性损伤，涉及全身各脏器与组织。多发伤是指在单一致伤因素打击下，机体同时或相继发生的 2 个或 2 个以上解剖部位的损伤。它不是各种创伤的相加组合，而是一种伤情既彼此掩盖又相互作用的临床综合征或创伤综合征。多发伤是一个动态过程，常包括两个或更多专科的损伤，约半数以上病人需进行手术治疗，由于创伤部位、严重程度、受累脏器的不同，治疗时常出现局部整体、轻重缓急、主次先后等处理顺序上的矛盾。并发症多，临床经过复杂，早期诊治困难，病程转归迁延。可以包括：

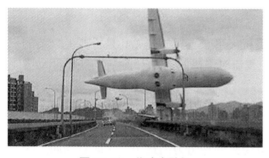

图 10-19　公路旁坠机

1. **钝器伤**　表现为表皮剥脱、皮下出血、挫伤、挫裂伤、骨折、内脏损伤和脑损伤，甚至肢体断离挫碎等。

2. **表皮剥脱**　致伤物擦过皮肤表面，使表皮与真皮相剥离，真皮外露，或伴有真皮血管破裂的损伤。又称擦伤。

3. **皮下出血**　按出血量的多少，皮下出血可呈点、片状或聚积成皮下血肿，其皮肤表面常伴有表皮剥脱。

4. **挫伤**　受钝器的挫压作用，使皮下或深部软组织形成非开放性的损伤。

5. **挫裂伤**　受钝器外力作用处的皮肤及软组织被挫灭与撕裂而形成的损伤。

6. **骨折**　常见的是颅骨骨折，其次是肋骨骨折，也有四肢骨折、脊椎骨折和骨盆骨折。

颅骨骨折常伴有脑、神经和血管的损伤,后果多较严重。肋骨骨折以第4~8肋为多见,如其断端陷入胸腔内,可刺破心、肺等重要器官发生内出血或气胸。

7. 内脏损伤和脑损伤　由于暴力作用引起的内脏破裂、挫碎并发内出血称为内脏损伤。多见于肝、脾破裂,其次是胃肠、膀胱、心、肺等器官破裂。暴力作用于头部,往往造成脑损伤,如脑震荡、脑挫伤及颅内出血和脑出血等。

8. 肢体断离挫碎　巨大的外力作用,如爆炸、高空坠落、车辆辗压等,使人体躯干和四肢断离、内脏严重破裂或挫碎。

(二)飞机失火与爆炸(图10-20)

飞机飞行过程中或者着陆过程中失火或爆炸是较为常见的飞机失事原因。此过程不但对人体有机械性损伤外,还可有烧伤、爆炸伤以及燃烧后的毒物吸入中毒等。烧伤:多数伤员表现为深Ⅱ度以上的中重度烧伤。与烧伤相比,爆炸发生的过程更短,一旦发生就没有时间采取措施控制它,而且爆炸对人所造成的伤害和冲击波影响的范围更大,损失也更严重,除了爆炸产生的各种碎片的直接损伤还有瞬间的巨大压力对人体的损伤,可出现严重的内脏损伤以及撕裂伤。

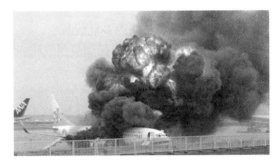

图 10-20　飞机爆炸燃烧产生大量毒气

飞机燃烧产生的有毒气体中毒:

1. 窒息性气体中毒　航空毒物多以气体形式出现(多为窒息性气体),不易被察觉。常见中毒的毒气有:一氧化碳,氰化物,二氧化碳,醛类,航空燃料,以及联合中毒。其中最大的危险仍然是缺氧和一氧化碳中毒,其次是氰化物中毒。在密闭环境中吸入毒物可直接致死,更多情况下还合并有烟雾吸入伤与烧伤。

2. 二氧化碳也属单纯窒息性气体,但因同时伴有二氧化碳潴留、呼吸性酸中毒、高钾血症,故其脑水肿表现常明显而持久。高浓度吸入时可在几秒钟内迅速昏迷、死亡。

3. 一氧化碳为血液窒息性气体,吸入后可迅速与血红蛋白结合生成碳氧血红蛋白(HbCO),阻碍氧气在血液中的输送。由于HbCO为鲜红色,而使患者皮肤黏膜在中毒之初呈樱红色,这与一般缺氧伤员有明显不同此外,全身乏力十分明显,以致中毒后虽仍清醒,但已行动困难,不能自救;其余症状与一般缺氧相近。

4. 苯的氨基或硝基化合物(如苯胺、硝基苯胺、硝基苯等)　蒸汽也属血液窒息性气体,其中毒引起的缺氧症状主要因正常的血红蛋白被转化为高铁血红蛋白(MtHb)而失去携氧能力所引起,可引起发绀、溶血性贫血。此外,中毒性肝、肾损害也是此类化合物中毒的常见表现。

常见窒息性气体临床表现见表10-2,以便参考。

5. 氰化氢(HCN)　属细胞窒息性气体,它的中毒临床特点为缺氧症状十分明显,稍高浓度吸入即可引起极度呼吸困难,严重时可出现全身性强直痉挛;极高浓度时可在数分钟内引起呼吸心跳停止、死亡。由于氰化氢对细胞呼吸酶的强烈抑制作用,细胞几乎丧失利用氧的能力,致使静脉血中仍饱含充足氧气而呈现氧合血红蛋白(HbO)之鲜红色,故早期中毒伤员的黏膜皮肤颜色较红,成为氰化氢中毒的另一临床特点。

表 10-2　常见窒息性气体临床特征性表现

项目	单纯窒息性气体		血液窒息性气体		细胞窒息性气体	
	氮气	二氧化碳	一氧化碳	苯的氨或硝基类	氰化氢	硫化氢
中毒时皮肤及黏膜颜色	无特殊	无特殊	樱红色	蓝紫色	鲜红色	蓝灰色
呼出气味	无特殊	无特殊	无特殊	无特殊	略带杏仁味	臭蛋味

（1）硫化氢（H_2S）也属细胞窒息性气体，但也具刺激作用，应予注意。其临床特点有三点：高浓度吸入可在吸入一口后，呼吸心跳立即停止，发生所谓"闪电型"死亡。

（2）由于硫化氢可在血中形成蓝紫色硫化变性血红蛋白，少量（4%~5%）即能引起发绀，故硫化氢中毒伤员肤色多呈蓝灰色。

（3）呼出气及衣物带有强烈臭蛋气味，呼吸道及肺部可发生化学性炎症甚至肺水肿。

（三）密闭增压座舱突然失密

密封增压舱突然失密后迅速减压，就会立即产生缺氧和气压性损伤。迅速减压对人体主要影响包括：爆发性或者急性缺氧；高空胃肠胀气；体液沸腾；以及高空寒冷致伤或各种碎片伤甚至被抛出舱外。事故性减压对人体的危害主要取决于两个因素：一是发生减压的高度，高度越高，对人体的影响越大；二是减压速度，减压的速度越快影响越大。

五、医疗救援

空难事故发生后，事故应急救援体系能保证事故应急救援组织的及时出动，并针对性地采取救援措施，对防止事故的进一步扩大，减少人员伤亡和财产损失意义重大。

现场救护是指在事发的现场，对伤员实施及时、有效的初步救护；是立足于现场的抢救。飞机起飞后的 6 分钟和着陆的 7 分钟内，最容易发生意外事故，国际上称为"可怕的 13 分钟"。据航空医学家统计，在我国有 65% 的事故发生在这 13 分钟内。事故发生后的几分钟、十几分钟，是抢救危重伤员最重要的时刻，医学上称之为"救命的黄金时刻"。在此时间内，抢救及时、正确，生命有可能被挽救；反之，生命丧失或病情加重。现场及时、正确的救护，为医院救治创造条件，能最大限度地挽救伤员的生命和减轻伤残。在事故现场，"第一目击者"对伤员实施有效的初步紧急救护措施，以挽救生命，减轻伤残和痛苦。然后，在医疗救护下或运用现代救援服务系统，将伤员迅速送到就近的医疗机构，继续进行救治。然而，一大部分航空灾难发生在人烟稀少的地区甚至无人区，不利于及时采取伤员救治措施。

1. 一旦有条件到达事故现场，采取积极的救治措施，事故现场急救的目的有以下几方面：

（1）挽救生命：通过及时有效的急救措施，如对心跳呼吸停止的伤员进行心肺复苏，以挽救生命。

（2）稳定病情：在现场对伤员进行对症、医疗支持及相应的特殊治疗与处置，以使病情稳定，为下一步的抢救打下基础。

（3）减少伤残：发生事故特别是重大或灾害事故时，不仅可能出现群体性中毒，往往还可能发生各类外伤，诱发潜在的疾病或使原来的某些疾病恶化，现场急救时正确地对病伤员进行冲洗、包扎、复位、固定、搬运及其他相应处理可以大大降低伤残率。

（4）减轻痛苦：通过一般及特殊的救护安定伤员情绪，减轻伤员的痛苦。

及时而准确的全面估计伤情,紧急现场救治对于严重的多发性创伤,首先应有全局、整体的观念;详细询问受伤情况,仔细查体,不要遗漏任何可疑体征,及时处理危及患者生命的器官损伤。建立和实施基本的生命支持包括基本的循环支持与呼吸支持,对于张力性气胸应迅速减压排气;多根多处肋骨骨折引起的反常呼吸应用厚沙垫压迫纠正反常呼吸;开放性气胸应立即转为闭合性。

2. 在现场巡视后进行对伤员的最初评估。发现伤员,尤其是处在情况复杂的现场,救护人员需要首先确认并立即处理威胁生命的情况,检查伤员的意识、气道、呼吸、循环体征等。判断危重伤情的一般步骤和方法如下:

(1) 意识:先判断伤员神志是否清醒。在呼唤、轻拍、推动时,伤员会睁眼或有肢体运动等其他反应,表明伤员有意识。如伤员对上述刺激无反应,则表明意识丧失,已陷入危重状态。伤员突然倒地,然后呼之不应,情况多为严重。

(2) 气道:呼吸必要的条件是保持气道畅通。如伤员有反应但不能说话、不能咳嗽、憋气,可能存在气道梗阻,必须立即检查和清除。如进行侧卧位和清除口腔异物等。

(3) 呼吸:评估呼吸。根据不同年龄儿童的参考值判断呼吸频率和节律,危重伤员呼吸变快、变浅乃至不规则,呈叹息状。在气道畅通后,对无反应的伤员进行呼吸检查,如伤员呼吸停止,应保持气道通畅,立即施行人工呼吸。

(4) 循环体征:在检查伤员意识、气道、呼吸之后,应对伤员的循环进行检查。简单的可通过查看皮肤颜色、脉搏情况来进行判断。根据不同年龄的心率标准判断伤员的心率是否正常。呼吸停止,心搏随之停止;或者心搏停止,呼吸也随之停止。心搏呼吸几乎同时停止也是常见的。心搏反映在手腕处的桡动脉、颈部的颈动脉较易触到。心律失常以及严重的创伤、大失血等危及生命时,心跳或加快;或减慢,每分钟 40~50 次;或不规则,忽快忽慢,忽强忽弱,均为心脏呼救的信号,都应引起重视。如伤员面色苍白或青紫,口唇、指甲发绀,皮肤发冷等,可以知道皮肤循环和氧代谢情况不佳。

(5) 瞳孔反应:脑部受伤、脑出血、严重药物中毒时,瞳孔可能缩小为针尖大小,也可能扩大到黑眼球边缘,对光线不起反应或反应迟钝。有时因为出现脑水肿或脑疝,使双眼瞳孔一大一小。瞳孔的变化表示脑病变的严重性。

当完成现场评估后,再对伤员的头部、颈部、胸部、腹部、盆腔和脊柱、四肢进行检查,看有无开放性损伤、骨折畸形、触痛、肿胀等体征,有助于对伤员的病情判断。还要注意伤员的总体情况,如表情淡漠不语、冷汗口渴、呼吸急促、肢体不能活动等现象为病情危重的表现;对外伤伤员应观察神志不清程度,呼吸次数和强弱,脉搏次数和强弱;注意检查有无活动性出血,如有立即止血。严重的胸腹部损伤容易引起休克、昏迷甚至死亡。

3. 救护区分类和检伤伤情分类　查看过现场,并且评估伤员伤情后进行救护区分类和检伤分类。可用彩旗显示救护区位置的方法,对于混乱的救援现场意义非常重要,其目的是便于准确地救护和转运伤员。不同类别的救护区插不同色彩旗,如表 10-3 所示。

表 10-3　救护区类别的标志

致命伤(黑色)	危重伤(红色)
中重伤(黄色)	轻伤(绿色)

不同伤情的伤员标记不同的颜色的标识,表 10-4。

表 10-4　伤情分类

类别	程度	标志	伤情
I	危重伤	红色	严重头部伤、大出血、昏迷、各类休克、严重挤压伤、内脏伤、张力性气胸、颌面部伤、颈部伤、呼吸道烧伤、大面积烧伤(30% 以上)
II	中重伤	黄色	胸部伤、开放性骨折、小面积烧伤(30% 以下)、长骨闭合性骨折
III	轻伤	绿色	无昏迷、休克的头颅损伤和软组织伤
0	致命伤	黑色	按有关规定对死者进行处理

4. 现场急救　若心搏、呼吸停止应进行现场心肺复苏。对休克者要进行抗休克治疗,并迅速将伤员送入医院。对其反应精神失常和其他疾病,给予安慰剂和镇静剂;对心脏病发作者当确定病情稳定后再搬运。现场心肺复苏施行 C-A-B 方法,小婴幼儿也可施行 A-B-C 原则。具体的实施方法参考第三章第三节中内容。救护人员在实施心肺复苏技术时,根据现场伤员的周围处境,选择伤员一侧,将两腿自然分开与肩同宽间距跪贴于(或立于)伤员的肩、腰部,有利于实施操作。

（1）多发性创伤的处理

1）脱离危险环境:迅速排除可以继续造成伤害的原因和搬运伤员时的障碍物,使伤员迅速安全地脱离危险环境。搬运伤员时动作要轻柔,尽量避免过快过狂的动作。切忌将伤肢从重物下拉出来,以免造成继发性损伤。

2）解除呼吸道梗阻:窒息是现场和输送途中伤员死亡的主要原因,急救时可用吸引器或用手将呕吐物迅速掏出,向前托起下颌,把舌拉出并将头转向一侧,窒息可以很快解除,否则伤员可在短时间内窒息死亡。

3）处理活动性出血:体表伤口的出血通常比较明显,及时采用正确的止血措施,是减少现场死亡的最重要措施。

4）封闭开放性气胸:胸部有开放性伤时,应迅速用大型急救包或厚的敷料严密封闭伤口,变开放性气胸为闭合性气胸,但不要用敷料填塞胸腔伤口,以免滑入胸腔内。有张力性气胸,呼吸困难,气管明显向健侧移位者,应毫不迟疑地向患侧胸壁第 2 肋间插入带有活瓣的穿刺针。

5）伤口的处理:有创面的创伤,有条件时可用无菌敷料或暂用洁净的毛巾、衣服覆盖,外用绷带或布条包扎。创面中外露的骨、肌肉、内脏或脑组织都禁忌回纳入伤口内,以免将污染物带入伤口深部。伤口内异物或血凝块不要随意去除,以免再度发生大出血。

6）保存好断离肢体:伤员断离的肢体应用无菌急救包或干净布包好。如有条件可装入塑料袋内,周围置冰块,低温保藏,以减慢组织的变性和防止细菌孳生繁殖,但应注意切勿使冰水浸入断肢创面或血管腔内。断肢应随同伤员送往医院。

（2）窒息性气体中毒的处理

1）救护原则:急性窒息性气体群体中毒抢救处理的运作可参考刺激性气体中毒一节,但窒息性气体中毒病情更为急重,故各项措施尤其是解毒、给氧等治疗尤应尽快进行。

2）救护措施：窒息性气体中毒有明显剂量-效应关系，侵入体内的毒物数量越多，危害越大，且由于病情也更为急重，故特别强调尽快中断毒物侵入，解除体内毒物毒性。抢救措施开始得越早，机体的损伤越小，合并症及后遗症也越少。

①中断毒物继续侵入：迅速将伤员脱离危险现场，同时清除衣物及皮肤污染源。如硫化氢中毒伤员应脱去污染工作服；若有氢氰酸、苯胺、硝基苯等液体溅在身上，还应彻底清洗被污染的皮肤，不可大意。危重伤员易发生中枢性呼吸循环衰竭，应高度警惕，如有此类情况，应立即进行心肺复苏。

②解毒措施：单纯窒息性气体如氮气，并无特殊解毒剂，但二氧化碳吸入可使用呼吸兴奋剂，严重者用机械过度通气，以排出体内过量二氧化碳，视此为"解毒"措施亦无不可。血液窒息性气体中，对一氧化碳无特殊解毒药物，但可给高浓度氧吸入，以加速 HbCO 解离，也可视为解毒措施。苯的氨基或硝基化合物中毒所形成的变性血红蛋白，目前仍以亚甲蓝还原为最佳的解毒治疗。细胞窒息性气体中，氰化氢常用亚硝酸钠-硫代硫酸钠疗法进行驱排；近年国内还使用 4-二甲基氨基苯酚（4-DMAP）等代替亚硝酸钠，也有较好效果；亚甲蓝也可代替亚硝酸钠，但剂量应大。硫化氢中毒从理论上也可投用氰化氢解毒剂，但硫化氢在体内转化速率甚快，且上述措施会生成相当量 MtHb 而降低血液携氧能力，故除非在中毒后立即使用，否则可能弊大于利。

5. 医院救护治疗窒息性气体所致的机体缺氧乃至引起损伤的"病因"，在进行病原治疗的同时，应及早实施抗缺氧特别是抗脑缺氧措施。

（1）氧疗法：提高氧张力不仅可提高组织细胞对氧的摄取能力，而且对中毒的呼吸酶亦具激活作用，故氧疗法已成为急性窒息性气体中毒解救的主要常规措施之一。

（2）人工低温冬眠：为避免护理、复温过程过多困难，温度不必过低，肛温维持 34℃左右即可；时间亦不必过长，一般维持 2~3 天即可逐渐复温。

（3）改善脑组织灌流：①维持充足的脑灌注压。其要点是使血压维持于正常或稍高水平，故任何原因的低血压均应及时纠正，但也应防止血压突然增加过多，以免造成颅内压骤增。②纠正颅内"盗血"。可采用中度机械过度换气法进行纠正。③改善微循环状况。可使用低分子（MW2 万~4 万）右旋糖酐，有助于提高血浆胶体渗透压、回收细胞外水分、降低血液黏稠度、预防和消除微血栓，且可很快经肾小球排出而具利尿作用；一般可在 24 小时内投用 1000~1500ml。

（4）缺氧性损伤的细胞干预措施：缺氧性损伤的分子机制主要有两个：即活性氧生成及细胞内钙超载，故目前的细胞干预措施主要针对这两点，目的在于将损伤阻遏于亚细胞层面，不使其进展为细胞及组织损伤。①抗氧化剂：对活性氧包括氧自由基及其损伤作用具有明显抵御清除效果；②钙通道阻滞剂：因可阻止 Ca^{2+} 向细胞内转移，并可直接阻断血栓素的损伤作用，已广泛用于各种缺血缺氧性疾患。

（5）脑水肿的防治：脑水肿是缺氧引起的最严重后果，也是引起窒息性气体中毒死亡最重要原因，故为成功抢救急性窒息性中毒的关键；其要点是早期防治，避免脑水肿发生或使危害程度减轻。

（许　巍　刘春峰）

第七节　沉 船 事 故

　　船舶沉没是指船舶因外来原因使舱内进水、失去浮力,导致货舱或驳船的甲板、机动船最高一层连续甲板浸没 1/2 以上的一种状态。乘坐航船旅行,与使用别的交通工具一样,也要十分注意选择良好的船只。

　　船只在航行中会遇到各种各样复杂的海情。1912 年 4 月,搭载 2200 多人的世界最大豪华邮轮"泰坦尼克号"在其处女航时,不幸在大西洋上撞上冰山而沉没,导致 1500 多人葬身海底。大量的人员伤亡除了与救生艇不够有关,还与大部分人未进行过逃生训练,不知如何逃生有关。泰坦尼克号沉船事故是西方航海事故之中影响最为深远的一次事故(图 10-21)。1913 年 12 月 12 日,英国伦敦因此召开了第一届海上生命安全国际大会。大会制定的条约导致了国际冰山检测组织的形成和资金投入。条约也一致达成一个新规定:所有的载人船只应该有足够的救生船来装载所有的在船上的人,并且适当的相关逃生训练也应该进行。据统计,2013 年至今,全球发生的重大沉船事件有 23 件,严重危害了人类的生命、财产安全。

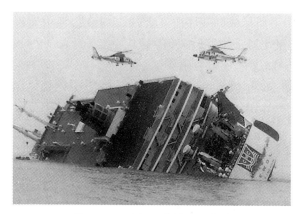

图 10-21　泰坦尼克号沉船事故

一、事故特点

　　1. 船舶沉没后一般全部或部分没入水面,有可能随水流发生位移。这一特点造成沉船在海上的位置难以确定,将会严重影响通航环境,阻碍船舶的安全航行,影响港口企业的正常生产,容易造成二次事故的发生

　　2. 船舶装载货物不同,也会因船舶沉没带来不同的影响。

　　3. 沉没的船舶一般从发现到打捞,需要一段时间,会给其他船舶航行带来影响。

　　4. 船舶因装有危险货物或本身油料及管路的状态,很有可能会造成污染或其他事故。

二、应急处置重点

　　1. 尽快搜寻和确定沉船在海上的位置,及时发布航行通(警)告,并进行警戒或设标。

　　2. 沉船位置不明时,应对相关区域进行扫海搜寻。

　　3. 船舶在航道、锚地等通航水域及附近沉没时,应考虑对相关水域实施封航,并做好现场警戒工作和防止二次事故的发生。

　　4. 应注意做好人员防护和沉船防污染工作。

三、沉船示位标设置

　　1. 为加强应急沉船示位标设置管理,更有效地标示在我国沿海发生的新危险沉船,保障船舶航行安全,保护水域环境,根据 GB4696-1999《中国海区水上助航标志》国家标准和有关法规、国际海事组织相关通函和国际航标协会相关建议和指南,制定本规则。本规则适用于在中国海区及其港口、通海河口为标示新危险沉船而紧急设置的应急沉船示位标。

2. 应急沉船示位标应设置或系泊在新危险沉船之上,或尽可能靠近新危险沉船的地方,标示新危险沉船所在,船舶应参照有关航海资料,避开本标谨慎航行。

3. 应急沉船示位标(图 10-22)的特征应符合表 10-5 的规定。

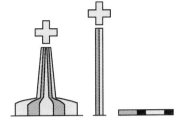

图 10-22　应急沉船示位标

表 10-5　应急沉船示位标(见图 10-22)的特征表

颜色	浮标表面是等分的蓝黄垂直条纹(最少 4 个条纹,最多 8 个条纹)
形状	柱形或杆形
顶标	如装有,为直立 / 垂直的黄色十字
灯质	黄蓝光互闪 3 秒,蓝光和黄光轮流各闪 1 秒钟,中间暗 0.5 秒 Bu 1.0s+0.5s+Y1.0s+0.5s=3.0s
其他	如果为标示同一危险沉船设置了多个标,其灯质必须同步闪光;可以考虑加设雷达应答器(莫尔斯编码"D")和(或)AIS 应答器

四、沉船的危害

沉船尤其是大型船只的沉没不仅会造成大量人员伤亡、财产损失,还会给社会经济带来巨大负面影响。以韩国"世越号"沉船为例,2014 年 4 月 16 日,韩国载有 476 人的"世越号"客轮发生沉船事故,生还者仅 172 人。韩国政府仅在处理沉船事故的政府费用就达 6200 多亿韩元。同时,因消费者信心持续低迷,韩国的娱乐业、旅游业、零售业等收入明显下滑,此事故造成韩国的经济复苏持续放缓。此外,沉船一旦产生,特别是当沉船、沉物发生在繁忙而狭窄的航行通道时,航路就可能被阻断,船舶就不能进、出港口,情况严重时可能导致港口生产瘫痪。沉船舱室中的燃油及石油类产品或毒性货物有可能溢出船体,而对水环境产生污染。

五、具体救援方法

1. 船艇撞到礁石、浮木或其他船只,都可能导致船体洞穿,但是并不一定马上下沉,也许根本不会下沉。应该来得及穿上救生衣,发出求救信号,手机、信号弹和燃烧的衣物都可以发出求救信号。

2. 除非是别无他法,否则不要弃船。一旦决定弃船,请在工作人员的指挥下,先让妇女儿童登上救生筏或者穿上救生衣,按顺序离开事故船只。注意! 穿着救生衣要像系鞋带那样打两个结。

3. 如果来不及登上救生筏或者救生筏不够用,不得不跳下水里,就应迎着风向跳,以免下水后遭飘来的漂浮物的撞击。跳时双臂交叠在胸前,压住救生衣。一双手捂住口鼻,以防跳下时进水。眼睛望前方,双腿并拢伸直,脚先下水。不要向下望,否则身体会向前扑捧进水里,容易使人受伤,如果跳的方法正确,并深屏一口气,救生衣会使人在几秒之内浮出水面,如果救生衣上有防溅兜帽,应该解开套在头上。

4. 跳水一定要远离船边,跳船的正确位置应该是船尾,并尽可能地跳远,不然船下沉时涡流会把人吸进船底下。

5. 跳进水中要保持镇定,既要防止被水上漂浮物撞伤,又不要离出事船只太远。如果事故船在海中遇险,请耐心等待救援,看到救援船只挥动手臂示意自己的位置。如果在江河湖泊中遇险,如果很容易游上岸边,请尝试。如果水速很急,不要直接朝岸边游去,而应该顺着水流游向下游岸边,如果河流弯曲,应游向内弯,那里较浅并且水流速度较慢。请在那里上岸或者等待救援。

六、儿童溺水急救措施

1. 下水迅速救上岸 由于孩子溺水并可能造成死亡的过程很短,所以应以最快的速度将其从水里救上岸。若孩子溺入深水,抢救者宜从背部将其头部托起或从上面拉起其胸部,使其面部露出水面,然后将其拖上岸(图 10-23)。

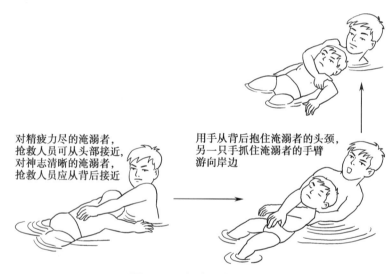

对精疲力尽的淹溺者,抢救人员可从头部接近,对神志清晰的淹溺者,抢救人员应从背后接近

用手从背后抱住淹溺者的头颈,另一只手抓住淹溺者的手臂游向岸边

图 10-23 溺水后水中救援

2. 清除口鼻里的堵塞物 孩子被救上岸后,使孩子头朝下,立刻撬开其牙齿,用手指清除口腔和鼻腔内杂物,再用手掌迅速连续击打其肩后背部,让其呼吸道畅通,并确保舌头不会向后堵住呼吸通道。

3. 倒出呼吸道内积水

(1)方法一(图 10-24):抢救者单腿跪地;另一腿屈起,将溺水儿童俯卧置于屈起的大腿上,使其头足下垂。然后颤动大腿或压迫其背部,使其呼吸道内积水倾出。

(2)方法二(图 10-25):将溺水儿童俯卧置于抢救者肩部,使其头足下垂,抢救者作跑动姿态就可倾出其呼吸道内积水。清理积水的同时,先要用手清除溺水儿童的咽部和鼻腔里的泥沙及污物,以保持呼吸道畅通。注意倾水的时间不宜过长,以免延误心肺复苏。

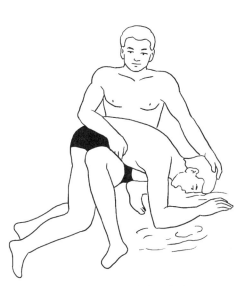

图 10-24　伏膝倒水法

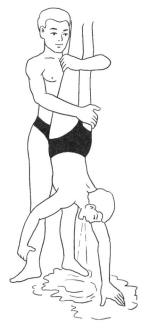

图 10-25　肩背倒立倒水法

4. 水吐出后心肺复苏　对呼吸及心跳微弱或心跳刚刚停止的溺水者,要迅速进行胸外心脏按压、开放气道充分吸引、人工通气,分秒必争,千万不可只顾倾水而延误呼吸心跳的抢救,尤其是开始数分钟。抢救工作尽可能有两个人来完成。具体步骤见第三章第三节。

5. 喝热茶及保暖　经现场初步抢救,若溺水者呼吸心跳已经逐渐恢复正常,可让其喝下热茶水或其他营养汤汁后静卧及加强保暖。仍未脱离危险者,应尽快送往医院继续进行处理治疗。

六、预防措施

1. 加强船员责任性教育,职责明确。
2. 加强专业技术培训,提高船员的专业技术水平。
3. 严格操作规程。
4. 严禁违规作业。
5. 加强船舶维护保养工作,保证船舶的良性运作。
6. 严格值班管理制度。

(张国英)

第八节　核　事　故

核事故指任何的或一系列源自同一的、引起核损害的事故。一般来说,在核设施(例如核电厂)内发生了意外情况,造成放射性物质外泄,致使工作人员和公众受超过或相当于规定限值的照射,则称为核事故。显然,核事故的严重程度可以有一个很大的范围,为了有一个统一的认识标准,国际上把核设施内发生的有安全意义的事件分为七个等级。

核事故可严重影响人们的心理和身体健康,可破坏正常的生产和生活秩序,在政治方面造成严重的冲击和破坏,可造成重大经济损失。由它造成的公众社会心理影响所引起的健康危害和在政治、经济等方面的损失,远比核辐射所致的直接危害和造成的损失要大。核事故医学应急历来就受到国家的高度重视,积极贯彻核事故应急工作方针和预防为主的卫生工作方针,加强预防控制核事故健康教育是核事故医学应急的必然要求。

核事故卫生应急救援工作是在严重核事故、有大量放射性物质泄漏的特定条件下实施的,其主要任务是确保放射性污染区公众和救援人员免受损伤或将损害降低到最低限度。它包括放射损伤预防(卫生防护)和一般疾病的预防。保护公众和救治伤员是核事故卫生应急救援的基本任务,一切工作均围绕着此基本任务。

一、分级标准

国际核事故分级标准(INES)制定于 1990 年。这个标准是由国际原子能机构(IAEA)起草并颁布,旨在设定通用标准以及方便国际核事故交流通信。核事故分为 7 级,类似于地震级别,灾难影响最低的级别位于最下方,影响最大的级别位于最上方。最低级别为 1 级核事故,最高级别为 7 级核事故。

1. **一级核事件标准(称异常)** 这一级别对外部没有任何影响,仅为安全措施系统偏离规定的功能范围。

2. **二级核事件标准(称事件)** 这一级别对外部没有影响,但是内部可能有核物质污染扩散,或者直接过量,辐射了员工或者操作严重违反安全规则。

3. **三级核事件标准(重大事件)** 安全系统可能失去作用,放射性物质极少量外泄,现场产生高辐射场或污染工作人员受过量照射,公众受到相当一小部分规定的剂量限值量级的照射。

4. **四级核事件标准(施内事故)** 非常有限但明显高于正常标准的核物质被散发到工厂外,或者反应堆严重受损或者工厂内部人员遭受严重辐射。

5. **五级核事件标准(风险事故)** 有限的核污染泄漏到工厂外,需要采取一定措施来挽救损失,部分实施本地的应急计划。

6. **六级核事件标准(严重事故)** 放射性物质大量外泄,可能需要全面实施本地的应急计划。

7. **七级核事件标准(特大事故)** 大量核污染泄漏到工厂以外,造成巨大健康和环境影响。

二、危害

放射性物质可通过呼吸吸入,皮肤伤口及消化道吸收进入体内,引起内辐射,γ 辐射可穿透一定距离被机体吸收,使人员受到外照射伤害。内外照射形成放射病的症状有:疲劳、头昏、失眠、皮肤发红、溃疡、出血、脱发、白血病、呕吐、腹泻等。有时还会增加癌症、畸变、遗传性病变发生率,影响几代人的健康。一般讲,身体接受的辐射能量越多,其放射病症状越严重,致癌、致畸风险越大。

三、救援特点

1. 幼童的免疫系统发育不完善,且无法自行修复辐射带来的创伤。同时幼童细胞分裂很快,而因辐射受损的细胞可能更容易导致生长发育障碍甚至癌变。

2. 儿童缺乏自我保护意识,活动能力强,管理困难。

3. 生活环境恶劣,易发生各类疾病。核事故发生后,针对其放射性物质释放和对人员、环境辐射效应的不同特点,需严密组织防护,使公众避免或减轻辐射伤害,保证健康和安全,短时间内需将大量公众转移到指定区域的村、镇或临时搭建的工棚和帐篷中,人员居住密集,缺乏食品、生活用水以及日常生活用品,客观上使疫情变得复杂,疾病感染频度增加。

4. 年长儿童与成人承受精神压力,易发生心理障碍。灾难性核辐射事故除可能造成部分人员伤亡外,对广大公众还可产生严重的心理影响和效应,这也是核事故应急救援中的一个突出问题。由于核事故发生突然,发展迅速,既有可能引起急性放射损伤,又存在一定的潜在危害,沾染区的公众有时需暂时避迁,甚至迁往它处,重新定居。因此,人员思想顾虑多,心理负担重,易发生紧张、焦虑、恐惧和惊骇等心理效应,若处理不当,甚至会影响生产、生活及救援工作的正常进行。

5. 有害因素特殊,卫生防病难度大。核事故时的辐射、照射方式和途径复杂,既可发生不同程度的放射影响或损伤(包括全身外照射、体表照射和体内放射性污染),也可发生各种非放射损伤(如烧伤及创伤),还可导致一般疾病的增加。因此,在搞好卫生防病的同时,还应采取必要的防护措施,结合实际抓好近、远期防病预测。

四、应急计划区的划分与防护措施

1. **应急计划区**　是指必须制订计划并做好应急准备的区域。我国把核电厂应急计划区划分为烟羽应急计划区和食入应急计划区。

(1)烟羽应急计划区:烟羽应急计划区,是针对烟羽照射途径来说的。所谓烟羽照射途径包括 3 种主要照射来源:来自烟羽的直接外照射;吸入烟羽中放射性核素造成的内照射;烟羽放射性沉降到地面引起的早期地面外照射。核电厂的烟羽应急计划区是以核岛为中心,半径若干千米范围的圆形面积。在该域内,保护公众的主要措施为撤离、隐蔽和服用碘片,并做好撤离计划和准备。

(2)食入应急计划区:食入应急计划区包括烟羽应急计划区,是针对可能摄入被放射性核素污染的食物和水而产生的内照射。该范围内保护公众的主要措施为控制食物和饮用水。例如秦山核电厂食入应急计划区是以核岛为中心,半径 30km 范围的圆形面积。

应急计划区并不是说核电厂发生事故时就按划分的区域应急,划这个区只是要做好准备。其目的是:在应急干预的情况下便于迅速组织有效的应急响应行动,最大限度地降低事故对环境和公众可能产生的影响。在多数情况下,需要采取应急响应行动的区域可能只限于相应的应急计划区的一部分,但在发生非常严重的核事故的特殊情况下,也可能需要在相应应急计划区之外的部分地区采取防护措施。

2. **防护措施**　核电站周围的烟羽应急计划区半径为 10km,分为内区(撤离区,半径为 5km)和外区(隐蔽区)。公众在核电站发生事故时:

(1)保持镇定,服从指挥,不听信小道消息和谣言。

（2）收看电视或广播，了解事故情况或应急指挥部的指令。

（3）听到警报后进入室内，关闭门窗。

（4）无论成人与儿童均戴口罩或用湿毛巾捂住口鼻。

（5）接到服用碘片的命令时，遵照说明，按量服用。

（6）接到对饮用水和食物进行控制的命令时，不饮用露天水源中的水，不吃附近生产的蔬菜、水果。

（7）听到撤离命令时，带好随身贵重物品，家电、家具、家畜等不要携带；听从指挥，有组织地到指定地点集合后撤离。

（8）如果检测到身体已被放射性污染，听从专业人员的安排。

五、具体救援措施

核事故的主要处理原则是：控制或消除事故源，防止事故蔓延；及时的现场处理；控制受照剂量和控制社会影响。防护措施有应急防护措施和长期防护措施之分。应急防护措施包括以下内容：

（一）隐蔽

核事故时，在伴有持续时间较短的混合放射性核素释放到大气的早期阶段，当烟羽通过时，吸入剂量大。大多数建筑物可使人员吸入剂量降低约 2/3，但吸入剂量的降低常在几小时后迅速减少，因而对持久释放而言，隐蔽的效果较差。隐蔽在室内也可减少外照射剂量，其效果要视建筑物的类型与结构而定。

隐蔽时间较短带来的风险和代价很小，且绝大多数人可在附近的建筑物内暂时隐蔽。因而一般认为这是一种有效、困难及代价都较小的措施，在事故早期也较易实施。它的另一好处是，隐蔽过程中人群已得到控制，有利于进一步采取措施，如疏散人口或撤销已实施的对策等。但隐蔽时间一般认为不应超过两天。

（二）撤离

撤离是指人们从其住所、工作或休息的地方紧急撤走一段有限时间，以避免或减少由事故引起的短期照射，主要是烟羽或高水平沉积放射性产生的高剂量照射。在大多数情况下，只要这些住所可以又不需长时间地进行消除污染的操作，将允许撤离者（一般为几天内）返回自己的住所。若撤离时间较短，可在类似学校及其他公共建筑物内暂时居住；若撤离时间超过一周，则应临时避迁到条件更好一些的居住设施内。

对处于高剂量外照射区域的人员要采取紧急转移、撤离措施。撤离因时间紧迫，困难和风险较大，易造成混乱，因而对撤离应取慎重态度。撤离过程中要科学合理地进行组织，坚持"先近后远，先重后轻"的原则，选择污染最小、距离最短的途径作为转移的撤离路线，避开放射性物质正在排放和沉落的危险时段。为了避免受到慢性照射，应长期撤出严重放射性污染区域。

（三）个人防护

个人防护主要指对人员呼吸道和体表的防护。当空气被放射性物质污染时，用简易方法（如用手帕、毛巾、布料等捂住口鼻）可使吸入放射性物质所致剂量减少约 90%，但防护效果与放射性物质理化状态、粒子分散度、防护材料特点及防护物（如口罩）周围的泄漏情况等有关。对人员体表的防护可用各种日常服装，包括帽子、头巾、雨衣、手套和靴子等。

（四）控制进出口通路

一旦确定放射性物质污染地区的人群隐蔽、撤离或避迁,就应采取控制进出口通路的措施。其好处是防止放射性物质由污染区向外扩散,避免进入污染区的人员受照射,还可减少交通事故。采取此种措施的主要困难在于,若较长时间控制通路,人们会急于离开或返回自己家中,以便照料家畜或从封锁区抢运货物和产品等。

（五）临时避迁

临时或暂时避迁,是指人们从某一区域的迁移,并将在一延长的但又是有限时间内返回原地区。临时避迁的紧迫性比撤离要小。实施这一措施是为了避免或减少在几个月内接受不必要的高剂量照射,主要是地面沉积放射性的照射。

由于临时性避迁可以用受控的和安全的方法来进行,因而可以认为临时避迁的风险(如对健康的危险)要比撤离为小。但应引起注意的是,居民中某些特殊人群组(如医院的病人),避迁对他们健康的危险可能较大。

（六）消除放射性污染

去污既是防护措施,也是恢复措施。防护措施通常是指直接针对影响的居民,而恢复措施主要针对自然环境和恢复正常生活条件。恢复措施包括建筑物和土地去污物的固定、隔离和处置等,是指尽可能地恢复到事故前的状况。去污的目的是为了减少来自地面沉积的外照射,减少放射性物质向人体、动物及食品的转移,降低放射性物质再悬浮和扩散的可能性。通常,去污开始越早效率越高,这是因为随时间的延长,由于物理的和化学的作用,增加了污染物和被污染表面的吸附。

（七）对人员的医学处理

1. 处理原则

（1）首先应考虑人员的生命安全,尽快消除有害因素的来源,将受照人员撤离现场,了解事故的起因、性质、危害程度和影响范围。

（2）迅速安置受照人员就医,对一次受照有效剂量超过 0.05Sv 者,应给予医学检查;对一次受照有效剂量超过 0.25Sv 者,应及时给予医学检查和必要的医学处理。

（3）根据临床表现、受照剂量判断病情,以临床表现为主,参考物理剂量,确定受照个体是否放射损伤及病情的严重程度。

（4）根据事故性质、受照剂量的不同水平、不同病程阶段,迅速采取相应的对策和治疗措施。在抢救中首先处理危及生命的外伤、出血和休克等;对估计受照剂量较大者应尽早使用有效抗放药物;对疑有外污染的人员,应首先进行体表沾染的监测,并在病情允许的情况下迅速清除沾染部位的放射性核素,防止沾染的扩散,对疑有内污染人员要进行全身或器官的剂量监测,并积极采取阻止放射性核素吸收和加速其排出的措施。

2. 救治措施

（1）针对急性放射病的应急救治

1）早期分类诊断:在现场可根据环境辐射水平,早期反应出现时间和程度,局部皮肤反应以及外周白细胞减少程度进行早期分类诊断:早期反应出现恶心、呕吐、腹泻等症,特别是早期呕吐开始时间和次数对诊断有意义;皮肤反应呈充血、水肿等;外周血细胞数改变,淋巴细胞减少,中性粒细胞数增多,以淋巴细胞绝对计数最为可靠。总之,事故后数小时或 1~2 天内有恶心、呕吐、腹泻等早期反应,外周血淋巴细胞数迅速下降,或上述表现虽然轻但有明显皮肤反应者,应初步诊断为急性放射病。

2)其他检验:在生化代谢和凝血系统检验中发现异常改变对诊断有一定的意义,如:高淀粉酶血症和高淀粉酶尿症,与病情严重程度有一致关系,高达正常值的 10~100 倍;事故后 7~9 天,不少病人出现高酶血症及高胆红素血症;照后 1 天,大面积皮肤辐射损伤病人的肌酸激酶水平升高,为正常值的 10~20 倍,天冬氨酸转氨酶也有中等程度增高;事故后第 5 天,血小板数明显减少,仍观察到血浆前促凝剂激活。

3)剂量估算:对事故现场受照人员应利用其身上的手表红宝石、塑料纽扣等物,应用热释光、电子自旋共振等方法,尽快作出物理剂量估算。应用快速淋巴细胞染色体分析技术迅速提供生物剂量来判断;对体表和血、尿等生物样品进行核素污染检测。

4)药物治疗:及时应用放射损伤防护药物,如苯甲酸、雌二醇、雌三醇、益草片、甲 -2- 巨球蛋白、植物多糖等;针对保护造血功能和阻断微循环障碍等病理生理因子,可应用蛋白同化激素如康力龙、益气祛淤一类中药。在进入污染区以前应用辐射预防药如盐酸胱胺、抗放利等,放射损伤可得到有效减轻;二度以上造血型急性放射病应送专科医院洁净病房治疗,尽早准确诊断,进行抗感染、抗出血和保护造血功能的治疗;对病情严重病人应制订特殊治疗方案,如血液有形成分输注,造血干细胞如肝细胞悬液输注或骨髓移植等;复合有热烧伤或创伤按复合伤原则处理,注意抗休克治疗和电解质平衡。

（2）针对皮肤 β 辐射烧伤的应急救治:局部的皮肤 β 辐射烧伤对急性放射病全身症状有明显影响,尤其大面积烧伤对病人可引起致命结果,因而需采取积极治疗措施,在现场对有反应的皮肤区域进行初步清洗,去污染和保护等处理,住院后宜进行如解毒、抗休克、抗感染和减少局部渗出、防止水肿等全身和局部治疗。

（3）针对放射性核素内污染的应急救治:对在污染区停留人员应进行体表(注意甲状腺部位)和体内污染的监测,及时应用阻断吸收和加速排出药物。放射性碘用碘化钾,碘化钾的服用量为 100mg(成人量),与 ^{131}I 同时或摄入前 12 小时内服用,对甲状腺的防护效果最好,其放射性可减少 95% 以上;紧急情况下如缺乏碘化钾时,应用含碘代用品(如碘酒擦拭体表)、口服含碘片等可达到保护甲状腺的效果;放射性锶用氢氧化铝凝胶、裂叶马尾藻福藻酸钠、乙酰胺基丙叉二磷酸;放射性铯用普鲁士蓝;放射性锆、钚、钍等用 811(喹胺酸);对放射性稀土、超铀核素用 DTPA。

（八）服用稳定性碘片及食物和饮水控制

1. 服用稳定性碘片,可以阻断人体对放射性 ^{131}I 的吸收,其原理是让稳定性碘在甲状腺中呈饱和状态,则放射性碘就不能为甲状腺所吸收,从而排出体外。在吸入放射性碘前 6 小时之内或吸入放射性碘同时服药,防护效果在 90% 以上;吸入放射性碘 6 小时后服药,只有 50% 的效果;12 小时以后服药已经无效。服用量是按成人在最初 24 小时服用一片(相当于 100mg 碘当量),一天后服用半片(相当于 50mg 当量),连续服用 7~10 天,总量不超过 1g 为准。儿童减半,婴儿再减半。

2. 食物和饮水控制 对放射性污染的水和食物进行控制,叫做食物和饮水控制。对污染的水和食物进行控制是事故中后期(特别是后期)针对食入照射途径采取的防护措施,以控制或减少污染的水和食物产生的内照射剂量。

在事故情况下,省核事故应急委员会将安排对可疑区环境中的各种食物及饮用水进行采样和测量分析,一旦发现超制标准就立即进行食物和饮用水控制。此时,公众对控制区范围内食品和饮用水应该采取不采收、不食用、不销售、不运输。

(九) 永久性重新定居

长寿命放射性核素产生的照射剂量率下降较缓慢。对某些污染区可能有这种情况,即虽然不需要临时避迁,但剩余剂量却高到需要进行永久性重新定居(或永久性重新安置)。在进行永久性重新定居的决策时,要考虑的因素包括所需要资源、可避免的剂量、对个人和社会造成的混乱,以及与减少人们焦虑和使他们安心有关的心理、社会及政治因素。

(十) 减轻核事故造成的社会心理影响

如前所述,核事故造成很大的社会心理影响。实践证明,影响核事故对公众社会心理反应的因素是多方面的,例如:害怕核辐射(捉摸不定,诱发癌症和遗传损伤);把核事故后果与原子弹爆炸的效应等同起来;广大群众不能及时获得有关信息,心中无数;信息发布不统一,政府、业务部门或个人提供的有关信息不一致,甚至相互矛盾;对核事故应急准备不足,不能及时、正确地掌握辐射水平和范围,有时对辐射危害估计过高,采取的干预措施不当,从而加剧了对公众的社会心理效应;对核安全技术有疑虑,担心继续释放出放射性物质等。

为减轻、防止或解决核事故造成的公众社会心理影响,可采取下列基本措施:加强对公众的宣传教育及对有关人员的专业知识培训,使其对辐射性质、危害、防护措施等,有科学、正确的认识;重视舆论导向,做好信息服务。信息的发布和传播应及时、统一、明确;认真贯彻对公众采取干预行动的基本原则,及拟采用的措施必须是正当的,干预的形式、规模或范围及持续时间应符合最优化原则;事先要做好核事故应急的必要准备;加强核技术安全措施和人际关系的研究,特别要提高相关行业人员的思想、技术素质和安全文化水平,进一步树立公众对核技术安全、政府部门及有关人员的信任等。

(十一) 科学安排人员实施救援

核事故应急救援是一项专业性较强的技术工作,切忌一味追求勇敢而盲目从事,防止前苏联在切尔诺贝利核事故救援中,因未得到正确指导和有力干预,致使首先赶到毁坏的反应堆扑救烈火的消防队员受到严重照射。给出入污染区的人员佩戴个人剂量笔,加强个人剂量监测,疾病控制人员要根据污染区辐射剂量,结合救援人员照射及受污染情况从技术上进行干预,给有关部门提出前往污染区实施救援人员的选派和暴露时间。救援人员必须按规定的时间撤出污染区,防止出现辐射损伤。

(十二) 做好疾病控制工作,降低非事故性疾病发生

1. 加强饮食饮水卫生安全管理　由于污染区的食品、水源均可受到不同程度的污染,故必须严加管理和控制。条件允许时,尽量使用由非污染区运来的食品和饮用水,在外援保障不足,需要动用污染区食品和水时,必须进行监测、除污染和无害化处理后方可使用。非因抢救生命,禁止在污染区进食和饮水,防止食入放射性物质。

2. 加强环境卫生管理　事故发生后,一些卫生设施遭到破坏,卫生状况恶化,人员流动量大,生活条件下降,易发生各类传染病。因此,要加强救援卫生宣传教育,抓好公众临时集结地的消杀工作,建立临时厕所,定点存放生活垃圾,并挖坑掩埋减少环境污染。

3. 抓好疾病监控和季节性防病工作　疾病控制人员要加强临时集结地疫情监测和传染源调查,及时拟订防疫方案报上级部门决策。一旦发现传染源,应及时采取有效隔离措施,防止传染病发生和流行。同时要做好季节性卫生防病工作。如夏秋季气候炎热,救援人员身穿防护服,劳动强度大,饮水保障困难,极易发生中暑。要为救援人员配发防暑药,建议

有关部门给临时集结地人员配发蚊帐、避蚊药,采取烟熏驱蚊、铲除杂草、控制人员夜间活动等措施,防止蚊虫、毒蛇咬伤。冬季天气寒冷,尤其是北方,要做好人员防冻措施等。

除上述对人员的防护措施外,为做好核事故应急救援工作,还需采取其他救援措施,如灭火、通信联络、报警、安全警卫、运输、成立临时收容中心等。

第九节　急性化学物中毒事故

急性化学物中毒是指小剂量化学物,在一定条件下作用于机体后,能与机体组织产生生物化学和生物物理变化,引起机体功能性或器质性损害。根据毒物来源可分为工业性毒物、药物、农药、有毒动植物。急性中毒发病急,症状重,病情复杂,危害性大,后果严重,资料显示我国部分地区中毒病例占急诊科就诊人数的 1.2%~5.6%。国家卫生和计划生育委员会数据显示,中毒和损伤已进入我国主要死亡原因的前 5 位。城市居民中中毒发病率为 18/10万,农村为 69.22/10 万,因中毒致死占总死亡率的 10.7%。中毒事件属国家突发公共卫生应急管理的重要内容。对儿童而言,意外死亡已成为儿童总死亡原因的第一位,中毒则为意外死亡的第三位。儿童年幼无知,对世界充满了好奇,有一定的活动能力,但认知能力和生活经验不足,对毒物和药物的危害缺乏认识,故带来的中毒事件一直是一大社会问题,也是儿科急救医学的重要课题,怎样避免这样的事情发生? 一旦发生如何进行急救和正确处理?其中急性化学物中毒危害甚重,故希望大家认识。

急性化学物中毒事故应急救援是指无论何种原因引起,不同有毒、有害化学物造成众多人员突发急性中毒及发生其他较大社会危害时,为及时控制危害源,指导受害人员及群众防护和组织撤离现场,抢救受害人员,减少和消除严重危害后果等而开展的救援工作。其主要内容是使患者迅速而安全脱离事故现场,及时进行现场急救与转送医院,同时通过调查与临床所见,迅速查明毒源,及早明确诊断,对症处理。

一、事故分级

危险化学品事故按照其性质、严重程度、可控性和影响范围等因素,一般分为 4 级:Ⅰ级(特别重大)、Ⅱ级(重大)、Ⅲ级(较大)、Ⅳ级(一般)(以下有关数量的表述中,"以上"含本数,"以下"不含本数)。

1. **Ⅰ级(特别重大)**　造成 30 人以上死亡(含失踪),或危及 30 人以上生命安全,或 1 亿元以上直接经济损失,或 100 人以上中毒(重伤),或需要紧急转移安置 10 万人以上的危险化学品事故。

2. **Ⅱ级(重大)**　造成 10 人以上、30 人以下死亡(含失踪),或危及 10 人以上、30 人以下生命安全,或直接经济损失 5000 万元以上、1 亿元以下,或 50 人以上、100 人以下中毒(重伤),或需要紧急转移安置 5 万人以上、10 万人以下的危险化学品事故。

3. **Ⅲ级(较大)**　造成 3 人以上、10 人以下死亡(含失踪),或危及 3 人以上、10 人以下生命安全,或直接经济损失 1000 万元以上、5000 万元以下,或 10 人以上、50 人以下中毒(重伤),或需要紧急转移安置 5 千人以上、5 万人以下的危险化学品事故。

4. **Ⅳ级(一般)**　特别重大、重大、较大事故以外的危险化学品事故。

二、分级响应

发生 I 级（特别重大）、II 级（重大）、III 级（较大）安全事故上报国家、省、市级应急救援指挥部及其办公室启动市级及以下应急预案；发生 IV 级（一般）安全事故启动医院应急预案，发生高层次安全事故应急响应启动后，低层次及其相关部门安全事故响应自然启动。

三、三步骤明确诊断

不明原因突然发病，无感染征象，既往无特殊病史，对于不明原因的无热惊厥、意识障碍、肌肉麻痹、呼吸困难、皮肤变化、出血、心律失常、瞳孔改变、急性肝肾等脏器功能损害的儿童患者，均应除外中毒可能。对儿童错服误食以及接触毒物时，要耐心细致询问，不要恐吓、打骂孩子，弄清毒物的名称和量，进行抢救治疗。

1. **追查毒物接触史**　接触毒物是中毒的必要条件，而部分毒物无法通过实验室检出，毒物接触的时间、数量只能通过问诊得出，故明确毒物接触史直接关系到治疗及预后。对家长及年龄较大的儿童要全面询问病史，详细追问发病前各种事件及临床表现，询问周围有无同时发病或类似症状者，尽量寻找环境中可能存在的毒物。多数口服中毒者有呕吐、腹泻、腹痛等表现，腐蚀性及刺激性毒物可造成口腔黏膜及食管损伤，故应特别关注消化道表现与毒物接触之间的关系。

2. **全面查体**　各种中毒均有相应的临床表现，如能与毒物接触史及毒物检测相吻合即可确诊。应熟练掌握常见中毒临床表现。查体应全面，需特别关注的体征包括意识状态、抽搐表现、肌力、肌张力、瞳孔大小及对光反射、心律、皮肤改变、特殊气味、尿色等。

3. **完善检查**　根据病情及可能的毒物性质，酌情完善血常规、尿便常规、血电解质、肝肾功能、心电图、胸片、血气分析等检查。有条件的要尽快送血、尿标本及所接触毒物标本到毒物筛查中心检测。某些中毒可做相应特殊检查，留取各种标本由相关专家鉴定。

4. **提示病情危重**　急性中毒伴有下列表现时：①深昏迷；②休克或血压不稳定；③高热或体温不升；④呼吸衰竭；⑤心力衰竭或严重心律失常；⑥惊厥持续状态；⑦肾衰竭；⑧ DIC；⑨血钠高于 150mmol/L 或低于 120mmol/L。对于这些患儿，应常规监测肝、肾等各脏器功能，为病情判断和支持处理提供依据。

四、处置程序

一旦发生急性化学中毒事故，应遵循以下程序处理：

1. **及时报告**　①一旦发生事故，立即向所在学校或幼儿园安全领导小组组长和办公室报告，安全领导小组组长应立即赶到现场，同时在第一时间向教育局有关部门报告。②报告中要具体汇报事故发生的时间、地点、人员情况。对于发生事故原因不明的可在后续报告中说明情况；事故处理的进展在后续报告中说明。

2. **启动应急处理小组**　①做好现场抢救，落实现场抢救人员，减轻中毒程序，防止并发症，争取时间，为进一步治疗创造条件；②做好现场疏散工作，控制事故事态的扩大；③及时向上级报告，并做好告知家长的工作；④做好家长安抚工作和其他学生及家长的思想工作，控制事态，维护学校教育教学秩序正常进行，并及时做好随访工作。

3. 检查

（1）实验室检查

1）毒物鉴定检查：首先应进行毒物鉴定检查。采集标本应及早进行，包括原毒物样品、胃液或呕吐物、血液、尿液等。

2）一般实验室检查：应做血、大便、尿常规检查，做血气分析、血清电解质、心肌酶学、肝功酶、血清尿素氮（BUN）、血清肌酐（Cr）等检查。

（2）其他辅助检查：辅助检查提供直接的中毒证据较少。

1）X线照片检查：部分中毒可通过X线照片辅助诊断或了解中毒后的并发症。慢性铅或铋中毒可有骨的X线的特殊改变。X线胸片可评价吸入毒物所致的肺水肿程度，诊断化学性肺炎和其他继发性肺损伤。

2）心电图、脑电图检查：心电图、脑电图等辅助检查可作为判断病情和预后的参考指标。

五、救援特点

1. **突发性**　累及面广、人数多、病情重，必须提供最快速、最有效的医疗急救服务。

2. **复杂性**　种类繁多，累及不同的靶器官，可为多种化学物混合作用的结果，可通过多种途径侵入，病情错综复杂，既有中毒表现又有并发化学性灼伤。

3. **紧迫性**　事故发生时大批病人同时到医院，急救应确保重点，兼顾一般。

4. **差异性**　接触途径、时间、剂量不同，病情不一，儿童是特别注意的重点保护对象。

5. **迟发性**　某些毒物接触早期无明显症状和体征，需要安静休息，严密观察。

六、具体救援措施

（一）现场急救（院前急救）

急性化学物中毒事故应急救援主要在现场急救。因急性中毒常为突发的意外事故，时间就是生命，现场及时、准确抢救处理受害者，将对其康复、转归起关键性的作用。

具体措施如下：

1. **气体与蒸汽中毒**　应立即将中毒者移至上风向与新鲜空气处，脱离现场，松解中毒者颈、胸纽扣和裤带，以保持呼吸道通畅，注意保暖进行自救、互救。

2. **重要脏器心、肺、脑、眼的保护**　不明化学物中毒时，禁止口对口人工呼吸；注意呼吸、脉率、血压及意识、瞳孔等生命体征；必要时及时应用呼吸与中枢兴奋剂等。

3. **毒物污染皮肤时**　应及时脱去衣服、鞋袜等物，清洗污染的皮肤、毛发（衣着），防止毒物继续侵入。用大量流动清水彻底清洗，时间不少于15~30分钟，冬天宜用温水。

4. **预防性治疗**　镇静，卧床观察（如刺激性气体吸入后必须绝对卧床48~72小时，减少耗氧），保持呼吸道畅通，注意保暖，及时给氧、解毒、排毒、抗过敏、抗渗出等。

5. **重症转送**　携带周知卡，随症应急救援，保证治疗措施（吸氧、补液、兴奋剂、抗泡沫剂、激素），昏迷者将舌引向前方，保持呼吸道通畅。事先通知医院作好接诊准备。

（二）掌握病情，对症处理（院内抢救）

各种不同化学物对人体危害的靶器官不同，即使相同的毒物，因不同的浓度、不同的接触时间、不同的接触方式、接触后耗氧以及个体差异等因素的影响，出现的临床表现亦不同。对于多数毒性较轻、代谢较快、预后好的患儿仅需一般治疗。

1. 一般治疗　详见第六章第五节儿童中毒"六、中毒的处理"部分内容。

2. 特殊治疗　对于中毒量大、症状重、脏器损害严重、无特效解毒剂的患者需血液净化治疗。酌情选用血液灌流、血液透析，必要时可行血浆置换或换血。

（1）血液净化方法

1）透析疗法：很多种危重的急性中毒患者，可采用透析疗法增加毒物排出。透析疗法有多种，常用腹膜透析和血液透析。腹膜透析较简便易行；血液透析（人工肾）是很好的透析方法，能代替部分肾脏功能，将血液中的有毒物质和身体的代谢废物排除。

2）血液灌流法（hemoperfusion）：此法是将患儿血液经过体外循环，用吸附剂吸收毒物后再输回体内，应用指征与血液透析相同。有的毒物血液透析不能析出，用血液灌流则有效。

3）换血疗法：当中毒不久，血液中毒物浓度极高时，可用换血疗法，但此法需血量极多，临床较少采用。

4）血浆置换：能清除患者血浆蛋白结合的毒物。

（2）高压氧的应用：在高压氧情况下，血中氧溶解度增高，氧分压增高，促使氧更易于进入组织细胞中，从而纠正组织缺氧。可用于一氧化碳、硫化氢、氰化物、氨气等中毒。在一氧化碳中毒时，应用高压氧治疗，可以促使一氧化碳与血红蛋白分离。

3. 常见化学灼伤急救处理　见表10-6。

表 10-6　常见化学灼伤急救处理

化学物质名称	局部急救处理
酸（硫酸、盐酸、硝酸）	立即用大量水冲洗，再用 5% 碳酸氢钠溶液湿敷中和，然后再用清水冲洗
碱（氢氧化钠或钾）	先用大量水冲洗，再用 2% 硼酸湿敷，然后再用水冲洗
氢氟酸	大量水冲洗，再用 5% 碳酸氢钠溶液湿敷，然后涂上甘油氧化镁（2：1）糊剂或如意金黄散
溴	立即以清水冲洗，继以 30%~50% 乙醇溶液洗涤，再以 5% 碳酸氢钠溶液冲洗并湿敷
酚（碳酸）	用大量水冲洗，再以 70% 乙醇溶液洗涤，然后再用 5% 碳酸氢钠溶液湿敷
黄磷	立即用清水冲洗，继以 1%~2% 硫酸铜外搽生成黑色的磷化铜，以便识别清楚。再以 5% 碳酸氢钠湿敷，然后用清水冲洗创面
氧化钙（生化石）	先用植物油清除皮肤上沾染的石灰微粒，再用 5% 硼酸溶液湿敷

（三）正确处理治疗矛盾，防止医源性疾病

要抓主要矛盾：如某些化学物质既可引起灼伤又可引起中毒，在治疗上不同病变会产生治疗中的矛盾，应权衡利弊综合处理。如氯磺酸中毒伴灼伤，血浆大量渗出，易致低血容量休克，需大量补液体，但灼伤又可致化学性肺水肿，治疗必须限制补液，故主张适当补液（胶体和晶体有一定比例）；糖皮质激素可改善毛细血管通透性，防治肺水肿，但长期使用会延缓组织修复，加剧感染，故宜早期、足量、短程使用。

七、急性化学物中毒事故的预防

1. 调查研究，"心中有数"，建立毒物周知卡。

2. 定期培训,了解有关毒物的基础知识,掌握基本抢救技能和措施。

3. 建立上岗培训制度,考核上岗,严格遵守安全操作规程。

4. 定期进行健康教育,熟练掌握自救互救的方法和技能。

5. 配备急救的器材和药品,做好"三要"、"四防"工作:

(1)"三要":一要做好现场处理,自救互救及阻断毒源;二要明确诊断与鉴别诊断;三要做好预防性治疗。

(2)"四防":一防病情加重;二防治疗矛盾;三防医源性疾病;四防并发症及后遗症。

急性化学物中毒事故应急救援是一项很复杂的系统工程,在实施的过程中要求救援的医务人员除掌握一定的医疗急救技能外,还需掌握化学性毒物的理化性质和毒性特征,同时对气象和周围环境有所了解,以便有效地实施救援工作。救援现场情况可能千变万化,必须随机应变,灵活机动,掌握主动,才能取得救援工作的成功。

参 考 文 献

1. 任晓旭,宋国维.儿童急救医学研究进展.中国实用儿科杂志,2010,5:22-24.

2. 吴敏,陈志刚.青少年意外伤害院前急救的特征分析.江苏:急诊医学学术年会,2012,6:46-48.

3. 柴建设.事故应急救援预案.辽宁工程技术大学学报,2003,4:20-25.

4. 江其生,李峰生,李伟等.核事故医学应急救援装备与技术要求.医疗卫生装备杂志,2009,5:22-24.

5. 王海峰,上官志洪,赵锋等.核电厂核事故应急疏散研究.中国安全科学学报,2010,07:26-31.

6. 任晓旭,宋国维.儿童急救医学研究进展.中国实用儿科杂志,2010,5:12-15.

7. 宋露莹,徐守龙.论核事故应急救援人员的特殊性与个体素质要求.南华大学学报(社会科学版),2013,6:22-25.

8. 柴建设.事故应急救援预案.辽宁工程技术大学学报,2003,4:11-15.

9. 康慧.核事故应急介绍.中国核电,2010,2:180-185.

10. 李宗浩.中国灾害救援医学.天津:天津科学技术出版社,2013.

11. 刘长安,雷翠萍,刘英,等.医院核辐射突发事件医学应急预案要点.中国急救复苏与灾害医学杂志,2007,07:

12. 朱茂祥.核辐射损伤效应及其医学防护.北京:人民军医出版社,2011,04:

13. 秦斌,李抗,李娜等.核辐射突发事件医学应急演练方案流程设计.中华灾害救援医学,2014,3.147-149.

14. Goulko G,Dörr H,Meineke V. Radiation exposure case management after incorporation of radionuclides. Health Phys,2014,106(6):660-663.

15. Tazrart A,Bérard P. Decontamination of radionuclides from skin:an overview. Health Phys,2013,105(2):201-207.

16. Martin TM,Akabani G. Radiological safety concerns for the accelerator production of diagnostic and therapeutic radionuclides in a university setting. Health Phys,2012,103(5 Suppl 3):S209-S216.

17. Grace MB,Cliffer KD. The U. S. government's medical countermeasure portfolio management for nuclear and radiological emergencies:synergy from interagency cooperation. Health Phys,2011,101(3):238-247.

18. 中华人民共和国海事局.中国海区应急沉船示位标设置管理规则.2007.

19. 赵净波 . 加强沉船航海保障工作的对策 . 中国海事杂志,2011,2(11):57-59.

20. 浦鹏飞 . 溺水与急救 . 中国医药导报,2007,25(9):133-134.

21. 任晓旭,宋国维 . 儿童急救医学研究进展 . 中国实用儿科杂志,2010,5:3-5.

22. 吴敏,陈志刚 . 青少年意外伤害院前急救的特征分析 . 江苏:急诊医学学术年会,2012.

23. 袁秀联,关兵 . "7.21"沉船事故分析 . 吉林交通科技,2000,3:23-27.

24. 于湖,王维华,孙华,等 . 对两起沉船事故的分析 . 齐鲁渔业,2003,7:36-39.

25. Koch P. Rescue of shipwreck victims. Fortschr Med,1981,99(19):705-706.

26. 秦利燕,邵春福,贾洪飞 . 高速公路交通事故分析及预防对策研究 . 中国安全科学学报,2003,13(6):64-
67.

27. 陈春 . 道路交通事故的影响因素研究——基于结构方程模型的实证研究 . 中国安全生产科学技术,
2014,10(5):110-116.

28. 杨兴坤 . 航空事故紧急救援与预防策略 . 交通企业管理,2013,28(10):64-66.

29. 田慧明,矫海明 . 对突发航空事故医疗急救的认识和体会 . 哈尔滨医药,2009,29(5):57.

30. 铁道部 . 铁路交通事故应急救援规则 . 铁道货运,2008,1:46-49.

31. 李铁,张辉 . 车辆安全与 RAMS 思考 . 铁道机车车辆,2014,34(1):106-111.

32. 朱子扬,龚兆庆,汪国良 . 中毒急救手册 . 第 3 版 . 上海:上海科学技术出版社,2007:1123-1130.

第十一章　灾害中的预防医学

灾害发生后引起的卫生问题是指灾害直接或间接引起,一般都需要经过一系列卫生策略和治疗措施解决的问题。灾害后,卫生工作者面临着诸多的挑战。灾害发生后,儿科医师会使用临床技能对伤员进行紧急治疗和护理。然而,在任何灾害情况下熟悉并掌握预防医学和公共卫生技术对保障儿童的健康和生命是必不可少的,因此,儿科医师也必须熟悉和掌握。

预防医学在灾害救援中主要研究灾害后疾病防控、环境卫生、饮食卫生、居住卫生、健康教育宣传与疏导,以及卫生状况规律、分布和监督、保障评价等内容,具体研究各种灾害对人体损害规律及制订合理的卫生保障方案,充分发挥预防医学科学技术能力,组织严密的救援卫生防疫专业队伍,控制灾后疾病的发生和流行,保护灾区居民身心健康。目前,灾害预防医学的发展趋势正在从医学紧急救援中的预防转向灾害综合预防,以及灾害后中长期医学、社会、人文系统手段的防控与干预。在灾后救援和恢复重建过程中预防医学和公共卫生有着重要的作用。

预防医学的最终目的是使用人口健康数据和公众卫生策略以改善整个社区的卫生健康情况。灾后,日常的公共卫生基础服务可能突然中断,使社区面临着潜在的健康风险,尤其是传染病的风险增加。在这种情况下,恢复和重建公共卫生基础设施和服务尤为重要。

第一节　儿童人口统计资料的收集、分析和应用

灾害发生后,在应急救援阶段,评估灾区受害状况、医疗救援、基本卫生状况、灾民卫生需求及人群潜在性健康威胁因素进行确定性描述,应列为救灾工作的重要任务。需要在短时间内作出及时、准确的评估。及时掌握情况,对灾害引发的卫生问题进行评估是做好灾区卫生防病工作的基础,也为救援人员制订卫生防病策略和措施提供参考。随着救援的进展和不断出现的新问题,卫生防病工作者还要随时进行阶段性卫生学评估,以便随时调整防病策略。

(一)预防医学——公共卫生的概念

灾害救援预防医学涉及饮水居住卫生学、营养食品卫生学、流行病学和社会心理学等学科,是一门集卫生管理学、预防医学、灾害学交叉综合的新兴学科。在临床实践中,儿科医师大部分时间都用于对患者逐一进行诊断和治疗。医疗工作侧重于

诊治患者的疾病。但是预防医学不是诊治具体的患者,而是把重点放在分析致病的原因和相关因素上,并利用公共卫生技术解决基于人群的问题。预防医学具有以下特点:①基于公共卫生;②主要处理人群而非个体的健康问题;③使用统计数据,调查社区内的疾病和原因。

预防医学里的"患者"被视为一个人群或整个社区。临床实践和预防医学的第一步都是了解你的患者。在临床实践中,患者是一个接一个地来到临床医师面前接受诊治,发现患者的症状和体征,采集病史,进行体检和检验来作出诊断,并制订合理的治疗方案。在预防医学里,患者不是个体,而是一个社会群体。对"社区健康"作出正确的诊断需要获取人群的"症状和体征",在这种情况下,症状和体征是社区及其人群疾病的统计数据,如发病率,并以此描绘处于危险的人群。

（二）人口统计数据

在灾害中,人口特征数据的收集(比如人数、年龄组、种族、性别等)非常重要。最粗略的人口统计方法是空中观测。这是迄今为止最不准确的评估灾难范围的方法,但在某些情况下也可能是唯一的选择。现场观察评估也可以被用来迅速估算受灾人口及受灾程度。

另一种更准确的评估受灾人口及人口结构的方法是使用标准的采样技术,如系统的家庭抽样调查。收集人口统计资料的最准确的方法是普查,把每个人都算进去然后按人口结构排列,如男性/女性和年龄分布(<5岁,5~14岁,>14岁)。特别要关注并确定脆弱群体,如5岁以下和(或)无人陪伴儿童、孕妇和哺乳期妇女、老人和伤员等。虽然统计人口和群体可能烦琐,但这是最优先要做的事。没有准确的人口统计数据,将难以确定一个社会所发生事件的真实性质,而且有限的资源可能会被浪费。

（三）社区人口关键指标——率

采用人口学评估工具,如发病率等数据,描述灾区疾病的流行趋势和原因,应该有针对性地确定应急监测病种和(或)临床综合征,开展肠道、呼吸道症状、发热、皮疹等症状学监测,并根据救灾工作的发展进程和需要,适时调整。

灾害情况下,通常利用疾病的发生率即发病率,反映出一个特定人口中新近出现的病例,发病率表现了新近发病的人数和有发病可能的总人数之间的关系。另一方面,疾病的流行比例能衡量出一个特定人口中不同疾病的患病构成,显示了某一疾病所产生的具体影响与所有疾病总和之间的关系,这可用于确定疾病管理和人力资源使用方面的优先次序。然而,与发病率相比,疾病的发生比例并不表示有可能暴发流行病。

为了计算率,必须有一个分子和一个分母。分子代表某一特定问题或情况的数字,分母是社区内暴露于这种风险的人员的数字。计算所得数据可以作为一个分式,如百分率或千分率等。所有这些数据都能传达有用的信息,率的使用是大多数公共卫生人员互相"交流"最有用的方式。

发病率是使用一个特定人口群体中的病患人数除以该特定人群的人数再乘以一个描述暴露于危险的人口规模的常数 k 而获得的,见下面公式:

$$发病率 = 病例数 / 暴露于危险的人口数 \times k$$

$$k=100\%、1000‰、10\ 000/万或\ 100\ 000/10\ 万$$

使用发病率可以更方便地比较某一社区与其他社区的疾病发生情况。使用发病率也有利于评估干预措施在一个特定人群中是否有效。发病率统计数据对于了解社区的卫生需求也起着关键的作用。

计算发病率是临床医师不常采用的一种方法,但这种方法对于了解社区的健康问题却十分重要。没有这些数据,就不可能为整个社区制订有效的公共卫生和防病预案。而在灾后,这一点尤其重要,因为那时的资源,如时间、人员和物资,要比平时有限。

举例1:患腹泻的5岁以下的孩子中,城市A有280例腹泻患者,城市B有1075例腹泻患者,哪个城市有更严重的腹泻问题?

计算:城市A共有1488名5岁以下的儿童,其腹泻的发病率为:280/1488×10 000=1882,即城市A的5岁以下儿童每1万人中腹泻发病率为1882人。

城市B共有11 662名5岁以下儿童,其腹泻的发病率为:1075/11 662×10 000=922,即城市B的5岁以下儿童每1万人中腹泻发病率为922人。

率的价值取决于这个数据形成的质量。为获得准确的分子,必须明确界定患者的定义,以便忙碌的临床医师可以很容易分类疾病。例如,腹泻病例的一个典型定义是3次或更多次的水样大便。明确病例的一致性对确保发病率与其他地区发病率的可比性以及了解病情进展(患者近况)都非常重要。

同样重要的是准确地确定分母。因此,基本的人口信息是必要的,如社区受灾的总人数以及人口结构,包括性别分类和年龄组的人数。可通过记录有患者年龄、性别以及主要诊断的门诊日志获得这一数据。在灾害情况下,按年龄段将人群再分类的最简单方法是将他们划分为5岁以下、5~14岁及14岁以上这几个年龄段。14岁以上人群可再分为15~60岁以及60岁以上两个年龄段。迅速分析发病率统计数据,以了解在卫生方面社区所面临的最大的威胁,并利用该数据来制订防病计划和资源的合理使用。

灾害情况下也可以通过收集某些症状的发生率来获得重大传染病流行的预警信息,如腹泻、发热等。如果发生这些症状的患儿数量突然增加,可能提示某些肠道传染病或呼吸道传染病流行的可能性。因此,基于症状的监测和数据收集,也可以作为一种重要的流行病学的监测方法。灾区易发的主要传染病:①肠道传染病:主要是痢疾、肝炎、霍乱、痢疾、伤寒、感染性腹泻等。通常由于食用不洁食物或饮用受污染水而致。②鼠传传染病:主要是钩端螺旋体病和流行性出血热,通过鼠或其他动物咬伤或病原体直接侵入机体所致。③虫媒传染病:主要有疟疾、乙型脑炎、登革热、恙虫病等,通过蚊虫或恙螨叮咬,将病原体注入机体而致。④呼吸道病毒性疾病:主要是感冒、流感、咽结膜炎和肺炎等。

死亡是灾害最为严重的不利后果。灾后需了解的最重要的数据是粗死亡率(crude mortality rate,CMR),需对此加以追踪,以便了解灾情的变化和灾后疾病流行的风险和原因。粗死亡率(CMR)是将(社区内)死亡总人数除以人口总数,然后乘以10 000而得出的数字,即某人群死亡总人数/该人群总人数×10 000,粗死亡率表示每1万人口中的死亡数。日均粗死亡率表示每天每1万人口中死亡的人数,应<1/10 000。发展中国家通常的基础死亡率是每天每1万人中死亡0.5人,或每天每1万名5岁以下儿童中死亡1人。高出这个比例表明灾情的严重性,必须迅速采取应对措施。为了能提供最准确的信息,上报的死亡率数据应根据年龄、性别和死亡原因加以分类。

例如,一个社区有人口16 011人,在7天内死亡50人,那么CMR就是50/16 011×10 000=31.2,即一周内每1万人中死亡31.2人。要获得每天的CMR(这是衡量灾害严重性和应对效率的国际标准),就将这个数字除以7,即每天每1万人中死亡4.5人的日死亡率。5岁以下儿童的死亡率,即5岁以下儿童的死亡人数,是评估灾害严重程度以及应对能力的另一个重要指标。它之所以重要,不仅因为显示了灾害对儿童的影响,而且因为儿童是社会成员中最脆弱的群体,这一年龄组通常被称为"标记人口",因为他们比其他年龄段的人群会更快地出现明显的变化。

当死亡率达到每天每 1 万名 5 岁以下的儿童中死亡 2 人时,表明灾情严重,救援机构和医疗卫生工作者应高度重视。当每天每 1 万名 5 岁以下的儿童中死亡 4 人时,则表明情况十分严重。

灾后,所有的医疗卫生工作者,都要携手合作建立一个综合协调的疾病记录和上报体系,建立发病率和死亡率监测体系是相当重要的,这是临床工作者在防病方面能发挥的最大作用之一。临床医师可能会认为收集数据是浪费时间,但对于灾害应对规划来说却是至关重要的。理想的情况是让每一个卫生工作者都使用同一类型的门诊日志来记录患者的年龄、性别和疾病诊断。应系统地收集并记录这方面的信息,并及时向公共卫生部门提供相关信息,以使他们能进行分析,并迅速应对出现的公共卫生威胁。

(四) 营养状况

营养评估要兼顾社会的需要以及本地的资源,重要的是数据而不是猜测。只要有可能,应尽快获取社区灾前蛋白质和能量营养不良发生率(PEM)的基础数据。灾后应尽快获得社区及其分支人群的急性蛋白质能量营养不良发生率(PEM),以便将食物资源合理地分配到最需要的地方和人群。急性蛋白质能量营养不良发生率可通过对 5 岁以下儿童的营养调查来获取。这组人群被称为标记人口,它是用来判断整个社区营养状况的,因为 5 岁以下儿童比其他任何年龄组更早表现出蛋白质能量营养不良的反应。根据世界卫生组织(WHO)的观点,如果有 10% 的 5 岁以下儿童患急性营养不良,就表明此社区严重缺乏食物资源。

营养不良的儿童是那些身高别体重评分小于平均值(Z 值)的 2 个标准差或有水肿。如果测量儿童的中上臂围,少于 12.5cm 的评分可被作为判断营养不良的参考值。如果不知道儿童的年龄,那么,可将身高为 65~110cm 的儿童当做样本人群进行检查。

常见的儿童营养状况(或其他的健康状况)的调查应采取抽样调查技术,包括随机抽样(简单或有系统地)或整群抽样。如果通过免疫接种记录或营地普查的方式可以确定所有的儿童,进行简单的随机抽样,即给他们每人一个数字,然后用随机数字表来选择接受营养状况评估的人。

系统随机抽样检查是通过检查每个第 n 号的家庭,从而让足够的儿童参与抽样调查。如果居所安排合理整齐并且有序,比如一排排的帐篷,这种方法就非常有用。每户(第 n 号家庭)接受抽样调查的间隔数可以通过以下计算得到:社区住户的总数除以计划调查的住户数所获取的结果。例如,调查总数为 2800 户中的 450 户人家儿童的营养状况,可以在每 6 户家庭中检查一户(2800 除以 450)。第一个被抽样调查的住户从 1~6 号中随机选出,调查小组就会从随机抽选的那户人家开始,每隔 6 户人家选出一户进行儿童营养状况调查。

整群抽样是一个针对大量人群开展的抽样统计技术,可以邀请接受过流行病学培训的公共卫生专业人员或根据标准教材来设计一项整群抽样法的调查。

如果运用随机抽样的方式(简单或系统的),则需要大约 450 名儿童作为抽样人数。如果采取整群抽样的方法,抽样人数约为 900 名儿童才能获得准确的人口评估。如果社区的人口太少,较为准确的方法就是调查所有属于样本人群年龄范围内的孩子。

抽样人数将不仅仅取决于人口规模,而且还取决于被调查的事件的发生频率,即这种现象在社区的普遍性,记住这一点很重要。

进行营养需求评估应考虑的其他要素包括食品供应、食品安全、各地的食品分配以及影响营养的社会和文化因素。流离失所人口所需能量的推荐量是每人每天1900~2100kcal。

（谈林华）

第二节　儿童人群健康评估及紧急需求评估

灾害救援体系的价值不仅在于应对,更在于预防。灾害救援体系预防是基于建立健全救援全过程流行病学卫生学评估基础上。在救援评估过程中应注重流行病学信息采集的每个环节,注重对救援地区多方信息的搜集,设计合理的调查表,为灾害救援评估提供完整的资料。

人群健康评估是公共卫生政策和其他相关公共政策制定的基础和重要环节。公共卫生政策制定者、管理者和研究人员都需要通过人群健康评估获得及时、可靠的人群健康信息,测量人群健康状况的变化,评估医疗和卫生服务干预的效果,以及预测公共卫生和社会服务需要。人群健康评估的主要组成部分有人口统计、灾前卫生状况、紧急需求评估、卫生保健系统的评估以及监测方案的制订。

执行不同灾害卫生救援的医疗队应注重救援前期的流行病学卫生学评估,通过评估,找出灾区主要灾害和可能的伤病种类,据此进行人员和装备的配备。救援前流行病学卫生学评估应注重对灾区相关信息的采集,对灾区情况了解得越详细,救援的前期准备工作就越具针对性,越会使救援行动进行得更加顺利。调查表主要内容包括:灾区地理气候特征,水电交通情况,受灾面积,灾区人口,伤亡情况,急需物资,卫生基础数据,常见疾病,基础疾病,传染病流行及历史传染病种类及流行情况,宗教信仰,民俗民情等。设计灾区患者症状监测表,灾区易发传染病个案调查表,内容设置要与灾害相关疾病有关。目的是为救援前合理调配医务人员及诊疗药械物资作准备。

灾后快速卫生需求评估在整个救灾防病过程中具有极其重要的意义,是灾后公共卫生应急响应不可或缺的组成部分。及时、迅速地开展灾区快速卫生需求评估,可以在有限的资源下,梳理出轻重缓急,筛选出优先工作顺序,为政府救灾防病提供决策依据,保证救灾资源科学合理的分配、调度,避免反应过度或者不足,并利用社区资源（如交通、通讯、安全）制订灾害应对预案。

（一）人群健康评估

人群健康评估的内容包括人口数据的收集、灾前卫生状况、紧急救助需求评估和包括发病率/死亡率的疾病监测系统等。儿科医师应积极参与对本地人群健康状况的评估,这对灾害的紧急救援和灾后的恢复都是必要的。尽可能多地获取准确的数据,不要依赖推测,如果在缺乏可靠的流行病学数据为背景资料的情况下就开展工作,这往往会使得救灾工作受到阻碍,资源被浪费。

灾前的基础卫生数据可从地方卫生部门获得。免疫接种记录可提供很好的人口数据。要求本地卫生工作者提供有关灾前卫生问题的基本资料以及最有可能受到影响的地区和人群的信息,如最脆弱的家庭。

儿科医师可以通过积极参与制订社区卫生预案,并进行社区防灾演练来最大限度地做好灾害防范工作,与地方医疗卫生工作者定期举行会议,讨论区域内的卫生问题并进行防灾演练,这将增强他们对社区及其卫生问题的了解,并在灾前建立部门和机构之间的联系,了解受灾前本地的医疗卫生资源和紧急医疗物资的储存场所,有助于在紧急情况下快速调动所有医护人员,避免灾时的混乱及资源浪费。对社区医疗资源的评估,包括人力资源、医疗用品、设备、外科手术能力和医疗用房的状况,也是灾后工作的一个重要组成部分。

(二) 灾后公共卫生状况与紧急需求评估

灾害发生后,卫生部门在本地政府(救灾指挥部)的组织下,在最短的时间内在灾区开展快速卫生评估,尽快了解灾情、人员伤亡及医疗卫生部门损失情况,搜集灾区与公共卫生相关的居住、食品、饮用水、环境卫生、媒介生物、医疗和公共卫生服务、灾民健康需求等方面的信息,识别最主要的公共卫生威胁和隐患,使采取的卫生应急措施与灾区实际需求尽量相一致。

评估灾区有哪些紧急需求,应检查社区缺乏什么以及可利用哪些资源和力量来解决问题。进行需求评估的目的是要找出当前社区需求与资源之间的差距。只要有可能,应立刻调动本地资源而不是等待外界援助,这是弥合这种差距的可取的做法。紧急需求评估(也称为快速需求评估)的重点是缓解社区最高发病率的那些需求,紧急需求评估的关键事项包括饮用水、营养状况、住房、基本的卫生设施、本地的环境条件、公众卫生需求。安全、交通和通信也是社区紧急需求评估的关键要素,而这些要素可能不属于传统的医疗卫生领域。

1. 灾后公共卫生状况与紧急需求评估的目的 灾害发生后,灾区居民的生活状况,包括卫生状况发生极大改变,疾病的发生风险增加,快速评估旨在灾害发生后尽快确定灾区最主要的公共卫生威胁和隐患,使采取的卫生应急措施与灾区的实际需求尽量相一致,从而有效开展紧急救援期的救灾防病工作。快速评估的目的包括:①在紧急状态下掌握灾区受灾状况,了解卫生问题对人群健康的危害;②确定解决卫生问题的政策、策略和干预措施;③指导卫生防病计划、方案的制订与落实;④将快速评估信息及时送达救灾指挥部和相关部门及新闻媒介。

2. 灾后公共卫生状况与紧急需求评估的分类与特点 根据自然灾害发生后不同时期的特点以及卫生应急各阶段评估需求的不同,可以将灾后公共卫生状况与需求评估分为快速评估、详细评估、专项评估3种类型。

快速评估一般是指在灾害发生后,在最短的时间内对灾区开展的快速卫生评估。世界卫生组织推荐在灾害发生24小时内、3天内和1周内等不同时间段对灾区群众居住情况、饮用水、食品、环境、医疗卫生服务、传染病防控等公共卫生相关信息进行快速评估。在此阶段要尽快获得灾区的第一手资料,其及时性要比完整性和准确性更加重要。如仅需要了解灾区大致情况以辅助决策时,采用快速评估的方法既能快速得出结论,也能节省资源。快速评估一般要求在灾后紧急救援期完成,要求全面粗略掌握灾区的卫生状况而不需详细针对某一卫生学专题,尽快地对灾区受害状况、医疗救援、基本卫生状况、灾区卫生需求及人群潜在性健康威胁因素进行确定性描述。灾后时间紧迫且人力等资源极其有限,因此快速评估一般针对群体而非个体,即多为对灾民安置点而非灾民个体进行调查,不适宜采取入户(帐篷)逐个调查的方法,评估者应当采取实地考察和知情者(如安置点管理员)访谈的方法。从我国近年来灾害后救援工作实践来看,灾民大规模转移安置是灾民紧急救援期和持续救援期的主要安置方式。因此,在灾民安置点开展快速评估能够反映绝大多数灾民的状况,具有较好的代表性。

详细评估是指在灾害的紧急救援工作基本结束、灾区居民已经得到临时安置、灾区生产和居民生活秩序开始陆续恢复的状态下,开展的较为全面和深入的评估。此种评估与灾后紧急状态下的快速评估不同,时间紧迫性的要求不是第一位,更重要的是根据需要确定评估对象和内容,以发现各种公共卫生问题的严重程度,从而确定卫生防病工作的优先领域和重点人群,提高卫生防病工作的针对性和有效性。对集中安置点、学校、托幼机构、建筑工地等重点场所开展详细评估尤为重要。评估内容要求尽量全面和细致,并根据不同地区特点,适时调整评估内容、方法和频率,以便动态掌握灾区公共卫生状况的变化和干预措施的落实情况,及时发现潜在的公共卫生威胁。

专项评估是指在快速评估或详细评估的基础上,为发现所关注问题的现状、严重程度及主要原因、可能的危害、既往措施的效果等,针对已发现的灾区某项特定的公共卫生问题而开展的更为深入、周密设计的评估。主要是针对某种特定的危险因素或危害严重程度进行量化评估,例如灾区传染病的暴发风险、传染病网络直报的损毁和恢复情况、安置点特殊人群的营养状况、灾后结核病患者的治疗能力等方面的评估。专项评估针对某项具体的问题开展,一般都是由该领域的专家组织和实施,其针对性、专业性更强,更能发现问题深层次的原因,提出具体解决办法。

灾后的公共卫生评估要求简单、迅速,针对性强。因此,应采取灵活、机动的方式进行,在保证时效性的基础上尽可能提高准确性。评估的频率和范围应依据灾区不同的状况和特征、资源的可利用性等因素而确定。灾后的卫生评估不同于常态下开展的评估工作,根据评估结果提出的决策建议应充分考虑灾区现有的资源状况,重点考虑优先性和可行性。

3. 灾后公共卫生状况与紧急需求评估的内容和方法 由于灾后基本生活状况和卫生条件均发生重大变化,而快速评估的直接目的是在灾害发生后尽快确定灾区最主要的公共卫生威胁和隐患。因此,灾后快速评估需全面了解灾民的居住、食品、饮用水、环境卫生、既往疾病及相关危险因素、媒介生物、医疗和公共卫生服务、灾民健康需求等方面的信息,以便于全面了解灾区居民的卫生状况和分析需求。

(1)评估内容

1)灾区公共卫生背景资料:①灾区基本情况:包括地理、气候、风俗、人口等;主要的交通状况及地形情况;灾前卫生设施的分布,可提供的医疗卫生服务;食品、药品、器械等保障等。②灾区疾病基本情况:常见传染病的种类、发病情况;受灾季节多发疾病历史流行情况;灾区既往有关卫生专项调查结果。

2)受灾情况:包括受灾的地区和面积;受灾地区人口的数量及其分布;受灾人数、死亡人数、伤病人数和特征;灾区群众的基本特征和状况;受灾地区有毒有害化学品、辐射源等的受损、扩散情况;住房及其他建筑的损毁情况;交通、通讯、电力、供水、能源等基础设施和公共服务设施的损毁情况。

3)灾后公共卫生状况与需求:①医疗卫生机构受损情况;②医疗卫生机构现有服务能力状况;③医疗卫生机构现有资源状况与需求;④灾区疾病发生情况与医疗服务需求;⑤饮水、食品和环境卫生状况与需求;⑥安置点卫生状况与需求;⑦健康知识状况与需求;⑧心理卫生状况与需求。

4）已采取的公共卫生措施的效果：①灾区公共卫生状况的改善情况；②灾区群众卫生服务需求的满足情况；③公共卫生措施的投入成本；④继续实施有效措施所需的资源状况。

（2）评估方法：灾后的公共卫生评估一般采取以下几种方法：现有信息分析利用、现场调查、现场检测和监测等。在实际评估工作中，往往综合采用以上多种方法，相互补充、互为印证，以确保评估结果客观、准确。具体的方法必须根据现场实际情况进行选择或组合。

1）现有信息分析和利用：评估中涉及的灾区某些基础信息可从有关部门的情况介绍、现有资料、来自灾区及营救者的工作报告、媒体的宣传报道、常设系统的报告等直接获取，如灾区既往的传染病发病情况、灾区人口学特征、灾区灾前的卫生服务能力、灾后安置点分布情况、安置点居住人员规模、受灾地区学校分布等。采用此种方式收集信息需考虑信息的准确性。

2）现场调查：现场调查一般采取现场查看、结构式观察、知情者访谈、小组讨论、问卷调查等方法。主要是通过对受灾现场情况进行定性和定量的调查，获取受灾地区最直接的公共卫生状况和需求信息，满足进一步采取公共卫生措施的信息需求。现场调查需要事先设计调查方案和调查问卷，抽取有代表性的样本或对所有调查对象开展调查，获取定性和定量的评估结果。此种调查需要进行精心设计，要充分考虑到科学性和可行性，并采用统计分析工具来对数据进行处理和分析。

①现场查看：评估人员可通过在灾区进行空中观察、高地瞭望、地面现场巡视，获取灾区公共卫生状况与需求的直观体会与认识，并结合评估人员的专业知识和经验判断，得出初步的评估印象和结果，例如安置点的分布、灾区水源的数量和位置、水源的情况和使用强度等。此种评估方法简单、操作性强、耗时少，尤其适用于灾后紧急状态下的快速评估工作。②结构式观察：采用提前拟定好的记录表，记录观察所见的方法。当观察对象明确、时间紧迫时，使用结构式观察的方式最为可行，可以在行走查看或入户访谈时实施。其目的是通过查看灾区公共卫生状况，如饮水、食品、环境卫生状况及相关设施的分布情况，得到卫生状况及需求的一手资料。采用的工具是提前准备好的结构式观察记录表及观察程序。观察记录表包括一系列观察项目，反映本地实际情况。③知情者访谈：评估人员根据特定的评估目的，选取关键信息提供者进行深入访谈，从中获取受访者对评估主题的了解情况、个人观点等信息，直到评估的信息量饱和为止。此种方法对评估人员的现场访谈技巧、访谈信息的归纳和概括能力要求较高，需要由经过培训的卫生专业人员来实施。由于评估结果受到受访者对问题的关注和认知程度影响较大，因此选择适当的关键信息提供者尤为重要。选择谁为知情者，应根据评估内容和目的而定。调查员可以简单地提出一个话题与访谈对象交谈，然后由交谈对象主导谈话。如果访谈对象对这个话题可提供的信息丰富，则成为知情者，可以进行深入访谈。在评估开始时进行关键信息访谈有助于对相关问题的概括了解，然后就可以编制小组讨论用的问卷、提出观察中需要关注的问题等。④小组讨论：小组讨论主要是选择有类似的背景或经历的人员，讨论共同关心和感兴趣的话题。目的是了解不同人员对同一话题的不同观点和看法及本地对这一话题的表达方式。小组讨论一般需提前做好讨论话题的准备。一般选择6~8名对象参加讨论。讨论开始时进行相互介绍。让参与者了解讨论的目的和意义。讨论时间一般为1~2小时，讨论时保持中立的态度和立场，并提醒大家讨论没有对错，而是要了解每个参与者的观点。⑤问卷调查：问卷调查是评估中一种常用的定量评估方法。目的是对受灾群众卫生需求及满足度进行定量描述。问卷调查一般需提前准备好

的调查问卷。调查时需注意进行问卷预调查、修改完善问卷、培训调查员、熟悉调查问卷,制定抽样方法,抽取调查对象,实施入户调查。调查问卷也应简洁明了,避免开放式问题,仅收集与目的有关的信息。问卷填写应不超过 10 分钟,并尽量限制在一页篇幅。

3)现场检测:现场采集水质、食品、生物等样品,通过仪器检测相应的理化与微生物等指标,并对检测结果进行分析与评价。

4. 评估工具　应当采用规范的方法全面开发评估工具,为针对不同类型的自然灾害、不同类型的公共卫生需求、不同类型的人群、不同的灾情阶段等多维度进行评估;应当体现定量、定性评估的不同特征,分为访谈提纲和调查表等不同门类;应当关注系统化、模块化等要素提供参考工具。目前开发的评估工具试图用表格的方法针对不同区域(县域、乡镇、安置点)的特定的公共卫生问题(基本公共卫生状况和需求、医疗和公共卫生服务能力、食品卫生状况和需求、饮水和环境卫生状况和需求、媒介生物控制等)以及特定公共卫生服务对象(受灾群众)的公共卫生服务需求(健康与卫生服务需求、卫生防病知识需求、心理状况与需求等)开展评估,力求达到模块化、系统化的目的,在使用时可根据需要进行删减和补充,详见附表 1~4。

5. 资料收集内容　灾区快速卫生评估需要收集大量的相关资料,主要包括以下内容:

(1)健康背景资料:①灾区居民主要的健康状况和营养问题;②灾区公共卫生规划执行情况,居民免疫状态,如免疫接种覆盖率;③卫生保健机构工作人员及工作情况等;④重要的卫生、健康信息,如卫生知识、卫生习惯等;⑤地区卫生、流行病学相关资料,医学地理,主要传染病、地方病情况。

(2)人口学资料:①地区人口资料:总人口数、性别比、5 岁以下儿童数、家庭数及平均人口数、人口流动情况;②民族状况、民族风俗;③职业分布情况;④特殊人群状况:高危人群、孕妇、哺乳期妇女、无伴及留守儿童、残疾和受伤者、老年人群。

(3)死亡率:①某一时期(如一月)的总死亡率;②同时期 5 岁以下儿童死亡率;③死亡的主要原因;④粗死亡率,每天(周)10 000 人中的死亡率;⑤年龄别死亡率;⑥死因别死亡率。

(4)发病率:①一般伤病情况;②实质性发病情况,如腹泻、呼吸道感染、流行区疟疾;③有可能导致流行的疾病,如麻疹、流感、霍乱、腹泻性疾病、脑膜炎、出血热等发病情况。

(5)卫生机构和基础设施:①现有卫生机构数量、名称、类型;②医疗防疫工作运转情况(包括医疗救援和卫生防疫力量和质量);③医疗、防疫机构受损情况,目前能提供应急救援和防疫人员数量规模;④每天接诊病人平均数,并与 6 个月前比较;⑤基本药物供应和疫苗冷链供应情况;⑥灾区供水供电状况;⑦灾区厕所、废物、垃圾处理情况。

(6)居民营养及食品供应:①每人每天可获得的卡路里数;②食品定量分布频率;③供应定量食品周期;④食品卫生监督情况;⑤粮食供应情况;⑥营养不良发生率(特别是 5 岁以下儿童);⑦方便食品来源与质量。

(7)水供应情况:①每人每天用水数量(L);②获得生活用水的时间;③水的来源和水质状况;④供水点数量和类型;⑤储水设施破坏情况;⑥水的运输方式;⑦方便水供应情况及质量;⑧食品加工、供应情况;⑨药品、器材储存情况。

(8)环境卫生:①气候、温度、湿度;②地形地貌、排水系统状况;③居住地卫生状况;④衣服被褥供应及灾民可获得性;⑤公共场所卫生状况;⑥媒介(节肢动物、哺乳动物)种类、密度;⑦现有排泄物处理设施和每个厕所服务的人数;⑧清洁和消毒剂的可获得性。

（9）协调工作:①国家、地区组织的有关活动情况;②灾区政府反应能力;③卫生、水和环境卫生部门或临时性指挥部门的协调情况;④食品、方便饮水机构、供应点数量、供应方式、受益人群的协调情况;⑤财力、物资及实施能力还有什么需求;⑥灾区卫生防病开展了哪些工作;⑦灾民心理状态,社会治安状况;⑧本地通信情况,本地媒体传播方式,功能状态;⑨军民救灾情况,包括政府社会救灾,志愿救灾和地方、军队医疗救援,卫生防疫保障情况。

6. 评估结果的使用和快速评估报告的表达　灾后公共卫生状况与需求快速评估的最终目的是为了以评估为依据制订救灾目标与行动计划,并制定灾后紧急救援阶段的公共卫生干预措施。因此,评估的结果必须及时呈报和发布才能发挥其应有的作用。首先必须尽快地呈报本地政府(救灾指挥部)等相关决策部门,便于其及时掌握信息,制定或调整救灾防病措施。同时,在本地救灾指挥部门的安排下,评估结果可以适当方式进行网络或新闻媒体的发布,以尽快争取其他地区的物资、人力和财政等资源的支持。

快速调查和资料收集以后,经过专家共同研究系统分析,提出基本情况和风险评估,情况紧急时可先将主要问题进行简单快速评估,然后进行系统评估。通过识别和分析风险发生概率及可能后果,确定风险级别及控制风险措施,形成全面评估报告,提供给上级指挥部及相关部门,报告应该包括以下内容:①评估报告题目;②概述;③调查时间、地区、人群;④资料收集范围、种类、内容;⑤调查形式、基本内容、结果;⑥基本情况分析:提出风险来源、分析风险事件可能产生的影响,包括:公共卫生风险识别、判断,流行病风险识别、判断;⑦提出避免风险的策略和卫生防病对策措施,需要增加的人力和物力;⑧结束语;⑨参与调查和评估人员及时间。

初步评估报告完成后立即上交领导机关和相关部门。卫生评估通常以书面的形式正式报告,紧急情况下,可先行口头报告,再递交文字材料。随着灾害救援过程发展,不断出现新的情况,再进行评估,从这个意义上讲,评估也是阶段性的、连续性的评议估计的过程。即:初步调查,灾害卫生评估,决定立即进行的措施,出现新的情况,再评估,再做决定的循环过程。

（谈林华）

附表1　灾区公共卫生状况与需求评估表（安置点或居住点使用）

说明:本评估表用于救灾防病人员在灾后第一时间对**灾区安置点或小范围居住点**（社区）的卫生状况及需求进行观察、询问后填写。（在相应"□"内划"√",在"＿＿＿"内填写文字）

临时安置点位置或名称:＿＿＿县（区）＿＿＿乡（街道）＿＿＿村（号）＿＿＿

1. 基本信息

1.1　启用天数:＿＿＿,安置或居住人口数:＿＿＿人

1.2　小于5岁儿童数＿＿＿人,大于60岁人数＿＿＿人,孕（产）妇人数＿＿＿人

1.3　主要居住与安置方式:□帐篷,数量:＿＿＿;□临时搭建房屋,数量:＿＿＿;□体育馆、学校教室等建筑物　□其他＿＿＿,数量:＿＿＿;

1.4　是否有电力供应:□发电机　□市电　□无

2. 饮用水

2.1 主要供水方式:□集中式供水 □分散式供水 □两种都有

2.2 主要饮用水种类(可多选):□江河水 □池塘水 □泉水 □井水 □自来水 □瓶装水

2.3 饮水是否足够:□是 □否

2.4 是否有条件烧开水:□是 □否

2.5 是否有足够消毒剂对饮水进行消毒 □是 □否

3. 食品卫生

3.1 居民的饮食供餐方式:□分散就餐 □集中就餐

3.2 主要食品种类:□方便食品 □烹饪食品 □未烹饪食品

3.3 主要食物来源:□政府救济或社会捐赠 □朋友接济 □市场购买 □自家原有 □其他

3.4 是否所有的家庭都有足够食物:□是 □否

3.5 是否有足够的加热烹饪食品的炊具和燃料:□是 □否

3.6 是否有卫生的水洗手:□是 □否

4. 环境卫生

4.1 公用厕所数量:_____ 男厕所蹲位数:_____ 女厕所蹲位数:_____

4.2 是否看见居民有随地倾倒生活污水现象:□是 □否

4.3 是否看见有随地大小便情况? □是 □否

4.4 垃圾是否统一收集和堆放:□是 □否

4.5 是否有大量没有清运的垃圾存在:□是 □否

4.6 是否看见苍蝇? □没有 □有,但不是很多 □到处都可看见

4.7 是否有居民反映被蚊虫叮咬:□没有 □很少 □经常

4.8 是否有居民反映有老鼠出没? □没有 □很少 □很多

4.9 是否看见安置点内养有动物:□有 □无

4.10 是否进行了环境消毒:□是,频次:_____次/周 □否

5. 医疗卫生服务

5.1 是否有临时医疗点:□无 □有,若有,则:_____

5.1.1 医疗点医务人员数:_____人;

5.1.2 医疗点开展的医疗服务(可多选)□常见病处理 □输液 □外伤处理 □手术

5.1.3 医疗点是否开展了传染病登记和报告? □是 □否

5.1.4 医疗点是否开展了症状监测登记? □是 □否

5.1.5 是否知道症状/传染病监测登记向谁报告? □是 □否

5.1.6 医疗点是否每天报告症状/传染病监测资料:□是 □否

5.1.7 若是,报告方式:□固定电话 □手机 □网络 □传真 □纸质 □其他_____

5.1.8 医疗点近3天腹泻病人是否增多现象? □是 □否

5.1.9 医疗点近3天发热病人是否增多现象? □是 □否

6. 评估印象和重要问题:_____

填写人:_____ 单位:_____ 联系方式:_____ 日期:____月____日

附表 2　安置点医疗及公共卫生服务能力评估表

本评估表用于救灾防病人员进一步了解安置点医疗及公共卫生服务能力时，对**灾区群众安置点或小范围居住点**进行快速评估。

临时安置点位置或名称：＿＿＿县（区）＿＿＿乡（街道）＿＿＿村（号）＿＿＿

1. 基本情况

1.1　启用天数：＿＿＿＿＿

1.2　已安置人口数：＿＿＿人

2. 医疗点情况

2.1　是否有集中（或指定）医疗点：□是　□否　若是，则：＿＿＿＿

2.1.1　地点：□固定建筑物内　□帐篷内　□板房内　□其他：＿＿＿；

2.1.2　医务人员数量：＿＿＿人，其中临床医师：＿＿＿人，护理人员：＿＿＿人；

2.1.3　现有药品种类是否满足基本需求：　□是　□否

若否：则最急需的药物种类：＿＿＿＿＿＿

3. 公共卫生服务

3.1　安置点是否张贴有健康教育宣传画或海报等宣传品？□是　□否

3.2　安置群众是否收到健康教育宣传材料：□是　□否

3.3　安置群众是否接受了常见的健康知识咨询和培训服务：□是　□否

3.3　是否为 0~36 个月婴幼儿建立儿童保健手册：□已建立（覆盖比例：＿＿＿ %□不详）　□否

3.4　新生儿访视：□已开展（覆盖比例＿＿＿ %）　□不详　□尚未开展

3.5　建立儿童保健系统管理：□已建立（覆盖比例＿＿＿ %）　□不详　□尚未建立

3.6　开展孕妇孕期保健服务：□已建立（覆盖比例＿＿＿ %）　□不详　□尚未建立

3.7　开展产妇产后访视：□已建立（覆盖比例＿＿＿ %）□不详　□尚未建立

3.8　65 岁以上老年人提供健康指导服务：□已建立（覆盖比例＿＿＿ %）□不详　□尚未建立

3.9　安置点儿童是否能接受到免疫规划疫苗接种：□能　□不能

3.10　疾病管理

□艾滋病病人是否都得到免费抗病毒治疗：□能（覆盖比例＿＿＿ %）□不详　□尚不能
□传染性肺结核病人得到免费抗结核药物治疗：□能　□不详　□尚不能　□对安置点的重性精神疾病患者进行登记管理：□能　□不详　□尚不能

3.11　有无心理健康咨询服务：□有　□无

4. 评估印象和重要问题：＿＿＿＿＿＿＿＿＿＿＿＿＿＿＿＿＿＿＿＿＿

填写人：＿＿＿＿＿＿单位：＿＿＿＿＿＿联系方式：＿＿＿＿＿＿日期：＿＿＿月＿＿＿日

附表 3　灾区居民心理状况与需求评估表

说明：本评估表用于救灾防病人员灾后一段时间后为进一步了解灾区群众心理状况与需求时，对**居住（村民）**进行快速评估。（请在相应的下划线处填写文字、在相应的选项前或空格内打"√"，括号内注明"可多选"的可选一项或多项）

[指导语]您好! 我们是疾病预防控制中心的工作人员。今天来这里,主要是想跟您聊聊灾害发生后您的情绪和身体状况如何,看看我们有哪些能帮您的。耽误不了您太长时间,请您不要有任何顾虑,根据自己的实际情况回答我的问题。谢谢您的配合!

一、基本情况

序号	题目	选择项	
1	居住情况	①集体安置点　②散居	
2	性别	①男　②女	
3	年龄	＿＿＿＿＿周岁	
4	民族	＿＿＿＿＿族	
5	原居住地	＿＿＿＿省＿＿＿＿市＿＿＿＿县	
6	文化程度	①文盲 / 半文盲　②小学　③初中 ④高中 / 中专　⑤大专　⑥本科及以上	
7	灾前婚姻状况	①未婚　②在婚　③离异　④丧偶	
8	灾前家庭成员状况	①无子女　②有子女 ③只有父亲健在　④只有母亲健在 ⑤父母均健在　⑥父母均去世	
9	灾害中自己受伤和亲人伤亡情况(可多选)	①自己受伤 ②子女受伤　③子女遇难 ④父亲受伤　⑤母亲受伤　⑥父亲遇难　⑦母亲遇难 ⑧配偶受伤　⑨配偶遇难 ⑩其他亲人伤亡＿＿＿＿＿＿＿＿＿ ⑪无亲人伤亡	
10	家庭房屋倒塌情况	①是　②否	
11	对现居住地基本生活条件的满意情况	生活用水条件	①满意　②不满意
		饮用水条件	①满意　②不满意
		伙食	①满意　②不满意
		环境卫生条件	①满意　②不满意
		住宿条件	①满意　②不满意
		通讯条件	①满意　②不满意

二、情绪及身体反应

问:灾害发生后,您的情绪和身体上出现过下列反应吗?

序号	情绪及身体反应	①没有过	②偶尔有	③经常有
1	不由自主地回想灾害相关经历			
2	反复出现与灾害有关的噩梦			
3	在安全的环境里,仍然有发生灾害的感觉			

续表

序号	情绪及身体反应	①没有过	②偶尔有	③经常有
4	看到亲属遗物、灾害废墟时,仍感到很恐慌			
5	极力不去想或谈论灾害的经历			
6	回避能唤起灾害回忆的物品、广播、电视等			
7	记不清灾害发生时的情形			
8	经常发呆,反应较慢			
9	感到焦虑不安、坐卧不宁			
10	难以专心做当前的事情			
11	不明原因的担惊受怕			
12	担心灾害会再发生			
13	担心堰塞湖水冲下来			
14	担心发生疫情			
15	伤心或流泪			
16	对任何事情都没有兴趣			
17	对未来感到没有希望			
18	感到很孤独			
19	内疚自责			
20	愿意自己一个人待着,不愿见人			
22	不知如何是好			
23	入睡困难或睡眠不好			
24	感到疲劳			
25	心慌			
26	呼吸急促或呼吸困难			
27	胃肠道不适(恶心、反胃或拉肚子)			
28	食欲明显下降			
29	发抖或抽筋			
30	头疼、头晕、头昏			

三、应对方式

您通常是用什么方法来缓解和调节自己的情绪和身体反应呢?

序号	缓解和调节方法	①从不	②偶尔	③经常
1	向亲朋好友倾诉自己的经历与感受			
2	与亲人朋友在一起,互相鼓励			
3	通过痛哭、呐喊、记日记等来宣泄情绪			

续表

序号	缓解和调节方法	①从不	②偶尔	③经常
4	抱住一些柔软的物体如枕头等,来消除恐慌			
5	深呼吸、肌肉放松、想象成功经历或美好事物来消除心理紧张			
6	转移注意力去做自己感兴趣的事(如帮助别人,等)			
7	想象或计划未来的生活			
8	保持规律饮食			
9	适时休息,保证睡眠			
10	睡不着时起身做放松活动,待有睡意后再睡			
11	睡不着时找人说话、聊天			
12	告诉自己现在很安全			
13	告诉自己并不孤单、全社会都在关心自己			
14	告诉自己将来的生活会变好的			
15	通过广播、电视等正规途径了解灾害有关信息			
16	祈祷、祷告			
17	寻求心理咨询机构或人员的帮助			
18	其他＿＿＿＿＿＿＿＿＿＿＿＿			

四、需求

目前,您需要外界给您提供哪些帮助?

序号	需求	①不想	②比较想	③非常想
1	有人倾听自己的经历和感受(如亲友、专业人员等)			
2	有人告诉自己遇到情绪上的问题该怎么办			
3	得到用于缓解情绪反应的药物			
4	政府部门保证基本的生活需要			
5	大众媒体及时报道			
6	尽快与亲友取得联系			
7	远离灾害灾区			
8	其他＿＿＿＿＿＿＿＿＿＿＿＿			

9. 您想向谁倾诉自己的经历和感受?(可多选)
①对谁都不说　②家人、朋友　③医护人员　④心理咨询人员
⑤其他救援人员＿＿＿＿＿＿＿＿＿＿＿＿＿＿＿＿

10. 当您感到孤独时,您希望和谁在一起?(可多选)
①自己呆着　②家人、朋友　③医护人员　④心理咨询人员
⑤其他救援人员＿＿＿＿＿＿＿＿＿＿＿＿＿＿＿＿

11. 目前您已经获得过哪些心理帮助？（可多选）

①没有获得过　②了解心理方面的知识和技能　③团体心理辅导

④个体心理咨询　⑤心理治疗　⑥其他_____

12. 这些心理帮助都是从哪里获得的？（可多选）

①没有获得过　②家人、朋友　③医护人员　④心理咨询人员

⑤其他救援人员____⑥宣传材料　⑦媒体（电视、收音机等）

13. 您希望获得哪些心理帮助？（可多选）

①什么都不需要　②收到关于心理方面的宣传材料

③听到媒体对心理方面的宣传　④团体心理辅导　⑤个体心理咨询

⑥心理治疗　⑦其他_____

14. 目前您知道哪些心理方面的知识和技能？（可多选）

①什么也不知道　②常见的心理反应　③自己如何缓解心理反应

④如何帮助别人缓解心理反应　⑤去哪里寻求专业心理咨询人员的帮助

⑥其他_____

15. 您希望了解哪些心理方面的知识和技能？（可多选）

①什么也不需要　②常见的心理反应　③自己如何缓解心理反应

④如何帮助别人缓解心理反应　⑤去哪里寻求专业心理咨询人员的帮助

⑥其他_____

16. 您喜欢通过什么方式来获得心理方面的知识和技能？（可多选）

①不想获得　②聊天　③讲座　④咨询热线

⑤面对面心理咨询　⑥宣传材料　⑦手机短信　⑧大喇叭

⑨广播节目　⑩电视节目　⑪其他_____

17. 您希望听谁来给您讲心理方面的知识和技能？（可多选）

①不想听　②家人、朋友　③医护人员　④心理咨询人员

⑤其他救援人员_____

18. 如果发给您宣传材料，您希望得到哪些种类的材料？（可多选）

①什么都不想要　②传单　③折页　④招贴画　⑤小册子　⑥书　⑦录音带／光盘

19. 目前您手头有哪些宣传心理方面知识和技能的材料？（可多选）

①没有收到过　②传单　③折页　④招贴画　⑤小册子　⑥书

⑦录音带／光盘

五、评估印象和重要问题：_____

_____

填写人：_____　单位：_____　联系方式：_____　日期：____月____日

附表4　快速卫生评估表

评估日期：____年____月____日　填写人：_____　单位：_____

地区：□城市　□农村

评估地区：_____省____市____县（区）____乡（街道）____村

邮政编码：_____

1. 医疗卫生部门情况

1.1 主要问题和需求_____

1.2 可能的发展趋势_____

1.3 本地现存的应急能力和其他需求_____

2. 灾情

2.1 灾情性质

主要危害:_____

其他危害:_____

预计发展:_____

其他相关事项:_____

2.2 受影响地区:(仅在为农村时填写)

——区域通道:

主要路线及其情况:_____

离受影响地区以外的最近城镇的距离:_____

最近的运营机场、港口或通航河流:_____

与进出受影响地区有关的其他信息:_____

2.3 受影响人口:

人数/估算:_____

性别/年龄区段(如果可以获得的话):_____

安置/搬迁模式:_____

信息来源与数据搜集方法:_____

3. 卫生影响

3.1 发病率和死亡率的三大原因

来源:_____ 参考时期:_____

发病率	死亡率
1. 原因_____	1. 原因_____
2. 原因_____	2. 原因_____
3. 原因_____	3. 原因_____

——粗略死亡率(CMR),如果可以获得的话(请注明所使用的公式):

_____ 每(人口)_____ 每(时期)_____

CMR 是否超过每天 $1 \times 10\,000$ 人的阈值?
( )是 ( )否 ( )不知道

——5 岁以下儿童死亡率(MR),如果可以获得的话:

_____ 每(人口)_____ 每(时期)_____

5 岁以下儿童的 MR 是否超过每天 $2 \times 10\,000$ 人的阈值?
( )是 ( )否 ( )不知道

3.2 是否存在严重营养不良? （　）是 （　）否 （　）不知道

参考时期:＿＿＿＿＿＿＿＿＿＿ 指标:＿＿＿＿＿＿＿＿＿＿＿

方法:＿＿＿＿＿＿＿＿＿＿ 来源:＿＿＿＿＿＿＿＿＿＿＿

如是的话,哪些人群面临更多危险? ＿＿＿＿＿＿＿＿＿＿＿＿＿

营养不良是否超过以下阈值:

5%~10%==中等 （　）是 （　）否 （　）不知道

>10% 严重 （　）是 （　）否 （　）不知道

3.3 暴发报告/谣传 来源:＿＿＿＿＿＿＿＿＿ 参考时期:＿＿＿＿＿＿＿＿

可能的诊断手段:＿＿＿＿＿＿＿＿＿＿＿＿＿＿＿＿＿

所使用的病例定义:＿＿＿＿＿＿＿＿＿＿＿＿＿＿＿＿＿

3.4 其他关切原因:＿＿＿＿＿＿＿＿＿＿＿＿＿＿＿＿＿

3.5 间接医疗卫生影响:＿＿＿＿＿＿＿＿＿＿＿＿＿＿＿

3.6 紧急情况发生前的基准发病率和死亡率数据,如可获得时:

发病率:＿＿＿＿＿＿＿＿＿＿＿＿＿＿＿＿＿＿＿＿＿＿

死亡率:＿＿＿＿＿＿＿＿＿＿＿＿＿＿＿＿＿＿＿＿＿＿

3.7 医疗卫生情况的预计发展:未来数月的主要关切原因:＿＿＿＿＿＿

4. 医疗卫生应急能力:当前发挥作用并靠近受影响地区的资源

4.1 已开展的工作＿＿＿＿＿＿＿＿＿＿＿＿＿＿＿＿＿＿＿

4.2 作业支持

最近医疗设施的位置

名称/类型:＿＿＿＿＿＿＿＿＿＿ 地点:＿＿＿＿＿＿＿＿＿

MOH:（　）是 （　）否 （　）不知道(亦请参阅 HIC/IRAF 表格)

最近转诊设施:名称/类型:＿＿＿＿＿＿＿＿＿＿ 地点:＿＿＿＿＿＿

MOH:（　）是 （　）否 （　）不知道(亦请参阅 HIC/IRAF 表格)

外部援助

最近组织/机构:＿＿＿＿＿＿＿＿＿＿＿＿＿＿＿＿＿

相关资源:＿＿＿＿＿＿＿＿＿＿＿＿＿＿＿＿＿＿＿＿

通信情况:（　）良好 （　）一般 （　）不足

靠近受影响地区的贮存能力:（　）是 （　）否 （　）不知道

地点:＿＿＿＿＿＿＿＿＿＿ 能力:＿＿＿＿＿＿＿＿＿

供给情况:（　）良好 （　）一般 （　）不足

病历:（　）可获得 （　）无法获得

5. 其他重要需求:目前的可提供性

5.1 水:（　）是 （　）否 （　）不知道 水源:＿＿＿＿＿＿＿

5.2 排泄物处置:（　）是 （　）否 （　）不知道

5.3 食物:（　）是 （　）否 （　）不知道 食物来源:＿＿＿＿＿

5.4 避难所及现场环境:（　）是 （　）否 （　）不知道

5.5 肥皂与水桶:（　）是 （　）否 （　）不知道

5.6 燃料与厨具:（　）是 （　）否 （　）不知道

5.7 其他重要需求(如:衣物与毛毯):( )是 ( )否 ( )不知道

6. 主要制约条件

6.1 安全性 ( )良好 ( )一般 ( )糟糕 请指明:＿＿＿＿＿＿＿＿＿＿＿

6.2 运输与物流:( )良好 ( )糟糕 请指明:＿＿＿＿＿＿＿＿＿＿＿＿

6.3 社会/政治与地理限制:( )是 ( )否 ( )不知道

请指明:＿＿＿＿＿＿＿＿＿＿＿＿＿＿＿＿＿＿＿＿

6.4 其他限制:＿＿＿＿＿＿＿＿＿＿＿＿＿＿＿＿＿＿＿＿＿

7. 医疗卫生部门的评估结果

7.1 目前的死亡率和发病率水平是否高于该地区每年此时的平均水平?

( )是 ( )否 ( )不知道

7.2 当前死亡率、发病率、营养、水、避难所环境卫生与医疗卫生的水平,是否符合国际标准?( )是 ( )否 ( )不知道

7.3 在未来两周里,死亡率是否会增加?( )是 ( )否 ( )不知道

如是的话,请指明原因＿＿＿＿＿＿＿＿＿＿＿＿＿＿＿＿＿＿＿

8. 关于公共卫生措施的建议

8.1 为降低可避免的死亡率和发病率,必须立即采取何种措施?(见以下8.6:请注明时间范围)＿＿＿＿＿＿＿＿＿＿＿＿＿＿＿＿＿＿＿＿

时间范围:＿＿＿＿＿＿＿＿＿＿＿＿＿＿＿＿

8.2 为防止发生这种情况,必须实施何种活动?＿＿＿＿＿＿＿＿＿＿

8.3 哪些风险需予以监控?＿＿＿＿＿＿＿＿＿＿＿＿＿＿＿＿

8.4 我们该如何进行监控?＿＿＿＿＿＿＿＿＿＿＿＿＿＿＿＿

8.5 实施上述所有事项(8.2~8.4),需要做何种投入?＿＿＿＿＿＿

8.6 哪些人参加?各承担何种工作?

优先级 1

人员＿＿＿＿＿＿＿＿＿＿＿＿＿＿＿＿＿＿＿＿＿＿＿

工作内容＿＿＿＿＿＿＿＿＿＿＿＿＿＿＿＿＿＿＿＿＿

时间＿＿＿＿＿＿＿＿＿＿＿＿＿＿＿＿＿＿＿＿＿＿＿

优先级 2

人员＿＿＿＿＿＿＿＿＿＿＿＿＿＿＿＿＿＿＿＿＿＿＿

工作内容＿＿＿＿＿＿＿＿＿＿＿＿＿＿＿＿＿＿＿＿＿

时间＿＿＿＿＿＿＿＿＿＿＿＿＿＿＿＿＿＿＿＿＿＿＿

优先级 3

人员＿＿＿＿＿＿＿＿＿＿＿＿＿＿＿＿＿＿＿＿＿＿＿

工作内容＿＿＿＿＿＿＿＿＿＿＿＿＿＿＿＿＿＿＿＿＿

时间＿＿＿＿＿＿＿＿＿＿＿＿＿＿＿＿＿＿＿＿＿＿＿

9. 其他相关信息

(谈林华)

第三节　灾后防疫的重要措施

自然和人为灾难发生后,由于清洁水源的破坏、流动人口的增加、媒介生物的滋生、灾民营养的缺乏和卫生状况的恶化等因素,引起某些传染病流行的风险急剧上升,如不加以预防控制,短期内很容易形成疾病的暴发流行,儿童作为易感人群需要重点关注。因此,灾后防疫工作是灾难医学的重要组成部分。对于各种生物灾难,一旦发现应立即进行疾病暴发的应急反应控制。

要有效应对灾后传染病的流行,最重要的是针对灾后存在的疾病风险因素进行干预和控制。一般来说,灾后卫生防疫包括以下四方面内容:①发现问题:迅速明确受灾群众的健康状况和所面临的疾病威胁;②解决问题:迅速改善灾区群众的生存环境和卫生设施;③应急反应:一旦接到疫情暴发的信息,马上组织暴发调查以明确病因和控制疫情;④监测系统:建立和运行疾病监测系统,及时发现疫情暴发征兆并进行早期预警。上述四方面工作依次衔接形成灾后卫生防疫工作的主线。

灾难事件后继发传染病疫情,主要原因是灾区生存环境和卫生设施遭到破坏。故灾难事件发生后,重要的任务是迅速改善受灾群众的生存环境。良好的生存环境和卫生习惯是预防传染病的基础。要改善受灾群众的生存环境,就需要尽快选择合适的居民安置点,恢复基本的卫生服务,提供避难场所、清洁的水、充足的食物和基本卫生设施(如厕所、垃圾场等),并提供针对特定疾病的疫苗,同时控制疾病传播媒介,这些措施的实施能够控制许多传染病的发生。

一、安置点的选择

灾难发生后,受灾群众和救援人员开始只能被安排在临时安置点,但不符合卫生要求的临时安置点将显著增加传染病的暴发风险,因此,选择足量合适的安置点也是救灾工作的重要任务。一般来说,居民安置点的环境应该尽量避免传染病相关风险因素的存在,也要避免新的传染病相关风险因素的产生。如果选择的安置点存在着诸如居住太拥挤、卫生条件差、媒介生物容易滋生等问题,就会促进霍乱、登革等传染病的流行。政府在选择安置点时要考虑交通运输的便捷性、周围环境的安全性以及清洁水源的可及性等因素。同时,安置点的选择也要考虑人员的不同类别,例如本地人口和救援人员。因为某些安置点环境可能对本地人没有影响,但是对流动人员(如救援人口等)就可能造成传染病风险,这是由于本地人对本地传染病具有免疫力。基于上述因素,灾难后居民安置点的选择必须科学地组织,并考虑到居民的卫生学要求。

(一) 选择安置点的标准

1. 安置点不应选择在本地医学昆虫的栖息地、杂草丛生地以及平坦、低凹有洪水风险的地方,而应该选择在轻微倾斜、比较干燥且有树木覆盖的区域。

2. 有安全充足的水源供应　选择安置点最重要的是能够常年获得充足、安全的水源,而且水源最好离居住地足够近,以避免长途运输带来的麻烦。

3. 有充足的地理空间安置各种设施和设立公共场所　安置点不仅要有足够的空间来安排当前的受灾群众,而且能为卫生设施、水源设施、储存点、医院、食物供应中心、登记点以及将来的人流等提供场所。

4. 安置点应利于自然排水,避免选择平坦、潮湿、低洼、河床、湖滩等不利于排水的地方,应选择高于本地水源平面且具有一定倾斜性的区域。

5. 安置点最合适的土壤应是容易吸收人类垃圾的土壤。此外,土壤类型也能影响输水管道、排水管道和路面修建等工程建设。

6. 交通便捷　在各种天气状况下安置点都应该有良好的路况,以便食物供应。

7. 如果可能,安置点应该有足够的植被。

二、安置点的布局和设计

要充分准备营区的安置计划,使得营区的容量有较大的伸缩性,一般以每年 3%~4% 的人口增长率来安置营区布局,要避免某些区域的过度发展,否则容易引起健康问题。原来分散居住的人群,他们的生活习惯使他们不适应密集居住,要充分考虑这些人员的安置。营区设计还应该考虑到文化差异带来的问题,以便能够满足不同民族、种族和宗教信仰人群的需求。

三、服务点的位置

服务点的选择首先必须考虑道路和房子的位置,其中食物和水源供应点、安全保障服务点、救火消防服务点、洗浴点等要尽可能位于居住点的中心位置,靠近马路便于交通,该中心必须远离别的健康服务设施,且处于一个不能污染水源的地方;同时设计一个接待区域,当新的人员进入营区时要登记。

四、食品卫生

搞好灾区的食品卫生是预防肠道传染病和食物中毒的重要措施,其关键步骤是抓好食品卫生监督管理。一般而言,灾区食品卫生工作的重点包括:对不同渠道捐赠的食品进行卫生监督和管理;对灾区原有的食品进行清挖整理、卫生鉴定和相应处理;对灾区生产经营的食堂和饮食业单位进行严格的卫生监督;做好食品卫生知识宣传,提倡卫生的取食方式;以家庭为单位预防各种食物中毒。

(一)需要重点预防的食物中毒

1. **细菌性食物中毒**　通常因食用已死亡畜禽肉、变质的米饭和蔬菜食品等引起细菌性食物中毒。患者起病急,一般在食用后 3~12 小时发病,部分在 13~24 小时,少数在 48~72 小时。患者以胃肠道症状为主,如腹泻、腹痛、恶心、呕吐,有时发热、头痛。细菌性食物中毒需要及时治疗,同时停食一切可疑食物,及时补充体液和电解质,必要时给予抗生素治疗。治疗策略主要是对症治疗为主。

2. **化学性食物中毒**　一般因误食化学有毒物质(如农药、亚硝酸盐等)引起。化学性食物中毒发病快,潜伏期一般在数分钟至 1 小时,死亡率较高,需要及时治疗。目前的治疗方法包括:停止食用毒物或一切可疑食物,及时进行催吐、洗胃、灌肠,及时使用特效解毒药进行病因治疗。如亚硝酸盐中毒采用亚甲蓝;有机磷中毒使用阿托品和碘解磷定(或氯解磷定等)。

3. **有毒动、植物致食物中毒**　食用未经充分加热的豆浆、扁豆或食用苦杏仁、发芽土豆、毒蘑菇等有毒植物性食物均能引起中毒;误食猪甲状腺、肾上腺和含毒的鱼类(如河豚)也能引起食物中毒。该类中毒的治疗方法一般仍是停止食用可疑食物,及时采取洗胃等急救措施,同时采用对症治疗措施。

(二)食物中毒现场的应急处理

1. 病例的紧急处理和报告 立即停止食用中毒食品,对病人及时诊断和治疗。立即向本地主管部门报告食物中毒情况,报告内容包括:中毒发生的地点、时间、人数、典型症状和体征、治疗情况以及可疑中毒食物等。

2. 中毒食品的控制 处理封存现场的中毒食品或疑似中毒食品,通知追回或停止食用其他场所的中毒食品或疑似中毒食品。所有疑似中毒食品必须待调查确认不是中毒食物后,才能食用。有毒食品需进行无害化处理或销毁,中毒场所采取相应的环境处理措施。处理方法如下:引起细菌性食物中毒的固体食品,可煮沸消毒 15~30 分钟后再进行销毁处理;液体食品可用漂白粉消毒,然后废弃。餐具等消毒可用煮沸 15~30 分钟的方法进行,也可用漂白粉、含氯消毒片等消毒处理。对于病人的排泄物、呕吐物可用 20% 石灰乳或漂白粉进行消毒(一份排泄物加二份消毒剂混合放置 2 小时)。环境处理可采用 0.5% 过氧乙酸进行喷洒消毒。化学性或有毒动植物性食物中毒时应将引起中毒的有毒食物进行深埋处理。

(三)灾区食品卫生监督管理

1. 救援食品最好是能直接食用的,且具有能防污染和易保藏的定型包装,如袋装密封食品和瓶装饮料。

2. 保证清洁瓜果蔬菜的充足供应。禁止流动摊贩售卖无包装熟食品,尤其是散装熟肉、水产品和切开的水果等;不准销售来源不明的食品及食品原料。

3. 食品生产经营单位应该做好食品设备、容器、环境的清洁。消毒后,经本地卫生行政部门认可后开业,并加强对其食品和原料的监督,防止食品污染。

4. 集体用餐单位优先配备清洁用水、洗涤消毒设备以及食品加热和冷藏设备等,并严格按照食品卫生法执行。

(四)开展食品卫生的宣传教育

灾区环境不同于日常环境,受灾群众在灾前的一些取食习惯并不适宜,必须告知受灾群众哪些食品不宜食用。包括:死亡的畜禽、水产品;腐烂的蔬菜、水果;非专用食品容器包装的、来源不明的、无明确食品标志的食品;其他腐败变质的食物以及不能确认是否有毒的植物性食物(如蘑菇等)。同时,搞好食品卫生宣传,提高群众的食品卫生意识。不要在简易住处集中备食和集体供餐,不要购买和食用未包装的熟肉和冷荤菜;食品要生熟分开,现吃现做,做后尽快食用;现场加工的所有食品应烧熟煮透,剩饭菜在下次食用前必须单独重新加热,存放时间不明的食物不要直接食用;炎热季节尽量避免对集体人群供应各种凉菜。

五、饮水卫生

地震等灾害发生后,由于自然环境严重破坏,水源往往含有大量泥沙,浊度较高;生活环境恶化,水源可能已受到粪便、垃圾、尸体等的污染;各种有机物或有毒物质进入水体,导致水质感官性状恶化、细菌孳生、毒物污染等,上述因素的存在使得灾区极易发生传染病流行。

要确保大灾之后无大疫，必须搞好灾区饮水卫生（图 11-1）。

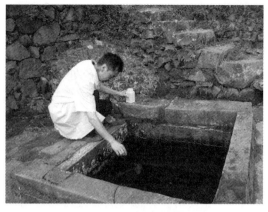

图 11-1　饮用水水源的检测

（一）饮用水水源的选择与保护

灾害发生后，原先的自然水管网和水源系统因地表结构变化而破坏，水质容易被污染，因此，必须在专业人员鉴定原先水源的卫生状况或者寻找新的水源后才能饮用。饮用水水源确定后，还要做好如下保护工作：

1. 清理集中式供水的水源地，划出一定范围水源保护区，设专人看管，禁止在此区域排放粪便、污水与垃圾。

2. 分散式供水尽可能利用井水为饮用水水源，取水最好有专用的取水桶。水井应有井台、井栏、井盖，水井周围 30m 内禁止设有厕所、猪圈以及其他可能污染地下水的设施。

（二）临时性供水

1. 在道路交通允许的情况下，周期性利用水车从外地取水并运达灾区是一种有效措施。水车空间密闭，相对卫生安全，同时居民可就近取水，使用方便。但水车供水时，需有专人负责，并注意饮水消毒，确保水质卫生。瓶装水水质安全，运输方便，可用来解决应急饮水问题。

2. 建立临时水处理设施　根据灾区水源水质的情况选择相应的水处理设备来获得清洁水源也是灾区供水的常见方式之一。对于高浊度水可采用相应设备，通过砂滤、超滤、消毒程序获得清洁水源；对于化学性污染的水则采用相应设备通过预处理、反渗透、消毒程序获得清洁水源。

（三）清理自来水厂与修复供水管网

1. 水处理设施内壁使用 3%~5% 的漂白粉液清洗。然后加满池水，并按有效氯量 10~15mg/L 投入，保持 12 小时，此时池水中游离性余氯含量不低于 1mg/L。将池水抽干，再用清水冲洗一次即可恢复饮用水生产。

2. 修复自来水供水管道，破坏严重的要重新铺设。供水前应对管道进行彻底的消毒和清洗。向管道中投加消毒剂，保证水中游离性余氯含量不低于 1mg/L，浸泡 24 小时以后排出，清水冲洗后可使用。对于覆盖范围较大的配水系统，可以采用逐段消毒、冲洗的方式。

3. 供水前必须按《生活饮用水卫生标准》进行水质检验，合格后方可供水。

（四）饮水消毒

1. 将水煮沸是十分有效的灭菌方法，在有燃料的地方可采用。

2. 灾难过后的一段时间内主要的饮水消毒方法是采用消毒剂杀菌。可选用的消毒剂主要包括含氯消毒剂（如漂白粉、含氯消毒片）、二氧化氯等。

3. 加入含氯消毒剂后，放置 30 分钟，检验水中余氯应达到 0.7mg/L。如未达到此值，说明投加量不足。但过量加入，又会产生强烈刺激性气味。

六、环境卫生

（一）灾后应急环境卫生工作的主要内容

灾区各地必须及时动员群众搞好环境卫生，其主要内容是：做好水源保护；设置临时厕所、垃圾堆集点；做好粪便、垃圾的消毒、清运等卫生管理；按灾害发生地的实际情况妥善处理人和动物尸体。其中，临时集中居住、医疗点等人群集中区域是环境卫生工作的重点区域（图 11-2）。

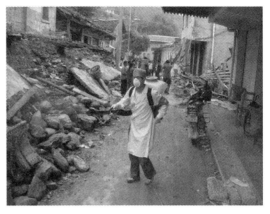

图 11-2 对灾区进行大面积消毒防疫

（二）对灾民临时住所的要求

1. 必须选择对人体安全有保障的场所或地点，尤其是灾民集中救助场所的选择，避免次生灾害的发生。

2. 选用轻质建筑材料，临时住所要能遮风防雨，同时应满足通风换气和夜间照明的要求。

3. 取暖做饭要注意安全，有人看管，防止一氧化碳中毒与火灾的发生。

4. 设定临时厕所，禁止随地大小便；设置垃圾、污水收集点；禁止在灾民集中居住场所内饲养畜禽。

5. 大力开展消毒、杀虫、灭鼠工作　地震后，各级卫生防疫机构要在有关行政部门的支持下，组织专业人员和群众相结合的消毒、杀虫、灭鼠（下简称消、杀、灭）工作队，根据分区划片，实施消、杀、灭工作。

（1）灾区消毒、杀虫：灾区由于人员居住拥挤，卫生设施简陋、条件差，环境与空气污染严重，消、杀、灭工作队要每天用 1%~2% 漂白粉澄清液或 3%~5% 来苏溶液，对居住区内外环境进行一次喷洒，净化环境，减少疾病发生。另外使用杀虫药物对居住区内外环境的蚊蝇孳生地也要进行处理，这样可降低蚊蝇密度。灾区蚊蝇灭杀主要有以下几种方法：

1）飞机喷药灭杀：用飞机进行超低容量喷洒杀虫剂灭虫，具有高效、迅速、面广、费用低等优点，是大面积杀蚊、灭蝇的理想方法。当飞机高为 20m，速度为 44m/s，在无风或微风的气象条件下喷药，每小时喷雾面积为 1.4 万 ~1.9 万亩。用马拉硫磷、杀螟松、辛硫磷、害虫乱乳剂或原油，每亩喷药 50~100ml，蚊子密度可下降 90%~98%，苍蝇密度平均下降 50%，处理得当也能下降 90%。但飞机喷洒杀虫剂受气象、地面建筑及植被条件限制，而且只能喷到地物表面，对室内、倒塌建筑物的空隙以及地下道内蚊蝇则喷洒不到，同时有大量药物在到达地面前就随风飘逸，起不到杀虫作用。因此，对飞机喷洒不到的地方和气象条件不适时，必须依靠地面喷洒。

2）地面喷药灭杀：

①室内滞留喷洒：将 5% 奋斗呐可湿性粉剂，配成 0.06% 奋斗呐水悬液，按每平方米 50ml（每平方米 30mg 有效成分）的量，用压缩喷雾器（雾化良好的）对四壁或棚顶等蚊蝇经常栖息地方均匀喷洒，亦可用 2.5% 凯素灵水悬液，用压缩喷雾器均匀喷洒四壁及棚顶等。

②室内速效喷洒：可用各种商品喷射剂、气雾剂。喷射剂用量一般为 0.3~0.5mg/m² 或 1.0mg/m²，气雾剂用量一般是 40m³ 房间喷 10 分钟。

③室外速效喷洒：将敌敌畏乳油（80%）加水稀释成 1% 浓度乳剂，用量每平方米 1ml，用压缩喷雾器喷雾。还可用 80% 马拉硫磷乳油 8 份，加 80% 敌敌畏乳油 2 份，混匀后使用 WS-1 型手提式超低容量喷雾机喷洒，一亩地面积用药量为混合药液 50ml。

④厕所、垃圾场及尸体挖掘掩埋等场所喷洒：用东方红-18型喷雾机装入药液喷洒。药物可用0.1%敌百虫水溶液、25%敌敌畏乳剂、0.2%马拉硫磷乳剂、0.1%倍硫磷乳剂，每平方米喷洒以上药液500ml。

3）用烟熏杀：对室内、地窖、地下道等空气流通较慢的地方和喷雾器喷洒不到的地方，可用敌敌畏、敌百虫、西维因、速灭威等烟剂熏杀蚊蝇。也可用野生植物熏杀。

（2）灭鼠：震后房屋倒塌，除少数家鼠被压死外，大部分鼠类可通过各类缝隙逃逸。另外，啮齿动物比较敏感，在地震发生前，有些鼠类感觉到所在环境有异，它们可以成群迁移远离震区或逃到地震边缘地带。

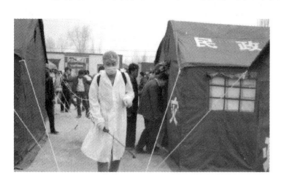

图11-3　对临时住所的消毒

鼠类需要取食，震后正常环境遭到破坏，鼠类仍需随着人群迁移到人口密集、卫生条件差的临时住处，增加了和人群接触机会，极易导致鼠源性和虫媒性疾病的发生，所以地震后卫生防疫部门也应组织灭鼠。常用的灭鼠药物有磷化锌、杀鼠迷、杀鼠灵、氯敌鼠、溴敌隆、敌鼠钠等。

如果震后鼠密度高，可使用0.3%~0.5%磷化锌稻谷（或小麦）毒饵，晚放晨收，投放三晚。也可使用0.025%敌鼠钠毒饵连续布5~7天即可。灭鼠后发现死鼠用火烧掉或深埋。

（三）构建临时厕所，强化粪便处理

在解决灾区人民饮水、吃饭的同时，修建临时厕所、恢复环境卫生设施也是应急安置灾民不可或缺的重要工作。在救灾工作展开后，加强粪便管理是灾区必须解决的问题。

1. 修建的临时厕所应能防止粪便污物外溢，不污染周围环境，尤其不能污染水源。定期杀虫，防止蚊蝇滋生。发生肠道传染病的病例或流行时，粪便必须有专人负责进行及时消毒处理。

2. 在灾民临时居住场所，厕所应按人口密度合理布局。对于应急临时厕所，粪便与尿液可分别收集，尿液及时排放，粪便每天施加生石灰或漂白粉消毒。

3. 尽量利用现有的储粪设施储存粪便，如无储粪设施，可将粪便与泥土混合后泥封堆存，或用塑料膜覆盖，四周挖排水沟以防雨水浸泡、冲刷。

4. 在应急情况下，于适宜的稍高地点挖一圆形土坑，用防水塑料膜作为土地的衬里，把薄膜向坑沿延伸20cm，用土压住，粪便倒入池内储存。

5. 在特殊困难情况下，为保护饮用水源，可采用较大容量的塑料桶、木桶等容器收集粪便，待灾害过后运出处理。集中治疗传染病人的粪便必须用专用容器收集，然后消毒处理。散居病人的粪便应采用以下方法处理：粪便与漂白粉的比为5∶1，充分搅合后，集中掩埋；粪便内加入等量的石灰粉，搅拌后再集中掩埋。

（四）垃圾和污水的收集与处理

1. 根据灾民安置点的具体情况，合理布设垃圾收集站点和污水倾倒点并加强管理。

2. 及时对垃圾站点与污水倾倒处进行消杀工作，控制苍蝇、蚊子滋生。

3. 传染病人产生的垃圾必须消毒处理，有条件可采用焚烧法处理。

七、病媒生物防制

(一) 组织工作

1. 灾区各级卫生防疫部门应做好蚊、蝇、蚤、蝉、鼠等病媒生物监测与防治的组织工作。

2. 杀虫灭鼠药物要有专人负责,做好这些药物的集中供应、配制和分发工作,做好蚊、蝇、蚤、蜱、鼠等病媒生物预防控制常识宣传,组织专业技术人员和群众实施。

(二) 灾区病媒生物监测与控制原则

1. **常规原则**　病媒生物密度不高或未发生媒介相关疾病时,加强环境治理,辅以药物杀灭,加强个人防护。

2. **应急原则**　媒介生物密度过高或处在媒介生物性疾病流行期,应以化学防治为主,辅以个人防护和环境治理措施。

(三) 针对不同人群、不同场所的防控措施

1. **现场救援人员**

(1) 个人防护:对现场工作人员要进行必要的个人防护。尽量穿长袖衣裤,减少蚊虫叮咬的机会。可使用市售趋避剂(蚊不叮、蚊帐等),按照产品说明上的使用剂量、使用频次涂抹于皮肤外露的部位,或在衣服上喷洒。

(2) 在临时居住地或帐篷中使用蚊帐或药用蚊帐,或用 15~25g/L 澳氧菊醋或 20~40g/m^2 的氯氧菊醋喷洒蚊帐。

(3) 在居住或工作区域使用常规杀虫剂如市售气雾剂、空间喷洒或滞留喷洒。在睡觉前使用蚊香(或电热蚊香)。在临时居住帐篷或住所周围 5~10m 内使用 2.5% 的澳氧菊醋可湿性粉剂 100 倍稀释作滞留喷洒,防止蚊虫侵害。

2. **对灾区蚊、蝇、鼠等的防制**

(1) 对垮塌现场的处理:室外用氯氧菊醋、高效氯氧菊醋、澳氧菊醋、马拉硫磷、辛硫磷、敌敌畏(卫生级)等药剂,使用超低容量或常量喷雾器喷洒。确有必要时,使用飞机布洒。

(2) 对临时居住区或居住区蚊、蝇、蚤的处理:室外喷洒药剂种类及使用方法同垮塌现场的处理;室内化学防制使用氯氧菊醋、高效氯氧菊醋、溴氧菊醋等药剂进行喷洒处理。同时注意使用蚊帐或药用蚊帐,或用 15~25g/m^2 澳氧菊醋或 20~40g/m^2 的氯氧菊醋喷洒蚊帐。还可以使用市售气雾剂、蚊香(或电热蚊香)防蚊蝇;防蚊蝇设施在住处装上纱门纱窗、睡前点燃蚊香或使用电热蚊香;在临时居住帐篷或住所周围 5~10m 内使用 2.5% 的澳氨菊醋可湿性粉剂 100 倍稀释作滞留喷洒,防止蚊虫侵害;趋避剂的使用在蚊虫等比较多的地方活动或工作,使用个人防护用品。

(3) 鼠类防制:针对医院、临时救治场所、食堂、灾民集聚地等重点场所,投放抗凝血灭鼠剂澳敌隆、大隆等毒饵,最好使用蜡块。对于粮食毒饵,可使用毒饵盒或临时毒饵盒。投饵前做好宣传和警示标记,防止儿童和老人误食中毒。医疗机构要储备一定的维生素瓦解毒剂,以进行人员误食中毒后的急救工作。

八、化学中毒预防和处理

地震、飓风等灾难后区域内存在的许多化学物均能通过呼吸道、消化道和皮肤进入人体

造成中毒。现场腐败物可产生硫化氢,燃料燃烧不完全可生成一氧化碳以及密闭、低洼地可能存有高浓度单纯窒息性气体。此外,灾难引发的区域化学品泄漏也可能引起人体化学中毒。针对这些情况,政府必须组织相关人员开展化学中毒的预防和处理工作。

(一) 化学性中毒预防

1. 排查潜在危害源　各类化工厂、化工商店、化学品仓库、农资商店、家庭存放的农药、不明包装瓶(箱)等。

2. 明确危害源处理原则　卫生应急队伍要尽量远离以上危害源;已经出现泄漏情况时,危险源上风向是安全区域。

3. 不要饮用气味、味道和颜色异常的饮料或进食可能污染的食品。当有暴露风险的人群的健康状况出现异常时,要立即组织现场调查、处理。

(二) 化学性中毒现场应急

1. 疏散与隔离　一旦出现化学品泄漏,应立即疏散现场的无关人员,隔离毒物污染区;如果是易燃易爆物的大量泄漏,应立即上报指挥部,请求消防专业人员救援,并由应急救援指挥机构决定周围居民的疏散范围和疏散方向。

2. 切断电源并消除火源环境中的电源和火源　可能在化学品泄漏后引发爆炸和火灾,因此,事故发生后应立即切断电源并消除火源。如果泄漏物属于易燃易爆物质,要在整个毒物泄漏区内控制电源和禁止火源。禁止使用非防爆电器,禁止使用手机和对讲机等。

3. 保护应急人员　①进行化学品泄漏应急处置的各类人员均必须接受过专门的业务培训和训练;②在进入现场之前,应针对泄漏物质的理化性质、暴露方式、现场浓度等情况,采取有效的个人防护;③应当详细记录进入、撤出泄漏现场的人员姓名和时间,紧急撤离时应进行点名,严禁单独行动;④现场应准备特效解毒剂和其他急救医药用品,并有医护人员待命;⑤中毒人员应从上风方向抢救撤出或引导撤出。

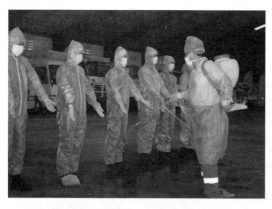

图 11-4　人员洗消

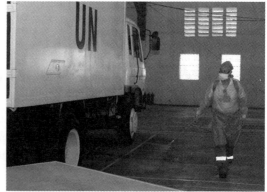

图 11-5　车辆洗消

4. 现场毒物监测和毒物健康影响评价　应根据现场特征设立毒物监测方案,以及时掌握泄漏物质的种类、浓度和扩散范围,恰当地划定警戒区,并为现场指挥部的处置决策提供科学依据。加强环保、卫生和消防等部门沟通信息。依据毒物监测资料和人及动物中毒情况评价危害区域、人群范围和危害程度,并提出相应的应急措施建议。

5. 泄漏控制　及时向指挥部报告,由消防或工程专业人员控制。现场污染判定依据环保部门报告。

6. 现场分区和警示标识　根据危害源性质和扩散情况等进行现场分区,危害源周围核心区域为热区,用红色警示线隔离;红色警示线外设立温区,用黄色警示线隔离;黄色警示线外设立冷区,用绿色警示线隔离。同时,在不同地点根据需要设立各类警示标识。医疗卫生救援队伍在冷区内划定救援区域,在区域内根据不同功能设立指挥部、急救区、观察区等。洗消区一般设立在温区边缘,检伤区设立在洗消区附近。

(三)化学性中毒患者处理原则

1. 脱离接触、洗消迅速撤离危害源区域,疏散到空气清新处,尽快在非污染区接受诊治。撤出人员首先应在现场洗消区进行洗消,脱去被污染的衣物,用流动清水及时冲洗污染的皮肤,对于可能引起化学性烧伤或能经皮肤吸收的毒物更要充分冲洗,时间一般不少于 20 分钟,并考虑选择适当中和剂中和处理;眼睛有毒物溅入或引起灼伤时要优先迅速冲洗。

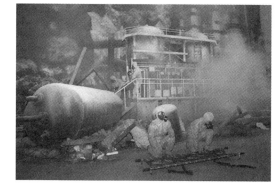

图 11-6　化学中毒伤员救治

2. 检伤医务人员根据病人病情迅速将病员检伤分类,做出相应的标志,并按照检伤结果将病人送往不同区域内急救。

3. 应用特效解毒治疗主要有特定毒物的特效解毒剂、氧疗法等,对气体中毒者尽量送有高压氧条件的医疗机构。

4. 对症和支持治疗保护重要器官功能,维持酸碱平衡,防止水电解质紊乱,防止继发感染以及并发症和后遗症等。

九、尸体处理

地震等自然灾害遇难者的尸体与传染病病人的尸体不同,一般不会引起传染病的流行,不存在终末消毒的问题,但应认真做好尸体的卫生处理。2008 年汶川地震后,大量遇难者尸体被高剂量消毒剂处理,一定范围内存在消毒剂过量使用的问题。

(一)尸体处理的原则

对逝者处理时必须给予充分尊重的原则;及时就地清理和尽快掩埋处理的原则;必须需要辨明身份而不能马上处理者,存放时间应尽量缩短。

(二)尸体暂时存放地的要求

1. 尸体存放地点应远离水源、避开人员活动区,避开低洼地;条件许可时可集中存放,便于管理。

2. 平均气温低于 20℃时,自然存放不宜超过 4 天;以存尸袋存放者可延长存放时间,但需在尸体上下洒盖漂白粉,以降低尸体腐败的速度,减少异味;尸体出现高度腐烂时应及时进行火化或掩埋处理。

(三)尸体包裹要求

1. 首选统一制作的裹尸袋,也可选用逝者生前的被褥等进行包裹,包裹要尽量严紧结实。

2. 在尸体高度腐烂时,在裹尸袋内要加棉织物吸收液体,并适当喷洒漂白粉或其他消毒除臭剂。

3. 对轻度腐烂的尸体,无须进行消毒除臭处理,为减轻周围环境的臭度,在尸体周围环境可适当喷洒消毒除臭剂。

(四)尸体的运输要求

1. 要求有专门的尸体运输车辆。

2. 尸体装车前要在车厢里衬垫液体吸收物,液体吸收物清除前需对液体吸收物与车厢用漂白粉等进行消毒处理。

3. 进行尸体运输尽量选择人群较少的路线。

(五)尸体的掩埋要求

1. 有条件进行火化处理的应为首选方法。

2. 对甲乙类传染病死亡者,应做彻底消毒后,以最快速度运出火化或者 2m 以下深埋。

3. 对高度腐烂的尸体应进行消毒除臭处理。

4. 尸体埋葬的场所应由本地政府指定,不得随意乱埋。

5. 选用土葬,应尽可能选择 2m 以下深埋的方式;埋葬人数集中量大时或有特殊原因不能选择深埋方法时,如为避免对地下水的污染等,经现场卫生专家集体决定可选用浅埋(1m)的方法。

6. 选择土壤结构结实、地下水位低、地势高、远离水源地,在便于运输又在不影响城镇、村落的地点选择尸体掩埋地。尽量选择人口密集区的下风向。

(六)尸体清理工作人员防护要求

尸体的清理、运输人员需要具备一定的防护意识和配备卫生防护装备,要戴医用防护口罩、穿着工作服、戴手套、穿胶鞋。尽量避免意外擦伤,出现外伤时需要及时进行医疗处理。应注意及时洗手并注意个人卫生。

(丁　辉)

第四节　灾害监测预警系统的建立与应用

灾后生存环境的改善降低了大多数疾病发生和流行的风险,但仍然存在发生疫情的可能。任何疫情的发生都是一个逐渐发展的过程,酝酿开始必有端倪,临近事故有更多征兆,这些端倪和征兆就是疫情发生状态的信息脉络。如果在疾病形成大规模暴发之前就发现其端倪并进行有效控制则会事半功倍。

一、监测预警系统的基本概念

(一)监测预警系统的定义

为了能在疾病暴发前尽早发现疫情征兆,需要建立一套能感应疫情来临信号的系统,即监测预警系统,该系统通过对疫情信号不断地监测、收集和分析,从而在疫情来临时及时发出警报,提醒政府和相关人员对疫情采取行动。

（二）监测预警系统的构成

监测预警系统一般由信息收集、信息加工、预警决策和发出警报 4 个连续的过程组成。

1. 信息收集　信息收集主要是对风险因素及疫情征兆等信息进行收集。例如：地震灾难后对虫媒密度的监测，收集肠道传染病发病率的信息等。信息收集要注意所收集信息的全面性和代表性，否则预警功能将不能保证。信息收集时要注意信息传递障碍，如虚报、少报、不报等情况，这可以通过选择信息传递者和制定相应的规章制度来克服。

2. 信息加工　信息加工主要指对上报信息的整理归类、识别以及转化这 3 个过程。直接上报的信息一般无法直接利用，首先需要整理和归类这些信息，从而使得到的信息清晰和有条理，才能从总体上把握信息的脉络。因为归纳和整理后的信息中有些可能是虚假的，利用虚假的信息，我们就会得到错误的预警，就会使预警系统不准确，因此，必须对整理后的信息进行识别，识别时可以利用对比分析的方法，也可以通过分析信息来源、收集信息的环节来判断。在信息识别后，我们能获得一些全面、真实、有用的信息，这时需要把这些信息转化成一些简单、直观的信号或指标，为系统决策做好准备。

3. 预警决策　预警决策就是根据信息加工的结果，来决定是否发出疫情警报和警报级别的过程，同时向警报发送系统传输指令。根据信号进行决策并不是一件容易的事情，需要制定科学的决策依据。例如，某人群某疾病的发病率超过多少需要预警，或者单位时间内某病发病率上升的幅度超过多少需要预警等。这些都不能拍脑门子就给出决策，因为这种决策直接影响着是否触发应急反应及触发多大范围的应急反应等后续行动。预警决策的依据就是要科学地决定是否预警及不同预警级别的临界指标，这些临界指标的作用就是要求信号或指标达到何种水平。有时信号不能显示疫情是否发生，而只是表明疫情发生的可能性大小，此时也可以根据疫情发生的可能性大小制定预警级别的临界点。预警决策一旦完成就要进行警报发送，让警报发送系统及时发出警报和警报的级别。

4. 警报发送　其作用就是向疫情应急反应者及潜在的疫情受害者发出警报，让他们采取相应的应对措施。只有实现全民动员，疫情才能更快更彻底地被扑灭。2003 年非典型肺炎暴发初期，某些卫生部门及领导向上级领导瞒报疫情，对潜在受害的广大民众实施信息封锁，这种不进行警报发送的行为极大地延误了社会应急组织的快速反应，酿成了更大规模疫情的暴发。让疫情反应者和潜在受害者准确无误地知道警报，就必须注意警报发出的方式和警报的类型，这时要根据应急反应部门和潜在危害者的特点来决定。例如，如果潜在受害人群分布地域大，就可以通过电视、广播等途径；要使他们理解警报的内容，就要根据他们的文化背景等因素针对性地设计警报的内容。

（三）监测预警系统的用途

灾难后建立疾病预警系统，一方面能够早期发现疫情，及时促发应急反应和最大限度减少疫情造成的危害；另一方面，也能帮助灾区卫生主管部门明确灾区当前的主要卫生问题，对灾区的卫生工作做到有的放矢。此外，通过比较干预措施实施前后的某些监测指标，监测预警系统还能用于干预措施的效果评价。

二、建立疾病监测预警系统

建立疾病监测预警系统是确保大灾之后无大疫的重要举措，是及时促发应急反应的重要保障。因此，在地震等灾害发生后建立灾区的传染病监测预警系统非常重要。灾害发生后,一方面本地的疾病监测体系往往遭到严重破坏,另一方面与灾前相比,随着灾后环境因素的恶化对所监测的病种也出现了新要求。因此,快速且正确地建立灾区疾病监测预警系统是灾后卫生救援的又一难题。下面将围绕这一主题进行阐述。

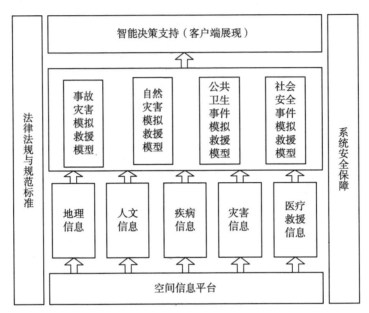

图 11-7　监测系统的整体框架

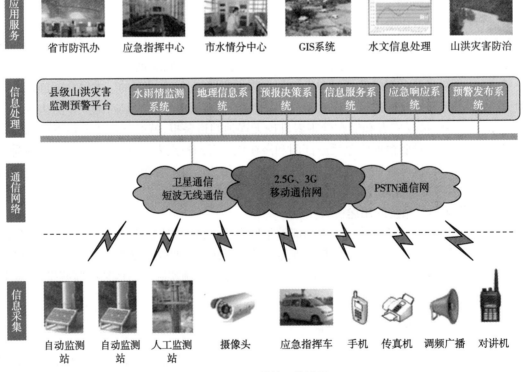

图 11-8　预警的工作流程

（一）设立灾区疾病监测的首脑机关

在前线救灾防病指挥中心,应该设立疾病监测组,并作为灾区疾病监测的首脑机关。该首脑机关的主要责任:负责应急疾病监测方案的设计、数据收集、数据分析解释和监测报告的撰写等任务;负责向上级指挥部报送并向各灾区指挥分中心反馈监测信息;必要时,组织监测数据分析会议,研判疫情形势,研究控制措施建议。

（二）确定监测病种和（或）临床综合征

灾难发生后,某些传染病发生风险会升高,有些以灾难事件为原因而有些以灾难事件为助因。发现和确认受灾地区既往存在的疾病非常重要,这些疾病有可能因灾难事件本身及其衍生的因素而产生暴发流行。受灾区域的卫生部门可以提供本地曾经流行过的疾病信息,对于这些疾病我们不仅要了解清楚其现状,还要建立相应的监测体系。在灾区建立每一种传染病的监测系统是不可能的,在有限的人力、物力条件下必须确定需要优先监测的传染性疾病。确定应急监测病种的临床综合征,要考虑灾害发生时的季节特点、地理区域特点、灾害程度、灾民数量及年龄结构特征、灾民安置方式以及本地既往传染性疾病谱和流行水平等因素。此外,大量灾难后防疫实践提示:腹泻、霍乱、下呼吸道感染和流脑等传染病在许多灾难中都应该给予重视。同时,要注意到监测病种和（或）临床综合征可根据救灾工作的发展进程和需要适时调整。

（三）监测病例定义的确定

在收集病例资料之前,必须确定所监测疾病中每一种疾病的病例定义。病例定义是开展疾病监测工作的必要前提,没有病例定义就无法在同一标准下确定灾区内的传染病患者,就无法开展相关危险因素以及发病率、病死率等指标的计算,就无法开展监测预警和发布信息。传染病病人的准确诊断往往需要有实验室的病原学证据,或者具备明确的流行病学接触史,这样的患者可以成为确诊病例,但在许多应急情况下,传染病发生后不一定都能进行实验室确诊,为了正常开展疾病监测工作,此时往往引用症状标准来筛选监测病例。例如,WHO 为了有效监测霍乱疫情给出了如下 3 个病例定义:①急性水样便腹泻:24 小时内有 3 次及以上液体样便;②霍乱疑似病例:5 岁以上人员因急性水样便出现严重脱水症状（或死亡）或 2 岁以上霍乱流行区人员出现急性水样腹泻;③霍乱确诊病例:病人腹泻样本中分离到霍乱弧菌。注意:监测病例的定义与临床诊断和治疗中的病例定义是不同的,监测病例定义不能用于临床的诊断和治疗。

（四）建立数据收集平台

1. 报告人和报告方式 报告人一般应包括尚在运转的医疗机构、灾民安置点的固定和流动医疗点、医疗队的医师、现场疾控专业人员。对于未设固定医疗点的安置点,应指定人员每天询问疾病症状和发生人数等并向指定信息收集点报告。至于报告方式,在灾害初期,可采用手机短信和电话报告等方式。通讯系统恢复后,可填报报表,用传真或电子邮件向指定的信息收集单位报告。

2. 报告内容和报告收集方式 根据监测人员或机构的差异,报告内容分两类:一类是尚在运转的医疗机构,要求按传染病报告规范报告法定传染病病例和聚集性传染病事件;另一类是各灾民安置点及固定、流动医疗队,主要进行传染病症状及死亡报告。一旦发现鼠疫、霍乱、炭疽,或疑似传染病相关死亡及疑似传染病聚集性病例时,应立即进行报告;一般情况下的传染病或症状报告,可每天报告或每半天向指定疫情收报点报告。

3. 各指定疫情信息收报点 应确定联络人、联络电话、电子邮件地址,通报给各报告单位和报告人。各疫情收报点还要及时掌握各灾民安置点的灾民人数、年龄性别结构数据、医疗和防疫队伍的基本信息。各疫情信息收报点收到疫情报告后,要随时向指挥中心的应急监测组报告。

4. 选择有卫生数据收集和分析经验的人员来进行监测相关工作 参与应急反应的卫生队伍应该做好医疗记录,最好每天进行收集和归纳,以便确定疾病的变化趋势和疾病的粗发病率。尽量收集所有提供卫生服务部门的同类型数据,虽然比较复杂,但能让救援人员精确估计疾病的趋势。

(五)分析和解释监测资料

指挥中心监测组收到鼠疫、霍乱、炭疽、疑似传染病相关死亡及疑似传染病聚集性病例信息时,应即刻分析讨论,并向上级部门汇报。对于其他疫情报告数据应每半天和全天汇总分析一次。数据分析的主要指标包括分病种和综合征统计新发病人数、死亡人数、罹患率和死亡率,分年龄组的发病数、死亡数、罹患率和死亡率,发生地点、变化趋势等。根据监测数据的统计分析结果,专业人员要对监测疾病当前的发展趋势、是否超过警戒水平、采取的干预措施是否有效等作出判断。

(六)建立适时疾病调查机制

当监测系统发现任何异常模式时,为了证实是否存在疫情和避免盲目启动大规模应急反应,应该配备由少数人组成的现场调查和实验室检测队伍。这支队伍的行动是随着监测预警结果而启动的。

(七)确定信息反馈机制

疾病监测信息应及时反馈给相关人群,这些人群包括政府部门、上级卫生部门、基层卫生人员、灾区及非灾区民众等。疾病监测信息的透明化是避免疫情信息以说传说的重要策略。向上级部门反馈时可采用正式的书面报告,而向基层人员和民众反馈时可采用报纸、广播、网络等传播。公布内容的表现形式可以多样化,但要根据对象的文化水平、民族背景等特点来决定。

三、灾害监测预测系统的应用

(一)预警工作程序

突发灾害危害的预警工作包括风险评估、提出建议、行政发布3个主要环节。突发灾害的风险评估工作通常由各级疾病预防控制中心及军兵种卫生防疫专业机构完成,通过监测信息、报告信息和情报,分析提出评估报告,向本级或上级卫生主管部门提出风险评估意见和处置措施建议以及预警提示范围的建议。卫生主管部门根据专业机构的评估报告进行审查,必要时,召开机关和专家会议会商、审查,或进行复查、核实。确认后,由卫生主管部门向上级处置突发事件领导小组或部队党委提出预警建议和应急处置措施建议。经审查批准后,由各级处置突发事件领导小组或部队党委向有关单位或全军发布预警警报,并按照发布与终止部门一致的原则,适时终止警报。

(二)预警时机与内容

1. 预警的时机或条件 发现传染病暴发、流行时;不明原因的群体性疾病发生时;传染病菌毒种和其他危险源物资丢失时;重大食物中毒、职业中毒、化学中毒、核辐射损伤事件已经发生或极可能发生时；发现生活饮用水污染时；自然灾害引发公共卫生状况不良时；发现其他严重影响或可能影响部队官兵或民众健康事件时均应提出预警。

2. 预警的级别　疾病预防控制机构根据监测发现、实地调查、综合分析和专家会商的结果，按照特别严重、严重、较为严重、一般四个级别对紧急事态进行判定，并向上级卫生主管部门提出预警级别以及范围、内容的建议。各相关应急组织指挥机构根据卫生主管部门的建议或上级指示发出预警。

3. 预警内容　预警的主要内容包括：发生或可能发生的事件类别、预警级别、起始时间、可能影响范围、警示事项、应采取的预防控制措施，以及发布机关、发布时间、有效范围等。

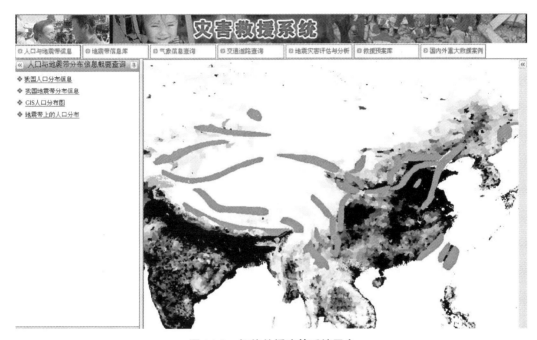

图 11-9　智能救援决策系统平台

（三）信息发布

1. 形势通报　各级卫生主管部门根据突发灾害的管理权限、危害性、紧急性，可以通过部门通知、通报的方式向所属卫勤部队、分队或保障区域部队发布形势预报。涉及需要跨战区、跨系统、跨部门尽快了解的情况，由总后卫生部以通知、通报的方式向全军相关卫勤部队、分队及医学院校、科研单位发布形势预报或通报。疫情通报发布的主要内容包括：突发灾害和传染病疫情性质、原因发生地及波及范围；发病、伤亡及涉及的人员范围；处理措施和控制情况；转达上级应急响应指示及事件处置结果等信息。

2. 事件信息的发布权限　军队特别重大（Ⅰ级）、重大（Ⅱ级）突发灾害的信息发布，由总后卫生部和总政宣传部会同国家有关新闻主管部门共同负责。新闻稿件经军队处置突发事件领导小组审查报军委批准后，授权新华社发布，或以"国务院新闻办公室"名义发布。军队较大（Ⅳ级）突发事件的人员伤害、疾病流行、致伤致病因素、卫勤情况等信息向国家、地方提供，由总后卫生部相关业务局室（中心）负责整理，经总后卫生部审查批准，由总部卫生应急办公室负责对外提供。

对外发布军队突发灾害信息,由总部卫生应急办公室视情况会同国务院卫生行政部门拟制新闻通稿,统一对外口径,报国务院和中央军委批准后,由国务院卫生行政部门统一发布。未经授权,军队任何单位不得擅自发布或向地方单位提供信息。

（丁　辉）

参 考 文 献

1. Pfefferbaum B,Varma V,Nitiéma P,et al. Universal preventive interventions for children in the context of disasters and terrorism. Child Adolesc Psychiatr Clin N Am,2014,23(2):363-382.

2. Stone G1,Lekht A,Burris N,et al. Data collection and communications in the public health response to a disaster:rapid population estimate surveys and the Daily Dashboard in post-Katrina New Orleans. J Public Health Manag Pract,2007,13(5):453-460.

3. Morton M,Levy JL. Challenges in disaster data collection during recent disasters. Prehosp Disaster Med,2011,26(3):196-201.

4. 曹广文.灾难医学.北京:第二军医大学出版社,2011.

5. 王谦,陈文亮.非战争军事行动卫勤应急管理.北京:人民军医出版社,2009.

6. 郑静晨,侯世科,樊毫军.灾害救援医学.北京:科学出版社,2008.

7. 李宗浩.中国灾害救援医学.天津:天津出版传媒集团,2013.

第十二章　灾害儿童医学救援实例

第一节　印度尼西亚海啸儿童国际救援实例

一、背景

（一）灾情

北京时间 2004 年 12 月 26 日 8 时 58 分,印度尼西亚苏门答腊岛西北近海（北纬 3.9°、东经 95.9°）发生 9.0 级地震,并引起了人类有史以来最为严重的一次海啸,波及东南亚、北非等十几个国家。印度尼西亚亚齐省死亡人数就超过 20 万人,占印度尼西亚总死亡人数的 90% 以上。印度尼西亚属于伊斯兰教国家,禁止火葬,海啸发生时本地正处于湿热的雨季,大量尸体曝晒、浸泡腐烂,无法及时掩埋,加上医疗卫生资源匮乏,已出现烈性传染病（霍乱）,并随时可能暴发大规模多种传染病。基础设施如大部分公路和桥梁冲毁、交通、通讯、燃油、供电、食品及饮用水等生命线工程供应中断,加上政府官员大量伤亡导致政府瘫痪,给救援工作带来巨大困难（图 12-1）。

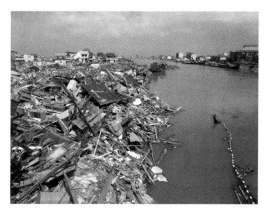

图 12-1　海啸现场

（二）中国国际救援队出队情况

根据联合国呼吁及受灾国请求,我国政府决定于 2004 年 12 月 30 日派中国国际救援队,共 2 批次赴受灾最严重的印度尼西亚北部、亚齐省首府班达亚齐市执行国际人道主义救援,历时 40 余天,工作重心是医疗救援。中国国际救援队第 2 批次赴灾区执行救援任务是首次配备儿科专业人员为灾区儿童提供医疗救治服务,同时中国国际救援队也是灾区唯一一支配备儿科医师的国家级救援队。

二、展开工作

（一）灾区展开工作所面临的困难

1. 地震引发海啸导致亚齐地区灾情仍然严重、儿童伤病众多;灾民居住分散,无法集中统一诊治和处理。

2. 本地医疗机构基本上全部瘫痪,儿童无法得到来自于政府的基本医疗保证,完全依靠国际社会的人道主义援助,救援压力大。

3. 儿童居住条件差、水源污染,缺乏饮用水和食物,面临营养不良和易患肠道传染病风险。

4. 本地反政府武装与政府武装时常交火,社会局势动荡,我救援队员人身安全存在隐患。

5. 灾区地处赤道附近,为热带气候,高温、高湿的环境下展开工作,我救援队员面临体能考验。

6. 语言沟通交流障碍。

(二)多形式、多途径、积极主动地展开工作

医疗分队面临救援任务重、灾民分散、交流障碍等不利的因素条件下,积极主动地展开工作。

1. 我医疗分队在 2005 年 1 月 1 日开始恢复 Kota Janho 社区医院和班达亚齐市总医院,并建立了中国病区。依托这两所医院展开院内医疗救治,共救治灾区儿童500 余例(图 12-2),主要疾病种类有:呼吸道感染、皮肤感染和肠道疾病等。这种院内救治形式一方面提高了中国国际救援队的声誉;另一方面吸引了灾区儿童前来救治,解决了灾区儿童"看病难"的问题;同时能够早期发现传染性疾病,做到早期发现、早期治疗、早期防疫。在 Kota Janho 社区

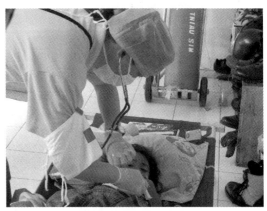

图 12-2　为患儿细心诊治

医院诊断 1 例 18 岁男性疟疾患者。此病例是灾后国际卫生组织公开发布的第 4 例疟疾病人,同时医疗分队检疫人员到患者居住区行卫生消毒工作,有效地预防了难民点疟疾的流行。

2. 医疗分队每天到灾民居住区外出巡诊,展开院外医疗救治。在亚齐机场和 5 个灾民点巡诊,每次巡诊人数在 300 例次以上。展开的工作:清创、消毒、检疫、心理疏导等(图 12-3、12-4)。通过外出巡诊这种工作形式缩短了救治周期,提高了受治人群的治愈率,缓解了灾害后期医疗救治压力。

3. 积极参与卫生防疫和卫生培训。针对灾区已经出现疫情,为了防止各种传染病的暴发及扩散,尤其是灾区儿童为弱势群体,在多个难民点宣传卫生防疫知识,参与消毒难民营生活区、发放消毒药片、消毒喷雾剂、消毒纸巾等防控传染病。同时在 Kota Janho 社区医院对护理人员进行卫生和医疗知识培训,增强本地医院收治病人的能力,促进了医院工作的恢复。

4. 与其他国际救援队联合转运及抢救危重伤病员。在班达亚齐市总医院、急诊科工作期间,联合澳大利亚救援队联合转运重症伤病员 5 例。

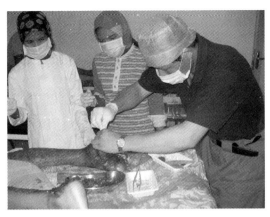

图 12-3　为大面积烧伤男童换药

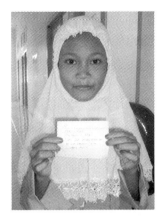

图 12-4　谢谢,中国叔叔!

三、救援体会

此次印尼海啸救援是中国国际救援队救援史上具有重要历史意义的 1 次国际救援,对今后国、内外重大灾害救援都具有重要的借鉴意义。赴国外参加儿童医疗救援,不同于院内的日常医疗工作,也不同于院前急救工作,在医疗救治的一般流程、工作内容、处理原则和注意事项等方面有其自身特点。总结此次救援的得与失,对今后国内同类型灾害条件下儿童医疗救援具有借鉴意义。

（一）救援流程科学合理

赴国外参加人道主义医疗救援的工作流程,总体上可分为三个阶段:准备阶段、执行阶段和总结阶段。准备阶段从接受命令开始,灾害发生后至到达灾区展开工作需要 3~5 天的时间,此阶段的工作重点是信息收集、药品保障及自身预防。执行阶段是在灾区展开的具体工作,包括:现场搜救、医疗救治、外出巡诊、心理治疗、卫生防疫等。总结阶段是医疗救援任务完成后,对本次救援工作做出总结,深入研究自然灾害所致儿童伤病发生的特点及规律,探讨灾害医疗救援流程和工作内容,从中发现不足以待改进,为下次救援提供宝贵的参考依据。

（二）救治内容形式多样

灾害条件下儿童的医疗救治工作,不仅仅局限在医院内部;同时我医疗队员还要走出去,深入重灾区、难民点和灾民聚集的地方,执行院外巡诊、卫生防疫、消毒检疫、心理疏导等工作,每个救援队员都肩负数职,"一专多能"。

（三）疾病种类繁多,病情复杂

灾区儿童疾病种类多样,分为灾害相关性疾病和常态性疾病两类。灾害相关性疾病与灾害类型有关,地震相关的疾病如皮肤外伤、骨折、挤压伤等;常态性疾病与本地气候环境、卫生习惯、宗教信仰有关,如肺炎、腹泻、贫血、先心病、肝炎、性病、结核等。灾害早期如灾后 2~3 周以灾害相关性疾病为主,以多部位、多脏器复合伤多见,病情危重;灾害后期如灾后 1 个月以本地常态性疾病为主。灾后由于居住环境改变,同时缺乏有效的医疗救助和食品,这两类疾病往往在儿童身上并存,给诊治带来困难。

（四）合理使用医疗资源,做好自身防护

赴国外救援不同于国内救援,国内救援可随时完善装备和补充物资,保持通讯畅通,以及补充人员等。赴国外救援要合理使用装备,有效调配医疗资源,避免出现救援任务尚未完成而无药可用的情况。赴国外救援历时 20 余天,我救援队员自身安全是救援工作能否完成的前提和第一要旨。日常医疗要注意传染病的防护,外出要佩戴红十字袖标,要遵守本地民众的习俗,同时要遵守国际公约等。

(五) 救援研究亟待加强

由于首次参加赴国外以医疗救治为主的救援任务,对灾情特点和灾区儿童疾病特点认识不充分。没有充分认识到两者之间的关系,对灾区本地的常态疾病特点掌握不清楚。体现在药品上,准备了大量的治疗传染性疾病的药物,而忽略了常态下灾区疾病的特点,如贫血、营养不良、维生素缺乏症,造成了无药可治的局面。

在国际救援中,面对的困难之一就是语言沟通障碍,单一的英语交流不能完全满足医疗活动。在此次国际救援中总结出一条行之有效的方法,就是熟记一些本地语言,包括儿童常见疾病的症状、体征和问诊的一些要点,并以此与儿童和家属交流。这样做一方面可以增进医患沟通,提高诊断的准确率;另一方面可以提高灾民对医疗队员的信任和好感。

(王　军)

第二节　巴基斯坦地震儿童国际救援实例

一、背景

(一) 灾情

北京时间 2005 年 10 月 8 日 11 时 50 分,巴基斯坦伊斯兰堡附近发生里氏 7.8 级强烈大地震。地震波及印度、阿富汗,造成了大量的房屋坍塌、山体滑坡、道路毁损、通讯中断、人员伤亡。死亡人数高达 7 万人,受伤人数 6 万,其中受灾最严重的曼色拉所属巴拉考特镇死亡人数 2 万。

巴基斯坦位于南亚次大陆西北部,除南部属热带气候外,大部分地区属亚热带气候,昼夜气温波动在 17~33℃。受灾区内多山地,交通不便,人员居住相对分散。地震导致了大批伤员同时出现,医疗资源相对匮乏;伤情复杂,外伤、特发伤多;伤势严峻,危重伤员多,多数需紧急实施现场急救复苏及高级生命支持。本地卫生基础设施薄弱,疫情复杂,加之大量尸体未及时掩埋,易于造成传染病流行(图 12-5)。

(二) 中国国际救援队出队情况

根据联合国呼吁及受灾国请求,我国政府决定于 2005 年 10 月 9 日派中国国际救援队,共 2 批次赴受灾最严重的巴基斯坦西北边省、巴拉考特执行国际人道主义救援,历时 40 余天,工作重心是现场搜救和医疗救援。中国国际救援队第 2 批

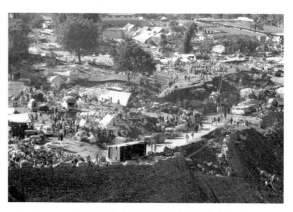

图 12-5　震后的巴拉考特

次医疗队工作重心是医疗救援。第2批次医疗分队于2005年10月30日在灾区第1次构建移动医院,成为灾区唯一一家现代化的移动医院。

二、展开工作

(一)灾区展开工作所面临的困难

1. 地震引发灾情仍然严重,余震时有发生,地震相关性疾病增多。

2. 山区交通中断,灾民居住分散,灾区儿童出现"看病难"的问题。

3. 灾区儿童居住条件差、水源污染,缺乏饮用水和食物,面临营养不良和易患肠道传染病风险。

4. 语言沟通交流障碍。

(二)依托中国国际移动医院展开工作

中国国际移动医院在灾区开设儿科门诊、急诊、留观、抢救、检验、放射、卫生防疫和宣教等项工作。

1. 移动医院日常医疗工作 自2005年10月29日~11月17日,在灾区实际工作日19天,共治伤病员2194名,其中儿童800余例;每天儿科门诊量在30~50人次,留观3~5人次,夜间急诊2~3人次。主要疾病种类有:呼吸道感染380例(47.5%)、皮肤感染80例(10%)、肠道疾病50例(6%)、外伤120(15%)、其他(营养不良、贫血、发育不良、先心病等)170例(21.5%)(图12-6、12-7)。

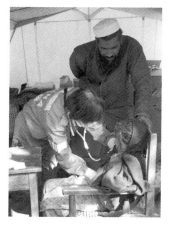 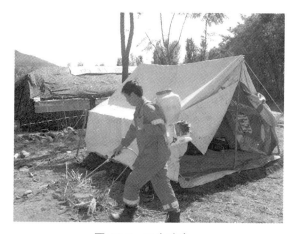

图 12-6　儿科门诊　　　　　图 12-7　卫生防疫

2. 医疗巡诊 巴拉考特镇为山区,平均海拔2000多米,本地居民分散在山坡和山顶;由于道路毁坏,交通工具缺乏,很多儿童不能得到及时的医治,救援队员巡诊组克服道路塌方、山体滑坡、余震不断等困难,徒步背着沉重药品到巴拉考特镇周边5个村进行巡诊,深入灾民点医治了大量感染性外伤和患呼吸道、消化道疾病患儿,并转运危重儿童2例,均为余震所致全身复合伤。在KARYAN村巡诊时诊治10名脓疱疹(图12-8、12-9)。

3. 卫生防疫 山区卫生条件差,饮用水为河流水,蚊虫、蛆孳生,随时可能暴发大规模传染病。救援队员在各巡诊点注意排查传染病,同时卫生宣教、消毒难民营、发放消毒药片,防止疫情的扩散(图12-10)。

4. 多科联合救治　救援队员曾与阿富汗医疗队儿科医师联合工作、诊治灾区儿童。中国国际移动医院配备妇科医师及超声设备,灾区大量孕妇来移动医院行产前检查。1例孕妇在我移动医院顺产1例男婴,救援队员曾全程待产、严密监测生命体征,生后评估无异常后随即转至本地医院。救援队员曾应邀赴西班牙红十字医疗队对1例新生儿会诊,指导治疗,待病情稳定后转至本地医院(图 12-11~12-13)。

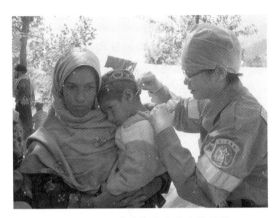

图 12-8　巡诊途中为患儿皮肤消毒

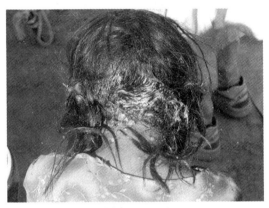

图 12-9　重症皮肤感染

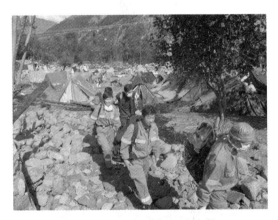

图 12-10　外出巡诊,卫生宣教

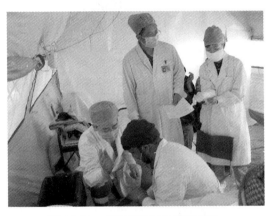

图 12-11　与阿富汗同行交流经验

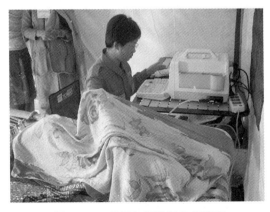

图 12-12　为孕妇行常规 B 超检查

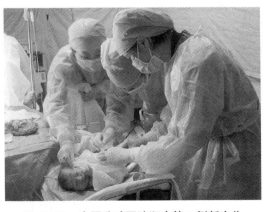

图 12-13　中国移动医院顺产第 1 例新生儿

三、地震对儿童的伤害

破坏性地震通过直接、间接及诱发的灾难对人造成以下伤害：

1. **机械性致伤**　人体受倒塌建筑物、室内设备、家具等直接砸、压、埋的机械力学损伤，头面部颅脑伤是震伤中死亡率最高的；颌面、五官伤常造成严重的功能障碍，往往可因血块、伤组织堵塞呼吸道而窒息；四肢伤发生率占各部位受伤的首位，常常伴有周围神经和血管损伤；腹部伤发生率不高，但往往因出血而早期死亡；骨盆部和胸肋部伤在夜间发生率较白天高，骨盆部位往往伴有膀胱和性器官损伤。地震伤有 40% 甚至更多是两处以上的多部位复合伤，往往检伤时被忽略。

2. **挤压伤和挤压综合征**　当人体特别是肌肉发达的肢体被重压 1~6 小时或 6 小时以上时，受挤压的肌肉因缺血坏死，并逐渐为瘢痕组织代替、挛缩而丧失功能，谓之挤压伤。当伤员被挤压的坏死组织释放大量有害物质进入体内，可发生休克和肾衰竭，称为挤压综合征。这种伤害特别是在城市伤员当中占相当大比率。

3. **休克与地震伤感染**　严重的创伤、大出血、饥饿、脱水、精神创伤以及挤压综合征均可以引起休克，地震现场环境严重污染，抢救伤员设施差，伤口极易被各种致病细菌侵入造成感染。尤其是破伤风杆菌和气性坏疽菌对创口的威胁最大，死亡率很高。

4. **饥饿**　被埋困于废墟中的人员，粮食来源完全断绝，仅依靠自身储蓄的营养物质维持生命。长时间的消耗，体内储存物质将枯竭，成为完全性饥饿状态，以致机体代谢紊乱、抵抗力下降、血压降低虚脱而濒于死亡。

5. **淹溺**　地震后继发海啸、水库、河堤、水坝毁坏，山崩滑坡造成河道淤塞、水位上涨，引起水灾造成人员淹溺。城市工矿地区的地震，若发生地面冒水或水管、蓄水池毁坏时，溢水灌入地下作业坑道也可引起淹溺。

6. **烧伤**　地震可使电器、炉火、煤气或其他易燃品发生事故而酿成火灾，发生大批或散在烧伤伤员。

7. **冻伤**　寒冷地区在地震前后，居民避震野营，防寒条件差，往往发生大批冻伤。

四、巴基斯坦地震儿童疾病特点

1. **儿童发病率高**　儿童就诊人数的比例达到总就诊人数的 36.5%，就其原因是地震发生后，由于水源污染、食物缺乏、居住条件简陋、蚊虫孳生等生活环境极差，导致儿童抵抗力普遍降低。

2. **地震相关性疾病增多**　地震造成的直接伤害及其引起的皮肤感染占总就诊人数的 25%。

3. **常态性疾病并存**　营养不良、贫血、发育不良、先心病等总就诊人数的 21.5%。这说明灾后 1 个月儿童就诊疾病种类增多，多系统、多器官疾病患儿就诊比例高。

4. **病情恶化的较多**　本地政府救灾乏力、医疗机构少等因素造成了灾区儿童看病困难、病情复杂，延误了诊治的最佳时机。

五、救援体会

此次巴基斯坦地震救援是第 2 次赴国外参加人道主义救援，第 1 次面对特大地震灾害执行儿童医疗救援。此次地震救援与 2004 年印尼海啸救援不同,依托中国国际移动医院展开工作,拓宽了对儿童医疗救援的内容,提高了医疗救治的水平,多学科间协作能够更好地为灾区儿童服务。总结此次救援的得与失,对今后国内同类型灾害条件下儿童医疗救援具有借鉴意义。

1. 医疗救援流程更加科学合理　地震早期建筑物废墟下可能压埋大量幸存儿童,大量外伤病员需要医治,而本地医疗机构瘫痪,此相应的医疗工作重点是联合本地志愿者分批、分组、全天候在废墟处进行现场搜救,对幸存者进行及时救治。在相对安全区域展开移动医院医治大量外伤病人。震后随着本地军方、政府以及外来救援队的进入,救灾物资也陆续抵达灾区,营地周围及交通便利的区域的伤病儿童已经得到初步的医疗救治,由于尸体不能及时清理、避难所卫生条件差,容易出现传染病暴发流行,此相应的医疗工作重点是卫生防疫、外出医疗巡诊,同时依托移动医院开展日常医疗工作、联合转运偏远地区重伤儿童。地震后期,随着本地政府宣布灾后重建,此相应的医疗工作重点是协助本地各级医疗机构开展医疗工作,逐步恢复地震前的正常就医途径。

2. 医疗救援内容更加丰富　依托中国国际移动医院展开工作是此次地震救援的中心工作,4 顶网架式帐篷组成的移动医院,功能单元更加完善,如:检伤分类、实验检查、放射照片、独立药房、外伤手术室、留观输液室、抢救室等。功能单元的完善对于灾害相关性疾病如外伤、骨折、气胸、复合伤的诊断和治疗更加精确和有效,对于常态性疾病如肺炎、肠炎、脱水、贫血、先心病、肾积水、泌尿道结石的诊治也成为可能,拓宽了受治儿童的疾病谱,提高了诊治的范围。依托移动医院建立危重病人转运机制,形成现场搜救——医院检伤——后方转运三级阶梯式救援模式,其中转运新生儿至后方医院 2 例。

3. 医疗救援模式更加流畅　灾后儿童就诊量大、病情复杂,在分诊时对患儿进行检伤分类,优先诊治那些年龄小、营养差、病情重、无法进食的患儿;针对多部位、多系统疾病患儿就诊比例高的特点,采取分流措施,优先解决外伤、皮肤疾病、五官疾病,合理分配医疗资源,有效地保证了患儿就医到位;针对就诊时语言沟通障碍问题,减少问诊时间,增加视诊和触诊时间,依据患儿主诉和临床表现,有针对性地查体,做到全面细致,重点突出,保证了诊断的准确率;针对危重患儿成立了抢救小组和转运绿色通道,多科协作,保证了极危重患儿的生命安全;针对疑似肠道、虫媒传染病例做好血液、尿便标本的采集、化验,同时做好自身防护和洗消,保证医疗职业暴露安全。

4. 地震灾区儿童疾病演变特点　灾区儿童伤病的种类在灾后随时间呈动态变化。灾后 7~10 天内以灾害相关性疾病为主,如震后以四肢骨折和皮肤、软组织损伤多见;灾后 2~3 周以感染性疾病为主,以呼吸道、肠道、皮肤感染多见,这一阶段为儿童肠道传染性疾病的好发时期,必须要做好灾后防疫工作;灾后 1 个月,在这一阶段儿童疾病种类和发病率已基本接近本地灾前的水平,以常态性疾病为主。疾病演变的规律为出队前药品种类的选择提供了依据,结合灾区发布的信息可以对灾区需求药品的数量进行调配。

5. 地震救援研究亟待加强　赴国外参加重大地震灾害救援,对地震相关性疾病种类、特点以及地震灾区儿童疾病演变特点认识不充分,对灾区本地的常态性疾病特点掌握不清楚,出队前在药物种类和数量选择上与本地灾情实际需要存在差距。面对大量的就诊病人医疗资源没有合理配置,医疗资源浪费严重。

此次,国外救援首次开展流动医院即遇到药品短缺,通过与本地军方及非政府组织、国际慈善组织以及国际同行进行协调,筹措了约 1500 人份的药品,缓解了中国国际救援队的药品短缺,这为在国际救援中自身保障之外寻求外部保障提供了借鉴。

虽然语言沟通障碍仍是主要面临的困难,但是在国际救援中总结的经验,即:熟记一些本地语言(包括灾区儿童常见疾病的症状、体征),并以此与儿童和家属交流。这种方法在地震灾区证实是一条行之有效的方法,既缩短了诊治时间,又提高了治疗效率。

参加国际救援行动所有装备和医疗物资都要靠民航飞机托运,重量、体积有限制,今后需要进一步优化所携带药品的种类和数量以及剂型等方面既保证能够满足灾害救援需要,又不至于药品浪费;今后继续完善移动医院的儿童就医流程,涉外医疗制度和操作规程,使得在灾区的医疗工作更加正规、医疗记录更加完善。

(王　军)

第三节　印度尼西亚日惹地震儿童救援实例

一、背景

(一)灾情

北京时间 2006 年 5 月 27 日 6 时 30 分,印度尼西亚日惹市发生里氏 6.4 级地震,造成 5716 人死亡,37 927 受伤。其中受灾最重的班图尔县统计死亡人数为 4121 人,占总死亡人数的 70%。灾区救治力量严重不足,天气湿热,外伤后得不到及时处理引起截瘫、截肢甚至死亡的比例迅速上升。

(二)中国国际救援队出队情况

根据联合国呼吁及受灾国请求,我国政府决定于 2006 年 5 月 30 日派中国国际救援队前往受灾最严重的班图尔县执行国际人道主义救援,历时 20 余天,工作重心是医疗救助。第 3 次作为中国国际救援队医疗队员赴国外灾区为儿童提供医疗救助服务。

二、展开工作

(一)灾区展开工作所面临的困难

1. 地震引发灾情仍然严重,余震时有发生;余震导致二次伤害增多。

2. 地震引发火山爆发,火山灰弥漫整个灾区,空气环境质量差,导致呼吸系统疾病增多。

3. 灾区儿童居住条件差、水源污染,缺乏饮用水和食物,面临营养不良和易患肠道传染病风险。

4. 灾区震前结核、肝炎流行。

5. 语言沟通交流障碍。

(二)依托中国国际移动医院展开工作

中国国际救援队在日惹灾区建立移动医院,开设儿科门诊、留观、检验、放射、卫生防疫和宣教等项工作。

1. **移动医院日常医疗工作**　在灾区实际工作日 19 天,共治伤病儿童 600 余例;每天儿科门诊量在 30~50 人次,留观 2~3 人次,主要疾病种类有:下呼吸道感染、皮肤感染、肠道疾病、外伤等。营养不良、贫血、先心病、泌尿系结石等常态性疾病占总就诊人数的 23%（图 12-14、12-15）。

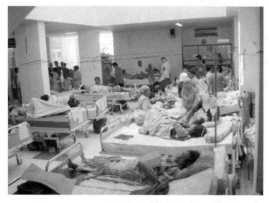
图 12-14　日惹震后需要医疗救治的灾民

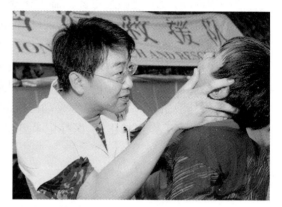
图 12-15　六一国际儿童节为患儿检查

2. **医疗巡诊**　救援队员深入灾民点医治了大量感染性外伤和患呼吸道、消化道疾病患儿，并转运危重儿童 3 例，均为余震所致全身复合伤。

3. **卫生防疫**　救援队员在各巡诊点注意排查传染病，同时卫生宣教、消毒难民营、发放消毒药片，防止疫情的扩散。

三、印尼日惹地震儿童疾病特点

1. **儿童发病率高**　儿童就诊人数的比例达到总就诊人数的 35%，就其原因是地震发生后，由于食物缺乏、居住条件简陋、蚊虫孳生等生活环境极差，导致儿童抵抗力普遍降低。

2. **地震相关性疾病增多**　地震造成的直接伤害及其引起的皮肤感染占总就诊人数的 30%。地震引发火山爆发，火山灰弥漫整个灾区，空气环境质量差，导致哮喘患儿明显比灾前增多。

3. **常态性疾病并存**　营养不良、贫血、发育不良、先心病等总就诊人数的 23%。这说明灾后儿童就诊疾病种类增多，多系统、多器官疾病患儿就诊比例高。

四、救援体会

此次印尼地震救援是第 3 次赴国外参加人道主义救援，中国国际救援队在灾区第 2 次建立移动医院展开工作，在 2005 年巴基斯坦地震救援的基础之上，进一步完善和改进灾害条件下依托移动医院为儿童提供医疗服务的内容和形式，逐渐形成自身独有的医疗救援模式。总结此次救援的得与失，对今后国内同类型灾害条件下儿童医疗救援具有借鉴意义。

1. **医疗救援模式逐步完善**　此次印尼地震救援的工作重点是医疗救助，依托移动医院开展日常医疗工作，就医环境逐步改善，就医流程更加顺畅，灾后儿童的检伤分类、医疗救治、辅助检查、留观后送等就医渠道顺畅，为灾区儿童提供更加优质的医疗服务。

2. **医疗救援内容逐步丰富**　依托中国国际移动医院展开工作是此次地震救援的中心工作，功能单元等作用进一步提高；对于灾害相关性疾病和常态性疾病的诊治能力进一步提高，医疗检伤—医疗救治—后方转运救援模式更加成熟。

3. 加强地震救援研究　此次地震救援的成功之处在于对地震相关性疾病种类以及地震灾区儿童疾病演变特点作出预判,在药品种类、数量上能够满足日常需要,没有出现"无药可治"的问题。同时,总结上次地震救援的经验,与本地非政府组织、国际慈善组织以及国际同行进行沟通,筹措了部分药品。但是在医疗资源使用上仍存在浪费的问题。

虽然本地有印尼华人的帮助,在语言沟通上较前好转,但是历次救援总结的经验:即熟记一些本地语言(包括灾区儿童常见疾病的症状、体征)并以此与儿童和家属交流,这种方法仍是一条行之有效的方法,既缩短了诊治时间,又提高了治疗效率。

此次救援仍然遇到装备和医疗物资飞机托运受限的问题,今后需要进一步优化所携带药品的种类和数量以及剂型等方面,既保证能够满足灾害救援需要,又不至于药品浪费;今后继续完善移动医院的儿童就医流程和服务内容,使得在灾区的医疗工作更加完善。

(王　军)

第四节　汶川地震儿童国内救援实例

一、背景

(一)灾情

北京时间 2008 年 5 月 12 日 14 时 28 分,在四川汶川县发生 8.0 级地震,重庆、山西、陕西、湖北、北京、上海等地均有震感,人员伤亡惨重,为新中国成立以来破坏性最强、波及范围最广的一次地震。截至 2008 年 7 月 10 日 12 时,汶川地震已造成 69 197 人遇难,374 176 人受伤,失踪 18 377 人(图 12-16)。

(二)中国国际救援队出队情况

按照党中央、国务院的决定,国家地震灾害紧急救援队(对外称中国国际救援队)作为国家队于 2008 年 5 月 12 日晚飞赴四川,为到达灾区最早的专业救援队,承担着最艰苦、最危险、埋压人员最多、搜救难度最大的现场搜救任务(图 12-17),先后转战都江堰市聚缘镇、绵竹市汉旺镇、北川县、汶川县映秀镇、绵阳市郊五个重灾区,历时 16 天,圆满完成了各项紧急救援任务。作为国家地震灾害紧急救援队医疗队员参加了此次地震救援,工作重点是地震现场幸存儿童搜救工作。

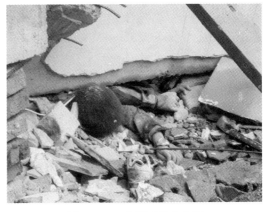

图 12-16　废墟下遇难儿童

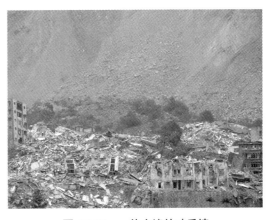

图 12-17　一片废墟的映秀镇

二、展开工作

此次汶川地震救援,国家地震灾害紧急救援队出队迅速、目标明确、组织严密、纪律严明,圆满地完成了此次救援任务。

1. 现场搜救 国家地震灾害紧急救援队于 2008 年 5 月 12 日晚抵达灾区,立即投入都江堰市聚缘镇中学废墟下现场搜救工作,于废墟下耗时 6 小时抢救幸存儿童 1 名。2008 年 5 月 13 日晚转战绵竹市汉旺镇、东风汽轮机场,共搜救废墟下幸存者 10 例,救治外伤患儿50 余例。2008 年 5 月 15 日救援队员仅携带药品和部分生活物资乘直升飞机空降至震源区映秀镇,搜救废墟下幸存儿童 1 例(图 12-18、12-19)。

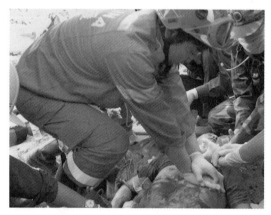 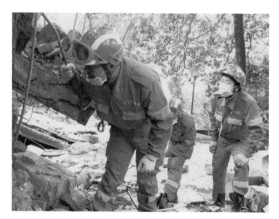

图 12-18 废墟现场急救幸存者　　　　图 12-19 废墟现场搜索幸存者

2. 外出巡诊 地震后 1 周救援队员除继续参与现场搜救外,同时在映秀镇外出巡诊,每次巡诊儿童在 50 例次以上。展开的工作:卫生宣教、清创、消毒、防疫、心理疏导等。救援队员在巡诊过程曾诊治 1 例创伤应激综合征 7 岁女童,经精心医治和耐心疏导后,震后 7 天女童第 1 次开口说话(图 12-20、12-21、12-22)。

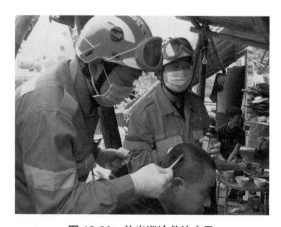 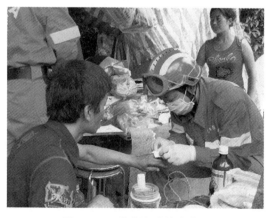

图 12-20 外出巡诊救治灾民　　　　图 12-21 外出巡诊救治灾民

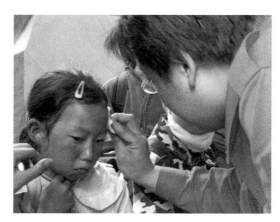

图 12-22　为灾区儿童心理疏导

三、救援体会

此次汶川地震救援是第 1 次参与地震现场搜救,曾亲自深入废墟下与幸存儿童语言交流和查探生命体征,同时指导救援队员实施营救,是难得的 1 次宝贵的经历。现场搜救不同于院内急救,有其特殊的处理原则和注意事项。

1. 现场搜救具有时限性,是搜索、营救、医疗、转运三位一体式的救援模式;发现幸存儿童后首先要评估其伤势、躯体埋压情况、体力和精神状态,必要时采取初步的急救措施,如清理呼吸道、通畅气道、吸氧等。在营救过程中,要对其及时采取各种医疗支持手段提高其生存能力,如补液、保暖、镇静、止痛等;同时及时进行心理安慰和疏导,增强其生存欲望,为营救赢取时间。在营救成功后,采取必要措施避免其受到二次损害,如颈托固定颈椎,疑有骨折、脊柱损伤的要用夹板固定和脊柱板搬运和后送,局部止血、消毒、包扎预防感染等;同时眼罩保护幸存者眼睛,避免瞬间强光照射导致失明等。病情平稳后通过担架、救护车、直升飞机等多种运输工具迅速将其转运至后方医院。

2. 外出巡诊在此次汶川地震医疗救援中发挥了重要作用。地震后的映秀镇作为此次地震的震源,已完全成为一座地理上的"孤岛",2008 年 5 月 15 日震后第 3 天乘直升飞机空降至映秀镇,本地公共设施,如交通、通信、电力等瘫痪,使得信息流通不畅,山区的儿童无法安全地转移,也谈不上得到有效的医疗救治(包括心理治疗)。救援队员携带小型医疗设施和常用药品进入灾民居住区现场提供医疗救治,这种医疗模式是对移动医院开展大规模医疗救治活动的补充与完善,是地震灾害医疗救援活动的外延,虽然投入不多的人力、物力,但却可以解决许多实际问题,同时在巡诊过程中还可以发现潜在的疾病和危险因素。在巡诊过程中向患儿及家属开展、普及医疗小常识也是重要的工作内容,配合卫生防疫人员对灾民聚集地的水源进行检疫和居住环境的消毒。一方面提高儿童及家属防病治病的水平和意识,加强了对灾区疫情有效地监控;另一方面扩大了救援队伍的影响,得到灾民们的信任和支持。

3. 地震后儿童心理障碍的识别和心理治疗是儿科医师在医疗救援中的重要工作内容,对儿科医师提出更高的要求。地震会导致儿童,尤其是学龄期儿童产生无法抵御的感觉,引发一系列生理、心理、行为反应,如沮丧、紧张、焦虑、恐惧等。在日常医疗救治和外出巡诊过程中,救援队员要充分认识到儿童心理障碍的普遍性和危害性,把医疗救治和心理治疗有机地结合在一起。

4. 医疗救援人员要加强自身防护。地震现场搜救工作时间周期长,一般 4~5 小时以上,是一场心理和体力的较量;医疗队员随时都要深入废墟下指导营救和医疗救治,可能因余震而再次发生房屋倒塌,危及队员生命;同时地震后环境发生改变,常伴有雷雨天气,我救援人员要合理分配体力,做好自生防护,避免非战斗减员的发生;尤其要注意的是在搜救过程中,无论面对任何紧急情况的发生,我救援人员要注意自身心理的变化,要保持旺盛的战斗力和钢铁般的意志。在此次现场搜救过程中曾遭遇暴雨,面临寒冷、劳累、饥饿等不利因素,也曾遭遇因余震导致我救援队员被压埋、骨折的意外事故发生。同时在营救过程中我救援队员在面对灾害现场残酷景象时,出现心理上的波动,表现焦虑、烦躁、失眠、厌食等。因此,我医疗人员在救援过程中不仅要加强自身防护,保持持续的战斗力,同时也要注意自身心理问题,要随时调整心态。

(王 军)

第五节 青海玉树地震儿童国内救援实例

一、背景

(一) 灾情

北京时间 2010 年 4 月 14 日 07 时 59 分青海玉树地区发生里氏 7.1 级强烈地震,玉树地震死亡 2698 人(含失踪人数),受伤 12 135 人。玉树地震位于 3800~4400m 高海拔地区,属于急性高原病的多发地带。玉树县属于典型的高原高寒气候,全年只有寒、暖两季之别,年平均气温仅有 2.9℃。此次地震发生在 4 月中旬气候寒冷,在上述环境因素综合作用下极易诱发急性高原病。

(二) 出队情况

按照国家抗震救灾总指挥部的命令,国家地震灾害应急救援队于地震当晚 8 时抵达玉树灾区现场,工作重点是现场搜救和医疗救助。作为国家地震灾害应急救援队医疗分队第 1 次赴高原执行地震灾害救援。

二、展开工作

国家地震灾害应急救援队医疗分队在玉树县体育场搭建移动医院展开工作,开始儿科门诊、重症抢救、外科手术、医技检查、留观输液等。

1. **日常医疗救援工作** 在移动医院为灾区儿童提供医疗救助、外伤处理、卫生宣教、心理疏导等工作。移动医院累计救治伤病员 1507 人,儿童就诊人数 400 余例,占总就诊人数的 26.6%,其中呼吸系统疾病、消化系统疾病、皮肤疾病占总就诊人数的前 3 位(图 12-23)。

2. **外出巡诊** 救援队员随巡诊组曾到灾区最大难民居住点巡诊,巡诊人数在 200 例次以上。展开的工作:参与健康查体、消毒难民营生活区、发放消毒药片、消毒喷雾剂、消毒纸巾等防控传染病(图 12-24)。

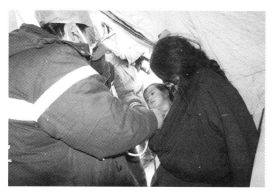

图 12-23　现场救治

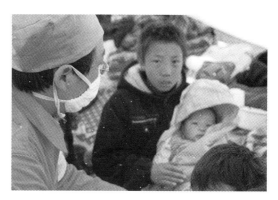

图 12-24　外出巡诊

3. **联合救治**　救援队员曾与本地部队医院联合开展工作,抢救急危重病人,联合转运外伤、重症呼吸道感染 5 例患儿。

三、救援体会

此次青海玉树地震救援是第 1 次参加高原医疗救援,也是国家地震灾害应急救援队第 1 次在高海拔环境下实施救援。总结此次救援中的经验和不足,对今后国内同类型灾害条件下儿童医疗救援具有借鉴意义。

1. **高原灾害救援准备不足**　高原救援准备工作不同于平原地区,这些不足体现在:首先,进入高原前没有应用预防药物或应用预防药物不当,不少救援人员是到达高原后才开始服用红景天类药物,影响了药物的防护效果;其次,高原恶劣的地理环境加上地震灾害对道路交通的影响,后勤物资供给条件较差,防寒物资准备不足,影响了救援人员的身体健康,导致呼吸道感染的发生率增高,成为急性高原病的首要诱发因素;再次,缺乏高原医学专业知识,对急性高原病的临床诊断和处理程序,尤其是对高原肺水肿和高原脑水肿的早期诊断要点和临床救治、在高原合理用氧、高原卫生防护器材装备等了解不够,没有带足氧气和供氧设备,高原特需药品品种较少。

2. **高原灾害儿童病情复杂严重**　高原地区儿童以呼吸道传染病为发病首位,其次是肠道传染病如菌痢、病毒性肝炎。尤其是婴幼儿合并先天性心脏病、营养不良和佝偻病比率高;其次高原牧区经济和社会发展水平较差,卫生习惯差,婴幼儿存在着喂养不合理、饮食单纯、添加辅食晚等因素,所以婴幼儿呼吸道感染如肺炎发病率较高,并发症较多,发病时病情危重。地震发生后,由于饮食、居住环境的改变,高原灾区儿童呼吸道感染、肠道感染几率增加,如合并有外伤、骨折、皮肤感染等疾病,病情往往危重,甚至出现急性肺水肿和脑水肿等高原病,危及生命。作为救援人员在救灾同时要宣传高海拔地区婴幼儿的喂辅知识,加强健康指导。

3. **高原灾害儿童救援应急预案亟待建立**　既往参加自然灾害医疗救援的区域是在平原地区,或是海拔低于 3000m 的山区,而此次玉树救援是在平均海拔 4000m 的高原,高原高寒、低氧环境决定高原地区儿童伤病特点、诊治流程、救助内容、处理原则和注意事项等与既往平原地区不同,因此制订针对高原地区特殊环境下的救援预案实是必要的。

（王　军）

第六节　巴基斯坦洪灾儿童国际救援实例

一、背景

(一) 灾情

2010 年 7 月份,巴基斯坦伊斯兰共和国因连降暴雨而引发该国自 1929 年以来最严重水灾。巴基斯坦南部信德省 Thatha 市是此次洪灾灾情最为严重的地区之一(图 12-25、12-26),截至中国国际救援队抵达灾区时洪水仍未退去,水面维持在警戒线以上,供水、环境卫生和个人卫生等方面的需求只覆盖了 27% 的灾民,正值旱季,高温、少雨,每天气温 38℃ 以上,地表温度高达 40℃ 以上。由于本地政府救灾不得力,儿童缺乏有效的救治,儿童发热病例数不断增多,局部地区已有霍乱、痢疾等肠道传染病流行,灾区儿童急需清洁的饮用水和粮食(图 12-27、12-28)。同时社会治安极不稳定,抢劫、枪击事件时有发生,加重了救援的难度和危险度。

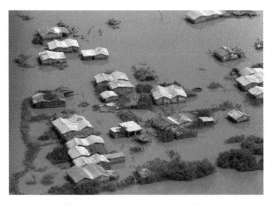

图 12-25　洪水中的巴基斯坦

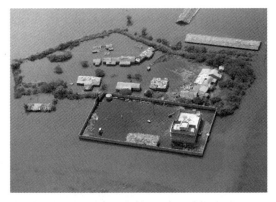

图 12-26　洪水中的巴基斯坦

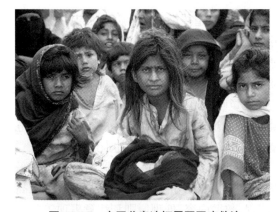

图 12-27　灾区儿童迫切需要医疗救治

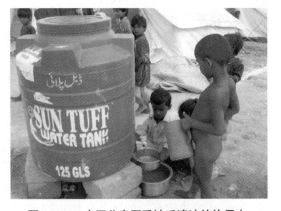

图 12-28　灾区儿童严重缺乏清洁的饮用水

(二) 中国国际救援队出队情况

根据联合国呼吁及受灾国请求,我国政府于 2010 年 8 月 29 日派中国国际救援队,共 2

批次赴洪灾最严重的信德省 Thatha 市执行国际人道主义救援,历时 40 余天。本次巴基斯坦洪灾救援主要工作的重心是医疗救助,中国国际救援队在 Thatta 市海军基地展开中国国际移动医院(图 12-29),2 批次移动医院共登记挂号 25 000 余例,其中儿童就诊人数 7000 余例,占总就诊人数的 30%。作为中国国际救援队医疗队员亲赴灾区执行此次医疗救援。

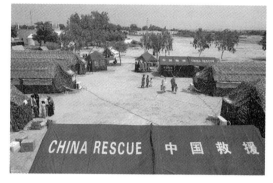

图 12-29　灾区中最完善的移动医院

二、展开工作

(一)灾区展开工作所面临的困难

1. 洪灾灾情仍然严重、儿童伤病众多。

2. 本地政府救灾不力,救援压力大。

3. 儿童居住条件差、水源污染,缺乏饮用水和食物,面临营养不良和易患肠道传染病风险。

4. 灾区地处赤道附近,高温、高湿的环境下展开工作,我救援队员面临体能考验。

5. 语言沟通交流障碍。

(二)依托移动医院展开工作,多形式为灾区儿童提供医疗服务

1. **日常医疗工作**　中国国际移动医院开设儿科门诊、急诊、留观、抢救、检验、卫生防疫和宣教、心理疏导等项工作(图 12-30~12-35),自 2010 年 8 月 28 日~9 月 14 日,首批次移动医院共登记挂号 11 020 例,其中儿童就诊人数 3375 例,占总就诊人数的 30.68%。每天门诊量在 150~200 人次,留观 5~10 人次,夜间急诊 3~5 人次。按照世界卫生组织传染病流调表统计,所有在中国国际移动医院就诊患儿,其中上呼吸道感染、皮肤病、外伤占到总就诊人数的 57.72%,而下呼吸道感染(如肺炎、喘息性支气管炎)、泌尿系结石、先天性心脏病、脑瘫、病毒性肝炎、贫血、营养不良等疾病占总就诊人数的 36.21%。

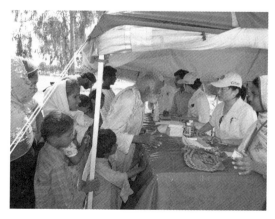

图 12-30　儿童检诊

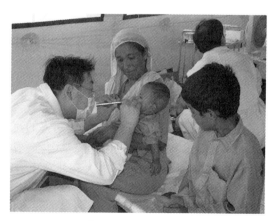

图 12-31　儿童门诊

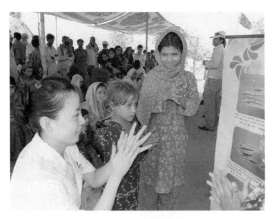

图 12-32　卫生宣教

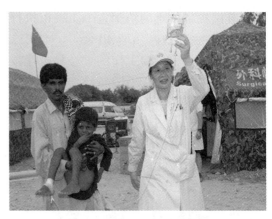

图 12-33　重症儿童留观输液

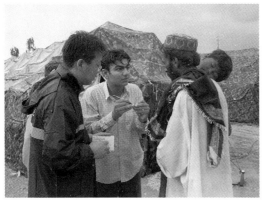

图 12-34　雨中急诊

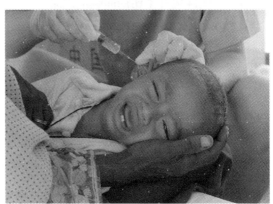

图 12-35　外伤冲洗

2. **外出巡诊**　救援队员随巡诊组到灾民居住区外出巡诊,展开院外医疗救治,每次巡诊人数在 100 例次以上。展开的工作:清创、消毒、检疫、心理疏导等。

3. **卫生防疫和卫生培训**　针对灾区已经出现疫情,为了防止各种传染病的暴发及扩散,救援队员在移动医院以及多个难民点宣传卫生防疫知识,参与消毒难民营生活区、发放消毒药片、消毒喷雾剂、消毒纸巾等防控传染病。

4. **转运危重儿童**　救援队员曾在移动医院抢救儿童感染性休克 1 例,病情稳定后转运至本地医院。

三、洪灾对儿童的伤害

洪灾对儿童主要伤害包含洪灾对人的直接伤害和间接伤害。

1. **直接伤害**　主要是因连降暴雨,造成山洪暴发,形成特大洪水,来不及躲避者可能被洪水卷走而淹溺死亡,尤其老人和儿童更容易受害。其次是各类创伤,由于建筑物的倒塌,可产生大量挤压伤的儿童,且大多伤情复杂,常常伴有复合性损伤。

2. **间接伤害**　是洪灾后水源污染严重、食物缺乏、居住条件简陋拥挤、蚊蝇孳生等生活环境极差,儿童抗病能力普遍降低,易形成各种传染病的流行,如:流行性感冒、细菌性痢疾、急性胃肠炎,甚至可发生伤寒和副伤寒疾病的流行。洪灾后长期积水,使蚊虫大量孳生繁殖,传播疾病如疟疾、流行性乙型脑炎、登革热、丝虫病等均可在灾后一个月内流行。食物中毒、脑炎、心肌炎、流行性出血热、皮炎、各种营养缺乏病等亦是灾后常见的疾病。

四、巴基斯坦洪灾儿童疾病特点

1. **儿童发病率高**　儿童就诊人数的比例达到总就诊人数的30.68%,说明洪灾对儿童的影响远大于成人。就其原因是洪灾发生后,由于水源污染、食物缺乏、居住条件简陋、蚊虫孳生等生活环境极差,导致儿童抵抗力普遍降低。

2. **与洪水相关的疾病增多**　从相关统计中可知,排前面的几种疾病如呼吸道感染、皮肤病、外伤等。由于水源污染及缺乏消毒药品,消化道疾病如腹泻呈现周期性暴发流行。

3. **常态性疾病并存**　常态医疗工作中的疾病如肺炎、喘息性支气管炎、泌尿系结石、先天性心脏病、脑瘫、贫血等占总就诊人数的36.21%,这说明灾后1个月儿童就诊疾病种类增多,多系统、多器官疾病患儿就诊比例高。

4. **病情恶化得较多**　一方面本地政府救灾乏力、医疗机构少等因素也直接造成了灾区儿童看病困难、病情复杂,延误了诊治的最佳时机。另一方面受灾国家的宗教信仰和民俗习惯对某些医疗行为存在着不同的认识,比如手术。在此次医疗救援中就曾出现患儿家属拒绝行手术切开引流脓液,导致患儿病情恶化。

五、救援体会

1. **救援活动形式多样**　此次救援活动是中国国际救援队首次赴国外执行洪灾任务,与以往赴国外地震救援的任务职能不同,医疗救治成为此次洪灾救援的主要任务。但中国国际救援队医疗分队并不局限于单纯地开展医疗救治,而是多项救援活动同时开展。如有针对性地发放食物、奶粉和清洁饮用水,开展健康教育宣传活动,组织相关人员深入灾民点巡诊,把医疗、救灾和卫生宣教相结合,使得整个救援活动更加丰富,同时也促进了中巴两国人民的友谊。

2. **救治流程科学合理**　移动医院依据灾情和灾病特点,结合现场救治实际情况,建立了一条流畅的就诊流程。登记与分诊相结合,依据优先原则,合理安排就诊人数和速度。就诊与检验密切合作,提高了诊断准确率,缩短就诊时间。药品的领取由药师在药房来完成,不仅减轻了医师的工作量,使得医师能够把更多的精力放在诊治上,同时药师对药品的使用起到监督和管理的作用,并把每天药品消耗情况及时反馈给医师,使得整个医疗活动可持续进行,杜绝了浪费的发生。留观与转运相结合,对于病情危重或病情发生变化的儿童能够及时联系救护车,迅速转移至本地医院。

3. **应对措施有力得当**　针对儿童就诊量大、病情复杂的特点,在分诊时对患儿进行疾病评估,优先诊治那些年龄小、病情重的患儿;针对多系统、多器官疾病患儿就诊比例高的特点,采取分流措施,合理分配医疗资源,有效地保证了患儿就诊到位;针对就诊时语言沟通障碍问题,减少问诊时间,增加视诊和触诊时间,依据患儿主诉和临床表现,有针对性地查体,做到全面细致,重点突出,保证了诊断的准确率;针对危重患儿成立了抢救小组和转运绿色通道,多科协作,保证了极危重患儿的生命安全;针对疑似肠道、虫媒传染病例做好血液、尿便标本的采集、化验,同时做好自身防护和洗消,保证医疗职业暴露安全。

4. **救援研究亟待加强**　由于首次参加赴国外以医疗救治为主的洪灾救援任务,对洪灾的灾情特点和洪灾区儿童疾病特点认识不充分。没有充分认识到两者之间的关系,对灾区本地的常态疾病特点掌握不清楚。体现在药品上,准备了大量的治疗传染性疾病的药物,而忽略了常态下灾区疾病的特点,如贫血、营养不良、维生素缺乏症,造成了无药可治的局面。

（王　军）

第七节　菲律宾台风儿童国际救援实例

一、背景

（一）灾情

北京时间 2013 年 11 月 8 日超强台风海燕袭击菲律宾,导致该国多个省份遭受重创,400多万民众受灾,约 150 万儿童面临疾病和营养不良的风险。塔克洛班市是菲律宾台风灾情最严重的地区之一,仅该市就有上万人死亡,尸体在街头、洪水上漂浮,大量灾民和儿童暴露在恶劣天气中。本地政府救援乏力,灾区儿童缺乏有效的救治;由于台风切断了水源的供应和环境卫生系统,急需清洁的饮用水和粮食,同时灾区儿童的卫生保健问题需要特别的关注。

（二）中国红十字会国际救援队出队情况

中国红十字会国际救援队第 2 批次队员赴菲律宾重灾区莱特省塔克洛班市执行国际人道主义救援活动,历时 20 余天,工作重点是医疗救援,为灾区儿童提供医疗救治、卫生宣教、心理疏导和营区消毒等工作。

二、展开工作

（一）灾区展开工作所面临的困难

1. 台风导致灾情严重,遇难者尸体、台风造成的淤泥、房屋残骸等仍堆积在街道上。

2. 灾区医疗点分散,无法满足全部儿童需求,救援压力大。

3. 儿童居住条件差、水源污染,缺乏饮用水和食物,面临营养不良和易患肠道传染病风险。

4. 本地肝炎、结核流行。

5. 语言沟通交流障碍。

（二）积极主动地展开工作

中国红十字会国际救援队在塔克洛班市政厅和本地红十字会指定的教堂、孤儿院 3 个地点展开工作。

1. 日常医疗救援工作 中国红十字会国际救援队在 3 个医疗点主要开设儿科日间门诊,为指定区域内的儿童提供医疗服务、咨询和心理疏导等工作,儿童就诊人数 500 余例,占总就诊人数的 34.4%,每天门诊量在 30~40 人次。其中呼吸系统疾病、皮肤疾病、消化系统疾病占总就诊人数的前 3 位(图 12-36)。

2. 外出巡诊 救援队员随巡诊组曾到灾区最大难民居住点巡诊,巡诊人数在 200 例次以上。展开的工作:参与消毒难民营生活区、发放消毒药片、消毒喷雾剂、消毒纸巾等防控传染病(图 12-37)。

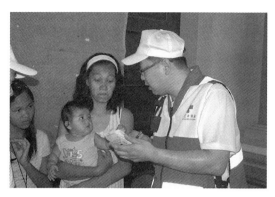

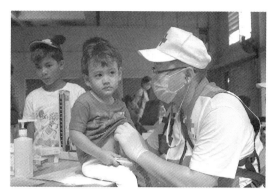

图 12-36　台风后腹泻疾病儿童增多　　　　　图 12-37　台风后呼吸系统疾病儿童增多

3. 联合救治　救援队员曾与本地民间医疗机构的儿科从业人员联合开展工作,医疗资源共享,联合救治儿童 50 余例。

三、台风对儿童的伤害

台风对儿童的伤害包括台风引起的风灾危害和台风过境时所携带的暴雨引起的洪涝灾害。

1. 风灾是指由风和风压直接产生的灾害　可导致建筑物的倒塌、通讯中断、电力设施破坏等,可直接造成儿童死亡以及外伤、骨折、烧伤等,危害儿童健康。

2. 洪涝灾害　台风是一种强降水天气系统,造成的降雨强度和降雨范围都很大,短时间内降水过多、过猛常造成洪涝灾害。如持续时间较长,可造成山洪暴发,并引发泥石流、滑坡等次生伤害。水源污染可引起儿童肠道、皮肤疾病以及虫媒性疾病等。

四、菲律宾台风灾害儿童疾病特点

1. 儿童发病率高　儿童就诊人数的比例达到总就诊人数的 34.4%,就其原因是台风发生后,由于水源污染、食物缺乏、居住条件简陋、蚊虫孳生等生活环境极差,导致儿童抵抗力普遍降低。

2. 与台风相关的疾病增多　从相关统计中可知,呼吸道感染、皮肤病、外伤等所占比例占总就诊人数的前 3 位。

五、救援体会

此次菲律宾台风救援是第 1 次赴国外参加台风灾害儿童医疗救援,也是第 1 次随中国红十字会国际救援队赴国外参加人道主义救援。此次是以中国红十字会国际救援队的身份赴菲律宾执行人道主义医疗救援,这决定了此次救援与以前的多次国内外灾害医疗救援不同。这体现在以下几个方面:

1. 救援流程决定救援内容　既往赴国外救援为包机抵达灾区,此次救援为乘坐国际航班赴灾区,这决定所携带物资和药品种类及数量受限,在诊治疾病的种类和数量上无法满足当天医疗需求。抵达灾区后,在本地红十字会的安排和指导下开展工作,实施医疗服务的区域和医疗服务辐射的范围受到限制。外出巡诊、卫生防疫、消毒检疫、心理疏导等工作较以往在数量上明显减少。

2. 疾病种类繁多 灾害相关性疾病和常态性疾病并存,多系统、多部位损害病例增多,皮肤外伤合并呼吸道感染、贫血、腹泻、营养不良的病人增多。

3. 救援研究亟待加强 由于首次以中国红十字会国际救援队的身份赴国外以医疗救治为主的风灾救援任务,对中国红十字会国际救援队的医疗流程、形式等认识不充分,在药品种类和数量上受到限制,无法满足本地医疗实际需要。

(王　军)

第八节　温州动车事故儿童医疗救援

一、背景

(一)灾情

2011 年 7 月 23 日 20 时 34 分,杭深线永嘉至温州南间,杭州至福州南 D3115 次动车与北京南至福州 D301 次动车行至温州方向双屿路段下岙路时,发生追尾脱轨坠落事故,6 节车厢脱轨,4 节坠下高架,1 节车厢悬挂半空,多名乘客死伤。两岁的伊伊是此次追尾事故中最后一名获救者,她在车厢残骸的车门空隙中被发现时,浑身是血,左腿受伤严重,被紧急送往就近的本地医院救治,她的伤情牵动着全国人民的心。

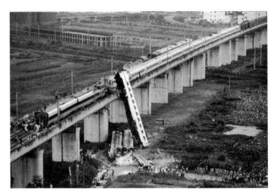

图 12-38　2011 年 723 温州动车事故现场

(二)病史小结

患儿女,2 岁。

主诉:因"车祸后左小腿在车厢内受压约 22 小时,发现双下肢肿胀、左下肢冰冷 4 小时"入院。

入院查体:T 38.1℃,HR 158 次 / 分,R 48 次 / 分,SPO_2 100%,BP 120/63mmHg,神志清,精神软,面色稍苍白,双侧瞳孔等大等圆,右下肢轻度肿胀,肢端血液循环良好;左大腿内侧皮肤苍白,呈皮革样改变,轻度肿胀,张力正常。左小腿皮肤苍白,组织张力高。足部腓侧皮肤瘀紫明显,较肿胀,足背动脉搏动未触及,趾端青紫,3~5 趾明显,毛细血管反应差,趾端冷,踇趾稍红润,毛细血管反应明显延长,左踝、足趾主动活动均消失,被动活动良好,小腿及足部感觉无。

入院时的辅助检查:

血生化:葡萄糖 10.44mmol/L,尿素氮 15.60mmol/L,肌酐 66.8μmol/L,

钾 6.80mmol/L,钠 135.9mmol/L,氯 100.5mmol/L,钙 1.13mmol/L。

血气分析:pH 7.44,氧分压 129.4mmHg,二氧化碳分压 34.6mmHg,碱剩余 –1.1mmol/L,实际碳酸氢根 23.0mmol/L,标准碳酸氢根 24.0mmol/L。

血常规:白细胞 14.40×10^9/L,红细胞 4.79×10^{12}/L,血红蛋白 127g/L,血小板 107×10^9/L,中性粒细胞计数 8.40×10^9/L,中性粒细胞百分比 58.2%。

C 反应蛋白:7.0mg/L。

头颅、胸腹 CT:头颅 CT 未见明显异常;肺挫伤,腹部未见明显异常。

双下肢平片:未见骨折。

胸片:肺挫伤。

入院诊断:左小腿挤压综合征,高钾血症,急性肾衰竭？全身多处软组织挫裂伤,肺挫伤,左大腿皮肤坏死。

二、展开工作

入院后予头孢哌酮/他唑巴坦,甲硝唑抗感染,予碱化、水化尿液,对症支持治疗,外科急诊行左小腿切开减压,左大腿坏死组织切除,额面部清创缝合,右下肢清创包扎术,后多次行左小腿清创术,并予以真空负压吸引术(VSD),加强抗炎、营养、局部伤口护理、充分引流,并予以全身支持治疗等。患儿病情好转,体温正常,左膝关节有少许活动,运动范围较前增大。左足趾无自主活动,无痛觉。各项生化指标基本正常。病情基本稳定后,进一步康复治疗。

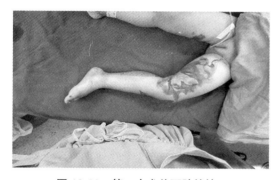

图 12-39 第一次术前下肢的情况

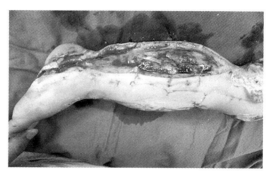

图 12-40 第二次手术时情况

三、救援体会

动车由于其独特的运行方式和高速的运行速度,与其他交通工具所造成的损伤相比,具有冲击力大、突发性强的特点。从此次动车事故伤员的损伤特点分布来看,其伤情具有以下几个特点:①多部位损伤发生率高,占所有伤员的 79.4%;②损伤程度重,尸检提示死亡原因以头部和胸部损伤为主,下半身损伤较轻;③伤因复杂:本次事故引起的创伤,有因火车追尾而发生撞击伤,也有自高架桥下落后导致的坠落伤以及车厢变形导致的挤压伤。

1. 本次救援过程凸显出灾难现场检伤分类的重要性,早期救援采用先抢后救、先重后轻、先急后缓的原则;在抢救早期开展紧急救护流程的优化,使得救护人员在短时间内对所有伤员进行相对准确的分类,并根据患者的具体伤情,对伤员进行了比较合理的现场分类,为伤员的后续治疗提供便利,同时也保证了在有限的资源情况下救治更多的伤员。

2. 一些伤员有二次转运,从专科医院转运到大型三甲医院,从结果来看分级救治也相当成功。院内处理从急诊科、手术室到 ICU,由急诊创伤专业医师全程参与指挥、抢救,减少检查、会诊等中间环节,以最快的速度保证伤员在院内得到合理、有效救治。这些措施都为伤员的成功救治作出了巨大的贡献。

3. 在这次事故救援过程中也暴露出一些问题:首先是事发突然,第一时间抢救的主力是本地村民和民工,他们在发挥重要作用的同时也使得救援场面混乱和拥挤,使后援的专业救助难以顺利展开。国外的现场救援往往必须是接到通知的专业人员到场,能保障现场救援的高效和有序,这点值得我们借鉴。其次是我们有完善的救援预案,但演练不够,没有真正落实到实际工作中,真正发生事故时显得措手不及,现场人员缺乏统一调度,基本上是单兵作战。再次是医疗资源分布不均匀,事故周围没有大型综合性医院,所以最早接收大量伤员的是精神病专科医院,这在一定程度上也影响了救援质量。提示在灾害应急救援医学中,我们仍需要进一步建立明确的救治流程体系。

第九节　杭州公交纵火事件儿童医疗救援

一、背景

(一)灾情

2014 年 7 月 5 日 17 时 03 分,浙江省杭州市一辆载有 80 余名乘客的 7 路公交车途经东坡路与庆春路交叉口时车内起火燃烧。事故造成 30 多人受伤,其中重伤 15 人,无人员死亡。警方从现场取证调查确认这是一起人为纵火案,嫌疑人是一名男性,随身携带一个深色双肩包从 7 路公交车灵隐总站上车,在后门照顾专座落座,将包藏匿于座位下。17 时 03 分,嫌疑人起身,从包中取出并倾倒可燃物,随即用打火机点燃,车厢内迅即着火(图 12-41)。

事故发生后,浙江省委领导做出批示全力救治伤员,尽快抓捕凶手。浙江省市各级医疗机构也紧急动员,开启绿色通道,调集重症监护、烧伤、外科、呼吸科等多个科室最优秀的医护人员参与救治。2014 年 7 月 5 日晚,3 名儿童患者被紧急送入浙江大学医学院附属儿童医院救治,烧伤最严重的儿童患者之一被收治外科ICU。

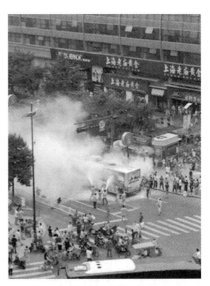

图 12-41　2014 年 7.5 杭州公交纵火案现场

(二)病史小结

患儿,男,6 岁。

主诉:因"全身多处火焰烧伤后肿胀疼痛 1 小时"于 2014 年 7 月 5 日入院。

入院查体:T 36℃,HR 163 次 / 分,R 24 次 / 分,SPO$_2$ 100%,BP 133/69mmHg,神志模糊,精神软,双侧瞳孔等大等圆,急性病面容,心音中等,未闻及杂音,双肺呼吸音粗,少许湿啰音。头面部、躯干部、四肢多部位烧伤,共计 25%TBSA,其中头面颈部明显肿胀,口鼻周围见较多黑色灰尘沉积,颜面中部基底苍白,皮革样改变;双上肢大部表皮脱落,基底苍白,呈皮革样,肿胀明显,双手呈爪样,双手末梢循环差;腰背部及双下肢大部表皮脱落,部分基底红白相间,局部基底苍白。

入院辅助检查:暂缺。

入院诊断:多处烧伤Ⅲ度25%,呼吸道烧伤,休克。

二、展开工作

完善检查和积极术前准备后,入院后当天急诊在全麻下行双下肢及面部前胸清创生物敷料覆盖术+双上肢削痂切开减张负压吸引术。术后入ICU予以机械辅助呼吸、抗休克、抗感染等治疗。早期休克期创面渗液多、尿量少、低蛋白血症,经积极补液抗休克等治疗,生命体征趋于稳定。病情稳定后成功脱离人工呼吸机。反复烧伤创面感染,伴有发热、白细胞和超敏蛋白C增高、前降钙素增高,创面分泌物多次培养显示多重耐药的鲍曼不动杆菌、肺炎克雷伯杆菌以及丝状真菌生长,先后多次烧伤创面换药+清创植皮术,并先后予以碳青霉烯类、稳可信、替加环素、舒普深、口服伏立康唑等抗生素以及营养支持等治疗,病情逐渐好转,转回普通病房继续抗感染、营养支持、创面感染清创植皮等积极治疗,创面愈合,完全康复出院。

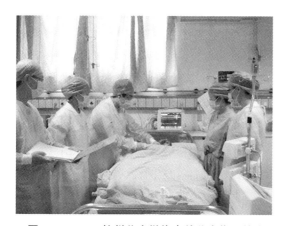

图12-42　7.5杭州公交燃烧事件儿童伤员救治

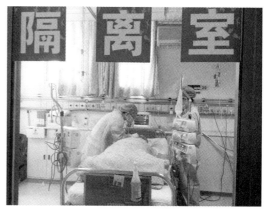

图12-43　精心护理

三、救援体会

成批烧伤事故具突发性,现场秩序混乱,大批患者一时难以疏散而滞留于事故现场,常因早期补液困难而导致延迟复苏,贻误抢救时机,增加后续救治难度。而入院前处理不当和入院不及时,是造成成批烧伤伤病员救治失败的主要原因。

1. 应做好平时训练,医护人员主动前往现场救援。平时针对"成批烧伤患者抢救方案"实施进行训练,增强应急机动能力。成批烧伤事故现场秩序通常很混乱,患者自救、互救和疏散困难,但可以利用现代便利的通信工具呼救联络。医院接到呼救后迅速反应,派出医护人员到事故现场进行及时正确的早期救治,为烧伤休克期复苏补液赢得最佳时机。

2. 分类救治,优先处理危重患者。救援人员赶到现场后,可凭其专业经验迅速做好伤情分类,优先抢救危重患者,迅速建立静脉通道补液复苏。在烧伤后2小时内的静脉补液复苏非常重要,对特重度烧伤而言,转运前的静脉补液复苏被认为是救命性治疗。及时、快速、充分的补液复苏是保证危重烧伤患者平稳度过休克期的关键。

3. 根据临床指标,掌握补液原则。烧伤休克期补液公式很多,但用公式计算出来的液体用量不可能完全适应临床上多种变化和要求,在实际应用中要强调个体化。应该根据临床指标随时调整补液量和补液速度。单位时间排尿量可较敏感地反映肾脏的血液灌流情况,因其简便、无创,一直是观察烧伤休克期病情和调整复苏补液的重要依据和指标。血细胞比容能直接显示烧伤后血液浓缩状况,反映了循环血浆的丢失量。碱缺失和乳酸则反映了组织缺血、缺氧时的无氧代谢情况,在代偿性休克时能比其他生理指标(如心率、平均动脉压、心输出量、混合静脉血氧饱和度)更敏感地反映血容量的真实丢失,可用来评估危重患者的组织氧合状态和预后。尿量、血细胞比容、碱缺失和乳酸等临床指标,可以比较准确地反映烧伤休克期补液复苏效果。早期及时、充分的补液能够使患者平稳度过休克期。

(谈林华)

第十节　芦山地震后早期儿童疾病谱变化分析

一、背景

(一)灾情

2013 年 4 月 20 日,四川芦山发生 7 级地震,致 193 人死亡,25 人失踪,12 211 人受伤。受灾人口达 152 万,受灾地区医疗资源破坏严重。

(二)出队情况

武警后勤学院附属医院组成国家紧急医学救援队在第一时间赶赴地震灾区,并在宝兴县组建医疗救护所,对灾区伤病员进行救治。在 2013 年 4 月 20 日 ~4 月 30 日 10 天时间里共救治近千人,并巡诊数千人,其中儿童患儿 220 人,男性 125 例,女性 95 例,男:女 = 1.3:1。年龄在 1 个月 ~10 岁,平均(2.5±1.5)岁。

(三)救援情况

患儿疾病类型分布:从表 12-1 可以看出早期收治患儿的疾病谱的变化有以下特点:以呼吸系统疾病、皮肤疾病、消化系统及外伤为主;其他少见病例包括传染性疾病如手足口病、眼科、耳鼻喉科疾病及食物过敏等。男女儿童各类疾病比较无明显差异($P<0.05$)。

表 12-1　患儿疾病类型分布

序号	疾病类型	总数(%)	男	女
1	呼吸系统	104(47.3)	59	45
2	皮肤疾病	56(25.4)	30	26
3	消化系统	22(10.0)	10	12
4	外伤	20(9.1)	11	9
5	传染性疾病	11(5.0)	5	6
6	其他	7(3.2)	3	4

二、救援体会

由于儿童生理、心理发育不健全,心理承受能力和身体抵抗力、耐受力不及成人,临床上反映出来的伤情与救治特点不同,给临床治疗带来很多困难,尤其是在震后医疗资源匮乏,短时间内收治如此大量的儿童伤员,给灾害医学和临床医学提出了新的课题。我们对儿童患儿的疾病谱进行分析,总结地震灾区儿童患儿疾病谱的变化规律,为今后地震灾区早期医疗救援中儿科医疗资源的配置提供参考。

地震具有活动频度高、强度大、震源浅、分布广等特点,一旦发生会严重威胁人民生命安全及造成大量财产损失。同时也会给本地的医疗资源(包括医务人员及物资、设备)带来毁灭性的打击。震后灾区疾病谱的变化往往受地震的强度、发生的季节、发生地区的地理环境、气候状况、所在国家的经济实力以及对灾害的应急反应能力的影响。而疾病谱的主要病种及其时段分布特点为药品保障提供了类别依据。同理,震后儿童实施医疗救援所需的医疗资源(人员、药品、医疗器材)的配置也是以疾病谱的主要病种及其时段分布特点为依据。

儿童的生理、心理与成年人有明显的区别,对地震等灾害的抵抗力较低,更易受到伤害,且伤情、治疗、预后也有明显差异。地震后儿童的医疗救援应转变从地震直接伤害的紧急救治的传统模式,变为为地震灾区民众提供常规初级保健的各项医疗服务、心理咨询及治疗服务上来。地震后 1 周内,医疗救援人员主要应对地震对儿童造成的直接伤害,即各种外伤的急救,对休克、脱水等急症的处理,这就需要具备能在野外条件下进行外科治疗且具有不同专业疾病诊治能力的儿外科医师、急救专科医师,以及相应的急救药品及医疗器材。但可能由于本次芦山地震震级相对较低,且该地区在汶川地震后重建房屋建筑质量较好,整体坍塌相对少,同时地震时间为周末早晨 8 点,本地居民大多已起床活动和工作,儿童因为周末大多未去学校,故此次地震中出现的儿童死亡人数少,死亡率低,外伤亦较汶川地震少。故此次地震救援外伤并非是最多的疾病,而是以呼吸、皮肤、消化系统疾病、传染性疾病等儿科常见病为主(表 12-1),故此阶段医务人员、药品、医疗器材等的配置应以本地儿童提供所有内科急性病、常见病的抢救及治疗为目的,配备儿内科医师,携带儿童专用口服及静脉用抗生素、退热药、止咳药,及糖浆药剂、静脉输液所需的头皮针、抢救喉梗阻所需的激素类药物、雾化设备等。此外,有条件可配置经验丰富的皮肤科医师。地震 1 周后,人们大多住在帐篷里,由于缺乏必要的生活设施,卫生条件差,瓦砾、废墟较多,缺乏照明,家长对孩子疏于照顾,以及震后灾区雨水多,帐篷内闷热、潮湿,缺乏勤洗澡条件,故各系统疾病仍同 1 周内疾病谱。

对于常见系统疾病总结分析如下:①呼吸道疾病:灾区温差大,儿童抵抗力低,很容易发生感冒、肺炎等呼吸道传染病,呼吸道疾病的发生率(近 50%)远高于地震发生前(不到20%),而且呼吸道传染病在人群聚集地的人员驻地一旦流行,将对儿童造成严重后果。所以,应该采取一定的预防措施:一是注意儿童的保暖,尤其夜间野外露宿,防受凉、淋雨;二是要尽量使室内空气流通、清洁;一旦出现发热、咽痛、咳嗽等症状,要多休息和饮大量开水,服解热止咳化痰药,必要时在医师指导下使用抗生素。②消化道疾病:由于震后灾区饮水、饮食等不洁净,肠道传染病也是非常常见,如感染性腹泻、伤寒、食物中毒、甲型肝炎等。婴幼儿由于消化功能不稳定,尤其是人工喂养,受凉、喂养不当等更易引起,若不注意消毒,还会患细菌性痢疾。单纯的消化不良以腹泻为主要症状,呈蛋花样或水样便。如果是细菌性痢疾,患儿会出现高热、神昏、呕吐、抽搐等症状,往往在起病1~2天后出现脓血便。预防措施有:确保婴幼儿饮用水的安全,不喝生水和不明来历的水,不吃腐烂变质的食品等;此外,地震灾害时可能使一些幼儿的皮肤受伤,细菌从伤口侵入身体,导致严重的破伤风、气性坏疽等疾病。预防措施:出现破损,一是应用干净水冲去污物和血迹,及时清理创口;二是及时找到医师寻求进一步治疗和观察,及时注射破伤风抗毒素和类毒素。所以,震后早期除了地震造成的外伤,还是以内科急性病、常见病的抢救及治疗为主,依此来进行医务人员、药品、医疗器材等的合理配置。此外,根据灾情需要及自身条件,配置耳鼻喉科、眼科、口腔科、皮肤科等专科医师及设备;应针对意外损伤增多的特点,加强对灾区儿童意外伤害预防的宣教;除破伤风疫苗为常备疫苗外,还应常备狂犬疫苗;由于儿童的心理承受能力较脆弱,对损伤的判断和认知较模糊,对疼痛的敏感性较强,反应也较强烈,尤其学龄儿童对失去肢体和亲人表现出极大的反应,有时情绪难以控制,对治疗采取不配合的态度,应加强心理疏导和心理护理,鼓励他们坚强信心,尤其是对身边无亲人的孩子,更要倍加关怀,消除他们的恐惧感和孤独感,与他们充分交流思想、交朋友,使其配合治疗,达到治疗目的(图12-44~12-47)。

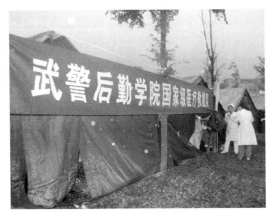

图12-44 帐篷医院

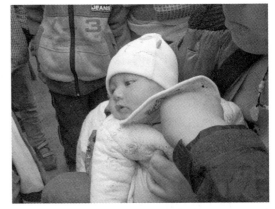

图12-45 地震现场巡诊

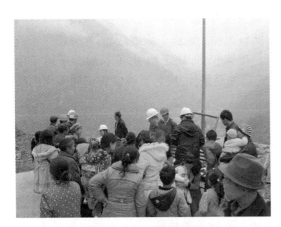

图12-46 地震现场筛查

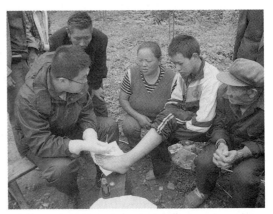

图12-47 受伤儿童救治

(丁 辉)

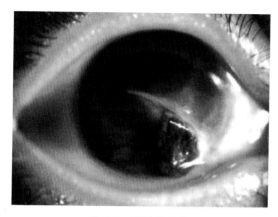

图 7-5　眼球穿通伤

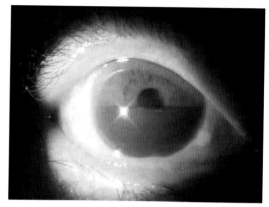

图 7-6　前房积血

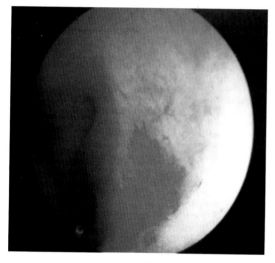

图 7-9　鼻出血

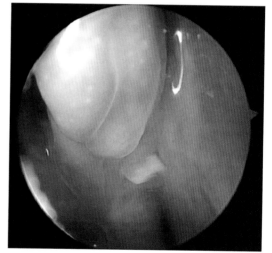

图 7-11　脑脊液鼻漏

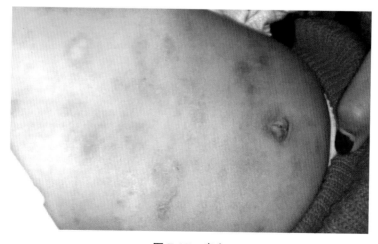

图 7-15　疖疮

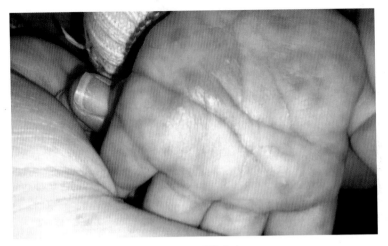

图 7-16　手掌疥疮

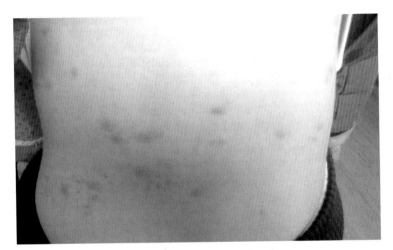

图 7-17　丘疹性荨麻疹